F.-J. Kretz, T. Beushausen, E. Mildenberger, B. Roth, B. M. Ure (Hrsg.)

Kinder Notfall – Intensiv

F.-J. Kretz, T. Beushausen, E. Mildenberger, B. Roth, B. M. Ure (Hrsg.)

Kinder Notfall – Intensiv

Lebensrettendes Know-how

4. Auflage

Mit Beiträgen von: Jörg Beneker, Berlin; Karin Boos, Hannover; Michael Brackhahn, Hannover; Friederike Danne, Berlin; Stephan David, Wittenberg; Markus Deisenberg, Zürich; Diana Di Dio, Stuttgart; Paul Diesener, Gailingen; Carmen Dingemann, Hannover; Christoph Eberius, Stuttgart; Frank Eifinger, Köln; Monika Glowacka, Hannover; Holger Guericke, Hannover; Peer A. Hauck, Hamburg; Peter Herkenrath, Köln; Christoph Hünseler, Köln; Stephan Illing, Stuttgart; Wiltrud M. Kalka-Moll, Heidelberg; André Kidszun, Mainz; Walter Knirsch, Zürich; Harald Köditz, Hannover; Martina Kohl-Sobania, Lübeck; Franz-Josef Kretz, Stuttgart; Christof Land, Gauting; Michael Laschat, Köln; Barbara Ludwikowski, Hannover; Beate Luz, Stuttgart; Eva Mildenberger, Mainz; Christoph Möller, Hannover; Karl-Heinz Mücke, Hannover; Peter Müller-Abt, Stuttgart; Felix Neunhoeffer, Tübingen; Burkhard Rodeck, Osnabrück; Bernd Roth, Köln; Michael Sasse, Hannover; Anna Magdalena Schill, Stuttgart; Ora Seewi, Köln; Christian Sittel, Stuttgart; Jochen Strauß, Berlin; Robert Sümpelmann, Hannover; Uwe Trieschmann, Köln; Benno M. Ure, Hannover; Gabriele Werner, Stuttgart; Armin Wessel†

ELSEVIER

Elsevier GmbH, Hackerbrücke 6, 80335 München, Deutschland
Wir freuen uns über Ihr Feedback und Ihre Anregungen an books.cs.muc@elsevier.com

ISBN 978-3-437-21982-5
eISBN 978-3-437-18263-1

Wichtiger Hinweis für den Benutzer
Ärzte/Praktiker und Forscher müssen sich bei der Bewertung und Anwendung aller hier beschriebenen Informationen, Methoden, Wirkstoffe oder Experimente stets auf ihre eigenen Erfahrungen und Kenntnisse verlassen. Bedingt durch den schnellen Wissenszuwachs insbesondere in den medizinischen Wissenschaften sollte eine unabhängige Überprüfung von Diagnosen und Arzneimitteldosierungen erfolgen. Im größtmöglichen Umfang des Gesetzes wird von Elsevier, den Autoren, Redakteuren oder Beitragenden keinerlei Haftung in Bezug auf jegliche Verletzung und/oder Schäden an Personen oder Eigentum, im Rahmen von Produkthaftung, Fahrlässigkeit oder anderweitig, übernommen. Dies gilt gleichermaßen für jegliche Anwendung oder Bedienung der in diesem Werk aufgeführten Methoden, Produkte, Anweisungen oder Konzepte.

Für die Vollständigkeit und Auswahl der aufgeführten Medikamente übernimmt der Verlag keine Gewähr.
Geschützte Warennamen (Warenzeichen) werden in der Regel besonders kenntlich gemacht (®). Aus dem Fehlen eines solchen Hinweises kann jedoch nicht automatisch geschlossen werden, dass es sich um einen freien Warennamen handelt.

Bibliografische Information der Deutschen Nationalbibliothek
Die Deutsche Nationalbibliothek verzeichnet diese Publikation in der Deutschen Nationalbibliografie; detaillierte bibliografische Daten sind im Internet über http://www.d-nb.de/ abrufbar.

23 24 25 26 5 4 3 2

Um den Textfluss nicht zu stören, wurde bei Patienten und Berufsbezeichnungen die grammatikalisch maskuline Form gewählt. Selbstverständlich sind in diesen Fällen immer alle Geschlechter gemeint.

Planung: Dr. Andreas Dubitzky, München
Projektmanagement: Alexander Gattnarzik, München
Redaktion: Karin Beifuss, Ohmden
Bildredaktion und Rechteklärung: Magdalena Bartmann, Petra Sneed, München
Satz: Thomson Digital, Noida/Indien; TnQ, Chennai/Indien
Druck und Bindung: Rodona Industria Gráfica, S.L., Pamplona-Spanien
Umschlaggestaltung: Spiesz Design, Neu-Ulm
Titelfotografie: Prof. Franz-Josef Kretz, Stuttgart

Aktuelle Informationen finden Sie im Internet unter **www.elsevier.de.**

Vorwort

Facebook, Instagram, Twitter, WhatsApp – diese sozialen Medien sind die modernen Kommunikationsformen. Quasi Kommunikation 4.0. Und dann die Neuauflage eines Buches? Was war das noch mal? Kommunikation 1.0?

Wir sind dem Elsevier Verlag außerordentlich dankbar dafür, dass er unser Kinder Notfall-Intensiv-Buch wieder neu auflegt. Haptisch und elektronisch: als greifbares Buch und eine e-Version für Laptop oder Handy. Das ist heute nicht mehr selbstverständlich.

Auf der anderen Seite besteht aber gerade bei diesem Thema ein ausgesprochener Weiterbildungsbedarf. Kinder geraten sehr selten in eine Situation, in der sie einen Notarzt brauchen. In drei von hundert Fällen führt das Blaulicht zu einem Kind, das sich in schwerer Not befindet. Und die Notärzte sind selten Kinderärzte: Der Hauptanteil der Notärzte sind Anästhesisten und Internisten; aber auch Chirurgen sind notärztlich tätig. Für alle Notärzte gilt: Es ist wichtig, das Wissen um den Kindernotfall immer wieder aufzufrischen.

Dies war auch der Grund für die „Taufe" dieses Buches. Nach der ersten Auflage kam das Interesse aber auch von pädiatrischer Seite an einem umfänglichen Notfall- und Intensivbuch dazu. Wir, Dr. Beushausen und ich, waren sehr froh, mit Prof. Bernd Roth einen Pionier der pädiatrischen Intensivmedizin zur Mitarbeit gewinnen zu können, Prof. Benno Ure kam von kinderchirurgischer Seite dazu.

Wir sind sehr stolz darauf, dass wir für die Neuauflage Frau Prof. Eva Mildenberger, Leiterin der Sektion Neonatologie im Zentrum für Kinder- und Jugendmedizin an der Universitätsklinik Mainz gewinnen konnten. Sie hat in ihrer präzisen Art dem Buch wertvolle Impulse geben können.

Alle Beiträge wurden sehr sorgfältig überarbeitet. Hinzu gekommen ist ein umfassender Beitrag über die Behandlung von Larynx- und Trachealstenosen im Kindesalter von Prof. Sittel und seinem Team.

Wir wünschen der neuen Auflage weite Verbreitung. Wenn Sie Fehler entdecken sollten, andere Aspekte noch gern erwähnt haben möchten oder bestimmte Punkte kritisch sehen – wir sind für Rückmeldungen sehr dankbar, selbstverständlich auch für Anregungen und Impulse.

Um den Textfluss nicht zu stören, wurde bei Patienten und Berufsbezeichnungen die grammatikalisch maskuline Form gewählt. Selbstverständlich sind in diesen Fällen immer das männliche und das weibliche Geschlecht gemeint.

Stuttgart, im Juli 2019
Prof. Dr. med. F.-J. Kretz

Benutzerhinweise

MERKE
Knappe Zusammenfassung wichtiger Aspekte im jeweiligen Textabschnitt

BOX X.Y
Aufzählung wichtiger Aspekte in Stichpunkten oder Zusatzinformationen zu einzelnen Krankheitsbildern

CAVE
Wichtige (Warn-)Hinweise, die unbedingt beachtet werden müssen

TIPP
Nützliche, praxisrelevante Hinweise und Informationen

Definitionen, Dosierungen

Adressen

Herausgeber

Prof. Dr. med. Franz-Josef Kretz
Klinik für Anästhesiologie und operative Intensivmedizin, Olgahospital
Klinikum Stuttgart
Kriegsbergstr. 62
70174 Stuttgart

Dr. med. Thomas Beushausen, MBA
Kinder- und Jugendkrankenhaus Auf der Bult
Janusz-Korczak-Allee 12
30173 Hannover

Prof. Dr. med. Eva Mildenberger
Neonatologie
Zentrum für Kinder- und Jugendmedizin
Universitätsmedizin der Joh.-Gutenberg-Universität Mainz
Langenbeckstr. 1
55131 Mainz

Prof. Dr. med. Bernd Roth
Universitätsklinikum Köln
Klinik und Poliklinik für Kinderheilkunde
Kerpener Str. 62
50937 Köln

Prof. Dr. med. Benno M. Ure
Klinik für Kinderchirurgie
Medizinische Hochschule Hannover
Carl-Neuberg-Str. 1
30625 Hannover

Autoren

Prof. Dr. med. Jörg Beneker
Unfallkrankenhaus Berlin
Klinik für Unfallchirurgie und Orthopädie
Warener Str. 7
12683 Berlin

Dr. med. Karin Boos
Kinder- und Jugendkrankenhaus Auf der Bult
Janusz-Korczak-Allee 12
30173 Hannover

Michael Brackhahn
Kinder- und Jugendkrankenhaus Auf der Bult
Janusz-Korczak-Allee 12
30173 Hannover

Dr. med. Friederike Danne
Ambulanz für Angeborene Herzfehler
Deutsches Herzzentrum Berlin
Augustenburger Platz 1
13353 Berlin

Dr. med. Stephan David
Ev. Krankenhaus Paul-Gerhardt-Stift
Paul-Gerhardt-Str. 42–45
06886 Lutherstadt Wittenberg

Dr. med. Markus Deisenberg
Universitäts-Kinderspital Zürich
Eleonorenstiftung
Pädiatrische Kardiologie
Kinderherzzentrum Zürich
Steinwiesstr. 75
CH-8032 Zürich

Dr. med. Diana Di Dio
Klinikum Stuttgart Olgahospital
Klinik für Hals-, Nasen-, Ohrenkrankheiten
Plastische Operationen
Kriegsbergstr. 60
70174 Stuttgart

Dr. med. Paul Diesener
Hegau-Jugendwerk GmbH
Kapellenstr. 31
78262 Gailingen

Priv.-Doz. Dr. med. Carmen Dingemann
Klinik für Kinderchirurgie
Medizinische Hochschule Hannover
Carl-Neuberg-Str. 1
30625 Hannover

Dr. med. Christoph Eberius
Klinik für Anästhesiologie und operative
Intensivmedizin, Olgahospital
Klinikum Stuttgart
Kriegsbergstr. 62
70174 Stuttgart

Priv.-Doz. Dr. med. Frank Eifinger
Krankenhaus Porz am Rhein
Kinderklinik
Urbacher Weg 19
51149 Köln

Dr. med. Monika Glowacka
Kinder- und Jugendkrankenhaus Auf der Bult
Janusz-Korczak-Allee 12
30173 Hannover

Holger Guericke
Kinder- und Jugendkrankenhaus Auf der Bult
Janusz-Korczak-Allee 12
30173 Hannover

Dr. med. Peer A. Hauck
Universitäres Herzzentrum Hamburg
Martinistr. 52
20246 Hamburg

Dr. med. Peter Herkenrath
Universitätsklinikum Köln
Klinik und Poliklinik für Kinder- und
Jugendmedizin
Kerpener Str. 62
50937 Köln

Priv.-Doz. Dr. med. Christoph Hünseler
Universitätsklinikum Köln
Klinik und Poliklinik für Kinderheilkunde
Kerpener Str. 62
50937 Köln

Dr. med. Stephan Illing
Klinikum Stuttgart
Kriegsbergstr. 62
70174 Stuttgart

Prof. Dr. med. Wiltrud M. Kalka-Moll
Limbach Gruppe SE
Im Breitspiel 15
69126 Heidelberg

Dr. med. André Kidszun
Universitätsmedizin der Joh.-Gutenberg-Universität
Mainz
Zentrum für Kinder- und Jugendmedizin
Langenbeckstr. 1
55131 Mainz

Prof. Dr. med. Walter Knirsch
Universitäts-Kinderspital Zürich
Eleonorenstiftung
Pädiatrische Kardiologie
Kinderherzzentrum Zürich
Steinwiesstr. 75
CH-8032 Zürich

Dr. med. Harald Köditz
Zentrum für Kinderheilkunde und Jugendmedizin
Klinik für Pädiatrische Kardiologie
und Intensivmedizin
Medizinische Hochschule Hannover
Carl-Neuberg-Str. 1
30625 Hannover

Dr. med. Martina Kohl-Sobania
Universitätsklinikum Schleswig-Holstein
Klinik für Kinder- und Jugendmedizin
Campus Lübeck
Ratzeburger Allee 160
23538 Lübeck

Priv.-Doz. Dr. med. Christof Land
Praxis für Kinder-Endokrinologie
und -Diabetologie
Starnberger Str. 22
82131 Gauting

Dr. med. Michael Laschat
Kinderkrankenhaus Amsterdamer Str.
Abt. für Kinderanästhesie
Amsterdamer Str. 59
50735 Köln

Priv.-Doz. Dr. med. Barbara Ludwikowski
Kinder- und Jugendkrankenhaus Auf der Bult
Janusz-Korczak-Allee 12
30173 Hannover

Dr. med. Beate Luz
Zentralinstitut für Transplantationsmedizin
und Blutspendedienst
Klinikum Stuttgart
Keplerstr. 32
70174 Stuttgart

Hon. Prof. Dr. med. Christoph Möller
Kinder- und Jugendkrankenhaus Auf der Bult
Janusz-Korczak-Allee 12
30173 Hannover

Dr. med. Karl-Heinz Mücke
Kinder- und Jugendkrankenhaus Auf der Bult
Janusz-Korczak-Allee 12
30173 Hannover

Dr. med. Peter Müller-Abt
Klinikum Stuttgart
Radiologisches Institut, Olgahospital
Kriegsbergstr. 62
70174 Stuttgart

Dr. med. Felix Neunhoeffer
Universitätsklinik für Kinder- und Jugendmedizin
Kinderkardiologie Pulmologie Intensivmedizin
Hoppe-Seyler-Str. 1
72076 Tübingen

Priv.-Doz. Dr. med. Burkhard Rodeck
Zentrum für Kinder- und Jugendmedizin
Christliches Kinderhospital Osnabrück GmbH
Johannisfreiheit 1
49074 Osnabrück

Dr. med. Michael Sasse
Kinderklinik der Medizinischen Hochschule
Hannover
Pädiatrische Intensivmedizin
Carl-Neuberg-Str. 1
30625 Hannover

Dr. med. Anna Magdalena Schill
Klinik für Anästhesiologie und operative
Intensivmedizin, Olgahospital
Klinikum Stuttgart
Kriegsbergstr. 62
70174 Stuttgart

Dr. med. Ora Seewi
Universitätsklinikum Köln
Klinik und Poliklinik für Kinder - und
Jugendmedizin
Kinder-Endokrinologie und -Diabetologie
Diabetes-Ambulanz
Kerpener Str. 62
50937 Köln

Prof. Dr. med. Christian Sittel
Klinikum Stuttgart, Olgahospital
Klinik für Hals-, Nasen-, Ohrenkrankheiten
Plastische Operationen
Kriegsbergstr. 60
70174 Stuttgart

Prof. Dr. med. Jochen Strauß
Helios Klinikum Berlin-Buch
Fachbereich Anästhesie und
perioperative Medizin
Schwanebecker Chaussee 50
13125 Berlin

Prof. Dr. med. Robert Sümpelmann
Klinik für Anästhesiologie und Intensivmedizin
Medizinische Hochschule Hannover
Carl-Neuberg-Str. 1
30625 Hannover

Dr. med. Uwe Trieschmann
Universitätsklinikum Köln
Klinik für Anästhesiologie und Operative
Intensivmedizin
Kerpener Str. 62
50937 Köln

Dr. med Gabriele Werner
Klinik für Anästhesiologie und operative
Intensivmedizin, Olgahospital
Klinikum Stuttgart
Kriegsbergstr. 62
70174 Stuttgart

Abkürzungen

A(a).	Arteria(e)
ACTH	adrenokortikotropes Hormon
ADEM	akute disseminierte Enzephalomyelitis
ADH	antidiuretisches Hormon
AED	automatischer externer Defibrillator
AEP	akustisch evozierte Potenziale
AF	Atemfrequenz
AFP	Alpha-Fetoprotein
AHB	Anschlussheilbehandlung
AIH	Autoimmunhepatitis
AK	Antikörper
AKI	acute kidney injury
ALS	Advanced Life Support
ALT	Alanin-Aminotransferase
AMV	Atemminutenvolumen
ANA	antinukleäre Antikörper
AP	alkalische Phosphatase
aPTT	aktivierte partielle Thromboplastinzeit
ARDS	acute respiratory distress syndrome
ASB	assisted spontaneous breathing
ASD	Atriumseptumdefekt
ASS	Acetylsalicylsäure
AST	Aspartat-Aminotransferase
AT	Antithrombin
ATL	Aktivitäten des täglichen Lebens
ATLS	Advanced Trauma Life Support
AVM	arteriovenöse Malformation
AZ	Allgemeinzustand
AZV	Atemzugvolumen
BAK	Blutalkoholkonzentration
BÄK	Bundesärztekammer
BAL	bronchoalveoläre Lavage
BE	Base Excess
BGA	Blutgasanalyse
BGB	Bürgerliches Gesetzbuch
Bili	Bilirubin
BIPAP	biphasic positive airway pressure
BLS	Basic Life Support
BNP	brain natriuretic peptide
BSG	Blutkörperchensenkungsgeschwindigkeit
BZ	Blutzucker
CBF	cerebral blood flow (zerebraler Blutfluss)
cCT	kranielle Computertomografie
CDV	chronisches Darmversagen
CF	zystische Fibrose
Ch	Charrière
ChE	Cholinesterase
CK	Kreatinkinase
CMV	Zytomegalievirus
CO	Kohlenstoffmonoxid
CPAP	continuous positive airway pressure
CPP	cerebral perfusion pressure (zerebraler Perfusionsdruck)
CPR	cardiopulmonary resuscitation (kardiopulmonale Reanimation)
CRH	Corticotropin-releasing hormone
CRP	C-reaktives Protein
CSF	cerebrospinal fluid (Liquor)
CT	Computertomografie
CTR	krikotracheale Resektion
Cys-C	Cystatin C
d	lat. „die(s)" (Tag)
DCT	direkter Coombs-Test
DIC	disseminierte intravasale Gerinnung
DKA	diabetische Ketoazidose
DPH	Diphenylhydantoin, Phenytoin
DSA	digitale Subtraktionsangiografie
EBV	Epstein-Barr-Virus
ECLS	extracorporal life support
ECMO	extrakorporale Membranoxygenierung
ED	Einzeldosis
EEG	Elektroenzephalografie
EF	Ejektionsfraktion
eGFR	„estimated" glomeruläre Filtrationsrate
EHEC	enterohämorrhagische *Escherichia coli*
EK	Erythrozytenkonzentrat
EKG	Elektrokardiografie / -gramm
EMG	Elektromyografie / -gramm
EP	evozierte Potenziale
ERCP	endoskopische retrograde Cholangiopankreatikografie
evtl.	eventuell
EZR	Extrazellularraum
EZV	Extrazellularvolumen
FAT	fokale atriale Tachykardie
FFP	fresh frozen plasma
FRC	funktionelle Residualkapazität
G6PD	Glukose-6-phosphat-Dehydrogenase
GABA	Gamma-Aminobuttersäure
GALD	gestational alloimmune liver disease (früher: neonatale Hämochromatose)
G-BA	Gemeinsamer Bundesausschuss
GBS	Guillain-Barré-Syndrom
GCS	Glasgow Coma Scale / Score
GFP	gefrorenes Frischplasma
GFR	glomeruläre Filtrationsrate

ggf.	gegebenenfalls
GGT	Gamma-Glutamyltransferase
GHB	Gamma-Hydroxybuttersäure
GN	Glomerulonephritis
GOT	Glutamat-Oxalacetat-Transaminase
GPT	Glutamat-Pyruvat-Transaminase
GvHR	Graft-versus-Host-Reaktion
HA	Humanalbumin
Hb	Hämoglobin
HbF	fetales Hämoglobin
HE	hepatische Enzephalopathie
HES	Hydroxyethylstärke
HF	Herzfrequenz
HiB	*Haemophilus influenzae* Typ b
HIE	hypoxisch-ischämische Enzephalopathie
Hkt	Hämatokrit
HLHS	hypoplastisches Linksherzsyndrom
HMV	Herzminutenvolumen
HNO	Hals-Nasen-Ohren
HSV	Herpes-simplex-Virus
HUS	hämolytisch-urämisches Syndrom
HWS	Halswirbelsäule
HWZ	Halbwertszeit
HZV	Herzzeitvolumen
i. d. R.	in der Regel
i. m.	intramuskulär
i. o.	intraossär
i. v.	intravenös
I:E	Inspiration : Exspiration
IAD	intraabdominaler Druck
ICF	International Classification of Functioning, Disability and Health
ICP	intracranial pressure (intrakranieller Druck)
ICR	Interkostalraum
IFALD	intestinal failure-associated liver disease
IfSG	Infektionsschutzgesetz
Ig	Immunglobulin
IL	Interleukin
inkl.	inklusive
INR	International Normalized Ratio
IPH	intraparenchymale Blutung
IPPV	intermittent positive pressure ventilation
ITS	Intensivstation
IVH	intraventrikuläre Blutung
IVIG	intravenöse Immunglobuline
IZR	Intrazellulärraum
KG	Körpergewicht
KK	Kehlkopf
KM	Kontrastmittel
KOF	Körperoberfläche
LDH	Laktatdehydrogenase
Lj.	Lebensjahr
LKM	liver kidney microsome
LM	Larynxmaske
LP	Liquorpunktion
Lp(a)	Lipoprotein (a)
LSD	Lysergsäurediethylamin
LTB	Laryngotracheobronchitis
LTR	laryngotracheale Rekonstruktion
LVT	Levetiracetam
M.	Musculus
MAD	mittlerer arterieller Druck
MAP	mittlerer Atemwegsdruck
MAT	maschinelle Autotransfusion
max.	maximal
MCHC	mittlere Hämoglobinkonzentration
MCT	mittelkettige Triglyzeride
MCU	Miktionszystourethrografie / -gramm
MCV	mittleres korpuskuläres Volumen
MMR	Masern – Mumps – Röteln
MRGN	multiresistente gramnegative Stäbchen
MRSA	methicillinresistenter *Staphylococcus aureus*
MRT	Magnetresonanztomografie (Kernspintomografie)
N.	Nervus
NCSE	nichtkonvulsiver Status epilepticus
NEC	nekrotisierende Enterokolitis
NIBP	nichtinvasive Blutdruckmessung
NIRS	Nah-Infrarot-Spektroskopie
NIV	nichtinvasive Beatmung
NLG	Nervenleitgeschwindigkeit
NMH	niedermolekulares Heparin
NNR	Nebennierenrinde
NO	Stick(stoffmon)oxid
NSAID	nonsteroidal anti-inflammatory drugs (nichtsteroidale Antiphlogistika)
NSE	neuronenspezifische Enolase
OP	Operation
p. o.	per os
PCA	patientenkontrollierte Analgesie
PCR	Polymerasekettenreaktion
PCT	Procalcitonin
PE	parenterale Ernährung
PEA	pulslose elektrische Aktivität
PEEP	positive end-expiratory pressure (positiver endexspiratorischer Druck)
PGCS	Pediatric Glasgow Coma Scale
PIP	inspiratorischer Spitzendruck
PJRT	permanente junktionale Reentry-Tachykardie
PPSB	Prothrombinkomplex-Konzentrat
PT	Prothrombinzeit
PTT	partielle Prothrombinzeit
PVR	pulmonary vascular resistance
PVS	persistierender vegetativer Status

RDW	red blood cell distribution width (Erythrozytenverteilungsbreite)
RG	Rasselgeräusche
RKZ	Rekapillarisierungszeit
RR	Blutdruck nach Riva-Rocci
RSI	Rapid Sequence Induction
RSV	Respiratory Syncytial Virus
s. c.	subkutan
SAB	Subarachnoidalblutung
SD	standard deviation (Standardabweichung)
SE	Status epilepticus
SEP	somatosensibel evozierte Potenziale
SHT	Schädel-Hirn-Trauma
SIADH	Syndrom der inadäquaten ADH-Sekretion
SIMV	synchronized intermittent mandatory ventilation
SIRS	systemic inflammatory response syndrome
SLA	soluble liver antigen
SMA	smooth muscle antibody
spp.	Spezies
SSEP	somatosensorisch evozierte Potenziale
SSW	Schwangerschaftswoche
Staph.	*Staphylococcus*
StGB	Strafgesetzbuch
STIKO	Ständige Impfkommission
SVR	systemic vascular resistance
SVT	Sinusvenenthrombose
TCD	transkranielle Doppler-Sonografie
TDM	therapeutisches Drug-Monitoring
TGA	Transposition der großen Arterien
THC	Tetrahydrocannabinol
TK	Thrombozytenkonzentrat
TNF	Tumornekrosefaktor
Tr.	Tropfen
TRH	Thyreotropin-releasing hormone
TSH	Thyreoidea-stimulierendes Hormon (Thyreotropin)
TSS	Toxic-Shock-Syndrom
TZ	Thrombinzeit
u. a.	und andere, unter anderem
u. U.	unter Umständen
V(v).	Vena(e)
v. a.	vor allem
V. a.	Verdacht auf
VEGF	vascular endothelial growth factor
VK	Vitalkapazität
VKOF	verbrannte Körperoberfläche
VSD	Ventrikelseptumdefekt
vWF	Von-Willebrand-Faktor
VZV	Varicella-zoster-Virus
WHO	World Health Organization
Z. n.	Zustand nach
z. A.	zum Ausschluss
ZNS	zentrales Nervensystem
z. T.	zum Teil
ZVD	zentralvenöser Druck
ZVK	zentraler Venenkatheter
ZVS	zentralvenöse Sauerstoffsättigung

Abbildungsnachweis

Der Verweis auf die jeweilige Abbildungsquelle befindet sich bei allen Abbildungen im Werk am Ende des Legendentextes in eckigen Klammern. Alle nicht besonders gekennzeichneten Grafiken und Abbildungen © Elsevier GmbH, München.

F781-005	Maconochie IK. Lebensrettende Maßnahmen bei Kindern („paediatric life support"). Notfall & Rettungsmedizin 2015; 18(8): 932–963; Springer
F781-008	Wyllie J, et al. Die Versorgung und Reanimation des Neugeborenen. Notfall & Rettungsmedizin 2015; 18(8): 964–983; Springer
K390	Eva Haas Photography, Mainz
L106	Henriette Rintelen, Velbert
L157	Susanne Adler, Lübeck
L231	Stefan Dangl, München
P537	Dr. Peter Müller-Abt, Stuttgart
P538	Dr. Diana Di Dio, Stuttgart
P539	Dr. Friederike Danne, Berlin
P540	Priv.-Doz. Dr. Carmen Dingemann, Hannover
R394	Kretz F-J et al (Hrsg.). Kinder Notfall – Intensiv. Lebensrettendes Know-how. 3. A. München: Elsevier Urban & Fischer; 2010
T1015	Dr. med. Paul Diesener, Gailingen
T1023	Sonja Burger, Wildegg, Schweiz
V213	PULSION Medical Systems SE, Feldkirchen
W799	Bundesarbeitsgemeinschaft für Rehabilitation (BAR). Empfehlungen zur Neurologischen Rehabilitation von Patienten mit schweren und schwersten Hirnschädigungen in den Phasen B und C; Ausgabe 1999; ISSN 0933-8462
X238	Berlin Heart GmbH, Berlin

Inhaltsverzeichnis

A Allgemeine pädiatrische Notfall- und Intensivmedizin

KAPITEL

1 Diagnostische Strategien

Friederike Danne, Peer A. Hauck, Peter Herkenrath, Michael Laschat, Peter Müller-Abt, Burkhard Rodeck, Armin Wessel†

1.1 Klinische, laborchemische und leitsymptomorientierte Diagnostik

Peer A. Hauck

1.1.1 Präklinische notfallmedizinische Diagnostikprinzipien

Der Primäreinsatz mit Beteiligung von Kindern wird in notfallmedizinischen Arbeitskreisen übereinstimmend als belastend bewertet. Dabei führt wohl zunächst die Konfrontation von jungem Leben mit einem potenziell fatalen Ereignis zu schwer miteinander vereinbaren Emotionen.

Der Anteil von Kindern an der Gesamtzahl notärztlicher Primäreinsätze beträgt nur 2 %. Notarzteinsätze werden ganz überwiegend von Anästhesisten, Chirurgen oder Internisten und nur ausnahmsweise von Pädiatern durchgeführt. Selbst der erfahrene Notarzt kann somit selten auf einen reichhaltigen persönlichen Erfahrungsschatz und damit auf geübte Algorithmen in der pädiatrischen Primärversorgung zurückgreifen.

Das Spektrum pädiatrischer Notfälle ist breit und umfasst prinzipiell das gesamte Spektrum der pädiatrischen Fachgebiete. Die Befundeinordnung in der Pädiatrie unterscheidet sich insbesondere hinsichtlich der Altersdisposition pädiatrischer Erkrankungen und deren Bedeutung für die Differenzialdiagnostik sowie durch die Altersabhängigkeit pädiatrischer Normalwerte ganz entscheidend von der in der Erwachsenenmedizin (➤ Anhang).

Grundsätzlich stehen für die präklinische Primärdiagnostik die basalen Untersuchungsmethoden Inspektion, Palpation, Auskultation und Perkussion zur Verfügung. Diese werden i.d.R. dem pädiatrisch erfahrenen Notarzt zur orientierenden Einschätzung des Kindes genügen. Ergänzende transportable Methoden stehen für die Messung der arteriellen Sauerstoffsättigung über das Pulsoxymeter, Elektrokardiogramm (EKG), Blutdruck, Blutzucker und Temperatur zur Verfügung.

Mit dem Eintreffen am Einsatzort ist primär die **Beurteilung der Vitalfunktionen** vorzunehmen (➤ Tab. 1.1). Die offensichtlich „auf den ersten Blick" vital bedrohlichen Symptome gestörter Vitalfunktionen bedürfen einer unverzüglichen Intervention. Das beinhaltet auch die sofortige Schaffung bestmöglicher Untersuchungsbedingungen für eine kom-

Tab. 1.1 Symptome mit unmittelbarem Abklärungsbedarf

Symptom	Weitere Symptome		Differenzialdiagnose
Blässe + Tachypnoe	Tachykardie + RKZ* ↑		Schock
	Zyanose		Pulmo / Cor
Dyspnoe	Stridor ± Zyanose	inspiratorisch	Laryngitis, Fremdkörper
		exspiratorisch	Bronchitis, Asthma
Sopor	aus Unruhe	Tachykardie, flache Pulse, RKZ ↑	Erschöpfung bei Herz-Kreislauf-Insuffizienz
Sopor / Koma	langsame Entwicklung	stabiler Kreislauf	ZNS-Affektion, Intoxikation, metabolisch
	Schädel-Hirn-Trauma (SHT), Krampf etc.		Ätiologie augenscheinlich

* RKZ = Rekapillarisierungszeit; ↑ = erhöht

plette körperliche Untersuchung mit dann unverzichtbarer Entkleidung des Kindes.

Diesem konzentrierten algorithmischen Handeln stehen die sog. **Stressfaktoren** im pädiatrischen Notfalleinsatz entgegen. Es ist hilfreich, sich diese Stressmechanismen im Vorfeld des pädiatrischen Primäreinsatzes zu vergegenwärtigen.

In der Mehrzahl der pädiatrischen Primäreinsätze wird aber die Ersteinschätzung (Blickdiagnose) des Kindes stabile Verhältnisse aufzeigen. In diesen Fällen ist dem Bedürfnis des Kindes nach vertrauten Personen und Schutzgefühl durch Nähe unbedingt Rechnung zu tragen. Der Verzicht auf eine primäre Trennung des Kindes von der Bezugsperson (zumeist Mutter / Vater) zur Durchführung der Diagnostik wird möglich sein. Die enge emotionale Kind-Eltern-Bindung kann respektiert und eine orientierende Untersuchung auf dem Arm der Bezugsperson durchgeführt werden. Parallel kann die Anamnese über die Bezugsperson erhoben werden. Dabei helfen gezielte, kurze und präzise Fragen über den Hergang der aktuellen Geschehnisse und mögliche Vorerkrankungen.

Eine entgegen der eigenen hohen Stresskomponente behutsame und freundliche Interaktion wird sich auf Kind und Bezugsperson übertragen. Durch Hektik und barsches Erzwingen einer Untersuchung werden Angst und Abwehr die Compliance des Kindes vermindern, sodass eine Eskalation der initial möglicherweise stabilen Situation resultieren kann.

Die präklinische Diagnostik sollte exakt sein, ohne jedoch viel Zeit in den Versuch einer umfassenden differenzialdiagnostischen Einordnung zu investieren.

MERKE

Übergeordnete Ziele der Primärdiagnostik sind die Überprüfung der Vitalfunktionen und die Einschätzung der Transportfähigkeit des Kindes. Der Basic Life Support (BLS) sollte hier Anwendung finden (➤ Kap. 2.10.1).

1.1.2 Intensivmedizinisch-klinische Diagnostikprinzipien

Das weite Spektrum pädiatrischer Notfälle sowie deren inhomogene, kausale pathophysiologische Störung erlauben kein allgemein gültiges Prozedere für die Aufnahmesituation auf einer Intensiveinheit. Die Abfolge der verschiedenen Untersuchungsschritte variiert je nach Zustand der Vitalfunktion und „erstem Eindruck" des Untersuchers.

Im Rahmen der Aufnahme auf einer intensivmedizinischen Einheit haben sich standardisierte Aufnahmeprozeduren bewährt. Dabei werden den an der Aufnahme beteiligten Personen (Arzt, Pflegepersonal, Stationsassistenz) im Vorhinein feste Aufgaben zugeteilt. Im Vordergrund stehen die Überprüfung der Vitalfunktionen und die Abklärung vital bedrohlicher Symptome. Anschließend folgt eine Übergabe durch den primär versorgenden Arzt (orientierende Anamnese).

Soweit es der Zustand des Kindes erlaubt, werden die Körpermaße bestimmt. Altersabhängige Perzentilenkurven stehen für Körpergröße / -gewicht und Kopfumfang zur Verfügung. Körpergewicht (KG) und Körperoberfläche (KOF) stellen die Grundlage für die Dosierung der medikamentösen Therapie im Kindesalter dar. Auch verschiedene apparative Untersuchungsmethoden beziehen ihre Messergebnisse auf die KOF. Fakultativ kann die Bestimmung von Kopfumfang (Schädel-Hirn-Trauma) und Bauchumfang (akutes Abdomen, Aszites) nützlich sein. Zur Reproduzierbarkeit der Werte sollten die Messpunkte mit Permanentstift auf der Haut des Kindes markiert werden. Ergänzend werden zentrale und periphere Temperatur bestimmt.

1.1.3 Klinische Diagnostik

Akute respiratorische Insuffizienz: diagnostisches Prozedere

Notfallmedizinische Aspekte

Die respiratorische Insuffizienz nimmt einen Anteil von 20 % der Notfälle im Kindesalter ein und stellt die häufigste Ursache kardiopulmonaler Reanimationen am Einsatzort dar. Ursächlich sind zumeist intra- und extrathorakale Atemwegsobstruktionen mit akuter Hypoxämie, zahlenmäßig gefolgt von Störungen des Atemantriebs (reflektorisch, zentralnervös, metabolisch, toxisch). Eine ausführliche Liste potenzieller Ursachen fasst ➤ Box 1.1 zusammen. Durch Hypoxämie oder

Hyperkapnie verursachte Atemnot kann schnell zu einem lebensbedrohlichen Zustand aggravieren. Dies gilt insbesondere für Neugeborene, Säuglinge und Kleinkinder, die einen erhöhten Sauerstoffverbrauch bei limitierter Atemreserve aufweisen. Unmittelbar lebensbedrohliche Zustände müssen frühzeitig erkannt und effektiv behandelt werden. Das Erkennen einer respiratorischen Störung erfolgt analog nach dem ABC-Schema des Basic Life Support (➤ Kap. 2.10.1).

BOX 1.1

Ursachen der respiratorischen Insuffizienz

- Atemweg:
  - Bronchiolitis
  - Pneumonie
  - Krupp
  - Bakterielle Tracheitis*
  - Epiglottitis*
  - Diphtherie*
  - Peritonsillärer Abszess
  - Retropharyngealer Abszess
- Fremdkörper (obere Luftwege*, untere Luftwege)
- Anaphylaxie*
- Laryngospasmus* (Hypokalzämie, Irritation der Stimmbänder)
- Laryngomalazie, Trachealstenose, trachealer Ring / Sling
- Pneumothorax*, Hämatothorax*, Pleuraerguss, Kontusion der Lunge, Mediastinaltumor
- Lungenembolie*
- Rauchvergiftung*, chemische Schädigungen*, Methämoglobinämie, Kohlendioxidvergiftung
- Beinahe-Ertrinken*
- ZNS:
  - Hypotonie* (ineffektive Atmung)
  - Hypoventilation* (ZNS-Infektion, ZNS-Trauma, Krampfanfall)
  - Aspiration infolge fehlender Schutzreflexe
- Herz-Kreislauf:
  - Schock*
  - Akute Herzinsuffizienz*
  - Arrhythmien*
  - Myokarditis / Perikarditis*
  - Herzbeuteltamponade*
  - Angeborene Herzfehler*
- Gastroösophagealer Reflux und Aspiration
- Metabolische Azidose (Diabetes, Ketoazidose, schwere Dehydratation, Sepsis)
- Sichelzellkrise*

*potenzielle Lebensgefahr

Der Notarzt wird bei Vorliegen einer respiratorischen Insuffizienz mit einem ängstlichen bis agitierten Kind konfrontiert. Im zeitlichen Verlauf kann progrediente Ruhe als Vigilanzstörung und als Korrelat drohender Erschöpfung des Kindes zu werten sein.

Anamnese Richtungweisend für die differenzialdiagnostische Einordnung einer respiratorischen Insuffizienz ist die **zeitliche Einordnung** des Auftretens der Symptome. Akutes Auftreten einer stridorösen Dyspnoe aus voller Gesundheit findet sich bei stenosierender Laryngitis oder Fremdkörperaspiration (➤ Kap. 5). Vorbestehendes Fieber kann auf ein infektiöses Geschehen hindeuten (z. B. RSV-Bronchiolitis, infektiöse Laryngitis). **Differenzialdiagnostisch** weiterführend sind Altersdisposition (➤ Tab. 1.2) und vorbestehende Grunderkrankungen. So prädisponieren gastroösophagealer Reflux oder zerebrale Läsionen zur Aspiration. Auch obstruktive oder restriktive Lungenerkrankungen im Schulkindalter (z. B. Asthma bronchiale, Mukoviszidose) oder andere Lungenvorerkrankungen (z. B. Spontanpneumothorax beim Marfan-Syndrom) können differenzialdiagnostisch richtungweisend sein. Hinweise auf ein Inhalations-, Ertrinkungs- oder Polytrauma bzw. auf eine sekundäre respiratorische Insuffizienz bei zerebralen Konvulsionen oder Herz-Kreislauf-Versagen ergeben sich unmittelbar am Einsatzort.

Inspektion Eine Inspektion des Kindes nimmt nur wenig Zeit in Anspruch. Die Einordnung der erhobenen Befunde setzt aber zwingend die Kenntnis altersabhängiger Normalbefunde voraus (➤ Anhang). **Symptome** der respiratorischen Insuffizienz (Inspektion) sind Tachypnoe, Dyspnoe, Apnoe

Tab. 1.2 Altersdisposition der respiratorischen Insuffizienz

Pertussis- / RS-Virus-Apnoe	1.–6. Lebensmonat
Pseudokrupp	0,5–3. Lj.
Bronchiolitis	1.–2. Lj.
Epiglottitis	3.–7. Lj.
Fremdkörperaspiration	2.–3. Lj.
Status asthmaticus	ab Schulkindalter

sowie Zyanose, wobei Letztere fakultativ ist. Empfindlicher Indikator der **Dyspnoe** besonders beim Säugling ist das **Nasenflügeln.** Mit zunehmender Atemarbeit manifestieren sich sub- und interkostale sowie zuletzt juguläre Einziehungen. In steigendem Maß resultiert eine kompensatorische Tachypnoe. Die **Apnoe** imponiert zumeist durch fehlende Thoraxexkursionen. Eine potenziell zur Fehldiagnose führende Ausnahme stellt die obstruktive Apnoe da, bei der Abdominalexkursionen vorliegen können, ohne dass ein Gastaustausch erfolgt. Die **asymmetrische Thoraxexkursion** weist auf einen unilateralen Ventilmechanismus bei Fremdkörperaspiration oder auf einen Pneumothorax (paradoxe Atmung) hin. Richtungweisend kann ein äußerlich erkennbares Thoraxtrauma sein. Gerade im Kindesalter schließt jedoch das Fehlen äußerer Thoraxverletzungen schwere innere Thoraxtraumata nicht aus. Die zentrale Zyanose imponiert im Gegensatz zur peripheren auch an sublingualen und konjunktivalen Schleimhäuten. Die isolierte Akrozyanose ist i. d. R. nicht respiratorischer Genese, sondern resultiert aus peripherer Vasokonstriktion mit konsekutiver Ausschöpfungszyanose (➤ Kap. 5).

Auskultation Ein **inspiratorischer Stridor** (meist ohne Stethoskop hörbar) weist auf eine extrathorakale Atemwegsobstruktion hin. Kausal quantitativ führend sind die stenosierende Laryngitis und hohe Fremdkörperaspiration, im Säuglingsalter erweitert um die Laryngomalazie (Anamnese!). Weitere Differenzialdiagnosen bilden angeborene Ursachen (Choanalatresie, Tracheomalazie, Larynxspalten, Pierre-Robin-Sequenz, subglottisches Hämangiom), nichtinfektiöse Ursachen (Trauma, Anaphylaxie, Laryngospasmus, Stimmbandparese, hereditäres Angioödem) und infektiöse Ursachen (Retropharyngealabszess, Angina Plaut-Vincenti, Krupp-Syndrom).

Das **Krupp-Syndrom** als Symptomkombination aus inspiratorischem Stridor, bellendem Husten und Heiserkeit weist auf ein entzündliches Geschehen der subglottischen Region hin. Die **Differenzialdiagnosen** des Krupp-Syndroms umfassen die bakterielle Laryngotracheitis, den viralen, rekurrierenden und den diphtheritischen Krupp sowie die Epiglottitis. Der virale Krupp zählt zu den häufigsten Ursachen akuter Atemnot im Kindesalter (6 Monate bis 3 Jahre). Haupterreger des viralen Krupps sind Parainfluenzaviren. Daneben verursachen jedoch auch RSV, Rhino-, Boca- und Influenzaviren Kruppsymptome. Im Falle einer Hypoxämie muss mit einem vital bedrohlichen Verlauf gerechnet werden. Durch konsequentes Impfen sind Diphtherieinfektionen (schwere stenosierende Laryngotracheitis) und *Haemophilus*-Epiglottitiden sehr selten geworden. Die Epiglottitis stellt einen respiratorischen Notfall dar, dessen Fehldiagnose mit hoher Letalität korreliert. Bei entsprechendem Verdacht erfordert die Durchführung der Laryngoskopie anästhesiologische Bedingungen mit Intubations- und Narkosebereitschaft. Altersdisposition, hohes Fieber, schwer kranker Eindruck, Hypersalivation und meist fehlender Husten sind in der Abgrenzung zum Krupp-Syndrom richtungweisend (Impfanamnese bzgl. HiB-Vakzination erfragen).

Der führende **exspiratorische Stridor** mit Giemen und trockenen Rasselgeräuschen (RG) ist Korrelat der intrathorakalen Atemwegsobstruktion. Im notärztlichen Primäreinsatz sind kausal am häufigsten die obstruktive Bronchitis im Säuglingsalter (in 70 % RSV-Bronchiolitis) und der Status asthmaticus (Anamnese!) mit verlängertem Exspirium, Giemen, abgeschwächtem Atemgeräusch und Dyspnoe. **Differenzialdiagnostisch** ist eine anaphylaktoide Reaktion mit Bronchialkonstriktion (Anamnese: Auslöser, Insektenstich, Nahrungsmittelallergie) bedeutsam, da die Bronchialreaktion unkalkulierbarer Vorbote des anaphylaktischen Schocks sein kann.

Aspiration von Mageninhalt oder kleinen Fremdkörpern in den Bronchialbaum kann einen einseitigen Stridor mit dem führenden Symptom des seitendifferenten Atemgeräuschs hervorrufen. Insbesondere die Fremdkörperaspiration kann jedoch auch ohne jeglichen Stridor auftreten. Das Initialstadium des Lungenödems bei Inhalationstrauma oder der Herzinsuffizienz imponiert durch trockene RG. Mit zunehmender Dekompensation folgen feinblasig-feuchte RG und schließlich das Hervorhusten schaumigen Sputums.

Perkussion Der hypersonore Klopfschall bei erhaltenem Atemgeräusch ist Korrelat der Lungenüberblähung. Bei simultan aufgehobenem Atemgeräusch ist ein Pneumothorax bis zum sicheren Ausschluss anzunehmen (Anamnese: Trauma, Mukoviszidose, Marfan-Syndrom). Eine

Klopfschalldämpfung weist auf einen Hämato- oder Serothorax hin (posttraumatisch).

Intensivmedizinische Aspekte

Die respiratorische Insuffizienz ist im Kindesalter eine häufige Ursache für eine intensivmedizinische Behandlung. Neugeborene, Säuglinge und Kleinkinder tragen aufgrund ihrer erniedrigten respiratorischen Reserve und ihres erhöhten Sauerstoffbedarfs ein erhöhtes Risiko, insbesondere dann, wenn zusätzliche Faktoren die Atemarbeit einschränken (ZNS-Affektionen, muskuläre Schwäche, Thoraxtrauma, Pneumothorax, Obstruktion der Atemwege, metabolische Dekompensation, Intoxikationen; ➤ Box 1.1).

Im Falle einer **ambulant erworbenen Pneumonie** gelten z. B. klinische Kriterien für eine potenzielle Aufnahme in ein Krankenhaus bzw. intensivmedizinische Behandlung, da eine Unterscheidung zwischen viraler und bakterieller Ursache weder laborchemisch noch radiologisch sicher möglich ist. Kriterien für eine stationäre Behandlung sind Alter < 6 Monate, Dyspnoezeichen, Hypoxie ($SaO_2 < 92\%$), stark reduzierter AZ, Nahrungsverweigerung / Erbrechen / Dehydratation und eine Verlängerung der Rekapillarisierungszeit (RKZ). Die Kriterien für eine intensivmedizinische Behandlung umfassen eine drohende oder manifeste respiratorische Dekompensation, Hypoxie ($SaO_2 < 92\%$) trotz Sauerstoffgabe, wiederholte Bradypnoe oder Apnoe, Hyperkapnie und Acidose, Abfall des Blutdrucks und Zentralisation, Hinweis auf septischen Verlauf und Somnolenz. Bei Kinder unter 5 Jahren sind vorwiegend Viren für den Erwerb einer ambulanten Pneumonie verantwortlich (RSV, humaner Rhinovirus und andere), seltener besteht eine bakterielle Infektion, dann hauptsächlich durch Pneumokokken (seit Einführung der Pneumokokkenvakzine rückläufig); andere Erreger: Streptokokken, *Staph. aureus, Haemophilus influenzae, Mycoplasma pneumoniae, Moraxella catarrhalis* (➤ Kap. 1.1.4).

MERKE

Die WHO-Definition der Tachypnoe richtet sich nach dem Alter:
- < 1 Jahr: AF > 50 / min
- 2–5 Jahre: AF > 40 / min
- > 5 Jahre: AF > 20 / min

Anamnese Die Anamnese in der intensivmedizinischen Aufnahmesituation erfolgt analog der Erstanamnese am Primäreinsatzort.

Inspektion Die Symptome der respiratorischen Insuffizienz im Kindesalter sind Ausdruck einer erhöhten Atemarbeit:
- Dyspnoe (Nasenflügeln, sub- / interkostale / juguläre Einziehung)
- Tachypnoe
- Fakultative Zyanose

Eine für das Alter oder den vorliegenden klinischen Befund zu niedrige Atemfrequenz kann ebenfalls Zeichen einer respiratorischen Insuffizienz sein und zudem auf einen bevorstehenden Atemstillstand hinweisen. Die Apnoe imponiert durch eine aufgehobene Atemmechanik und kann rasch zu Vigilanzstörungen und sekundärem Herz-Kreislauf-Versagen führen. Bei obstruktiver Apnoe kann jedoch eine frustrane Abdominalexkursion die Atemmechanik trotz fehlendem Gasaustausch vortäuschen.

Ursachen der Apnoe:
- Pulmonal (z. B. obstruktive Apnoe)
- Stoffwechselkrise
- ZNS-Affektion / -Infektion
- Neuromuskulär
- Konvulsion, respiratorischer Affektkrampf
- Toxine

Beim Neugeborenen können Apnoen durch metabolische oder Elektrolytstörungen hervorgerufen werden, allen voran durch eine Hypoglykämie. Beim Frühgeborenen sind sie Ausdruck der Unreife. Allgemeine Anzeichen der chronischen Ateminsuffizienz sind Thoraxdeformitäten mit Hypertrophie der Atemhilfsmuskulatur sowie Dystrophie und / oder Kleinwuchs.

Auskultation Für die Auskultation ergeben sich auf der Intensivstation deutlich bessere Bedingungen als am Notfallort. Der überwiegend inspiratorische Stridor kann seine Ursachen im Säuglingsalter in einer Laryngomalazie sowie im Kleinkindalter in der akut stenosierenden Laryngotracheitis und hohen Fremdkörperaspiration haben. Wie bereits erwähnt, sind Epiglottitis, pharyngeale Raumforderungen oder ein angioneurotisches Schleimhautödem auszuschließen (➤ Tab. 1.2). Zur weiteren diagnostischen Einordnung erfolgt die Racheninspektion.

Einzige Ausnahme (➤ Kap. 5.3) stellt der Verdacht auf eine Epiglottitis dar (s. o.).

Der seitengleiche, überwiegend exspiratorische Stridor mit trockenen RG und verlängertem Exspirium ist Korrelat der intrathorakalen Atemwegsobstruktion. Ursächlich verantwortlich sind Bronchitis, Status asthmaticus oder anaphylaktische Reaktion. Das Initialstadium des Lungenödems durch Inhalationstrauma, Ertrinkungsunfall, Linksherzinsuffizienz oder Hydropie beginnt ebenfalls mit milden Symptomen der Bronchialobstruktion. Bei Progredienz folgen feinblasig feuchte RG und schließlich das Hervorhusten schaumigen Sputums.

Die Pneumonie imponiert auskultatorisch im Stadium der Anschoppung durch ein verschärftes Atemgeräusch mit feinblasigen ohrnahen RG als Ausdruck des lokal verstärkten fortgeleiteten Bronchialatmens auf die Thoraxwand. Ein einseitig abgeschwächtes Atemgeräusch findet sich bei einseitigem Pleuraerguss.

Perkussion Auch hier ergeben sich in der intensivmedizinischen Behandlung deutlich bessere Bedingungen. Der hypersonore Klopfschall weist in Verbindung mit einem einseitig abgeschwächten oder gar aufgehobenen Atemgeräusch auf eine Überblähung der betroffenen Lungenseite oder einen Pneumothorax hin. Eine vermehrte Dämpfung findet sich bei posttraumatischem Hämato- oder Serothorax.

Weiterführende Diagnostik

- Stufendiagnostik zu bildgebenden Verfahren (Röntgen-Thorax, Sonografie, CT und MRT): ➤ Kap. 1.2
- Laborchemische Untersuchungen zum Infektions- oder Erregernachweis: ➤ Kap. 1.1.4
- Techniken der endotrachealen Intubation, Trachealsekretgewinnung, Pleurapunktion, -drainage sowie arterieller und venöser Zugänge etc. ➤ Kap. 2.8

Akute Herz-Kreislauf-Insuffizienz: diagnostisches Prozedere

Notfallmedizinische Aspekte

Tritt eine akute Herzinsuffizienz ein, wird der Sauerstoffbedarf des Körpers aufgrund einer unzureichenden Herzleistung nicht ausreichend gedeckt. Unterschieden wird zwischen Linksherz-, Rechtsherz- und Globalinsuffizienz, wobei eine Unterscheidung in der Akutsituation häufig nicht gelingt. Die Ursache der akuten Herzinsuffizienz kann multifaktoriell sein. Grundsätzlich ist eine kausale, primär respiratorische Störung auszuschließen.

Ätiologisch können bei **normaler Anatomie des Herzens** folgende Gründe zu einer verminderten Herzleistung führen:

- Kardiale Ursachen wie Kardiomyopathien (postinfektiös, idiopathisch, metabolisch, ischämisch, bei Muskelerkrankung, nach Chemotherapie)
- Rhythmusstörungen; Klappenstenosen bzw. -insuffizienzen (hervorgerufen durch Endokarditis oder rheumatisches Fieber)
- Myokarditis
- Nichtkardiale Grunderkrankung (septischer Schock, Anämie, Spannungspneumothorax, metabolische Krisen, Blutdruckkrisen, Trauma, pulmonale Hypertension, Intoxikation)

Hiervon abzugrenzen ist eine Herzinsuffizienz aufgrund **angeborener Herzfehler.** Letztere führen aufgrund einer Volumen- und / oder Druckbelastung im Säuglings- und Kindesalter in einem hohen Prozentsatz zur akuten Herz-Kreislauf-Insuffizienz. Dabei wird das **zeitliche Auftreten von Herzinsuffizienzzeichen** durch den zugrunde liegenden Herzfehler bestimmt:

- Manifestiert sich eine Herzinsuffizienz **mit der Geburt,** kann dies durch komplexe Vitien wie z. B. das hypoplastische Linksherzsyndrom oder die Ebstein-Anomalie sowie durch Herzrhythmusstörungen wie eine Tachyarrhythmie oder einen kompletten AV-Block hervorgerufen werden.
- Innerhalb der **ersten Lebenstage** kann eine Herzinsuffizienz durch eine Transposition der großen Gefäße (dTGA), eine totale Lungenvenenfehlmündung mit Lungenvenenobstruktion, eine kritische Aorten-, Aortenisthmus- oder Pulmonalstenose oder beim Frühgeborenen durch einen persistierenden Ductus arteriosus Botalli verursacht sein.
- Bei Herzfehlern, die zu einer Rezirkulation mit großem Links-Rechts-Shunt führen, manifestiert sich eine Herzinsuffizienz zumeist nach Abfall

des pulmonalen Widerstands **nach 4–6 Wochen** (z. B. AVSD, großer VSD, großer PDA, Truncus arteriosus communis).

- In der **postoperativen Phase** nach Korrektur eines angeborenen Herzfehlers kommen hingegen Pathomechanismen zum Tragen (Bypasszeit, Kardioplegie, Aortenklemmzeit, Ischämie, Kapillarleck, Inflammation, akute systemische oder pulmonale Widerstandserhöhung, residuale Defekte), die einen Einfluss auf Verlauf und Prognose haben.

Wichtige Symptome und klinische Untersuchungsbefunde sind **Zeichen der Kongestion** (Tachy- / Dyspnoe, Orthopnoe, Husten, Jugularvenenstauung, Hepatomegalie, periphere Ödeme, Aszites) und **Zeichen verminderter Durchblutung** (kühle, blasse bis marmorierte oder graue Haut, verlängerte RKZ, Ausschöpfungszyanose, flacher Puls, Tachykardie, Erbrechen, Oligo- / Anurie, verminderter Blutdruck / verminderte Blutdruckamplitude, Unruhe bis Bewusstseinstrübung und Bewusstlosigkeit).

Kardinalsymptome der akuten Herz-Kreislauf-Insuffizienz:

- Tachypnoe
- Schwitzen (kaltschweißig)
- Zentralisation (kühle Akren, verzögerte RKZ)
- Ruhetachykardie (> 150 / min jenseits des Säuglingsalters)

MERKE

Beweisend für das Bestehen einer akuten Herz-Kreislauf-Insuffizienz ist die Kombination von mindestens drei der vier Kardinalsymptome.

Notfallmedizinische und intensivmedizinische Aspekte

MERKE

Die schnelle Erfassung der Kreislaufsituation in Bezug auf Vorlast, Nachlast, Inotropie, Herzrhythmus und Herzzeitvolumen (HZV) ist wichtig, um erste therapeutische Maßnahmen einleiten zu können.

Anamnese Charakteristische Zeichen der Herzinsuffizienz umfassen im Säuglings- und Kleinkindalter Trinkschwäche, Lidödeme, Gedeihstörung, Schwitzneigung und Tachydyspnoe unter Belastung (z. B. Trinken an der Brust). Bei älteren Kindern können Kurzatmigkeit oder Luftnot (unter körperlicher Belastung), eine rasche körperliche Ermüdbarkeit und ferner Lid- oder Fußödeme beobachtet werden. Zur klinischen Einschätzung einer Herzinsuffizienz dienen die Ross- (➤ Tab. 1.3) und die NYHA-Klassifikation (➤ Tab. 1.4).

Es sollte eine genaue Anamnese bezüglich potenzieller Herzrhythmusstörungen erfolgen (➤ Kap. 9.4). Ferner sind von anamnestischem Interesse fieberhafte Infektionen der letzten Wochen (Myokarditis, Endokarditis, rheumatisches Fieber) sowie bekannte chronische Grunderkrankungen oder Stoffwechseldefekte. Eine Differenzierung zwischen kardialer und nichtkardialer Ursache der akuten Herzinsuffizienz ist für das weitere Vorgehen wichtig. Liegt ein Vitium vor, wird die aktuelle herzwirksame Medikation erfragt. Wenn vorhanden, werden die Ergebnisse der letzten echokardiografischen und Herzkatheteruntersuchung sowie Operationsberichte herangezogen. Viele Eltern werden keine detaillierten Angaben über den Herzfehler machen können. Gezielt ist nach einem Herzpass, einem Endokarditis-Ausweis oder einem Arztbrief mit Angaben über das Vitium zu fragen.

Inspektion Bereits während der Erhebung der Anamnese kann sich der Notarzt einen **ersten Eindruck** vom Kind verschaffen. Das herzinsuffiziente Kind kann unerklärlich unruhig, zumeist aber ängstlich und bei progredienter Herzinsuffizienz somnolent wirken. Tachydyspnoe unterschiedlichen Grades kann bestehen. Sub- und interkostale bzw. substernale Einziehungen sprechen für eine verminderte pulmonale Compliance. Als Ausdruck der Sympathikusaktivierung kommt es zur Kaltschweißigkeit (bei Kindern meistens an der Stirn). Das Integument kann grau-blass, marmoriert und fakultativ zyanotisch sein. Stigmata wie Uhrglasnägel und Trommelschlegelfinger weisen auf eine chronische Hypoxie hin, sind aber heute bei Vitien nur noch selten zu sehen. Bei Thorakotomienarben besteht der V. a. stattgehabte Herzoperationen. Ein verminderter Ernährungszustand kann auf eine kardial bedingte Gedeihstörung hinweisen. Ödeme finden sich zumeist periorbital und an Beinen, Armen und Flanken, bei jungen Kindern können sie allerdings auch fehlen. Verminderter kolloidosmotischer Druck bei Hypalbuminämie durch Leber- oder Niereninsuffizienz ist

Tab. 1.3 Modifizierter Ross-Score

Punkte	0	1	2
Anamnese			
Diaphorese*	nur am Kopf	an Kopf und Körper während Belastung	an Kopf und Körper in Ruhe
Tachypnoe	selten	mehrmals	häufig
Klinische Untersuchung			
Atmung	normal	Einziehungen	Dyspnoe
Atemfrequenz			
• 0–1 Jahr	< 50	50–60	> 60
• 1–6 Jahre	< 35	35–45	> 45
• 7–10 Jahre	< 25	25–35	> 35
• 11–14 Jahre	< 18	18–28	> 28
Herzfrequenz			
• 0–1 Jahr	< 160	160–170	> 170
• 1–6 Jahre	< 105	105–115	> 115
• 7–10 Jahre	< 90	90–100	> 100
• 11–14 Jahre	< 80	80–90	> 90
Abstand unterer Leberrand zu Rippenbogen	< 2 cm	2–3 cm	> 3 cm

Punkte: 0–2 = keine Herzinsuffizienz (Grad I); 3–6 = milde Herzinsuffizienz (Grad II); 7–9 = mäßige Herzinsuffizienz (Grad III); 10–12 = schwere Herzinsuffizienz (Grad IV); * Schweißbildung

Tab. 1.4 Stadieneinteilung nach der Klassifikation der New York Heart Association (NYHA)

Stadium	Definition
NYHA I (asymptomatisch)	Herzerkrankung ohne körperliche Limitation. Alltägliche körperliche Belastung verursacht keine inadäquate Erschöpfung, Rhythmusstörungen, Luftnot oder Angina Pectoris
NYHA II (leicht)	Herzerkrankung mit leichter Einschränkung der körperlichen Leistungsfähigkeit. Keine Beschwerden in Ruhe. Alltägliche körperliche Belastung verursacht Erschöpfung, Rhythmusstörungen, Luftnot oder Angina Pectoris
NYHA III (mittelschwer)	Herzerkrankung mit höhergradiger Einschränkung der körperlichen Leistungsfähigkeit bei gewohnter Tätigkeit. Keine Beschwerden in Ruhe. Geringe körperliche Belastung verursacht Erschöpfung, Rhythmusstörungen, Luftnot oder Angina Pectoris
NYHA IV (schwer)	Herzerkrankung mit Beschwerden bei allen körperlichen Aktivitäten und in Ruhe. Bettlägerigkeit

differenzialdiagnostisch zu erwägen. Ein Aszites ist diagnostisch im Frühstadium nur der Sonografie zugänglich. Der ausgeprägte Aszites ist als „Anschlagen der Flüssigkeitssäule" an der Bauchwand palpabel. Einer Zyanose kommt besondere Bedeutung zu. Die zentrale Zyanose ist im Unterschied zur peripheren Zyanose ab einem Anteil von 5 g/dl desoxygeniertem arteriellem Hämoglobin auch sublingual und konjunktival erkennbar. Eine hochgradige Anämie kann Zyanosen maskieren (➤ Kap. 1.1.4).

Syndromale Erkrankungen (typische morphologische Stigmata) mit gehäuften Herzvitien sind:

- Trisomie 21: AV-Kanal, VSD, Fallot-Tetralogie, Aortenisthmusstenose
- DiGeorge-Syndrom (CATCH 22): konotrunkale Vitien, unterbrochener Aortenbogen, Pulmonalatresie mit Ventrikelseptumdefekt (VSD)
- Noonan-Syndrom: valvuläre Pulmonalstenose, hypertrophe Kardiomyopathie; Atriumseptumdefekt (ASD), VSD
- Alagille-Syndrom: periphere Pulmonalstenosen, Fallot-Tetralogie, ASD, VSD

- Marfan-Syndrom: Dilatation der Aorta und Pulmonalarterie, Aortenaneurysma / -dissektion
- Turner-Syndrom: Aortenisthmusstenose, bikuspide Aortenklappe, Aortendissektion
- Williams-Beuren-Syndrom: supravalvuläre Aortenstenose, periphere Pulmonalstenose, Aortenisthmusstenose, Koronararterienstenose, Nierenarterienstenose

MERKE

Auch Fehlbildungssyndrome mit Dysmelie, intestinaler Atresie (z. B. Ösophagusatresie), Nierenfehlbildung, fazialer oder Ohrdysmorphie sollten den Verdacht auf ein mögliches assoziiertes Vitium cordis lenken.

Palpation Die Beurteilung der **Pulsqualitäten** Frequenz, Rhythmus und Stärke erfolgt analog zum Erwachsenenalter (Normalwerte ➤ Anhang). Die Pulse sollte man möglichst an allen vier Extremitäten tasten. Zur Überprüfung der Vitalparameter bietet sich beim Säugling jedoch die primäre Palpation der Arteria (A.) brachialis an. Die A. carotis sollte nur mit größter Vorsicht bei frustranem Versuch der A.-brachialis-Palpation für die Pulsdiagnostik verwendet werden (Vagusreiz über den Sinus caroticus). Im Vergleich zur A. brachialis abgeschwächte Femoralispulse, untermauert durch eine simultane Sättigungsdifferenz, deuten auf eine Aortenisthmusstenose hin.

Liegt der Verdacht auf eine **Herzrhythmusstörung** vor, sollte deren hämodynamische Relevanz anhand des Gesamtzustands des Kindes (AZ, Bewusstsein, Hautkolorit etc.) abgeschätzt werden. Hier sollte neben der Beurteilung der peripheren und zentralen Pulse die RKZ erfasst werden (Sternum, Stirn). Diese gilt ab > 3 s als verlängert und ist das Korrelat der unzureichenden Systemperfusion. Das Korrelat der terminalen Herzinsuffizienz ist der kardiogene Schock (➤ Kap. 9).

Differenziert wird die kardiale Rhythmusstörung durch die Ableitung des Elektrokardiogramms (EKG). Einfach zu diagnostizierende Rhythmusstörungen sind Extrasystolie, Sinusbradykardie und AV-Block. Die Differenzierung in supraventrikuläre und ventrikuläre Tachykardien kann im Einzelfall jedoch ausgesprochen schwierig sein. Zur Detektion der p-Welle kann der diagnostische Einsatz einer transösophagealen EKG-Ableitung hilfreich sein. Adenosinphosphat führt zu einer kurzfristigen kompletten AV-Blockierung, wodurch sich schnell geleitete supraventrikuläre Tachykardien sowie das Vorhofflimmern demaskieren lassen (➤ Kap. 9.4; ➤ Kap. 1.3.1). Die Konversion einer Tachykardie in einen Sinusrhythmus unter Adenosin ist nicht beweisend für eine AV-Reentry-Tachykardie bei Kent-Bündel. Der Einsatz von Adenosin sollte ausschließlich in Intubationsbereitschaft erfolgen, da eine akute Bronchokonstriktion einsetzen kann.

Bei der Palpation des **Präkordiums** weist eine Überaktivität am linken Sternalrand auf eine Rechtsherzbelastung und ein verstärkter und verlagerter Herzspitzenstoß auf eine linksventrikuläre Hypertrophie hin. Das als Schwirren über dem Präkordium tastbare Herzgeräusch ist definitionsgemäß als mindestens $4/6$-gradig zu bezeichnen.

Die **Lebergröße** ist im Säuglingsalter ein sensitiver Indikator der erhöhten kardialen Vorlast. Eine Rechtsherzinsuffizienz führt im Kleinkindalter deutlich früher als beim Erwachsenen zur Hepatomegalie. Die Leber ist beim Säugling physiologisch ca. 1–2 cm unter dem Rippenbogen palpabel. Eine **Splenomegalie** ist im Kindesalter gewöhnlich kein Ausdruck eines erhöhten zentralen Venendrucks oder venösen Rückstaus, sodass hier differenzialdiagnostisch an Infektionen, Hämoblastose und lymphoretikuläre Erkrankungen bzw. hämolytische Syndrome gedacht werden muss.

Auskultation Die Auskultation des kindlichen Herzens erfolgt analog zu der des Erwachsenen, wird jedoch erweitert um die Auskultation links subklavikulär (Ductus arteriosus) und bei Säuglingen der großen Fontanelle (AV-Fisteln). Begutachtet werden Herztöne sowie pathologische Herzgeräusche und deren Fortleitung. Während im Erwachsenenalter Insuffizienz- und Stenosegeräusche erworbener Klappenfehler überwiegen, dominieren im Kindesalter Septumdefekt- und Stenosegeräusche des rechts- und linksventrikulären Ausflusstraktes. Unsicher ist die Auskultation des Herzens ohne Kenntnis der intrakardialen Anatomie im Neugeborenen- und frühen Säuglingsalter, solange der physiologisch erhöhte Lungengefäßwiderstand noch nicht abgefallen ist.

Die häufigen **akzidentellen Herzgeräusche** (ohne dahinter liegende Pathologie) sind inkonstant, lagevariabel, von maximal 3/6 -Lautstärke, klingend, systolisch-spindelförmig und abgesetzt vom I. und II. Herzton. Zudem finden sich im Kindesalter häufig **funktionelle Herzgeräusche,** z. B. bei Fieber, Anämie oder Hyperthyreose. Unklare Befunde bedürfen zwingend der echokardiografischen Abklärung.

Alle **organischen Herzgeräusche** (Klappenvitien, Gefäßstenosen, Septumdefekte, pathologische Shuntverbindungen) bedürfen wie auch jedes Diastolikum immer einer echokardiografischen Abklärung. Bezüglich eines Diastolikums sei z. B. ein neu auskultierbares Diastolikum über dem Apex cordis oder im 3.–4. ICR rechts parasternal mit Symptomen des Lungenödems angeführt, das differenzialdiagnostisch Zeichen der akuten endokarditischen Mitral- oder Aortenklappendestruktion sein kann.

MERKE

In der präklinischen Diagnostik sollte nicht zu viel Zeit auf die Interpretation von Herzgeräuschen verwendet werden, da deren Einordnung Erfahrung voraussetzt.

Blutdruckmessung Ab dem Kleinkindalter kann die Blutdruckmessung nach Riva-Rocci (RR) erfolgen. Für das Säuglingsalter sind oszillometrische Verfahren erforderlich. Die Normalwerte des Blutdrucks im Kindesalter sind deutlich altersabhängig (➤ Anhang). Zu beurteilen sind immer der systolische und diastolische (Koronarperfusion!) Blutdruck sowie die Fläche unter der Blutdruckkurve. Wichtig ist die richtige Breite der Blutdruckmanschette, die etwa zwei Drittel des Oberarmumfangs ausmachen sollte. Hierbei gilt jedoch, dass die Blutdruckmessung im Notfalleinsatz bei Kindern außerordentlich schwierig ist. Richtungweisend für eine Herz-Kreislauf-Insuffizienz bzw. einen Schockzustand sind daher klinische Symptome wie z. B. Zentralisationszustand, Rekapillarisierungszeit und Tachykardie.

Für die invasive Blutdruckmessung (Online-Monitoring) stehen die direkt-arterielle Druckmessung und der zentrale Venenkatheter (ZVK), platziert in der V. cava superior und inferior oder im rechten Vorhof, sowie arterielle Verweilkanülen zur Verfügung. Ein ZVK ist röntgenologisch auf korrekte Lage zu prüfen (➤ Kap. 9).

Temperaturmessung Die kontinuierliche Messung der peripheren Temperatur am distalen Fußende und simultan der zentralen Temperatur über Rektal-, Blasen- oder Ösophagussonden erlaubt die Berechnung der Temperaturdifferenz (ΔT). Bei ΔT > 6 °C besteht der begründete Verdacht auf ein unzureichendes Herzzeitvolumen. Besondere Relevanz erlangt das Monitoring der zentralen Temperatur im Rahmen von Kühlmaßnahmen, wie sie in der Therapie postoperativer kardialer Rhythmusstörungen oder in der Hirnprotektion Anwendung finden.

Weiterführende Diagnostik Als Basismonitoring dienen Pulsoxymetrie, EKG, Flüssigkeitsbilanzierung sowie zentrale und periphere Temperaturmessung. Diese wird bei Verwendung von Katecholaminen / Inotropika um eine invasive Überwachung des arteriellen und zentralvenösen Drucks sowie regelmäßige Blutgasuntersuchungen ergänzt.

- Die Röntgenaufnahme des Thorax wird bei Kardiomegalie (für Säuglinge ab einer Cardio Thoracic Ratio [CTR] > 0,6) und auffälliger Herzsilhouette den Verdacht auf ein Vitium cordis oder einen Perikarderguss / eine Perikardtamponade lenken. Beurteilbar sind ferner die Lungenperfusion und eine potenzielle pulmonalvenöse Stauung sowie Differenzialdiagnosen (Atelektase, Pneumothorax etc.).
- 12-Kanal- und Langzeit-EKG dienen zur Rhythmusbeurteilung und Ischämiediagnostik.
- Die transthorakale und die transösophageale Echokardiografie (➤ Kap. 1.3.2) gehört zu den unverzichtbaren diagnostischen Methoden zur zwei- und dreidimensionalen Darstellung des Herzens und der herznahen Gefäße. Kardiale Funktion und Hämodynamik lassen sich beurteilen.
- Die Herzkatheteruntersuchung dient der hämodynamischen Bestimmung, z. B. für Shuntberechnungen, Druckmessungen, speziellen anatomischen Fragestellungen und zur Myokardbiopsie (Myokarditisdiagnostik).
- Pulmonalis- oder linksatrialer Katheter sind nur in Ausnahmefällen indiziert.
- Weiterführende bildgebende Verfahren wie MRT und CT werden individuell entschieden.
- Laborchemische Untersuchungen (➤ Kap. 1.1.4).

Schock: diagnostisches Prozedere

Notfallmedizinische und intensivmedizinische Aspekte

Als Schock wird eine dynamische und instabile Situation bezeichnet, der ein komplexes Krankheitsbild mit unzureichender Systemperfusion und konsekutiver Hypoxie aller Organe und Gewebe zugrunde liegt. **Ursächlich** für die Entstehung eines Schocks sind Zustände, die zu einer Abnahme des intravasalen Volumens (hypovolämischer Schock), einer abnormalen Verteilung des intravasalen Volumens (distributiver Schock), einer verminderten Herzleistung (kardiogener Schock) oder durch Obstruktion zu einer Verminderung des Herzzeitvolumens (obstruktiver Schock) führen (➤ Tab. 1.5).

Der Einteilung der unterschiedlichen Schockformen liegen unterschiedliche hämodynamische Situationen zugrunde (➤ Tab. 1.6).

Der Schock kann in verschiedene Stadien eingeteilt werden:

- **Kompensiert:** Kompensationsmechanismen gleichen die Minderperfusion aus, ein normaler Blutdruck besteht (Kinder können Verluste von bis zu 30 % des intravasalen Volumens kompensieren). Die Herzfrequenz ist erhöht, Zeichen der peripheren Vasokonstriktion (kühle Haut; schwacher peripherer Puls, Oligurie) werden sichtbar.
- **Hypotensiv:** Kompensationsmechanismen gleichen die Minderperfusion nicht mehr aus, es entwickelt sich eine Hypotension. Die Herzfrequenz ist deutlich erhöht, es liegen Zeichen

Tab. 1.5 Schockformen

Schockform	Pathophysiologie	Ätiologie
hypovolämisch / hämorrhagisch	absoluter oder relativer Volumenmangel (Exsudation, Verluste in den dritten Raum, Perspiratio insensibilis)	Diarrhö, Erbrechen, Fieber, Tachypnoe, Verbrennungen, Trauma mit Blutung, intestinale Blutung, Gefäßverletzungen, Diuretika
distributiv (septisch, anaphylaktisch, neurogen)	Verteilungsstörung des zirkulierenden Blutvolumens durch Vasodilatation und Hypotension	Infektion, Sepsis, Allergie, Medikamente, Insektengifte, spinales Trauma, SHT
kardiogen	verminderte Herzleistung	Myokarditis, Endokarditis, Kardiomyopathie, angeborene Herzfehler und Herzinsuffizienz, Herzrhythmusstörungen, Myokardinfarkt
obstruktiv	Obstruktion, die den Aufbau eines adäquaten Herzzeitvolumens verhindern	Herzbeutelerguss, Pneumothorax, Hämatothorax, Lungenembolie, kritische Aorten- / Mitralstenose, duktusabhängige Vitien wie HLHS oder kritische Aortenisthmusstenose

HLHS = hypoplastisches Linksherzsyndrom; SHT = Schädel-Hirn-Trauma

Tab. 1.6 Zugrunde liegende Hämodynamik der unterschiedlichen Schockformen

Schockform	Messgrößen				
	Pumpfunktion	Vorlast	Nachlast	Gewebedurchblutung	
	HZV / CI	**klinische Zeichen / ZVD**	**systemischer Blutdruck**	**RKZ**	**ZVS**
hypovolämisch	↓	↓	↑	↑	↓
distributiv	↑	↓ oder ↔	↓	↓ (initial)	↑
kardiogen	↓	↑	↑	↑	↓
obstruktiv	↓	↑	↑	↑	↓

CI = Cardiac Index; HZV = Herzzeitvolumen; RKZ = Rekapillarisierungszeit; ZVD = zentralvenöser Druck; ZVS = zentralvenöse Sättigung

von Organdysfunktionen vor (z. B. ein veränderter mentaler Status aufgrund einer zerebralen Minderperfusion). Mit der Manifestation einer Hypotension besteht die Gefahr einer sich schnell entwickelnden Kreislaufinsuffizienz, die bis zum Herzstillstand führen kann.
- **Irreversibel:** Progressive Endorgandysfunktionen führen zu irreversiblen Endorganschädigungen und zum Tod. Der Blutdruck ist sehr niedrig, eine Tachykardie kann in eine Bradykardie umschlagen. Trotz eingeleiteter Gegenmaßnahmen / Reanimation ist dieser Zustand häufig nicht umkehrbar.

Die Problematik für den Arzt in der präklinischen Versorgung besteht in der Ursachenvielfalt des Schockgeschehens und der Notwendigkeit des raschen Handelns. Kausal führend in der Pathophysiologie des Schocks im Kindesalter ist der Volumenmangel (Blutungen, Gastroenteritis, Sepsis). Schon ab einem Flüssigkeitsverlust von 10 % des Körpergewichts kann sich ein Volumenmangelschock manifestieren. Flüssigkeitsverluste von > 5 % des Körpergewichts sollten bei Kleinkindern zur Klinikeinweisung führen (Stadien der Dehydratation, ➤ Tab. 1.10).

Ziele bei der ersten Evaluation des Kindes sind eine **schnelle Identifizierung** potenziell lebensbedrohlicher Situationen (z. B. Spannungspneumothorax, Hämatothorax, Herzbeuteltamponade, Lungenembolie, Sepsis etc.), die Wahrnehmung einer Kreislaufdepression und eine frühzeitige Klassifikation der vorliegenden Schockform. Das frühe Erkennen des kritisch kranken Kindes ist von elementarer Bedeutung. Insbesondere für eine Sepsis, aber auch bei anderen Ursachen des Schocks entscheidet sich das Überleben in der ersten Stunde der Behandlung. Dabei können sich Schockformen überschneiden (z. B. ein Patient mit einem hämodynamisch relevanten Herzfehler und zeitgleicher Sepsis). Zur umgehenden Beurteilung des Lungen-, Kreislauf- und Bewusstseinszustands sei auf den *Basic Life Support* (➤ Kap. 2.10.1) verwiesen.

MERKE

Auch wenn die Ätiologie des Schocks nicht sofort ersichtlich ist, müssen erste Behandlungsschritte eingeleitet werden.

Häufig ist der **unverzügliche Einsatz** von Volumen und Vasokonstriktiva erforderlich.

Intensivmedizinische Aspekte

Anamnese

- Eine Anamnese in Bezug auf Volumenverluste (z. B. Gastroenteritis, diabetische Ketoazidose; gastrointestinale Blutungen) weist auf einen hypovolämischen Schock hin.
- Durch Unfälle kann ein hämorrhagischer Schock (Trauma), aber auch ein obstruktiver Schock (Hämatothorax, Pneumothorax, Herzbeuteltamponade) oder neurogener Schock (spinales Trauma, SHT) verursacht sein.
- Fieber allein oder bei immunsupprimierten Patienten (Immundefekte, Chemotherapie) kann auf einen septischen Schock hinweisen.
- Eine akute Schockentwicklung über Minuten findet sich beim anaphylaktischen (Allergien), kardiogenen (Kardiomyopathien, angeborene Herzfehler; Herzrhythmusstörungen) oder toxischen Geschehen (z. B. Betablocker, Kalziumkanalblocker, Ingestion von Glykosiden).
- Im Säuglingsalter überwiegt ein infektiös-toxischer Schock, gefolgt von Hypovolämie und Elektrolytentgleisung. Im Kleinkindalter sind Intoxikation, Infektion und Unfälle führend. Im Schulkindalter dominieren anaphylaktischer und metabolischer Schock sowie Unfälle.

Körperliche Untersuchung Gleichzeitig zur Erfassung aller Vitalparameter, zur Pulsoxymetrie und Etablierung einer Monitorüberwachung erfolgt zunächst eine generelle **körperliche Untersuchung** nach dem ABCD-Schema des *Basic Life Support* (➤ Kap. 2.10.1). Die Kenntnis von Körpergröße und Gewicht ist Voraussetzung für eine adäquate Volumen- und medikamentöse Therapie. Auffällige Vitalparameter geben wichtige erste Informationen zum Schweregrad und zur Ursache des Schocks (s. o.). Analog zur akuten Herz-Kreislauf-Insuffizienz im Kindesalter sind wichtige klinische Untersuchungsbefunde **Zeichen der Kongestion** (Tachy- / Dyspnoe, Orthopnoe, Husten, Jugularvenenstauung, Hepatomegalie, periphere Ödeme, Aszites) und **Zeichen der verminderten Durchblutung** (kühle, blasse bis marmorierte oder graue Haut, verlängerte RKZ, Ausschöpfungszyanose, flacher Puls, Tachykardie, Erbrechen, Oligo- / Anurie, verminderter Blutdruck und verminderte Blutdruckamplitude, Unruhe bis Bewusstseinstrübung und

Bewusstlosigkeit) (➤ Kap. 1.1.3). Kennzeichnend für die Endstrecke aller Schockformen sind arterielle Hypotonie, Oligo- / Anurie, Ateminsuffizienz, Vigilanzstörung, Mikrozirkulationsstörung und schließlich eine disseminierte intravasale Gerinnung (DIC). Die **Klassifikation** der vorliegenden Schockform erfolgt algorithmisch.

Algorithmisches Vorgehen Ist die Anamnese für ein stattgehabtes Trauma positiv, müssen weitere Untersuchungen bezüglich eines hämorrhagischen Schocks (Blutuntersuchung), eines obstruktiven Schocks (Hämatothorax, Pneumothorax, Herzbeuteltamponade; Röntgen, Sonografie) oder eines neurogenen Schocks (spinales Trauma, SHT; CT / MRT) erfolgen (➤ Kap. 16):

- Ergeben sich aus der Anamnese Hinweise für Volumenverluste (z. B. Gastroenteritis, diabetische Ketoazidose; gastrointestinale Blutungen, Verbrennungen, Ileus), ist diese suggestiv für einen hypovolämischen Schock (➤ Kap. 4).
- Zeigen sich Auffälligkeiten in der kardialen Untersuchung (Arrhythmie, Galopprhythmus, Herzgeräusch, Pulsus paradoxus oder Pulsus differentialis; V. a. angeborenen Herzfehler, V. a. Peri- / Myokarditis), können EKG, Echokardiografie und kardiale Biomarker das Vorliegen eines kardiogenen Schocks untermauern (➤ Kap. 1.1.3; ➤ Kap. 1.1.4 und ➤ Kap. 9).
- Fieber (ggf. auch Hypothermie) allein oder bei immunsupprimierten Patienten (Immundefekte, Chemotherapie) kann auf einen septischen Schock hinweisen (➤ Kap. 13).
- Exposition zu Allergenen, Urtikaria und / oder Quincke-Ödem sind suggestiv für eine anaphylaktische Reaktion (➤ Kap. 10).
- Weitere Ursachen können der nichttraumatische Pneumothorax, eine NNR-Insuffizienz und die Lungenembolie darstellen.

Akute neurologische Erkrankungen: diagnostisches Prozedere

Notfallmedizinische Aspekte

Akute neurologische Erkrankungen stellen im Kindesalter häufig eine Notfallsituation dar und machen ca. 5 % der pädiatrischen Notfälle aus. Häufigster Vorstellungsgrund ist hierbei der epileptische Anfall, gefolgt von anderen Symptomen wie akutem Kopfschmerz, Paresen, Ataxie, Visusverlust oder Veränderung des Bewusstseins. In der Notfallsituation ist es entscheidend, neben einer kurzen Anamnese und der Überprüfung, Etablierung und Sicherung der Vitalfunktionen einen orientierenden Neurostatus inkl. pädiatrischem GCS (➤ Tab. 6.3; pädiatrische Modifikation des GCS ➤ Anhang) zu erheben. Dabei dient die Erstbeurteilung der Erkennung lebensbedrohlicher Zustände mit sofortigem Handlungsbedarf (➤ Box 1.2).

BOX 1.2

Lebensbedrohliche neurologische Krankheitsbilder

- Schädel-Hirn-Trauma
- Status epilepticus
- Meningitis / Enzephalitis
- Hirntumor
- Hirndrucksymptomatik
- Ischämischer Schlaganfall
- Hydrozephalus / VP-Shunt-Dysfunktion
- Hämorrhagischer Schlaganfall
- Intoxikation
- Maligner Bluthochdruck

MERKE

Unter präklinischer Bedingung sollte die Beurteilung der Transportfähigkeit im Vordergrund stehen. Auf zeitraubende neurologische Differenzialdiagnostik sollte verzichtet werden.

Phasen der neurologischen Diagnostik

- Erhebung des neurologischen Status (Symptomerhebung)
- Topografische Zuordnung (Symptomzuordnung)
- Beurteilung von Beginn und Verlauf (Symptomdynamik)
- Ätiologische Einordnung

An die immer vorrangige Überprüfung der Vitalfunktionen schließt sich die Beurteilung des Bewusstseins, ggf. die Suche nach Traumafolgen (➤ Kap. 16) an. Abschließend werden Hirnstammreflexe, peripherer Reflexstatus und segmentale Sensibilität geprüft (➤ Tab. 1.7). Ergänzend erfolgt die Einschätzung von Motorik, Trophik und

Tab. 1.7 Altersabhängige Reflexe des Kindesalters (mod. nach Fanconi)

	1.–12. Lebensmonat	2. Lj.
Moro-Reflex	→	
Handgreifreflex	→	
Fußgreifreflex	→	
Asymmetrisch-tonischer Halsreflex	→	
Symmetrisch-tonischer Halsreflex	→	
Landau-Reflex	→	→
Fallschirmreaktion	→	→

Muskeltonus. Soweit es der Zustand des Patienten erlaubt, wird die Untersuchung um eine Koordinationsprüfung erweitert.

Insbesondere im Säuglings- und frühen Kleinkindalter können ohne äußerlich sichtbare Spuren der Gewalteinwirkung schwere intrakranielle Verletzungen mit Entwicklung eines fokalen, multifokalen oder diffusen Hirnödems vorliegen. Dabei ist die Möglichkeit eines symptomfreien Intervalls zwischen der Gewalteinwirkung und der Manifestation klinischer Symptome zu berücksichtigen.

Die präklinische differenzialdiagnostische Einordnung einer Bewusstseinsstörung ist ohne eindeutige Hinweise wie z. B. Schädel-Hirn-Trauma (SHT), Schock und Konvulsion schwer. Eine tiefe Kußmaul-Atmung (metabolische Azidose) oder ein Foetor kann auf einen Stoffwechseldefekt hindeuten. Eine orientierende Inspektion der unmittelbaren Umgebung des Patienten kann Hinweise auf eine Intoxikation aufzeigen.

Relative Altersdisposition des Komas:

- Säuglinge: infektiös-toxisch, Wasser- und Elektrolytentgleisung, metabolische Krise, SHT
- Kleinkinder: Intoxikationen, Infektionen, SHT
- Schulkinder: primär zerebrale Erkrankungen (Tumoren, Enzephalitis), SHT, Stoffwechselentgleisungen (selten)
- Jugendliche: Intoxikationen (Alkohol, Drogen, Suizid), SHT (> Kap. 6)

Zerebrale Konvulsionen

Die meisten Krampfanfälle im Kindesalter sind selbstlimitierend oder sprechen auf einfache medikamentöse Maßnahmen an. Wichtig ist die Dokumentation von Art, Lokalisation und Dauer des Anfalls. Die Symptome reichen von tonisch-klonischen Konvulsionen mit passagerer Apnoe, Zyanose und Bulbusdeviation über Myoklonien bis zum Tonusverlust der Muskulatur. Mit Myoklonien, Singultus, Apnoe oder oralen Automatismen können die Symptome im Säuglingsalter diskret ausfallen. Nur selten tritt im Rahmen eines zerebralen Anfalls primär eine intubationspflichtige Ateminsuffizienz auf, dann meist in der Folge des Einsatzes atemdepressiver Antikonvulsiva.

Mit einer Häufigkeit von 2–5 % sind einfache Fieberkrämpfe die häufigsten provozierten **epileptischen Anfälle** im Alter von 6–60 Monaten. Unprovozierte epileptische Anfälle kommen bei ca. 2 % aller Kinder bis zum 16. Lj., eine Epilepsie bei ca. 1 % vor. Eine Epilepsie bezeichnet dabei das wiederholte Auftreten unprovozierter, d. h. nicht von inneren oder äußeren Ursachen provozierter (z. B. Fieberkrampf, Enzephalitis, Intoxikation) Krampfanfälle. Nach dem ersten unprovozierten Anfall sollte ein EEG erfolgen. Kinder mit länger dauernden postiktalen fokalneurologischen Ausfällen müssen einer Notfallbildgebung zugeführt werden. Bei einer Anfallsdauer von > 5 min steigt das Risiko eines prolongierten Anfalls und eines Status epilepticus, an dem ca. 3 % der Kinder versterben können. Da zudem die Gefahr einer potenziellen persistierenden neuronalen Läsion besteht, ist sowohl bei spontanen als auch provozierten Anfällen von > 5 min Dauer eine medikamentöse Therapie indiziert (> Kap. 6.2).

Wichtige **Differenzialdiagnosen** (➤ Box 1.3) sind Meningitis und Enzephalitis. Richtungweisend können eine gespannte Fontanelle (Säugling) und ein Meningismus sein. Gerade im Säuglingsalter können Meningitiszeichen jedoch völlig fehlen. Weiterhin sind differenzialdiagnostisch Herzrhythmusstörungen und respiratorische Affektkrämpfe zu berücksichtigen. Letztere ereignen sich nach affektbesetzten Ereignissen (Wutausbruch, Schmerz) und führen über Apnoe, Zyanose und konsekutive Asystolie nicht selten zum Bild eines generalisierten Krampfanfalls. Im Schul- und Adoleszentenalter ist die Synkope eine wichtige Differenzialdiagnose. Ferner ist die große Gruppe metabolischer Entgleisungen und Intoxikationen in die Differenzialdiagnostik einzubeziehen. Diese entziehen sich jedoch den präklinischen diagnostischen Möglichkeiten. Im Rahmen des Krampfgeschehens ist prinzipiell mittels Teststreifen eine Hypoglykämie auszuschließen.

BOX 1.3

Epileptischer Anfall: Differenzialdiagnosen

- Gelegenheitsanfall
- Fieberkrampf
- Symptomatischer Anfall: Meningitis / Enzephalitis; Blutung / Tumor
- Anfall bei angeborener Epilepsie
- Synkope
- Intoxikationen
- Stoffwechselstörungen
- Psychogener Anfall

MERKE

Generell ist die differenzialdiagnostische Einordnung unter präklinischen Bedingungen unsicher, weshalb jeder Krampfanfall eine Klinikeinweisung indiziert. Ausnahme kann ein anamnestisch bekanntes Krampfleiden (Epilepsie) sein. Jedes unklare Krampfgeschehen sollte ein Screening auf Intoxikation, metabolische Störungen und Elektrolytentgleisungen nach sich ziehen. Fakultativ abzuklären sind Hypoxie und Stoffwechseldefekte. Treten Konvulsionen im Rahmen eines leichten SHT auf, besteht die Indikation zur umgehenden Durchführung einer zerebralen Bildgebung (cCT).

Kopfschmerz

In pädiatrischen Notfallambulanzen finden sich bis zu 3 % Patienten mit akuten Kopfschmerzen. Es gibt vielfältige Ursachen für Kopfschmerzen, wovon viele nicht lebensbedrohlich sind (z. B. Sinusitis, grippaler Infekt, Spannungskopfschmerz, Migräne). Lebensbedrohliche Zustände müssen jedoch unbedingt erkannt und einer sofortigen Behandlung zugeführt werden (➤ Box 1.2). Anamnestisch sollten Beginn, Dauer, Häufigkeit, Dynamik, Schweregrad und Lokalisation des Kopfschmerzes erfasst werden. Neben einer ausführlichen neurologischen und einer Allgemeinuntersuchung mit Erhebung der Vitalparameter sollten Zeichen für eine meningeale Reizung und potenzielle Erkrankungen aus dem HNO-, Haut- und Ophthalmologiebereich erfasst werden. Treten sog. Alarmzeichen auf (➤ Box 1.4), muss über weiterführende Untersuchungen wie z. B. Ausschluss einer Stauungspapille, eine Liquorpunktion und Blutentnahme (Ausschluss entzündliches Geschehen) oder Notfallbildgebung mittels MRT oder Schädel-CT diskutiert werden.

BOX 1.4

Alarmzeichen Kopfschmerzen

- **Anamnese:**
  - Perakut
  - Nüchternerbrechen
  - Nächtliches Erwachen wegen Kopfschmerzen
  - Alter < 3 Jahre
  - Progredient ohne Ansprechen auf Therapie
  - Kürzlicher Beginn (< 1 Monat) eines intensiven Kopfschmerzes
  - Wesensänderung; Abfall der Schulleistung
  - Okzipitale Lokalisation
  - In Kombination mit Sehstörungen (Doppelbilder), Sensibilitätsstörungen, Paresen, Gangauffälligkeiten / Ataxie, Bewusstseinsänderungen
- **Körperlicher Status:**
  - Meningismus und Fieber
  - Schiefhals
  - Gang- und Extremitätenataxie
  - Stauungspapille
  - Makrozephalie
  - Augenmotilitätsstörungen
  - Hirnnervenausfälle
  - Hemiparese, Sensibilitätsstörungen, Pyramidenbahnzeichen

Auffälligkeiten des Gangbildes

Um die Ursachen einer Gangbildänderung erfassen zu können, sollte bei der körperlichen Untersuchung zwischen dem Auftreten einer Ataxie und dem Auftreten von Schwäche bzw. von Schmerzen unterschieden werden. Bei Letzteren kommen u. a.

entzündliche bzw. infektiöse Erkrankungen wie Coxitis, Myositis oder Diszitis in Betracht. Wird das Aufstehen vom Boden, das Aufsitzen aus Rückenlage oder die Bewegung gegen Schwerkraft durch eine akute Schwäche unmöglich, sollte ein Guillain-Barré-Syndrom ausgeschlossen werden (➤ Kap. 6.9.1), dessen Differenzialdiagnosen spinale Erkrankungen (Myelitis, Tumor, eingeblutete Gefäßmalformation) darstellen. Die Ursachen einer akuten Ataxie sind vielfältig und erfordern ein fokussiertes Vorgehen. Klinisch kann sich ein breites Gangbild mit Schwierigkeiten bei Richtungs- oder Tempowechsel zeigen. Bei einem plötzlichen Auftreten sollte ein zerebellärer Schlaganfall mittels Notfallbildgebung ausgeschlossen werden. Bei Bewusstseinsalteration ist differenzialdiagnostisch an eine Zerebellitis, Intoxikation oder akut disseminierte Enzephalomyelitis (AEDM) zu denken. Bei rezidivierenden Episoden sollte ein Stoffwechseldefekt ausgeschlossen und bei Myoklonien, Opsoklonus (Klonus der Augen; „Augentanzen") und Irritabilität ein mögliches Opsoklonus-/Myoklonus-Syndrom erwogen werden.

Intensivmedizinische Aspekte

Rund 15 % aller kritisch kranken Patienten auf der Intensivstation in Europa und in den USA leiden an akuten neurologischen Störungen. Patienten mit überlebtem Herzstillstand bilden hierbei mit 23 % die größte Gruppe. Eine ähnlich große Gruppe stellen die Patienten mit einer traumatischen Kopfverletzung (19 %) dar, gefolgt von Patienten mit einem Status epilepticus (17 %) oder einer Infektion des ZNS (16 %), gefolgt von Patienten mit einem Schlaganfall (9 %) oder Tumor (9 %), Hydrozephalus (5 %) oder spinalen Trauma (3 %). Die Mortalität aller Patienten beträgt ca. 12 % und ist bei Patienten nach überlebtem Herzstillstand am höchsten (24 %). Etwa 32 % aller Kinder behalten mittelgradige bis schwerwiegende neurologische Defizite zurück, nach traumatischen Kopfverletzungen liegt die Rate sogar noch höher (49 %).

Akute Halbseitensymptomatik

Die Ursachen der akut auftretenden fokalen Neurologie wie z. B. der akuten Halbseitensymptomatik sind mannigfach und beinhalten u. a.: Migräne mit Aura, Tumoren, postiktale Parese, ADEM, multiple Sklerose, ischämischer oder hämorrhagischer Schlaganfall sowie Gefäßmalformationen mit akuter Einblutung. In der Abklärung der Ursache ist Eile geboten. Eine Notfallbildgebung ist in jedem Fall zu erwägen, da zumeist eine direkte therapeutische Konsequenz und eine rasche Therapieeinleitung prognostische Bedeutung haben. Dies gilt auch bei einem transitorischen Geschehen (➤ Kap. 6).

Zerebraler Infarkt oder ischämischer Schlaganfall

Im Kindesalter ist der arteriell-ischämische Schlaganfall ein seltenes, aber lebensbedrohliches Ereignis. Er zählt im Kindesalter zu den zehn häufigsten Todesursachen und ist durch eine hohe Mortalität und Morbidität sowie ein hohes Rezidivrisiko gekennzeichnet. Ein für den ischämischen Schlaganfall typisches Symptom ist das akute fokalneurologische Defizit. Aufgrund des fehlenden Bewusstseins aufseiten der Bevölkerung, aber auch des Medizinpersonals für die Möglichkeit eines vorliegenden ischämischen Infarkts ist das zeitliche Intervall zwischen dem ersten Auftreten der Symptome und einer Diagnose im Vergleich zu Erwachsenen verzögert. So werden weniger als 10 % der Kinder innerhalb von 3 h versorgt.

Bei der Hälfte der Kinder wird der Schlaganfall initial nicht als solcher erkannt. Mit ca. 75 % am häufigsten betroffen ist das Mediastromgebiet. Neben einer Hemiparese besteht oft eine faziale Beteiligung mit oder ohne Sensibilitätsstörungen. Potenzielle Sprech- oder Sprachstörungen können bei kleinen Kindern bei Beteiligung auch der nichtdominanten Hirnhälfte beobachtet werden. Ist die hintere Strombahn betroffen, zeigen sich u. a. Hirnnervenausfälle, Ataxie und Bewusstseinstrübung. Beim Kleinhirninfarkt wird eine akute Ataxie oft von Erbrechen und akuten Kopfschmerzen begleitet. Epileptische Anfälle sind zudem häufig (bis 50 %).

Im Vordergrund stehen die rasche Etablierung einer Überwachung der Vitalparameter, die Diagnosefindung und die Einleitung erster medizinischer Maßnahmen. In Anlehnung an das Vorgehen bei Erwachsenen hat sich auch im Kindesalter der FAST-Test zum Erstscreening als geeignet erwiesen. FAST steht als Akronym für *Face-Arm-Speech-Time* und prüft die Kardinalsymptome des Schlaganfalls (faziale Parese, Hemiparese, Sprachstörung). Eine wichtige Differenzialdiagnose des Schlaganfalls im Kindesalter ist die hemiplegische Migräne, deren

Tab. 1.8 Potenzielle Ursachen und Risikofaktoren des pädiatrischen Schlaganfalls

Vaskulopathie	Fokale zerebrale Arteriopathie, para-/postinfektiöse Vaskulitis, fibromuskuläre Dysplasie, Moyamoya, Bindegewebserkrankungen (Marfan-Syndrom)
Infektion	HZV, Enteroviren, Parvoviren, Mykoplasmen, Borrelien, Pneumokokken
Koagulopathie	Faktor-V-Leiden-, Prothrombinmutation, Protein-C-, Protein-S-Mangel, MTHFR-Polymorphismus, erhöhtes Lp(a), erhöhtes Homocystein
Metabolisch	Mitochondropathien
Hämatologisch	Sichelzellenerkrankung, andere Anämien
Kardial	Kardiomyopathien, Endokarditis, Herzklappenfehler, herzchirurgische Eingriffe, Herzkatheteruntersuchungen
Sonstige	Schädel-Hirn-Trauma, AV-Malformationen, Aneurysmen, Tumoren

Symptome sich in der Akutphase kaum von einem Schlaganfall unterscheiden (→ Bildgebung).

➤ Tab. 1.8 listet die potenziellen Ursachen sowie möglichen Risikofaktoren pädiatrischer Schlaganfälle auf. Leitlinien zur Diagnostik und Therapie des pädiatrischen Schlaganfalls fehlen, die Diagnose wird mittels Bildgebung gestellt. Hier gilt das kranielle MRT (cMRT) als Goldstandard. In den diffusionsgewichteten Sequenzen können ischämische Areale in der Frühphase detektiert werden. Die MR-Angiografie gibt Auskunft über potenzielle Gefäßpathologien der hirnversorgenden Gefäße (➤ Kap. 6); zur Laboruntersuchung ➤ Kap. 1.1.4. Generell gilt, dass die frühzeitige Versorgung das Outcome eines Schlaganfalls bestimmt.

Vigilanzstörungen

Dabei handelt es sich um neurologische Symptome, deren Einordnung in hohem Maße die Kenntnis der alterstypischen kindlichen Verhaltensmuster voraussetzt.

Graduierung der Vigilanzstörung:

- Somnolenz: vermehrte Schläfrigkeit, Erweckbarkeit mit adäquater verbaler Reaktion
- Sopor: Bewegungslosigkeit, Erweckbarkeit auf stärkere Außenreize, keine Möglichkeit der verbalen Äußerung
- Koma: Bewusstlosigkeit, keine Erweckbarkeit (Stadieneinteilung nach motorischer Reaktion auf Schmerzreize ➤ Kap. 6.1.2)

MERKE

Für das Schädel-Hirn-Trauma (SHT) wurde zur Abschätzung der Komatiefe die *Glasgow Coma Scale* (GCS) entwickelt (Tab. 6.3; pädiatrische Modifikation der GCS ➤ Anhang). Eine unkritische Anwendung auf Komata anderer Genese kann zu Fehleinschätzungen führen.

Bewusstseinsstatus

Eine ausführliche Darstellung der klinischen Untersuchung findet sich in ➤ Kap. 6.

MERKE

Ab einem GCS von ≤ 8 Punkte besteht i.d.R. die Indikation zur speziellen neurologischen Intensivpflege mit Beatmung, spezifischen hirndrucksenkenden und v.a. kreislaufstützenden Maßnahmen (Sicherung der zerebralen Perfusion).

Im präklinischen Setting ist der epileptische Anfall inkl. Fieberkrampf die häufigste Ursache einer akuten Bewusstseinsstörung im Kindesalter. Als weitere Ursachen finden sich Infektionen (Meningitis bzw. Enzephalitis), Schädel-Hirn-Traumata, Intoxikationen, Unfälle (Ertrinkungsunfall, Rauchgasinhalation) und Stoffwechselentgleisungen (Diabetes mellitus, angeborene Stoffwechselstörungen). Bei einem Kind mit akuter Bewusstseinsstörung müssen ähnlich wie bei anderen Notfällen die Notfalldiagnostik und der Beginn einer symptomatischen Therapie parallel ablaufen, bis die Ursache gefunden wurde. Nachfolgendes Vorgehen sollte die Ursachenfindung unterstützen:

- Vitalzeichen, Untersuchung auf Traumahinweise, GCS, neurologischer Kurzbefund
- Labor: Blutzucker, Blutgase, Elektrolyte, Blutbild, Transaminasen, Kreatinin, CRP, Gerinnung, Ammoniak, Laktat; Urinanalyse
- Notfallbildgebung: bei fokalen Zeichen, Papillenödem, V.a. ICP-Erhöhung
- Lumbalpunktion: bei Fieber / Meningismus, anhaltender Desorientierung / Bewusstseinsstörung: Kontraindikationen prüfen!
- Erweitertes Labor: Carboxyhämoglobin, Drogenscreening, metabolische Untersuchungen

- MRT des Neurokraniums mit Diffusionsgewichtung, Notfall-EEG: wenn nichtkonvulsive Anfälle wahrscheinlich vorliegen

Neuromonitoring

Die häufigste Indikation zur intrakraniellen Druckmessung (ICP) beim kritisch kranken Kind ist das Schädel-Hirn-Trauma. Aber auch bei kritisch kranken Kindern mit anderen Diagnosen wird die ICP eingesetzt: überlebtes Ertrinken, ischämischer oder hämorrhagischer Schlaganfall, überlebter Herzstillstand, akutes Leberversagen, Hirntumoren, Meningitis / Enzephalitis (➤ Kap. 6). Der Einsatz eines kontinuierlichen EEG (cEEG) findet zunehmend Verbreitung. Nichtkonvulsive Krampfanfälle finden sich bis zu 23 % bei Patienten an der extrakorporalen Membranoxygenierung (ECMO) und bis zu 8 % bei Neugeborenen nach erfolgter Herzchirurgie am kardiopulmonalen Bypass, bis zu 30 % mit akuter Enzephalopathie und bei Kindern mit struktureller Hirnverletzung. Bei Patienten mit Schädel-Hirn-Trauma kommen nichtkonvulsive Krampfanfälle bis zu 40 % in der frühen posttraumatischen Phase vor, wovon bis zu 16 % rein elektrisch sind.

Konsensuskriterien sehen den Einsatz zur Erkennung nichtkonvulsiver Anfälle bei Patienten, die nach einem Status epilepticus nicht erwachen, bei Patienten unter Therapie mit Muskelrelaxanzien, zur Erkennung zerebraler Ischämien bei Hochrisikopatienten, zur Prognoseeinschätzung nach Herzstillstand und ferner zur Untersuchung des Bewusstseins sedierter oder komatöser Patienten. Darüber hinaus gibt es Hinweise, dass Auftreten und Häufigkeit von Krampfanfällen im Zusammenhang mit einem neurologischen Verfall kritisch kranker Patienten stehen.

Akutes Abdomen: diagnostisches Prozedere

Notfallmedizinische Aspekte

Im Kindesalter ist das Auftreten von Bauchschmerzen ein häufiges Ereignis. Bauchschmerzen als Symptom sind jedoch unspezifisch. Gerade im Säuglings- und Kleinkindalter werden Schmerzen verschiedener extraabdominaler Erkrankungen „in den Bauch" projiziert (z. B. Otitis media). Für den Notarzt oder in der Notaufnahme besteht die Herausforderung darin, diejenigen Patienten zu identifizieren, deren Bauchschmerzursache ernst und potenziell lebensbedrohlich ist. Das akute Abdomen erfordert eine sofortige Diagnostik und unmittelbare Therapie. In der Regel kann eine genaue Diagnose bzw. die Ursache des akuten Abdomens nicht sofort (fest-)gestellt werden. Insbesondere bei Vorstellung im frühen Stadium einer Erkrankung (z. B. Appendizitis) oder bei untypischen Symptomen ist es notwendig, zunächst mit einer Arbeitsdiagnose darüber zu entscheiden, ob es sich um organische oder eher um sekundäre bzw. funktionelle Bauchschmerzen handelt und ob ein Chirurg involviert werden sollte. Ziel der **ersten Evaluation** ist also die Identifikation von stattgefundenen Traumata und / oder potenziell lebensbedrohlichen Erkrankungen, extraabdominalen Erkrankungen (die sich in das Abdomen projizieren) bzw. der Manifestation seltener Erkrankungen wie z. B. Morbus Hirschsprung oder diabetische Ketoazidose. In jedem Lebensalter finden sich bevorzugte Ursachen für akute Bauchschmerzen. ➤ Tab. 1.9 gibt einen Überblick in Abhängigkeit des Lebensalters.

Kardinalsyndrome des akuten Abdomens:

- Bauchschmerz (Druckschmerz)
- Erbrechen (nüchtern, gallig, kotig, blutig)
- Diarrhö (blutig, wässrig, schleimig)
- Auftreiben des Abdomens

Alarmsignal ist eine lokale oder diffuse Abwehrspannung, die auf eine Peritonitis hindeutet. Blässe, Lethargie sowie flache, tachykarde Pulse sind Vorläufer einer Kreislaufdekompensation. Im Säuglingsalter können die Symptome der Peritonitis jedoch auch völlig fehlen. Auch „stumme" Intervalle (z. B. bei Invagination) können zu Fehldiagnosen führen.

MERKE

Selbst für den erfahrenen Arzt ist die differenzialdiagnostische Einordnung des akuten Abdomens eine Herausforderung. Im Rahmen des Primäreinsatzes ist oftmals nur eine Verdachtsdiagnose zu stellen. Eine konsequente Überwachung mit wiederholten klinischen Untersuchungen ist essenziell. Im Zweifelsfall sollten Symptome des akuten Abdomens daher immer zur stationären Einweisung führen.

Tab. 1.9 Akute Bauchschmerzen in Abhängigkeit vom Lebensalter

	Neugeborenes	1 Monat bis 2 Jahre	2–5 Jahre	> 5 Jahre
Trauma*	X	X	X	X
Nekrotisierende Enterokolitis*	X			
Mekoniumileus*	X			
Volvulus*	X	X		
Invagination*	X	X		
Pylorusstenose*	X	X		
Dünndarmatresie*	X			
Morbus Hirschsprung*	X	X		
Meckel-Divertikel	X	X	X	X
Inkarzerierte Hernie*		X	X	X
Perforiertes Ulkus*			X	X
Abszess*			X	X
Adhäsion*	X	X	X	X
Appendizitis*			X	X
Gastroenteritis		X	X	X
Virale Infektion		X	X	X
Obstipation		X	X	
Fremdkörperinges-tion*		X	X	
Harnwegsinfektion		X	X	X
Pneumonie		X	X	X
Myokarditis*	X	X	X	X
Cholezystolithiasis				X
Hepatitis			X	X
Pankreatitis*			X	X
Hodentorsion			X	X
Ovarialtorsion*			X	X
Hämolytisch-urämisches Syndrom (HUS)		X	X	X
Diabetische Ketoazidose*				X
Mittelmeerfieber				X
Purpura Schönlein-Henoch			X	
Sichelzellenkrise			X	X
Ektope Schwanger-schaft*				X
Tumor*		X	X	X

* potenziell lebensbedrohlich

Intensivmedizinische Aspekte

Das „akute Abdomen“ erfordert auf der Intensivstation zum einen eine **Reevaluation der Symptome** des Patienten und zum anderen eine weiterführende Diagnostik, um eine unmittelbare Therapie etablieren zu können. Wichtiger Bestandteil des Konzepts sind die Monitorüberwachung und wiederkehrende klinische Untersuchungen des Patienten. Die intensivmedizinische Versorgung beschränkt sich im Wesentlichen auf einige wenige Erkrankungen (in ➤ Tab. 1.9 mit * aufgeführt), die **algorithmisch** erfasst werden.

Anamnese Der **Schmerzcharakter** (dumpf, stechend, bohrend, kolikartig) kann erst ab dem Schulkindalter beschrieben werden. Kinder unter 2 Jahren können die Schmerzen weder genau beschreiben noch genau lokalisieren. Das kann sowohl zur Überals auch zur Unterbewertung der wahren Schmerzen führen. Kleinkinder oder Säuglinge können durch periodische Schreiattacken und mit angezogenen Beinen sowie blassem Hautkolorit auffallen.

Der **zeitliche Zusammenhang** des Auftretens der Bauchschmerzen kann Hinweise auf die mögliche Ursache liefern:

- Beim Atmen: V. a. Pneumonie
- Beim Wasserlassen: V. a. Harnwegsinfektion
- Vor / nach dem Essen: V. a. Refluxösophagitis, Ulcus duodeni
- Vor / nach dem Stuhlgang: V. a. Kolitis, Obstipation
- Bei Bewegung: V. a. Appendizitis

Neben dem Schmerzcharakter ist auch die **Schmerzintensität** wichtig (Krümmt sich der Patient vor Schmerz?). Auch das **Schmerzmuster** kann Hinweise für die zugrunde liegende Ursache liefern:

- Gastritis: diffuse Verteilung
- Appendizitis: periumbilikal mit Migration zum rechten Unterbauch
- Ruptur der Appendix oder Ovarialtorsion: fokal, akut und zumeist intensiv
- Hepatitis oder Cholezystitis: rechter oberer Quadrant
- Invagination: intermittierend, kolikartig
- Pankreatitis: periumbilikal oder subxyphoidal mit ringförmiger Ausstrahlung nach dorsal
- Nierenstein: Flankenschmerz mit Ausstrahlung in die Blasenregion

Ferner sind die **assoziierten Symptome** zu beachten. **Fieber** ist ein häufiges Symptom, was auf eine entzündliche Genese hindeuten kann: Gastroenteritis, virale Infektion, Appendizitis, Peritonitis etc. **Cave:** Auch extraabdominale Erkrankungen wie Angina tonsillaris, Harnwegsinfektion, Unterlappenpneumonie oder gynäkologische Infektionen sind differenzialdiagnostisch mit zu bedenken. Insbesondere beim Auftreten von **Erbrechen** ohne Durchfall müssen Obstruktionen (Ileus, Volvulus, Invagination) ausgeschlossen werden, es muss aber auch an Erkrankungen wie Appendizitis, Pankreatitis, chronisch entzündliche Darmerkrankungen und ovariale oder testikuläre Torsionen gedacht werden. Unstillbares Erbrechen führt bei Kleinkindern in kurzer Zeit zu vital bedrohlichen Wasser- und Elektrolytverlusten, z. B. beim adrenogenitalen Syndrom mit Salzverlust, hypertropher Pylorusstenose, ZNS-Infektion (Meningoenzephalitis) oder Rotavirus-Infektion. Anamnestisch ist der Zeitpunkt der letzten Stuhlentleerung (Obstipation) zu erfragen. **Durchfall** steht oft im Zusammenhang mit einer viralen Enteritis, selten bei Kleinkindern auch bei Harnwegsinfektionen. Bei blutigem Durchfall müssen ein hämolytisch-urämisches Syndrom (HUS) und eine chronisch entzündliche Darmerkrankung ausgeschlossen werden. Weitere Symptome umfassen Husten (Pneumonie), Dysurie (Harnwegsinfektion), Polyurie (diabetische Ketoazidose) und Hämaturie (Harnwegsinfektion, Urolithiasis, HUS, Vaskulitiden). Bei pubertierenden Mädchen sollte eine gynäkologische Anamnese (Menstruation, sexuelle Aktivität) erhoben werden.

Die in der Anamnese erfassten **Vorerkrankungen** dienen der Ursachensuche:

- Z. n. abdominaler Chirurgie: V. a. bakterielle Infektion; Adhäsionen / Ileus
- Morbus Hirschsprung: V. a. Obstipation, fulminante Enterokolitis
- Sichelzellenerkrankung oder Mukoviszidose: V. a. Cholezystitis
- Diabetes mellitus: V. a. Ketoazidose
- Patienten mit nephrotischem Syndrom oder chronischer Lebererkrankung / Portalvenenobstruktion / chylösem Aszites: V. a. bakterielle Infektion

Inspektion Die eindrucksvolle „Facies abdominalis“ zeigt bei der **Inspektion** tief liegende halonierte

Augen, einen ängstlichen und eingefallenen Gesichtsausdruck sowie eine trockene, weiß-braun belegte Zunge. Besonders junge Kinder schreien oft anhaltend, möglicherweise unterbrochen von stummen Intervallen (z. B. Invagination). Der Bauch kann aufgetrieben, meteoristisch gespannt oder bei jungen Säuglingen seitlich ausladend sein. Eine Rötung oder livide Verfärbung von Unterbauch, Flanken und Skrotum bzw. Labien lassen beim Früh- und Neugeborenen an eine nekrotisierende Enterokolitis (NEC) denken.

Wichtig ist die Beurteilung des Allgemeinzustands und des Volumenstatus. Mit zunehmendem Krankheitsverlauf kann sich eine Dehydratation entwickeln. Fortschreiten von Erbrechen, Diarrhö und Wasserverlusten in den „dritten Raum" können unbehandelt in einen Volumenmangelschock münden (Stadien der Dehydratation, ➤ Tab. 1.10). Insbesondere im Säuglingsalter kann ein Gewichtsverlust von > 10 % des Körpergewichts mit einer manifesten Kreislaufinsuffizienz einhergehen. Die Symptome des sich manifestierenden Volumenmangelschocks sind daher gerade im Säuglings- und frühen Kindesalter als solche zu erkennen und umgehend der Therapie zuzuführen (➤ Kap. 2.2).

Ein Ikterus kann bei Patienten mit Hepatitis, Gallenblasenerkrankungen oder Hämolyse (Sichelzellenerkrankung) beobachtet werden. Petechien oder Purpura finden sich bei Vaskulitiden (Schönlein-Henoch).

Körperliche Untersuchung Nach Erfassung aller Vitalparameter erfolgt zunächst eine generelle **körperliche Untersuchung,** die eine Untersuchung des HNO-Bereichs (Angina tonsillaris, Otitis media), von Lunge (Pneumonie), Herz (Perikarditis, Myokarditis), Leistenregion (direkte Leisten- oder Schenkelhernie) sowie Hoden und Skrotum umfasst. Im Rahmen der obligatorischen rektal-digitalen Palpation können Blut (Invagination), Stuhlreste und Douglas-Druckschmerz (Appendizitis) richtungweisend sein. Bei der abdominalen Untersuchung weisen vermehrte und metallisch klingende Darmgeräusche mit kolikartigen Schmerzen auf einen mechanischen Ileus, spärliche bis aufgehobene Darmgeräusche auf einen paralytischen Ileus hin. Lokale oder diffuse Abwehrspannung sind Ausdruck einer Peritonitis. Bei Säuglingen können die Symptome der Peritonitis jedoch auch völlig fehlen. Pathologische Resistenzen können palpabel, jedoch nicht immer von Skybala unterscheidbar sein. Eine Hepatosplenomegalie kann auf ein infektiöses oder ein hämatologisches Geschehen hindeuten.

Algorithmisches Vorgehen Auch für den Intensivmediziner gilt es, diejenigen Patienten zu identifizieren, deren Bauchschmerzursache ernst und potenziell lebensbedrohlich ist. Potenziell gefährlich und / oder lebensbedrohlich sind Zeichen für das Vorliegen eines Traumas, einer darmobstruierenden Erkrankung bzw. eines Darmverschlusses und Zeichen für das Vorliegen einer peritonealen Reizung. Liegt ein Trauma vor, so ist dieses in diesem Fall die wahrscheinlichste Ursache der Bauchschmerzen. Bei Vorliegen von

- instabilem AZ und Vitalparametern,
- offensichtlichem Polytrauma oder
- penetrierenden Verletzungen (auch bei Kindesmissbrauch / -misshandlung), schweren stumpfen Verletzungen, Verkehrsverletzungen mit hohen Geschwindigkeiten, Sturz aus großer Höhe

müssen eine schnelle Stabilisierung und klinische Untersuchung sowie eine weiterführende Diagnostik mittels Abdomensonografie und -leeraufnahme bzw. MRT oder CT erfolgen.

Tab. 1.10 Stadien der Dehydratation

	leicht	mittelschwer	schwer
Gewichtsverlust	< 5 %	5–10 %	> 10 %
Allgemeinzustand	wach, unruhig	unruhig, schwach	somnolent
Kreislauf	ohne Befund	Puls: frequent / flach	tachykard / zentralisiert
Hautturgor / Schleimhäute	ohne Befund	reduziert / trocken	stehende Hautfalten
Fontanelle / Augen	im Niveau	eingesunken	tief eingesunken / haloniert
Urinproduktion	normal	Oligurie	Oligo- / Anurie

Liegt kein Trauma vor, aber eine Anamnese mit in der Vergangenheit erfolgter abdominaler Operation und zudem Zeichen einer Obstruktion (geblähtes Abdomen, galliges Erbrechen, Stuhlerbrechen) muss neben der Stabilisierung des Patienten eine weiterführende Diagnostik im Hinblick auf das potenzielle Vorliegen von Bridenileus, Volvulus, Invagination, Morbus Hirschsprung oder inkarzerierten Hernien veranlasst werden.

Liegen keine Zeichen für eine Obstruktion, sondern Zeichen für eine peritoneale Reizung vor, sind differenzialdiagnostisch NEC (Neugeborene), Appendizitis, Fremdkörperingestion, bakterielle Peritonitis, Meckel-Divertikel, perforierte Ulzerationen, Abszess, Cholezystitis oder Pankreatitis zu erwägen.

Bei Patienten, bei denen auch nach mehrfacher Reevaluation kein Hinweis auf ein Trauma, eine Obstruktion oder eine peritoneale Reizung vorliegt, sind zwar Erkrankungen wie z. B. eine Appendizitis oder eine Invagination nicht ausgeschlossen, das Vorliegen einer potenziell lebensbedrohlichen Erkrankung ist aber etwas unwahrscheinlicher.

Im Falle einer palpablen Raumforderung sollte an eine Invagination, einen Abdominalabszess oder Tumor gedacht werden, und bei Fieber müssen entzündliche Erkrankungen wie virale oder bakterielle Infektionen, Harnwegsinfektionen, Pneumonie, Appendizitis, Hepatitis oder ein intraabdominaler Abszess ausgeschlossen werden. Chronische oder kolikartige Schmerzen können durch Koliken, Malabsorption, Eiweißallergie, entzündliche Darmerkrankung, peptische Ulzera, Verstopfung, Sichelzellenkrise, abdominale Migräne und auch eine Eisenintoxikation bedingt sein. Differenzialdiagnostisch zu bedenken sind auch extraabdominale Erkrankungen wie testikuläre oder ovarielle Torsion, inkarzerierte Hernie, Myokarditis, Pneumonie, Purpura Schönlein-Henoch, Pharyngitis, Pankreatitis, Urolithiasis, diabetische Ketoazidose oder bei Mädchen Eierstockentzündung, rupturierte Ovarialzyste oder Schwangerschaft.

Weiterführende Diagnostik Die Abdomensonografie und Röntgen-Leeraufnahme im Stehen oder Hängen bzw. in Linksseitenlage sind häufig integraler Bestandteil der Diagnostik des akuten Abdomens. Beurteilt werden Luftverteilung im Darm, Spiegelbildung und freie Luft im Abdomen. Eine MRT- bzw. CT-Untersuchung dient der weiterführenden Diagnostik. Laborchemische Untersuchungen ➤ Kap. 1.1.4.

1.1.4 Laborchemische Diagnostik

Infektionsparameter

Laborbiomarker zur Infektionsdiagnostik werden in der Kinderheilkunde außerordentlich häufig eingesetzt. Die derzeitig gebräuchlichen Parameter messen jedoch unspezifisch eine Reaktion des Immunsystems auf einen Reiz (Infektion, Trauma, Tumor etc.). Kein Laborparameter kann bisher isoliert zuverlässig Infektionen vorhersagen. Es gilt zu beachten, dass die Befunde aus Anamnese und klinischer Untersuchung für die Früherkennung einer schweren bakteriellen Infektion momentan entscheidender sind als die aktuell gebräuchlichen und unten aufgeführten Laborbiomarker.

MERKE

Die Anwendung klinischer Algorithmen in Kombination mit mehreren Biomarkern stellt aktuell den erfolgreichsten Ansatz zur Früherkennung schwerer bakterieller Infektionen dar.

Differenzialblutbild

Häufigste Ursache für ein vermehrtes Auftreten myeloischer Vorstufen im Blut (Linksverschiebung) ist die bakterielle Infektion. Die leukämoide Reaktion mit > 25.000 Leukozyten / μl, zumeist verbunden mit einer Linksverschiebung, ist Ausdruck der schweren systemischen Infektion (Sepsis), in deren Verlauf sich eine Leukopenie entwickeln kann. Differenzialdiagnostisch sind myeloproliferative Erkrankungen in Betracht zu ziehen (➤ Tab. 1.11).

MERKE

Das Differenzialblutbild, insbesondere die Leukozytenzahl, ergibt nur in Verbindung mit einer erfahrenen klinischen Einschätzung gute Vorhersagewahrscheinlichkeiten für das Vorliegen einer bakteriellen Infektion.

Tab. 1.11 Interpretation des Differenzialblutbildes

Neutrophilie	Bakterielle Infektion („neutrophile" Kampfphase), Steroid- oder Katecholamintherapie, Postaggressionsstoffwechsel, Hypoxie und Gewebsnekrose, Erkrankungen des rheumatischen Formenkreises
Eosinophilie	Ausheilungsphase der Entzündung, Atopie, Kollagenosen, Parasiten
Basophilie	Infektionen, Thyreotoxikose, myeloproliferative Erkrankungen
Monozytose	„Heilphase" der Entzündung, chronisch-bakterielle Infektion (Endokarditis, Tuberkulose), Colitis ulcerosa

Blutkörperchensenkungsgeschwindigkeit (BSG)

Die BSG stellt ein gänzlich unspezifisches Suchverfahren dar und ist, wenn überhaupt, zum Ausschluss von Infektionen und anderen Erkrankungen geeignet. Die BSG reagiert nach der Akutphase einer Entzündung träge mit einer Latenz von 24–48 h und weist dann mit 100–150 h eine lange Halbwertszeit auf.

MERKE

Klinische Bedeutung hat die BSG in der Verlaufsbeschreibung chronischer Infektionen mit Erregerpersistenz sowie autoimmunen Erkrankungen erlangt. Beschleunigend auf die BSG wirken Dysproteinämien, Anämie, Niereninsuffizienz und Adipositas, verlangsamend wirken Polyglobulie oder Sichelzellen.

C-reaktives Protein (CRP) und Procalcitonin (PCT)

Das CRP setzt sich aus einer Gruppe von Akute-Phase-Proteinen zusammen, deren Synthese durch Zytokinwirkung in der Leber induziert wird. Die Anstiegshalbwertszeit liegt bei 4–6 h, der Peak wird nach 36 h erreicht.

PCT ist ein hormonell inaktives Propeptid des Calcitonins. Bereits 3 h nach einem Entzündungsreiz steigt das PCT an und erreicht seinen Peak nach 24 h. PCT wurde in Verbindung mit weiteren Laborparametern zur Risikoabschätzung einer Sepsis bzw. schwerer bakterieller Infektionen etabliert.

Als klinisch signifikant werden Konzentrationsanstiege des CRP ≥ 1 mg/dl (≥ 10 mg/l) und PCT-Werte ≥ 0,5 ng/ml betrachtet. PCT-Spiegel oberhalb von 10 ng/ml deuten mit hoher Wahrscheinlichkeit auf eine Sepsis hin, Spiegel unterhalb 10 ng/ml schließen eine solche jedoch nicht aus. Dabei gilt zu beachten, dass aufgrund von Polymorphismen im IL-6- oder im CRP-Gen interindividuelle Unterschiede in der Baseline-CRP- und auch -PCT-Konzentration bestehen. Statistisch gesehen liegen die Werte von CRP und PCT bei bakterieller Infektion oft höher als bei viraler Infektion. Die Schlussfolgerung, dass besonders hohe Werte (z. B. CRP > 50 mg/l; PCT > 0,5 ng/l) eine bakterielle Infektion beweisen, ist jedoch unzulässig, da im Einzelfall auch bei viralen Infektionen hohe Werte auftreten. Die Ansicht, stark erhöhte Entzündungswerte wie CRP seien gleichbedeutend mit einer bakteriellen Infektion und deren Rückgang gleichbedeutend mit dem Erfolg der Antibiotikatherapie, ist zwar weit verbreitet, jedoch nicht belegt.

MERKE

Nur im Neugeborenenalter ist bei V. a. eine schwere bakterielle Infektion der Einsatz von IL-6 und IL-8 zur Diagnosestellung geeignet und die erfolgreiche Steuerung der Therapie anhand der CRP-Konzentration belegt.

Interleukin-6 und -8

Die Interleukine (IL) gehören zur Gruppe der Zytokine und stehen als solche am Beginn der Entzündungskaskade. Sie sind die frühesten der Labordiagnostik zugänglichen Infektionsparameter. Wegen ihrer Kinetik eignen sich IL-6 und IL-8 besser zur Früherkennung der Sepsis bei Neugeborenen als CRP oder PCT.

Respirationstrakt

Blutgasanalyse (BGA)

Mittels BGA können der Säure-Basen-Haushalt und die Atemfunktion beurteilt werden. Dazu können arterielle, zentral- oder gemischtvenöse und kapilläre Blutproben verwendet werden. Wegweisende Parameter zur Beurteilung der Atemfunktion sind die Sauerstoffsättigung (S_aO_2) und die

Partialdrücke für Kohlendioxid (pCO_2) und Sauerstoff (pO_2, dieser Wert ist nur in der arteriellen BGA aussagekräftig). Durch richtige Interpretation unterschiedlicher Konstellationen dieser Parameter können eine respiratorische Insuffizienz und/oder ventilatorische Insuffizienz diagnostiziert werden. Zur Beurteilung des Säure-Basen-Haushalts werden pH-Wert, pCO_2, Bikarbonat und Base Excess (BE) bewertet; ergänzend kann die Anionenlücke weitere Hinweise geben.

Erregerdiagnostik

Eine Vielzahl von zumeist viralen Erregern ist in der Differenzialdiagnose infektiöser pulmonaler Erkrankungen des Kindesalters in Betracht zu ziehen, bedürfen zumeist aber nicht der Keimdifferenzierung, da weder das klinische Erscheinungsbild noch die laborchemische oder radiologische Diagnostik sicher zwischen einer viralen oder bakteriellen Ätiologie unterscheiden helfen. Von praktischer Bedeutung im Säuglingsalter sind *Bordetella pertussis* (Keuchhusten-Apnoe) und das RS-Virus (Bronchiolitis). Häufigste Erreger der ambulant erworbenen Pneumonie bei Kindern unter 5 Jahren sind mit mehr als 70 % Viren, insbesondere das RS-Virus, gefolgt vom humanen Rhinovirus. Liegt eine bakterielle oder Mischinfektion vor, so sind Pneumokokken mit 30–40 % die häufigsten Erreger (➤ Tab. 1.12).

Neben dem kulturellen Erregerdirektnachweis in der Blutkultur stehen PCR-Methoden und Verfahren zum spezifischen Antikörpernachweis in Serum, Sputum und Pleurapunktat (RSV, Parainfluenza, CMV, Masern, VZV, HSV, Pertussis, Influenza, Mykoplasmen, Legionellen, Coxsackievirus etc.) und Urin (RSV [Early Antigen]) zur Verfügung.

Herz-Kreislauf-System

Myokardiale Ischämiediagnostik

Ein akuter Myokardinfarkt im Sinne eines akuten Koronarsyndroms (ACS) ist im Kindes- und Jugendalter sehr selten. Kardiale Ischämien haben in diesem Lebensalter häufig andere Ursachen. Ausnahme bilden Patienten mit angeborenen oder erworbenen Koronaranomalien wie z. B. dem Kawasaki-Syndrom. Typisches Zeichen der Ischämie ist der thorakale Schmerz. Dieser zeichnet sich durch ein retrosternales Druck- oder Schweregefühl („Angina“) aus. Er kann in den linken Arm (seltener in beide Arme oder in den rechten Arm), Hals oder Kiefer ausstrahlen und intermittierend (i. d. R. mehrere Minuten anhaltend) oder persistierend sein.

Differenzialdiagnostisch müssen nichtkardiale Ursachen abgegrenzt werden (Pneumonie, Pneumothorax, Pleuraerguss, gastroösophagealer Reflux, Ösophagitis, Gastritis, Pankreatitis, muskuloskelettal, Sichelzellenkrise, Herpes zoster). Die körperliche Untersuchung kann dabei auch unauffällig sein. Empfohlen wird ein EKG innerhalb von 10 min nach dem ersten medizinischen Kontakt. Das EKG kann normal sein. Als charakteristische Anomalien gelten ST-Senkung, transiente ST-Hebung und T-Wellen-Veränderungen. Die Bestimmung kardialer Biomarker (Troponine, CK, CK-MB) ist bei V. a. myokardiale Ischämie obligatorisch. ➤ Box 1.5 fasst Erkrankungen zusammen,

Tab. 1.12 Erreger ambulant erworbener Pneumonien

Neugeborene	bis 5. Lj.	ab 5. Lj.
Streptokokken der Gruppe B	RSV, humanes Rhinovirus, andere Viren	Pneumokokken
E. coli	Pneumokokken	Mykoplasmen
Streptokokken der Gruppe D	*Haemophilus influenzae*	*Legionella* spp.
Staph. aureus	*Staph. aureus*, Streptokokken der Gruppe A	*Haemophilus*
Pseudomonas	*Moraxella catarrhalis*	*Staph. aureus*
Klebsiellen	*Mycoplasma pneumoniae, Chlamydia trachomatis* (bis 6. Monat)	Viren
Atypische Pneumonien: Mykoplasmen > Chlamydien > Legionellen		

die mit einer Erhöhung des kardialen Troponins assoziiert sind (außer dem akuten Myokardinfarkt). Besteht der V. a. auf das Vorliegen eines ACS, wird auf die aktuellen Leitlinien der European Society of Cardiology (ESC) verwiesen.

BOX 1.5

Erkrankungen, die mit einer Erhöhung des kardialen Troponins assoziiert sind (außer akutem Myokardinfarkt)

- Strukturelle Herzerkrankung (hochgradige Aortenklappen- / Pulmonalklappenstenose, Kardiomyopathien, Koronaranomalien, Bland-White-Garland-Syndrom*)
- Myokarditis, Herzinsuffizienz, Tachyarrhythmien
- Rechtsherzbelastung: Lungenembolie, pulmonale Hypertonie
- Postchirurgische Komplikation nach Herzoperation
- Kritische Erkrankungsbilder (z. B. Schock / Sepsis / Verbrennungen)
- Hochdruckkrisen
- Nierenfunktionsstörungen
- Akutes neurologisches Ereignis (z. B. Schlaganfall oder Subarachnoidalblutung)
- Hypo- und Hyperthyreose
- Extreme Ausdauerbelastungen

*Angeborener Fehlabgang der linken Koronararterie aus der Lungenarterie

Herzinsuffizienz

Zur Kreislaufbeurteilung:

- BGA: O_2-Sättigung, Natrium, Kalium, Blutzucker und Laktat.
- Simultane Messungen der arteriellen und zentralvenösen BGA zur Bestimmung der zentralvenösen Sättigung, der arteriovenösen Sauerstoffdifferenz und (je nach Anatomie des Verhältnisses) zur Beurteilung des Verhältnisses von Lungen- zu Systemperfusion. Die Beurteilung des Verhältnisses von Lungen- zu Systemperfusion wird im Bereich der kinderkardiologischen Intensivstation beim Vorliegen seltener komplexer Herzfehler angewandt.

Weitere Blutuntersuchungen sind:

- Kardiale Biomarker: Troponine; CK, CK-MB (Diagnostik der Herzinsuffizienz sowie Verlaufs-, Therapiekontrolle)
- Nierenparameter: Harnstoff, Kreatinin, ggf. Cystatin C bzw. Kreatinin-Clearance (z. A. sekundäre Organdysfunktion)
- Elektrolyte: Natrium (Prognosefaktor, Hinweis für das Ausmaß der neurohormonalen Aktivierung), Kalium sollte zwischen 4 und 5 mmol / l liegen (Prognosefaktor), Kalzium und Magnesium (bei Verminderung negativ inotrope Effekte / Förderung von Herzrhythmusstörungen)
- Leberparameter: GPT, GOT, GGT, Bilirubin, LDH (ZVD > 10 mmHg / Herzindex < 1,5 l / min / m^2 können zur sekundären Organdysfunktion führen)
- Blutbild (anämische Bedingungen aggravieren eine Herzinsuffizienz)
- Entzündungsparameter (hochsensitiv = hsCRP; BSG).

Zur differenzialdiagnostischen Abklärung:

- TSH, fT_3, fT_4, TSH-Rezeptor-Antikörper (TRAK): Hyperthyreose / Hypothyreose
- D-Dimere: z. A. einer Lungenarterienembolie
- Blutsenkung und Blutkulturen: bei V. a. Endokarditis
- Eisenstoffwechsel: bei V. a. Eisenmangelanämie
- Gesamteiweiß und Albumin: Hinweis auf Störungen von Niere oder Leber

Zyanose

Die Zyanose als Leitsymptom der Sauerstoffuntersättigung muss in jedem Alter umgehend abgeklärt werden. Eine pulsoxymetrische O_2-Sättigung über 94 % gilt jenseits des Frühgeborenenalters als normal. Differenzialdiagnostisch zu bedenken sind neben angeborenen Herzfehlern andere Erkrankungen des Herz-Kreislauf-Systems (persistierende fetale Zirkulation), pulmonale Erkrankungen (z. B. Atemnotsyndrom / kongenitale pulmonale Anomalien bei Früh- und Neugeborenen), ZNS-Erkrankungen (Apnoen, Krampfanfälle), Störungen des Stoffwechsels, Auffälligkeiten des Blutbildes (Polyglobulie, Methämoglobinämie und Hämoglobinopathien) sowie Infektionen oder Störung der Temperaturregelung.

Die arterielle BGA gilt als der Goldstandard, mit dem das Ausmaß der Sauerstoffuntersättigung bestimmt werden kann. Mit ihr gelingt auch die Unterscheidung zwischen einer potenziellen respiratorischen und / oder metabolischen Entgleisung. Zudem erhält man Informationen zum Hb-Gehalt und Hämatokrit (Hkt). Im Rahmen zyanotischer Vitien oder einer chronischen Zyanose empfiehlt es sich, den Hämoglobinwert (Soll: Hb > 14 g/dl) und den Eisenstoffwechsel zu bestimmen.

Infektiöse Herzaffektionen

Durch den zunehmenden Einsatz von prothetischem Fremdmaterial (z. B. biologische oder mechanische Herzklappen) und anderen intra- oder extrakardialen Implantaten (z. B. Verschlusssysteme für Septumdefekte, Assist-Devices, Schrittmacherelektroden) gelten angeborene Herzfehler im Kindesalter als prädisponierender Faktor für die **infektiöse Endokarditis (IE).** Klinisch unterscheidet man akute oder subakute Verläufe. Als Erreger der akut verlaufenden Form finden sich häufig *Staphylococcus aureus,* Pneumokokken oder gramnegative Stäbchen. Die subakut verlaufende Form (Endocarditis lenta) wird von weniger virulenten Erregern wie Streptokokken (44 %), koagulasenegativen Staphylokokken (27 %), Enterokokken, Erregern der HACEK-Gruppe *(Haemophilus aphrophilus* und *Haemophilus paraphrophilus, Aggregatibacter actinomycetemcomitans, Cardiobacterium hominis, Eikenella corrodens, Kingella kingae)* oder Pilzen verursacht. In 12 % der Fälle gelingt kein Erregernachweis (kulturnegative Endokarditis). Die Mortalität der IE im Kindesalter wird auf unter 10 % geschätzt. Höhere Mortalitätsraten finden sich bei Nachweis von Pilzen, gramnegativen Keimen oder MRSA als verursachende Erreger bzw. bei Notwendigkeit einer chirurgischen Therapie.

Neben apparativer Diagnostik (Echokardiografie, MRT, CT) sind die mikrobiologische Untersuchung (mindestens drei venöse Blutkulturen vor Therapiebeginn bzw. nach möglichst 3 Tagen Antibiotikapause), eine allgemeine laborchemische Entzündungsdiagnostik sowie eine Gerinnungs- und nephrologische Diagnostik angezeigt. Obligat für eine mikrobiologische Diagnostik sind mehrere aerobe und anaerobe Blutkulturen.

MERKE

Zu fordern sind mindestens drei Blutkulturen mit 1–3 ml für Neugeborene und Säuglinge, 3–5 ml für Kleinkinder und 10 ml für Schulkinder und Erwachsene im Abstand von wenigen Stunden.

Ein Abwarten auf einen Fieberanstieg zur Abnahme von Blutkulturen sowie arterielle Blutkulturen werden nicht mehr gefordert. Bei unzureichender klinischer Besserung sind Verlaufskontrollen, bei immuninkompetenten Patienten eine frühzeitige Pilzdiagnostik indiziert.

Das **rheumatische Fieber** als Ursache potenzieller Klappenfehler hat in den Industrieländern nur noch eine untergeordnete Bedeutung. Bei Hinweisen auf ein solches (Jones-Kriterien) sollten neben der apparativen Diagnostik (EKG, Echokardiografie, Holter-EKG, Röntgen-Thorax, Gelenksonografie) ein Differenzialblutbild, Entzündungsparameter, kultureller Nachweis von Streptokokken (inkl. Antikörper und Antigen), Leber- und Nierenwerte sowie ein Urinstatus erfolgen.

In Europa gilt als häufigste Ursache der **Myokarditis** im Kindesalter die virale Infektion. Zu den Erregern zählen Enteroviren (Coxsackieviren der Gruppen A und B, Echoviren), Adenoviren und in den letzten Jahren zunehmend auch Parvovirus B19 und das humane Herpesvirus 6 (HHV-6). Weitere potenzielle Erreger sind Epstein-Barr-Virus (EBV), Zytomegalievirus (CMV), Influenzaviren, Mumpsvirus, Herpes-simplex-Virus, Varicella-zoster-Virus (VZV), Hepatitis-C-Virus, Rötelnvirus, HIV und RSV. Nichtvirale Ursachen stellen Infektionserreger wie Mykoplasmen, Rickettsien und weitere bakterielle Erreger wie *Borrelia burgdorferi* (Lyme-Karditis) dar. In seltenen Fällen können auch Arzneimittel (Antibiotika), autoimmunologische Erkrankungen bzw. Vaskulitiden, das Kawasaki-Fieber und die Sarkoidose Verursacher einer Myokarditis sein.

Die klinischen Symptome einer Myokarditis im Kindesalter reichen von asymptomatischen Verläufen bis zum kardiogenen Schock und plötzlichen Herztod. Die Diagnose einer Myokarditis gestaltet sich im Kindesalter schwierig und gelingt oftmals nur durch die Zusammenschau von klinischen, histologischen, immunhistologischen und molekularbiologischen Befunden. Neben der apparativen Diagnostik (Echokardiografie, EKG, Holter-EKG, MRT) empfiehlt sich die Bestimmung kardialer Biomarker (Troponine, CK, CK-MB), die sich jedoch nicht in jedem Fall erhöht zeigen. Die weit verbreitete Praxis einer serologischen Bestimmung von virusspezifischen

Antikörpern hat keine diagnostische Relevanz und ist deshalb nicht indiziert. Empfohlen wird der direkte Virusgenomnachweis im Blut und/oder Stuhl. Die Myokardbiopsie gilt als der Goldstandard für die Diagnostik der Myokarditis. Die Durchführung sollte jedoch im Einzelfall in Hinblick auf das zu erwartende Risiko und den zu erhoffenden Nutzen genau abgewogen werden. Die Bestimmung des BNP/NT-proBNP ist zur Beurteilung der Ausgangssituation und des Verlaufs ein wichtiger Parameter.

Hypertonus

Ätiologisch überwiegen im Kindesalter mit 90 % renoparenchymatöse, vaskuläre (Aortenisthmusstenose, Nierenarterienstenose), endokrine oder zentralnervöse Erkrankungen. Der essenzielle Hypertonus ist anders als im Erwachsenenalter selten. Die laborchemische Basisdiagnostik ist in ➤ Tab. 1.13 zusammengefasst.

Zudem kann die Diagnostik ergänzt werden:

- Neuroblastom (Homovanillinsäure und Vanillinmandelsäure und Dopamin im 24-h-Sammelurin, neuronenspezifische Enolase [NSE], LDH, Ferritin)
- Phäochromozytom (Katecholamine, Metanephrine in Plasma und 24-h-Sammelurin, Homo-/Vanillinmandelsäure im 24-h-Sammelurin)
- Nebennierenerkrankungen (Kortisol-Tagesprofil, ACTH, BZ, Aldosteron, BGA, Elektrolyte)

Rhythmusstörungen

Im Rahmen kardialer Rhythmusstörungen ist das 12-Kanal-EKG mit langem Rhythmusstreifen, ggf. ein Holter-EKG und ggf. ein Belastungs-EKG neben einer ausführlichen Anamnese obligat (➤ Kap. 9.4). In seltenen Fällen wird ein transösophageales EKG, Event-Recorder oder die Auslesung über einen implantierten Herzschrittmacher vorgenommen.

Laborchemisch werden die Serumkonzentrationen von Kalium, Kalzium und Magnesium sowie Blutzucker und Blutgase analysiert, zum Nachweis einer potenziellen Myozytenschädigung Troponin T, NT-proBNP, CK/CK-MB und zum Nachweis einer potenziellen Schilddrüsenfunktionsstörung TSH, fT_3, fT_4.

Bei bradykarden Herzrhythmusstörungen sollte eine Diagnostik z. A. neurologischer Ursachen, Stoffwechselstörungen sowie Apnoen erfolgen. Bei AV-Block sind differenzialdiagnostisch Myokarditis/Endokarditis, rheumatisches Fieber, Lyme-Karditis, Chagas-Krankheit sowie neuromuskuläre Erkrankungen und Mitochondriopathien zu erwägen. Bei angeborenem AV-Block sollte eine Untersuchung der Mutter auf Anti-SS-A/Ro- und Anti-SS-B/La-Antikörper erfolgen.

Eine molekulargenetische Diagnostik ist indiziert bei Long-QT-Syndrom (LQTS), Short-QT-Syndrom (SQTS), katecholaminerger polymorpher ventrikulärer Tachykardie (CPVT), Brugada-Syndrom (BRS) und arrhythmogener rechtsventrikulärer Kardiomyopathie (ARVC). Durch eine Genanalyse

Tab. 1.13 Laborchemische Basisdiagnostik bei kindlichem Hypertonus

Untersuchung	Symptom	Ätiologie
Blutabnahme		
Blutbild	Leukozytose, Anämie	Renale Anämie, chronische Vaskulitis
Harnstoff, Kreatinin	Nierenfunktionsstörung	Renaler Bluthochdruck
Elektrolyte (K, Na, Ca) TSH, freies T_3/T_4	Endokrine Störung Hyperthyreose	Hyperaldosteronismus, endokriner Bluthochdruck
Triglyzeride, Cholesterin, LDL-/HDL-Cholesterin	Fettstoffwechselstörung, metabolisches Syndrom	Bewertung des kardiovaskulären Risikos
Blutzucker	Diabetes mellitus	Bewertung des kardiovaskulären Risikos
Urinstatus		
Urinstix	Erythrozyturie, Proteinurie, Leukozyturie, Glukosurie	Renaler Bluthochdruck Diabetes mellitus
Mikro-Albuminurie-Stix	(Mikro-)Albuminurie	Potenzielle Endorganschädigung

können potenzielle Genmutationsträger (inkl. asymptomatischer Familienmitglieder) identifiziert und ein potenzielles Risiko abgeschätzt werden.

Neurologie

Konvulsionen

Die Basisdiagnostik zerebraler Konvulsionen umfasst Serum-Elektrolyte (inkl. Kalzium und Magnesium), Blutgase und Blutzucker. Ein Vitamin-B-Mangel wird ex juvantibus durch intravenöse Applikation möglichst unter simultaner EEG-Kontrolle ausgeschlossen.

Nach Infektionen des ZNS und Intoxikationen (toxikologisches Screening aus Urin, Blut, Mageninhalt, Stuhl) wird gezielt gefahndet. Bei weiterhin unklarer Genese wird die Diagnostik um ein endokrinologisches und ein Stoffwechselscreening erweitert.

Bei vorbestehender antikonvulsiver Medikation sind Spiegelkontrollen indiziert.

Infektionen

Die Bestimmung der Notfallparameter aus dem Liquor (Zellzahl und -typ, Gesamteiweißgehalt, Laktat, zur Detektion von Bakterien Gramfärbung) bildet die Grundlage für Diagnostik und Therapie. Eine Erweiterung der Liquoranalytik mittels Quantifizierung der Blut-Liquor-Schrankenfunktion, Zytologie, Messung der intrathekalen Immunglobulinsynthese, Spezialfärbungen, mikrobiologischer Kulturen und PCR muss zudem patientenspezifisch überdacht werden. Dies beinhaltet ggf. auch die Bestimmung der erregerspezifischen intrathekalen Immunglobulinsynthese. Durch Quotientenbildung zwischen Liquor und Serum und Berechnung des spezifischen Antikörper-Index (AI) wird eine potenzielle intrathekale erregerspezifische Antikörpersynthese bewiesen. Kontraindikationen für eine Liquorpunktion sind: intrakranielle Druckerhöhung, Entzündungen im Punktionsbereich und erhöhtes Blutungsrisiko. Die Erstbeurteilung des Liquors beinhaltet die visuelle Inspektion. Liquor ist klar und durchsichtig, wird jedoch bei Nachweis ab ca. 1.000 Erythrozyten / µl rötlich, einer Beimengung ab 1.000 Leukozyten / µl weißlich und ab ca. 10.000 Leukozyten / µl eitrig. „Spinngewebsgerinnsel" (Neurotuberkulose) stellen eine seltene massive Proteinerhöhung dar.

Ferner sollte die Liquordiagnostik folgende Untersuchungen beinhalten:

- Manuelle Zellzählung (Fuchs-Rosenthal-Zählkammer: kein Nachweis von Erythrozyten, normale Leukozytenzahl im Liquor ≤ 4 / µl)
- Bestimmung des Laktatwerts im Liquor (lebensalterabhängige Normwerte für 0–15 Jahre: 1,5–1,8 mmol / l; 16–50 Jahre: 1,5–2,1 mmol / l; > 50 Jahre: 1,7–2,6 mmol / l)
- Bestimmung des Gesamtproteingehalts (Obergrenze ca. 400–500 mg / l)

Alternativ kann anstatt des Eiweißes die Bestimmung des Liquor / Serum-Quotienten für Albumin (Q_{Alb}) erfolgen. Bei Bestimmung des Glukosewerts im Liquor muss parallel die Beurteilung der Serum-Glukose und nachfolgend die Kalkulation des Liquor / Serum-Quotienten erfolgen (normal ca. 0,6; Erniedrigung bei bakterieller Meningitis < 0,5). Laktat, Zellzahl und Gesamteiweiß weisen bei Erhöhung auf eine zerebrale Entzündungsreaktion hin, sie sind allerdings nicht spezifisch. In der Praxis dienen sie dennoch zur ersten Einschätzung der vorliegenden Erkrankung (➤ Tab. 1.14).

MERKE

Das Notfallprogramm der Liquordiagnostik sollte die Pandy-Reaktion (Grobbeurteilung des Proteingehalts), eine Liquorzellzählung (Fuchs-Rosenthal-Kammer) und eine Zellfärbung zur Differenzierung von poly- und mononukleären Zellen beinhalten. Eine initiale quantitative und grobe morphologische Einordnung von Bakterien kann am nativen Liquor vorgenommen werden. Immer versucht werden sollte ein PCR- oder Erregerdirektnachweis, erweitert um den Nachweis spezifischer Antikörper. Mikrobiologische Untersuchungen, Antikörpertiter-Bestimmungen und PCR sollten immer vor Therapiebeginn aus Liquor und Blut gewonnen werden.

Häufige neurotrope Erreger sind in ➤ Tab. 1.15 zusammengestellt. Differenzialdiagnostisch müssen jedoch auch invasive Pilzinfektionen *(Aspergillus fumigatus, Candida albicans, Cryptococcus neoformans),* eine ZNS-Toxoplasmose, das Vorliegen eines Hirnabszesses und eine nosokomiale Infektion *(Staph. aureus* und andere Staphylokokken; *Entero-*

Tab. 1.14 Differenzierung der Liquorbefunde jenseits des Neugeborenenalters

	normal	bakteriell	viral	Neuroborreliose	Neurotuberkulose
Zellzahl / µl	< 5	≥ 1.000	10–500 (1.000)	30–1.000	100–500
Zytologie	lymphomonozytär	granulozytär	lymphozytär, früh gemischt	lymphomonozytär, Plasmazellen	„buntes Zellbild"
Eiweiß (mg / l) Q_{Alb} CSF / S × 10^3	< 500 < (4 + Alter / 15) × 1^{-3}	≥ 1000 Q_{Alb} > 25	500–800 Q_{Alb} 8–25	500–3.000 Q_{Alb} 8–25	≥ 1.000 Q_{Alb} > 25
Laktat (mmol / l) Glc CSF / S	< 2,1 ≥ 60 % des Serumwerts	≥ 3,5 < 0,6	< 3,5	< 3,5	≥ 3,5 < 0,6
Nachweis	keine intrathekale Ig-Synthese	Gram-Präparat, Kultur, (PCR)	PCR Serologie / AI im Verlauf	AI ≥ 1,5 (4–6 Wochen) IgM > IgG > IgA	Präparat, Kultur, PCR IgA > IgM > IgG

Tab. 1.15 Häufige neurotrope Erreger

	Eitrige Meningitis	Seröse Meningitis	
Neugeborene	70 % *E. coli* u. B-Streptokokken, andere gramnegative Keime	viral	CMV, HSV, EBV, Enteroviren, VZV, FSME-, Mumps-, Masernvirus, HIV
> 1. Lebensmonat	*Haemophilus* Pneumokokken Meningokokken (Staphylo- / Streptokokken)	bakteriell	Borrelien (> 5. Lj.) Tuberkulose

bacteriaceae oder *Pseudomonas aeruginosa)* insbesondere bei immunsupprimierten Patienten bedacht werden.

Neuritiden

Die Labordiagnostik bei Affektion peripherer Nerven erfolgt analog zur Infektionsdiagnostik des ZNS (neurotrope Erreger), erweitert um toxikologische (Blei, Lösungsmittel, Medikamente) und metabolische (Urämie, Hepatopathie, Porphyrie) Untersuchungen. Die Liquordiagnostik wird erweitert um Laktat, Immunglobuline und oligoklonale Banden (multiple Sklerose).

Pädiatrischer Schlaganfall

Aufgrund der breit gefächerten Ätiologie des pädiatrischen Schlaganfalls erfolgt zunächst eine umfangeiche Basisdiagnostik. Je nach Befundkonstellation aus Anamnese, körperlichem Status, Verdachtsdiagnose und ggf. erfolgter Bildgebung wird diese dann erweitert.

Basisdiagnostik

- Entzündungsparameter, Differenzialblutbild, Gerinnungsparameter inkl. D-Dimere, Elektrolyte, Blutzucker, Anionenlücke
- Transaminasen, Kreatinin, Harnstoff
- BGA, Laktat, Ammoniak

Erweiterung Infektiologie

- Blut: HZV, HSV, Enteroviren, Adenoviren, Parvoviren, Borrelien, Mykoplasmen
- Liquor: Liquoröffnungsdruck (!), Zellzahl, Eiweiß, Glukose; Laktat, PCR / Serologien

Erweiterung Stoffwechsel

- Blut: BGA, Laktat, Homocystein, Aminosäuren, Ammoniak, Acylcarnitine, Lipidstatus
- Urin: organische Säuren
- Liquor: Laktat

Erweiterung Gerinnung

- Quick, aPTT, D-Dimere, Antithrombin, Fibrinogen, Faktor-V-Leiden-, Prothrombinmutation, Protein S, Protein C, Homocystein, Lp(a), Faktor VIII, MTHFR-Polymorphismus

Erweiterung Vaskulitis

- Blut: Rheumafaktor, Lupus-Antikoagulans, Antiphospholipid-AK, p- und cANCA, ANA, C3, C4
- Liquoröffnungsdruck (!), Zellzahl, Eiweiß, Glukose; Laktat, oligoklonale Banden

Spezifische Parameter Je nach Verdacht: toxisch, metabolisch, hämatologisch, genetisch.

Unklares Koma

Die Diagnostik lässt sich in fünf Blöcke einteilen: toxisch, metabolisch, hypoxisch, endokrin und zerebral. Zunächst erfolgt eine Basisdiagnostik.

Basisdiagnostik

- Entzündungsparameter, Differenzialblutbild, Gerinnungsparameter inkl. D-Dimere, Elektrolyte, BZ, Anionenlücke
- Transaminasen, Kreatinin, Harnstoff
- BGA, Laktat, Ammoniak

MERKE

Der wichtigste präklinische Wert ist die Blut-Glukose. Eine eindeutige Definition der Hypoglykämie im Kindesalter ist aktuell umstritten. Blut-Glukosewerte ≤ 45 mg/dl (≤ 2,5 mmol/l) ab einem Lebensalter von 48 h bedürfen jedoch unbedingt einer weiteren Abklärung. Aus rein diagnostischen Gründen definieren manche Autoren eine Hypoglykämie im Kindesalter allerdings schon ab einem Blut-Glukosewert < 40 mg/dl (≤ 2,2 mmol/l) mit Ausnahme der ersten 72 Lebensstunden. Ist ein hypoglykämisches Koma wahrscheinlich, sollte eine intravenöse Glukosezufuhr erfolgen.

Zeigen sich zusätzlich NSE, Prolaktin und S-100 erhöht, so besteht der V. a. ein zerebrales Geschehen, sodass eine Bildgebung des Kopfes und/oder eine Liquordiagnostik erfolgen sollten. Bei erhöhten oder erniedrigten Werten für Glukose bzw. erhöhten Werten von Laktat, Ammoniak und Acylcarnitin besteht der V. a. ein metabolisches Koma, sodass eine Abklärung bezüglich einer organmetabolischen Störung, eines Diabetes und einer Hypoglykämie indiziert ist. Besteht dahingegen eine Erniedrigung des Kortisols oder TSH, muss bei V. a. Endokrinopathie eine Funktionsdiagnostik bezüglich ACTH (**cave:** Addison-Krise) und TRH (TRH-Test) durchgeführt werden. Eine ergänzende Diagnostik mittels bildgebender Verfahren (Sonografie, CT, MRT) ist empfehlenswert. Findet sich ein erniedrigtes pO_2 und ggf. ein erhöhtes pCO_2 in der BGA, so muss von einem hypoxischen Geschehen ausgegangen werden. Hier muss nun eine Differenzierung zwischen pulmonaler (Röntgen-Thorax; Lungenembolie, Status asthmaticus, CO-Intoxikation, Ertrinkungsunfall) und kardialer Ursache (EKG, Echokardiografie, Bestimmung von NT-proBNP und Troponin T) erfolgen. Wenn Umgebungshinweise bzw. die Anamnese auf eine Intoxikation hinweisen oder die Untersuchungen der beschriebenen ersten vier Blöcke unauffällig sind, so sollte umgehend eine Vergiftung ausgeschlossen werden (z. B. Ethanol, Drogen, Paracetamol etc., osmotische Lücke).

Fakultative Diagnostik

- CK, freie Fettsäuren, β-OH-Buttersäure, Schilddrüsenhormone (fT_3, fT_4)
- Thyreoperoxidase-Antikörper (TPO-Antikörper), Virusserologie, Blutkulturen; Urinstatus zum Nachweis von metabolischen und nephrologischen Erkrankungen. Tandem-Massenspektrometrie und Urin für das Stoffwechselscreening (organische Säuren, Aminosäuren); Kortisol bei V. a. Addison-Krise
- Carboxyhämoglobin und Zyanid nur bei Bränden
- Muster der Amino- und organischen Säuren im Urin (Speziallaboratorien)
- Ketonkörper im Urin
- Liquor: Laktat und Pyruvat (simultan zum Serum)
- Toxikologisches Screening (Blei, Quecksilber, Arsen, Medikamente) → Serum, Urin, Liquor, Magensaft, Sekrete ggf. tiefgefroren asservieren

Anionenlücke

Die Anionenlücke misst die in der Routine nicht bestimmten Anionen. Dabei bilden negativ geladene Plasmaproteine den Hauptteil der Anionenlücke. Ferner werden Sulfat- sowie Phosphatanionen und auch organische Säureanionen (Acetoacetat, Laktat) erfasst. Die Bestimmung der Anionenlücke hilft, metabolische Azidosen differenzialdiagnostisch zu unterscheiden.

Metabolische Azidose mit vergrößerter Anionenlücke:

- Diabetische oder alkoholische Ketoazidose
- Laktatazidose
- Urämie
- Intoxikationen (Ethylenglykol, Toluol, Methanol, Salicylate)

Metabolische Azidose mit normaler Anionenlücke:

- Diarrhö (Prototyp der Gruppe)
- Hyperkaliämische Azidose
- Primär respiratorische Alkalose mit sekundärer Azidose
- Renal-tubuläre Azidose

Hyperglykämie

Hyperglykämien treten unter Stress, postoperativ oder unter Katecholamintherapie auf. Die Erstmanifestation des Diabetes mellitus Typ 1 als ketoazidotisches (Prä-)Koma kann intensivpflichtig sein. Laborchemisch finden sich exzessive Hyperglykämie, metabolische Azidose, Hyperkaliämie sowie Keton- und Glukosurie.

Routinediagnostik bei Diabetes-Typ-1-Erstmanifestation:

- **Serum:** BZ, BGA, Blutbild, Elektrolyte, Kreatinin, Osmolarität, Cholesterin, Triglyzeride, HbA_{1c}, Insulin, C-Peptid, Inselzell- und Insulin-Autoantikörper, Insulin-Tyrosinkinase-AK, Glutamatdecarboxylase-AK, HLA-DR3 / DR4
- **Urin:** Glukose, Ketonkörper (Ketostix®)

Hypoglykämien

Sie sind besonders im Neugeborenen- und Säuglingsalter aufgrund geringerer Glykogenreserven relativ häufig.

- **Basisdiagnostik:** BZ, BGA, Transaminasen, Kreatinkinase, Laktat, Harnsäure, Triglyzeride, Acylcarnitinprofil, TSH, fT_3, fT_4, IGF1, IGF-BP3, ACTH, Kortisol, Urin: organische Säuren
- **Unter Hypoglykämie:** BZ, BGA, Laktat, Insulin, freie Fettsäuren, Ketonkörper (β-Hydroxybutyrat im Blut; Ketone in der ersten Urinportion nach Hypoglykämie), Acylcarnitinprofil, organische Säuren im Urin (erste Portion nach Hypoglykämie), Kortisol, Wachstumshormon

Niere

In der pädiatrischen Intensivmedizin überwiegt das prärenale vor dem intrarenalen akuten Nierenversagen.

MERKE

Eine Oligurie bezeichnet im Kindesalter das Unterschreiten von 300 ml / m^2 KOF / d Urinvolumen, eine Anurie das Unterschreiten von weniger als 50 ml / m^2 KOF / d Urinvolumen.

Die Unterscheidung in prärenales und intrarenales Nierenversagen erfolgt primär klinisch und wird laborchemisch unterstützt durch Urin-Osmolarität, Urin-Natriumgehalt und fraktionelle Natriumexkretion (FE_{Na}) (➤ Tab. 1.16; s. auch ➤ Kap. 2.3).

$$FE_{Na} = (\text{Urin-Na} \times \text{Serum-Krea}) / (\text{Serum-Na} \times \text{Urin-Krea})$$

Nierenscreening

Voraussetzung für eine nephrologische Basisdiagnostik ist die genaue Erfassung von Körpergewicht, Körpergröße und Blutdruck. Ergänzend folgen Laborparameter aus Blut und Urin. Durch strukturiertes Vorgehen sind typische Situationen wie die klinischen Zeichen des nephrotischen / nephritischen Syndroms, Störungen im Säure-Basen- / Elektrolythaushalt, das Vorliegen einer Infektion, der V.a. das Vorliegen eines renalen Hypertonus oder eine Nierenbeteiligung im Rahmen systemischer Erkrankungen zu evaluieren. Basisparameter der Nierenfunktion sind

Tab. 1.16 Differenzierung prä- / intrarenales Nierenversagen

	Urin-Osmolarität	FE_{Na}	Urin-Natrium	spez. Gewicht
prärenal	> 500 mosmol / l	< 1 %	< 20 mmol / l	> 1.020
intrarenal	< 350 mosmol / l	> 2 %	> 20 mmol / l	< 1.020

Kreatinin, Harnstoff, Cystatin C, Gesamteiweiß und Elektrolyte (inkl. Ca^{2+} und PO_4^{3-}) im Serum. Die Höhe des retinierten Harnstoffs korreliert mit klinischen Intoxikationszeichen. Die Quantifizierung des Säure-Basen-Haushalts erfolgt über die BGA und dient u. a. als Verlaufsparameter im Management der renalen Azidose.

Fakultativ erweitert wird das diagnostische Spektrum durch den Nachweis autoimmuner Prozesse:

- Dysregulationen im Komplementsystem C3 / C4 (atypisches HUS; Lupus-Nephropathie; C3-Glomerulonephritis [GN]; bei isolierter C3-Erniedrigung postinfektiöse GN)
- Anti-Streptolysin-Titer, Anti-DNAse-B-Titer (postinfektiöse GN)
- ANA-Screening, dsDNA-AK, ANuA (Lupus-Nephropathie u. a.)
- ANCA (nekrotisierende Vaskulitiden)
- Anti-GBM, Kryoglobuline

Fragmentozyten im peripheren Blut weisen auf ein **hämolytisch-urämisches Syndrom** hin, in dessen Rahmen der Stuhl auf Verotoxine (EHEC) untersucht wird.

„Estimated" glomeruläre Filtrationsrate (eGFR)

Die GFR beschreibt die glomeruläre Funktion. Zur Kalkulation der GFR wird für Kinder unter 18 Jahren die „Bedside Schwartz eGFR for children" und / oder die Chronic-Kidney-Disease-in-Children-(CKid-)2012-Formel empfohlen.

Bedside-Schwarz-Formel (Kreatinin-basiert):

$$\text{eGFR} = 0{,}413 \times \text{Körperlänge (cm)} / (\text{Kreatinin})$$

CKid-2012-Formel (Cystatin-C-basiert):

$$\text{eGFR} = 70{,}69 \times (\text{Cystatin C}) - 0{,}931$$

Als Maß eines glomerulären Schadens kann die Ausscheidung großmolekularer Proteine (Albumin, Transferrin, IgG) herangezogen werden, die normalerweise die glomeruläre Basalmembran nicht passieren. Die Maximalvariante stellt das nephrotische Syndrom dar. Eine „Mikroalbuminurie" kann ebenfalls Ausdruck des Tubulusschadens sein.

Proximal-tubuläre Funktion

Proximale Tubuluszellen sind die stoffwechselaktivsten Zellen der Niere; dementsprechend sind sie besonders vulnerabel für akute Nierenschädigungen. Der Hauptanteil der Resorption findet in den proximalen Tubuluszellen statt. Eine spezifische Funktionsdiagnostik ist im Rahmen der intensivmedizinischen Versorgung i. d. R. nicht erforderlich. Eine Abschätzung gelingt über den Grad der Glukosurie sowie die Phosphat- und Bikarbonatkonzentration im Serum, erweitert um die Berechnung der FE_{Na}. Die **erweiterte proximal-tubuläre Funktionsdiagnostik** umfasst die Parameter proximal-tubuläre Phosphat-, Glukose- und Aminosäurerückresorption. Dabei kann auf etablierte Berechnungsmethoden zurückgegriffen werden. Diese Methoden erfordern die Messung im 24-h-Sammelurin. Dabei ist zu beachten, dass diuretisch wirkende Medikamente die tubuläre Funktion beeinträchtigen.

Distal-tubuläre Funktion

Wichtigste distal-tubuläre Funktion ist die Regulation der Wasserhomöostase und des Säure-Basen-Haushalts. Eine Urinproduktion von > 1.500 ml / m² KOF / d wird als Polyurie bezeichnet. **Ätiologisch** können extrarenale (Diabetes mellitus, Diuretikatherapie, Diabetes insipidus neurohormonalis) von renalen Ursachen (Diabetes insipidus renalis, polyurische Phase der Niereninsuffizienz) unterschieden werden.

MERKE

Diagnostisch wegweisend sind Osmolarität, Elektrolyte und antidiuretisches Hormon (ADH) im Serum sowie spezifisches Gewicht und Osmolarität im Urin.

Die Steuerung einer Minirin-Therapie (DDAVP) erfolgt über die Beurteilung des Serum-Natriums und der Urin-Osmolarität.

Hinweise auf das Vorliegen einer renal-tubulären Azidose Typ I (distal-tubulär) und Typ II (proximal-tubulär) ergeben sich aus Blutgasanalysen, Serum-Bikarbonatkonzentration und Urin-pH. Spezifische distal-tubuläre Azidifikationstests stehen zur Verfügung.

Medikamentenspiegel bei Niereninsuffizienz

Die Elimination vieler Medikamentenmetaboliten erfolgt über die Nieren. Bei höhergradiger Niereninsuffizienz besteht eine Kumulationsgefahr. Der Einsatz nephrotoxischer Medikamente muss dann kritisch hinterfragt und, wenn möglich, vermieden werden. Zudem ist auf entsprechende Serumspiegelkontrollen und eine Dosisanpassung zu achten. Dabei gilt grundsätzlich, dass alle Medikamente u. a. an die GFR angepasst werden sollten. Eine Übersicht und Dosierungstabellen für in der Pädiatrie gebräuchliche Medikamente sowohl für Patienten mit normaler als auch für solche mit eingeschränkter Nierenfunktion finden sich u. a. im *Tabellarium Nephrologicum* (Markus Daschner).

Harnuntersuchung

Die Gewinnung adäquater Urinproben stellt in der Pädiatrie eine nicht zu unterschätzende Aufgabe dar. Die Techniken der Harnableitung werden in ➤ Kap. 2.8.7 erläutert. Grundlegende Fragestellungen (Proteinurie, Hämaturie, Leukozyturie, Glukosurie) können mithilfe eines Urinteststreifens (grobes Screeningverfahren, das bei Auffälligkeiten durch weiterführende Tests ergänzt werden muss) untersucht werden. Die Mikroskopie des Urins im Phasenkontrast ist eine den Urinstreifen essenziell ergänzende Methode. Sie ermöglicht die Unterscheidung von glomerulärer (Erythrozytenzylinder; dysmorphe Erythrozyten) und postrenaler Hämaturie sowie den Nachweis von Leukozyten bzw. Leukozytenzylindern (u. a. bei Pyelonephritis). Erythrozyten, Zylinder und Proteinurie können auf eine Glomerulonephritis als Ursache einer Niereninsuffizienz hinweisen.

Ein Leukozyten- und Nitritnachweis im Urin (semiquantitativer Streifentest) weist auf einen Harnwegsinfekt durch nitratreduzierende Bakterien hin.

MERKE
Im Säuglingsalter schließt eine negative Nitritprobe aufgrund zu kurzer Verweilzeiten des Urins im harnableitenden System einen Harnwegsinfekt nicht aus.

Die febrile Leukozyturie mit Entzündungszeichen im Blut und Bakteriennachweis im Urin (mikroskopisch, Kultur) ist Korrelat der **Pyelonephritis,** die unbehandelt besonders im Säuglingsalter unvermittelt zur **Urosepsis** führen kann. Gramnegative Keime sind die häufigsten Verursacher der aszendierend erworbenen Pyelonephritis.

MERKE
Bei Infektionsverdacht ist vor Beginn einer Antibiotikatherapie immer eine steril gewonnene Urinkultur zu fordern.

Chronische Niereninsuffizienz

Der Verlust an Nephronen kann bis zu einem gewissen Grad durch funktionelle Steigerung der GFR um den Faktor 1,5–2 kompensiert werden. Ab einer GFR von < 30 % kommt es jedoch zu metabolischen Folgeerscheinungen. Konsekutiv können Osteopathie, Anämie, Hypertonus und Minderwuchs resultieren.

MERKE
Richtungweisende Parameter sind Hypokalzämie, Hyperphosphatämie, Hyperphosphatasie, erhöhtes Serum-Parathormon und verminderte aktive Vitamin-D-Metaboliten.

Leber

Ursachen einer intensivpflichtigen Leberfunktionsstörung können eine fulminante Hepatitis (infektiös, autoimmun), das Reye-Syndrom, eine Intoxikation (Paracetamol, Valproat, Knollenblätterpilze, Amphotericin, Isoniazid [INH], Lösungsmittel, Schnüffelstoffe), eine schwere kardiale Dekompensation, Sepsis, Ischämie und Hypoxie / Asphyxie sowie eine maligne Erkrankung sein. Eine Vielzahl von Stoffwechselstörungen führt gerade im Säuglings- und frühen Kleinkindalter zu Leberzellschäden und -insuffizienz bis zum Coma hepaticum. Beispielhaft sind α_1-AT-Mangel, Galaktosämie, Fruktoseintoleranz, Tyrosinämie oder Glykogenosen. Der Morbus Wilson wird durch erhöhte Kupfer- und verminderte Coeruloplasminspiegel im Serum nachgewiesen.

Hepatotrope Erreger:

- Hepatitis-A- bis -E-Virus
- Echoviren
- Adenoviren
- Parvoviren

- EBV
- CMV
- Toxoplasmen
- Rötelnvirus
- Herpesviren
- HHV 6
- Masernvirus

Wesentlich häufiger in der pädiatrischen Intensivmedizin sind jedoch subklinische laborchemische Hinweise auf Störungen der Leberfunktion. Bei akutem Leberversagen ergibt sich nachfolgende Diagnostik:

- **Basisdiagnostik:** Differenzialblutbild, Retikulozyten, Infektionsparameter, GOT, GPT, AP, GGT, GLDH, LDH, Bilirubin (gesamt, konjugiert), Ammoniak, LAP, Albumin, Cholesterin, LDL, Triglyzeride, Blutgase, BZ, Elektrolyte, Kreatinin, Harnstoff, Immunglobuline, Gerinnungsparameter (inkl. Faktor V, II, VII, IX, X), Fibrinogen, AT III, D-Dimere und Proteine (C / S), Haptoglobin, Serum-Elektrophorese, Eisenstoffwechsel, ggf. Coeruloplasmin, ggf. α_1-Antitrypsin, ggf. Amylase, ggf. Kupfer im Serum und Urin
- **Weiterführende Diagnostik:**
  - Infektion: Serologie und PCR hepatotroper Erreger (s. o.)
  - Autoimmunhepatitis: ANA, ANCA, AK gegen glatte Muskulatur, LKM-AK
  - Stoffwechsel: Serum-Aminosäuren, Reduktionsprobe, organische Säuren im Urin, (Screening auf: α_1-AT-Mangel, Galaktosämie, Fruktoseintoleranz, hereditäre Tyrosinämie oder Glykogenosen; neonatale Hämochromatose, Morbus Niemann-Pick Typ C, mitochondriale Erkrankungen)
  - Blutkulturen
  - Urin: Infektion (Viren: z. B. CMV, bakteriologisch), hepatotoxische Substanzen (z. B. Paracetamol, chlorierte Kohlenwasserstoffe), Bilirubin, Urobilinogen, organische Säuren, ggf. Kupfer
  - Stuhl: bakteriologisch, virologisch (z. B. Hepatitis-A-Virus-Direktnachweis), Stuhlkarte (Farbskala)

Empfehlenswert ist eine Rücksprache mit den pädiatrischen Gastroenterologen auch in Hinblick auf eine potenzielle Leberbiopsie.

Transaminasen

Der leichte hepatische Zellschaden drückt sich durch erhöhte Serumspiegel der zytosolischen Enzyme Glutamat-Pyruvat-Transaminase (GPT) und Glutamat-Oxalacetat-Transaminase (GOT) aus. Mit zunehmender Zellnekrose kommen auch mitochondriale GOT und die Glutamatdehydrogenase (GLDH) hinzu.

Die Relation aus zytosolischen zu mitochondrialen Leberenzymen kann als Marker für das Ausmaß des Zellschadens gesehen werden:

$$\text{Transaminasequotient} = \frac{(\text{GOT} + \text{GPT})}{\text{GLDH}}$$

- < 10: akute Leberzirkulationsstörung
- > 50: akute Virushepatitis

Verschiedene Pharmaka (Barbiturate, Phenobarbital, Phenytoin u. a.) können eine hepatische Enzyminduktion mit resultierender GGT-Erhöhung im Serum verursachen.

Ikterus

Bilirubin wird laborchemisch unterschieden in unkonjugiert („indirektes Bilirubin"), das fettlöslich, aber wasserunlöslich und im Blut nichtkovalent an Albumin gebunden ist, und konjungiert („direktes Bilirubin"), das wasserlöslich ist und über die Gallenwege in den Darm gelangt, wo es zu Sterko- und Urobilinogen abgebaut wird. Beide Abbauprodukte werden hauptsächlich über den Stuhl ausgeschieden, unterliegen jedoch zu einem Teil (bis 20 %) dem enterohepatischen Kreislauf.

Eine **Hyperbilirubinämie** liegt vor, wenn durch eine verminderte Ausscheidung und / oder einen erhöhten Anfall das Bilirubin im Serum steigt (> 1,1 mg / dl; > 18,8 µmol / l; Werte gelten jenseits der Neugeborenenperiode) und sich konsekutiv im Gewebe ablagern kann (klinisches Leitsymptom: Gelbfärbung zunächst der Skleren, dann von Haut / Schleimhaut). Pathophysiologisch erfolgt eine Klassifizierung in prähepatisch (Ursache liegt vor dem Leberstoffwechsel), intrahepatisch (Ursache durch Leberfunktionsstörungen, -schädigungen) und posthepatisch (Ursache im nachgeschalteten Gallengangsystem).

Klassifikation des Ikterus:

- Prähepatischer Ikterus („hämolytischer Ikterus" → indirektes Bilirubin):
  - Vermehrter Bilirubinanfall
  - Verstärkte Hämolyse (Verbrennungen, hämolytische Anämien, Rhabdomyolyse, Hämatome)
  - Gestörte Erythrozytenfunktion oder -synthese (sideroblastische, megaloblastäre Anämie)
  - Direkte Erythrozytenschädigungen
  - Gestörter Bilirubintransport (Proteinmangel, Hypalbuminämie)
- Intrahepatischer Ikterus (durch Funktionsstörung der Hepatozyten):
  - Gestörte Bilirubinaufnahme und / oder -konjugation und / oder -sekretion
  - Familiäre Hyperbilirubinämien
  - Gilbert-Meulengracht-Syndrom (indirekte Hyperbilirubinämie)
  - Crigler-Najjar-Syndrom Typ I / II (indirekte Hyperbilirubinämie)
  - Dubin-Johnson-Syndrom (direkte Hyperbilirubinämie)
  - Rotor-Syndrom (direkte Hyperbilirubinämie)
  - Sekundär: Hepatitis, Intoxikation (u. a. Paracetamol, Knollenblätterpilz, Amphotericin, Valproat), Leberzirrhose (primäre biliäre Zirrhose, Cirrhose cardiaque), Leberabszess, Lebertumor, Metastasen, intrahepatische Cholestase, Cholangitis
- Posthepatischer Ikterus („cholestatischer Ikterus"):
  - Gestörter Gallenabfluss
  - **Cave:** extrahepatische Gallengangsatresie (ist bei Kindern die häufigste Ursache einer Lebertransplantation → Diagnose bis zur 8. Lebenswoche stellen!)
  - Cholangitis, Choledocholithiasis, Tumoren der Gallenblase, des Pankreas, des Duodenums

Wichtige zusätzliche Laborparameter: Differenzialblutbild, Retikulozyten, Infektionsparameter, Gerinnungsparameter, LDH, Haptoglobin, GOT, GPT, AP, GGT, Albumin, LDL, Urinstatus (Bilirubin, Urobilinogen), Stuhlkarte (Farbskala).

Zur Diagnose und Therapie des Icterus neonatorum / Morbus haemolyticus neonatorum wird auf die gültigen neonatologischen Leitlinien verwiesen.

Cholestase

Eine (neonatale) Cholestase kann durch Obstruktionen (Gallengangsatresie, Cholangitis, Gallensteine), toxisch (Medikamente), metabolisch und / oder genetisch (α_1-Antitrypsin-Mangel, Alagille-Syndrom, zystische Fibrose, Morbus Gaucher, Morbus Niemann-Pick, Galaktosämie, Tyrosinämie, Mitochondriopathien), endokrinologisch (Hypothyreose) und durch Infektionen (TORCH-Komplex, Viren, Sepsis, Protozoen) verursacht sein.

Der TORCH-Komplex besteht aus:

- **T**oxoplasma
- **O**ther agents
  - Coxsackieviren
  - *Treponema pallidum* (Syphilis)
  - HIV
  - VZV
  - Parvovirus B19
  - Listerien u. a.
- **R**ötelnvirus
- **C**ytomegalievirus
- **H**erpes-simplex-Virus

Nachfolgende Leberwerte werden bei einer Cholestase vermehrt im Blut nachgewiesen: Bilirubin, AP, GGT, Leucin-Aminopeptidase (LAP), Mg^{2+}-ATPase, 5-Nucleotidase, Gallensäuren im Serum, Phospholipide im Serum, Cholesterin im Serum.

Die **alkalische Phosphatase (AP)** ist ein cholestaseanzeigendes Enzym und weist auf hepatobiliäre Erkrankungen hin. Erhöhte AP-Werte finden sich auch bei Skelett-, Darm- und Nierenerkrankungen sowie physiologisch in den Wachstumsphasen. Eine ätiologische Zuordnung gelingt über die Isoenzym-Differenzierung.

MERKE

Die Gamma-Glutamyl-Transferase (GGT), ein hepatozelluläres Enzym mit einer Halbwertszeit von 3–4 Tagen, ist der empfindlichste Indikator des Leber- und Gallengangsystems. Die höchsten Werte finden sich bei Cholestase, in deren Folge oberflächenaktive Gallensäuren die membranständige GGT freisetzen.

Lebersynthesestörung

Störungen der Vitamin-K-abhängigen Synthese der Gerinnungsfaktoren (II, VII, IX, X) Faktor V, Fibrinogen, AT III und der Proteine C / S sind **frühe**

1

und sensible Indikatoren einer Leberfunktionsstörung.

Hingegen ist die Cholinesterase (CHE) mit einer Halbwertszeit von 10 Tagen für die kurzfristige Verlaufsbeurteilung der Leberfunktion ebenso wenig geeignet wie die Hypalbuminämie.

Parameter des eingeschränkten Lebermetabolismus ist der **Anstieg des Ammoniaks** (NH_3) im Serum.

Akutes Abdomen

Im Rahmen der Erstdiagnostik des akuten Abdomens sollten nachfolgende Parameter erhoben werden:

- Differenzialblutbild: Leukozytose (Infektion), Hb (Anämie, z. B. HUS, Hämoglobinopathie wie z. B. Sichelzellenerkrankung), Thrombozythämie (HUS), Hkt (Dehydratation)
- CRP, IL-6 / IL-8, PCT (Infektion)
- Leberenzyme, Amylase, Lipase (Hepatopathien, Pankreatitis)
- Bilirubin, LDH, Haptoglobin, AP, GGT (Hämolyse, Gallenblasenerkrankung)
- Nierenparameter
- Protein / Albumin (Capillary-Leak-Syndrom)
- BGA / Elektrolyte / Blutzucker (Dehydratation, Ketoazidose, metabolische Azidose)
- Urinstreifen (Ketonkörper, Hämaturie, Leukozyturie, Proteinurie, Glukosurie, Nitrit)
- Ggf. Schwangerschaftstest

Präoperativ sind Gerinnungsstatus und Blutgruppe zu ergänzen. Für die Untersuchung auf okkultes Blut im Stuhl stehen verschiedene Schnelltests zur Verfügung. Die **mikrobiologische Diagnostik** umfasst Schnelltests für Rachenabstriche (Streptokokken), Stuhlkulturen auf enteropathogene Keime (HUS) und den Rotavirus-Schnelltest, Blutkulturen sowie Antikörperbestimmungen.

Hämatologie

Anämie

Klinische Symptome der Anämie sind die Blässe von Haut / Schleimhäuten, Müdigkeit / Abgeschlagenheit, ggf. Tachykardie, ggf. Ikterus (Sklerenikterus bei Bili > 2 mg / dl, Hautikterus bei Bili > 3 mg / dl), ggf. Splenomegalie und Hämoglobinurie. Die Klassifikation einer Anämie erfolgt anhand der Erythrozytengröße in mikrozytäre, normozytäre, makrozytäre oder megaloblastäre Anämie. Pathophysiologisch wird in Blutung, Hämolyse, Hyporegeneration und gestörte Reifung unterschieden.

MERKE

Eine Hämoglobinkonzentration < 10 g / dl (< 6,2 mmol / l) ist pathologisch und bedarf der Abklärung. Die physiologische Trimenonreduktion in den ersten Lebensmonaten ist hiervon ausgenommen.

CAVE

Potenziell tödliche Verläufe mit einer Notfallbehandlung auf einer Intensivstation können bei Milzsequestration durch eine Sichelzellenerkrankung und bei schwerem Verlauf bei Glukose-6-phosphat-Dehydrogenase-Mangel (G6PD-Mangel) vorkommen. Der Mangel des Enzyms G6PD kann durch Veränderung des Zuckerstoffwechsels zu einer Hämolyse führen. Schwere Verlaufsformen betreffen fast ausschließlich Jungen und Männer. Der Befund einer normozytär-normochromen Anämie mit zusätzlicher Leuko- und / oder Thrombozytopenie und / oder Vergrößerung lymphatischer Organe muss zu einer sofortigen Abklärung onkologischer Erkrankungen führen. Ferner gilt die „neue" Diagnose einer normozytär-normochromen Anämie mit einem Hb < 8,0 g / dl (< 5 mmol / l) und zusätzlicher Hämolyse als Notfall und muss daher umgehend abgeklärt werden.

Der Schweregrad einer Anämie erfolgt aus der Bestimmung des Hämoglobins (Hb) und des Hämatokriten (Hkt). Zusätzlich empfiehlt es sich, die Erythrozytenindizes (Hämoglobinmenge pro Erythrozyt [MCH], mittleres Erythrozytenvolumen [MCV], mittlere Hämoglobinkonzentration [MCHC], Erythrozytenverteilungsbreite [RDW]), die Erythrozytenmorphologie (anormale Anfärbbarkeit und / oder Form; Einschlusskörper), die Retikulozyten-, Leukozyten- und Thrombozytenzahl, die Ferritinkonzentration / Transferrinsättigung, die Hämolyseparameter (Haptoglobin, LDH, Bilirubin), den direkten Coombs-Test (DCT) und einen Urinstatus zu erheben.

Nach initialer Feststellung einer Anämie (Hb < 10 g / dl [< 6,2 mmol / l]) erfolgt als Basis einer **algorithmischen Differenzialdiagnostik** die Bestimmung des mittleren korpuskulären Volumens der Erythrozyten **(MCV)**.

- Ist das **MCV erniedrigt,** so erfolgt als nächster Schritt die Bestimmung der RDW. Liegt diese unter 15 % und besteht keine zusätzliche Hepato-/Splenomegalie bei gleichzeitig normalem/erhöhtem Ferritin, so weist dies auf eine Anämie bei Thalassaemia minor oder auf eine Anämie im Zusammenhang mit chronischen Erkrankungen hin. Bei einer RDW > 15 % und zeitgleich erniedrigtem Ferritin kann ein Eisenmangel vorliegen. Ist Ferritin jedoch erhöht, kann dies auf eine β-Thalassämie oder Sichelzellenerkrankung hindeuten.
- Bei **normalem MCV** und fehlenden Zeichen einer Hämolyse werden die Retikulozyten bestimmt. Sind diese normal, besteht eine akute Blutungsanämie. Ist die Retikulozytenzahl erniedrigt, so kann dies auf eine Knochenmarkinfiltration (Leukämie/Neuroblastom), eine Blackfan-Diamond-Anämie, eine renale Anämie, eine Hypothyreose oder eine toxische (z. B. medikamentös verursachte) Anämie hinweisen. Ist die Retikulozytenzahl erhöht, so ist dies ein Hinweis auf eine Regeneration (z. B. nach einer Blutung).
- Bei **normalem MCV** und Zeichen einer Hämolyse sollte sonst der DCT erfolgen. Bei negativem DCT und erniedrigter Retikulozytenzahl gilt dies als Hinweis auf eine aplastische Krise (z. B. durch Parvovirus B19). Sind die Retikulozyten jedoch erhöht, kann die Ursache durch einen G6PD-Mangel, ein HUS, eine hereditäre Sphäro-/Elliptolyse oder mechanisch hervorgerufen sein.
- Bei **normalem MCV** sowie Zeichen einer Hämolyse und zusätzlicher Hämoglobinurie besteht der hochgradige V. a. das Vorliegen einer rasch fortschreitenden intravasalen Hämolyse, und es wird die **sofortige Einweisung** in ein Krankenhaus empfohlen.
- Ist das **MCV erhöht** und liegt keine Hämolyse vor, so kann dies auf einen Vitamin-B_{12}-Mangel, einen Folatmangel, ein myelodyplastisches Syndrom, einen Z. n. allogener Stammzelltransplantation oder eine Hepatopathie hinweisen. Wenn sich hingegen eine Hämolyse findet, kann als Ursache ein Pyruvatkinasemangel oder eine Sichelzellenerkrankung vorliegen.

Gerinnung

Die Beurteilung des Gerinnungssystems umfasst gewöhnlich die in ➤ Tab. 1.17 aufgeführten Parameter. **Altersabhängige Normalwerte** besonders für das Säuglingsalter sind zu beachten (➤ Anhang), Leberaffektionen und Vitamin-K-Mangel sind auszuschließen.

Für eine präoperative Gerinnungsdiagnostik ist aufgrund der schweren Vorhersehbarkeit von Blutungsneigungen ein algorithmisches Vorgehen zu empfehlen, das eine Anamnese, eine körperliche Untersuchung und die Bestimmung laborchemischer Parameter einschließt. Es muss jedoch darauf hingewiesen werden, dass weder ein unauffälliges Laborscreening noch eine unauffällige Anamnese/körperlicher Status eine Blutungsneigung ausschließt. Selbst schwere Blutungsneigungen (Von-Willebrand-Syndrom, Faktor-XIII-Mangel, Faktor-VII-Mangel, leichter Faktor-VIII-Mangel, leichter Faktor-IX-Mangel, Fibrinogenmangel) können z. B. bei einer normalen aPTT vorliegen. Der Algorithmus sieht deshalb bei auffälliger Anamnese bezüglich einer Blutungsneigung oder bei unklarer Situation die Bestimmung der Werte Quick, aPTT, Fibrinogen, Blutbild, Faktor VIII, vWF, Faktor XIII und Ausschluss einer Plättchenfunktionsstörung vor. Im Falle einer verlängerten aPTT sollten zusätzlich die Einzelfaktoren IX, XI und XII sowie das Lupus-Antikoagulans

Tab. 1.17 Diagnostik zur Beurteilung des Gerinnungssystems

Routine	Fakultativ
• Blutbild • Thrombozytenzahl • Quick-Wert, INR • aPTT-Wert • Fibrinogen • Antithrombin (AT) III	• Fibrinspaltprodukte • D-Dimere • Blutungszeit • Einzelfaktoren • Lupus-Antikoagulans • Von-Willebrand-Faktor (vWF)

bestimmt werden. Bei einem erniedrigten Quick-Wert sollten zusätzlich die Einzelfaktoren VII, V, X und II gemessen werden. Ferner empfiehlt sich dann die Rücksprache mit der Hämostaseologie.

LITERATUR

Cheifetz IM (2016). Year in Review 2015: Pediatric ARDS. Respir Care 61: 980–985.

Davis AL, Carcillo JA, Aneja RK, et al. (2017). American College of Critical Care Medicine Clinical Practice Parameters for Hemodynamic Support of Pediatric and Neonatal Septic Shock. Crit Care Med 45(6): 1061–1093.

DiPaola F, Grimley M, Bucuvalas J (2014). Pediatric acute liver failure and immune dysregulation. J Pediatr 164: 407–409.

Fink EL, Kochanek PM, Tasker RC, Beca J, Bell MJ, Clark RS, et al.; Prevalence of Acute critical Neurological disease in children: A Global Epidemiological Assessment (PANGEA) Investigators (2017). International survey of critically ill children with acute neurologic insults: the prevalence of acute critical neurological disease in children: a global epidemiological assessment study. Pediatr Crit Care Med 18(4): 330–342.

Fisher RS, Acevedo C, Arzimanoglou A, et al. (2014). ILAE official report: a practical clinical definition of epilepsy. Epilepsia 55(4): 475–482.

Fuchs S, Terry M, Adelgais K, et al. (2016). Definitions and assessment approaches for emergency medical services for children. Pediatrics 138(6). pii: e20161073 [Epub 2016 Nov 11].

Hoppa E, Perry H (2016). Stridor. In: Shaw KN, Bachur RG (eds.). Fleisher and Ludwig's Textbook of Pediatric Emergency Medicine. 7th ed. Philadelphia: Wolters Kluwer, p. 486.

Kang G, Xiao J, Wang Y, et al. (2015). Prevalence and clinical significance of cardiac murmurs in schoolchildren. Arch Dis Child 100(11): 1028–1031.

Kari JA, Alhasan KA, Shalaby MA, et al. (2018). Outcome of pediatric acute kidney injury: a multicenter prospective cohort study. Pediatr Nephrol 33(2): 335–340.

Leung AK, Sigalet DL (2003). Acute abdominal pain in children. Am Fam Physician 67: 2321–2326.

Ponikowski P, Voors AA, et al. (2016). 2016 ESC Guidelines for the diagnosis and treatment of acute and chronic heart failure. Eur Heart J 37: 2129–2200.

Reynolds SL, Jaffe DM (1992). Diagnosing abdominal pain in a pediatric emergency department. Pediatr Emerg Care 8(3): 126–128.

Ross RD, Bollinger RO, Pinsky WW (1992). Grading the severity of congestive heart failure in infants. Pediatr Cardiol 13(2): 72–75.

Subramaniam S, Rutman M (2015). Cardiogenic shock. Pediatr Rev 36: 225–226.

Sundaram SS, Alonso EM, Narkewicz MR, et al. (2011). Characterization and outcomes of young infants with acute liver failure. J Pediatr 159: 813–818.

Thakkar K, Maricich SM, Alper G (2016). Acute ataxia in childhood: 11-year experience at a major pediatric neurology referral center. J Child Neurol 31(9): 1156–1160.

Wainwright MS, Hansen G, Piantino J (2016). Pediatric neurocritical care in the 21st century: from empiricism to evidence. Curr Opin Crit Care 22(2): 106–112.

Weerdenburg KD, Wales PW, Stephens D, et al. (2019). Predicting thoracic injury in children with multitrauma. Pediatr Emerg Care 35(5): 330–334.

Woods WA, McCulloch MA (2005). Cardiovascular emergencies in the pediatric patient. Emerg Med Clin North Am 23: 1233–1249.

1.2 Bildgebende Diagnostik

Peter Müller-Abt[1]

1.2.1 Voraussetzungen

In der pädiatrischen Notfall- und Intensivmedizin gelten für die bildgebende Diagnostik ähnliche Grundlagen und Voraussetzungen wie in der gesamten pädiatrischen Radiologie. Es sind jedoch einige Besonderheiten zu berücksichtigen, ohne die eine qualitativ hochwertige Diagnostik nicht oder nicht in vollem Umfang möglich ist (➤ Tab. 1.18).

In der pädiatrischen Notfallbildgebung kommen in erster Linie die konventionelle Röntgendiagnostik (Projektionsradiografie) und die Sonografie zum Einsatz, da diese Modalitäten im Notfall bettseitig rasch einsetzbar sind.

An die **Röntgengeräte** sind besonders hohe Anforderungen zu stellen. So können moderne Generatoren (Hochfrequenzgenerator) einen annähernd rechteckförmigen Spannungsimpuls erzeugen und diesen auch an der Röhre in steilen Anstiegs- und v. a. Abfallsflanken (geringe Kapazitäten, gittergesteuerte Röhre) darstellen. Damit ermöglichen sie die für Neu- und Frühgeborene notwendigen extrem kurzen Schaltzeiten und Schaltleistungen.

In der jüngeren Vergangenheit ist die Umstellung auf digitale Techniken erfolgt, aktuell sind meist Speicherfoliensysteme gebräuchlich.

[1] Ich danke Herrn Professor Winkler für die hervorragende Bearbeitung des Themas in den früheren Auflagen und die freundliche Erlaubnis, die bisherige Artikelgliederung und wichtige Bilddokumente zu übernehmen.

Tab. 1.18 Voraussetzungen für eine hochwertige bildgebende Notfalldiagnostik bei Kindern

Mobiles Röntgengerät	Sonografie	Computertomografie (CT)	Magnetresonanztomografie (MRT)
Apparative Voraussetzungen			
• Hochfrequenzgenerator • Leistung ≥ 30 kW • Fokus ≤ 1 mm, kürzeste Schaltzeit ≤ 1 ms • Hochempfindliches Speicherfoliensystem oder Festkörperdetektor • Aktuell empfohlene Filterung für den Pädiatriebereich • Wünschenswert: Festkörperdetektor mit drahtloser Datenübertragung	• Gute Penetration bei hoher Auflösung • Sektor 1–5 MHz (transkraniell), Micro-Convex 6–10 MHz, Linear ≥ 7 MHz, Breitband / umschaltbare Frequenz • Sensitiver Doppler • Evtl. Option für Kontrastmitteldarstellung	• Spiral-CT • CT-Angiografie • Artefaktminimierung in der Schädelbasis • Dosisreduktion ohne diagnoserelevanten Qualitätsverlust, individuelle Dosisanpassung, Aussparung der Augenlinsen bei Untersuchung des Gehirns	• Feldstärke ≥ 1 T • Hohe Gradientenfeldstärke, Multielementspulen • Schnelle Bildgebung • Diffusionsbildgebung • MR-Angiografie • Narkose- und Überwachungsmöglichkeiten am Gerät • Evtl. Ganzkörpertechnik
Organisatorische Voraussetzungen			
• Übermittlung relevanter klinischer Daten (z. B. Frühgeburtlichkeit, Beatmung, Organfunktion, Steroidtherapie) • Präzise Fragestellung • Ergebnis der bisherigen (auswärtigen) bildgebenden Untersuchungen • Planungsgespräch mit pädiatrischem Radiologen bei aufwendigen Untersuchungen	• Demonstration wesentlicher Ultraschallbefunde am Krankenbett • Unmittelbare Information des behandelnden Arztes im Fall notwendiger notfallmäßiger Therapie, z. B. Nachweis akuter Blutung (und ggf. Untersuchungsabbruch) • Beachtung der Sicherheitsstandards bei MRT-Untersuchungen: nichtkompatible Implantate, Clips, Katheter, Trachealtubus (ohne Metallspiralen)	• Auswertung mit nachvollziehbarer Trennung von Bildinformation und Interpretation unter Einbeziehung der klinischen Daten • Sofortauswertung / -information bei vitaler Indikation oder potenziell verlaufsentscheidendem Befund • Fallorientierte und möglichst tägliche gemeinsame radiologisch-klinische Besprechung	

Festkörperdetektoren kommen in der pädiatrischen Notfalldiagnostik derzeit noch selten zum Einsatz (vorwiegend aufgrund hoher Anschaffungskosten) – die aktuelle Detektorgeneration erscheint ausreichend leicht und kompakt für den täglichen Einsatz. Ein großer Vorteil von Festkörperdetektoren ist neben der (zumindest theoretisch höheren Empfindlichkeit und damit Möglichkeit der Dosisreduktion) ist die rasche, im Idealfall drahtlose Datenübertragung an einen im mobilen Röntgengerät eingebauten Monitor oder an einen separaten Laptop – dies ermöglicht die sofortige Überprüfung der Verwertbarkeit und bei Bedarf die Einleitung therapeutischer Maßnahmen (z. B. bei Pneumothorax). Aktuelle Hygienestandards bei infektiösen Patienten können durch den Einsatz von desinfizierbaren Detektorhüllen erfüllt werden (ohne die Gefahr der Schädigung elektronischer Bauteile durch Desinfektionsmittel).

Eine Anpassung des Postprocessing der Röntgenaufnahme vor Ort stellt eine besondere Herausforderung dar und erfordert Expertenwissen (Kinderradiologe und firmenseitige Expertise) oder Übernahme von Expertenwissen aus einer großen kinderradiologischen Institution mit entsprechender Ausstattung.

Ultraschallgeräte sollten eine Kombination von hoher Auflösung und befriedigender Eindringtiefe sowie eine hohe Sensitivität für Blutfluss aufweisen. Schallköpfe mit kleiner Apertur (z. B. Micro-Convex) sind beim Einsatz in der pädiatrischen Intensivmedizin unentbehrlich, da kleine akustische Fenster bei Kindern die Regel sind (z. B. Fontanelle,

Zwischenrippenraum) und mit Curved- oder Linear-Array-Sonden nur ein Teilbereich des Abdomens und des Gehirns dargestellt werden kann.

Die Untersuchungstechnik muss den besonderen Anforderungen der Notfalldiagnostik genügen und den spezifischen Kollektiven wie Frühgeborenen angepasst sein. Die Ultraschalldiagnostik ist in besonderem Maß untersucherabhängig. Hohe Erfahrungskompetenz, Qualitätskontrolle inkl. standardisierter Untersuchungstechnik und Dokumentation sind von entscheidender Bedeutung.

Eine Ausnahmestellung nimmt die FAST-Sonografie (Focused Assessment with Sonography for Trauma) ein. Die isolierte Suche nach posttraumatischen Veränderungen thorakoabdominal (v. a. freie Flüssigkeit) hat sich nach entsprechendem Training als verlässliche Methode auch in relativ unerfahrenen Händen erwiesen.

Eine Ultraschalluntersuchung mit Kontrastmittelgabe (CEUS) kann abhängig von den lokalen Gegebenheiten auch im Notfall sinnvoll sein. Zu beachten hierbei ist allerdings die fehlende Zulassung für die Anwendung bei Kindern (Off-Label-Use).

Eine Untersuchung in einem Großgerät wie **CT** oder **MRT** zur Notfalldiagnostik setzt voraus, dass die Patientenüberwachung während der Untersuchung durch qualifiziertes klinisches Personal gewährleistet ist. Idealerweise geschieht dies bei Z. n. Polytrauma im Schockraum.

Unabdingbar ist im Fall einer MRT-Untersuchung als Notfalldiagnostik die Untersuchungssteuerung durch den Radiologen in „real time“ mit sofortiger Information der behandelnden Kollegen und ggf. Untersuchungsabbruch (bei z. B. Nachweis eines entlastungsbedürftigen epiduralen Hämatoms).

MERKE

Von größter Bedeutung sind interdisziplinäre Fallbesprechungen, in denen u. a. weitere diagnostische Schritte diskutiert werden können.

1.2.2 Integrierte Stufendiagnostik mit bildgebenden Verfahren: Basis- und weiterführende Diagnostik

Die aktuellen relevanten klinischen Daten und eine möglichst präzise Fragestellung sind in der bildgebenden Diagnostik unverzichtbar. Der Befund sollte die Besonderheiten und Einschränkungen der Untersuchung enthalten, um Fehlbeurteilungen zu vermeiden. Beispiele für solche Einschränkungen sind: „keine ausreichende Inspiration zu erzielen“, „eingeschränkte Darstellung wegen Verband“, „Pankreas bei Gasüberlagerung nicht vollständig einsehbar“ (➤ Tab. 1.19a und ➤ Tab. 1.20).

Die Basis der Notfall- und Intensivmedizin sind Röntgenaufnahmen des Thorax mit einem fahrbaren Gerät auf der Intensivstation. Röntgenaufnahmen des Abdomens, Abdomen- und Nierensonografie sowie zerebrale Sonografie auf der Neu- und Frühgeborenenstation stellen ebenfalls häufige Untersuchungen dar. Die cCT oder die MRT kommen bei akuten Erkrankungen des Zentralnervensystems (ZNS) hinzu.

Grundsätzlich sollten zunächst Verfahren gewählt werden, die bei einem Minimum an Beeinträchtigung des Patienten eine ausreichende Aussage ermöglichen oder weitere Diagnostik gezielt zulassen. Damit stehen in den meisten Fällen Röntgen- und Ultraschalldiagnostik am Krankenbett an erster Stelle. Eine Ausnahme bildet die Diagnostik des ZNS. Hier kann der schnelle Einsatz der cCT und MRT die Therapie entscheidend beeinflussen (➤ Tab. 1.19f).

Thorax

Röntgenaufnahmen des **Thorax** sollten im Intensivbereich entsprechend ihrer Bedeutung mit höchstmöglicher Qualität angefertigt werden (➤ Abb. 1.1). Hierbei ist die Kontrolle der Aufnahmebedingungen und Aufnahmedaten erforderlich. Der optimierten Nachbearbeitung kommt im Zeitalter der digitalen Bildakquisition eine hohe Bedeutung zu. Aufnahmebedingte Änderungen der Atemtiefe, der Projektion (Verdrehung!) und Überlagerungen durch Verbände, Schlauchsysteme oder Falten in Unterlagen (Hautfalten bei Neugeborenen und Säuglingen) bereiten nicht selten Schwierigkeiten in der Bildinterpretation. Aufnahmen zur Beurteilung eines Pneumothorax zeigen das volle Ausmaß in Exspiration. Bei Früh- und Neugeborenen besteht eine erhöhte Gefahr von Perforationen durch fehlliegende

Tab. 1.19 Integrierte bildgebende Diagnostik

a	**Klinik**	• **Anamnese:** aktuelle Symptomatik • **Untersuchungsbefund:** apparativ – nicht bildgebend (Labor, EKG, EEG)
b	**Bildgebende Verfahren: Basis**	**Röntgen:** Thorax, Abdomen, Skelett **Sonografie:** Abdomen, Thorax, Weichteile, Gefäße, Gehirn (Neu- und Frühgeborene) **CT oder MRT:** ZNS, Muskel- und Skelettsystem
c	**Bildgebende Verfahren bei Thoraxerkrankungen und Obstruktion der oberen Luftwege: erweiterte Diagnostik**	**Erkrankungen:** Atelektasen, Pleuraerguss, Perikarderguss, Pneumonie, Lungenödem, ARDS, Pneumothorax, pulmonale Hypertension, Lungenembolie, traumatische Läsionen, retropharyngealer Abszess **Weitere Indikationen:** Lageprüfung von Katheter, Drainage, Trachealtubus, postoperative Thoraxveränderungen nach Herz-, Lungen-OP **Bildgebende Verfahren:** • Thorax-Röntgen • Zusätzliche Projektionen, Exspirationsaufnahme, Kontrastmittel • Röntgen der Halsweichteile seitlich • Sonografie (Pleura-, Perikarderguss, Empyem, mediastinaler Prozess, Gefäßkompression, Gefäßverschluss) • CT ohne / mit KM oder MRT (MR-Angiografie) bei komplexer Gefäßerkrankung oder unklarer Raumforderung • Gefäß- / Katheterdarstellung mit DSA
d	**Wesentliche Elemente der Thorax-Röntgenaufnahme und ihre Differenzialdiagnose**	• **Beidseitige Verschattung:** pleurale Flüssigkeit (Erguss, Empyem, Blut), Ödem (akutes Lungenödem, ARDS), Pneumonie, massive Lungeneinblutung • **Einseitige Verschattung:** pleurale Flüssigkeit (Erguss, Empyem, Blut), Pneumonie, Atelektase, Raumforderung, Fehlbildung (z. B. Zwerchfellhernie) • **Hiläre und perihiläre Verschattung:** – **Beidseitig:** Ödem inkl. Überwässerung, zentrale Pneumonie, Lymphome – **Einseitig:** zentrale Pneumonie inkl. Tuberkulose • **Periphere Verschattung:** – **Beidseitig:** Pneumonie, Pilzerkrankung (Immunsuppression und Rundherdcharakter) – **Einseitig:** Pneumonie • **Interstitielles Verschattungsmuster:** interstitielles Ödem inkl. chronischer Stauung • **Positives Luftbronchogramm:** Sind Teile des Bronchialsystems außerhalb des Mediastinums zu sehen, muss ein pathologischer intrapulmonaler Prozess vorliegen (Atelektase, Pneumonie)
e	**Bildgebende Verfahren bei abdominalen und retroperitonealen Erkrankungen: erweiterte Diagnostik**	**Erkrankungen:** Ileus, Perforation, Kolitis, nekrotisierende Enterokolitis (NEC), Peritonitis, Abszess, Blutung, Ischämie, akute Funktionsstörungen von Leber, Gallenwegen, Milz, Pfortadersystem, Pankreas, Nierenerkrankungen, akute Unterbaucherkrankungen **Weitere Indikationen:** Überprüfung der Katheterlage, postoperative oder posttraumatische Veränderungen **Bildgebende Verfahren:** • Sonografie (pathologische Flüssigkeitsansammlung frei, in präformierten Räumen, subkapsulär, subphrenisch, Abszesse, Darmperistaltik, Darmwand-, Appendixverdickung, Veränderung von Pankreas, Nieren und ableitenden Harnwegen) • Abdomen-Röntgenaufnahme im Liegen, evtl. in Linksseitenlage mit horizontalem Strahlengang, wenn möglich im Hängen oder Stehen • Darstellung des Darmlumens mit nichtionischem KM (**cave:** osmotische Wirkung); i. v. Pyelogramm • Doppler- und Farbdoppler-Sonografie (Gefäßverletzungen, Abstoßung, Gefäßstenose oder Gefäßverschluss) • Kontrastmittelsonografie (CEUS) • Sonografisch gesteuerte Punktion (Flüssigkeit, Abszess, Tumor) • CT ohne / mit KM oder MRT (inkl. MR-Angiografie) bei komplexer Gefäßerkrankung oder unklarer Raumforderung • Gefäß- / Katheterdarstellung mit DSA (bei fehlender Klärung mit den anderen Modalitäten)

Tab. 1.19 Integrierte bildgebende Diagnostik *(Forts.)*

f	**Bildgebende Verfahren bei Erkrankungen des Zentralnervensystems**	**Akute Erkrankungen:** Hirnödem, dekompensierter Hydrozephalus, Hirnblutung, sub- bzw. epidurale, subarachnoidale Blutung (traumatisch, Kindesmisshandlung, vaskuläre Malformation), Enzephalomyelitis, Herdenzephalitis, ischämischer Insult, akut beginnende metabolische Erkrankung, akuter Beginn einer multiplen Sklerose oder ADEM, großer AV-Shunt (z. B. V.-Galeni-Aneurysma), Komplikationen (Shunt, Tumortherapie, neurochirurgischer Eingriff) **Bildgebende Verfahren:** • cCT: bei frischem SHT, Hochrasanztrauma • MRT: bei akuter nichttraumatischer Erkrankung (wenn stabil und Überwachung möglich) • Sonografie (bei Kindern bis zu 1 Jahr; bei älteren Kindern zur Feststellung der Größe der Seitenventrikel und des III. Ventrikels) • Doppler- und Farbdoppler-Sonografie (Gefäßspasmus, extremes Hirnödem bzw. Hirntoddiagnostik) • Zerebrale Angiografie (Blutung aus einer arteriovenösen Malformation, Hirntoddiagnostik)
g	**Bildgebende Verfahren bei Erkrankungen des Skelettsystems bzw. der Weichteile: erweiterte Diagnostik**	**Erkrankungen:** akute Osteomyelitis, akute bakterielle Arthritis (V. a. / zum Nachweis / z. A. Osteomyelitis vor Gelenkspülung), Myositis, Fasziitis, posttraumatisch **Bildgebende Verfahren:** • Röntgenspezialaufnahmen, Durchleuchtung (spezielle Projektionen, Funktionsaufnahmen) • CT: bei komplexen Frakturen (Niedrigdosistechnik zur Knochendarstellung) • MRT: entzündliche Erkrankungen von Skelett, Muskeln, Gelenken, Weichteilen; posttraumatische Läsionen (z. B. knorpeliger Flake im CT nicht nachweisbar)
h	**Bildgebende Verfahren bei Erkrankungen der Gefäße: erweiterte Diagnostik**	**Erkrankungen:** Venenthrombose (V. jugularis, V. brachiocephalica, tiefe Beinvenen, Beckenvenen, V. cava, Nierenvenen), Arterienverschluss (Thrombose, Embolie, Spasmus, Arteriitis), Pulmonalarterienverschluss **Bildgebende Verfahren:** • Doppler- und Farbdoppler-Sonografie • Röntgendarstellung über KM-Injektion in liegenden Katheter • MR-Angiografie (CT-Angiografie) • DSA (konventionelle Angiografie)

Abkürzungen: CEUS = Contrast Enhanced Ultrasound, CT = Computertomografie, cCT = kranielles CT, MRT = Magnetresonanztomografie, MRA = Magnetresonanzangiografie, DSA = digitale Subtraktionsangiografie, KM = Kontrastmittel, ADEM = akute disseminierte Enzephalomyelitis

Katheter (v. a. ZVK, aber auch Magensonde), durch zeitnahe Befundung und Kommunikation lässt sich diese Komplikation aber vermeiden.

Die sonografische Beurteilung akuter pleuranaher Pathologien (z. B. Pneumothorax) ist in den letzten Jahren zu einer wichtigen Methode in der intensivmedizinischen Diagnostik geworden.

Das Mediastinum ist bei Neugeborenen, Säuglingen und Kleinkindern aufgrund des als Schallfenster verwendbaren Thymus i. d. R. sonografisch gut zu untersuchen. Gefäßverschlüsse, insbesondere venöse Thromben, sind mit Sonografie, Röntgendarstellung unter Kontrastmittelgabe, wenn möglich unter Durchleuchtung, und mit CT oder MRT erfassbar (➤ Tab. 1.19c).

Die Erfassung und Differenzierung grundlegender Verschattungsmuster stellt eine wesentliche Hilfe für die Diagnosestellung dar (➤ Tab. 1.19d).

Abdomen

Bei der **abdominalen inkl. retroperitonealen** bildgebenden Diagnostik steht die Sonografie – von einigen Ausnahmen abgesehen – an erster Stelle. Darmgas kann die Beurteilung erschweren, durch die Technik der gezielten Kompression ist meist insbesondere unter Verwendung eines Schallkopfes mit kleiner Apertur eine ausreichende Darstellung aber möglich.

Von besonderer Bedeutung ist die sonografische Unterbauchdiagnostik, da Ursachen für ein akutes Abdomen bei Kindern relativ häufig im Unterbauch zu finden sind und dort leicht übersehen werden, falls eindeutige klinische Lokalisationszeichen fehlen. Perityphlitischer Abszess, Invagination und Ovarialtorsion sind Beispiele für Erkrankungen im Unterbauch, die echografisch gut erfassbar sind.

Tab. 1.20 Häufige Probleme bei der bildgebenden Notfalldiagnostik

	Häufige Probleme	Fehlermöglichkeiten
Röntgen-Thorax	• Atemphase nicht ausreichend berücksichtigt • Aufnahme kurz nach Absaugen • Aufnahme beim Schreien oder Pressen • Aufnahme falsch belichtet	• Bild wie bei Ödem oder zentraler Pneumonie • Erkrankung unzureichend sichtbar
Röntgen-Abdomen	• Aufnahme nur in Rückenlage	• Freie Luft, Flüssigkeits-Luft-Spiegel nicht (ausreichend) sichtbar
Ultraschall Abdomen	• Inadäquate Schallsonden • Untersuchungstechnik nicht optimal • Nicht einsehbare Bereiche (Verband, Luftüberlagerung) im Befund nicht berücksichtigt	• Abnormer Befund übersehen • Falsch positiver Befund • Fehlbeurteilung des Schweregrads einer Erkrankung (Organverletzung, Blutung)
Ultraschall Doppler	• Fehlende Spektralanalyse (Farbdoppler) • Geräte- oder bedienungsbedingte geringe Sensitivität für langsame Flussgeschwindigkeiten • Zu großer Schallkopfauflagedruck • Ungünstiger Winkel zwischen Schallausbreitungsachse und Flussrichtung	• Keine präzise Zuordnung von Farbsignalen (Arterien- oder Venensystem, Artefakt) • Falsch negativer Befund bei geringer Flussgeschwindigkeit (Venen, Hämangiom)
MRT	• Zu geringe physikalische und Kontrastauflösung, insb. bei Neugeborenen und Säuglingen (z. B. Schichtdicke in T2-gewichteten Spin-Echo-Sequenzen > 3 mm und Pixelgröße > 0,5 mm^2) • Nicht optimale Spulentechnik insb. bei kleinen Kindern, z. B. bei Früh- und Neugeborenen • MRT Schädel möglicherweise besser mit Schulter- oder Kniespule als mit Schädelspule (geräteabhängig)	• Diskrete Signalveränderungen (in der Akutphase v. a. Diffusionsstörungen) können insb. bei Früh- und Neugeborenen schwer detektierbar sein

Bei akut kranken Kindern können einzelne Röntgenaufnahmen nach Kontrastmittelapplikation auf Station (auch ohne den Vorteil der dynamischen Untersuchung unter Durchleuchtung) wertvolle Zusatzinformationen erbringen. Welche Methode im Einzelfall die beste ist, kann nur im interdisziplinären Austausch entschieden werden.

MERKE

Stark hyperosmolares Kontrastmittel (z. B. Gastrografin ®) ist bei kleinen Kindern (v. a. Früh- und Neugeborene sowie Säuglinge) kontraindiziert. Selbst bei Gabe von isoosmolaren Kontrastmitteln enteral kann es bei Frühgeborenen zu signifikanten Flüssigkeitsverschiebungen kommen!

Eine seltene Komplikation nach enteraler Verabreichung von größeren Mengen an jodhaltigem Kontrastmittel ist die Störung der Schilddrüsenfunktion infolge der Resorption von Jod.

Zentralnervensystem

Akute Erkrankungen des **Zentralnervensystems,** die mit Bewusstseinseinschränkung oder Koma einhergehen, sind häufig auf bekannte Traumata (Unfall, ➤ Abb. 1.2, ➤ Abb. 1.3) oder bei kleineren Kindern auf zunächst nicht geklärte traumatische Ursachen wie Kindesmisshandlung zurückzuführen.

MERKE

Das cCT ist bei akutem Trauma mit Bewusstseinsstörung aufgrund seiner schnellen Verfügbarkeit, seiner kurzen Untersuchungsdauer und hohen Sensitivität für akute Traumafolgen die Methode der 1. Wahl.

Bei akut instabilen Patienten ist ein MRT kontraindiziert aufgrund der langen Vorbereitungs- und Untersuchungszeit sowie der nur verzögert möglichen Intervention (➤ Tab. 1.21).

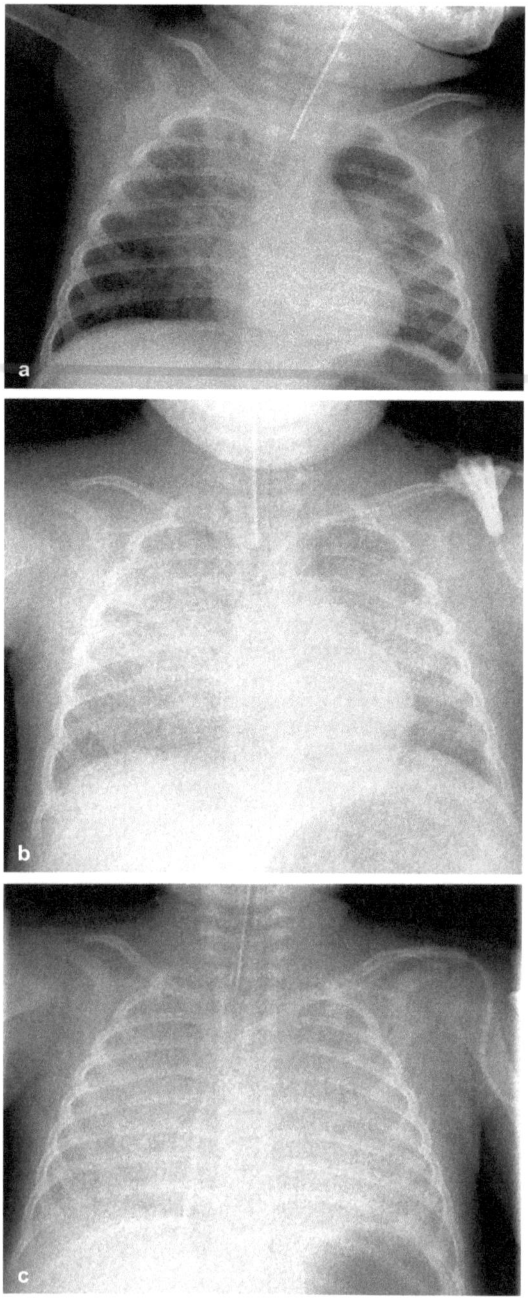

Abb. 1.1 Entwicklung eines ARDS. 9 Monate altes Mädchen mit muskulär bedingter Ateminsuffizienz und intermittierender Beatmung seit Geburt. Jetzt Entwicklung eines ARDS bei CMV-Pneumonie.
a) Perihiläres und links-retrokardiales Verschattungsmuster mit zusätzlicher Verdickung im rechten Lungenoberlappen und angedeutet positivem Luftbronchogramm: unspezifisches Bild, das nur im Zusammenhang mit den klinischen Daten gewertet werden kann (Husten, Fieber, Entzündungszeichen? Unfall? Blut im Absaugsekret?).
b) 2 Tage später: zunehmende zentrifugale Verschattung mit positivem Luftbronchogramm mit Notwendigkeit einer Intensivierung der Beatmung. Beide Lungenunterlappen sind jedoch noch relativ strahlentransparent, die Schatten der Zwerchfellhälften noch abgrenzbar.
c) 8 Tage nach a): radiologisches Vollbild einer diffusen Verschattung. Das positive Luftbronchogramm zeigt, dass der Prozess vorwiegend oder ausschließlich intrapulmonal ist. Klinisch-radiologisches Vollbild des ARDS (Nebenbefund: ZVK zu tief positioniert). Falls klinisches und radiologisches Bild voneinander abweichen, sollten Ursachen dieses Abweichens überlegt werden (Beispiel: radiologische Verschlechterung und klinische Besserung; mögliche Ursachen: Lungenstauung, akute Flüssigkeitsmehrbelastung der Lunge, Pleuraerguss). [R394]

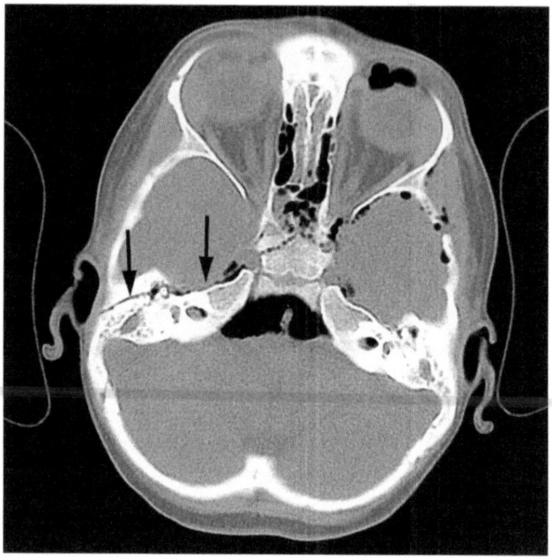

Abb. 1.2 Schädelbasisfraktur bei schwerem Schädel-Hirn-Trauma. 11½ Jahre altes Mädchen nach Verkehrsunfall mit schwerem Schädel-Hirn-Trauma. Felsenbeinlängsfraktur durch das Mittelohr, Keilbeinfraktur sowie erhebliche Lufteinschlüsse präpontin vor der rechten und linken Felsenbeinspitze sowie in der linken mittleren Schädelgrube. Kleinere Frakturen am rechten lateralen Orbitarand, rechts okzipital und links temporal. Weichteilverdickung am Augenlid beiderseits, links mit Lufteinschluss unter dem Augenlid. Gefährdete Strukturen: Mittelohr einschl. Gehörknöchelchenkette, N. facialis, N. petrosus. [R394]

Bei gegebener Notfallindikation sollte bei Aufnahme eine primäre CT-Diagnostik erfolgen. Bei stabilen Patienten, die zeitnah eine „elektive" Diagnostik des Neurokraniums benötigen, wird in unserer Klinik aus strahlenhygienischen Gesichtspunkten, aber auch aufgrund der räumlichen Gegebenheiten häufig ein „Kurz-MRT" durchgeführt.

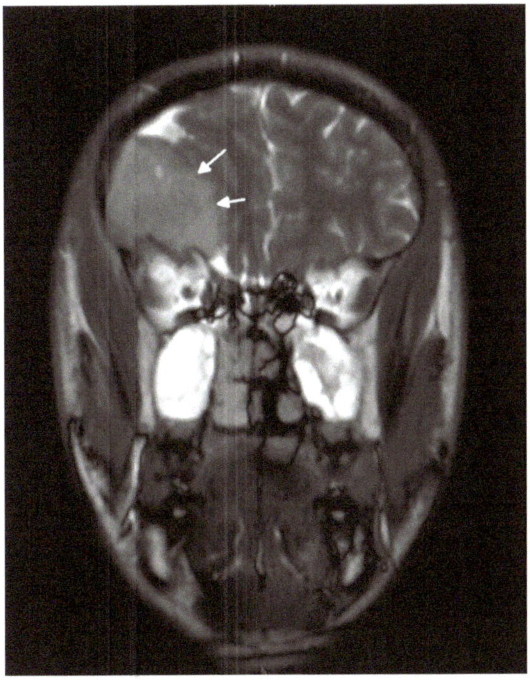

Abb. 1.3 17 Jahre alter Junge, am Vortag als Fußgänger von Pkw erfasst. MRT aufgrund anhaltender retro- und antegrader Amnesie sowie Zephalgien. Die koronare „TrueFisp"-Sequenz (schnelle T2-gewichtete Sequenz, 4 mm Schichtdicke) zeigt ein raumforderndes epidurales Hämatom rechts frontal (Pfeile). Die neurochirurgische Ausräumung erfolgte im Anschluss an das MRT (NB: unspezifische Schleimhautverbreiterung beidseits im Sinus maxillaris). [P537]

Mit schnellen T2-gewichteten Steady-State-Sequenzen (Dauer einer Einzelsequenz ca. 30–60 s) können in kurzer Zeit Raumforderungen oder akute Liquorzirkulationsstörungen nachgewiesen werden.

Bei Neugeborenen und kleinen Säuglingen gelingt dies häufig in „Feed-and-wrap"-Technik, d.h. im spontanen, meist postprandialen Schlaf. Gute Ergebnisse haben wir hier auch bei Verwendung einer Lagerungshilfe mit Vakuumunterstützung gesehen. Alternativ kann der Kopf eines stabilen Kindes auch manuell durch ein Elternteil (mit dem Kind im MRT liegend) gehalten werden (➤ Abb. 1.4).

Die Vorteile des MRT in der Akutphase liegen in der hohen Sensitivität für Ischämien (Diffusionsbildgebung!) sowie in besserer Weichteildifferenzierbarkeit im Gesichtsschädel (➤ Abb. 1.5).

Bei Neugeborenen und Säuglingen besteht zum einen durch die offene Fontanelle und zum anderen aufgrund der geringen Dicke der Schädelkalotte insbesondere temporal die Möglichkeit zur Darstellung der intrakraniellen Strukturen (➤ Abb. 1.6). Auch im Falle eingeschränkter Einsehbarkeit ist i.d.R. der Ausschluss einer relevanten raumfordernden Blutung oder Ventrikelerweiterung möglich.

Einschränkungen bestehen hier in der Einsehbarkeit der hinteren Schädelgrube, da diese bei transfontanellärer Darstellung schallkopffern gelegen und transossär nur erschwert darstellbar ist. Frakturen der Kalotte sind meist schon klinisch zu vermuten und können i.d.R. sonografisch verifiziert werden (➤ Abb. 1.7).

Das MRT sollte bei posttraumatischen Auffälligkeiten sowie bei ZNS-Untersuchungen aufgrund persistierender oder akuter ZNS-assoziierter und im CT nicht ausreichend erklärbarer Symptome zum Einsatz kommen.

Bei nichttraumatischen akuten Erkrankungen des ZNS im Kindesalter hat das MRT im Vergleich zum cCT eine deutlich höhere Sensitivität und Spezifität und sollte dieses möglichst ersetzen. Dies gilt in besonderem Maße für akute entzündliche Erkrankungen (Herdenzephalitis, Herpes-Enzephalitis, ➤ Abb. 1.8) oder akut beginnende demyelinisierende Krankheiten (ADEM). Schweregrad und Entwicklung eines Hirnödems können mit der MRT v.a. aufgrund der multiplanaren Möglichkeiten (Einklemmung des Hirnstamms, transtentorielle Herniation) und der hohen Sensitivität für ischämische Läsionen dargestellt werden (➤ Abb. 1.9). Traumatisch-ischämische Läsionen sind nicht selten in der hinteren Schädelgrube lokalisiert. Die MRT bietet hier im Gegensatz zur cCT den Vorteil einer praktisch artefaktfreien Darstellung (➤ Tab. 1.21).

Skelett

Röntgenaufnahmen stellen nach wie vor die Basis der **Skelettdiagnostik** dar. Bei klinisch nicht eindeutig zu lokalisierenden Beschwerden bei Kleinkindern sollte die gesamte affektierte Extremität abgebildet werden, da insbesondere Hüftschmerzen häufig auf das Knie projiziert werden.

Bei klinischem Verdacht auf einen Gelenkerguss ist dies in den meisten Körperregionen sonografisch

Tab. 1.21 Zerebrale Notfalldiagnostik: cCT oder MRT?

	cCT	MRT
Vorteile	• Schnell, sofort verfügbar, gute Überwachungsmöglichkeit • Erfahrung weit verbreitet • Komplexe knöcherne Verletzungen (Trümmer, Splitter, Schädelbasisfraktur) gut erfassbar • Subarachnoidalblutung gut erfassbar	• Frühe und zuverlässige Erfassung von intrazellulärem Ödem (Ischämie, Enzephalitis) mittels Diffusionsbildgebung (bei jeder akuten Untersuchung des Gehirns obligat!) • Zuverlässige Erfassung kortikaler Schwellung • Zuverlässige Erfassung von „Einklemmungen": para- oder transtentorielle Hirnstammkompression, infratentorielle „untere" schwellungsbedingte Raumbegrenzung / Einklemmung • Höhere diagnostische Spezifität bei zerebraler Pathologie als mit cCT (abgesehen von Subarachnoidalblutung)
Nachteile	• Erheblich geringere Sensitivität und Spezifität bei pathologischen Prozessen des Hirnparenchyms als die MRT	• Höherer organisatorischer Aufwand und längere Untersuchungsdauer als cCT • Instabiler Patient nicht optimal überwachbar • Geringere Sensitivität als cCT in der Darstellung der Subarachnoidalblutung • Geringere Sensitivität und diagnostische Sicherheit bei der Darstellung komplexer knöcherner Verletzungen (z. B. Schädelbasisfrakturen, Darstellung kleiner Knochensplitter)
Risiken (Risikoverminderung bzw. -vermeidung)	• Strahlenexposition: Erhöhung des Tumorrisikos, Risiko einer Linsentrübung (Abhilfe: Dosisreduktion ohne Beeinträchtigung der diagnostischen Aussage; „Kurz-MRT")	• Gewebsschädigung durch Erwärmung aufgrund elektromagnetischer Wechselfelder bzw. des starken Magnetfeldes (keine Untersuchung von Patienten mit nicht MRT-kompatiblen Implantaten wie z. B. elektronischen Geräten, Gefäßclips) • **Cave:** metallhaltige Trachealkanülen • Mechanische Schädigung des Patienten durch beschleunigte Objekte (metallische magnetische Objekte wie Reflexhämmer, Kugelschreiber, Taschenmesser, Schlüsselbund!)

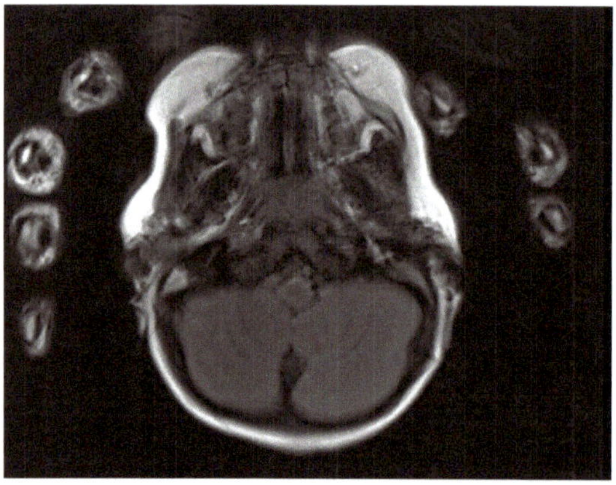

Abb. 1.4 1 Jahr 5 Monate alter Junge mit afebrilen Krampfanfällen. MRT-Untersuchung ohne Sedierung, der Kopf wird vom Vater des Kindes (Finger z. T. abgebildet) gehalten. [P537]

eindeutig zu verifizieren, eine Unterscheidung zwischen septischer und idiopathischer / reaktiver Arthritis ist bildgebend meist nicht möglich.

Auch bei nichttraumatischen Skelettaffektionen liefert das röntgenologische Muster der Veränderungen an Knochen und Periost oft entscheidende Zusatzinformationen.

Die Sonografie kann gerade bei kleinen Kindern mit noch nicht ossifizierten, rein knorpeligen Epiphysen eine klinisch nicht eindeutige Fehlstellung im Gelenk beweisen oder ausschließen (am häufigsten das Radiusköpfchen betreffend) (➤ Abb. 1.10).

Bei der Suche nach multifokalen Knochenprozessen oder Fehlen einer fokalen Symptomatik kann die Skelettszintigrafie durch die Ganzkörper-MRT ersetzt werden. Diese hat den Vorteil, dass Skelett, Weichteile, Lymphknoten und innere Organe in einem Untersuchungsgang dargestellt werden.

Periphere Gefäßverschlüsse sind dopplersonografisch erfassbar (z. B. nach suprakondylärer Humerusfraktur) – Voraussetzung dafür sind profunde Kenntnisse der Untersuchungstechnik und der methodischen Fallstricke.

Falls eine technisch einfache Röntgendiagnostik über einen bereits liegenden Katheter

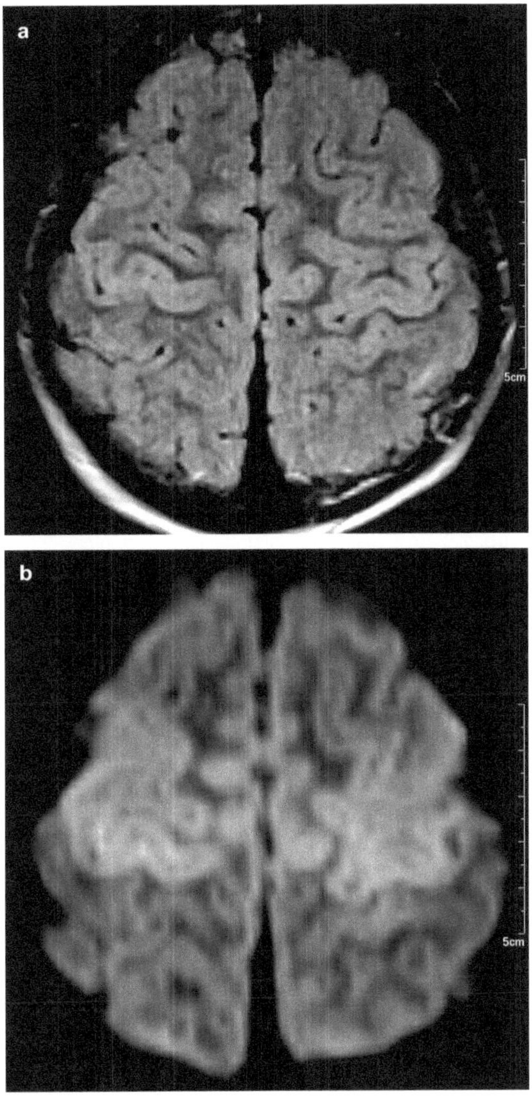

Abb. 1.5 Hypoxie- bzw. ischämiebedingte Veränderung der Zentralregion bei einem 6-jährigen Jungen 2 Tage nach Ertrinkungsunfall und mehrfacher Reanimation.
a) Die FLAIR-Sequenz zeigt eine diskrete Signalanhebung der prä- und postzentralen Gyri.
b) Wesentlich deutlicher und früher ist die ischämiebedingte Diffusionseinschränkung (häufig durch intrazelluläres Ödem bedingt) sichtbar (zentrale und rechts präzentrale Signalanhebung). [R394]

nicht möglich ist und die Doppler-Sonografie keine sichere Aussage erlaubt, bietet sich die Magnetresonanzangiografie an. Mit der 2D-Time-of-Flight- und der Phasenkontrast-MRA steht eine hervorragende Methode zur Erfassung auch

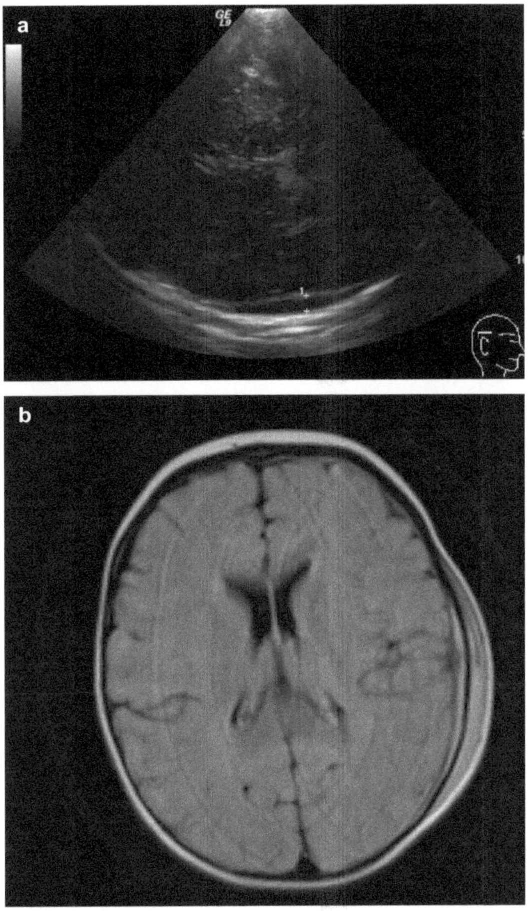

Abb. 1.6 Knapp 2 Jahre alter Junge, Z. n. Sturz auf den Kopf am gleichen Tag, Schwellung links parietookzipital
a) Die transtemporale Sonografie von rechts zeigt eine echoarme blutungsverdächtige Struktur auf der Gegenseite. Bei eingeschränkter Detailbeurteilbarkeit der Parenchymstrukturen infolge der niedrigen Schallfrequenz von 4 MHz (zur Knochenpenetration notwendig) ist die gering raumfordernde subdurale Blutung gut abgrenzbar.
b) Das ergänzende MRT (FLAIR 5 mm Schichtdicke) zeigt die subdurale Blutung links temporoparietal eindeutig mit blutungstypischer Signalanhebung. Bewegungsartefakte ohne relevante Einschränkung der Beurteilbarkeit. Oberflächliche Weichteilschwellung links parietookzipital. [P537]

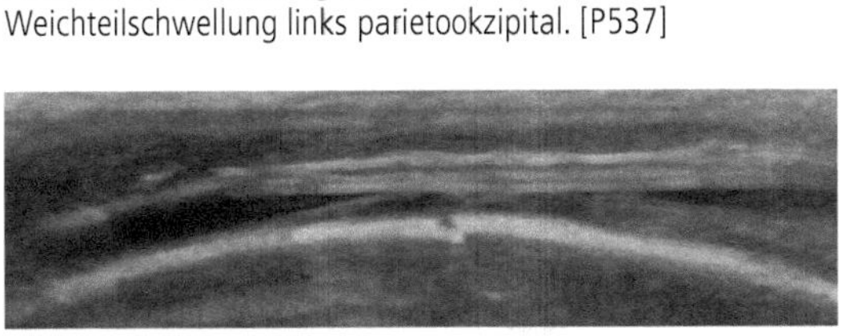

Abb. 1.7 5 Monate alter Junge. Nach Sturz frakturverdächtige Schwellung okzipital. Sonografisch gut nachweisbare Schädelfraktur ohne Stufenbildung [P537]

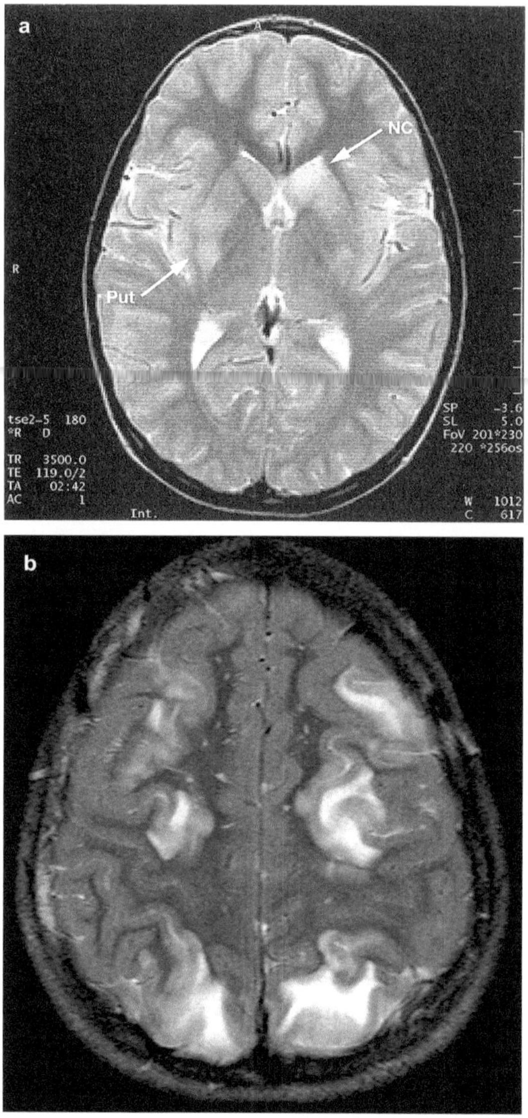

Abb. 1.8 9-jähriger Junge mit zunächst geringer, dann zunehmender Somnolenz.
a) MRT bei Basalganglienenzephalitis. Die T2-gewichteten Sequenzen zeigen eine angehobene Signalintensität in den Basalganglien, insbesondere dem Nucleus caudatus links und im Putamen beiderseits mit Volumenzunahme im Nucleus caudatus sowie knötchenartigen Formationen im rechten mittleren und hinteren sowie im linken hinteren Putamen. MR-Angiografie unauffällig. Zusammenfassende Beurteilung: Basalganglienenzephalitis, sofortige Einleitung einer gegen Mykoplasmen und Herpes wirksamen Therapie. Endgültige Diagnose: Mykoplasmen-Enzephalitis, vollständige Erholung ohne verbleibende extrapyramidale Symptome.

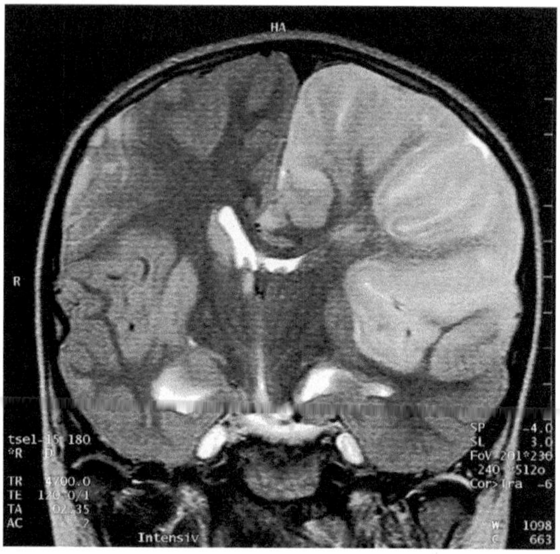

Abb. 1.9 Beginnende transtentorielle Herniation bei massiver kortikaler Schwellung bzw. Nekrose bei 10-jährigem Jungen mit Nasenrachenfibrom. Nach Embolisierung kommt es zu einem 15 min dauernden generalisierten Krampfanfall, danach persistierende Bewusstlosigkeit. Das T2-gewichtete koronare Bild zeigt ein massives, fast ausschließlich linksseitiges kortikales Ödem mit ausgeprägtem raumforderndem Effekt (Mittellinienverlagerung nach rechts) sowie Kompression des Hirnstamms. Zusätzlich kommt es zu einer Herniation des medialen linken Temporallappens über die Tentoriumkante. Diese führt zu einer weiteren Hirnstammkompression. Eine maximale antiödematöse Therapie ist erforderlich. [R394]

langsamer (venöser) Flussgeschwindigkeiten zur Verfügung, die eine nichtinvasive Diagnostik ohne KM-Applikation zulässt. Invasive angiografische Verfahren kommen außerhalb des Herzens und der herznahen Gefäße bei Verfügbarkeit von Doppler-Sonografie und MRA nur noch in wenigen Fällen zum Einsatz.

---

b) Kortikale Enzephalitis vom Herpes-Typ. 12 Jahre alter Junge mit Kopfschmerzen, Eintrübung und fokalem Krampfanfall. T2-gewichteter transversaler Schnitt. Multifokale prä- und postzentrale (mit Einbeziehung der parasagittalen Zentralregion) Signalanhebungen. Am ehesten virale Enzephalitis vom Herpes-Typ. Weniger häufig und in dieser Lokalisation atypisch ist eine Mykoplasmen-Enzephalitis (bei Kindern ist die temporale Lokalisation der Herpes-Enzephalitis nicht typisch!). [R394]

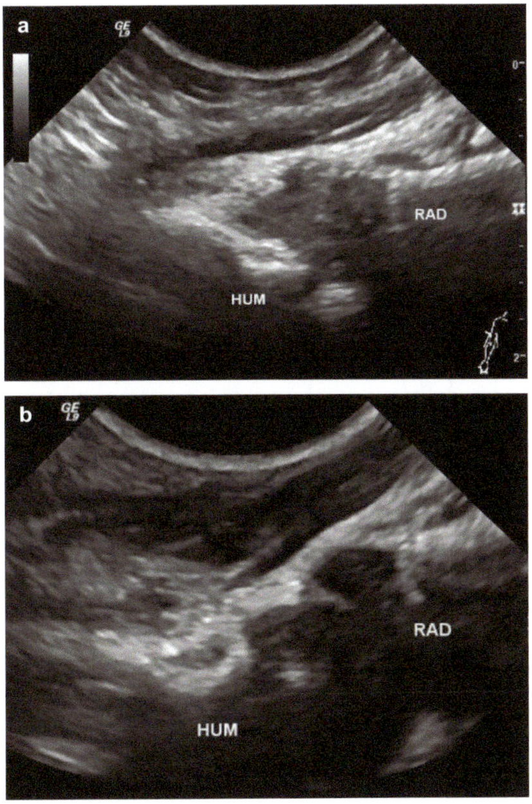

Abb. 1.10 1 Jahr 9 Monate alter Junge, Z. n. Trauma rechter Ellenbogen (wurde gezogen), Bewegungseinschränkung. Sonografie kubital in sagittaler Schichtführung. Luxation des Radiusköpfchens nach ventral. Bei nicht möglicher Streckung Untersuchung nicht mit dem hochauflösenden Linearschallkopf möglich, diagnostisch ausreichende Abbildungsqualität mit dem Micro-Convex-Schallkopf. Bei ungewöhnlicher Darstellung in partieller Flexion sichert der Vergleich mit der Gegenseite die Diagnose, Begleiterguss. HUM = Humerus, RAD = Radius [P537]

LITERATUR

Blickman J, van Rijn R (2012). Differenzialdiagnosen in der pädiatrischen Radiologie. Stuttgart: Thieme.

Coley BD (2019). Caffey's Pediatric Diagnostic Imaging. 2 vols. (Caffeys Pediatric Diagnostic Imaging). 13th ed. Philadelphia: Elsevier Saunders.

de Bruyn R (2010). Pediatric Ultrasound – How, why and when. 2nd ed. London: Elsevier Churchill Livingstone.

Hofmann V, Deeg K, Hoyer P (2018). Ultraschalldiagnostik in Pädiatrie und Kinderchirurgie: Lehrbuch und Atlas. 5. A. Stuttgart: Thieme.

Riccabona M (2017). Trainer Kinderradiologie Röntgen, Ultraschall, CT und MRT im Neugeborenen- und Kindesalter. Stuttgart: Thieme.

1.3 EKG und Echokardiografie

Friederike Danne, Armin Wessel†

Die apparative Überwachung der Herz-Kreislauf-Funktion des Intensivpatienten erfolgt u. a. mittels EKG und Echokardiogramm. Die Etablierung einer suffizienten EKG-Ableitung gehört zu den Basismaßnahmen des *Pediatric Advanced Life Support* (ERC Guidelines 2015 Section 6). Sie dient zum einen der Aufdeckung von sofort zu therapierenden Herzrhythmusstörungen (defibrillierbare HRST wie VT oder VF), zum anderen dem Monitoring des Therapieerfolgs.

Die kontinuierliche EKG-Aufzeichnung und Anzeige am Überwachungsmonitor dokumentiert die elektrische Herzaktion. Sie induziert normalerweise eine mechanische Kontraktion der Herzkammern mit nachfolgendem Auswurf des Blutes in die großen Arterien. Die Sequenz „elektrische Erregung – Kontraktion" wird als elektromechanische Kopplung bezeichnet. Sie kann bei schwerstkranken Kindern gestört sein kann, sodass auf die elektrische Erregung keine ordnungsgemäße mechanische Aktion folgt. Dann wird kein oder ein vermindertes Schlagvolumen ausgeworfen, das Herzzeitvolumen sinkt ab, und es kommt trotz elektrischer Herzaktion zum Herz- und Kreislaufstillstand. Deshalb darf aus dem EKG allein nicht auf eine ordnungsgemäße mechanische Herzaktion oder ein ausreichendes Herzzeitvolumen geschlossen werden.

MERKE

Das EKG gibt nur über die elektrische Aktivität des Herzens Auskunft. Rückschlüsse auf die mechanische Herzaktion sind mit Vorsicht zu ziehen!

Zum Monitoring der mechanischen Herzaktion ist neben der Palpation des Herzspitzenstoßes, des Pulses, der Rekapillarisierungszeit und der Auskultation des Herzens die Echokardiografie hervorragend geeignet. Sie kann aber nicht kontinuierlich eingesetzt werden, sodass normalerweise mit dieser Technik kein lückenloses Monitoring möglich ist.

1.3.1 EKG-Monitoring

Die Ableitung erfolgt über drei thorakale Elektroden mit kontinuierlicher Darstellung der gewählten Ableitung am Überwachungsmonitor und der Möglichkeit, Abschnitte von spezieller Aktualität auf Papier auszudrucken. Die Elektroden müssen so platziert werden, dass der QRS-Komplex den weitaus größten Ausschlag der Kurve darstellt, weil sonst die automatische Zählung der Herzfrequenz fehlerhaft wird.

Das EKG-Monitoring dient zur kontinuierlichen Registrierung und Anzeige der Herzfrequenz. Neben den normalen Schwankungen der Herzfrequenz werden Brady- oder Tachykardien quantifiziert und Arrhythmien angezeigt. Lagetyp und Hypertrophiezeichen können nicht diagnostiziert werden. Veränderungen der ST-Strecken (Repolarisationsstörungen) sollten mittels des Standard-EKG überprüft werden.

Normale Herzfrequenz

Schwankungen der Herzfrequenz sind im Sinusrhythmus normal (z. B. respiratorische Arrhythmie). Ein starres Frequenzniveau bei Sinusrhythmus ist – auch innerhalb normaler Grenzwerte – pathologisch und oft ein erster Hinweis auf eine ungünstige Prognose. Starre Sinusfrequenzen kommen z. B. bei schweren Hirnschädigungen und bei starker sympathischer Aktivierung u. a. im Rahmen einer Herzinsuffizienz vor (➤ Abb. 1.11).

Brady- oder Tachykardien sind Zustände, bei denen die Herzfrequenz unter- oder oberhalb altersspezifischer Grenzwerte liegt. Zur Beurteilung der Herzfrequenz bei kontinuierlich überwachten Intensivpatienten sind die Angaben aus Langzeit-EKGs

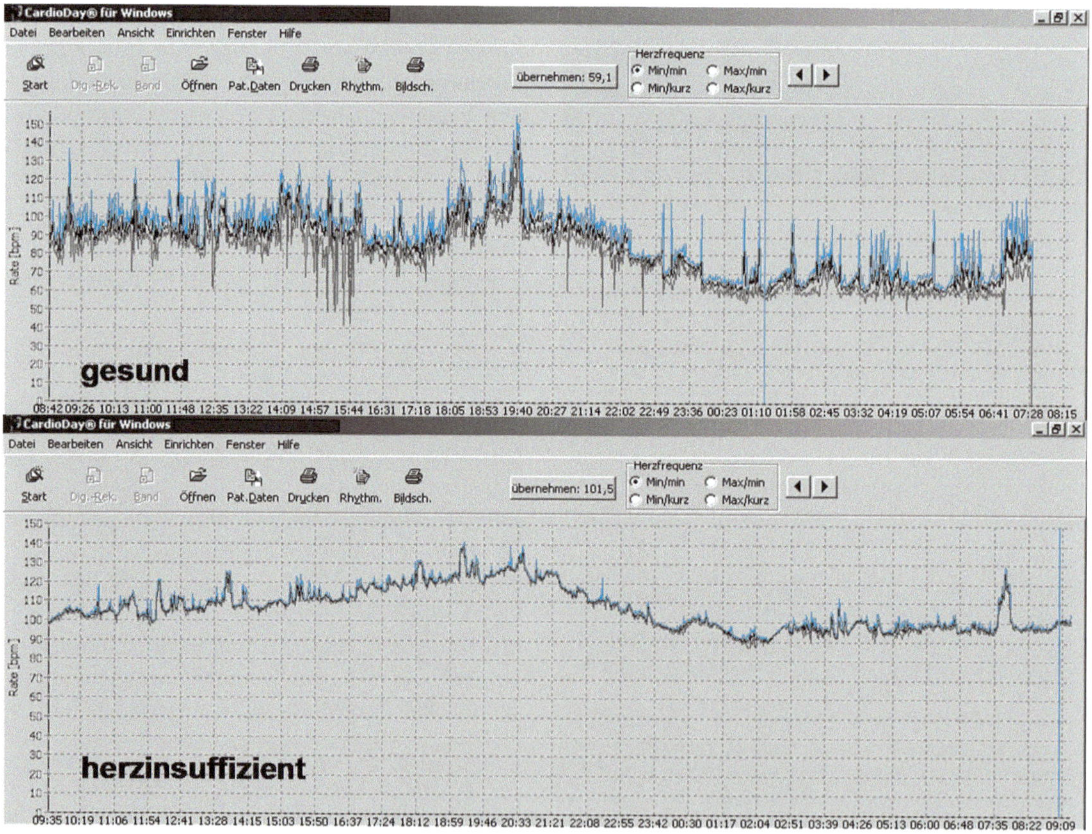

Abb. 1.11 Herzfrequenzvariabilität bei einem gesunden 14-jährigen Kind (oben) und bei einem gleichaltrigen Kind mit einer schweren Herzinsuffizienz durch eine dekompensierte Aortenstenose. Auffällig ist die tagsüber wie nachts geringe Bandbreite, innerhalb derer die Herzfrequenz bei dem herzinsuffizienten Kind schwankt (starre Herzfrequenz). [R394]

Tab. 1.22 Angaben zur unteren und oberen Herzfrequenzen bei gesunden Kindern verschiedener Altersstufen (nach Park 2014)

Herzfrequenzen [1/min] bei gesunden Kindern	
Neugeborene	110–150
2 Jahre	85–125
4 Jahre	75–115
6+ Jahre	60–100

besser geeignet als die Frequenzangaben, die aus Standard-EKGs gesunder Kinder entnommen wurden. In ➤ Tab. 1.22 findet sich eine Orientierung zu Herzfrequenzen gesunder Kinder unterschiedlichen Alters.

Normabweichende Herzfrequenzen

Brady- und Tachykardien müssen durch weitere Angaben spezifiziert werden, um entscheiden zu können, ob ein schwerwiegender pathologischer Befund vorliegt oder nicht (z.B. Sinusbradykardie oder AV-Block; Sinustachykardie oder supraventrikuläre Tachykardie).

Bradykardien

Die Charakteristika der wichtigsten Bradykardien (➤ Abb. 1.12) auf der Intensivstation sind die folgenden:

- **Sinusbradykardie:**
  - P, PQ, QRS, ST und T normal
  - Bedeutung: evtl. pathologisch
  - **Cave:** Nebenwirkung vieler Medikamente
- **AV-Block 1. Grades:**
  - PQ verlängert, Übriges normal
  - Bedeutung: evtl. pathologisch
  - **Cave:** Nebenwirkung vieler Medikamente
- **AV-Block 2. Grades (Wenckebach / Mobitz I):**
  - Progrediente Verlängerung von PQ bis QRS-Ausfall
  - Bedeutung: evtl. pathologisch
- **AV-Block 2. Grades (2:1-Block / Mobitz II):**
  - Jeder zweite QRS-Komplex fällt aus
  - Bedeutung: pathologisch
- **AV-Block 3. Grades:**
  - P und QRS unabhängig voneinander
  - Bedeutung: pathologisch

MERKE
Ein AV-Block 2. Grades (2:1-Block) kann jederzeit plötzlich in einen AV-Block 3. Grades mit kritischer Bradykardie übergehen (degenerieren)!

Tachykardien

Tachykardien lassen sich grundsätzlich nach dem Reizbildungsort einteilen:

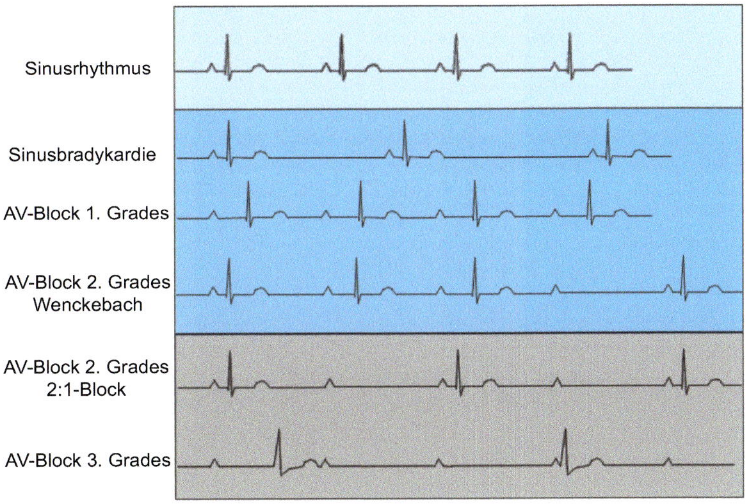

Abb. 1.12 Schematische Darstellung verschiedener Bradykardien mit farblicher Kennzeichnung ihrer Bedeutung: hellblau = normal; blau = meist nicht pathologisch; grau = i.d.R. pathologisch. Details siehe Text [R394]

- **Sinustachykardie** („Schmalkomplex-Tachykardie"):
  - EKG-Ableitung II: positives P vor QRS; schmaler QRS-Komplex (normale Kurve)
  - Langsame Zunahme der Herzfrequenz
  - Herzfrequenz meist nicht über 210 / min bei Säuglingen, 150 / min bei älteren Kindern
  - Reaktion auf anderweitige Ursachen (Weinen, geringe Sedierung, geringes HZV, Hypoxie, Hyperkapnie, gesteigerter Sympathikotonus, verminderter Vagotonus)
  - Wenn lang anhaltend: Auftreten von Herzinsuffizienz („low cardiac output")
- **Supraventrikuläre Tachykardie** („Schmalkomplex-Tachykardie"):
  - EKG-Ableitung II: P negativ, kurz vor, in oder hinter QRS, schmaler QRS-Komplex, häufig schlagartiges „Umspringen" in die Tachykardie mit starrer Frequenz und abruptes Ende der Tachykardie
  - Herzfrequenz 180–250 / min
  - Reentry-Mechanismus oder ektoper Vorhofschrittmacher
  - Selten Vorhofflattern: Sägezahnmuster mit unregelmäßiger Überleitung (➤ Abb. 1.13)
  - Wenn anhaltend: Auftreten von Herzversagen („low cardiac output")
- **Ventrikuläre Tachykardie** („Breitkomplex-Tachykardie"):
  - EKG-Ableitung II: breiter QRS-Komplex, kein Zusammenhang mit P
  - Plötzliches Auftreten, häufig eingeleitet mit ventrikulären Extrasystolen
  - Herzfrequenz 180–240 / min
  - Monomorph (gleichförmig) oder polymorph (verschiedenartig)
  - Sehr rasches Auftreten von Herzversagen („low cardiac output")
  - Umschlagen in Kammerflattern / -flimmern möglich (Herzstillstand!)

MERKE

- „Schmalkomplex-Tachykardien" können binnen Stunden zur Herzinsuffizienz führen.
- „Breitkomplex-Tachykardien" können innerhalb weniger Minuten zum Herzversagen führen bzw. jederzeit in Kammerflattern / -flimmern umschlagen (degenerieren)!

Deshalb ist jede „Breitkomplex-Tachykardie" bis zum Beweis des Gegenteils als ventrikuläre Tachykardie anzusehen und entsprechend zu behandeln!

Bisweilen ist es schwierig, eine Schmalkomplex-Tachykardie als solche zu erkennen (➤ Abb. 1.14). Der Verdacht auf eine Schmalkomplex-Tachykardie sollte immer dann aufkommen, wenn eine Tachykardie mit schmalen QRS-Komplexen und starrer Frequenz vorliegt, bei der keine P-Welle sicher identifiziert werden kann. In solchen Situationen ist es sinnvoll, spezielle

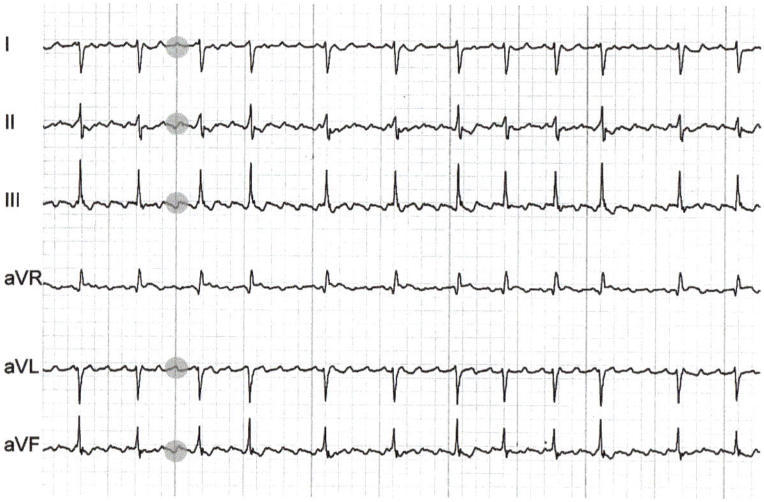

Abb. 1.13 EKG mit Vorhofflattern vom gewöhnlichen Typ (kaudokranialer Vektor, da P-Wellen in Ableitung II, III und aVF negativ und in Ableitung aVL positiv) [R394]

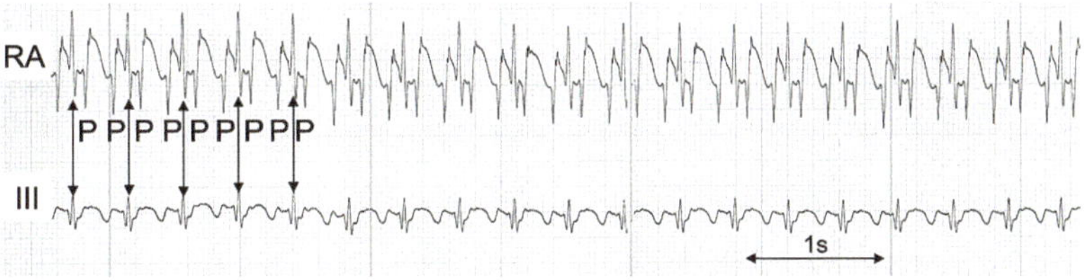

Abb. 1.14 Schmalkomplex-Tachykardie (AV-Knoten-Reentry) am ersten postoperativen Tag nach Herzoperation. In Ableitung III sind die P-Wellen nicht sicher identifizierbar. Die Vorhofableitung über die intraoperativ eingelegte rechtsatriale Stimulationselektrode (RA) zeigt, dass es sich um eine AV-Knoten-Reentry-Tachykardie mit 2:1-Überleitung handelt. Vorhoffrequenz 300/min (PP-Intervall 200 ms); Kammerfrequenz 150/min (RR-Intervall 400 ms). Die QRS-Komplexe (Pfeile) lassen sich in Kenntnis der Ableitung III identifizieren. Die Vorhofaktionen (P) sind in der Vorhofableitung typischerweise größer als die Kammeraktionen dargestellt. [R394]

EKG-Ableitungen wie ein Ösophagus-EKG anzufertigen oder auch, nach Herzoperationen, ein EKG über die temporär implantierte Schrittmacherelektrode im Vorhof abzuleiten. Dabei sollte eine Standardableitung mit registriert werden, um die Zuordnung von P-Wellen und QRS-Komplexen differenzieren zu können (➤ Abb. 1.14).

Spezielle EKG-Ableitungen

EKG-Kurven-Veränderungen

P-Wellen:
- Erhöhung > 3 mm: rechtsatriale Hypertrophie
- Dauer > 0,09 s: linksatriale Hypertrophie

Q-Zacken:
- Normal in I, III, aVF, V_5, V_6
- Pathologisch, wenn vorhanden in V_1
- Pathologisch, wenn nicht vorhanden in V_5 und V_6
- Amplitude > 5 mm: linksventrikuläre Hypertrophie oder Volumenüberladung

QRS-Komplex:
- In den rechtspräkordialen Ableitungen nimmt die R-Zacken-Amplitude mit steigendem Alter ab.
- In den linkspräkordialen Ableitungen nimmt die R-Zacken-Amplitude mit steigendem Alter zu.
- Für die S-Zacke verhält es sich genau umgekehrt.

T-Wellen:
- Hoch: Hyperkaliämie + Linksherzhypertrophie
- Flach: Hypokaliämie + Perikarditis, Myokarditis, Neugeborene, Hypothyreose

Verlängertes QTc-Intervall:
- Kopfverletzung
- Hypo-Mg, K^+, Ca^{++}
- Unterkühlung
- Myokarditis
- Häufig verwendete Medikamente wie Azithromycin, Erythromycin und Clarithromycin

EKG-Veränderungen bei speziellen kardialen Erkrankungen

EKG-Zeichen der Perikarditis:
- ↑ ST in den linksventrikulären Ableitungen kehrt innerhalb von 2–3 Tagen zum Normalzustand zurück
- Flache T-Wellen invertieren nach 2–4 Wochen
- ↓ QRS Amplitude

EKG-Zeichen der Myokarditis:
- ↑ PR-Intervall
- ↓ T-Wellen-Amplitude
- ↑ QT-Intervall
- ↓ QRS-Amplitude

MERKE
Nicht alle krankheitstypischen EKG-Veränderungen müssen obligat vorhanden sein.

1.3.2 Echokardiografie

Die (Ultraschall-)Echokardiografie ist neben der Auskultation des Herzens sowie der Palpation von Herzaktion und Pulsen (peripher: A. femoralis, A. brachialis; zentral: A. carotis) hervorragend zum Monitoring der mechanischen Herzaktion geeignet.

Ein Echokardiografiegerät sollte deshalb auf einer Kinderintensivstation 24 h täglich verfügbar sein, damit es im Bedarfsfall sofort einsetzbar ist. Zudem ist die Doppler-Echokardiografie beim Legen von zentralvenösen und arteriellen Kathetern hilfreich.

Im Folgenden wird überwiegend auf die transthorakale 2D-(Farb-)Doppler-Echokardiografie eingegangen werden, weil diese Technik der bildhaften Darstellung der kardialen Morphologie und Funktion in Echtzeit-Schnittbildern für die Diagnostik bei Intensivpatienten am besten geeignet ist. Neuere Verfahren wie 3D- und 4D-Echokardiografie und Tissue-Doppler sind für die initiale Einschätzung eines Intensivpatienten entbehrlich, da sie zeitaufwendig und untersucherabhängig sind. Sie eignen sich eher als Parameter für den Langzeitverlauf.

Die Einstellung der Schnittebenen sollte möglichst immer systematisch erfolgen, weil sonst die Diagnostik und eine Verlaufsbeobachtung erschwert werden. Folgende Schnittebenen sind zur Beurteilung der linksventrikulären Größe und Funktion am wichtigsten.

Parasternales Längsbild

- Darstellung des linken Ventrikels von der Aortenklappe bis zur Ventrikelspitze (➤ Abb. 1.15)
- Einstellung so wählen, dass die längste Distanz Aortenklappe–Ventrikelspitze zusammen mit klarer Darstellung der Mitralklappe erfasst wird
- Geeignet zur qualitativen Beurteilung
  - der abgebildeten Strukturen,
  - der Dicke von interventrikulärem Septum und linksventrikulärer Hinterwand,
  - der linksventrikulären Kontraktion.
- Wenig geeignet zur quantitativen Analyse der Ventrikelgröße und Funktion

Parasternales Querbild in Höhe der Papillarmuskelspitzen

- „Kreisförmige" Abbildung des linksventrikulären Cavums und Myokardrings (➤ Abb. 1.16)
- Gut geeignet zur quantitativen Analyse der Ventrikelgröße und Funktion.

Zur **quantitativen Analyse** der linksventrikulären Größe und Pumpfunktion ist das Querbild des linken Ventrikels gut geeignet, weil es leicht einstellbar und gut reproduzierbar ist. Als Parameter der ventrikulären Pumpfunktion gelten die relativen systolischen Änderungen von Durchmesser und Schnittflächen.

- **Durchmesserverkürzung („shortening fraction", SF):**

$$SF = \frac{100 \times (EDD - ESD)}{EDD}$$

  Normal: 31,5 % (25,4 % – 37,6 %)
- **Flächenverkleinerung („fractional area change", FAC):**

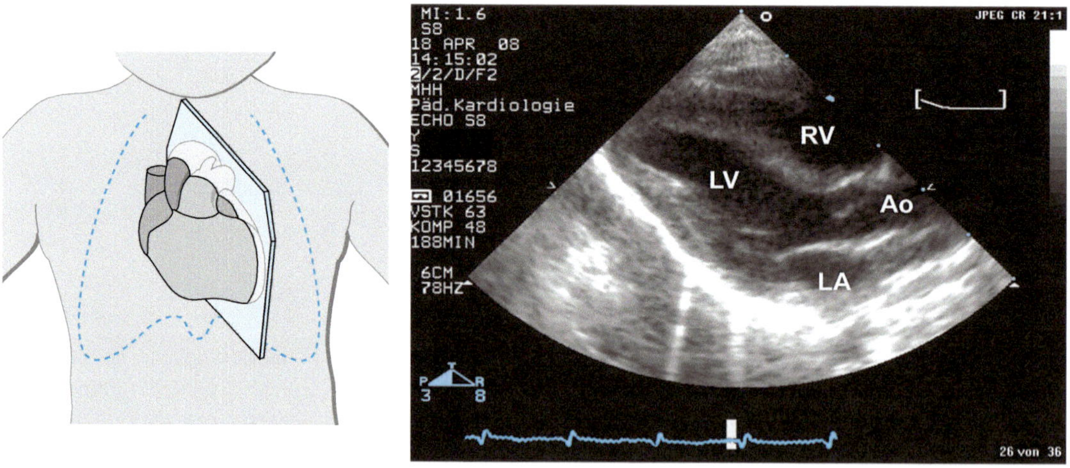

Abb. 1.15 Echokardiografisches Längsschnittbild des linken Ventrikels mit schematischer Darstellung der Ableitung [R394]

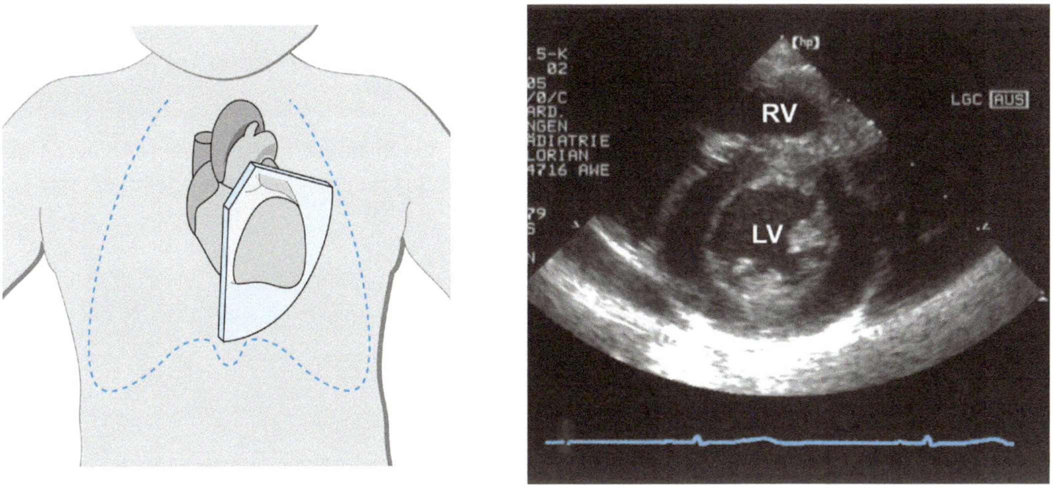

Abb. 1.16 Echokardiografisches Querschnittbild des linken Ventrikels mit schematischer Darstellung der Ableitung [R394]

$$FAC = \frac{(EDF - ESF)}{EDF}$$

Normal: 0,53 (0,47–0,59)

- Die Referenzwerte sind wachstums- und gewichtsunabhängig.

Apikales Vierkammerblick-Schnittbild

- Darstellung der „Morphologie" und qualitativen Pumpfunktion aller vier Herzhöhlen sowie der Mitral- und Trikuspidalklappe.
- Auch die Ausdehnung eines Perikardergusses lässt sich, wie aus ➢ Abb. 1.17 ersichtlich, mit dieser Schnittebene gut erfassen.
- Die Quantifizierung der Pumpfunktion des rechten Ventrikels ist in dieser Schnittebene nicht ganz so zuverlässig. Dagegen lässt sich die Größe des rechten Ventrikels abschätzen, denn die normale Relation der Schnittfläche des rechtsventrikulären Cavums (RVF) zum linksventrikulären Cavum (LVF) beträgt enddiastolisch und endsystolisch RVF / LVF ≈ 0,7. Ebenfalls kann die TAPSE („tricuspid annular plane systolic excursion") zur orientierenden Abschätzung der rechtsventrikulären Funktion verwendet werden (➢ Abb. 1.18).
- Die Quantifizierung der Pumpfunktion des linken Ventrikels im Vierkammerblick gelingt über die Ermittlung der Ejektionsfraktion (EF) nach Simpson. Sie bezeichnet den Anteil des vom Herzen bei einer Kontraktion ausgeworfenen Blutes im Verhältnis zum Gesamtblutvolumen in der Herzkammer. Definiert wird sie als Anteil des Schlagvolumens (SV) am enddiastolischen Volumen (EDV):

$$EF[\%] = \frac{SV}{EDV} \times 100$$

Dabei ist das Schlagvolumen die Differenz von enddiastolischem und endsystolischem Volumen (ESV):

$$EF[\%] = \frac{EDV - ESV}{EDV} \times 100 = \left(1 - \frac{ESV}{EDV}\right) \times 100$$

Die heute verfügbaren Echokardiografiegeräte berechnen die EF nach Simpson durch Scannen von EDV und ESV automatisch (➢ Abb. 1.19).

Die Ergebnisse der EF-Messung werden wie folgt bewertet:

Normal	> 55 %
Milde Einschränkung	45–54 %
Moderate Einschränkung	30–44 %
Schwere Einschränkung	< 30 %

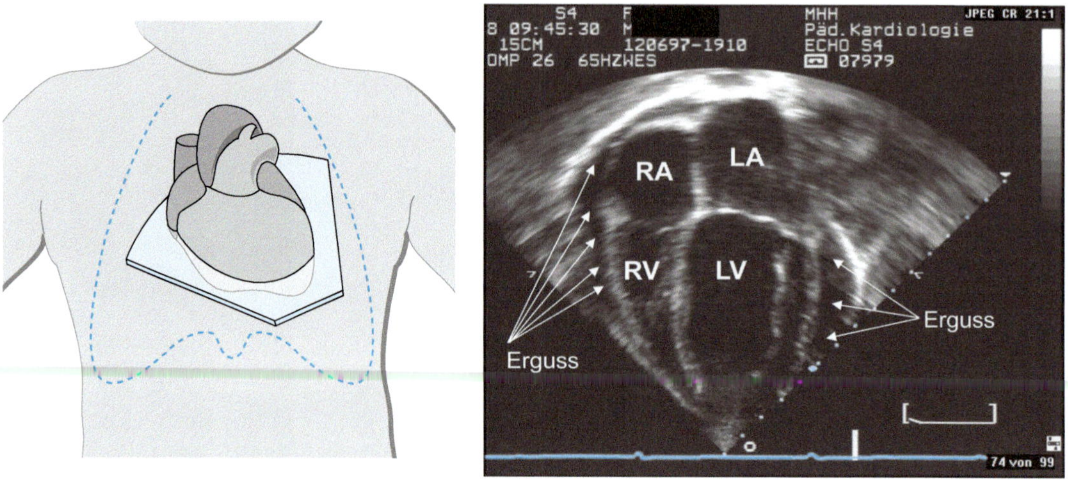

Abb. 1.17 Apikales 4-Kammer-Blick-Schnittbild eines Herzens, das von einem großen Perikarderguss umgeben ist (Erguss). RA / LA: rechter / linker Vorhof. RV / LV: rechter / linker Ventrikel [R394]

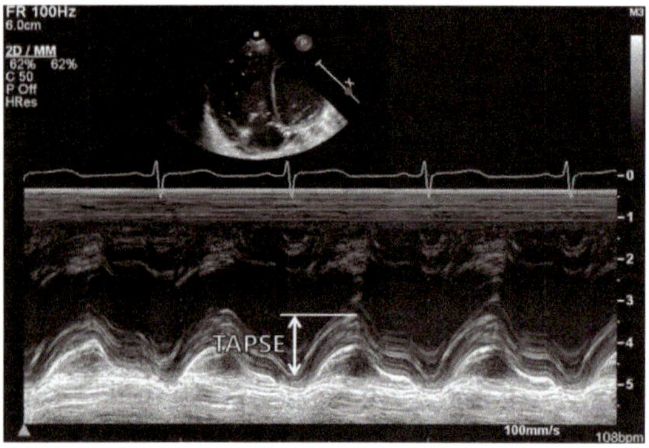

Abb. 1.18 Messung der TAPSE im 4CV zur Abschätzung der rechtsventrikulären Funktion [P539]

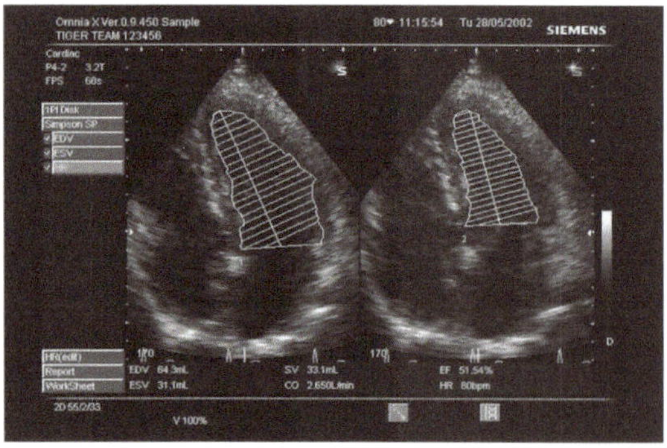

Abb. 1.19 Bestimmung der EF nach Simpson im 4CV zur Abschätzung der linksventrikulären systolischen Funktion [P539]

1.3.3 Doppler-Echokardiografie

Mit der Farbdoppler-Echokardiografie werden die Blutströmungsgeschwindigkeiten im Herzen und in den herznahen großen Gefäßen farbcodiert innerhalb des morphologischen Schnittbildes dargestellt. So lassen sich Shunts (ASD, VSD, Ductus Botalli) und Klappeninsuffizienzen erkennen, aber nicht quantifizieren.

Zur Messung hoher Strömungsgeschwindigkeiten eignet sich die Continuous-wave-(cw-) Dopplertechnik hervorragend (Nachteil: keine Ortsauflösung). Die Messstrecke wird mithilfe des Farbdopplers positioniert und die Strömungsgeschwindigkeit als Kurve über die Zeit angezeigt. Konventionsgemäß zeigt ein positiver Kurvenausschlag, dass die Strömungsrichtung des Blutes auf den Schallkopf zu gerichtet ist, bei negativem Ausschlag der Kurve ist die Strömungsgeschwindigkeit vom Schallkopf weg gerichtet. Voraussetzung einer hinreichend exakten Messung ist, dass der Winkel zwischen Schallrichtung und Blutströmungsrichtung maximal 20° beträgt (weil nach der Doppler-Gleichung der Cosinuswert des o. g. Winkels in die Messung eingeht).

Die maximalen Strömungsgeschwindigkeiten über die Atrioventrikularklappen betragen ca. 0,8–1 m / s, über die Pulmonalklappe bis ca. 1,5 m / s und über die Aortenklappe bis ca. 1,8 m / s.

Die Messung der maximalen Strömungsgeschwindigkeiten (v_{max}) an stenotischen Pulmonal- oder Aortenklappen sowie an insuffizienten Atrioventrikularklappen ermöglicht es, die entsprechenden Druckgradienten (ΔP) nach der vereinfachten Bernoulli-Gleichung abzuschätzen:

$$\Delta P = (2 \times v_{max})^2$$

In der Intensivmedizin lässt sich die maximale systolische Rückstromgeschwindigkeit einer Trikuspidalklappeninsuffizienz (v_{maxTV}) ausnutzen, um den maximal systolischen rechtsventrikulären (PRV) und damit pulmonalarteriellen Druck abzuschätzen:

$$PRV = (2 \times v_{maxTV})^2 + ZVD$$

Voraussetzung ist dabei eine saubere und komplette Darstellung der Flusskurve, die nicht immer leicht erhältlich ist (➤ Abb. 1.20).

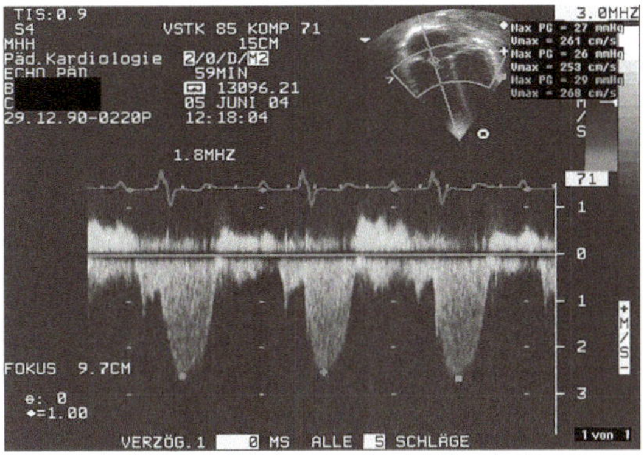

Abb. 1.20 Dopplerkurve einer geringen Trikuspidalinsuffizienz: Dargestellt ist die Kurve der systolischen Rückflussgeschwindigkeit. Ihre Qualität ist ausreichend, um nach $PRV = (2 \times v_{maxTV})^2 + ZVD$ einen hochnormalen maximal systolischen rechtsventrikulären Druck abzuschätzen (ca. 30 mmHg). Die Geschwindigkeit ist nicht ganz konstant, sondern schwankt typischerweise etwas und beläuft sich im Mittel auf 2,6 m/s. [R394]

Die dopplerechokardiografische Messung der Blutströmungsgeschwindigkeit kann zur Abschätzung des Herzzeitvolumens (HZV) herangezogen werden, denn das HZV kann als Produkt aus durchströmter Gefäßquerschnittsfläche (CSA [cm^2]) × Geschwindigkeit-Zeit-Integrals (VTI [cm]) × Herzfrequenz (HR min^{-1}) berechnet werden:

$$HZV = \frac{CSA \times VTI \times HR}{1000} [1/min]$$

Bei kurzfristigen intraindividuellen Verlaufskontrollen kann die Querschnittsfläche des Gefäßes, an dem die Geschwindigkeit gemessen wird, als konstant angesetzt werden. Dann kann ein „virtuelles HZV" mit folgender Formel berechnet werden:

$$\text{„Virtuelles HZV"} = VTI \times HR \ [cm/min]$$

Interessanterweise ist dieser Parameter vom Säugling bis zum Jugendlichen weitgehend konstant und beträgt bei Messung an der Aorta etwa 1.900–2.100 cm/min (➤ Tab. 1.23).

Die alleinige Verwendung des Geschwindigkeit-Zeit-Integrals als Maß des Schlagvolumens ist als Verlaufsparameter des Herzzeitvolumens weniger geeignet als das o. g. Produkt (VTI × HR), weil die Herzfrequenz unberücksichtigt bleibt.

MERKE

- Das Produkt VTI × HF (gemessen an der Aortenklappe) ist ein Maß für das Herzzeitvolumen.
- Der normale Wert ist weitgehend altersunabhängig und beträgt vom Säugling bis zum Jugendlichen ca. 1.900–2.100 cm/min (➤ Tab. 1.23).

LITERATUR

Dallaire F, Slorach C, Hui W, Sarkola T, Friedberg MK, Bradley TJ, et al. (2015). Reference values for pulse wave Doppler and tissue Doppler imaging in pediatric echocardiography. Circ Cardiovasc Imaging 8(2): e002167.

Tab. 1.23 Referenzwerte für dopplerechokardiografische Messwerte des Geschwindigkeit-Zeit-Integrals in verschiedenen Altersstufen. Details siehe Text

Alter	< 2 Jahre	2–5 Jahre	6–10 Jahre	11–18 Jahre
VTI [cm] (SD)	16 (2)	19 (3)	21 (3)	22 (2)
HR [1/min], (P5–P95)	120 (97–143)	107 (82–132)	97 (72–126)	90 (65–114)
VTI × HR [cm/min]	1920	2033	2037	1980
SD = Standardabweichung; P = Perzentil				

de Boode WP, Singh Y, Gupta S, Austin T, Bohlin K, Dempsey E, et al. (2016). Recommendations for neonatologist performed echocardiography in Europe: consensus statement endorsed by European Society for Paediatric Research (ESPR) and European Society for Neonatology (ESN). Pediatr Res 80(4): 465–471.
Lang RM, Badano LP, Mor-Avi V, Afilalo J, Armstrong A, Ernande L, et al. (2015). Recommendations for cardiac chamber quantification by echocardiography in adults: an update from the American Society of Echocardiography and the European Association of Cardiovascular Imaging. Eur Heart J Cardiovasc Imaging 16(3): 233–270.
Maconochie IK, Bingham R, Eich C, López-Herce J, Rodríguez-Núñez A, Rajka T, et al.; Paediatric life support section Collaborators (2015). European Resuscitation Council Guidelines for Resuscitation 2015: Section 6. Paediatric life support. Resuscitation 95: 223–48.
Mertens L, Seri I, Marek J, Arlettaz R, Barker P, McNamara P, et al. (2011). Targeted neonatal echocardiography in the intensive care unit: practice guidelines and recommendations for training. Eur J Echocardiogr 12: 715–736.
Park MK (2014). Park's Pediatric Cardiology for Practitioners: Expert Consult – Online and Print. 6th ed. St. Louis: Elsevier Mosby.
Singh Y, Gupta S, Groves AM, Gandhi A, Thomson J, Qureshi S, et al. (2016). Expert consensus statement 'Neonatologist-performed Echocardiography (NoPE)'-training and accreditation in UK. Eur J Pediatr 175(2): 281–287.

1.4 Neuromonitoring

Peter Herkenrath

Neben dem üblichen kardiorespiratorischen Monitoring werden inzwischen auch auf pädiatrischen Intensivstationen verschiedene Methoden des Ganzhirnmonitorings und des regionalen Hirnmonitorings angewandt (➤ Tab. 1.24).

Tab. 1.24 Monitoringverfahren auf der pädiatrischen Intensivstation

Ganzhirnmonitoring	Regionales Hirnmonitoring
Intrakranielle Druckmessung	Transkranielle Doppler-Sonografie (TCD)
Elektroenzephalografie	Nah-Infrarot-Spektroskopie (NIRS)
Bulbus-jugularis-Oxymetrie	Gewebesonden (pO_2, pCO_2, pH), Mikrodialyse
Evozierte Potenziale	

TIPP

Zumindest eine Methode zum Neuromonitoring sollte ständig verfügbar sein.

Die einfachste Form des Neuromonitorings ist die wiederholte neurologische Untersuchung, wenn nötig in kurzen Intervallen, durch Pflegekräfte und Ärzte. Solche „Neurochecks" werden aber durch eine tiefe Sedierung, Kühlung oder gar Relaxierung eingeschränkt. Verschiedene Zustände können allerdings, begründet in der Natur des Problems, nicht ausreichend früh klinisch detektiert werden: nichtkonvulsiver Status epilepticus, Vasospasmen bei Subarachnoidalblutung (SAB) oder beginnender erhöhter Hirndruck. Zudem sind Verfügbarkeit und Qualität der neurologischen Untersuchung in hohem Maße personenabhängig.

Eine optimale Überwachung und Therapie bewusstseinsgestörter oder hirnverletzter Patienten setzen ein fundiertes Wissen der Physiologie des zerebralen Blutflusses (CBF), des Metabolismus und der Entstehung des Hirndrucks voraus.

TIPP

Neuromonitoring ist gut, Antizipation von Problemen ist besser.

1.4.1 Zerebraler Blutfluss (CBF)

Das Gehirn macht zwar nur wenige Prozent des Körpergewichts aus, beansprucht aber 15–25 % des Herzminutenvolumens. Das Gehirn hat einen hohen metabolischen Umsatz für Sauerstoff ($CMRO_2$) und nutzt hauptsächlich Glukose als Energiesubstrat. 50 % der gesamten Energie werden zur Aufrechterhaltung von Ionengradienten und 25 % für Substrattransport, synaptische Transmission und andere Prozesse verwendet. Weitere 10 % verbrauchen die Gliazellen. Der normale CBF beträgt mehr als 50 ml / 100 g Hirngewebe pro Minute. Irreversible Schäden treten bei einem Abfall unter 15 ml / 100 g / min auf. Da das Gehirn über keine relevanten Energiespeicher verfügt, sind $CMRO_2$, CBF und Sauerstoffextraktion ($AVDO_2$) eng gekoppelt. Nach der Fick-Gleichung gilt:

$$CMRO_2 = CBF \times AVDO_2$$

Unter Normalbedingungen wird die $AVDO_2$ bei Änderungen von $CMRO_2$, CBF, Blutviskosität u.a. durch Kaliberregulation der Hirnarteriolen konstant gehalten (Autoregulation). Der arterielle CO_2-Partialdruck (p_aCO_2) und die Temperatur üben einen großen Einfluss aus: 4 % CBF pro 1 mmHg p_aCO_2-Änderung, 6–7 % $CMRO_2$ pro 1 °C Temperaturänderung.

Für den Zusammenhang zwischen CBF und intrakraniellem Druck (ICP) kann man sich den Schädelinhalt vereinfacht als Drei-Kompartiment-Modell vorstellen: Hirngewebe (80 %), Liquor (10 %) und Blut (10 %). Alle drei Kompartimente sind weitgehend inkompressibel. Der zerebrale Perfusionsdruck (CPP) ist bei Gesunden relativ konstant; er kann nach folgender Formel berechnet werden:

$$\text{CBF} = \text{mittlerer arterieller Blutdruck (MAD)} - \text{ICP}$$

Im Krankheitsfall, z.B. bei intrakranieller Raumforderung, werden initial kleine zusätzliche Volumina verkraftet, z.B. durch Verschiebung von Liquor in den Spinalkanal. Die Ausschöpfung dieser Reservekapazitäten führt im Weiteren aber zu exponentiellen Anstiegen des ICP, mit entsprechender Reduktion des CPP und damit auch des CBF. Therapeutische Maßnahmen zur Aufrechterhaltung des CBF können daher beim ICP mit großen Effekten sowie in Grenzen beim MAD ansetzen. Wünschenswert wäre ein kontinuierliches Monitoring des CBF bei Intensivpatienten, das aber im Gegensatz zur Messung des ICP schwierig ist.

Serielle neurologische Untersuchungen werden häufig als einfache indirekte Methode zur CBF-Überwachung eingesetzt. Eine Veränderung der Vigilanz oder der Beginn von fokalen neurologischen Defiziten zeigen an, dass der CBF unter eine kritische Grenze zur Entwicklung eines permanenten neuronalen Defizits gefallen ist. Leider ist dies – wie auch aus gleichen Gründen die *Glasgow Coma Scale* (GCS) – als Frühwarnzeichen ungeeignet. Es reicht nur zur Dokumentation ex post.

Die Elektroenzephalografie (EEG) und die Ableitung evozierter Potenziale (EP) können zusätzlich zur neurologischen Untersuchung als Monitoringverfahren eingesetzt werden. Das EEG verlangsamt sich bei CBF-Werten < 20 ml/100 g/min. Die EEG-Amplitude beginnt sich bei CBF-Werten um 20 ml/100 g/min zu vermindern, bei Werten < 10 ml/100 g/min erlischt das EEG. In ähnlicher Weise unterliegen Amplitude, Latenz und zentrale Leitungszeit der somatosensorischen EP (SSEP) mit abnehmendem CBF vorhersagbaren Veränderungen. Ein kontinuierliches EEG- oder EP-Monitoring ist heute durch die technische Geräteentwicklung möglich. Hauptprobleme bleiben aber die allfälligen Artefaktprobleme und die mangelnde Expertise des Personals für ein neurophysiologisches Monitoring.

Der transkranielle Doppler-Ultraschall (TCD) ermöglicht eine nichtinvasive Schätzung des regionalen CBF in größeren arteriellen Gefäßen, insbesondere an der Hirnbasis. Es werden die CBF-Geschwindigkeit und der Resistenzindex in intra- und extrakraniellen Gefäßen gemessen. Positive Erfahrungen liegen beim Monitoring von Vasospasmen nach SAB, Thrombolysetherapie und der Entwicklung des Hirntodes vor.

1.4.2 Zerebraler Metabolismus

Der zerebrale Metabolismus wird im Wesentlichen bestimmt durch die Energie, die für die Aufrechterhaltung der zellulären Integrität und für die Generierung der elektrophysiologischen Signale benötigt wird. Das Gehirn verbraucht 20 % des gesamten Sauerstoffs und 25 % der gesamten Glukose im Körper. Zur Energieproduktion kann das Gehirn eine ganze Reihe von Substraten verwenden: Glukose, Laktat, Ketone, Glycerol, Fettsäuren und Aminosäuren. Auf Organebene ist das Gehirn fast vollständig vom aeroben Glukoseverbrauch abhängig, andere Substrate machen im Normalfall nur 1 % aus. Glukose wird v.a. über aktive Mechanismen (GLUT1) in die Hirnzellen transportiert, nur zu 4 % über einfache Diffusion.

Wie oben erwähnt, sind zerebraler Blutfluss und oxidativer Metabolismus (CBF und $CMRO_2$) normalerweise effektiv gemeinsam gesteuert. Schädel-Hirn-Traumata (SHT) können aber die zerebrale Autoregulation aufheben und so den CBF vom Metabolismus entkoppeln. Typisch ist ein Verlauf von drei Phasen:

1. Hypoperfusion (Tag 0),
2. Hyperperfusion („Luxusperfusion", Tag 1–3) und

3. wieder Hypoperfusion durch Vasospasmen bis zur Vigilanzbesserung (Tag 4–15).

Die für den metabolischen Bedarf unangemessen hohe Perfusion in Phase 2 trägt möglicherweise zur Entwicklung des Hirnödems und zur ICP-Erhöhung bei.

Neue technische Entwicklungen (z. B. substratspezifische Sonden) haben die Möglichkeiten eines physiologischen und biochemischen Neuromonitorings deutlich erweitert. Davor waren lediglich die Messung des CBF und der arteriovenösen Differenz von Substraten wie O_2, Glukose oder Laktat möglich. Bildgebende Verfahren wie Szintigrafie oder PET waren – abgesehen von der Verfügbarkeit – nur punktuell möglich und aufgrund des notwendigen Transports für den Patienten gefährlich.

Das Monitoring der jugulärvenösen O_2-Sättigung ($S_{jv}O_2$) liefert eine kontinuierliche Information über die globale Situation des CBF in Relation zum metabolischen Bedarf des Gehirns. Dieses Monitoring ist relativ einfach, zumindest bei größeren Kindern, und nicht sehr invasiv. Hauptlimitation ist die globale Natur der Information. Infarkte können entstehen, ohne dass sich die $S_{jv}O_2$ wesentlich ändert.

Invasiv lässt sich die metabolische Situation des Gehirns mit intraparenchymatösen Sonden, z. B. für pO_2, überwachen.

1.4.3 Hirndruck (ICP)

Ein erhöhter intrakranieller Druck („intracranial pressure", ICP) ist ein typisches Problem bei bewusstseinsgestörten Patienten. Häufig sind akute Notfallmaßnahmen erforderlich, um eine erhebliche Morbidität oder gar den Tod zu vermeiden. Der aufmerksame Kliniker kann die Prognose des Patienten entscheidend verbessern, wenn die richtigen Schritte zur richtigen Zeit unternommen werden.

Solange die Schädelnähte und die Fontanellen noch offen sind, stellen Letztere einen einfachen Zugang (Tasten, US) zum Gehirn dar. Bei zunehmender Raumforderung (z. B. Ödem) beginnt die Fontanelle eine verstärkte Pulsamplitude zu entwickeln, sich dann vorzuwölben und schließlich im Extremum mit geringer oder aufgehobener Pulsation hart zu werden. Eine perakute Erhöhung, die zum fatalen Abfall des CBF und zur Einklemmung bis zum Hirntod führt, ist im Säuglingsalter dagegen die Ausnahme.

Während bei Neugeborenen der ICP mit zunehmender Raumforderung aufgrund der hohen plastischen Compliance kaum steigt, verhält sich der ICP mit Fontanellenschluss und Verknöcherung der Schädelnähte bei Kleinkindern zunehmend wie bei Erwachsenen. Der rigide Hirnschädel erzwingt – bei inkompressiblem Inhalt – im Falle einer intrakraniellen Raumforderung (Ödem, Blutung, Tumor) eine Verschiebung von CSF („cerebrospinal fluid") in den Spinalraum und von Blut nach extrakraniell. Diese Reserveräume sind aber recht klein, sodass eine weitere Volumenzunahme zu einem exponentiell ansteigenden ICP führen muss. Überschreitet der ICP oder der regionale Hirndruck Werte von 15–20 mmHg, ist die Durchblutung des Hirngewebes nicht mehr gewährleistet: Innerhalb weniger Minuten sind das gesamte Gehirn oder regionale Anteile irreversibel geschädigt.

TIPP

Ganzhirnmonitoring immer bei GCS von ≤ 8.

1.4.4 Ganzhirnmonitoring

ICP-Monitoring

Jenseits des Säuglingsalters ist die intrakranielle Druckmessung (ICP) einer der Grundpfeiler des Neuromonitorings, nicht nur für Patienten mit Schädel-Hirn-Trauma.

Der ICP liegt normalerweise unter 10 mmHg. Werte über der Grauzone von 15–25 mmHg sind kritisch und daher bei symptomatischen Patienten therapiepflichtig.

Für die Messung stehen zahlreiche Systeme zur Verfügung. Goldstandard ist der Ventrikelkatheter, der bei erweitertem Ventrikel auch therapeutisch zur ICP-Senkung genutzt wird. Vielfach kommen auch intraparenchymatöse Drucksonden zur Anwendung. Weniger invasiv sind epidurale, möglichst selbstkalibrierende Systeme. Ideal ist eine Verknüpfung mit weiteren Parametern, um z. B. den zerebralen Perfusionsdruck (CPP) kontinuierlich aufzeichnen zu können.

Rhythmische Veränderungen des ICP sind schon seit dem Altertum bekannt („Gehirnatmung"):

- Der ICP ist, ähnlich dem arteriellen Druck, pulsatil und besteht aus einer dreigipfligen Welle (Amplitude 1–4 mmHg). Die Relationen der

Gipfel geben Hinweise auf die Drucksituation. Auch die Atmung beeinflusst den ICP rhythmisch (Amplitude 2–10 mmHg). Bei starker Erhöhung verschwinden die Puls- und die Atemamplitude. In der Regel wird aber ohnehin ein gemittelter ICP für das Monitoring verwendet.

- Neben den physiologischen Wellen gibt es eine Reihe von pathologischen Wellen:
  - A-Wellen oder Plateauwellen sind gekennzeichnet durch einen raschen Anstieg mit einem nachfolgenden Plateau von bis zu 20 min Dauer. Sie entwickeln sich meist schon aus einem erhöhten Vorlauf heraus und treten gern bei Stress (Schmerz, Absaugen) oder Husten auf. Sie erreichen fatale Amplituden bis 100 mmHg. Da der MAD bei Kindern niedriger ist als bei Erwachsenen, sind A-Wellen von > 30 mmHg oft prognoseentscheidend und potenziell lebensgefährlich.
  - B-Wellen mit Frequenzen von 0,5–2 / min haben eine niedrigere Amplitude (10–50 mmHg) und sind sinusoidal oder sägezahnartig geformt. Sie sind meist nicht akut bedrohlich, zeigen aber, wenn sie wiederholt auftreten, eine beginnende Hirnpathologie an, z. B. einen Hydrozephalus.
  - C-, D-, E-Wellen sind nicht von klinischem Interesse.

Risiken des ICP-Monitorings sind der operative Eingriff, Blutungen und insbesondere Infektionsrisiken bei längerer Liegedauer der Sonden.

Elektroenzephalografie (EEG)

Die neurobiologischen Rationalen für den Einsatz des EEG im Rahmen des Neuromonitorings sind:

- der enge Zusammenhang mit der zerebralen metabolischen Situation,
- die Sensitivität in der Früherkennung hypoxisch-ischämisch bedingter neuronaler Dysfunktionen,
- die Erkennung rhythmischer Entladungen (PLED, ➤ Kap. 6),
- der Wert lokalisatorischer Informationen bei instabilen Patienten, die nicht ohne Not transportiert werden sollen,
- der Nachweis wegweisender Hirnaktivität (Stoffwechselkoma, Enzephalitis, nichtkonvulsiver Status epilepticus) und
- der Ausschluss psychogener Vigilanzstörungen.

Das EEG erfasst ausschließlich die elektrische Aktivität des Kortex, nicht die anderer Hirnstrukturen, die für die Prognose ausschlaggebend sein können (z. B. Hirnstamm). Das EEG kann heute in digitaler Form problemlos mit vielen Kanälen kontinuierlich aufgezeichnet werden. Ein EEG-Monitoring bleibt natürlich in jeder Hinsicht aufwendig (Personal, Kompetenz, zahlreiche Kabel am Patienten). Oft wird leider die Entfernung aller Elektroden durch Transport zu CT oder MRT notwendig, sodass ein gutes Timing sinnvoll ist. Besondere Risiken entstehen, abgesehen von kleinen Hautschürfungen unter den Elektroden, aber nicht.

Die Beurteilung erfolgt durch visuell morphologische Analyse, Reagibilitätsprüfung sowie Frequenz- und Amplitudenbestimmung. Die Analyse über Ort und Zeit kann durch algorithmische Verfahren unterstützt werden, allerdings machen Artefakte, paroxysmale Aktivität und die Besonderheiten sehr junger Kinder ein traditionelles Mehrkanal-EEG mit visueller Auswertung weiter erforderlich. Die automatische Bedside-EEG-Analyse in Form des sog. amplitudenintegrierten EEG (aEEG, ➤ Abb. 1.21) wird häufig zum Monitoring von Enzephalopathien (z. B. nach Asphyxie) und subklinischen epileptischen Anfällen eingesetzt. Die topografische Information ist eingeschränkt, da i. d. R. nur 2-Kanal-Ableitungen verwendet werden, um die Methode auch EEG-Unerfahrenen zugänglich zu machen. Dennoch werden durch die lange

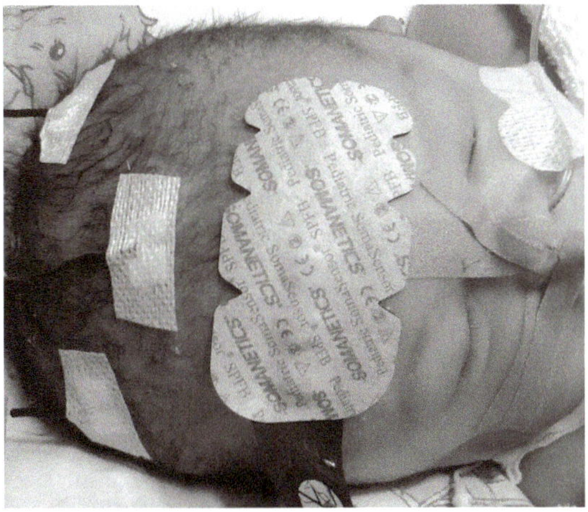

Abb. 1.21 Neugeborenes mit EEG- und NIRS-Monitoring (vorne über der Stirn) [R394]

Aufzeichnungszeit sowohl Trends (Prognose!) als auch relevante Paroxysmen erfasst, die dem konventionell kurzen Standard-EEG entgehen können.

Eine Frequenzverlangsamung tritt durch physiologische Vigilanzminderung sowie durch reduzierte Hirndurchblutung oder Sedierung auf. Während Ersteres durch visuelle Analyse abgegrenzt werden kann, ist die Unterscheidung zwischen Pathologie und Effekten einer tiefen Sedierung schwierig. Das EEG ist aber andererseits eine große Hilfe zur Steuerung der Sedierungstiefe.

Das Wiederauftreten von physiologischer rhythmischer Aktivität, eines Schlaf-Wach-Wechselrhythmus, ist prognostisch günstig. Ausnahme hiervon bildet das Locked-in-Syndrom, bei dem ein Alpha-Rhythmus vorhanden sein kann, ohne eine günstige Prognose anzuzeigen.

Frühe akustisch evozierte Potenziale (FAEP)

Die FAEP ermöglichen eine funktionelle Überwachung des Hirnstamms. Latenzverzögerungen oder sogar ein Ausfall der Wellen III – V zeigen immer eine bedrohliche Situation an. Auch wenn die FAEP keine etablierten Prognoseparameter sind, lassen sie doch eine Aussage in der Abgrenzung zwischen tiefstem, u. U. sedierungsaggraviertem Koma und Hirntod zu.

Aus unauffälligen FAEP kann jedoch nicht ein gutes Outcome gefolgert werden, da höher liegende oder gar kortikale Läsionen nicht erfasst werden.

Somatosensorisch evozierte Potenziale (SSEP)

Die SSEP erlauben als einzige elektrophysiologische Methode eine Funktionsbeurteilung des Hirnstamms (partiell) und des Kortex. Erhaltene SSEP belegen die zerebrale Restitutionsfähigkeit.

Nach elektrischer Stimulation des N. medianus werden die weitergeleiteten Impulse im Bereich des Plexus, Hirnstamm und schließlich des Kortex gemessen. Im Vergleich zum EEG werden sie weniger durch Sedierung beeinträchtigt. Für ein kontinuierliches Monitoring sind die SSEP aufgrund der notwendigen Stimulation nur zur Anwendung im OP geeignet. Die Beurteilung der Medianus-SSEP erfolgt meist durch Detektion der kortikalen Potenziale N20 – P22 sowie durch Bestimmung der zentralen Überleitzeit (Differenz zwischen N13 und N20, d. h. Nackenpotenzial und erster negativer kortikaler Ausschlag).

Bei persistierendem Ausfall der N20 – P22-Komponente ist die Prognose schlecht (Tod, vegetativer Status). Je mehr die zentrale Überleitzeit verzögert ist, desto ungünstiger ist der Verlauf. Je rascher und vollständiger sich ein initial pathologischer SSEP-Befund bei Verlaufsuntersuchungen normalisiert, desto besser ist der Verlauf.

Bulbus-jugularis-Oxymetrie

Die kontinuierliche Messung der Sauerstoffsättigung im Bulbus der V. jugularis erfolgt über einen retrograd eingeführten fiberoptischen Katheter. Hierdurch wird die zerebrovenöse Sauerstoffsättigung spektroskopisch erfasst. Der Normwert liegt bei 70 %. Bei Werten < 50 % stellt sich ein Anstieg der arteriovenösen Laktatdifferenz (Indikator einer Minderperfusion) ein. Sinkt der Wert unter 50 %, liegt eine sog. Desaturationsepisode vor. Je häufiger solche Episoden, deren Ursache eine intrakranielle Hypertension, eine arterielle Hypotension, eine forcierte Hyperventilation oder eine arterielle Hypoxie sein kann, auftreten, desto schlechter ist das Outcome des Patienten.

Diese Methode ist relativ artefaktanfällig. Sie eignet sich nur bei beatmeten und sedierten größeren Kindern. Der sachliche und personelle Aufwand ist erheblich, sodass nur wenige Zentren dieses Verfahren einsetzen.

1.4.5 Regionales Hirnmonitoring

Transkranielle Doppler-Sonografie (TCD)

Die transkranielle Doppler-Sonografie (TCD) ist ein nichtinvasives, kontinuierlich anwendbares Verfahren. Sie liefert hilfreiche Informationen über die regionale zerebrale Perfusion. Mit einer 2-MHz-Ultraschallsonde kann man durch den dünnen Knochen der Temporalschuppe Doppler-Echos erhalten, die Auskunft über systolische, diastolische und zeitgemittelte Fließgeschwindigkeiten geben. Durch Bildung des Quotienten aus der Differenz von systolischer und diastolischer Fließgeschwindigkeit und der mittleren Fließgeschwindigkeit lässt sich ein Wert bestimmen, der einen Bezug zum zerebrovaskulären Widerstand hat. Nimmt der zerebrale Perfusionsdruck ab, kommt es zu einem Abfall v.a. der diastolischen Flussgeschwindigkeit. Ein diastolischer Stillstand oder gar eine Flussumkehr ist ein bedrohliches Zeichen. Eine Erhöhung der Flussgeschwindigkeiten kann für eine Hyperämie („Luxusperfusion") sprechen. Initial nach einem SHT sind die Werte in der A. cerebri media, die bei kontinuierlichem Monitoring meistens geschallt wird, oft niedrig (um 65 cm / s). Bleibt es auch im Verlauf bei diesen niedrigen Werten, spricht dies für eine ungünstigere Prognose.

Die mittels TCD gemessenen Flussgeschwindigkeiten korrelieren indirekt mit dem zerebralen Blutfluss. Dies liegt an der weitgehenden Konstanz der Gefäßdurchmesser der basalen Hirnarterien bei Hypo- oder Hyperkapnie. Die Flussgeschwindigkeit in den extrakraniellen und basalen Hirnarterien nimmt ebenso wie die Hirndurchblutung bei Hypokapnie ab und bei Hyperkapnie zu.

Die Intaktheit der zerebralen Autoregulation kann mittels TCD festgestellt werden.

Nah-Infrarot-Spektroskopie (NIRS)

Die Nah-Infrarot-Spektroskopie (NIRS) ist eine nichtinvasive Methode, bei der Licht durch die Schädelkalotte in das Gehirn eingestrahlt und aus dem reflektierten Signal die Oxygenierung des Hämoglobins im Blut zerebraler Gefäße ermittelt wird. Indirekt ergibt sich ein Maß für die Oxygenierung von Hirngewebe bis in eine Tiefe von etwa 2 cm. Intra- und extrakranielle Blutungen oder Luft nach OP können den Einsatz von vornherein unmöglich machen. Anwendungsprobleme ergeben sich auch durch wechselnde Streulichtverhältnisse und Bewegungsartefakte.

Gewebesonden

Die Überwachung von Parametern des zerebralen Metabolismus (Glukose, Laktat, Säure-Basen-Haushalt, pO_2) ist im Prinzip attraktiv, erfordert aber aufwendige intraparenchymatöse Sonden und ist damit invasiv und risikoreich. Als lokal messende Verfahren sind sie v.a. bei hemisphärischen oder fokalen Prozessen geeignet. Die Messung des Gewebe-pO_2 ist wesentlich artefaktfreier als die der jugularvenösen Sauerstoffsättigung, sodass sie bei diffusen Prozessen auch als globales Monitoring eingesetzt werden kann.

LITERATUR

Bauer G, Trinka E (2010). Nonconvulsive status epilepticus and coma. Epilepsia 51(2): 177–190.

Leetch AN, Wilson B (2018). Pediatric major head injury: Not a minor problem. Emerg Med Clin North Am 36(2): 459–472.

Young AMH, Guilfoyle MR, Donnelly J, Smielewski P, Agarwal S, Czosnyka M, Hutchinson PJ (2018). Multimodality neuromonitoring in severe pediatric traumatic brain injury. Pediatr Res 83(1-1): 41–49.

1.5 Bronchoskopie

Michael Laschat

1897 entfernte Gustav Kilian mithilfe eines starren Rohrs erstmalig einen Fremdkörper aus dem Bronchialsystem eines Erwachsenen. Heute können Bronchoskopien auch bei sehr kleinen Frühgeborenen durchgeführt werden. Ein Meilenstein auf dem Weg dahin war das von Professor Hopkins und Karl Storz Ende der 1950er-Jahre entwickelte Hopkins-Stablinsensystem, das gerade bei den im Kindesalter verwendeten Rohren mit kleinem Durchmesser entscheidende Verbesserungen in der Bildqualität und Lichtausbeute brachte. 1966 stellte Shigeto Ikeda das erste flexible Bronchoskop vor. Seit 1978 werden speziell entwickelte dünne, flexible Bronchoskope auch bei Säuglingen eingesetzt. Mit der Entwicklung der modernen digitalen Chiptechnologie ist die Bildqualität mit der von Stablinsensystemen vergleichbar.

1.5.1 Indikationen

Pädiatrische Bronchoskopien werden aus diagnostischen und therapeutischen Indikationen durchgeführt. Eine der häufigsten Indikationen zur endoskopischen Diagnostik ist die Abklärung des angeborenen oder im frühen Kindesalter aufgetretenen Stridors. Dabei werden die Anatomie, Funktion und Schleimhautbeschaffenheit des gesamten oberen Luftweges, beginnend bei Nasengängen, Mundhöhle und Pharynx bis zur Aufzweigung des Bronchialbaums in die Segmentbronchien beurteilt. Die häufigste Indikation zur therapeutisch-interventionellen Endoskopie ist bei Kleinkindern die Entfernung von aspirierten Fremdkörpern.

Diagnostische Bronchoskopie

Stridor

Stridor ist Zeichen einer Einengung der oberen Luftwege. Bei inspiratorischem Stridor ist das Atemwegshindernis i. d. R. extrathorakal, bei exspiratorischem Stridor intrathorakal gelegen. Biphasischer Stridor, anhaltende Dyspnoe und Tachypnoe verbunden mit erhöhtem Sauerstoffbedarf sind häufig Zeichen einer erheblichen Einengung des Atemweges. In diesem Fall kann ein durch die Bronchoskopie ausgelöstes Schleimhautödem eine komplette Atemwegsverlegung zur Folge haben. Besteht der Verdacht auf eine fixierte narbige oder knorpelige Stenose, muss ein Team bereitstehen, das eine Notfalltracheotomie durchführen kann, da möglicherweise eine Intubation selbst mit dem kleinsten verfügbaren Tubus nicht möglich ist.

Inspiratorischer Stridor

Häufige Ursachen für einen **angeborenen inspiratorischen Stridor** sind die Laryngomalazie sowie Stimmbandparesen. Beide Diagnosen sind nur am spontan atmenden Kind zu stellen. Seltenere Ursachen für Stenosen der oberen Atemwege sind Lymph- und Hämangiome, Zysten, Webs und Chondrome.

Ein **erworbener inspiratorischer Stridor** kann folgende Ursachen haben:

- Entzündliches Larynxschleimhautödem (Krupp-Syndrom)
- Granulationen oder Narben nach Langzeitintubation oder nach traumatischer Intubation (➤ Abb. 1.22a)
- Subglottische Retentionszysten („ductal cysts", ➤ Abb. 1.22b)
- Papillome
- Laryngeale Fremdkörper

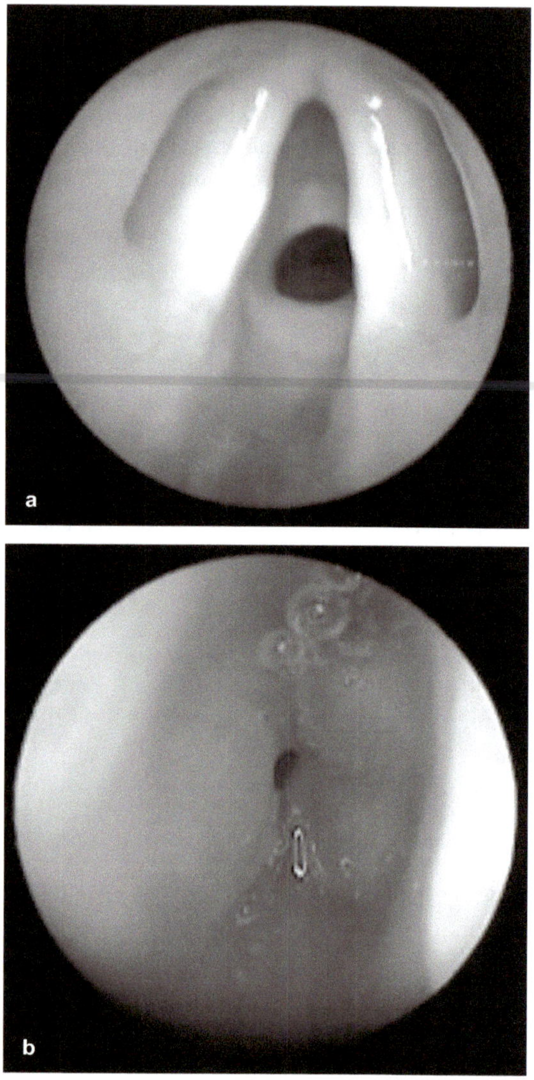

Abb. 1.22 Subglottische Stenose nach Intubationstrauma (a) und subglottische Retentionszysten („ductal cysts") (b) [R394]

MERKE

Ein nach Extubation auftretender therapieresistenter Stridor sollte endoskopisch abgeklärt werden, da eine frühzeitige Intervention die Bildung von subglottischen Narben mit nachfolgender Stenosierung verhindern kann.

Exspiratorischer Stridor

Auslöser kann eine Tracheo- oder Bronchomalazie sein (➤ Abb. 1.23a), die häufig Folge einer Kompression des Luftweges durch ein fehlgebildetes Gefäß (Truncus brachiocephalicus, doppelter Aortenbogen, Pulmonalisschlinge) ist. Andere Ursachen sind Stenosen durch tracheale Knorpelringe, Fremdkörper und Tumoren sowie anlagebedingte Bronchusstenosen (➤ Abb. 1.23b).

Chronischer Husten und rezidivierende Bronchopneumonien

Nach Ausschluss häufiger Ursachen wie Asthma und zystische Fibrose oder bei einseitiger Symptomatik besteht die Indikation zur Bronchoskopie zum Nachweis anderer möglicher Ursachen, z. B.:

- Fehlbildungen wie Kehlkopfspalten oder tracheoösophageale Fisteln; diese sind schwierig darzustellen und werden daher gelegentlich erst beim größeren Kind oder Jugendlichen diagnostiziert. Der Nachweis gelingt mittels spezieller Instrumente und Sonden.
- Chronische Schleimhautentzündung, z. B. als Folge eines gastroösophagealen Refluxes mit konsekutiver Aspiration.
- Fehlender oder abgeschwächter Larynxschluss beim Schluckakt infolge einer neurologischen Erkrankung.
- Fremdkörperaspiration.

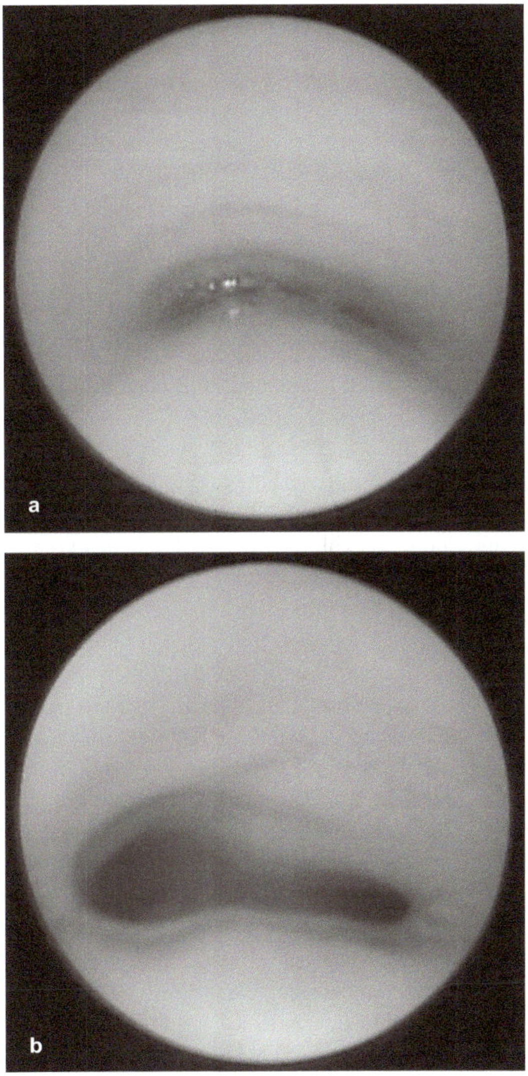

Abb. 1.23 Tracheomalazie (a) und Hauptbronchusstenose rechts (b) [R394]

Inhalationstrauma

Die Bronchoskopie dient zur Bestimmung von Ausdehnung und Schweregrad des Schleimhauttraumas sowie zur Entfernung von Fremdmaterial (z. B. Ruß).

Andere Indikationen

- Bronchoskopische Kontrolle der Tubuslage auf der Intensivstation oder im OP. Da für kleine Kinder keine Tuben mit Doppellumen verfügbar sind, kann ein üblicher Tubus mithilfe von flexiblen Endoskopen für eine Ein-Lungen-Beatmung unter Sicht endobronchial platziert werden.
- Kontrolle der Kanülenlage und Inspektion der Schleimhaut bei tracheotomierten Kindern.
- Entnahme von Sekret und Gewebe zur weiterführenden Diagnostik (z. B. Zilienfunktion).
- Bronchoalveoläre Lavage (BAL) zur Differenzialdiagnostik von interstitiellen und alveolären Lungenerkrankungen, Erregergewinnung zum Nachweis einer Tuberkulose oder bei immunsupprimierten Patienten und bei Patienten mit Mukoviszidose, die nicht auf eine empirische Therapie ansprechen.
- Transbronchiale Biopsien zur Verlaufskontrolle nach Lungentransplantationen, v. a. zur

frühzeitigen Erkennung einer Abstoßungsreaktion.

Therapeutische bzw. interventionelle Bronchoskopien

Fremdkörperaspiration

Die Fremdkörperaspiration (➤ Abb. 1.24a) ist im Kindesalter ein vital bedrohliches Ereignis. 80 % der betroffenen Kinder sind jünger als 3 Jahre.

Auch bei fehlenden akuten klinischen und radiologischen Zeichen rechtfertigt der anamnestische Verdacht auf eine Fremdkörperaspiration eine Bronchoskopie, da eine verzögerte Extraktion des Fremdkörpers die Komplikationsrate beträchtlich erhöht. Zum Ausschluss einer eher fraglichen Fremdkörperaspiration ist die flexible Bronchoskopie ein gut geeignetes Verfahren. Der Umstieg auf eine starre Technik muss jedoch jederzeit möglich sein. Obwohl die Extraktion von aspirierten Fremdkörpern mithilfe der flexiblen Bronchoskopie beschrieben wurde, ist nach Ansicht der meisten Autoren und vieler Fachgesellschaften die Extraktion von Fremdkörpern ein Arbeitsfeld für die starre Bronchoskopie mit Lichtoptiken und optischen Zangen (➤ Abb. 1.24b). Mögliche Komplikationen bei der Extraktion wie z. B. eine komplette lebensbedrohliche Verlegung der Atemwege sind so besser beherrschbar. Nach Ansicht von Nicolai et al. (2016) stellt der Versuch einer Fremdkörperbergung mit einer flexiblen Bronchoskopie ohne die Möglichkeit des unmittelbaren Übergangs zur starren Technik einen Kunstfehler dar.

Bei Zeichen von Atemnot ist eine sofortige Bronchoskopie auch beim nicht nüchternen Kind indiziert. Sind weniger als 24 h seit der Aspiration vergangen, sollte die Extraktion zeitnah erfolgen, da durch eine spontane Fremdkörperverlagerung eine akute Notsituation entstehen kann. Bei länger zurückliegenden Aspirationen sollte die Extraktion unter optimalen Bedingungen in Anwesenheit des erfahrensten Endoskopikers erfolgen.

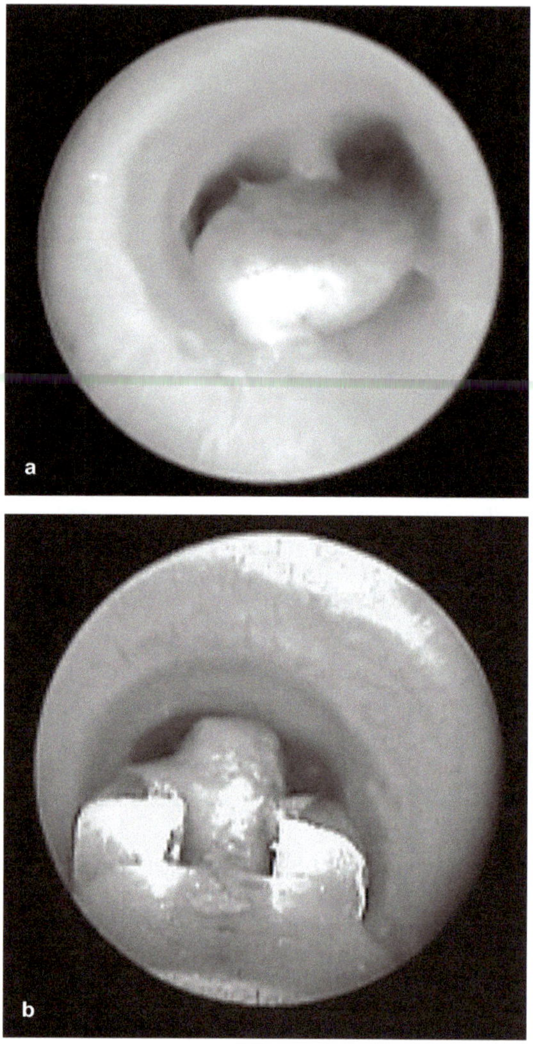

Abb. 1.24 Stein vor Bifurkation (a); Steinextraktion aus der Trachea unter Sicht mithilfe einer Zange mit integrierter Optik („optische Zange") (b) [R394]

Stenosen

Zur Therapie von Stenosen im Bereich der Atemwege können viele Eingriffe bronchoskopisch durchgeführt werden z. B.:

- Injektion von Medikamenten (z. B. Kortison, Chemotherapeutika) in frische Granulationen nach Intubationstrauma zur Unterdrückung der Narbenbildung oder in Papillome bei der kindlichen Papillomatose.
- Exzision von Granulationen, Tumoren und Zysten mit speziellen Zangen.
- Laserchirurgische Behandlung von Tumoren (z. B. Hämangiome), während bei narbigen Veränderungen die Laserbehandlung nicht erfolgreich ist.

- Mechanische Weitung (Bougies, Ballonkatheter) von Stenosen distal des Ringknorpels.

Sekretverhalt und Atelektasen

Durch gezieltes Absaugen mit dem Bronchoskop werden verschlossene Lungenabschnitte wieder geöffnet. Dies kann beim beatmeten Patienten auf der Intensivstation mit einem flexiblen Bronchoskop über den Tubus geschehen.

Mediastinal-Mass-Syndrome

Hierbei handelt es sich um eine akute Obstruktion der Trachea durch mediastinale Tumoren bei Narkoseeinleitung. Im Extremfall ist ein Tubus zu weich, um über die Stenose geschoben werden. Der Atemweg kann dann nur mit dem starren Bronchoskoprohr eröffnet und erhalten werden.

Schwieriger Atemweg

Bei schwierigen Atemwegssituationen kann die Intubation mit starren oder flexiblen Intubationsbronchoskopen erfolgen, wenn der Kehlkopf aufgrund von Fehlbildungen (z. B. Retro- bzw. Mikrognathie beim Pierre-Robin-Syndrom) oder Tumoren (Lymphangiome, Hämangiome, Abszesse) mit konventionellen Maßnahmen nicht einzustellen ist.

Sedierung und Anästhesie

Während bei größeren Kindern eine flexible Bronchoskopie in leichter Sedierung in Kombination mit einer Oberflächenanästhesie von Nase, Kehlkopf und Trachea möglich ist, erfordert sie bei Kleinkindern, Säuglingen und Neugeborenen in aller Regel eine tiefe Sedierung bzw. eine Narkose. Der Übergang von der tiefen Sedierung zur Narkose mit Verlust der Schutzreflexe ist fließend. Daher ist die Anwesenheit eines zweiten Arztes, idealerweise eines Kinderanästhesisten, zwingend notwendig.

Die starre Endoskopie muss in jedem Fall in Vollnarkose durchgeführt werden.

- **Nahrungskarenz vor der Untersuchung:** Es gelten dieselben Regeln wie vor einer Narkose, d. h. 6 h für feste Nahrung, 4 h für Milch und 2 h für klare Flüssigkeit.
- **Monitoring:** Bei Sedierungen ist ein Pulsoxymeter zur frühzeitigen Erkennung einer Zyanose obligat. Bei der Endoskopie-Narkose soll ein anästhesiologisches Standardmonitoring (Pulsoxymetrie, EKG, NIBP, Temperatur, F_iO_2 und $etCO_2$) eingesetzt werden. Die endtidale CO_2-Messung ist dabei wegen der Leckagen häufig unzuverlässig, weshalb bei längeren Eingriffen ergänzend eine BGA bzw. eine transdermale CO_2-Messung durchgeführt werden sollte.
- **Sedierung:** Grundsätzlich sollte ein intravenöser Zugang vorhanden sein; O_2-Gabe über Sonde oder Maske. Midazolam (0,5 mg p. o. oder 0,1 mg i. v.), evtl. zweite Dosis nach 5 min oder wiederholte Einzelgaben Propofol 0,5–1 mg / kg KG i. v. bzw. Propofol-Dauerinfusion 3–5 mg / kg KG / h.
- **Anästhesie:** Wegen der hohen Arbeitsplatzbelastung des Personals bei Verwendung von Inhalationsanästhetika wird heute meist die TIVA mit gut steuerbaren Substanzen wie Propofol und Remifentanil, evtl. in Kombination mit einem kurz wirksamen Muskelrelaxans (z. B. Mivacurium), bevorzugt. Beatmet wird mit hohen inspiratorischen Sauerstoffkonzentrationen über Maske, Larynxmaske, Tubus oder das Ventilationsbronchoskop. Kurze Untersuchungen und kleinere Eingriffe sind in Apnoe möglich. Eine Alternative stellt die Jet-Ventilation dar.
- **Oberflächenanästhesie der Schleimhäute:** Lidocain 2 % (Höchstdosis 4 mg / kg KG ≙ 0,2 ml / kg KG) wird über den Arbeitskanal des Bronchoskops oder nach Einstellen des Kehlkopfs mit dem Laryngoskop unter Sicht über einen dünnen Katheter aufgesprüht. Für sehr kleine Kinder sind die im Handel erhältlichen Sprühflaschen nicht geeignet (Gefahr der Überdosierung!). Aufgrund der hierdurch verursachten Schluckstörung besteht die Gefahr einer Aspiration. Daher sollten diese Patienten bis mindestens 2 h nach dem Eingriff nüchtern bleiben.
- **Nachbeobachtung:** Überwachung mit dem Pulsoxymeter, bis stabile Werte bei Raumluft erreicht sind. Bei Stridor sind Inhalationen mit Adrenalin zu empfehlen (Dosierung: z. B. InfectoKrupp® Inhal 1–2 ml ≙ 4–8 mg L-Epinephrin; nach klinischer Symptomatik ggf. mehrfach im Abstand von 30 min).

1

1.5.2 Technik

Starre Bronchoskopie

Grundsätzlich können zwei Arten von starren Bronchoskopen unterschieden werden:

1. **Bronchoskoprohre oder Bronchoskoptuben** sind Metallrohre mit einem proximalen seitlichen Anschluss für den Beatmungsschlauch. Die Schultern des Kindes werden mit einer Rolle unterlagert. Nach Einstellen des Kehlkopfs mit einem Laryngoskop wird das Rohr in den subglottischen Raum eingeführt und nach Entfernung des Laryngoskops unter Sicht weiter in die Trachea geschoben. Während der Untersuchung oder Intervention kann über den seitlichen Zugang beatmet werden. Die Jet-Ventilation ist aufgrund der bei Kindern eingesetzten kleinen Lumina problematisch. Durch das Rohr können verschiedene Optiken und Instrumente eingeführt werden.
2. **Bronchoskopoptiken oder Hopkins-Stablinsen** enthalten ein in eine Metallhülse integriertes Linsensystem und lichtleitende Fasern. Die mit einem Durchmesser unter 2 mm erhältlichen Optiken sind in verschiedenen Längen verfügbar und wegen ihrer hervorragenden optischen Eigenschaften gerade für die Untersuchung der subglottischen Region auch bei sehr kleinen Frühgeborenen das am besten geeignete System. In Allgemeinanästhesie wird das Kind mit 100 % Sauerstoff beatmet, da sonst das Zeitfenster für die gewöhnlich in Apnoe durchgeführte Untersuchung zu kurz ist. Für optimale Untersuchungsbedingungen ist eine Relaxierung hilfreich. Nach Einstellen des Kehlkopfs mit dem Laryngoskop können mit der Optik Supraglottis, Stimmbänder, subglottischer Raum, Trachea und meist auch die Hauptbronchien inspiziert werden. Für Untersuchungen der tieferen Luftwegsabschnitte wird die Optik meist über das Bronchoskoprohr eingeführt.

Vorteile Vor allem bei Interventionen, z. B. Entfernung von Fremdkörpern oder Tumoren aus dem Bronchialsystem, und bei der Blutstillung ist die starre Technik der flexiblen im Kindesalter überlegen.

Flexible Bronchoskopie

Die kleinsten heute zur Verfügung stehenden Geräte haben einen Außendurchmesser von 2,2 mm, besitzen allerdings keinen Arbeitskanal. Geräte mit Arbeitskanal sind ab einem Durchmesser von 2,8 mm erhältlich.

Bei Kleinkindern und Säuglingen kann das Bronchoskop transnasal, über Gesichtsmasken oder Larynxmasken mit Port (z. B. Swivel-Konnektor), über spezielle Endoskopiemasken bei beatmeten Patienten aber auch über den Tubus eingeführt werden. Über die Masken kann Sauerstoff zugeführt und im Falle eines Atemstillstands ventiliert werden. Die Applikation von kontinuierlichem positivem Druck stabilisiert den Hypopharynx, verhindert eine Obstruktion der oberen Atemwege und verbessert die Sicht auf den Kehlkopf erheblich. Wird über eine Larynxmaske endoskopiert, sind Aussagen über Funktion und Anatomie der supraglottischen Strukturen jedoch nicht mehr möglich. Vor Einführen in den Kehlkopf muss dieser mit einem Lokalanästhetikum, z. B. Lidocain, anästhesiert werden, da sonst ein Laryngospasmus ausgelöst werden kann. Alternativ kann relaxiert oder die Narkose bis zum Sistieren der Atemwegsreflexe vertieft werden. Aufgrund der geringen Durchmesser des subglottischen Raums und der Trachea von Säuglingen und Kleinkindern kann das Bronchoskop die Ventilation und Oxygenierung erheblich behindern.

Vorteile Die flexible Bronchoskopie ist eine relativ einfach zu erlernende und im Einsatz zur Diagnostik komplikationsarme Methode. Sie kann bei größeren Kindern ohne Narkose in Sedierung durchgeführt werden. Vor allem in der atemdynamischen Funktionsdiagnostik des Kehlkopfs und der Trachea ist sie der starren Bronchoskopie überlegen.

MERKE

Im Kindesalter sollte die Bronchoskopie nur von erfahrenen Untersuchern oder unter ihrer Anleitung durchgeführt werden. Es ist gemein anerkannt, dass sowohl die starre als auch die flexible Endoskopie ihre speziellen Indikationen haben und sich gegenseitig ergänzen. Bei der Fremdkörperextraktion muss der Untersucher problemlos von der flexiblen auf die starre Technik wechseln können.

1.5.3 Komplikationen

- Hypoventilation, Hypoxie und Hyperkapnie z. B. infolge einer Atemwegsobstruktion durch das Bronchoskop oder als Folge der Sedierung
- Pneumothorax, Pneumomediastinum
- Schleimhautödem mit Gefahr der kompletten Atemwegsobstruktion
- Nosokomiale Infektionen
- Überdosierung von Lokalanästhetika
- Laryngo- und Bronchospasmus
- Blutungen aus Granulationen oder Tumoren (z. B. Hämangiomen)

LITERATUR

Eich C, Nicolai T, Hammer J, Deitmer T, Schmittenbecher R, Schubert K-R et al. (2016). Interdisziplinäre Versorgung von Kindern nach Fremdkörperaspiration und Fremdkörperingestion. Laryngorhinootologie 95: 321–331.

Nicolai T, Schramm D, Hammer J, Eber E, Hinrichs B (2016). Bronchoskopie bei Kindern. Positionspapier zur rationalen Indikationsstellung und sicheren technischen Durchführung. Monatsschr Kinderheilkd 164: 218–230.

1.6 Gastrointestinale Notfallendoskopie

Burkhard Rodeck

Eine gastrointestinale Notfallendoskopie ist in folgenden Situationen indiziert:
- Fremdkörperentfernung aus dem oberen Gastrointestinaltrakt
- Ingestionsunfälle
- Gastrointestinale Blutung bei portaler Hypertension aus Ösophagus- oder Fundusvarizen oder Blutungen aus Ulzera des oberen Verdauungstrakts

Bei einer Blutungsquelle im Kolon kann selten auch eine Notfallkoloskopie indiziert sein.

1.6.1 Entfernung eines Fremdkörpers

Im Kindesalter ist das Verschlucken von Fremdkörpern keine Seltenheit. Insbesondere Kleinkinder neigen dazu, alle erreichbaren Gegenstände in den Mund zu nehmen. Sehr häufig sind dies z. B. Münzen oder Spielzeugteile. Im späteren Alter kommt es eher akzidentell zum Verschlucken von Fremdkörpern, gelegentlich passieren auch Nahrungsbestandteile den Ösophagus nicht.

Symptome

Viele Fremdkörperingestionen verlaufen unbeobachtet, die Kinder fallen erst später durch Schluckbeschwerden oder Nahrungsverweigerung auf. Die meisten Fremdkörper mit einem Durchmesser unter 2 cm passieren den Ösophagus. Bleiben sie jedoch in der Speiseröhre stecken, müssen sie wegen der Gefahr einer Perforation bzw. Aspiration umgehend endoskopisch entfernt werden. Die meisten Fremdkörper finden sich im Bereich der physiologischen Ösophagusengen: 60–65 % im krikopharyngealen Übergang im oberen Ösophagus, 10–15 % im mittleren Ösophagus beim Aortenbogen und 20–25 % im unteren Ösophagus oberhalb der Kardia.

Diagnostik

Röntgendichte Fremdkörper lassen sich mittels Röntgenaufnahme lokalisieren. Thorax und Abdomen sollten von der unteren Zahnleiste bis zum Magenausgang dargestellt werden. Bei nicht röntgendichten Fremdkörpern (scharfkantig, längere Liegedauer) sollte wegen der möglichen Perforationsgefahr auf eine Darstellung des Ösophagus mit Röntgenkontrastmittel verzichtet werden.

Fremdkörper im Magen können meist belassen werden, da eine spontane Passage des Magen-Darm-Trakts innerhalb von 2–30 Tagen erwartet werden kann. Ausnahmen sind Batterien und Magnete. Die aktuell üblichen Lithiumbatterien führen bei Entladung zur Bildung von hohen Konzentrationen an freien Sauerstoffradikalen im Gewebe mit der Folge von Nekrosen. Die Eltern sollten angehalten werden, den Stuhlgang auf den Abgang des Fremdkörpers zu prüfen. Sollte er nach 7–10 Tagen noch nicht abgegangen sein, muss er erneut lokalisiert werden. Liegt er dann immer noch im Magen, sollte er endoskopisch entfernt werden.

Große Objekte (> 5 cm Länge, > 2,5 cm Durchmesser) haben eine höhere Komplikationsrate, ebenso scharfe Gegenstände, Magnete und Batterien in Magen oder Duodenum. Spitze Gegenstände drehen sich bei der Passage im Magen-Darm-Trakt immer so, dass der stumpfe Teil führt und somit die spontane Verletzungsgefahr eher gering ist.

Therapie

Die Therapie besteht in der endoskopischen Entfernung des Fremdkörpers aus dem Ösophagus (innerhalb von 24 h, bei Batterien / scharfen Gegenständen innerhalb von 2 h). Die Endoskopie sollte wegen der möglichen Aspirationsgefahr unter Allgemeinnarkose durchgeführt werden. Bei einer Verweildauer von > 1 Woche sollten Fremdkörper auch aus dem Magen geborgen werden. Wenn Magneten (oft mehrere) verschluckt worden sind, sollten diese auch sofort aus dem Magen entfernt werden, da sich Magnete bei der weiteren Passage auch aus auseinanderliegenden Arealen des Magen-Darm-Trakts anziehen und zur Perforation des ggf. dazwischenliegenden Gewebes führen. Zur Entfernung dienen Polypgreifzangen, Krokodilzangen oder auch endoskopisch eingebrachte Bergenetze oder Körbchen. Bei der Endoskopie kann der Ösophagus eingesehen und auf Verletzungen untersucht werden. Die Entfernung metallener Gegenstände mit Magnetsonden hat den Nachteil, dass eine endoskopische Kontrolle etwaiger Folgeschäden nicht möglich ist, und wird daher nicht empfohlen. Nahrungsbestandteile werden i. d. R. in den Magen vorgeschoben und können dort belassen werden. Allerdings ist zu überprüfen, dass keine ursächliche Erkrankung wie Achalasie, Ösophagusstenose oder eosinophile Ösophagitis (Biopsate gewinnen zur Histologie!) vorliegt.

1.6.2 Verätzungsösophagitis / Ingestionsunfälle

Ösophagusverätzungen im Kleinkindalter werden meist durch versehentliches Trinken von Haushaltsreinigern hervorgerufen. Mit der Einführung von kindersicheren Verschlussmechanismen ist die Häufigkeit zurückgegangen. In ca. 70 % werden alkalihaltige Lösungen (pH > 11,5) verschluckt (säurehaltige Flüssigkeiten schmecken bitter).

Tab. 1.25 Schweregrade von Ösophagusverätzungen (nach Zargar)

Grad	Schleimhautschaden
I	Erythem und Ödem
II	Erosionen und oberflächliche Ulzeration nicht in der gesamten Zirkumferenz
III	Tiefe Ulzerationen und Nekrosen in der gesamten Zirkumferenz
IV	Perforation

Endoskopisch unterscheidet man vier Schweregrade der Verätzung (➤ Tab. 1.25). Laugen neigen zur Ausbildung von Kolliquationsnekrosen, die durch alle Wandschichten gehen können.

Symptome

Typische Symptome sind Trinkverweigerung, vermehrter Speichelfluss, Erbrechen und Schmerzen, insbesondere eine Dysphagie. Verätzungsspuren im Mund-Rachen-Raum können selbst bei höhergradigen Verätzungen im Ösophagus fehlen. Wenn ein Trinkversuch verweigert wird, muss eine Endoskopie erfolgen. Wenn möglich, sollte die verschluckte Substanz identifiziert werden.

Diagnostik

Eine Ösophagogastroduodenoskopie sollte im Zeitraum von ca. 5 bis maximal 24 h nach Ingestion durchgeführt werden. Bei einer zu frühen Endoskopie ist das Ausmaß der Schleimhautschäden noch nicht abschließend beurteilbar. Endoskopiert man später, kann eine Perforation provoziert werden. Bei der Ösophagoskopie kann die Schleimhaut abgespült werden. Im Fall einer respiratorischen Beeinträchtigung sollte eine Röntgenaufnahme des Thorax erfolgen. Bei Verdacht auf eine Perforation lassen sich die Nekrosetiefe und die Nähe zu den zentralen Gefäßen mittels MRT detektieren.

Therapie und Prognose

Initial sollten Mundhöhle und Rachenraum mit Wasser gespült, aber kein Erbrechen ausgelöst werden. Einige Schlucke Wasser können auch getrunken werden. Die Indikation zur Ösophagogastroduodenoskopie ist individuell je nach Wahrscheinlichkeit einer Ösophagusverätzung zu stellen, im Zweifelsfall sollte man endoskopieren. Bei Grad-I-Verätzungen ist keine spezifische Therapie notwendig. Bei Grad II und Grad III erfolgen Nahrungskarenz, Antibiotikaprophylaxe (z. B. Cefuroxim), Analgesie (z. B. Ibuprofen) und Protonenpumpenhemmung (z. B. Omeprazol 1 mg/kg KG/d). Eine nasale Magensonde sollte gelegt und bei zirkulären Verätzungen ggf. auch die Anlage einer PEG-Sonde erwogen werden. Prednisolon zur Strikturprophylaxe wird immer wieder diskutiert, nach aktuellem Stand aber nicht empfohlen. Grad-IV-Verätzungen müssen i. d. R. operativ versorgt werden.

Frühestens nach 2 Wochen sollte eine Kontrollendoskopie durchgeführt werden. In den ersten Monaten muss auf Anzeichen von Schluckstörungen geachtet werden. Gegebenenfalls sollte zum Ausschluss von Strikturen und Stenosen eine radiologische Darstellung mittels Ösophagusbreischluck erfolgen. Liegen Strikturen vor, sollte eine interventionelle endoskopische Behandlung mit Ösophagusdilatation erfolgen.

Die Prognose ist von der Art und Menge des ingestierten Materials abhängig. Im Kindesalter ist sie meist als gut einzuschätzen.

1.6.3 Gastrointestinale Blutung

➤ Box 1.6 zeigt häufige Ursachen einer gastrointestinalen Blutung.

BOX 1.6

Ursachen einer gastrointestinalen Blutung

- Mallory-Weiss-Syndrom (Boerhaave-Syndrom)
- Ösophagitis
- Portale Hypertension
- Ösophagusvarizen
- Fundusvarizen
- Ulkusblutung (U. ventriculi, U. duodeni)
- Angiodysplasien (selten im Kindesalter)
- Polypektomie-Nachblutung
- Meckel-Divertikel u. a.

Mallory-Weiss-Syndrom

Das Mallory-Weiss-Syndrom ist definiert durch Schleimhauteinrisse in der Ösophagusschleimhaut, ausgelöst durch heftiges Erbrechen. Bei sonst unauffälliger Klinik ohne retrosternale Schmerzen, Abfall des Hb-Werts oder klinischer Verschlechterung erübrigt sich weitere Diagnostik. Die Maximalform ist das Boerhaave-Syndrom, bei dem es durch das Erbrechen zu einer perforierenden Verletzung der Ösophagusschleimhaut kommt. In diesem Fall muss ein chirurgischer Verschluss der Speiseröhrenverletzung erfolgen.

Ösophagitis

Bei einer ausgeprägten Ösophagitis kann es zur Hämatemesis kommen (➤ Abb. 1.25). Die Diagnose erfolgt endoskopisch, die Therapie in erster Linie mit Protonenpumpenblockern (z. B. Omeprazol 1 mg/kg KG/d).

Portale Hypertension

Eine portale Hypertension kann zur Ausbildung von Kollateralkreisläufen vom Pfortader- zum Systemkreislauf führen, die sich im oberen Gastrointestinaltrakt als Varizen im Ösophagus und Magen manifestieren. Das akute Management einer oberen intestinalen Blutung besteht in einer

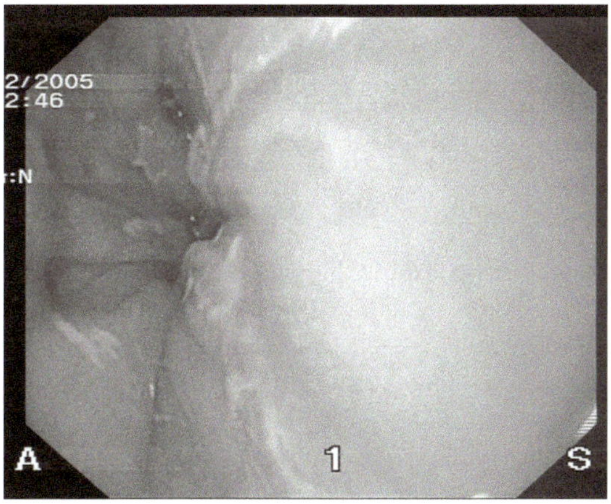

Abb. 1.25 Ösophagitis [R394]

Kombination aus medikamentöser Behandlung und endoskopischer Intervention. Neben der Akuttherapie stehen zur Langzeitblutungsprophylaxe endoskopisch-interventionelle, shuntchirurgische und medikamentöse Therapieverfahren zur Verfügung.

Pathophysiologie

Die Ursache der portalen Druckerhöhung kann präsinusoidal liegen; klassisches Beispiel hierfür ist eine Pfortaderthrombose (prähepatischer Block). Potenzielle Ursachen sind eine Omphalitis in der Neonatalzeit oder ein Nabelvenenkatheter, außerdem thrombophile Grunderkrankungen wie Protein-C-, Protein-S- oder AT-III-Mangel, Faktor-V- oder Faktor-II-Mutation, Methylentetrahydrofolat-Reduktase-Mangel, myeloproliferative Erkrankungen, paroxysmale nächtliche Hämoglobinurie oder ein Antiphospholipid-Syndrom.

Langfristig kann eine kavernöse Transformation der Pfortader im Leberhilusbereich resultieren, die sonografisch gut erkennbar ist. Bei chronischen Lebererkrankungen (intrahepatischer Block bei Fibrose / Zirrhose) ist die portale Hypertension eine Ursache der Morbidität und Letalität.

Im Kindesalter überwiegen als Grunderkrankungen cholestatische Erkrankungen wie z. B. die Gallengangsatresie oder Stoffwechselerkrankungen. Eine posthepatische Abflussbehinderung führt ebenfalls zu einem Pfortaderhochdruck (posthepatischer Block). Beispiel hierfür ist das Budd-Chiari-Syndrom, das durch eine Thrombose oder Membranen in den Lebervenen oder der V. cava inferior ausgelöst wird. Eine weitere seltene Ursache ist die Pericarditis constrictiva.

Symptome

Die gefährlichste Komplikation ist die gastrointestinale Blutung aus Ösophagus- und Fundusvarizen. Das Risiko einer Ruptur der Varizen korreliert mit der Höhe der Wandspannung. Je nach Ausmaß des Blutverlustes kommt es zu Hämatemesis und / oder zu Meläna. Selten stammen gastrointestinale Blutungen auch aus einer portal-hypertensiven Gastropathie, aus gastralen, duodenalen oder rektalen Varizen. Eine Splenomegalie ist gelegentlich das erste klinische Zeichen einer portalen Hypertension. Bei einem Hypersplenie-Syndrom liegen Thrombopenie und Leukopenie vor. Andere klinische Zeichen sind das Caput medusae bzw. die verstärkte Bauchvenenzeichnung. Ein Aszites tritt eher bei einer chronischen Lebererkrankung auf, seltener bei einem prähepatischen Block. Vasoaktive Mediatoren und angiogene Faktoren können bei chronischen Lebererkrankungen, aber auch bei einem prähepatischen Block zur Ausbildung eines hepatopulmonalen Syndroms beitragen. Dies ist durch intrapulmonale Gefäßdilatationen, arteriovenöse Verbindungen mit Rechts-Links-Shunt oder pulmonale Hypertension gekennzeichnet.

Diagnostik

Ultraschall

Mittels Ultraschalldiagnostik können Organgröße (z. B. bei Splenomegalie), Organbeschaffenheit (Leberechogenität, -echotextur), Gefäßverhältnisse (Durchmesser, kavernöse Transformation der Pfortader, Kollateralenbildung, Flussgeschwindigkeiten und Flussrichtungen) und das Vorhandensein von Aszites beurteilt werden. Der normale portale Blutfluss beträgt hepatopetal ca. 10–30 cm / s.

Durch Evaluation des Omentum-minus-Zeichens kann auf das Vorhandensein von Ösophagusvarizen geschlossen werden. In diesem Fall ist der Quotient aus dem Durchmesser des Omentum minus (Abstand zwischen der hinteren Leberoberfläche und der Aorta auf Höhe des Abgangs des Truncus coeliacus) und dem Aortendurchmesser erhöht.

Radiologie

Ein Breischluck (Gastrografin®) kann das Vorhandensein und mit geringer Aussagekraft die Ausprägung von Ösophagusvarizen belegen, eine Indikation dazu ergibt sich aber allenfalls vor der Durchführung einer prophylaktisch-interventionellen Therapie.

Die selektive Angiografie mit Messung des hepatisch-venösen Druckgradienten (Differenz zwischen freiem Lebervenendruck und Lebervenenverschlussdruck), eine Angio-CT oder die direkte Splenoportografie mit Druckmessung sind Sonderindikationen wie z. B. der Planung shuntchirurgischer Verfahren vorbehalten.

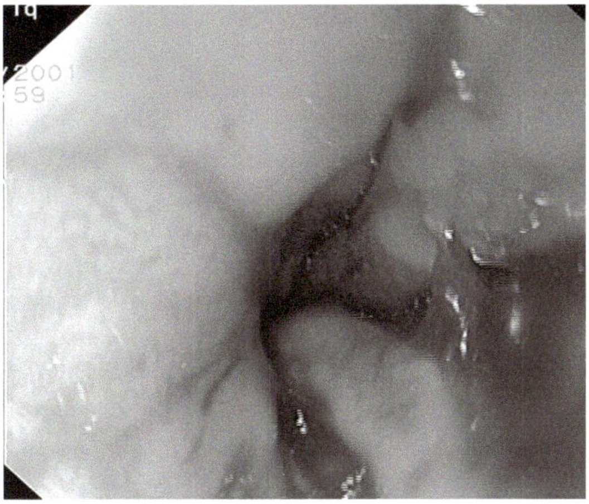

Abb. 1.26 Ösophagusvarizenblutung [R394]

Endoskopie

Die Ösophagogastroduodenoskopie ist das direkte Verfahren zur Visualisierung von Varizen im oberen Gastrointestinaltrakt, zur Beurteilung anderer Blutungsquellen wie Ulzera oder einer portalhypertensiven Gastropathie sowie zur Therapie (➤ Abb. 1.26).

Therapie

Das Management von Varizen im oberen Gastrointestinaltrakt kann aufgeteilt werden in die Notfalltherapie bei der ersten akuten Blutung, die Rezidivprophylaxe nach einer ersten Blutung und eine primäre Prophylaxe, bevor eine Blutung auftritt.

Notfalltherapie

Bei einer gastrointestinalen Blutung muss das nächstgelegene Krankenhaus aufgesucht werden. Zum Zeitpunkt der Vorstellung hat die Blutung bei den meisten Patienten spontan sistiert. Vor der Endoskopie müssen die Vitalparameter des Patienten stabilisiert sein. Bei entsprechendem Blutverlust muss eine Transfusion von Erythrozytenkonzentraten, ggf. von Thrombozytenkonzentraten (< 50.000 / m^3) oder auch von Frischplasma (Quick-Test < 50 %) erfolgen. Bei Kindern mit einer cholestatischen Grunderkrankung kann auch ein Mangel an Vitamin K mit Verminderung der Vitamin-K-abhängigen Gerinnungsfaktoren II, VII, IX und X vorliegen. Zur akuten Senkung des Pfortaderdrucks kann Somatostatin oder das Somatostatin-Analogon Octreotid, die die Durchblutung im Splanchnikusbereich drosseln, eingesetzt werden. Octreotid vermindert die mesenteriale Perfusion, senkt den Lebervenenverschlussdruck und den Varizendruck und hat ein geringeres Nebenwirkungsspektrum als Vasopressin. Initial gibt man Octreotid in einer Dosierung von 1–3 µg / kg KG als Bolus, danach 1–3 µg / kg KG / h als Dauerinfusion.

Endoskopie (Sklerotherapie, Ligatur)

Im Kindesalter sollte die Endoskopie grundsätzlich unter Intubationsnarkose durchgeführt werden. Der Patient sollte möglichst nüchtern sein, die Übersicht wird durch gastrale Blutkoageln ohnehin deutlich beeinträchtigt. Die Varizen werden kardianah mit Sklerosierungssubstanzen paravasal bzw. intravasal unterspritzt bzw. injiziert. Als Sklerosierungsmittel wird meist Polidocanol 1 % eingesetzt. Sehr häufig tritt eine Bakteriämie auf, sodass eine antibiotische Behandlung indiziert ist. Die Probleme dieses Verfahrens liegen in der (bewussten) Inkaufnahme von Sklerosierungsulzera, die zu Rezidivblutungen und selten auch zu Ösophagusstrikturen führen können.

Mit der Gummibandligatur steht ein schonenderes Verfahren zur Verfügung, das der Sklerotherapie überlegen ist. Die Varize wird in einen dem Endoskop aufgesetzten Applikator eingesaugt, danach erfolgt das Absprengen einer Gummibandligatur auf die Basis der Varize, der Blutfluss wird schlagartig unterbrochen. Das Verfahren ist vergleichsweise einfach. In einer randomisierten Studie bei Erwachsenen hat es sich gegenüber der Sklerotherapie als gleichwertig erwiesen, mit geringerer Komplikations- und Morbiditätsrate. Bei kleinen Kindern scheitert der Einsatz allerdings an den relativ zu großen Dimensionen des Applikators, der nicht sicher in den engen Ösophagus einzubringen ist. Nach eigener Erfahrung lässt sich aber keine klare Gewichts- oder Größengrenze nach unten definieren. Blutende Fundusvarizen werden mit Histoacrylkleber sklerosiert (➤ Abb. 1.27).

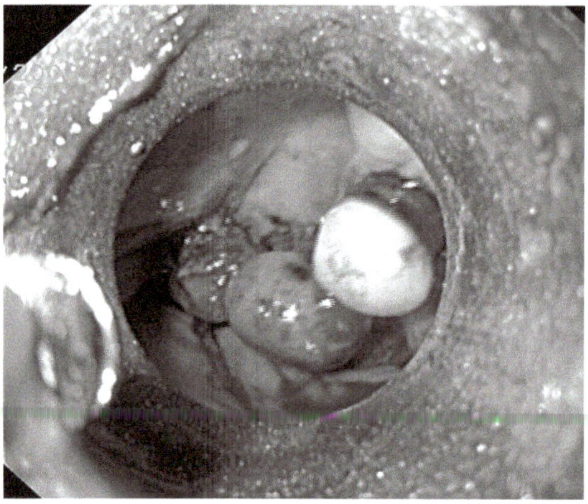

Abb. 1.27 Gummibandligatur bei Ösophagusvarizen [R394]

Sengstaken-Blakemore-Sonde

Die mechanische Kompression mit einer Sengstaken-Blakemore-Sonde erfordert im Kindesalter immer eine tiefe Sedierung, besser eine Intubationsnarkose. Der untere Ballon wird im Magen aufgefüllt und verhindert das Herausrutschen der Sonde, der obere Ballon wird bis zu einem maximalen Druck von 50 mmHg aufgefüllt. Wegen der Gefahr von Kompressionsnekrosen darf die Sonde nicht länger als 24 h liegen bleiben.

Chirurgische Verfahren

Als Ultima Ratio sind in einzelnen Fällen zur Beherrschung von akuten Varizenblutungen Operationen durchgeführt worden. Die ösophageale Transsektion und Devaskularisation, bei der der Ösophagus getrennt und wieder anastomosiert wird, stoppt sofort die Varizenperfusion, hat aber ein relativ hohes Morbiditätsrisiko – wie im Übrigen alle notfallmäßig durchgeführten Operationen.

Palliativ ist die Einlage eines transjugulären intrahepatischen portosystemischen Shunts (TIPS) eingeführt worden, was im eigentlichen Sinn kein chirurgisches Verfahren ist. Dabei wird über einen Katheter in der V. jugularis interna rechts, der über den rechten Herzvorhof in eine Lebervene eingebracht wird, unter sonografischer und Röntgenkontrolldurchleuchtung durch eine Inzision des Lebergewebes eine Verbindung zu einem Pfortaderast gebohrt. Die künstlich geschaffene Verbindung wird durch einen Drahtgeflecht-Stent offen gehalten. Es kommt damit zu einer portosystemischen Perfusion unter Umgehung der Leber und zur Senkung des portalen Drucks.

Bei Kindern mit Pfortaderthrombose ist in den letzten Jahren ein neues shuntchirurgisches Verfahren eingeführt worden (Rezessus-Rex-Shunt, portoportaler oder mesenterikoportaler Shunt). Dabei wird ein venöses Interponat (V. jugularis interna) zwischen extrahepatischen, noch offenen Pfortaderanteilen oder der V. mesenterica und intrahepatischen, ebenfalls offenen Pfortaderästen im Bereich der linken Pfortaderbifurkation eingesetzt. Damit sind die physiologischen Verhältnisse des Pfortaderflusses wieder rekonstruiert.

Langzeittherapie

Nach der ersten Blutung ist eine sekundäre Rezidivprophylaxe notwendig. Dazu sollten etwa in wöchentlichen Abständen Folgeendoskopien stattfinden, bis die kardianahen Varizen durch Ligaturbehandlungen eradiziert sind. Auch nach kompletter Eradikation sind regelmäßige Endoskopien in etwa jährlichen Abständen notwendig, um Rezidive zu erkennen und zu behandeln. Lassen sich die Varizenblutungen nicht mit endoskopischen Maßnahmen beherrschen, kann die Anlage eines TIPS erwogen werden (s. o.).

Eine Betablockertherapie kann die Frequenz von Blutungen senken. Wegen der Nebenwirkung einer Hypoglykämie bei Kindern unter 3 Jahren sollte Propranolol in dieser Altersgruppe zurückhaltend eingesetzt werden. Aktuell wird auch bei älteren Kindern aufgrund mangelnder Evidenz und wegen des Risikos einer Beeinträchtigung der Kreislaufkompensation bei einer akuten Blutung von einer prophylaktischen Behandlung eher abgeraten.

Primäre Prophylaxe

Die Frage der primären Blutungsprophylaxe ohne vorher eingetretene Varizenblutung wird kontrovers diskutiert. Medikamentös könnten Betablocker (s. o.) eingesetzt oder eine Varizenligatur durchgeführt werden. Wichtig ist die Aufklärung der Eltern über die theoretischen Risiken und die klinischen Symptome einer gastrointestinalen Blutung.

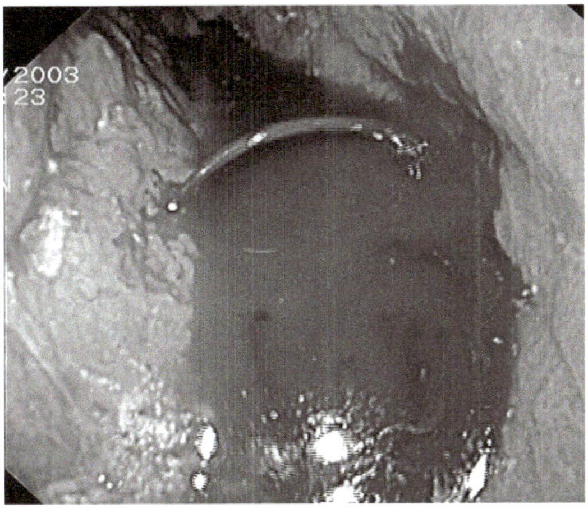

Abb. 1.28 Aktive Ulkusblutung [R394]

Ulkusblutung

Definition

Ein peptisches Ulkus im Magen oder im Duodenum ist ein makroskopisch sichtbarer, meist mit Fibrin ausgekleideter Schleimhautdefekt, der über die Epithelschicht in die Tiefe hineinragt. Meist liegt vor seiner Entstehung eine Infektion mit *Helicobacter (H.) pylori* vor (➤ Abb. 1.28).

Ätiologie und Pathophysiologie

Pathogenetisch wirksames Prinzip bei der Entstehung eines peptischen Ulkus ist eine säureinduzierte Entzündungsreaktion mit einem Ungleichgewicht zwischen zytotoxischen und zytoprotektiven Faktoren im oberen Gastrointestinaltrakt. Die toxischen Mechanismen sind Säure, Pepsin, Medikamente wie ASS oder NSAR sowie eine *H.-pylori*-Infektion. Die defensiven zytoprotektiven Mechanismen sind die Schleimschicht über dem Epithel, die lokale Bikarbonatkonzentration und die Schleimhautdurchblutung.

Symptome

Symptome eines Ulcus ventriculi oder eines Ulcus duodeni sind Schmerzen (meist rezidivierend im Oberbauch), Blutung mit Abgang von Blut (Meläna oder Bluterbrechen) oder Anämie mit typischen Anämiesymptomen wie Abgeschlagenheit, Krankheitsgefühl und Blässe. Perforiert das Ulkus, kann es zu einem akuten Abdomen kommen. Weniger spezifisch sind nächtliche Schlafstörungen, postprandiale Schmerzen, Erbrechen und Gewichtsverlust.

Diagnostik

Die Diagnose erfolgt mittels Ösophagogastroduodenoskopie. Ulkusblutungen werden nach Forrest eingeteilt:

- Forrest 1 = akute Blutung
- Forrest 2 = stattgehabte Blutung
- Forrest 3 = keine Blutungszeichen

In jedem Fall sollten Biopsien von Ösophagus, Magen und Duodenum entnommen werden. Ein *Helicobacter*-Urease-Schnelltest kann einen Hinweis auf eine *H.-pylori*-Infektion liefern, die dann entsprechend behandelt werden muss.

Therapie

Eine akute Blutung aus einem Ulkus kann mit verdünnter Adrenalinlösung unterspritzt und / oder mit Hemoclips unterbunden werden. Die medikamentöse Therapie wird mit einem Protonenpumpenblocker durchgeführt. Bei Nachweis einer *H.-pylori*-Infektion erfolgt eine Triple-Therapie mit einem Protonenpumpenblocker und zwei Antibiotika, z. B. Omeprazol, Clarithromycin (oder Metronidazol) und Amoxicillin, möglichst nach Resistenzlage im Antibiogramm.

1.6.4 Indikation zur Notfallkoloskopie

Eine Indikation zur Notfallkoloskopie ist im Kindesalter selten. Bei Verdacht auf eine untere gastrointestinale Blutung kann die Untersuchung sinnvoll sein. Blutungsquellen sind juvenile Kolonpolypen, wobei der Blutverlust nur gering ist, sodass eine notfallmäßige Endoskopie nicht indiziert ist. Nach einer endoskopischen Polypentfernung mit einer Diathermieschlinge kann es allerdings zu einer Nachblutung aus dem Abtragungsstumpf kommen, die notfallmäßig mit

Adrenalinunterspritzung und / oder Hemoclip-Applikation gestillt werden muss. Bei einer portalen Hypertension können sich auch rektale Varizen bilden, die ähnlich wie Ösophagusvarizen behandelt werden.

1.6.5 Zusammenfassung

Die Ingestion von Fremdkörpern oder ätzenden Flüssigkeiten sind relativ häufige Unfallmechanismen im Kindesalter. Bei Verdacht auf ösophageale Verletzungen muss innerhalb von 5–24 h eine Ösophagoskopie durchgeführt werden. Fremdkörper aus dem Ösophagus sind unverzüglich zu bergen. Bei Hämatemesis oder Meläna muss an eine obere gastrointestinale Blutung gedacht und eine sofortige Einweisung veranlasst werden.

Bei gleichzeitigem Vorliegen einer Splenomegalie ist von einer portalen Hypertension auszugehen. Die Kinder müssen in ein Sklerosierungs- / Ligaturprogramm integriert werden.

Nach der initialen Eradikation der Varizen muss mindestens einmal jährlich eine Kontrollendoskopie stattfinden, um Rezidive frühzeitig zu erkennen. Bei intrahepatischen Erkrankungen ist i. d. R. eine Lebertransplantation notwendig. Unkontrollierbare Blutungen können in der Wartezeit vor der Transplantation mit einem transjugulären intrahepatischen portosystemischen Shunt (TIPS) palliativ behandelt werden. Bei einer Pfortaderthrombose muss in jedem Fall die Indikation zur Rezessus-Rex-Shunt-Operation (portoportaler Shunt) geprüft werden. Eine medikamentöse Prophylaxe kann mit Betablockern durchgeführt werden.

LITERATUR

Centers for Disease Control (CDC) (2012). Injuries from batteries among children aged < 13 years – United States, 1995–2010. MMWR Morb Mortal Wkly Rep 61(34): 661–666.

De Lusong MAA, Timbol ABG, Tuazon DJS (2017). Management of esophageal caustic injury. World J Gastrointest Pharmacol Ther 8: 90–98.

Fuchs J, Warmann S, Kardorff R, Rosenthal H, Rodeck B, Ure B, Melter M (2003). Mesenterico-left portal vein bypass in children with congenital extrahepatic portal vein thrombosis: a unique curative approach. J Pediatr Gastroenterol Nutr 36: 213–216.

Kim SJ, Kim KM (2013). Recent trends in the endoscopic management of variceal bleeding in children. Pediatr Gastroenterol Hepatol Nutr 16: 1–9

Litovitz T, Whitaker N, Clark L (2010). Preventing battery ingestions: an analysis of 8,648 cases. Pediatrics 125: 1178–1183.

Rodeck B (2002). Portale Hypertension und Ösophagusvarizen. Monatsschr Kinderheilkd 150: 40–46.

Thomson M, Tringali A, Dumonceau JM, Tavares M, Tabbers MM, Furlano R, et al. (2017). Paediatric Gastrointestinal Endoscopy: European Society for Paediatric Gastroenterology Hepatology and Nutrition and European Society of Gastrointestinal Endoscopy Guidelines. J Pediatr Gastroenterol Nutr 64: 133–153.

Zargar SA, Kochhar R, Mehta S, Mehta SK (1991). The role of fiberoptic endoscopy in the management of corrosive ingestion and modified endoscopic classification of burns. Gastrointest Endosc 37: 165–169.

KAPITEL

2

Michael Brackhahn, Christoph Eberius, Monika Glowacka, Peter F. Hoyer, Christoph Hünseler, Wiltrud M. Kalka-Moll, Martina Kohl-Sobania, Franz-Josef Kretz, Beate Luz, Eva Mildenberger, Karl-Heinz Mücke, Felix Neunhoeffer, Bernd Roth, Michael Sasse, Anna Magdalena Schill, Jochen Strauß, Uwe Trieschmann

Therapeutische Strategien

2.1 Respiratortherapie

Felix Neunhoeffer

Die Voraussetzung für die Funktion des menschlichen Organismus ist eine dem Bedarf angemessene Sauerstoffversorgung der Gewebe und der einzelnen organspezifischen Zellen. Dieser Sauerstoffbedarf ist bei Kindern altersabhängig und etwa zwei- bis dreimal so hoch wie bei Erwachsenen.

Das Ziel der Respiratortherapie ist die Aufrechterhaltung eines adäquaten Gasaustauschs bei kleinstmöglicher Lungenschädigung und ohne wesentliche Beeinträchtigung der Kreislauffunktion.

Drei Organsysteme, die sich wechselseitig beeinflussen, sind für eine adäquate Sauerstoffversorgung von entscheidender Bedeutung:

- **Lunge:** Sauerstoffaufnahme, Kohlendioxidelimination (Gasaustausch)
- **Kreislauf:** Pumpfunktion des Herzens, Integrität des Gefäßsystems, Regulationsvorgänge im Bereich der Mikrozirkulation
- **Blut:** Fähigkeit zur Sauerstoffaufnahme, zum Sauerstofftransport und zur Abgabe an das Gewebe

Störungen eines dieser drei Organsysteme führen zu einer Einschränkung der Sauerstoffversorgung des Organismus mit konsekutiver schwerwiegender Beeinträchtigung der Körperhomöostase bis hin zum Multiorganversagen. Eine differenzierte Beatmungsstrategie ist insbesondere bei Säuglingen und jungen Kindern notwendig, um bei dem noch wachsenden, vulnerablen Lungengewebe bleibende Schäden zu vermeiden. Andererseits können bei Kindern bis 8 Jahren zerstörte Alveolen nachgebildet werden. Im späteren Alter kommt es nur noch zu ihrer Erweiterung mit Ausbildung eines Emphysems.

2.1.1 Formen der maschinellen Beatmung

Beatmungsform

Die entscheidende Aufgabe und Funktion des Beatmungsgerätes liegt in der Unterstützung der Atmung oder in der Übernahme der Spontanatmung in Abhängigkeit vom Ausmaß ihrer Beeinträchtigung. Ziele dieser rein supportiven Therapie sind eine dem Bedarf angemessene Oxygenierung, eine adäquate Kohlendioxidelimination sowie eine Reduktion der Atemarbeit.

Die dazu eingesetzten Beatmungsgeräte sind in ihrer Konstruktion und Funktionsweise unterschiedlich. Eine Einteilung der Respiratoren kann in Abhängigkeit von der Art ihrer Steuerung (d. h. des Umschaltmechanismus von Inspiration zu Exspiration) erfolgen.

Vorbemerkungen

In der Phase der Einatmung wird bei allen Formen der maschinellen Beatmung das Atemgas durch das Beatmungsgerät in die Lunge gedrückt, in den Atemwegen herrscht somit in der Inspiration ein positiver Druck. Dieser positive Atemwegsdruck geht normalerweise am Ende der nachfolgenden Exspiration auf null zurück und entspricht damit dem umgebenden atmosphärischen Druck.

Gerade im Kindesalter liegt aber die Verschlusskapazität (Luftvolumen in der Lunge, bei dem es zum Verschluss von Bronchiolen und nachfolgender Atelektasenbildung kommt, sog. „closing capacity“, CC) im Bereich der funktionellen Residualkapazität (Luftvolumen der Lunge am Ende der Exspiration, FRC). Alle Zustände, die zu einer Verminderung der FRC führen (z. B. postoperativ,

Lungenversagen, Narkose, Erhöhung der CC z. B. durch Herzinsuffizienz), haben demnach einen intrapulmonalen Rechts- / Links-Shunt mit verminderter Oxygenierung zur Folge.

Die Anwendung eines **positiven endexspiratorischen Drucks (PEEP)** hält die Lunge am Ende der Ausatmung in einem leicht geblähten Zustand und verhindert ihren Kollaps. Dadurch wird ein wiederholtes Öffnen und Kollabieren der Alveolen bei der Respiration – was eine Zellzerstörung und Inflammation zur Folge hätte (Atelektrauma) – verhindert. Ein PEEP von etwa 5 cmH_2O stabilisiert die Alveolen während der Exspiration, vermindert intrapulmonale Scherkräfte, fördert die Surfactant-Produktion und erhöht die FRC. Der positive endexspiratorische Druck führt zu einer Verbesserung des Ventilations-Perfusions-Verhältnisses in der Lunge. Zusätzlich reduziert ein adäquater PEEP den interstitiellen und alveolären Flüssigkeitsgehalt. Er sollte deshalb bei allen kindlichen Beatmungsformen zum Einsatz kommen. Ein zu hoch gewählter PEEP kann den pulmonalarteriellen Widerstand erhöhen.

Für eine optimale Beatmung ist die Berücksichtigung der statischen **Druck-Volumen-Kurve** der Lunge von entscheidender Bedeutung. Die Beatmungsparameter sollen so eingestellt werden, dass die Ventilation im steilen Kurvenabschnitt erfolgt. In diesem Bereich kann mit dem geringsten Beatmungsdruck ein adäquates Tidalvolumen erzielt werden. Der positive Inspirationsdruck (PIP) ist entscheidend für das angestrebte Tidalvolumen, wobei das Tidalvolumen, abhängig von der Lungenfunktion, 6–8–(10) ml / kg KG betragen sollte. Ein zu hoher PIP verursacht ein Barotrauma.

Die Lungencompliance erreicht hier ihr Maximum, gleichzeitig werden die intrapulmonalen Scherkräfte minimiert. Das Atelektrauma wird durch ein PEEP-Niveau verhindert, das über dem unteren Lungeninflationsdruck („lower inflection point", LIP) liegt. Auch im Kindesalter kann u. U. ein PEEP von 12–15 cmH_2O nötig sein. Der Spitzendruck bzw. PIP sollte den oberen Inflationsdruck („upper inflection point", UIP) der Lunge nicht überschreiten, da es sonst zu einer Überblähung kommt (Volutrauma) (➤ Abb. 2.1). Ein hoher intrathorakaler Druck kann das Herzzeitvolumen verringern.

Der Austausch von Sauerstoff und Kohlendioxid zwischen Blut und Alveolen geschieht durch Diffusion und erfordert keine äußere Anstrengung. Bei Spontanatmung wird durch Unterdruck und den Druckunterschied zwischen atmosphärischem und intrathorakalem Druck die Atemluft aktiv dem Gasaustausch zugeführt.

Die ersten Beatmungsverfahren wie etwa die eiserne Lunge imitierten diesen Mechanismus, wobei in einer den Körper umschließenden abgedichteten Kammer ein Unterdruck erzeugt wurde. Nahezu alle modernen Beatmungstechniken sind

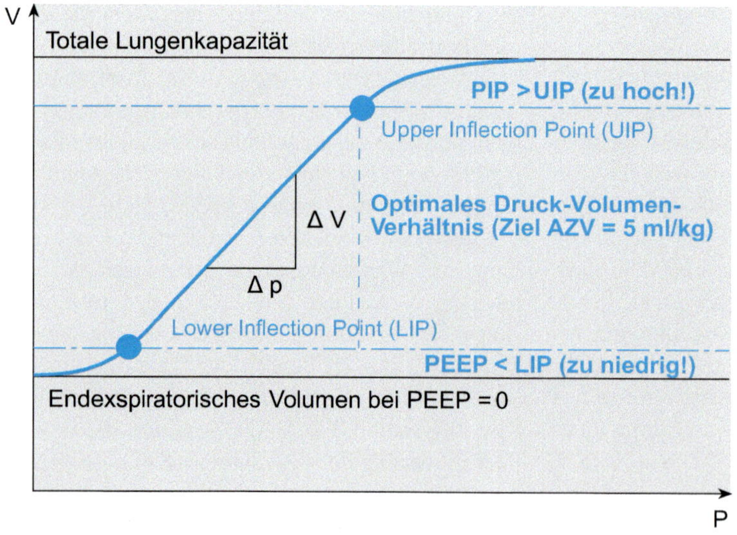

Abb. 2.1 Auswirkungen der Beatmung auf die statische Druck-Volumen-Kurve der Lunge (UIP: „upper inflection point", PIP: „peak inspiratory pressure", PEEP: „positive endexpiratory pressure", LIP: „lower inflection point", C: Compliance, V: Lungenvolumen, P: Beatmungsdruck [R394]

Überdruckbeatmungen, wobei die Atemluft durch Überdruck in die Lungen gepresst wird.

Druckkontrollierte, volumenkontrollierte und zeitgesteuerte Beatmung

Man unterscheidet grundsätzlich drei Beatmungsformen.

- **Druckkontrollierte Beatmung:** Bei der Justierung des Beatmungsgerätes wird ein einzustellendes oberes Druckniveau vorgegeben. Bei Erreichen dieses Niveaus wird die Inspiration, evtl. nach einer Plateauphase, beendet und der Respirator schaltet auf die passive Exspiration um. Das Atemzugvolumen ergibt sich hierbei aus der Compliance (Volumendehnbarkeit) von Lunge und Thorax. Der Vorteil ist, dass dieses Druckniveau nicht überschritten und damit das Risiko eines Barotraumas der Lunge reduziert wird. Nachteilig wirkt sich hierbei aus, dass bei Anstieg des Atemwegswiderstands (Tubusobstruktion, Sekret, pulmonale Obstruktion) bzw. bei Verminderung der Compliance das obere Druckniveau rasch erreicht wird, mit der Folge eines verminderten Atemzugvolumens.
- **Volumenkontrollierte Beatmung:** Nach Erreichen des voreingestellten Atemzugvolumens schaltet der Respirator auf die passive Exspiration um. Von Vorteil ist das stets konstante Hubvolumen mit Vermeidung der Hypoventilation. Nachteilig ist das mögliche Entstehen hoher inspiratorischer Druckspitzen mit der Gefahr des Barotraumas.
- **Zeitgesteuerte Beatmung:** Die Inspiration wird nach einer vorgegebenen Zeit beendet. In- und Exspirationszeiten können festgelegt werden; hieraus ergibt sich dann die Atemfrequenz.

In allen modernen Respiratoren sind diese grundsätzlichen Steuerungsmechanismen miteinander verknüpft. So stellt heute die zeitgesteuerte, druckkontrollierte Beatmung die am häufigsten eingesetzte Beatmungsform bei Kindern in der pädiatrischen Intensivmedizin dar.

Beatmungsmodi

Die Ventilationsmöglichkeiten der Lunge bewegen sich von der physiologischen Spontanatmung bis hin zur kontrollierten Beatmung („controlled mechanical ventilation“, CMV), bei der die Atmung vollständig vom Respirator übernommen wird. Dazwischen finden sich alle Variationen der assistierten Beatmungsformen. Die im Kindesalter eingesetzten Beatmungsmodi werden im Folgenden dargestellt. Die Veränderungen der Druckverhältnisse bei Spontanatmung und kontrollierter Beatmung sind in ➤ Abb. 2.2 dargestellt.

Intermittierende Beatmung mit positivem Druck („intermittent positive pressure ventilation“, IPPV)

Ein vom Respirator während der Inspiration aufgebauter Überdruck bewirkt den Luftfluss in die Lungen, bis entweder ein oberes Druckniveau (druckkontrollierte Beatmung) bzw. ein voreingestelltes Atemzugvolumen (volumenkontrollierte Beatmung) erreicht ist. Die Exspiration erfolgt dann passiv durch die Retraktionskraft von Lunge und Thorax.

Wird der gesamte Atemzyklus (In- und Exspiration) vom Beatmungsgerät vorgegeben, bezeichnet man dies als **kontrollierte Beatmung** (CMV). Bei der **assistierten Beatmung** wird hingegen die Eigenatmung des Patienten berücksichtigt. So registriert der Respirator die Inspirationsbemühungen des Patienten, indem er zu Beginn der Inspiration einen Druckabfall im Beatmungssystem (Drucktrigger) oder einen Luftfluss (Flowtrigger) wahrnimmt. Die Empfindlichkeit der Triggersysteme ist hierbei variabel einstellbar und kann bei zu empfindlicher Einstellung zur Autotriggerung (Selbstauslösung von Beatmungshüben) führen. Hingegen führt eine zu unempfindliche Einstellung zur Nichtberücksichtigung der spontanen Inspirationsbemühungen, und eine Anpassung der Beatmung an die Frequenz der Spontanatmung unterbleibt.

Kombinationen aus Spontanatmung des Patienten und maschineller Unterstützung

- **Intermittierende unterstützende Beatmung („intermittent mandatory ventilation“, IMV):** Hierbei wird die Dauer der voreingestellten maschinellen Beatmungshübe und spontanen Atemphasen in ihrem zeitlichen Ablauf starr

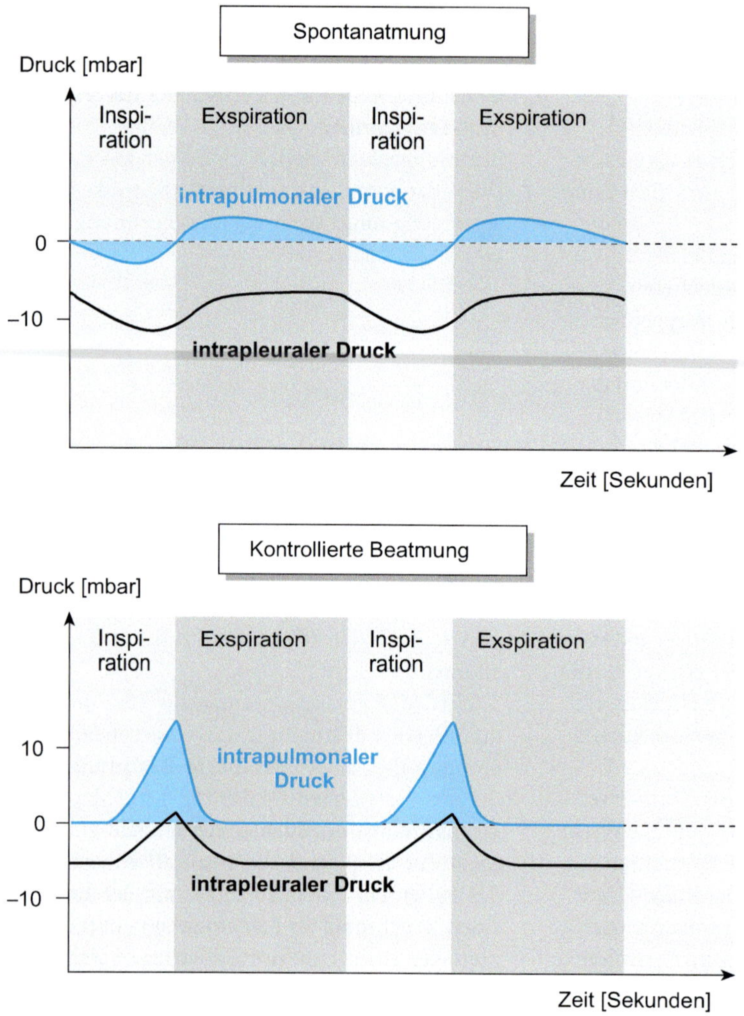

Abb. 2.2 Änderung der Druckverhältnisse während Spontanatmung und kontrollierter Beatmung [R394]

festgelegt. Vorteil ist hierbei, dass eine Hypoventilation zuverlässig vermieden wird. Hauptnachteil ist die fehlende Koordination von Spontanatmung und Beatmung.

- **Synchronisierte intermittierende unterstützende Beatmung („synchronized intermittent mandatory ventilation", SIMV):** Diese Beatmungsform ist eine Weiterentwicklung des IMV mit der Möglichkeit einer Synchronisation von Spontanatmung und Beatmung. Die Beatmungseinstellung am Gerät beinhaltet ein zeitliches Erwartungsfenster. Nur wenn in diesem Erwartungszeitraum keine spontanen Atembemühungen des Patienten registriert werden, erfolgt ein maschineller Atemhub. Diese Beatmungsform findet sehr häufig Anwendung im Verlauf der Entwöhnung von der Beatmung (Weaning).
- **Obligatorisches Atemminutenvolumen („mandatory minute ventilation", MMV):** Diese Beatmung gewährleistet die Sicherstellung eines konstanten, voreingestellten Atemminutenvolumens. Die Differenz aus gewünschtem und tatsächlichem Atemminutenvolumen wird durch den Respirator ausgeglichen.
- **Assistierte Spontanatmung („assisted spontaneous breathing" [ASB] oder „pressure support ventilation", PSV):** Hier gibt der Patient die Atemfrequenz vor. Jeder spontane Atemzug,

der die Triggerschwelle erreicht, wird dann mit einer voreingestellten Druckunterstützung durchgeführt. Dies führt zu einer Steigerung des Atemhubvolumens bei Verminderung der Atemarbeit. Nachteilig ist die Möglichkeit der Tachypnoe und konsekutiven Hyperventilation. Dieser Beatmungsmodus ist mit der Option einer Volumengarantie (VG) verknüpfbar. Diese Einstellung ermöglicht ein vorgegebenes Atemhubvolumen, wobei der Inspirationsdruck innerhalb vorgegebener Grenzen automatisch geregelt wird.

Unterstützung der Spontanatmung

- **Kontinuierlicher positiver Atemwegsdruck („continuous positive airway pressure", CPAP):** Spontanatmung des Patienten auf einem kontinuierlichen positiven Druckniveau, sowohl in- als auch exspiratorisch, indikations- und altersabhängig zwischen 4 und 8 mbar. Das CPAP-Gerät pumpt permanent mit leichtem Überdruck Luft in die Lunge. Dies verhindert einerseits ein Kollabieren der Atemwege und der Alveolen bei der Inspiration, eröffnet atelektatische Lungenareale und führt damit zu einer Erhöhung der FRC. Andererseits muss der Patient gegen einen erhöhten Widerstand ausatmen. Die Unterstützung mittels CPAP kann über Nasen-CPAP, Rachen-CPAP über einen Rachentubus sowie über eine Nasen- bzw. Gesichtsmaske erfolgen. Bei CPAP-Anwendung sollte immer eine Magensonde gelegt werden, um eine Überblähung des Gastrointestinaltrakts zu vermeiden.
- **High Flow:** Die nasale High-Flow-Atemhilfe liefert erwärmten und befeuchteten Sauerstoff über eine Nasenkanüle mit Flussraten von bis zu 60 Liter pro Minute. Die nasale High-Flow-Atemhilfe hat in einer randomisierten Studie als Erstbehandlung bei Neugeborenen (ohne vorherige Intubation) deutlich schlechtere Ergebnisse erzielt als die ebenfalls nichtinvasive CPAP-Beatmung. Für die Entwöhnungsphase nach einer vorangegangenen Intubation als Alternative zum CPAP hat sich die High-Flow-Atemhilfe als effektiv erwiesen. High-Flow kann Verletzungen an der Nase vermeiden und führt im Vergleich zur nasalen CPAP-Beatmung zu einer geringeren Rate an Pneumothoraces. Die High-Flow-Therapie ist eine effektive Therapieform der leicht- bis mittelgradigen hypoxämischen ARI infolge einer Pneumonie. Der applizierte Druck lässt sich wie folgt berechnen:

$$\text{Druck}\,(\text{cm}\,H_2O) = 0{,}7 + 1{,}1 \times \text{Flow}\,(\text{l}/\text{min})/\text{kg KG}$$

- **Spontanatmung auf zwei verschiedenen Druckniveaus („biphasic positive airway pressure", BiPAP):** Wechsel zweier unterschiedlicher Druckniveaus in einem zeitlich festgelegten Rahmen. Bei fehlender Spontanatmung erfolgt hierdurch eine kontrollierte Beatmung. Dies ermöglicht den kontinuierlichen Übergang von der kontrollierten Beatmung in eine Spontanatmung auf einem erhöhten Druckniveau (CPAP). Auf beiden Druckniveaus ist eine Spontanatmung möglich.

Spezielle Beatmungsformen

In der Pädiatrie gelangen noch weitere Beatmungsformen zur Anwendung, die hier nur erwähnt werden sollen, da sie meist in spezialisierten Zentren zum Einsatz kommen:

- **Nichtinvasive positive Überdruckbeatmung („non-invasive positive pressure ventilation", NPPV):** Hier erfolgt eine intermittierende Überdruckbeatmung über eine Gesichts- oder Nasenmaske. Eindeutig positive Ergebnisse liegen in der Behandlung der obstruktiven Schlafapnoe und bei der Ateminsuffizienz aufgrund neuromuskulärer Erkrankungen vor. Von Vorteil ist bei dieser Beatmungsform, dass die Schutzreflexe und der physiologische Atemweg des Patienten erhalten bleiben, weiterhin ist keine oder nur eine leichte medikamentöse Sedierung erforderlich. Nachteilig können eine schlechte Compliance der Kinder, eine Aufblähung des Magens und Undichtigkeit des Interface sein. Eine NPPV kann vor einer drohenden Intubation bei obstruktiven Atemwegen, restriktiver Lungenerkrankung, leichtem bis mäßigem ARDS oder kardiorespiratorischem Versagen in Betracht gezogen werden. NPPV sollte aber die endotracheale Intubation nicht verzögern. Um eine verzögerte Intubation zu vermeiden, sollte das Ansprechen der NPPV engmaschig anhand von Veränderungen der Herz- und Atemfrequenz, des S_aO_2 / F_iO_2-Verhältnisses, des pH-Werts und des Bewusstseinsgrades überwacht werden.

- **„Neurally adjusted ventilatory assist" (NAVA):** NAVA beruht auf der Steuerung des Beatmungsgeräts durch die elektrische Aktivität des Zwerchfells, die mittels einer speziellen Magensonde abgeleitet wird. Dieses neuronale Feedback des respiratorischen Systems reguliert den vom Ventilator gelieferten Beatmungsdruck synchron und proportional zum respiratorischen Bedarf des Patienten. Damit „kontrolliert" der Patient den Ventilator.
- **Hochfrequenzbeatmung („high frequency ventilation", HFV):** Beatmungstechnik mit hohen Beatmungsfrequenzen zwischen 60 und 3.000 / min. Klassischer Vertreter ist hier die Hochfrequenzoszillation, bei der typischerweise bei konstantem Distensionsdruck (MAP = PEEP) die Tidalvolumina unterhalb des Totraumvolumens liegen. Die Oxygenierung wird über das F_iO_2 und den Atemwegsmitteldruck / (Distensionsdruck) gesteuert. Die CO_2-Elimination wird über eine Veränderung der Oszillationsdruckamplitude (Oszillationsvolumen) und der Oszillationsfrequenz gesteuert. Die Amplitude sollte so eingestellt werden, dass sichtbare und spürbare (palpable?) Thoraxexkursionen erfolgen. Die Hochfrequenzoszillation ermöglicht damit eine unabhängige Steuerung von Oxygenierung und Ventilation. Im Vergleich zu den o. g. Beatmungsverfahren läuft die Exspiration aktiv ab. Der Gastransport erfolgt hierbei durch unterschiedliche Mechanismen, wobei dem Prinzip der Taylor-Dispersion (transversale Diffusion an der Grenzfläche zweier Gase) eine besondere Bedeutung zukommt. Als Rescue-Therapie findet sie Anwendung bei Versagen der konventionellen Beatmung im Kindesalter und kann auch hier mit der NO-Beatmung kombiniert werden. Als mögliche primäre Indikationen gelten das ausgeprägte Atemnotsyndrom des Frühgeborenen, die Lungenhypoplasie bei Zwerchfellhernie, die schwere Mekoniumaspiration, Rescue-Therapie bei ARDS und alle Formen des „Air-Leak". Oszillatoren stehen heute für alle Altersklassen zur Verfügung.
- **Extrakorporale Membranoxygenierung (ECMO) und extrakorporale CO_2-Elimination ($ECCO_2R$):** technisch unterschiedliche und aufwendige Verfahren, bei denen an Membranlungen ein extrakorporaler Gasaustausch erfolgt. Sie finden Anwendung bei akutem Lungenversagen potenziell reversibler Genese.
  Die ECMO kann bei Kindern mit Hypoxämie und / oder hyperkapnischer respiratorischer Insuffizienz angewendet werden, die auf konventionelle Therapie nicht ansprechen. Es ist wichtig, die ECMO-Therapie rechtzeitig einzuleiten, bevor eine schwere Hypoxie oder ein Barotrauma auftritt. Bei Kindern mit reversibler Lungenerkrankung, bei denen das Risiko einer beatmungsinduzierten Lungenschädigung besteht, können ein P_aO_2 / F_iO_2 (Horovitz-Quotient) < 100, ein Oxygenierungsindex (OI) > 40 trotz Eskalation der Beatmungstherapie, ein erhöhter Beatmungsdruck (mittlerer Atemwegsdruck > 20–25 cmH_2O bei konventioneller Beatmung oder > 30 cmH_2O bei HFOV), eine ausgeprägte Hyperkapnie oder eine schwere anhaltende respiratorische Azidose (pH < 7,1) eine Indikation für eine ECMO darstellen (OI = mittlerer Atemwegsdruck [cmH_2O] × F_iO_2 [%] / P_aO_2 [mmHg]). Für die Therapie mit extrakorporalen Gasaustauschverfahren bestehen derzeit keine völlig klaren Indikationen und Kontraindikationen. ECMO ist ein Bridging-Verfahren; es werden letale Chromosomenstörungen, eine schwere nichtreversible zerebrale Schädigung, allogene Knochenmarktransplantation und therapierefraktäre maligne Grundkrankheit als Kontraindikationen diskutiert.
  Individuelle Kriterien und Indikationen für den Beginn einer solchen Behandlung können, in ihrer jeweils aktuellen Fassung, bei den entsprechenden ECMO-Zentren erfragt werden.
- **Pumpenlose extrakorporale arteriovenöse Lungenunterstützung (pECLA):** Gute Erfahrungen mit pumpenlosen Systemen wurden an Patienten in Form der pumpenlosen extrakorporalen Lungenunterstützung (pECLA oder iLA, Novalung) gesammelt. Dieses System benutzt den eigenen Kreislauf des Patienten durch Schaffung eines arteriovenösen Shunts über die Femoralgefäße mit einem zwischengeschalteten Oxygenator und dient vornehmlich der Decarb-

oxylierung mit nur eingeschränkter Oxygenierung. Voraussetzung dafür ist ein Herzzeitvolumen von > 4 l / min / m².

- **Anwendung von inhalativem Stickoxid (NO):** Bei NO handelt es sich um eine Substanz, die physiologischerweise u. a. im Endothel der Pulmonalgefäße aus der Aminosäure Arginin gebildet wird. Sie gelangt per Diffusion in die Gefäßmuskulatur und bewirkt dort eine selektive Vasodilatation der Pulmonalgefäße mit Senkung des pulmonalarteriellen Drucks. Aufgrund der sehr kurzen Halbwertszeit finden sich nahezu keine systemischen Wirkungen wie ein Blutdruckabfall. Inhaliertes NO zeigt die gleichen Auswirkungen und kann zu einer Verbesserung des Ventilations-Perfusions-Verhältnisses in der Lunge führen. NO wirkt nur in belüfteten Lungenarealen. Die Folge ist eine Verbesserung der Oxygenierung ohne relevante Veränderung der CO_2-Elimination. Übliche Dosierungen liegen im Bereich von 10–20 ppm NO. Die Anwendung ist in jedem Lebensalter möglich. Eingesetzt wird diese Therapieform bei persistierender pulmonaler Hypertonie des Neugeborenen, pulmonaler Hypertonie im Rahmen angeborener Herzfehler sowie beim akuten Lungenversagen zur Verbesserung der Oxygenierung. In der Literatur werden Ansprechraten auf NO von bis zu 80 % berichtet.
- **Flüssigkeitsbeatmung („partial liquid ventilation", PLV, und „total liquid ventilation", TLV):** Hier erfolgt der Sauerstofftransport nicht durch Ventilation mit einem Atemgas, sondern durch eine Applikation von z. B. sauerstoffhaltigen Perfluorcarbon-Lösungen in das Bronchialsystem der Lunge. Aufgrund der besonderen physikalischen Eigenschaften dieser Substanzen ergibt sich eine wesentlich geringere mechanische Belastung der Alveolen, was einer weiteren Schädigung des Lungengewebes unter Beatmung vorbeugt. Diese Beatmungsform hat nach wie vor weitgehend experimentellen Charakter; gesicherte Indikationen liegen hierfür nicht vor.
- **Surfactant-Therapie:** Die Wirkungsweise des Surfactant beruht auf einer Reduktion der Oberflächenspannung an der Grenzfläche zwischen Lungengewebe und Luft. Hierdurch werden die Alveolen stabilisiert, und ein endexspiratorischer Kollaps wird vermieden. Klinische Auswirkungen sind eine Reduktion der inspiratorischen Sauerstoffkonzentration sowie der Beatmungsdrücke. Als gesicherte Indikation gilt das Atemnotsyndrom des Frühgeborenen. Weitere, weniger gesicherte und z. T. kontrovers diskutierte Indikationen sind alle Formen des sekundären Surfactantmangels, z. B. im Rahmen eines ARDS. Diese Therapie ist teuer. Es liegen unterschiedliche Surfactant-Präparationen sowohl tierischen (Schwein, Rind) als auch gentechnologischen Ursprungs vor (➤ Kap. 3).

2.1.2 Prinzipien der Beatmungstherapie

Die Notwendigkeit zur Atemunterstützung bzw. Beatmungstherapie ergibt sich aus der akuten respiratorischen Insuffizienz.

MERKE

Die **akute respiratorische Insuffizienz** (ARI) ist definiert als Beeinträchtigung der Sauerstoffversorgung des Organismus (Partialinsuffizienz) und / oder als Behinderung der Abgabe des im Stoffwechsel anfallenden Kohlendioxids mit konsekutiver respiratorischer Azidose (Globalinsuffizienz) aufgrund einer pulmonalen oder extrapulmonalen Störung.

Stufenplan der Beatmungstherapie

Entsprechend dem Ausmaß der respiratorischen Störung kommen unterschiedliche Verfahren der Atemunterstützung bzw. Beatmung zur Anwendung. Bei der Indikationsstellung zur Atemunterstützung sind sowohl das klinische Bild des Patienten als auch die Laborwerte (Blutgase, Säure-Basen-Status, Laktat) zu beachten.

Bei geringer Gasaustauschstörung der Spontanatmung erfolgt die Sauerstoffzufuhr via Nasensonde, Nasenbrille oder Sauerstoffmaske. Hierdurch lässt sich die Oxygenierung verbessern, die CO_2-Elimination wird nicht beeinflusst. Bei fehlendem Erfolg wird auf eine CPAP-Atemunterstützung oder High-Flow-Therapie übergegangen. Hierdurch lassen sich oftmals sowohl die Oxygenierung als auch die Ventilation verbessern. Die

Anwendung kann im Kindesalter als Nasen-CPAP, Rachen-CPAP über einen Rachentubus sowie über eine Nasen- bzw. Gesichtsmaske erfolgen. Bei fortschreitender Ateminsuffizienz kann der Versuch einer nichtinvasiven Beatmung, d. h. Beatmung mit positivem Druck ohne vorher erfolgte endotracheale Intubation, erfolgen. Lässt sich hierdurch kein adäquater Gasaustausch erzielen, müssen nach Narkoseeinleitung die endotracheale Intubation und Überdruckbeatmung erfolgen.

➤ Box 2.1 gibt einen Überblick über Erkrankungen und äußere Einwirkungen, die als mögliche Ursachen für eine akute respiratorische Insuffizienz infrage kommen.

BOX 2.1

Ursachen einer akuten respiratorischen Insuffizienz

Pulmonale Ursachen
- Akuter Atemstillstand
- Schwere Pneumonien
- Pulmonalarterienembolie
- Lungenkontusion
- Asthma bronchiale
- Lungenfehlbildungen
- Krupp-Syndrom
- Bronchiolitis
- Interstitielle Lungenerkrankungen (infektiös, toxisch)
- ARDS
- Lungenfibrose
- Zystische Fibrose
- Autoimmunerkrankungen

Kardiozirkulatorische Ursachen
- Lungenödem (kardial, Reizgasinhalation)
- Zustand nach Reanimation
- Herzinsuffizienz bei Kardiomyopathien
- Angeborene Herzfehler
- Kardiogener Schock

Versagen von Atemantrieb und Regulation
- Komatöse Zustände
- Intrakranielle Drucksteigerung
- Meningitis, Enzephalitis
- Intoxikationen
- Schädel-Hirn-Trauma

Periphere Atemlähmung
- **Neurogene Störungen:**
  - Polyneuroradikulitis
  - Guillain-Barré Syndrom
  - Myasthenia gravis
  - Poliomyelitis
  - Spinale Muskelatrophien
  - Läsionen des Rückenmarks
- **Myogene Störungen:**
  - Muskeldystrophie (z. B. Typ Duchenne)
  - Mitochondriale Muskelerkrankungen
  - Stoffwechselerkrankungen mit Muskelhypotonie

Sonstige Ursachen
- Unterstützende Therapie beim hypovolämischen, septischen oder anaphylaktischen Schock
- Polytraumatisierte Patienten
- Ausgedehnte Verbrennungen
- Ertrinkungsunfall
- Fremdkörperaspiration
- Epiglottitis
- Kohlenmonoxidvergiftung
- Therapeutische Hyperventilation zur Senkung des intrakraniellen Drucks
- Postoperative Beatmung nach großen operativen Eingriffen bzw. Überhang von Narkotika nach Anästhesie

Diagnose der akuten respiratorischen Insuffizienz

Klinische Kriterien

- Tachy- / Dyspnoe (angestrengte und beschleunigte Spontanatmung, inspiratorische Einziehungen interkostal, subkostal, jugulär, supraklavikulär)
- Nasenflügeln
- Lippen- und Nagelbettzyanose
- Stöhnende Atmung bei Früh-, Neugeborenen und Säuglingen
- Unruhe, Angst, Agitiertheit, Bewusstseinstrübung, Blutdruckanstieg
- Initial kurzzeitig Tachykardie, im weiteren Verlauf Bradykardie, Asystolie

Laborparameter Als wesentlicher Laborparameter zur Beurteilung des Ausmaßes der akuten respiratorischen Insuffizienz gilt die arterielle Blutgasanalyse (BGA). Bei kleineren Kindern kann auch eine kapilläre BGA aus einem hyperämisierten Bereich (Ohrläppchen, laterale Fingerbeere, laterale Zone der Ferse) durchgeführt werden. Die Kriterien der akuten respiratorischen Insuffizienz im Kindesalter lauten für:

- **Sauerstoff:** $P_aO_2 < 50$ mmHg (6,6 kPa) unter Raumluft, P_aO_2 50–60 mmHg (6,6–8 kPa) unter Nasensonde (korrekte Lage!) mit 4–6 l O_2 / min

- **Kohlendioxid:** P_aCO_2 > 55–60 mmHg (7,3–8 kPa) bei vormals Lungengesunden. Bei verschiedenen Krankheitsbildern (chronische Lungenerkrankung, Asthma bronchiale) ist ein P_aCO_2 bis zu 80 mmHg (10,6 kPa) bei fehlender Azidose tolerabel (meist metabolische Kompensation der chronischen respiratorischen Azidose).

2.1.3 Durchführung

Die Beeinträchtigung der übrigen Organfunktionen durch das eingesetzte Beatmungsmuster sollte möglichst gering sein. Es sollte stets auf eine ausreichende Sedierung und Analgesie geachtet werden, eine neuromuskuläre Relaxation kann in Einzelfällen notwendig werden. Mögliche Indikationen zur Relaxation sind ein sehr hoher Beatmungsdruck (inspiratorischer Spitzendruck > 30 cmH_2O) sowie eine strikte Vermeidung von intrakraniellen Druckspitzen aufgrund von Husten und Pressen.

TIPP

Ein ganz wesentlicher Punkt bei der Auswahl des Beatmungsmodus sind Erfahrungen und Kenntnisse des Behandlungsteams und die Vertrautheit der Mitarbeiter mit dem benutzten System.

Im Kindesalter findet am häufigsten die zeitgesteuerte, druckkontrollierte Beatmung Anwendung, entweder in Form einer kontrollierten oder einer assistierten Beatmungsform. Eine volumenkontrollierte Beatmung ist in diesem Alter eher abzulehnen, da aufgrund der Anwendung ungeblockter Endotrachealtuben Leckagen entstehen können. Ferner sind ungewollte Druckspitzen mit der Gefahr des Barotraumas möglich.

MERKE

Therapeutisches Ziel der Respiratorbehandlung ist die Sicherstellung einer der Situation angepassten, ausreichenden Oxygenierung und Ventilation bei Minimierung der durch die Beatmung hervorgerufenen Lungenschäden („ventilator-associated lung injury", VALI).

Hierbei ist die Ausgangssituation und Grunderkrankung des Patienten von entscheidender Bedeutung. Bei Kindern mit gesunder Lunge sollten normwertige P_aO_2-Werte angestrebt werden, bei Kindern mit vorbestehenden Lungenerkrankungen sind höhere P_aO_2-Werte akzeptabel. Hingegen sollten bei schweren Schädel-Hirn-Verletzungen oder pulmonaler Hypertonie normwertige pH-Werte angestrebt werden. Das Festhalten an starren Grenzen für P_aO_2 und P_aO_2 ist nicht notwendig. Vielmehr sollten zur Beurteilung indirekte Parameter für eine ausreichende Oxygenierung und Ventilation (Laktat, Azidose respiratorisch / metabolisch) herangezogen werden. Auf jeden Fall sollte ein pH-Wert > 7,2 angestrebt werden.

Einstellung der Beatmungsparameter

Atemzugvolumen, Tidalvolumen (AZV, TV)

Als Richtwerte bei Kindern gelten:

- Früh- / Neugeborene: 3–5 ml / kg
- Säuglinge, ältere Kinder: ca. 5 ml / kg

In den letzten Jahren hat sich bei den Empfehlungen zur Höhe des Atemzugvolumens ein Wandel vollzogen. So zeigte sich in zahlreichen Studien vorwiegend bei Erwachsen mit Lungenversagen (ARDS), aber auch bei Kindern ein vorteilhaftes Outcome bei der Anwendung niedrigerer Tidalvolumina. Große Atemzugvolumina führten zu einer effektiveren Blähung der Alveolen und damit zu einer besseren CO_2-Elimination. Aufgrund der häufigen Überblähung mit dem Auftreten von Scherkräften kam es jedoch gerade bei schwer vorgeschädigten Lungen zu einer hierdurch ausgelösten Zytokinausschüttung und konsekutiv zu inflammatorischen Reaktionen, die das Lungengewebe noch weiter zerstörten (Volutrauma). Gerade der wiederholte endexspiratorische Kollaps und die darauffolgende Reexpansion der Alveolen gelten als Hauptursache für beatmungsinduzierte Lungenschäden.

Heute wird gerade in der Beatmung von Patienten mit Lungenversagen eine möglichst schonende, lungenprotektive Behandlung durchgeführt. Man nimmt hierbei bewusst einen Anstieg des P_aCO_2 bis 70 mmHg, in Einzelfällen auch darüber in Kauf (permissive Hyperkapnie). Der pH-Wert sollte 7,2 nicht unterschreiten.

In einer Notfallsituation kann die Beobachtung der Thoraxexkursionen während der Inspiration als grobes klinisches Maß zur Beurteilung des Atemzugvolumens herangezogen werden.

Inspiratorischer Spitzendruck (PIP)

Die Beatmung im Kindesalter erfolgt meist als zeitgesteuerte, druckkontrollierte Beatmung. Der inspiratorische Spitzendruck sollte zu Beginn auf etwa 20 mbar eingestellt werden. Das resultierende Atemzugvolumen ergibt sich in Abhängigkeit von der Compliance von Lunge und Thorax. Entsprechend dem gemessenen Tidalvolumen sollte dann eine Anpassung des inspiratorischen Spitzendrucks in 1-mbar-Schritten vorgenommen werden. Als grobes klinisches Maß dient wieder die Beachtung der inspiratorischen Atemexkursionen des Thorax. Eine frühzeitige Kontrolle durch eine BGA sollte erfolgen.

Entscheidend bei der Beatmung von Patienten mit einem Lungenversagen ist, dass die Alveolen durch einen adäquaten Beatmungsdruck offengehalten werden.

Das Konzept der „offenen Lunge" besteht aus den Komponenten „Wiedereröffnung" (Rekrutierung) nichtventilierter Alveolen und dem „Offenhalten" („Open-lung"-Konzept") noch ventilierter bzw. rekrutierter Alveolen sowie der vorgeschalteten Atemwege. Hierzu kann es notwendig sein, wiederholt kollabierte Lungenanteile, die nicht am Gasaustausch teilnehmen, zu eröffnen („alveolar recruitment strategy", ARS). In der Praxis wird hierzu der Beatmungsdruck, in Abhängigkeit von der individuellen Situation, schrittweise für jeweils 5 Atemzüge von 25 / 5 mbar über 30 / 10 mbar, 35 / 15 mbar auf 40/20 mbar, den sog. Lungenöffnungsdruck, gesteigert. Danach wird der Beatmungsdruck wieder rasch auf ein PEEP-Niveau von 5–10 mbar reduziert. Mithilfe der Pulsoxymetrie bzw. der arteriellen BGA wird der Effekt auf die Oxygenierung überprüft. Es gibt aber keine Empfehlung, nach Absaugvorgängen die Lunge routinemäßig zu rekrutieren.

Atemfrequenz (AF)

Die initial einzustellende Beatmungsfrequenz orientiert sich an den Spontan-Atemfrequenzen des jeweiligen Alters des Kindes (➤ Tab. 2.1). Diese kann entweder direkt am Respirator eingestellt werden oder ergibt sich aus dem einzustellenden I:E-Verhältnis. Möglichst früh sollte eine Anpassung aufgrund einer BGA erfolgen.

- Früh- / Neugeborene: 40–60 / min
- Säugling: 30–40 / min
- Kleinkind: 20–30 / min
- Schulkind: 12–20 / min

Tab. 2.1 Physiologische Atemfrequenzen im Kindesalter

Neugeborene	35–50 / min
Säuglinge	24–45 / min
Kleinkinder	20–30 / min
Schulkinder	12–20 / min
Physiologische Herzfrequenzen im Kindesalter ➤ Kap. 1.3	

Atemminutenvolumen (AMV)

Das AMV ergibt sich aus der Einstellung der vorangegangenen Parameter; es ist das Produkt aus Atemfrequenz und Tidalvolumen. Das AMV wird normalerweise nicht primär am Respirator eingestellt. Als grober Richtwert gilt im Kindesalter ein Wert von 150–250 ml / kg / min.

Inspiratorische Sauerstoffkonzentration (F_iO_2)

Die F_iO_2 („fraction of inspired oxygen") sollte in unklaren Situationen initial hoch gewählt werden (Beginn mit F_iO_2 = 1,0), bis objektive Daten über das Ausmaß der Oxygenierungsstörung vorliegen (BGA, Pulsoxymetrie). Danach sollten eine rasche Anpassung und Reduktion der F_iO_2 erfolgen. Anzustreben ist eine Reduktion der F_iO_2 auf < 0,6, da höhere Werte für das Lungengewebe als toxisch angesehen werden (Oxidationstrauma).

Positiver endexspiratorischer Druck (PEEP)

Die Beatmung sollte, in Abhängigkeit vom Alter des Kindes und seiner Grunderkrankung, von Beginn an mit einem positiven endexspiratorischen Druck durchgeführt werden. Initial hat sich ein PEEP von 5 mbar bewährt; dies ist aber lediglich als Ausgangspunkt zu betrachten und sollte individuell angepasst werden.

Vorsicht ist bei Patienten mit obstruktiven Lungenerkrankungen und erhöhtem intrakraniellem Druck geboten. Bei Patienten mit Lungenversagen (ARDS) kommen PEEP-Niveaus bis 15 mbar zum Einsatz. Anzustreben ist der optimale PEEP, bei dem der O_2-Transport (Sauerstoffgehalt × Herzzeitvolumen) sein Maximum erreicht. Hierbei sind die Alveolen optimal offen und perfundiert. Die Beatmung erfolgt im steilen Abschnitt der statischen Druck-Volumen-Kurve.

Inspirations-Exspirations-Verhältnis

Das Verhältnis von In- zu Exspiration sollte primär 1 : 2 betragen und sich damit primär an den physiologischen Ausgangsbedingungen orientieren. Je nach zugrunde liegender Lungenerkrankung sollte dann eine Anpassung vorgenommen werden. So ist die Verlängerung der Exspirationszeit bei obstruktiven Lungenerkrankungen sinnvoll. Eine Verlängerung der Inspirationszeit kann beim ARDS die Oxygenierung verbessern.

Die Umkehrung des physiologischen Atemzeitverhältnisses bezeichnet man als IRV („inverse ratio ventilation"). Hierzu gibt es im Kindesalter nur wenige Daten. Meistens wird ein I:E-Verhältnis von 1,5 : 1 nicht überschritten. Der Effekt beruht hauptsächlich auf einer hiermit verbundenen Erhöhung des Atemmitteldrucks und einer Verkürzung der Exspirationszeit mit Aufbau eines intrinsischen PEEP.

Inspiratorische Anstiegssteilheit

Eine Erhöhung der inspiratorischen Anstiegssteilheit führt zu einer Erhöhung des mittleren Atemwegsdrucks und kann damit zu einer Verbesserung der Oxygenierung beitragen. Im Vergleich zu einer PEEP-Erhöhung bzw. Verlängerung des I:E-Verhältnisses ist der Effekt aber deutlich geringer.

MERKE

Alle Maßnahmen, die zu einer Steigerung des mittleren Atemwegsdrucks (MAP) führen (Erhöhung von PEEP und PIP, Verlängerung der Inspirationszeit bzw. des I:E-Verhältnisses, Erhöhung der inspiratorischen Anstiegssteilheit), verbessern die Oxygenierung. Eine Verbesserung der Ventilation und damit der CO_2-Elimination gelingt durch eine Steigerung des Atemzugvolumens bzw. der Beatmungsfrequenz (➤ Abb. 2.3).

Tubus

Der Einsatz geblockter Tuben bei Säuglingen und Kindern hat in den letzten Jahren zugenommen; er ermöglicht eine zuverlässige, schonende Abdichtung der kindlichen Trachea und vereinfacht die Beatmung beim Kind beträchtlich. Atemwegsschäden bei Kindern im Zusammenhang mit geblockten Tuben sind auf überdimensionierte Tuben oder auf Überblähung der Blockmanschette zurückzuführen. Voraussetzungen für einen sicheren Einsatz gecuffter Tuben sind ein adäquater Kindertubus mit distal platziertem HVLP-Cuff, die richtige Tubusgröße und die Sicherstellung einer deutlichen Luftleckage bis ≤ 20 cmH_2O Inspirationsdruck im ungeblockten Zustand, eine Cuffdruck-Begrenzung bei 20 cmH_2O sowie die Vermeidung von Cuff-Unterdruck beim liegenden Tubus (die Manschette sollte zur Umgebung offen sein).

Überwachung und Kontrolle der Beatmung

Jeder beatmete Patient bedarf der individuellen engmaschigen Betreuung und Überwachung, abhängig von seiner Grunderkrankung und seinem aktuellen klinischen Zustand.

Nach jedem Beginn einer Beatmungstherapie sind folgende klinische Parameter sofort zu überprüfen:

- Beobachtung der Thoraxexkursion
- Auskultation (seitengleiche Ventilation, Sekret, Atelektase)
- Hautkolorit des Patienten
- Überprüfung von Blutdruck und Perfusion (Rekapillarisierungszeit)
- Röntgen-Thorax

Diese klinischen Parameter sind in der Folgezeit in regelmäßigen Zeitabständen zu kontrollieren und protokollieren.

Des Weiteren ist eine frühzeitige und regelmäßige Kontrolle (15 min nach jeder Änderung der Beatmungseinstellung) der – möglichst arteriellen – Blutgase erforderlich. Hierbei gelten, wie bereits erwähnt, keine starren Grenzen für P_aCO_2 und P_aCO_2. Als grobe Anhaltswerte, die der individuellen Anpassung bedürfen, sollten jedoch eine $S_aO_2 > 90\,\%$ ($P_aO_2 > 60$ mmHg) und ein P_aCO_2 von 40–50 mmHg angestrebt werden.

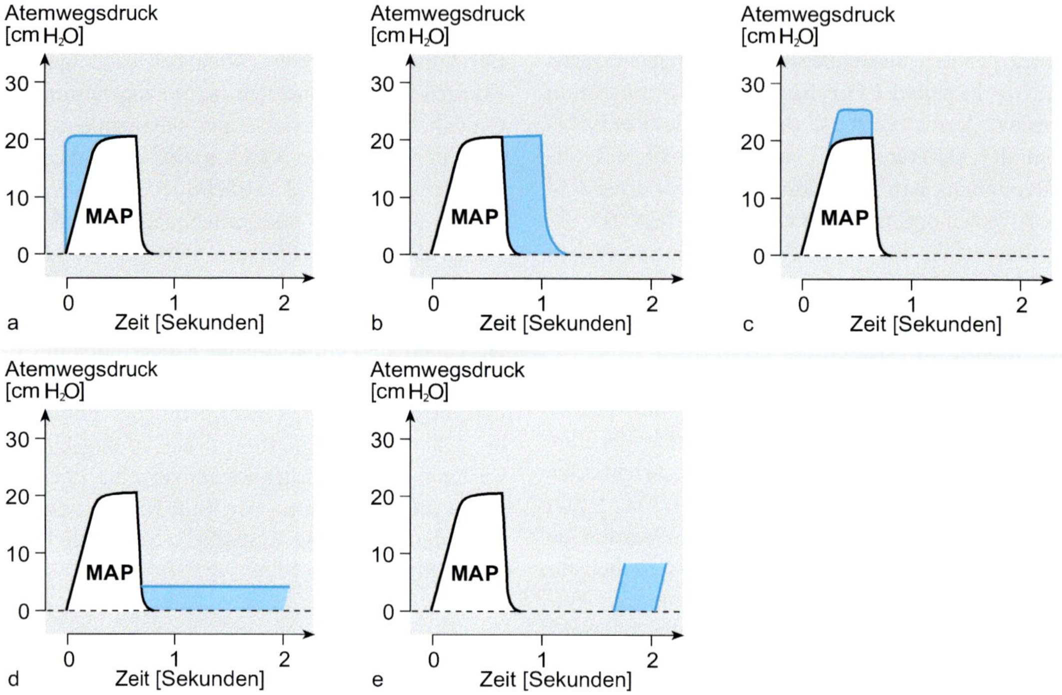

Abb. 2.3 Respiratoreinstellungen, die zu einer Erhöhung des mittleren Atemwegsdrucks (MAP) führen:
a) Änderung des Inspirationsflows bzw. der inspiratorischen Anstiegssteilheit
b) Verlängerung der Inspirationszeit
c) Erhöhung des Spitzendrucks PIP
d) Erhöhung des PEEP
e) Erhöhung der Atemfrequenz bei gleichbleibender Inspirationszeit [R394]

Auch bei der permissiven Hyperkapnie sollte der pH-Wert nicht unter 7,2 abfallen, ggf. sollte eine Pufferung erfolgen. Das Laktat sollte im Normbereich liegen, ferner sollte sich keine metabolische Azidose aufgrund einer ungenügenden O_2-Versorgung der Gewebe entwickeln.

Das bei der Beatmung notwendige Monitoring ist in ➤ Box 2.2 zusammengefasst.

BOX 2.2

Regelmäßiges Monitoring bei beatmeten Kindern

Laborchemische Überwachung

Regelmäßige Blutgasanalysen, Kontrollen von Laktat und Säure-Basen-Haushalt, abhängig vom Zustand des Patienten

Beatmungsparameter (Kontrolle und Dokumentation in regelmäßigen Zeitabständen)

- F_iO_2
- Atemfrequenz
- Atemhub- bzw. Atemminutenvolumen
- PEEP-Niveau
- Inspiratorischer Spitzendruck, mittlerer Atemwegsdruck
- I:E-Verhältnis

Apparative Überwachung

- Pulsoxymetrie
- Ggf. Kapnometrie (endexspiratorische CO_2-Messung)
- Transkutane Messungen (Transkapnode, Transoxode) bei Früh- und Neugeborenen sowie Säuglingen
- Nur in spezialisierten Intensiveinheiten: kardiozirkulatorisches Monitoring bei größeren Kindern (Pulmonaliskatheter, Messung des Herzminutenvolumens)

Radiologische Kontrollen
Röntgen-Bild des Thorax: Lungenstruktur (Zeichnungsvermehrung? Überblähung?), Tubuslage, Infiltrationen, Pneumothorax, pulmonales interstitielles Emphysem, Herzkonfiguration, Zwerchfellstand → gehäuft bei Hochfrequenzbeatmung notwendig

Psychische Überwachung
- Überprüfung der Koordination von Patient und Beatmungsgerät
- Zeichen der ungenügenden Analgosedierung (Schwitzen, Tränenfluss, Tachykardie, Hypertonie, Mydriasis, Bewegungen, Unruhe)

Entwöhnung vom Respirator (Weaning)

Vom Beginn des Weanings spricht man, wenn der erste dauerhafte Schritt zur Verminderung der Beatmungsinvasivität eingeleitet wurde. Es ist damit ein dynamischer Prozess und keinesfalls mit der Extubation gleichzusetzen. Der Weaning-Prozess ist abgeschlossen, wenn der Patient ohne Atemhilfe spontan atmen kann.

Die Entwöhnung des Patienten von der Beatmung stellt eine schwierige und gefährliche Phase im Rahmen der Intensivtherapie dar. Sie wird von den Patienten häufig als subjektiv belastend und unangenehm erlebt, da in diese Phase auch die Reduktion und Beendigung der Analgosedierung mit dem Auftreten von Entzugssymptomen fallen.

Hier gilt es, zwischen messbaren objektiven Kriterien und subjektiven, teilweise stark von der Erfahrung des Arztes abhängigen Kriterien zu unterscheiden (➤ Box 2.3). Der richtige Entwöhnungszeitpunkt ist umso schwieriger zu bestimmen, je kleiner die Kinder sind. Eine tägliche Überprüfung der Weaningbereitschaft kann die Beatmungszeit reduzieren.

BOX 2.3
Weaning-Kriterien

- Stabiler klinischer Gesamtzustand.
- Stabile hämodynamische Situation, wobei jedoch ein Katecholaminbedarf keine Kontraindikation darstellt.
- Optimierte Sauerstofftransportkapazität des Blutes. So sollte eine ausgeprägte Anämie vermieden werden. Bei älteren Kindern ist als grober Anhaltspunkt ein Hb-Wert von 9–10 g/dl (Hkt ca. 30 %) anzustreben. Früh- und Neugeborene benötigen höhere Hämoglobinkonzentrationen.
- Röntgen-Bild des Thorax ohne größere atelektatisch bzw. infiltrativ veränderte Lungenareale, keine größeren Pleuraergüsse.
- Ausreichende Vigilanz und ggf. Kooperationsfähigkeit des Patienten.
- Stabile respiratorische Situation mit erhaltener Hustentätigkeit ohne übermäßige Sekretbildung.
- Ausgeglichene Stoffwechselsituation ohne extreme Katabolie, ausreichender Ernährungsstatus.
- Stabile Körpertemperatur ohne höhergradige Hypo-/Hyperthermie.

Praktisches Vorgehen bei der Entwöhnung vom Respirator

Zuerst sollte eine Reduktion der inspiratorischen Sauerstoffkonzentration auf < 50 % vorgenommen werden. Danach erfolgen die schrittweise Reduktion des inspiratorischen Spitzendrucks auf möglichst < 20 mbar sowie eine Reduktion des PEEP-Niveaus auf 3–5 mbar. Des Weiteren sollte eine Normalisierung des Atemzeitverhältnisses (I : E = 1 : 2) angestrebt werden. Mit dem Einsetzen spontaner Atembemühungen sollten assistierte Beatmungsformen (SIMV, BIPAP, ASB, CPAP) zum Einsatz kommen, deren Unterstützung kontinuierlich vermindert werden sollte (z. B. Reduktion der SIMV-Frequenz auf 10–15/min, Reduktion der Druckunterstützung auf 15 mbar).

Wenn hierunter der Gasaustausch stabil bleibt ($p_aO_2 > 60$ bei $F_iO_2 < 0,4$; $p_aO_2/F_iO_2 > 200$, p_aCO_2 bei vormals Lungengesunden < 50 mmHg, pH > 7,25) und die Atemfrequenz und das Atemzugvolumen im Bereich der altersentsprechenden Norm liegen, kann der Patient i. d. R. extubiert werden. Gerade bei längerer Beatmungsdauer bzw. bei kleinen Kindern ist danach nicht selten die Durchführung einer CPAP-Atemunterstützung bzw. die nichtinvasive Beatmung notwendig. In den meisten Fällen genügt jedoch die O_2-Zufuhr über eine Nasenbrille (0,5–1–2 l O_2/min). Ein frühzeitiger Beginn einer NIV-Therapie in Verbindung mit der Anwendung eines Cough-Assist kann eine Reintubation, v. a. bei Patienten mit neuromuskulären Erkrankungen, verhindern.

2

Kommt es beim Patienten während des Weanings zu einer Tachypnoe mit Abnahme des Atemzugvolumens (Hechelatmung), zu einer zunehmenden pulmonalen Sekretretention bei unzureichender Hustenaktivität, einer zunehmenden psychomotorischen Unruhe und zum Auftreten von Zeichen der sympathoadrenergen Stimulation (Tachykardie, Blutdruckanstieg, Schwitzen), sollte die Fortführung des Weaning-Prozesses überdacht und ggf. beendet werden. Die Beachtung der klinischen Zeichen ist deshalb von besonderer Wichtigkeit, weil sie der Verschlechterung der Blutgase bzw. Veränderungen des Säure-Basen-Status (Hypoxie, Hyperkapnie, respiratorische und metabolische Azidose, Laktatanstieg) i. d. R. vorausgeht. Man sollte in diesen Fällen nach der Ursache des Weaning-Versagens suchen, nach deren Korrektur der Patient dann zu einem späteren Zeitpunkt erneut entwöhnt werden kann.

Nebenwirkungen und Komplikationen der Beatmung

Grundsätzlich nimmt die Komplikationsrate mit der Invasivität und Dauer der Beatmung zu. Trotz Optimierung des pulmonalen Gasaustauschs unter der Beatmung kann es zu einer Verminderung der Sauerstoffversorgung der Gewebe kommen. Ursächlich hierfür ist die durch die Erhöhung des intrathorakalen Drucks hervorgerufene Verminderung des venösen Rückstroms mit konsekutivem Abfall des Herzminutenvolumens.

Speziell bedeutet dies, dass PEEP die rechts- und linksventrikuläre Vorlast und die linksventrikuläre Nachlast verringert, ein hoher intrathorakaler Druck aber zu einer Zunahme der rechtsventrikulären Nachlast führt. Ebenfalls sollte bei erhöhtem Hirndruck bedacht werden, dass ein erhöhter intrathorakaler Druck (PEEP > 8–10 cmH_2O) zu einer Abnahme des zerebralvenösen Abflusses führt, wodurch es zu einem Anstieg des intrazerebralen Drucks kommen kann.

Gerade bei der Langzeitbeatmung von Kindern mit Lungenversagen ist auf eine lungenprotektive Einstellung der Beatmung zu achten. Hier steht die Vermeidung von Atelektrauma, Volutrauma, Barotrauma und Oxidationstrauma bei gleichzeitiger Sicherstellung eines adäquaten Gasaustauschs im Vordergrund der Bemühungen. Mögliche Komplikationen der Beatmungstherapie sind in ➤ Box 2.4 dargestellt.

BOX 2.4

Komplikationen einer Beatmungstherapie

Pulmonale Komplikationen
- Barotrauma (interstitielles Emphysem, Pneumothorax)
- Pneumomediastinum
- Pneumoperikard
- Pneumoperitoneum
- Pneumonien (bakterielle Kontamination durch Intubation, Absaugen, Aspiration von bakteriell besiedeltem Magensaft, Schleimretention)
- Chronischer Lungengerüstumbau (bronchopulmonale Dysplasie)

Kardiale Komplikationen
- Beeinträchtigung des Herzzeitvolumens mit konsekutiver Minderperfusion der Organe infolge einer Verminderung des venösen Rückstroms
- Rechtsherzbelastung durch erhöhten pulmonalvaskulären Widerstand infolge einer Lungenüberblähung

Sonstige Organbeeinträchtigungen
- Verminderung der Nieren-, Leber- und Splanchnikusdurchblutung
- Mögliche Erhöhung des intrakraniellen Drucks bei hohen Atemwegsmitteldrücken

2.1.4 Adjuvante Maßnahmen bei beatmeten Kindern

- Grundsätzlich ist auf eine ausreichende **Analgosedierung** (➤ Kap. 2.6) zu achten. Bei Kindern sollte ein validiertes Scoringsystem zur Therapiesteuerung und zur Überwachung von Analgesie, Sedierung, Medikamentenentzug und Delir eingesetzt werden. In der pädiatrischen Intensivmedizin sollen patientenorientierte Therapiekonzepte zu Analgesie, Sedierung, Angst und Delir mit individuellen patientenspezifischen Therapiezielen zur Anwendung kommen. In der Regel bedarf es bei einer passenden Beatmungseinstellung und einer adäquaten Analgesie keines oder nur eines geringen Einsatzes von Sedativa, um die Kinder schmerzfrei und tubustolerant zu halten. Bei Notwendigkeit einer Dauersedierung sollte deshalb die niedrigstmögliche Dosis verabreicht

werden. Zur Anwendung kommt in den meisten Fällen die Kombination eines stark wirksamen Opioids (Fentanyl, Morphin, Dipidolor) mit einem Benzodiazepin (Midazolam). Bei gegebener Indikation (Bronchospasmus, zähes Sekret) kann Ketamin angewendet werden. Weitere in der Praxis eingesetzte Sedativa sind Clonidin, Promethazin, GHB und Chloralhydrat.
Bei länger dauernder Sedierung entwickelt sich häufig eine Toleranz gegenüber den eingesetzten Substanzen, die einen Wechsel des Sedierungsregimes notwendig machen kann. Die Langzeitanwendung von Propofol ist kontraindiziert (➤ Kap. 2.6).
- Eine **Befeuchtung der Atemwege** wird empfohlen.
- Endotracheale **Absaugvorgänge** sollten so schonend und kurz wie möglich ausgeführt werden, um eine Derekrutierung der Lunge zu vermeiden. Gegenüber geschlossenen Absaugsystemen führt offenes Absaugen zu vermehrter Derekrutierung.
- Ein **Cough-Assist** sollte bei NIV-Beatmung und neuromuskulären Patienten nach Extubation angewendet werden.
- Zusätzlich sollte während einer länger dauernden Beatmungstherapie eine **physiotherapeutische Behandlung** durchgeführt werden. Dies dient in erster Linie der Sekretmobilisation, aber auch der Vermeidung von Kontrakturen bei anhaltender Immobilität. Die Wirksamkeit kann durch eine Inhalationstherapie mit Sympathomimetika (z. B. Salbutamol) oder DNAse (z. B. Pulmozyme®) unterstützt werden. In Einzelfällen kann eine gezielte bronchoskopische Absaugung erforderlich werden.
- Ganz wesentlich ist ein **regelmäßiger Lagerungswechsel** der beatmeten Patienten. Gerade bei einer länger andauernden Beatmung bilden sich in den dorsobasalen Lungenabschnitten Atelektasen aus, die zu einem intrapulmonalen Rechts-Links-Shunt führen. Folge ist eine Verschlechterung der Oxygenierung. Dem kann durch regelmäßiges Umlagern entgegengewirkt werden. Der Effekt der Lagerungstherapie hängt ganz wesentlich von der Größe des Patienten ab. Sofern keine Kontraindikationen bestehen, wird eine 30°-Oberkörperhochlagerung empfohlen.
- Des Weiteren sollte zur Optimierung der O_2-Transportkapazität des Blutes der **Hb-Wert** in einem akzeptablen Bereich gehalten werden. Hier gibt es keine starren und allgemeingültigen Grenzwerte; es sind sowohl eine Anämie als auch eine Polyglobulie zu vermeiden. Letztere führt zu einer deutlichen Verschlechterung der rheologischen Eigenschaften des Blutes. Als grober Anhaltswert gilt ein anzustrebender Hb-Wert von 8–10 g / dl (Hkt 30 %). Höhere Werte gelten für Früh- und Neugeborene sowie Kinder mit einem zyanotischen Herzfehler (➤ Kap. 2.4.2).
- Zur Aufrechterhaltung einer stabilen hämodynamischen Situation des Patienten können die Anwendung von **Katecholaminen** (Dopamin, Adrenalin, Noradrenalin) sowie die wiederholte Gabe von **Volumen** (Kristalloide, Kolloide) erforderlich werden.
- Bei größeren Schulkindern und Jugendlichen ist die Notwendigkeit der **Thromboseprophylaxe** durch unfraktioniertes oder niedermolekulares Heparin zu beachten.

LITERATUR

Cheifetz IM, Hamel DS (2006). Is permissive hypoxemia a beneficial strategy for pediatric acute lung injury? Respir Care Clin 12: 359–369.

Courtney SE, Asselin JM (2006). High-frequency jet and oscillatory ventilation for neonates: Which strategy and when? Respir Care Clin 12: 453–467.

Donn SM, Sinha SK (eds.) (2017). Manual of Neonatal Respiratory Care. 4th ed. Cham: Springer International Publishing.

Duffet M, Choong K, Ng V, Randolph A, Cook DJ (2007). Surfactant therapy for acute respiratory failure in children: a systematic review and meta-analysis. Crit Care 11: R66.

Garten L, Demirakca S, Harth I, Huth R, Kumpf M, Schindler M, et al. (2015). Analgesia, sedation and management of delir in children and neonates. Anasthesiol Intensivmed Notfallmed Schmerzther 50(11–12): 712–721.

Goldsmith JP, Karotkin EH, Keszlr M, Suresh GK (2016). Assisted Ventilation of the Neonate. An evidence-based approach to newborn respiratory care. 6th ed. Philadelphia: Elsevier.

Graham AS, Kirby AL (2006). Ventilator management protocols in pediatrics. Respir Care Clin 12: 389–402.

Halbertsma FJJ, van der Hoeven JG (2005). Lung recruitment during mechanical positive pressure ventilation in the PICU: What can be learned from the literature? Anesthesia 60: 779–790.

Hanson JH, Flori H (2006). Application of the Acute Respiratory Distress Syndrome Network low-tidal volume strategy to pediatric acute lung injury. Respir Care Clin 12: 349–357.

Heidemann SM, Nair A, Bulut Y, Sapru A (2017). Pathophysiology and management of acute respiratory distress syndrome in children. Pediatr Clin North Am 64(5): 1017–1037.

Kneyber MCJ, de Luca D, Calderini E, Jarreau P-H, Javouhey E, Lopez-Herce J, et al. on behalf of the section Respiratory Failure of the European Society for Paediatric and Neonatal Intensive (2017). Recommendations for mechanical ventilation of critically ill children from the Paediatric Mechanical Ventilation Consensus Conference (PEMVECC) Care. Intensive Care Med 43(12): 1764–1780.

Loh LE, Chan YH, Chan I (2007). Noninvasive ventilation in children: a review. J Pediatr 83 (2 Suppl): 91–99.

Marraro GA (2005). Protective lung strategies during artificial ventilation in children. Pediatric Anesthesia 15: 630–637.

Oczenski W, Andel H, Werba A (2012). Atmen – Atemhilfen, Atemphysiologie und Beatmungstechnik. Stuttgart: Thieme.

Rotta AT, Steinhorn DM (2006). Is permissive hypercapnia a beneficial strategy for pediatric acute lung injury? Respir Care Clin 12: 371–387.

Stein H, Beck J, Dunn M (2016). Non-invasive ventilation with neurally adjusted ventilatory assist in newborns. Semin Fetal Neonatal Med 21(3): 154–161.

Teague G (2005). Non-invasive positive pressure ventilation: current status in paediatric patients. Paediatr Respir Rev 6: 52–60.

Trachsel D, Hammer J (2006). Indications for tracheostomy in children. Paediatr Respir Rev 7: 162–168.

Turner DA, Arnold JH (2007). Insights in pediatric ventilation: timing of intubation, ventilatory strategies and weaning. Curr Opin Crit Care 13: 57–63.

Tzanova I, Luckhaupt-Koch K (2006). Thoraxchirurgie bei Kindern – Physiologie und Pathophysiologie des respiratorischen Systems. Anästhesiol Intensivmed Notfallmed Schmerzther 10: 642–649.

Vitali SH, Arnold JH (2005). Bench-to-beside review: ventilator strategies to reduce lung injury – lessons from pediatric and neonatal intensive care. Crit Care 9: 177–183.

Walsh BK (2018). Neonatal and Pediatric Respiratory Care. 5th ed. Philadelphia: Elsevier Saunders.

Weiss M, Gerber AC (2012). Safe use of cuffed tracheal tubes in children. Anasthesiol Intensivmed Notfallmed Schmerzther 47(4): 232–237.

2.2 Kreislauftherapie

Michael Sasse

Der Kreislauf dient der Versorgung des Gewebes mit energiereichen Substraten und dem Abtransport von nicht benötigten Stoffwechselprodukten. Pro Zeiteinheit wird eine bestimmte Menge Blut an die Zellen geliefert, das Herzzeitvolumen. Es ist abhängig von der myokardialen Funktion, dem intravasalen Volumenstatus und dem Widerstand der peripheren Gefäße. Der Bedarf an energiereichen Substraten wird wiederum von der körperlichen Aktivität bestimmt. Das Ziel der Kreislauftherapie ist die Bereitstellung des benötigten Herzzeitvolumens.

Kann die Versorgung des Gewebes mit energiereichen Substraten nicht mehr gewährleistet werden, spricht man von einem Kreislaufversagen oder Schock. Dies führt zu einer Unterversorgung der Organe mit nachfolgendem Funktionsverlust und Untergang des minderversorgten Gewebes.

2.2.1 Ätiologie

Die Ursachen des Kreislaufversagens im Kindesalter unterscheiden sich aufgrund altersspezifischer Gegebenheiten von denen Erwachsener. Liegt im Erwachsenenalter meist eine primär kardiale Ursache zugrunde, so ist der inadäquate Kreislauf im Kindesalter häufig Folge und Endpunkt einer schweren akuten oder chronischen Erkrankung nichtkardialer Genese. Als **Hauptursachen** sind das respiratorische Versagen oder Volumenverluste im Rahmen von gastrointestinalen Infekten, Traumata oder schweren Infektionen zu nennen. Der vorherrschende präterminale Rhythmus ist die Bradykardie oder Asystolie.

MERKE

Primär kardiale Ursachen können ein myokardiales Versagen bei Myokarditis oder Kardiomyopathie, Herzrhythmusstörungen oder angeborene Herzfehler sein.

2.2.2 Pathogenese

Durch das verminderte Herzzeitvolumen kommt es zu einer zellulären Energieverarmung. Alternativ wird die anaerobe Glykolyse aktiviert, die durch eine Anhäufung von Laktat und weiteren sauren Stoffwechselprodukten zu einer intrazellulären Azidose führt. Mit zunehmender Azidose kommen die Stoffwechselvorgänge zum Erliegen. In der Folge treten ein intrazelluläres Ödem, ein Funktionsverlust und schließlich der Zelltod auf. Diese Vorgänge münden in einen Teufelskreis aus Freisetzung intrazellulärer Toxine, zunehmender Störung der Makrozirkulation durch ein nun auftretendes Kapillarleck mit Verlust von intravasaler Flüssigkeit in das Interstitium und Verminderung der Mikrozirkulation durch das Auftreten einer disseminierten intravasalen Gerinnungsstörung mit Thrombosierung des kapillären Gefäßbetts. Dadurch entsteht eine weitere Reduktion des Blutflusses, welche die bereits beschriebenen Vorgänge aggraviert und ab einer kritischen Grenze zum Organversagen und schließlich zum totalen Zusammenbruch des Kreislaufs führt.

MERKE

Primäre Ziele müssen daher das möglichst frühe Erkennen des kritischen Krankheitszustands und eine schnellstmögliche Therapie sein, um den Circulus vitiosus bereits zu Beginn und vor dem Ausfall von Organfunktionen zu unterbrechen.

Prinzipiell ist die **Prognose** des kindlichen Kreislaufversagens deutlich günstiger als bei Erwachsenen. Sie wird durch eine frühzeitige adäquate Therapie entscheidend verbessert.

Unabhängig von der Ursache versucht der Körper, die Kreislaufinsuffizienz zu kompensieren. Zur Erhöhung des Substratangebots werden die Atemanstrengungen verstärkt, um die Sauerstoffaufnahme und die CO_2-Abgabe zu erhöhen.

Die **Ausschüttung von Stresshormonen** wie z. B. Adrenalin und Noradrenalin bewirkt eine verstärkte Kontraktilität des Myokards und damit ein erhöhtes kardiales Schlagvolumen sowie eine Steigerung der Herzfrequenz und damit einen Anstieg des Herzzeitvolumens. Zu beachten ist hierbei, dass besonders Säuglinge das Herzzeitvolumen überwiegend nur durch die Zunahme der Herzfrequenz steigern können (➤ Abb. 2.4). Dies erklärt die hohen kardialen Frequenzen in dieser Altersklasse. Eine medikamentöse Reduktion der Herzfrequenz muss daher bei diesen Patienten kritisch überdacht werden.

Reicht die Steigerung des Herzzeitvolumens durch diese Mechanismen nicht aus, wird der **systemarterielle Gefäßwiderstand** erhöht. Das vorhandene Blutvolumen wird dadurch auf Kosten der Durchblutung von Haut, Muskeln und Magen-Darm-Trakt den lebenswichtigen Organen wie Hirn und Herz zur Verfügung gestellt. Ebenso werden die Nierendurchblutung und damit die **Urinausscheidung** reduziert. Diese Vorgänge dienen somit einer Stabilisierung des intravasalen Volumenangebots und der Erhöhung des Blutdrucks, um einen adäquaten Perfusionsdruck aufrechtzuerhalten. Vorsicht ist allerdings bei der Bewertung des **Blutdrucks** geboten.

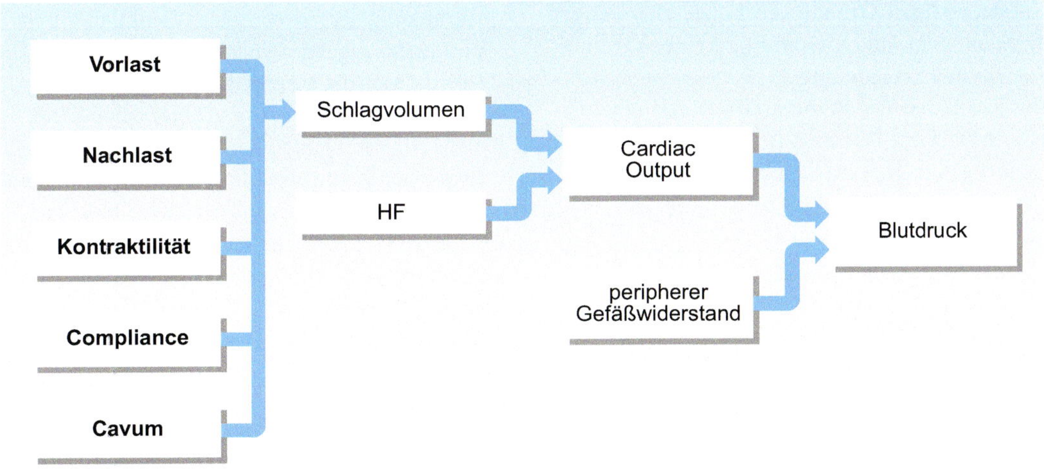

Abb. 2.4 Parameter für die Bestimmung von Herzzeitvolumen („cardiac output") und Blutdruck. Das Schlagvolumen wird durch Vorlast, Nachlast, Kontraktilität des Myokards sowie dessen Compliance und Füllvolumen (Cavumgröße) beeinflusst. Der Cardiac Output errechnet sich aus dem Schlagvolumen und der Herzfrequenz, der Blutdruck wird im Wesentlichen durch den peripheren Gefäßwiderstand bestimmt. [L231]

MERKE

Ein normwertiger Blutdruck ist nicht in jedem Fall mit einem adäquaten Herzzeitvolumen vergesellschaftet.

Kommt es in einem lebensbedrohlichen Zustand zu einer massiven Ausschüttung von Noradrenalin, kann zwar der Blutdruck im Normbereich gehalten werden, aufgrund von Volumenmangel oder stark verminderter Herzfunktion kann gleichzeitig aber das Herzzeitvolumen inadäquat niedrig sein. Reduziert man z. B. bei diesen Patienten durch die Gabe von Narkotika zur Intubation die Produktion der endogenen Katecholamine, kann es zu einer Gefäßdilatation mit plötzlichem Blutdruckabfall und nachfolgendem Herzstillstand kommen, da der diastolische Blutdruck nicht mehr zur Koronarperfusion ausreicht. Narkotika müssen daher bei einem Schock im Kindesalter vorsichtig dosiert und ihre Indikation muss wohlüberlegt werden. Bei kritisch kranken Patienten ist vor der Narkoseeinleitung daher die Zufuhr von intravenös verabreichten Katecholaminen zu erwägen.

Die **verminderte Haut- und Muskeldurchblutung** führt zu Marmorierung und Kühle vorwiegend der Akren und der Extremitäten sowie peripher nur noch schwach tastbaren Pulsen. Die Rekapillarisierungszeit ist mit > 2 s verlängert.

Sind auch diese Kompensationsvorgänge nicht ausreichend, ist eine **Minderdurchblutung der lebensnotwendigen Organe** die Folge. Der Patient trübt mental ein, und es kommt zu einer kardiorespiratorischen Erschöpfung.

Die Reduktion des Bewusstseins durch eine verminderte zerebrale Perfusion ist ein Alarmsignal, das zur sofortigen therapeutischen Intervention zwingt.

MERKE

Da Kinder im Vergleich zu Erwachsenen über relativ geringe Glykogen- und muskuläre Kraftreserven verfügen, kann nun sehr schnell ein Atem- und Kreislaufstillstand auftreten.

Je kleiner die Kinder sind, umso fulminanter kann dieser Prozess verlaufen.

Mit dem Begriff Kreislauf wird meist der systemarterielle Körperkreislauf bezeichnet. Aus differenzialdiagnostischen und therapeutischen Überlegungen ist neben dem Körperkreislauf aber auch von diversen anderen Kompartimenten auszugehen. So ist bei einem vorliegenden intrakraniellen Druckanstieg dieser spezifische Organkreislauf gesondert zu beurteilen. Gleiches gilt für akute Embolien jedweder Lokalisation, intraabdominale Kompartmentsyndrome oder eine pulmonale Hypertonie. Die entsprechenden Therapieformen können sich erheblich voneinander unterscheiden, müssen aber in jedem Fall ein ausreichendes Herzzeitvolumen *für ihr Kompartiment* gewährleisten.

Als **Schock** wird ein Zustand definiert, in dem die Zufuhr von energiereichen Substraten nicht den Anforderungen des Gewebes entspricht. Grundsätzlich werden folgende Schockformen unterschieden:

- Der **hypovolämische Schock** ist durch ein vermindertes intravasales Blutvolumen gekennzeichnet. Er tritt z. B. bei erheblichen Blutverlusten oder im Rahmen einer Dehydratation bei gastrointestinalen Flüssigkeitsverlusten auf.
- Der **distributive Schock** oder **Umverteilungsschock** tritt v. a. bei einer anaphylaktischen Reaktion oder einer Sepsis auf. Es kommt hierbei durch Weitstellung der peripheren Widerstandsgefäße zu einer Umverteilung des intravasalen Volumens in Haut und Muskeln. Trotz eines ausreichenden Gesamtblutvolumens steht kein ausreichendes Volumen für die Versorgung der lebenswichtigen Organe zur Verfügung.
- Der **kardiogene Schock** wird durch eine Einschränkung der myokardialen Funktion durch Verminderung der myokardialen Kontraktilität oder eine kardiale Arrhythmie ausgelöst. Ein adäquates Herzzeitvolumen kann daher nicht mehr zur Verfügung gestellt werden, obwohl ein ausreichendes intravasales Volumen vorhanden sein kann.

Mischformen treten hauptsächlich bei der Sepsis oder bei der gemeinsamen Endstrecke aller Schockarten auf.

2.2.3 Diagnostik

Bei der Sepsis spricht man von der goldenen Stunde der Sepsistherapie. Tritt erst ein Multiorganversagen auf, potenziert sich der Aufwand der Therapie und die Prognose verschlechtert sich erheblich. Beim septischen Schock des Erwachsenen mit volumenresistentem Kreislaufversagen erhöht sich beispielsweise die Mortalität um das Doppelte im Vergleich zur schweren Sepsis ohne Kreislaufschock. Eine Stabilisierung des Kreislaufs muss somit möglichst frühzeitig eingeleitet werden. Des Weiteren muss die Ursache des Kreislaufversagens unverzüglich diagnostiziert werden. Bleibt sie unerkannt bestehen, kann die Therapie des Kreislaufversagens nicht erfolgreich sein.

Grundsätzlich kann jede akute und chronische Erkrankung letztlich in ein Kreislaufversagen münden.

MERKE

Am wichtigsten ist das rasche Erkennen eines kritisch kranken Kindes. Das Zeitfenster, um die Entwicklung eines lebensbedrohlichen Zustands durch ein manifestes Kreislaufversagen abzuwenden, ist relativ kurz.

Klinik

Das klinische Erscheinungsbild des Patienten gibt raschen Aufschluss über seinen derzeitigen Zustand und ist allseits verfügbar. Die Beschaffenheit der **Haut** (Temperatur, Turgor und Hautfarbe) gibt einen Überblick über Volumenstatus, Oxygenierung und peripheren Gefäßwiderstand bzw. den Status einer etwaigen Zentralisierung des Kreislaufs. Die **Rekapillarisierungszeit** kann als guter Parameter für eine erfolgreiche Rehydratation herangezogen werden. **Pulsfrequenz, Pulsdifferenz** und Pulsqualität sowie die Beurteilung von **Atemfrequenz,** Atemarbeit, Atemhubvolumen und Zeichen einer zentralen Zyanose sind überaus wichtige klinische Zeichen zur Abschätzung einer drohenden Kreislaufinsuffizienz. Die **Urinproduktion** kann Aufschluss über den Volumenstatus geben.

In kurzen Abständen muss der **psychomentale Status** erfasst werden, da er Auskunft über eine beginnende schwere Dekompensation geben kann.

TIPP

Für diese Form der klinischen Diagnostik werden keine Hilfsmittel benötigt, und der Zeitaufwand beläuft sich auf weniger als 1 min.

Untersucht werden je vier klinische Zeichen für Lunge und Herz sowie der Bewusstseinszustand

Tab. 2.2 Beurteilung der Funktion von Lunge, Herz und Gehirn zur Beurteilung des kritisch kranken Patienten

Herz-Kreislauf	Lunge	Gehirn
• Herzfrequenz • Hautfarbe • Peripherer Puls • Rekapillarisierungszeit	• Atemfrequenz • Atemarbeit • Tidalvolumen • Oxygenierung	Bewusstsein

(➤ Tab. 2.2). Dieser Algorithmus bedarf keiner apparativen Diagnostik und lässt sich schnell durchführen.

MERKE

Neben einer eingehenden Anamnese, um wichtige prädisponierende Erkrankungen wie angeborene Herzfehler zu erfassen, kommt dem klinischen Erscheinungsbild besondere Bedeutung zu.

Labordiagnostik

Mit der arteriellen oder kapillären **Blutgasanalyse** können Aussagen über den respiratorischen und den Kreislaufstatus gewonnen werden. Während pO_2, pCO_2 und die Sauerstoffsättigung Auskunft über die Ventilation und Oxygenierung geben, haben der pH-Wert, das Standardbikarbonat, der Base Excess sowie das mittlerweile in fast allen Blutgasmessgeräten etablierte Laktat einen hohen Stellenwert in der Beurteilung der Kreislaufsituation. Das erhöhte Laktat und der erniedrigte pH-Wert deuten auf ein nicht ausreichendes Herzzeitvolumen hin. Ihnen kommt auch bei der Therapiesteuerung ein hoher Stellenwert zu. Nach Anlage eines ZVK ist bei richtiger Lage und ruhiggestelltem Patienten die zentralvenöse Sauerstoffsättigung (ZVS) bzw. die arteriovenöse Sauerstoffdifferenz ($avDO_2$) ein zuverlässiger Parameter zur Beurteilung der Perfusion. Ist sie erniedrigt, ist von einer verminderten Zirkulation mit vermehrter Ausschöpfung des arteriellen Sauerstoffs auszugehen. Ebenso können mit der BGA der Blutzucker, die wichtigsten Serum-Elektrolyte sowie der Hb-Wert in kürzester Zeit bestimmt werden.

Zur Abschätzung der Krankheitsschwere sind Bestimmungen der **Organparameter** wie Kreatinin, Harnstoff, AST, α-Amylase, die Quantifizierung von Entzündungsparametern, ein Gerinnungsstatus mit Fibrinspaltprodukten sowie einem Blutbild unerlässlich.

Urin-Osmolarität und spezifisches Gewicht geben gute Hinweise auf die Konzentrationsfähigkeit der Niere bzw. auf eine evtl. vorliegende Störung im ADH-Haushalt.

Herzinsuffizienzparameter wie das pro-BNP können hilfreich sein, sind bei Säuglingen aber schwierig zu interpretieren.

Weitere Untersuchungen

Neben einer Röntgenuntersuchung des Thorax ist eine sofortige Echokardiografie beim Kreislaufversagen obligat. Sie gibt wichtige Informationen zur myokardialen Funktion und ist für den differenzierten Einsatz von Katecholaminen unerlässlich. Sie muss auf Intensivstationen jederzeit verfügbar sein und ist integraler Bestandteil in der Ausbildung des Intensivmediziners.

Um etwaige Blutungsquellen nach Traumata als Ursache für das Kreislaufversagen zu identifizieren, können die Sonografie der Körperhöhlen sowie eine CT des Kopfes oder des Stamms notwendig sein.

2.2.4 Management und Monitoring

Die kontinuierliche Messung der Körpertemperatur, des EKG, der Atemfrequenz und der pulsoxymetrischen perkutan gemessenen arteriellen Sauerstoffsättigung gehören zum **Standardmonitoring.**

Für die weitere Therapie bedarf es großlumiger intravenöser Zugänge. Sollte innerhalb von 60 s unter Notfallbedingungen keine Venenverweilkanüle implementierbar sein, muss eine intraossäre Kanüle angelegt werden (➤ Kap. 2.8). In diese Technik muss der versorgende Arzt eingewiesen sein. Mechanische Systeme wie das EZ-IO erleichtern die Anlage erheblich.

Ist von einer schweren Erkrankung des Patienten auszugehen, ist die Anlage einer invasiven arteriellen Blutdruckmessung und eines ZVK ebenfalls unerlässlich. Sie dienen der kontinuierlichen Messung des arteriellen und zentralvenösen Drucks sowie der Labordiagnostik mit Analyse der Blutgase und der zentralvenösen Sättigung (S_vO_2). Kontinuierliche optische Messungen der ZVS durch spezielle zentralvenöse Katheter sind möglich.

Vorsicht ist bei der Messung des **zentralvenösen Drucks** (ZVD) als Ausdruck für das intravasale Volumen geboten. Der ZVD ist stark abhängig von der Funktion des rechten Ventrikels und spiegelt daher u. U. nur diese Funktion wider.

Zur Messung des **Herzzeitvolumens** stehen zunehmend mehr invasive und nichtinvasive Methoden, z. B. das PiCCO-System, zur Verfügung. Eine Validierung der Messergebnisse im Kindesalter ist allerdings bei vielen Systemen noch nicht in ausreichendem Maße vorhanden. Durch ihre teils kontinuierlich abrufbaren Messwerte (Herzzeitvolumen, Lungenwasser, peripherer Widerstand) können sie aber wichtige Informationen über den Krankheitsverlauf und die Effektivität der Therapie geben.

Überlegungen zum **Volumen- und medikamentösen Management** bestimmen im Weiteren, mit welchem ZVK, d.h. mit wie vielen Lumina, der Patient versorgt werden soll. Sie müssen in ausreichender Zahl vorhanden sein, um Inkompatibilitätsreaktionen von lebensnotwendigen Medikamenten zu vermeiden.

Die permanente Messung der Urinausscheidung durch einen **Blasenkatheter** ist ein wichtiger Parameter zur Flüssigkeitsbilanzierung. Sie sollte mit einem übersichtlichen Bilanzbogen stündlich dokumentiert werden. Ziel sollte eine Urinproduktion von mindestens 1–2 ml / kg KG / h sein.

Bei Traumata ist eine wiederholte **Sonografie** der Körperhöhlen und der parenchymatösen Organe vornehmlich in den ersten 24 h nach dem Ereignis notwendig.

Aus dem Urin kann ein Drogen- und Medikamentenscreening bei Verdacht auf Intoxikation durchgeführt werden.

Die o.g. klinischen Zeichen sind regelmäßig zu überprüfen.

MERKE

Der Kreislaufschock erfordert ein vorausschauendes Management. Um sowohl ein ausreichendes Monitoring als auch eine adäquate Therapie durchführen zu können, bedarf es ausreichender technischer Fertigkeiten des Intensivmediziners.

2.2.5 Therapie

Die Therapie kann nur gelingen, wenn die auslösende Grundkrankheit beseitigt, das intrazelluläre Milieu stabilisiert und ein adäquates Herzzeitvolumen wiederhergestellt werden kann.

MERKE
Das Ziel der Behandlung muss eine ausreichende Versorgung aller Kompartimente mit energiereichen Substraten, vornehmlich mit Sauerstoff und Glukose, sein.

Zuführung energiereicher Substrate

An erster Stelle ist die kontinuierliche Zufuhr von Sauerstoff zu nennen. Sie dient sowohl der Vermeidung weiterer Hypoxien als auch der Reduktion der Atemarbeit und somit auch einer Entlastung des Kreislaufs. Als Zielgrößen gelten eine Sauerstoffsättigung von > 95 % und ein pO_2 von 100–120 mmHg. Sind bei einer Anämie nicht genug Sauerstoffträger vorhanden, sollte die Transfusion von Erythrozyten erwogen werden.

Besonderes Augenmerk gilt der raschen Entwicklung einer Hypoglykämie im Kindesalter. Eine dauerhafte Stabilisierung des Kreislaufs ohne ausreichenden Blutzucker ist unmöglich. Bei Hypoglykämie ist die akute Gabe von 0,5–1 g Glukose / kg KG indiziert.

Reduktion des Energieverbrauchs

Wenn v. a. zu Beginn der Therapie kein ausreichendes Herzzeitvolumen aufgebaut werden kann oder eine muskuläre Erschöpfung des Patienten droht, muss der Energieverbrauch gesenkt werden.

Durch die Initiierung einer maschinellen Beatmung mit Reduktion der Atemarbeit, Analgesie und Sedierung wird der Energiebedarf erheblich gesenkt. Auch nichtinvasive Beatmungsformen können die Atemarbeit deutlich reduzieren und sind eine wichtige Alternative zur intratrachealen Beatmung.

Bei der Narkoseeinleitung zur Intubation muss die Wahl der Medikamente und ihrer Dosierung wie oben erwähnt gut überdacht werden. Sollte es dabei zu einem akuten Blutdruckabfall kommen, müssen ausreichend Personal und Therapiemöglichkeiten zur Verfügung stehen, um diesen lebensbedrohlichen Zustand zu korrigieren. Eine ausreichende Anzahl großlumiger intravenöser Zugänge und ein umfassendes Monitoring sind im Vorfeld der Intubation zu implementieren.

Initial werden 100 % Sauerstoff verabreicht und das Atemhubvolumen so gesteuert, dass eine adäquate Thoraxexkursion beobachtet werden kann. Der PEEP richtet sich nach dem Sauerstoffbedarf, und eine lungenschonende Beatmung im Sinne einer „Low-tidal-volume"-Beatmung ist anzustreben. Die weitere Beatmungstherapie wird nach den Blutgaswerten ausgerichtet.

Durch die Senkung eines erhöhten pCO_2 und die Normalisierung des pH-Werts lässt sich eine Reduktion des pulmonalarteriellen Widerstands mit Verbesserung der rechtsventrikulären Funktion erreichen.

Hat die Kreislaufinsuffizienz, wie im Kindesalter häufig, eine respiratorische Ursache, ist sie allein mit der Respiratortherapie oft ausreichend behandelt.

Flüssigkeitstherapie

Wichtigstes Ziel der Kreislauftherapie ist die Bereitstellung eines ausreichenden intravasalen Volumens. Außer beim kardiogenen Schock stellt die Flüssigkeitszufuhr die Grundlage der Therapie dar.

MERKE
Kein Kreislauf ohne ausreichendes intravasales Volumen!

Begonnen wird die Volumentherapie mit einer Bolusgabe von 20 ml / kg KG. Die Art des Volumens ist für das Kindesalter bisher nicht ausreichend geklärt. Eine Überlegenheit von kristalloiden oder kolloidalen Lösungen ist nicht eindeutig durch große Studien belegt. Der theoretisch längeren Verweildauer kolloidaler Lösungen im Gefäßbett stehen Unverträglichkeitsreaktionen gegenüber. Blutprodukte sind nur nach strenger Indikation bei entsprechendem Verlust indiziert.

Kristalloide Lösungen

Diese Lösungen sind leicht verfügbar und ausgesprochen kostengünstig. In Analogie zur AWMF-

S3-Leitlinie „Intravasale Volumentherapie beim Erwachsenen“ können auch bei Kindern balancierte isotone Vollelektrolytlösungen empfohlen werden. Die Studienlage hierzu ist bei Kindern allerdings nicht ausreichend. Die Gefahr einer hyperchlorämischen Azidose wird dadurch verringert. Die Gabe von Ringer-Laktat-Lösung ist wegen der Verstärkung einer Laktatazidose zu vermeiden.

Da kristalloide Lösungen rasch das Gefäßbett verlassen, sind im Vergleich zu kolloidalen Lösungen theoretisch größere Infusionsmengen notwendig. Bei der Gabe von großen Mengen isotoner Kochsalzlösung kann, wie oben erwähnt, eine hyperchlorämische Azidose entstehen.

Bei bestehender Niereninsuffizienz ist auf den Kaliumgehalt der Lösungen zu achten, um eine Hyperkaliämie zu vermeiden.

MERKE

Glukosehaltige Lösungen sind bei der Volumensubstitution nicht indiziert, da sie einerseits zu einer Hyperglykämie führen und durch die Verstoffwechselung der zugeführten Glukose die Osmolarität der Lösung herabgesetzt wird.

Kolloidale Lösungen

Kolloidale Lösungen verbleiben länger im Gefäßbett und erhöhen theoretisch effektiver das intravasale Volumen. Sie sind deutlich teurer als kristalloide Lösungen.

Zur Verfügung stehen Präparate auf Basis von Gelatine, modifizierter Stärke und Dextranen. Allen gemein ist die Möglichkeit einer anaphylaktischen Reaktion des Empfängers auf die Präparate. Bei Produkten aus Stärke und Dextranen wird eine Tageshöchstdosis von 20 ml / kg KG empfohlen, da sie im retikuloendothelialen System (RES) abgelagert werden und bei Überdosierung zu Hautjucken führen. Bei bestimmten Stärkepräparaten wurde eine Häufung von Nierenversagen im Erwachsenenalter beobachtet.

Inwieweit Albuminlösungen bei der Volumensubstitution ein Stellenwert zukommt, ist ungeklärt. Auch aufgrund der hohen Kosten sollte die Indikation zur Gabe dieser Lösungen sehr kritisch überprüft werden. Indikationen wie z. B. bei schwerer Malaria sind untersucht.

Sollte die Gabe von kristalloiden Volumenersatzlösungen nicht zum gewünschten Effekt führen, kann auf balancierte kolloidale Lösungen zurückgegriffen werden.

Blutprodukte

Aufgrund ihres Infektionsrisikos, der Möglichkeit von immunologischer Unverträglichkeit, der begrenzten Verfügbarkeit und der hohen Kosten sind Blutprodukte wie gefrorenes Frischplasma, Erythrozyten- und Thrombozytenkonzentrate nur nach strenger Indikationsstellung als Volumenersatz zu verabreichen. Besteht parallel zum Volumenmangel eine schwere Anämie, eine zu korrigierende Gerinnungsstörung oder eine persistierende Blutung, ist ihr Einsatz zu erwägen.

Sollte die initiale Dosis von 20 ml / kg KG keinen ausreichenden Effekt auf den Kreislauf erzielen, kann die Gabe wiederholt werden. Sollte nach insgesamt 60 ml / kg KG noch immer keine Besserung eintreten, muss nach einem nicht erkannten Blutverlust gesucht werden. Bei persistierenden Blutungen ist eine chirurgische Intervention erforderlich.

Medikamentöse Therapie

Zur Aufrechterhaltung eines ausreichenden Herzzeitvolumens ist eine adäquate myokardiale Funktion notwendig. Ist diese durch einen lebensbedrohlichen Zustand oder eine myokardiale Erkrankung beeinträchtigt, besteht die Möglichkeit, das Herz medikamentös zu entlasten und die Funktion mittels positiv inotroper Substanzen zu verbessern.

Medikamente zur Verbesserung der myokardialen Funktion

- **Adrenalin:** Die Gabe von Adrenalin führt zu einer generalisierten Sympathikusstimulation mit Steigerung der myokardialen Kontraktilität, der Herzfrequenz und einer peripheren Vasokonstriktion mit Erhöhung des Blutdrucks. Unter Reanimationsbedingungen führt die Erhöhung des diastolischen Blutdrucks zu einer Verbesserung des koronaren Blutflusses.

Adrenalin ist das Mittel der 1. Wahl bei kardiopulmonaler Reanimation und beim anaphylaktischen Schock.
Nachteilig wirken sich der erhöhte myokardiale Sauerstoffverbrauch und eine Proarryhthmogenität aus.
Dosierung: 0,05–1 µg / kg / min als Dauerperfusor, als Bolus 0,01 mg / kg, repetitiv alle 3 min.

- **Noradrenalin:** Der Effekt von Noradrenalin beruht mehr auf seiner Fähigkeit zur peripheren Widerstandserhöhung als auf seiner schwächer ausgeprägten positiven Inotropie. Die Herz- und Nierendurchblutung wird durch die Erhöhung des Blutdrucks verbessert.
  Hauptindikation ist der distributive Schock mit Verminderung des peripheren Widerstands.
  Vor der Gabe ist unbedingt auf eine Beurteilung der Herzfunktion zu achten. Ist die myokardiale Kontraktilität bereits eingeschränkt, kann es durch die Erhöhung der Nachlast und die nicht ausreichende positiv inotrope Wirkung des Noradrenalins zu einer weiteren Verschlechterung der Pumpfunktion kommen.
  Dosierung: 0,05–1 µg / kg / min als Dauerperfusor.
- **Dobutamin:** Bei diesem Katecholamin kommt es zu einer positiv inotropen Wirkung bei in niedriger Dosierung fehlender Erhöhung des systemarteriellen Widerstands und Senkung des pulmonalarteriellen Drucks. In niedriger Dosierung kann es zu einem Blutdruckabfall kommen. Oft als Kombination mit Noradrenalin.
  Dosierung: 1–10 µg / kg / min als Dauerperfusor
- **Dopamin:** Dieses Katecholamin wirkt sowohl positiv inotrop als auch durch eine Widerstandserhöhung auf pulmonal- und systemarterielle Gefäße. Die Wirkung ist schwächer ausgeprägt als bei anderen Katecholaminen. Ferner kommt es durch Dopamin zu einer verminderten Produktion von Schilddrüsenhormonen. Der Stellenwert von Dopamin, auch vor dem Hintergrund eines erhöhten pulmonalarteriellen Drucks, ist daher umstritten. Die niedrig dosierte Gabe von Dopamin zur Verbesserung der Nierendurchblutung (Nierendosis) ist verlassen worden.
  Dosierung: 1–10(20) µg / kg / min als Dauerperfusor.
- **Phosphodiesterasehemmer:** Milrinon, Enoximon und Amrinon wirken positiv inotrop und senken den systemarteriellen Widerstand. Sie wirken additiv zu den Katecholaminen. Ihre Effektivität ist für die perioperative Gabe bei herzchirurgischen Eingriffen und in der Behandlung der Sepsis belegt. Nebenwirkungen sind Thrombozytopenien und Leberfunktionsstörungen sowie Abfall des systemarteriellen Blutdrucks.
  Dosierung:
  - Enoximon: initialer Bolus von 0,25 mg / kg KG über 10 min und Dauerinfusion von 10–20 µg / kg KG / min
  - Milrinon: 0,1–1 µg / kg / min als Dauerperfusor
  - Amrinon: initialer Bolus von 750 µg / kg KG über 3 min und Dauerinfusion von 1–20 µg / kg KG / min
- **Levosimendan:** Dieser Calcium-Sensitizer wirkt positiv inotrop ohne Erhöhung des myokardialen Sauerstoffverbrauchs und senkt den peripheren Gefäßwiderstand. Ein weiterer Vorteil ist der fehlende proarrhythmogene Effekt. Aufgrund der geringen Datenlage bei Kindern kann eine sichere Therapieempfehlung noch nicht abgeleitet werden. Die Gabe bei schwerer myokardialer Funktionseinschränkung ist aber zu erwägen.
  Dosierung: 0,1–0,2 µg / kg / min als Dauerinfusion über insgesamt 24 h. Eine Bolusgabe kann initial verabreicht werden.

Medikamente mit Wirkung auf die peripheren Widerstandsgefäße

Zur Reduktion der Nachlast und zur Verbesserung der peripheren Durchblutung werden **Medikamente mit Wirkung auf die peripheren Widerstandsgefäße** eingesetzt. Allen gemeinsam ist eine mögliche Reduktion des systemarteriellen Blutdrucks, der mit einer Volumengabe adäquat entgegengewirkt werden kann.

- **Natriumnitroprussid:** Das Medikament wirkt direkt relaxierend auf die arteriellen Widerstandsgefäße. Aufgrund einer Zyanidakkumulation wird parallel die Gabe von Natriumthiosulfat in 10-facher Dosierung empfohlen. Die Applikation erfolgt lichtgeschützt.
  Dosierung: 0,5–8 µg / kg / min als Dauerinfusion
- **Nitroglycerin:** In niedriger Dosierung wirkt Nitroglycerin vornehmlich auf venöse Kapazi-

tätsgefäße und in höherer Dosierung auch auf die arteriellen Widerstandsgefäße.
Dosierung: 2–20 µg / kg / min als Dauerinfusion

- **Nifedipin:** Das Medikament wirkt direkt relaxierend auf die arteriellen Widerstandsgefäße. Die Applikation erfolgt lichtgeschützt.
Dosierung: 0,2–0,8 µg / kg / min als Dauerinfusion

Medikamente zur Steigerung des peripheren Widerstands ohne positiv inotrope Wirkung wie **Vasopressin** und **Terlipressin** sind in der Kinderheilkunde nicht ausreichend untersucht. Ihre Verabreichung kann als Rescue-Therapie bei Versagen der Wirkung von Katecholaminen aber in Erwägung gezogen werden.

Medikamente zur Senkung des pulmonalarteriellen Widerstands

Beruht das Kreislaufversagen auf einer Rechtsherzinsuffizienz mit Erhöhung des pulmonalarteriellen Widerstands, muss dieser gesenkt werden. Durch eine Verbesserung der alveolären Belüftung und den Ausgleich des pH-Werts kann dieses Ziel in vielen Fällen bereits realisiert werden. Gelingt dies nicht, ist die medikamentöse Senkung indiziert. Dies kann entweder durch den Einsatz von inhalativem **NO** oder durch **Prostazyklin** bzw. dessen Derivate wie **Iloprostadil** erreicht werden.

Weitere Medikamente

Zur Unterstützung obiger Maßnahmen können auch Stresshormone wie **Hydrokortison** und **Thyreotardin** eingesetzt werden.

In seltenen Fällen lässt sich eine Laktatazidose durch die Gabe von **Vitamin B_1** verbessern.

Beruht die Kreislaufinsuffizienz auf einer Volumenbelastung (z. B. bei chronischer Niereninsuffizienz), ist die Gabe von **Diuretika** angezeigt. Die Gabe von Furosemid mit maximal 10 mg / kg KG / d stellt in diesem Fall eine effektive Therapie dar. Eine Dauerinfusion kann starken Volumenschwankungen durch Bolusgaben entgegenwirken.

Besteht ein Volumenmangel, darf die Diurese nicht medikamentös verstärkt werden, nur um eine Urinproduktion zu erzwingen. Erst bei einem ausgeglichenen Volumenstatus ist eine forcierte Diurese indiziert.

Mechanische Therapie

Sollte durch alle obigen Maßnahmen kein ausreichendes Herzzeitvolumen erreicht werden, ist die Kreislaufunterstützung durch ECMO oder kardiale Assist-Systeme zu erwägen. Diese Verfahren sind an spezialisierte Zentren gebunden und erfordern einen hohen Arbeitsaufwand. Die Zentren sollten frühzeitig über einen etwaigen Bedarf an solchen Therapien in Kenntnis gesetzt werden. Unter Reanimationsbedingungen ist der Einbau solcher Systeme fast immer mit einem schlechten Outcome verbunden.

2.2.6 Allgemeine Bemerkungen

Der Umgang mit dem kritischen Kreislaufversagen muss trainiert werden. Neben theoretischen Kenntnissen sind technische Fertigkeiten und eine funktionierende Teamarbeit notwendig. In Deutschland stehen dafür gut etablierte und zertifizierte Kurssysteme zur Verfügung, deren Nutzen in Studien eindeutig belegt werden konnte.

LITERATUR

Brömme W, Lietz R, Bennek J (2003). Handbuch der Kinderintensivmedizin. 1. A. Stuttgart: Thieme.
Hausdorf G (1999). Intensivtherapie angeborener Herzfehler. Darmstadt: Steinkopff.
Maconochie IK, Bingham R, Eich C, Lopez-Herce J, Rodríguez-Núñez A, Rajka T, van de Voorde P, et al. (2015). European Resuscitation Council Guidelines for Resuscitation 2015. Resuscitation 95: 223-248.
Shaffner DH (2015). Rogers' Textbook of Pediatric Intensive Care. 5th ed. Philadelphia: Lippincott Williams Wilkins.
Wheeler DS, Wong HR, Shanley TP (eds.) (2014). Pediatric Critical Care Medicine. 2nd ed. London: Springer.

2.3 Nierenversagen

Peter F. Hoyer

2.3.1 Einleitung

In der Literatur existieren über 30 verschiedene Definitionen des akuten Nierenversagens, deren Manko jedoch die fehlende Evaluation ist. Speziell im Kindesalter fehlen prospektive Studien. Aufgrund des gegenwärtigen Verständnisses der Pathophysiologie des akuten Nierenversagens wird der Begriff „akutes Nierenversagen“ mehr und mehr von dem Begriff „acute kidney injury“ (AKI) abgelöst.

Eine pragmatische Definition geht auf eine ESPED-Studie im Jahr 1993 / 94 zurück (ESPED = epidemiologische Untersuchung seltener pädiatrischer Erkrankungen in Deutschland). Danach wird das akute Nierenversagen definiert als eine sich innerhalb von 4 Wochen entwickelnde, potenziell reversible Nierenfunktionseinschränkung mit einer Kreatinin-Clearance < 10 ml / min / 1,73 m^2 KOF mit fakultativer Oligurie < 300 ml / m^2 KOF / d, bei Neugeborenen und Säuglingen < 1 ml / kg KG / h.

Kürzlich wurde von einer Gruppe pädiatrischer und internistischer Nephrologen eine Konsensusdefinition vorgeschlagen, die RIFLE-Klassifikation genannt wird (Bellomo et al. 2004). Die pädiatrische **pRIFLE-Klassifikation** versucht, den unterschiedlichen Schweregrad einer Nierendysfunktion nach fünf Stadien zu definieren: „risk“, „injury“, „renal failure“, „renal loss“ sowie „end stage renal disease“ (> Tab. 2.3).

Die Definition nach KDIGO ist > Tab. 2.4 zu entnehmen.

2.3.2 Einteilung und Ursachen des akuten Nierenversagens

Die häufigste Ursache für ein akutes Nierenversagen im Kindesalter ist das hämolytisch-urämische Syndrom mit etwa 53 % (Altersgipfel 1–5 Jahre), gefolgt von den Ursachen Schock oder Asphyxie mit einer Häufigkeit von 35 % (Altersgipfel im Neugeborenen- und Säuglingsalter). Glomerulonephritiden und andere Ursachen stellen in ca. 10 % der Fälle die Ursache für ein akutes Nierenversagen dar. Hier liegt der Altersgipfel bei 5–16 Jahren.

Das akute Nierenversagen wird klassischerweise nach pathophysiologischen Gesichtspunkten eingeteilt:

- **Prärenal:** strukturell normale Nieren, physiologische Response auf Hypotension und Hypoperfusion

Tab. 2.3 pRIFLE-Klassifikation

Stadium	Geschätzte Kreatinin-Clearance (eGFR)	Urinausscheidung
Risk	Abnahme der eGFR um 25 %	< 0,5 ml / kg / h innerhalb von 8 h
Injury	Abnahme der eGFR um 50 %	< 0,5 ml / kg / h innerhalb von 16 h
Failure	Abnahme der eGFR um 75 % oder < 35 ml / min / 1,73 m^2	< 0,3 ml / kg / h innerhalb von 24 h oder Anurie über 12 h
Loss	Kompletter Verlust der Nierenfunktion und Notwendigkeit der Dialyse über 4 Wochen	
End stage renal disease	Notwendigkeit der Dialyse über 3 Monate	

Tab. 2.4 Definition nach KDIGO (Kidney Disease Improving Global Outcome)

Stadium	Serum-Kreatinin	Urinausscheidung
1	1,5- bis 1,9-fach über der Baseline *oder* Anstieg über 0,3 mg / dl	< 0,5 ml / kg / h für 6–12 h
2	2,0- bis 2,9-fach über der Baseline	< 0,5 ml / kg / h über 12 h
3	3-fach über der Baseline *oder* Anstieg über 4 mg / dl bei Alter > 18 Jahre *oder* eGFR < 35 ml / min / 1,73 m^2 bei Alter < 18 Jahre *oder* Beginn einer Nierenersatztherapie	< 0,3 ml / kg / h über 24 h oder Anurie über 12 h

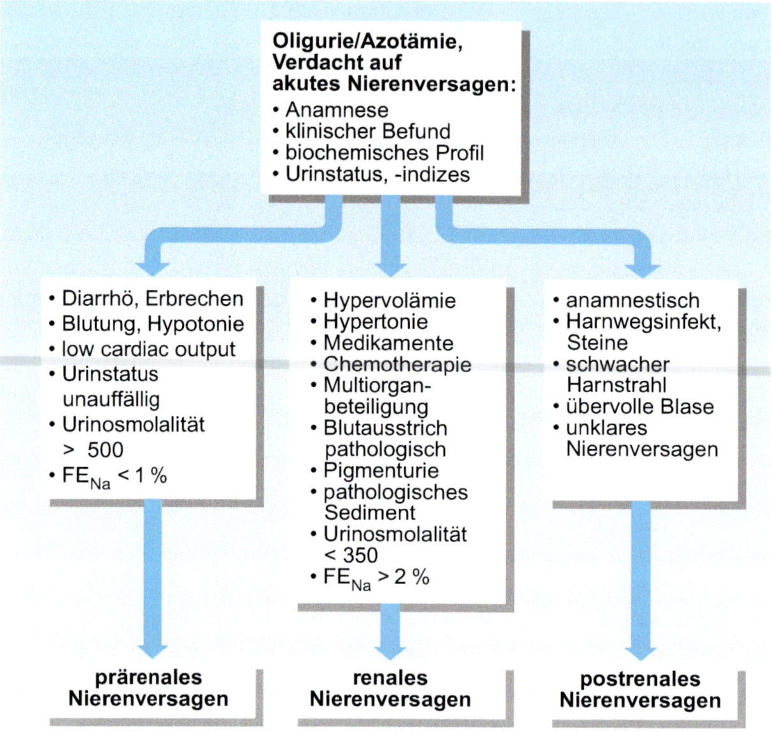

Abb. 2.5 Einteilung des akuten Nierenversagens [R394]

- **Intrinsisch / renal:** strukturelle Parenchymschädigung durch nephrotoxische Substanzen, prolongierte Hypoperfusion, Glomerulonephritiden
- **Postrenal:** Harntraktobstruktionen (➤ Abb. 2.5)

Ursachen für **akutes prärenales Nierenversagen:**

- akuter Flüssigkeitsverlust,
- Hypotonie,
- Schock,
- Herzinsuffizienz,
- Sepsis,
- diabetische Entgleisung,
- Nierengefäßkonstriktion bei akutem Leberversagen oder
- medikamentöse Perfusionsverringerung, z. B. durch ACE-Inhibitoren oder NSAR.

Ursachen des **intrinsischen (renalen) Nierenversagens** sind in erster Linie:

- hämolytisch-urämisches Syndrom (HUS),
- die sog. akute Tubulusnekrose nach prolongierter Hypoperfusion,
- glomeruläre Erkrankungen,
- toxisch-metabolische Einflüsse, manche Kontrastmittel
- nephrotoxische Medikamente, z. B. Aminoglykoside, Vancomycin, Aciclovir, Ganciclovir, Cidofovir, Calcineurin-Inhibitoren, Iphosphamide, Amphotericin B etc.
- Infektionen oder vaskuläre Ursachen im Rahmen von systemischen Vaskulitiden,
- Goodpasture-Syndrom,
- Granulomatose mit Polyangiitis (früher als Wegener-Granulomatose bezeichnet) oder
- Nierengefäßthrombosen,
- Hämoglobinurie, Myoglobinurie.

Ursachen des **postrenalen Nierenversagens:**

- Ureterobstruktionen (beidseits) durch intra- oder extraureterale Raumforderungen wie Steine oder Tumoren,
- Blasenentleerungsstörungen durch Raumforderungen,
- Blutkoageln,
- neurogene Blase oder
- infravesikal durch Urethralklappen oder Strikturen.

Weitere Einteilungen erfolgen unter folgenden Aspekten:

- **Urinmenge:**
  - Oligurisches Nierenversagen
  - Nichtoligurisches Nierenversagen
- **Epidemiologische Gesichtspunkte:**
  - „Community-acquired" – häufig reversibel
  - „Hospital-acquired" – häufig multifaktoriell, schwerwiegend, häufig mit Multiorganversagen

2.3.3 Komplikationen des akuten Nierenversagens

Überwässerung

Die wichtigsten Folgen der Überwässerung sind Lungenödeme und Hypertonie. Als Folge des **Lungenödems** drohen Hypoxie und respiratorische Insuffizienz, als Folge der **Hypertonie** eine hypertensive Enzephalopathie, zerebrale Krampfanfälle. Die Kombination aus Überwässerung und Anämie kann zu einer kongestiven Kardiomyopathie führen. Die kardiale Belastung kann durch Messung von „brain natriuretic peptide" (BNP) recht gut abgeschätzt werden.

Elektrolytentgleisungen

Die relevanteste Elektrolytentgleisung ist eine **Hyperkaliämie,** die zu lebensbedrohlichen Herzrhythmusstörungen führt.

Eine **Hyponatriämie** kann infolge einer Überwässerung als Dilutionshyponatriämie auftreten. Die wichtigsten Komplikationen sind zerebrale Krampfanfälle und bei raschen Elektrolytverschiebungen pontine Myelinolysen.

Eine **Hypernatriämie** ist Folge von entweder übermäßigen Freiwasserverlusten oder übermäßiger Salzzufuhr.

Hyperphosphatämien treten aufgrund einer mangelnden Phosphatausscheidung bei Einschränkung der Nierenfunktion auf.

Als Folge des erhöhten Kalziumphosphatprodukts und einer Kalziumphosphatausfällung kommt es zu **Hypokalzämien.** Eine Kalziumsubstitution bei Hypokalzämien bei bestehender Hyperphosphatämie ist daher nur von äußerst kurzer Wirkung, da das zugeführte Kalzium sofort an freie Phosphatreste gebunden wird.

Urämie

Als Urämie wird eine Erhöhung der Serum-Harnstoffwerte bezeichnet. Die Nebenwirkungen nehmen graduell mit dem Anstieg der Harnstoffwerte zu. Mit klinisch relevanten Beeinträchtigungen ist ab Harnstoffwerten zwischen 30 und 40 mmol oder darüber zu rechnen. Leichte Symptome sind Inappetenz, Müdigkeit und allgemeine Schwäche. Schwere Komplikationen sind Krampfanfälle bis hin zum Koma, bei lang anhaltender Harnstofferhöhung ist eine urämische Perikarditis mit Ausbildung von Perikardergüssen möglich.

Azidose

Aufgrund der fehlenden Ausscheidung von sauren Valenzen geht das akute Nierenversagen i.d.R. mit einer Azidose einher. Die Azidose beeinflusst viele Stoffwechselvorgänge. Eine Azidose kann eine bestehende Hyperkaliämie verstärken. Vor einer zu raschen Korrektur einer Azidose ist bei bestehender Hypokalzämie zu warnen, da hypokalzämische Krampfanfälle auftreten können.

2.3.4 Diagnostische Strategien

Die wichtigste klinische Aufgabe besteht darin, die Anzeichen und das Ausmaß eines akuten Nierenversagens frühzeitig zu erkennen, damit rechtzeitig die lebensbedrohlichen Komplikationen abgefangen werden können.

Kreatinin-Clearance

Die Bestimmung der Kreatinin-Clearance mittels Sammelurin ist bei Verdacht auf ein akutes Nierenversagen aufgrund der Dynamik wenig hilfreich und zudem häufig mit Sammelfehlern behaftet. Insbesondere kann bei intensivpflichtigen Patienten aufgrund vielschichtiger Noxen eine tubuläre Kreatinin-Sekretion die Kreatinin-Clearance überschätzen.

Im klinischen Alltag hat sich lange Zeit die Schätzung der eGFR (e = „estimated") nach der **alten Schwartz-Formel** bewährt, da sie sich schnell ohne zusätzliche Laborbestimmungen ermitteln lässt. Die glomeruläre Filtrationsrate (GFR) ist direkt proportional der Körperlänge und indirekt proportional dem Kreatininwert. Entsprechend berechnet sich die GFR, auf 1,73 m^2 KOF korrigiert, nach der alten Schwartz-Formel wie folgt:

$$GFR = \frac{\text{Körperlänge}[cm] \times \text{Faktor}}{\text{Kreatinin}[mg/dl]}$$

Da die Kreatininbildung von der absoluten Muskelmasse abhängig ist, muss ein Korrekturfaktor für unterschiedliche Altersgruppen eingeführt werden (bei Verwendung von Kreatininwerten in µmol/l ist dieser Faktor mit 70 zu multiplizieren). Die Faktorwerte für die Schwartz-Formel lauten:

- Säuglinge: 0,45
- Alter 1–13 Jahre: 0,55
- Adoleszente Mädchen: 0,57
- Adoleszente Jungen: 0,7

Bei Patienten, bei denen die Muskelmasse nicht mit dem Alter bzw. der Körperlänge korreliert, kann die Schwartz-Formel **nicht verwendet** werden. Dies gilt insbesondere für Patienten mit **verminderter Muskelmasse** bei chronischen neuromuskulären Erkrankungen, bei Kachexie, Bettlägerigkeit, längerer Intensivtherapie und chronischer Leberinsuffizienz. Bei diesen Patientengruppen führt die Anwendung der Schwartz-Formel zu einer Überschätzung der Nierenfunktion.

Umgekehrt führt die Schwartz-Formel bei Patienten nach Polytrauma und Muskeluntergang mit vermehrter Freisetzung von Kreatinin zu einer Unterschätzung der Nierenfunktion. Weiterhin ist die Schwartz-Formel nicht anwendbar bei Patienten, die sich nicht im „Steady State" befinden, d.h. bei denen der Serum-Kreatininwert rasch ansteigt.

MERKE
Häufige Kreatininmessungen sind notwendig, um die Dynamik des akuten Nierenversagens zu erfassen.

Verbesserung der Abschätzung der eGFR durch Cystatin C

Cystatin C (Cys-C) ist ein Cysteinprotease-Inhibitor-Protein, das glomerulär frei gefiltert, tubulär absorbiert und in den Tubulusepithelzellen katabolisiert wird. Es findet keine Sekretion statt. Cystatin ist stabil und wird nicht durch die Körpermasse, das Geschlecht oder das Alter beeinflusst. Ein Anstieg des Cys-C um 50 % kann bereits 1–2 Tage vor einem Anstieg des Serum-Kreatinins einen Hinweis für ein akutes Nierenversagen darstellen. Cys-C zeigt eine gute Korrelation zur Inulin-Clearance. Die Cys-C-Bestimmung hat sich in der allgemeinen klinischen Routine bisher nur teilweise durchgesetzt, da sie erheblich teurer ist und zudem noch einer zusätzlichen Berechnung bedarf, um die GFR abzuschätzen.

TIPP
Bei Patienten mit niedriger Muskelmasse ist eine Cystatin-C-Bestimmung jedoch zu empfehlen, da diese Methode Nierenfunktionseinschränkungen wesentlich sensitiver erfasst als die konventionelle Kreatininbestimmung.

Neue Schwartz-Formel (Schwartz et al. 2012) (GFR 1,73 m^2 KOF):

- eGFR berechnet auf Basis von Cys-C = 70,69 $(\text{Cys-C})^{-0{,}931}$
- eGFR berechnet auf Basis von Kreatinin, Harnstoff (BUN) und Cys-C:

$$eGFR = 39{,}8(KL/Krea)^{0{,}465} \times (1{,}8/\text{Cys-C})^{0{,}418} \times (30/BUN)^{0{,}079} \times (KL/1{,}4)^{0{,}179} \times (1{,}076^{male})$$

(KL = Körperlänge, Krea = Serum-Kreatinin)

Die aufwendige Formel macht nur Sinn, wenn das Ergebnis vom Labor berechnet wird.

Neuere Biomarker mit möglichem prädiktivem Wert für eine Nierenschädigung

Da bei einer akuten Nierenschädigung erst bei einem Nierenfunktionsverlust um 50 % ein Kreatininanstieg erkennbar ist, besteht ein Bedarf nach sensitiveren Biomarkern. Im aktuellen Fokus sind die Marker NGAL (distaler Tubulus und Sammelrohr), IL-18 (Promotor für Apoptose und Nekrose proximaler Tubuluszellen), L-FABP (proximaler Tubulus), KIM-1 (proximaler Tubulus). NGAL scheint nach Herzoperationen interessant zu sein. Für die übrigen Marker liegen bisher keine robusten Daten vor.

Primäre essenzielle Diagnostik

Körperliche Untersuchung Gewicht, Länge, Blutdruck, Urinausscheidung, möglichst genaue Abschätzung der Hydratation.

Blutuntersuchungen Blutbild mit Ausstrich und Bestimmung der Thrombozytenzahl, Elektrolyte, Kalzium, Phosphat, Blutzucker, Säure-Basen-Status, Harnstoff, Harnsäure, Kreatinin, Gesamteiweiß, Albumin, Elektrophorese, Transaminasen CK, LDH, freies Hämoglobin, Haptoglobin, ggf. Myoglobin, Osmolalität, Gerinnungsstatus, ggf. immunologische Basisuntersuchungen wie Komplement C3c, C3d, C4, Antistreptolysin-Titer, ANCA-Serologie, Anti-GBM-Antikörper und Lupus-Serologie.

Urinuntersuchungen Urinstatus inkl. Mikroskopie des Urinsediments zur Erfassung von Zylindern und verschiedenen Zelltypen (eine Urinstix-Untersuchung ersetzt nicht die Mikroskopie), Elektrolyte, Kalzium, Phosphat, Glukose, Kreatinin, Eiweiß, Harnsäure, spezifisches Gewicht und Osmolalität.

Ultraschalluntersuchungen Untersuchung der Nierengröße, Bestimmung des Nierenvolumens, Beurteilung der kortikomedullären Differenzierung sowie der Parenchymtextur, Beurteilung von Nierenbeckenkelchsystem, Kelchen, Fornixwinkel und Papillenkonfiguration, Nierenbeckenweite im Querschnitt am Hilus, Beurteilung von Harnleiter, soweit sichtbar, Blasenfüllung, Blasenwanddicke, ggf. Blasenwandkonturauffälligkeiten.

Neben der Beurteilung der Nieren und Harnwege sollte auch gezielt nach Aszites, Pleuraergüssen sowie nach einem Perikarderguss gesucht werden.

Die Doppler-Sonografie gibt Aufschluss über die Nierenperfusion. Die Bestimmung des Widerstandsindex ist informativ, eine sensitive, aber nicht spezifische Untersuchungsmethode.

Konkremente sind, insbesondere wenn im Bild unscharf abgrenzbar, durch das sog. „Twinkling"-Phänomen in der Doppler-Sonografie zu identifizieren.

Röntgen-Thorax, EKG Pulmonale Überwässerung, Pleuraergüsse, Herzgröße, Perikarderguss, Herzrhythmusstörungen, Erregungsstörungen, Hyperkaliämiezeichen.

Urinindizes zur Differenzialdiagnostik

Zur Unterscheidung zwischen prärenalem und renalem Nierenversagen sollten mehrere Urinindizes ermittelt werden (> Tab. 2.5). Es ist unbedingt daran zu denken, dass diese Indizes **vor** einer Therapieeinleitung asserviert werden müssen, da sie durch Diuretikagaben oder Elektrolytsubstitutionen ihre Aussagekraft verlieren.

Im Einzelfall kann die Differenzierung Schwierigkeiten bereiten, aber bei Anwendung möglichst vieler Parameter steigt die diagnostische Sicherheit.

Tab. 2.5 Urinindizes zur Differenzierung zwischen prärenalem und renalem Nierenversagen (gültig jenseits des Neugeborenenalters)

Test	Prärenales Nierenversagen	Renales Nierenversagen
Spezifisches Gewicht	> 1.020	< 1.020
Urin-Osmolalität	> 500	< 350
Urin-/Plasma-Osmolalität	> 1,3	< 1,3
Urin-Natrium [mmol/l]	< 20	> 20
FE_{Na} (%)*	< 1,0	> 2,0

* $FE_{Na} = (Na_{Urin}/Na_{Serum}) \times (Krea_{Serum}/Krea_{Urin}) \times 100$

Die **fraktionelle Natriumexkretion** (FE_{Na}) berechnet sich aus dem Quotienten von Natrium-Clearance zu Kreatinin-Clearance multipliziert mit 100. Da sich Urinsammeldauer und Urinvolumen bei der Berechnung wegkürzen lassen, erfolgt die Bestimmung über einen sog. Spot-Urin zeitgleich mit der Entnahme einer Serumprobe. Die FE_{Na} wird wie folgt berechnet:

$$FE_{Na} = \frac{Na_{Urin}}{Na_{Serum}} \times \frac{Krea_{Serum}}{Krea_{Urin}} \times 100$$

Die FE_{Na} ist ein Maß für die Fähigkeit der Niere, Natrium zu konservieren. Die in Prozent angegebenen Werte entsprechen der Menge des glomerulär filtrierten Natriums, die tubulär nicht rückresorbiert wurde. Unter physiologischen Bedingungen werden 99 % des glomerulär filtrierten Natriums rückresorbiert. Die FE_{Na} ist bei **Frühgeborenen** aufgrund einer tubulären Unreife physiologischerweise erhöht. Erhöhte Werte finden sich auch bei **Aldosteronmangel** oder **Aldosteron-Rezeptor-Defekten** sowie bei Funktionseinschränkungen anderer Natriumtransporter, etwa des **epithelialen Natriumtransporters** (ENaC) oder beim **Bartter-** und **Gitelman-Syndrom.**

Bei hoher Natriumbeladung können ebenfalls erhöhte fraktionelle Natriumexkretionswerte auftreten, was dann wieder Folge der Regulationskapazität der Niere ist. Nach Verabreichung von Diuretika steigt logischerweise die fraktionelle Natriumexkretion. Beim prärenalen Nierenversagen ist die FE_{Na} aufgrund von Kompensationsmechanismen der Niere erniedrigt, beim intrinsischen (renalen) Nierenversagen ist sie erhöht.

Erweiterte bildgebende Diagnostik bei akutem Nierenversagen

- Die Sonografie ist hervorragend zur Beurteilung der Nierenmorphologie geeignet.
- Funktionelle Aspekte können durch nuklearmedizinische Methoden wie DTPA-, Jod-Hippuran- oder MAG-3-Clearance-Untersuchungen beurteilt werden. Aufgrund schwieriger Verfügbarkeiten wird meistens nur noch MAG-3 vorgehalten.
- Beim postrenalen Nierenversagen wird i. d. R. ein Miktionszystourethrogramm (MCU) indiziert sein.
- Die CT hat aufgrund der hohen Strahlenbelastung nur in Sondersituationen eine Berechtigung.
- Die MRT wird dort indiziert sein, wo spezifische Fragen durch die hochauflösende Sonografie nicht beantwortet werden können. Bei eingeschränkter Nierenfunktion ist die Gabe von Kontrastmitteln bei der MRT kontraindiziert, da eine sog. kontrastmittelinduzierte nephrogene systemische Sklerose mit fatalem Ausgang auftreten kann.

Nierenbiopsie

Beim Verdacht auf ein(en) primär intrinsischen (renalen) Nierenversagen / -schaden kann häufig die exakte Diagnose nur durch eine Nierenbiopsie gestellt werden. In dieser Situation ist abzuwägen, ob durch eine Nierenbiopsie ein notwendiger Dialysebeginn evtl. kritisch verzögert wird. Zwischen Nierenbiopsie und Beginn eines Dialyseverfahrens mit Heparinisierung sollten i. d. R. 24 h liegen. Auf der anderen Seite kann die Nierenhistologie entscheidend zu einer primär pathogenetisch orientierten Therapie beitragen, wie z. B. bei rapid progressiver Glomerulonephritis, unklarer thrombotischer Mikroangiopathie, C3-Glomerulopathie oder Goodpasture-Syndrom (Plasmapherese).

2.3.5 Therapeutische Strategien

Allgemeine Therapieprinzipien

Algorithmen für Therapieansätze bei den verschiedenen Formen des akuten Nierenversagens sind in ➤ Abb. 2.6, ➤ Abb. 2.7 und ➤ Abb. 2.8 wiedergegeben.

Nach Stellung der Diagnose muss das führende Problem entsprechend den o. g. Komplikationen identifiziert werden.

MERKE

Primär ist jede Kaliumzufuhr zu streichen! Medikamente sind in der Dosierung oder im Dosierungsintervall unbedingt an die Nierenfunktion anzupassen!

Patienten nüchtern lassen, wenn rasche Dialyse-Katheteranlagen erwogen werden müssen.

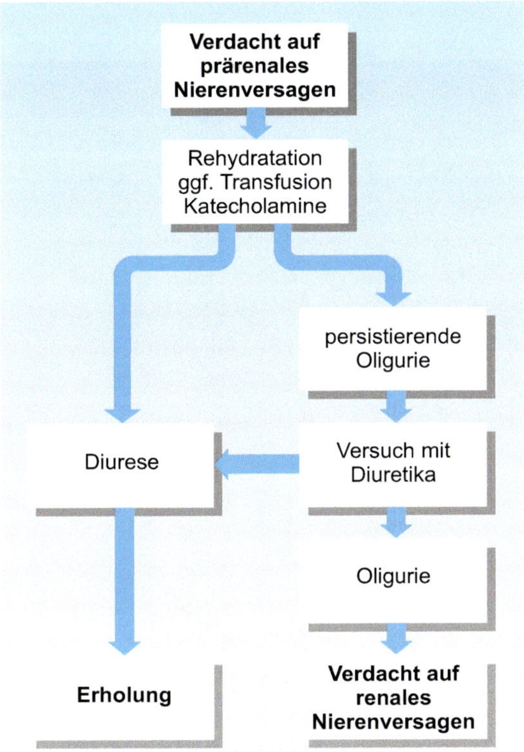

Abb. 2.6 Vereinfachter Algorithmus bei Verdacht auf ein prärenales Nierenversagen [L106]

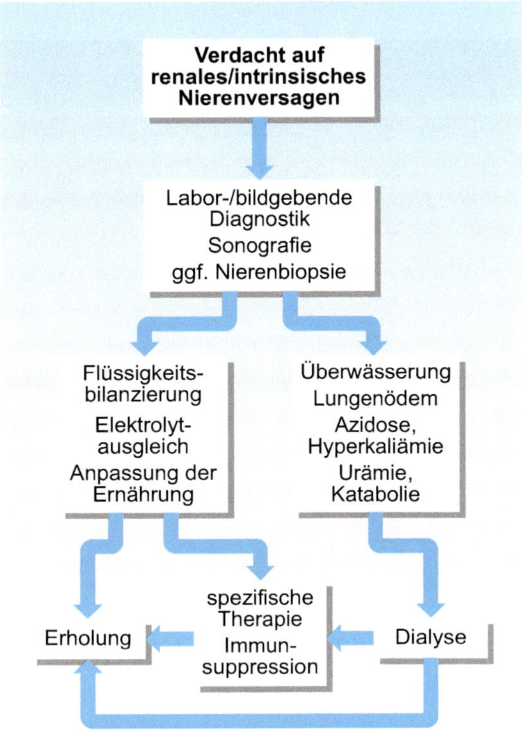

Abb. 2.7 Vereinfachter Algorithmus bei Verdacht auf ein intrinsisches (renales) Nierenversagen [L106/L231]

Das Ausmaß einer Volumenüberladung ist von großer prognostischer Bedeutung. Nach Daten aus der Literatur ist eine Volumenüberladung von > 20 % des Körpergewichts mit einer höheren Mortalität assoziiert. Daher ist die Abschätzung des Volumenstatus von kritischer Bedeutung.

Initiale Versuche, die Diurese aufrechtzuerhalten, richten sich nach dem gemessenen oder geschätzten ZVD und den Ausgangselektrolyten (➤ Abb. 2.9).

Eine **Volumenexpansion** sollte nur mit isotonen Elektrolytlösungen oder Albumin durchgeführt werden. Mannit dient der Induktion einer osmotischen Diurese, darf aber bei fehlendem Ansprechen nicht wiederholt werden, da es zu gefährlichen Hyperosmolalitäten führen kann. HAES-Präparate haben eine Anwendungsbeschränkung bei Nierenversagen und bei Kindern.

Bei Volumenersatzpräparaten müssen unbedingt Kontraindikationen und das Vorliegen einer Zulassung für Kinder beachtet werden.

Die Volumenexpansion mit **Ringer-Laktat-Lösung** gilt heute als **obsolet**. Auch die isotone 0,9 % NaCl-Lösung sollte primär nicht mehr angewendet werden, da aufgrund des hohen äquimolaren Chloridanteils (154 mmol/l!) eine Azidose verstärkt wird. In Studien bei Erwachsenen ist NaCl 0,9 % mit einer höheren Mortalität assoziiert. Für Kinder sind daher zur Volumenexpansion isotone chloridreduzierte Lösungen mit Acetat zu empfehlen (z. B. Sterofundin®).

Eine sofortige sorgfältige Flüssigkeits- und Elektrolytüberwachung ist eine der wichtigsten Maßnahmen. Wird eine ausgeglichene Bilanz angestrebt, so sollte die Einfuhr (E) pro Zeiteinheit der Ausfuhr (A) pro gleicher Zeiteinheit + Perspiratio (P) entsprechen:

$$E = A + P$$

Die **Perspiratio** beträgt unter normalen Bedingungen 400 ml/m^2 KOF/d, bei Neugeborenen

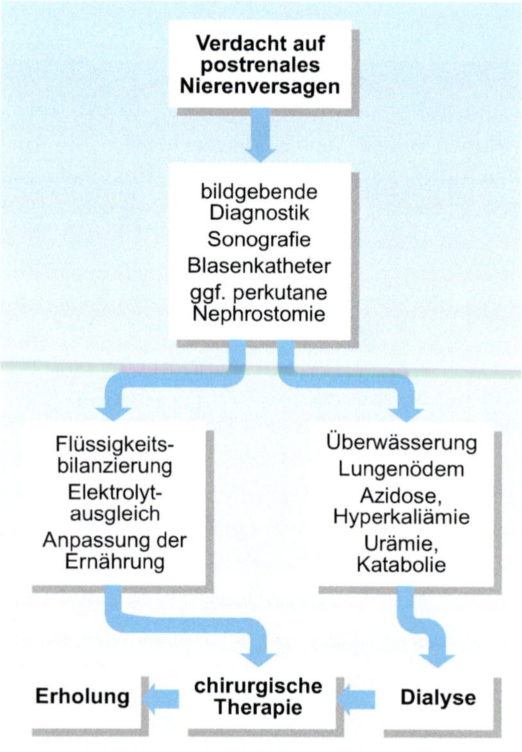

Abb. 2.8 Vereinfachter Algorithmus bei Verdacht auf ein postrenales Nierenversagen [R394]

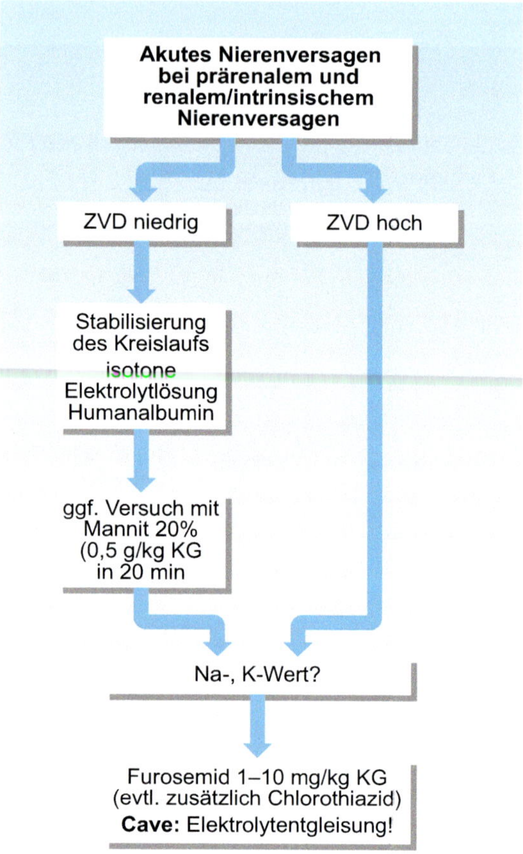

Abb. 2.9 Konservative Therapie des akuten, nicht dialysepflichtigen Nierenversagens. Erfolgt keine Response auf die Mannitgabe, sollte die Gabe nicht wiederholt werden, da sonst gefährliche Hyperosmolalitäten auftreten können. Chlorothiazid ist nur mit Vorsicht zu verabreichen, da schwer zu beherrschende Hypokaliämien die Folge sein können. [L106/L231]

und kleinen Säuglingen 20 ml / kg KG / d. Bei Fieber muss die geschätzte Perspiratio höher, bei Beatmung (je nach Beatmungsform und Befeuchtungssystem) eher niedriger angesetzt werden.

Beim **Lungenödem** (Feststellung durch Auskultation, Röntgen-Thorax, BGA, Pulsoxymetrie) sind die wichtigsten Maßnahmen:

- Zuführung von Sauerstoff, gefolgt von
- Entwässerungsmaßnahmen (Diuretika, Negativbilanzierung).

Gelingt eine Entwässerung nicht, müssen ggf. bis zum Beginn einer Dialysebehandlung eine Intubation und Beatmung mit hohen PEEP-Werten durchgeführt werden.

Bei Vorliegen einer arteriellen Hypertonie sollte neben der medikamentösen antihypertensiven Therapie eine Entwässerung durch Diuretika und Negativbilanzierung eingeleitet werden. Eine **hypertensive Krise** lässt sich durch folgende systolische Blutdruckwerte definieren:

- Säuglinge: > 120 mmHg
- Kleinkinder: > 140 mmHg
- Schulkinder: > 160 mmHg
- Jugendliche: > 180 mmHg

Bei Vorliegen einer hypertensiven Krise oder klinischer Zeichen infolge von hohen arteriellen Blutdruckwerten wie Kopfschmerzen, Sehstörungen, Enzephalopathie mit Bewusstseinsstörungen oder fokal-neurologischen Symptomen erfolgt eine Akuttherapie in folgender Reihenfolge:

- Nifedipin sublingual 1–10 mg, entsprechend ca. 0,3 mg / kg KG bei Patienten unter 30 kg KG, darüber ca. 0,2 mg / kg KG; Dosiswiederholung

nach 10 min möglich, insbesondere, wenn keine Herzfrequenzerhöhung als Zeichen der Nifidepin-Wirkung auftritt
- Hydralazin 0,2 mg / kg KG langsam i. v.
- Clonidin 2–3 µg / kg KG langsam über 10 min i. v.
- Captopril 0,25–0,5 mg / kg KG als ED p. o.

Bei Therapieresistenz Diazoxid 5 mg / kg KG rasch i. v. (**cave:** Blutdruckabfall, Rebound-Effekt) oder Nitroprussid unter Intensivüberwachung auf der Intensivstation.

Bei **Hyperkaliämie** und Vorliegen einer metabolischen Azidose erfolgt zunächst der **Azidoseausgleich** rechnerisch bis zu einem Bikarbonatwert von 15 mmol / l. (**Cave:** Bei gleichzeitig bestehender Hypokalzämie ist ein vorsichtiger Azidoseausgleich erforderlich, da bei Überpufferung und Alkalose der Anteil des ionisierten Kalziums abfällt.)

Als Daumenregel gilt: 1 mmol Bikarbonat pro kg KG hebt die Blut-Bikarbonatkonzentration um 3 mmol / l. Tritt dieses Resultat nicht ein, so ist von einer persistierenden Produktion von sauren Valenzen auszugehen, z. B. Laktatbildung.

Das Vorgehen zur Senkung erhöhter Serum-Kaliumwerte ist in ➢ Abb. 2.10 dargestellt. Eine Glukose-Insulin-Infusion ist effektiv. Salbutamol i. v. hat den gleichen Effekt, evtl. gegenüber Glukose-Insulin den Vorteil der raschen Anwendung ohne Insulinberechnung. Diese Maßnahmen sollten nur bei gleichzeitiger Dialysevorbereitung begonnen werden, da innerhalb von 1,5–3 h ein Rückstrom des Kaliums aus dem IZR erneut zur Hyperkaliämie führt.

Bei einer Hyperkaliämie über 6,5 mmol / l kann zum Zeitgewinn bei Verlegung im konservativen Setting eine Therapie mit Resonium oder Kalziumserdolit erwogen werden. Die Wahl richtet sich nach den Kalzium- und Natriumwerten sowie den angestrebten Wirkungen. Diese Austauschharze können rektal oder oral verabreicht werden. Die Dosis liegt üblicherweise bei 0,5–1 g / kg KG. Bei rektaler Applikation werden die Austauschharze in z. B. 20-prozentiger Glukoselösung verabreicht, um einen Flüssigkeitseinstrom in den Darm zu erzielen. Dieser Einlauf muss spätestens nach 6 h wieder entfernt werden, da es sekundär zur Eindickung des Austauschharzes mit einer Obstruktionsgefahr kommen kann. Da fatale Verläufe mit Darmnekrosen berichtet sind, muss die Indikation besonders bei

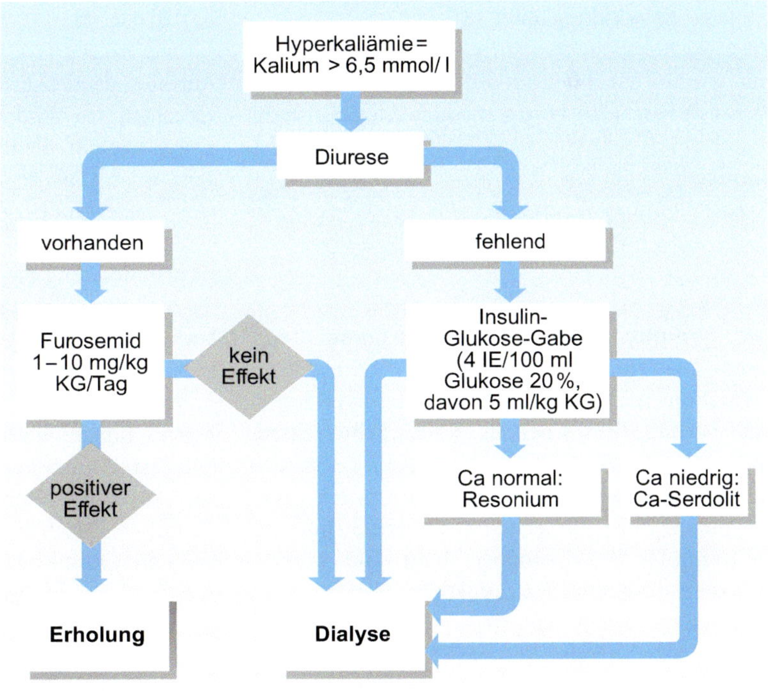

Abb. 2.10 Konservative Therapie der Hyperkaliämie (Kalium > 6,5 mmol / l). Resonium und Ca-Serdolit können rektal und oral verabreicht werden. Die Dosis liegt bei 0,5–1 g / kg KG. Bei rektaler Applikation werden die Austauschharze in z. B. 20-prozentiger Glukoselösung verabreicht, um einen Flüssigkeitseinstrom in den Darm zu erzielen. Der Einlauf muss nach spätestens 6 h wieder entfernt werden, da es sonst zu Eindickungen mit Obstruktionsgefahr kommen kann. Da fatale Verläufe mit Darmnekrose berichtet sind, muss die Indikation besonders bei Kleinkindern und Säuglingen mit Zurückhaltung gestellt werden. [R394]

Kleinkindern und Säuglingen zurückhaltend gestellt werden.

Bei Gabe von **Glukose-Insulin** zur Kaliumsenkung muss ein pädiatrisches Dialysezentrum informiert und eine Verlegung eingeleitet werden. Bei Hyperkaliämiezeichen im EKG oder entsprechenden Rhythmusstörungen kann zur Akuttherapie Kalziumglukonat 0,25–0,5 mmol/kg KG langsam i.v. gegeben werden; ggf. ist eine repetitive Gabe notwendig. Kalzium antagonisiert aber nur die arrhythmogenen Symptome der Hyperkaliämie, beeinflusst jedoch nicht die Hyperkaliämie kausal!

Die Therapie der **Hyponatriämie** richtet sich nach der Einschätzung, ob eine Dilutionshyponatriämie oder eine Hyponatriämie aufgrund eines Natriumverlustes vorliegt:

- Bei **Dilutionshyponatriämie** Negativbilanzierung ohne Extrazufuhr von Natrium, da kein Natriumdefizit besteht!
- Bei der Korrektur einer **Hyponatriämie** muss der Zeitfaktor der Entwicklung berücksichtigt werden:
  - langsam = Abfall um weniger als 0,5 mmol/l/h oder Entwicklung länger als 48 h
  - schnell = Abfall um mehr als 0,5 mmol/l/h oder Entwicklung unter 48 h

MERKE

Bei Natriumwerten < 120 mmol/l besteht die Gefahr von Krampfanfällen. Aufgrund des Risikos osmotischer ZNS-Schäden sollte der Ausgleich des Serum-Natriumdefizits i.d.R. nicht mehr als 10–12 mmol/l/d betragen und in den ersten 48 h 20 mmol/l nicht übersteigen.

Bei **symptomatischer Hyponatriämie** mit Somnolenz und Krampfanfällen (Hirnödem, Herniationsgefahr) ist die Gabe von hypertoner NaCl-Lösung 3 % erforderlich – je nach Schweregrad 1–2 ml/kg KG NaCl 3 %. In der Regel ist eine Anhebung der Serum-Natriumkonzentration um 3–7 mmol/l über die ersten 4 h ausreichend, um die Krampfanfälle zu stoppen. 1 ml NaCl 3 %/kg KG sollte die Serum-Natriumkonzentration rechnerisch um 1 mmol/l anheben.

Richtwert für eine rasche Natriumkorrektur ist je nach Ausgangswert ein Serum-Natrium von 120 (max. 125) mmol/l. Die Berechnung des Defizits erfolgt nach der Formel:

Angestrebte Natriumkonzentration
– aktuelle Natriumkonzentration × kg KG
× 0,65 = Natriumdefizit in mmol

Bei länger bestehender **asymptomatischer Hyponatriämie** sollte der Ausgleich langsam erfolgen (s.o). Die Folgen einer **osmotischen Demyelinisierung** werden u.U. erst nach 2 Tagen manifest. Bezüglich der Gefährlichkeit der Therapie der Hyponatriämie muss auf weiterführende Literatur verwiesen werden (s.u.).

Bei Serum-Phosphatwerten > 2 mmol/l sollte eine Phosphatsenkung erfolgen. Zunächst Streichung der Phosphatzufuhr in der Nahrung oder in der parenteralen Ernährung, sodann Gabe von Kalziumkarbonat 100–200 mg/kg KG oder Kalziumacetat 50–100 mg/kg KG p.o. in mindestens 4 Einzeldosen bzw. aufgeteilt auf die Frequenz der Mahlzeiten.

Die differenzierte Therapie der Kalziumphosphat- und Parathormonstörungen unter Niereninsuffizienz ist nicht Gegenstand der Notfallversorgung.

Ernährung

Auf eine adäquate Ernährung ist unbedingt frühzeitig zu achten. Im Vordergrund steht eine ausreichende Kalorienzufuhr, die überwiegend kohlenhydratreiche Kost oder Glukose enthalten muss, notfalls über eine parenterale Zufuhr von hochprozentiger Glukoselösung über einen zentralen Zugang. Um die Harnstoffbildung möglichst niedrig zu halten, sollte die orale Eiweißzufuhr bei 0,8 g/kg KG/d, maximal bei 1 g/kg KG/d liegen. Bei kleinen Säuglingen sind leicht höhere Mengen möglich.

Bei parenteraler Ernährung sollte die initiale Aminosäurezufuhr bei 0,5 g/kg KG/d liegen. Bei höheren Aminosäuredosierungen wird aufgrund der katabolen Verstoffwechselung der Aminosäuren – wie auch bei der erhöhten Eiweißzufuhr der Fall – die Urämie nur gesteigert.

Kuhmilchprodukte sind generell zu vermeiden, da sie zur Hyperphosphatämie führen.

Industrielle vorgefertigte Nahrung wie Fast-Food, Pizza etc. sind i.d.R. stark mit Phosphat angereichert.

Die Kaliumzufuhr in der Nahrung muss entsprechend der reduzierten renalen Kaliumausscheidung u. U. drastisch eingeschränkt werden.

Dialyseverfahren

Da beim Vorliegen eines akuten Nierenversagens häufig nicht absehbar ist, ob eine Dialyse notwendig ist oder ob es gelingt, das Nierenversagen mit konservativen Verfahren zu behandeln, sollte in jedem Fall frühzeitig ein pädiatrisch-nephrologisches Zentrum mit Dialyseeinrichtung informiert werden. In Deutschland gibt es flächendeckend Kinderdialysezentren, die über die technischen Voraussetzungen und fachlich geschultes Personal verfügen. Hämodialyse-Gefäßzugänge wie Shaldon-, Hickman- oder Permcath-Katheter werden i. d. R. erst im Dialysezentrum angelegt.

Grundsätzlich stehen im Kindesalter alle Dialyseverfahren zur Verfügung. Eine Liste der Kinderdialysezentren in Deutschland ist ➤ Tab. 2.6 zu entnehmen.

Hämodialyse

Mittels Hämodialyse können über großvolumige Gefäßzugänge rasch wasserlösliche kleinmolekulare und mittelmolekulare Substanzen sowie Wasser eliminiert werden. Risiken sind eine Kreislaufinstabilität, ein Dysäquilibrium, d. h. die Bildung von osmolaren Gradienten zwischen Geweben und Plasma, was zu Muskelschmerzen bis hin zu Krampfanfällen führen kann, sowie heparinbedingte Blutungskomplikationen. Die Hämodialyse bei Kindern setzt Hämodialysemaschinen voraus, die über entsprechend kleine Blutpumpen und extrakorporale Filter und Schlauchsysteme verfügen, die an die Größe der Kinder angepasst sind. Es gibt eigens für Kinder konzipierte Dialysatoren mit kleinerer Membran- bzw. Kapillaroberfläche sowie kleinen Schlauchsystemen, die es ermöglichen, dass das extrakorporale Blutvolumen unter 10 % des Patientenblutvolumens liegt.

Peritonealdialyse

Die Peritonealdialyse beruht darauf, dass zwischen der in die Peritonealhöhle eingegebenen Flüssigkeit und dem Blut in den Peritonealgefäßen je nach osmotischem Gradienten sowie Stoffkonzentration ein Flüssigkeitsaustausch und eine Stoffdiffusion erfolgen. Als Flüssigkeit dienen im Handel erhältliche Lösungen wie BicaVera® 1,5 oder 2,3 % von der Fa. Fresenius AG (Bad Homburg) oder die Lösungen Dianeal® und Physioneal® von der Fa. Baxter (Unterschleißheim).

Über unterschiedliche Glukosekonzentrationen wird ein osmotischer Gradient hergestellt, der dem Körper Wasser entzieht. Die Peritonealdialyse setzt eine intakte Peritonealhöhle voraus. Ein Tenckhoff-Katheter aus Silikon wird vorzugsweise operativ in die Bauchhöhle über einen Subkutantunnel angelegt. Die Dialyseflüssigkeit wird über Spezialadapter steril aus industriell hergestellten Beuteln eingebracht. Nach unterschiedlicher Verweilzeit wird die Flüssigkeit gewechselt. Die Füllvolumina liegen anfänglich bei 10, später bei bis zu 40 ml / kg KG. Die durchschnittlich notwendige Tagesmenge liegt bei ca. 160 ml / kg KG. Vorteile der Methode sind ein schonender kontinuierlicher Elektrolytausgleich sowie Harnstoff- und Urämietoxin-Elimination. Komplikationen sind Peritonealleck, Zwerchfellhochstand mit respiratorischer Beeinträchtigung, Eiweißverlust, Hyperglykämien sowie eine bakterielle Peritonitis. Letztere ist heute dank technischer Entwicklung und Erfahrung ein selteneres Ereignis.

Die Vor- und Nachteile von Hämo- und Peritonealdialyse sind in ➤ Tab. 2.7 zusammengefasst.

Kontinuierliche Filtrationsverfahren

Die kontinuierliche Hämofiltration ist ein Verfahren, dass venovenös oder arteriovenös durchgeführt wird. Voraussetzung sind ausreichend kalibrige Gefäßzugänge in größeren Gefäßen, vorzugsweise in den Femoralgefäßen. Ursprünglich wurden diese Filter ohne Blutpumpe eingesetzt, da die arteriovenöse Druckdifferenz für den Blutstrom als ausreichend angesehen wurde. Heute werden diese Systeme vorzugsweise mit Blutpumpsystemen eingesetzt. Zur Vermeidung der Filterthrombosierung sowie der Thrombusbildung in den Gefäßzugängen ist eine kontinuierliche Heparinisierung bzw. Prädilution erforderlich. Die Überwachung der Heparinisierung erfolgt bettseitig über einen sog. ACT-Tester.

2

Tab. 2.6 Kinderdialysezentren in Deutschland

Berlin	Bonn
KfH Kuratorium für Dialyse und Nierentransplantation e.V. KfH-Nierenzentrum für Kinder und Jugendliche in der Charité, Campus Virchow-Klinikum Klinik für Pädiatrie/Nephrologie Augustenburger Platz 13353 Berlin Tel.: 030/45051–6016 Fax: 030/45051–6904 E-Mail: kindernierenzentrum.berlin@kfh-dialyse.de Verantwortliche Ärzte: Prof. Dr. med. D. Müller, Dr. med. J. Gellermann, Dr. med. J. Thumfart	Kinderdialyse in der Universitäts-Kinderklinik Adenauer Allee 119 53113 Bonn Tel.: 0228/287 33333 Fax: 0228/287 33444 E-Mail: kindernephrologie@ukb.uni-bonn.de Verantwortlicher Arzt: Prof. Dr. med. B. Hoppe
Erlangen	**Essen**
KfH Kuratorium für Dialyse und Nierentransplantation e.V. KfH-Dialysezentrum für Kinder und Jugendliche in der Universitätskinderklinik Loschgestr. 15 91054 Erlangen Tel.: 09131/85 39–360 Fax: 09131/85 39–373 E-Mail: kindernierenzentrum.erlangen@kfh-dialyse.de Verantwortliche Ärzte: Prof. Dr. med. W. Rascher, Dr. med. M. Galiano	KfH Kuratorium für Dialyse und Nierentransplantation e.V. KfH-Nierenzentrum für Kinder und Jugendliche in der Klinik für pädiatrische Nephrologie der Universitätskinderklinik Essen Hufelandstr. 55 45147 Essen Tel.: 0201/723 34 51 Fax: 0201/723 37 85 E-Mail: kindernierenzentrum.essen@kfh-dialyse.de Peter.hoyer@uk-essen.de Verantwortliche Ärzte: Prof. Dr. med. P.F. Hoyer, Prof. Dr. med. R. Büscher
Frankfurt	**Freiburg**
KfH Kuratorium für Dialyse und Nierentransplantation e.V. KfH-Nierenzentrum für Kinder und Jugendliche beim Clementine-Kinderhospital Hölderlinstraße 11 60316 Frankfurt a.M. Tel.: 069/49 03 80 Fax: 069/40 35 34 38 E-Mail: kindernierenzentrum.frankfurt@kfh-dialyse.de Verantwortliche Ärzte: PD Dr. med. K. Latta, Dr. med. M. Hansen	KfH Kuratorium für Dialyse und Nierentransplantation e.V. KfH-Nierenzentrum für Kinder und Jugendliche Mathildenstr. 1 79106 Freiburg Tel.: 0761/27045–31 Fax: 0761/27045–39 E-Mail: kindernierenzentrum.freiburg@kfh-dialyse.de Verantwortliche Ärzte: Prof. Dr. med. M. Pohl, Dr. med. K. Häffner
Hamburg	**Hannover**
KfH Kuratorium für Dialyse und Nierentransplantation e.V. KfH-Nierenzentrum für Kinder und Jugendliche am Uni-Klinikum Hamburg-Eppendorf, Gebäude N23, 3. OG Martinistr. 52 20251 Hamburg Tel.: 040/428 03–12 00 Fax: 040/428 03–12 99 E-Mail: kindernierenzentrum.hamburg@kfh-dialyse.de Verantwortliche Ärzte: PD Dr. med. J. Oh, Dr. med. R. Schild	KfH Kuratorium für Dialyse und Nierentransplantation e.V. KfH-Nierenzentrum für Kinder und Jugendliche an der Medizinischen Hochschule Hannover Carl-Neuberg-Str. 1 30625 Hannover Tel.: 0511/530 48–0 Fax: 0511/530 48–3 E-Mail: kindernierenzentrum.hannover@kfh-dialyse.de Verantwortliche Ärzte: Prof. Dr. med. D. Haffner, Prof. Dr. med. L. Pape

Tab. 2.6 Kinderdialysezentren in Deutschland (*Forts.*)

Heidelberg	**Jena**
KfH Kuratorium für Dialyse und Nierentransplantation e.V. KfH-Nierenzentrum für Kinder und Jugendliche beim Klinikum der Universität Im Neuenheimer Feld 430 69120 Heidelberg Tel.: 062 21/56 83 63 Fax: 062 21/56 51 67 E-Mail: kindernierenzentrum.heidelberg@kfh-dialyse.de Verantwortliche Ärzte: Prof. Dr. med. F. Schaefer, Prof. Dr. med. C.P. Schmitt	KfH Kuratorium für Dialyse und Nierentransplantation e.V. KfH-Nierenzentrum für Kinder und Jugendliche an der Klinik der Friedrich-Schiller-Universität Jena Kochstr. 2 07745 Jena Tel.: 03641/9328551 Fax: 03641/9328552 E-Mail: kindernierenzentrum.jena@kfh-dialyse.de Verantwortliche Ärzte: Dr. med. U. John, Dr. med. G. Rönnefarth
Köln	**Leipzig**
KfH Kuratorium für Dialyse und Nierentransplantation e.V. KfH-Nierenzentrum für Kinder und Jugendliche Gleueler Str. 176–178 50935 Köln Tel.: 0221/460 19 121 Fax: 0221/460 19 222 E-Mail: kindernierenzentrum.koeln@kfh-dialyse.de Verantwortliche Ärzte: Prof. Dr. med. L. Weber, PD Dr. med. M. Liebau	KfH Kuratorium für Dialyse und Nierentransplantation e.V. KfH-Nierenzentrum für Kinder und Jugendliche am Städtischen Klinikum St. Georg Delitzscher Str. 141 04129 Leipzig Tel.: 0341/900 30–0 Fax: 0341/900 30–10 E-Mail: kindernierenzentrum.leipzig@kfh-dialyse.de Verantwortliche Ärzte: Dr. med. S. Wygoda, Dr. med. M. Henn
Marburg	**Memmingen**
KfH Kuratorium für Dialyse und Nierentransplantation e.V. KfH-Nierenzentrum für Kinder und Jugendliche am Uniklinikum Gießen-Marburg im Mutter-Kind-Zentrum Baldingerstr. 35043 Marburg Tel.: 06421/586 22 54 Fax: 06421/586 80 13 E-Mail: kindernierenzentrum.marburg@kfh-dialyse.de Verantwortliche Ärzte: Prof. Dr. med. G. Klaus, Dr. med. B. Trutnau	KfH Kuratorium für Dialyse und Nierentransplantation e.V. KfH-Nierenzentrum für Kinder und Jugendliche Bismarckstr. 23 87700 Memmingen Tel.: 08331/701500 Fax: 08331/701501 E-Mail: kindernierenzentrum.memmingen@kfh-dialyse.de Verantwortliche Ärzte: Dr. med. H. Fehrenbach, Dr. med. T. Jungraithmayr
München	**Münster**
KfH Kuratorium für Dialyse und Nierentransplantation e.V. KfH-Nierenzentrum für Kinder und Jugendliche beim Städtischen Krankenhaus München-Schwabing Parzivalstr. 16 80804 München Tel.: 089/30 63 53 90 Fax: 089/30 043 83 E-Mail: kindernierenzentrum-muenchen@kfh-dialyse.de Verantwortliche Ärzte: Dr. med. C.R. Montoya, Dr. med. B. Uetz, Dr. med. P.H. Strotmann	KfH Kuratorium für Dialyse und Nierentransplantation e.V. KfH-Nierenzentrum für Kinder und Jugendliche Waldeyerstr. 22 48149 Münster Tel.: 0251/981 33–0 Fax: 0251/981 33–36 E-Mail: kindernierenzentrum.muenster@khf-dialyse.de Verantwortliche Ärzte: Prof. Dr. med. M. Konrad, Dr. med. A.B. Kranz, Dr. med. J. König
Stuttgart	**Tübingen**
Kinderdialyse Olgahospital – Klinikum Stuttgart Kriegsbergstr. 62 70174 Stuttgart Tel.: 0711/278 72 550 Fax: 0711/278 72 419 E-Mail: m.bald@klinikum-stuttgart.de Verantwortlicher Arzt: PD Dr. med. M. Bald	Universitäts-Kinderklinik Tübingen Kinderdialyse – Station C06 Hoppe-Seyler-Str. 1 72076 Tübingen Tel.: 07071/2984440 Fax: 07071/294779 E-Mail: kindernierenzentrum.tuebingen@khf-dialyse.de Verantwortlicher Arzt: PD Dr. med. H. Billing

2

Tab. 2.7 Vor- und Nachteile der Hämodialyse und der Bauchfelldialyse

Methode	Vorteile	Nachteile
Hämodialyse	• Raschere Kaliumsenkung bei Hyperkaliämie (➤ Abb. 2.10) • Effektivere Substratelimination • Geringe Infektionsgefahr • Keine tägliche Dialyse	• Systemische Antikoagulation • Dysäquilibrium • Kreislaufbelastung • Katheterinfektionen, Katheterthrombosen • Verminderung der Nierenrestfunktion
Bauchfelldialyse	• Einsatz in jedem Lebensalter möglich • Keine systemische Antikoagulation • Kein großlumiger zentraler Zugang nötig • Kein Dysäquilibrium • Besserer Erhalt der Nierenrestfunktion	• Peritonitisgefahr • Evtl. unzureichende Ultrafiltration • Beeinträchtigung der Zwerchfellbeweglichkeit mit respiratorischer Insuffizienz

Bei der **kontinuierlichen venovenösen Hämofiltration** (CVVH) wird das Ultrafiltrat komplett oder teilweise durch standardisierte Elektrolyt-Glukose-Flüssigkeiten ersetzt. Diese Technik erlaubt eine überwiegend konvektionsbasierte Clearance, insbesondere für größere Moleküle. Dies wird als Vorteil gegenüber reinen Diffusionstechniken gesehen. Ein möglicher diskutierter Benefit ist die Entfernung von pro- oder antiinflammatorischen Zytokinen, was aber neuere Studien nicht belegen.

Bei der **kontinuierlichen venovenösen Hämodialyse** erfolgt im Dialysefilter ein Gegenstrom im Ultrafiltratkompartment. Weil die Substratclearance überwiegend über Diffusion erfolgt, ist eine Flüssigkeitssubstitution nicht erforderlich.

Bei der **kontinuierlichen venovenösen Hämodiafiltration** (CVVHD) wird die kontinuierliche venovenöse Hämofiltration durch einen Gegenstrom im Ultrafiltratdialysekompartment ergänzt. Dazu ist eine Flüssigkeitssubstitution erforderlich; sie dient dazu, die gewünschte Flüssigkeitsbilanz zu steuern. Die Clearance erfolgt über Diffusion und Konvektion.

Dieses Methodenspektrum erlaubt es, je nach klinischer Problematik differenziert eine Nierenersatztherapie durchzuführen. Die Steuerung der Verfahren, die Auswahl der Filter, die Blutflussgeschwindigkeit, der Flüssigkeitsumsatz, die Heparinisierung und die Flüssigkeitssubstitution setzen entsprechend anspruchsvolle Erfahrungen voraus, bieten aber den Vorteil einer maßgeschneiderten Behandlung.

Citratdialyse

Die Notwendigkeit einer Heparinisierung setzt den extrakorporalen Verfahren bei Patienten mit stark gestörter Blutgerinnung und starker Blutungsneigung Grenzen. Dies ist insbesondere der Fall bei Multiorganversagen oder kombiniertem Leber-Nieren-Versagen. Eine Heparinisierung ist schwer zu steuern und auch schwer vorhersagbar. Blutungskomplikationen oder Filterthrombosierungen sind häufige Probleme. Die Citratdialyse erlaubt eine extrakorporale Antikoagulation. Durch Citrat wird extrakorporal Kalzium gebunden und damit die Gerinnung gehemmt. Vor der Rückgabe des Blutes in den körpereigenen Kreislauf wird Kalzium zugeführt. Probleme bei dieser Methode sind Alkalosen bei Citratakkumulation, insbesondere bei Leberfunktionsstörungen, sowie Hyperkalzämien. Aus diesem Grund muss die Methode häufig diskontinuierlich mit einigen Stunden Unterbrechung pro Tag durchgeführt werden. Die Citratdialyse stellt einen wesentlichen Fortschritt in der intensivmedizinischen Dialysebehandlung dar, da auch Patienten mit erheblichen Blutungskomplikationen und auch prä- oder postoperativ dialysiert werden können.

Wichtige Faktoren bei der Differenzialindikation zu Dialyseverfahren (➤ Tab. 2.8):

- **Alter und Gewicht:** Ein adäquater Gefäßzugang muss möglich sein. Die Hämodialyse ist u. U. durch das notwendige extrakorporale Volumen bei sehr kleinen Patienten problematisch.
- **Kreislaufverhältnisse, Katecholaminbedarf:** Bei hohen Suprarenin®-Dosen ist die Durchblutung im Splanchnikusgebiet vermindert und damit die Effizienz einer Peritonealdialyse eingeschränkt.
- **Gerinnung,** Vorliegen von Gerinnungsstörungen, Blutungsneigung, Thrombozytopenien.
- **Beatmungssituation und Zwerchfellstand:** Bei schwerer respiratorischer Insuffizienz ist eine

Tab. 2.8 Differenzialindikationen zu verschiedenen Dialyseverfahren (fett: Verfahren mit Priorität; normal: mögliches Verfahren, jedoch geringere Effizienz)

Vorherrschendes Problem	Geeignetes Dialyseverfahren
Hyperkaliämie	**Hämodialyse, Peritonealdialyse,** Hämofiltration
Kritische Hyperphosphatämie	**Hämodialyse, Peritonealdialyse,** Hämofiltration
Urämie	**Peritonealdialyse, Hämodialyse,** Hämofiltration
Hypervolämie	**Hämofiltration,** Peritonealdialyse, Hämodialyse
Hypotonie	**Peritonealdialyse**
Katecholamingabe	**Hämofiltration**
Gerinnungsstörungen	**Peritonealdialyse, Citratdialyse**

Erschwerung der Beatmungssituation durch Peritonealdialyse denkbar.

- **Dringlichkeit der Nierenersatztherapie:** erforderliche Vorbereitungszeit, bis die Methode zum Einsatz kommt, z. B. ist bei Hyperkaliämie keine Verzugszeit akzeptabel.
- **Voraussichtliche längere Dauer** des akuten Nierenversagens: bei Peritonealdialyse bessere Stabilisierung des Patienten durch kontinuierlichere Ultrafiltration und geringere Schwankungen der Urämieparameter.
- **Überwachungslogistik:** Verfügbarkeit und Anwesenheit von ausgebildeten Kinderdialyseschwestern.
- Neonatale Hyperammonämie: ➤ Box 2.5.

BOX 2.5

Neonatale Hyperammonämien

Neonatale Hyperammonämien stellen eine Notfallsituation dar, in der eine sofortige Verlegung in ein pädiatrisches Dialysezentrum veranlasst werden muss. Gleichzeitig muss eine konservative Therapie mit Stoppen der Eiweißzufuhr, Arginin i. v., Natriumbenzoat, ggf. Carbaglu® etc. begonnen werden. Hohe Ammoniakkonzentrationen sind zeitkritisch und führen zu schwerwiegenden Hirnschädigungen. Eine effektive Ammoniaksenkung ist nur durch eine Hämodialyse möglich. Eine Peritonealdialyse ist ungeeignet, da die **Ammoniak**-Clearance zu niedrig ist.

Voraussetzungen für eine rasche Hämodialyse sind Kompetenz in der schnellen Dialysekatheteranlage, Verfügbarkeit von Dialysemaschinen für Neugeborene sowie personelle Erfahrung. Wegen der Komplexität sei auf die Literatur verwiesen (Arbeiter et al. 2010).

LITERATUR

Adroguè HJ, Madias NE (2000). Hyponatremia. New Engl J Med 324(21): 1581–1589.

Arbeiter AK, Kranz B, Wingen AM, Bonzel KE, Dohna-Schwake C, Hanssler L, et al. (2010). Continuous venovenous haemodialysis (CVVHD) and continuous peritoneal dialysis (CPD) in the acute management of 21 children with inborn errors of metabolism. Nephrol Dial Transplant 25(4): 1257–1265.

Basile DP, Sreedhara R, Vanwhy SK (2006). Pathogenesis of acute renal injury. In: Avner ED, Harmon W, Niaudet P (eds.). Pediatric Nephrology. 7th ed. Heidelberg: Springer, pp. 2101–2138.

Bellomo R, Ronco C, Kellum JA, Mehta RL, Palevsky P, and the ADQI workgroup (2004). Acute renal failure – definition, outcome measures, animal models, fluid therapy and information technology needs: the Second International Consensus Conference of the Acute Dialysis Quality Initiative (ADQI) Group. Crit Care 8(4): R204–212.

Devarajan P, Goldstein ST (2017). Acute kidney injury. In: Kher KK, Schnaper, HW, Greenbaum LA (eds.). Clinical Pediatric Nephrology. 3rd ed. London: Taylor & Francis, pp. 571–599.

Hoyer PF (2018). Niere. In: Hofmann V, Deeg KH, Hoyer PF (Hrsg.). Ultraschalldiagnostik in Pädiatrie und Kinderchirurgie: Lehrbuch und Atlas. 5. A. Stuttgart: Thieme, ➤ Kap. 15.

KDIGO – Kidney Disease Improving Global Outcomes (2012). KDIGO Clinical Practice Guideline for Acute Kidney Injury. Kidney Int Suppl 2(1): 1–138.

Moritz ML, Ayus JC (2007). Hospital-acquired hyponatremia--why are hypotonic parenteral fluids still being used? Nat Clin Pract Nephrol 3(7): 374–382.

Schwartz GJ, Schneider MF, Maier PS, Moxey-Mims M, Dharnidharka VR, Warady BA, et al. (2012). Improved equations estimating GFR in children with chronic kidney disease using an immunonephelometric determination of cystatin C. Kidney Int 82(4): 445–453.

2

2.4 Flüssigkeitssubstitution, Therapie von Störungen des Säure-Basen-Haushalts, Substitution mit Blutprodukten

Anna Magdalena Schill, Eva Mildenberger,
Beate Luz, Franz-Josef Kretz

2

Die Flüssigkeitssubstitution bei Kindern erfordert Erfahrung und einen guten Blick für die geringen Verluste mit großen kardiozirkulatorischen Folgen bei den kleinen Patienten.

2.4.1 Physiologische Prämissen

Der Wassergehalt von Frühgeborenen liegt bei 80–90 %, bei Neugeborenen bei 70–80 % und damit deutlich über dem des Erwachsenen (60 %). Der Grund dafür ist der größere Extrazellularraum von Früh- und Neugeborenen: Während das Verhältnis von Intrazellularraum (IZR) zu Extrazellularraum (EZR) beim Früh- und Neugeborenen bei etwa 1 : 1 liegt, beträgt er beim Erwachsenen 2 : 1.

MERKE

Eine Konsequenz daraus ist, dass die hydrophilen Medikamente pro Gewichtseinheit höher dosiert werden müssen als beim Erwachsenen, weil sie in dem relativ großen EZR des Früh- und Neugeborenen einen wesentlich größeren Verteilungsraum vorfinden (z. B. Succinylcholin).

Der Wasserumsatz ist beim Säugling mit 120 ml / kg KG / d dreimal so hoch wie beim Erwachsenen. Er ergibt sich aus der Wasserzufuhr (Nahrung, Trinkmenge, Oxidationswasser) und der Wasserabgabe (Verdunstung, Stuhl, Urin, Schweiß). Der höhere Umsatz erklärt sich zum einen aus der Perspiratio insensibilis (das Neugeborene / der Säugling hat eine in Relation zum Körpergewicht große Körperoberfläche, sodass die Perspiratio insensibilis in Relation zum Erwachsenen doppelt so groß ist), zum anderen auch durch das Oxidationswasser; da das Kind einen Stoffwechsel hat, der auf Wachstum ausgerichtet ist, fällt mehr Oxidationswasser an. Auch die Körpertemperatur spielt eine erhebliche Rolle beim Wasserbedarf. So steigt der Flüssigkeitsbedarf beim Säugling pro Grad Fieber um ca. 10 %.

Darüber hinaus beeinflusst die physiologische Nierenunreife den Wasser- und Elektrolythaushalt. Dies bedeutet, dass Früh- und Neugeborene überflüssig zugeführtes Wasser und Elektrolyte kaum ausscheiden können; auf der anderen Seite kommt es bei verminderter Flüssigkeitszufuhr schnell zu einer Dehydratation. Auch eine Hypotonie, z. B. im perioperativen Setting, beeinflusst die Ausscheidungsfähigkeit der Nieren erheblich.

Die glomeruläre Filtration, also das Gesamtvolumen des Primärharns, ist erniedrigt. Die GFR liegt:

- beim Neugeborenen bei 25–30 ml / min / 1,73 m^2 KOF,
- beim Neugeborenen in der 2. Lebenswoche bei 50 ml / min / 1,73 m^2 KOF und
- beim Säugling bei 75 ml / min / 1,73 m^2 KOF.

MERKE

Diese physiologischerweise verminderte GFR erschwert eine Elimination überschüssig zugeführter Flüssigkeit und Elektrolyte. Außerdem begründet die verminderte GFR auch eine längere Wirkdauer von Medikamenten, die überwiegend renal eliminiert werden (z. B. Pancuronium).

Beim Früh- und Neugeborenen liegt noch eine unzureichend ausgebildete tubuläre Konzentrationsfähigkeit vor. Die Rückresorption von Stoffen aus dem Primärharn, z. B. Natrium oder Phosphat, ist noch eingeschränkt. Bei einer erhöhten Elektrolytzufuhr wird somit zwangsläufig auch viel Wasser ausgeschieden. Frühgeborene können Natrium im Urin bis 500 mosmol / l, Neugeborene bis 750 mosmol / l und Säuglinge bis 1.200 mosmol / l konzentrieren.

MERKE

Die dadurch bedingten Natrium- und Wasserverluste müssen regelmäßig kontrolliert und sorgfältig substituiert werden.

Natrium

Die alleinige Flüssigkeitssubstitution mit hypotoner (< 140 mmol/l) 5-prozentiger Glukoselösung würde zur Wasserintoxikation führen und damit potenziell zu einer Enzephalopathie oder einem Hirnödem. Da die unreife Niere nicht in der Lage ist, ausreichend Natrium zu retinieren, muss besonders auf eine ausreichende Natriumsubstitution geachtet werden. Auch wird im Rahmen einer Stresssituation wie Operationen oder intensivmedizinischer Versorgung vermehrt ADH als Stresshormon ausgeschüttet und damit die Ausscheidung von freiem Wasser gehemmt. Der tägliche Basisbedarf von Natrium liegt bei Neugeborenen und Säuglingen im Bereich von 3–5 mmol/kg KG, in den ersten 2 Lebenstagen bei gleichzeitig vermindertem Wasserbedarf bei 1–2 mmol/kg KG/d. Zur Aufrechterhaltung des Natriumgehalts in der perioperativen Phase eignen sich Vollelektrolytlösungen mit möglichst physiologischer Osmolarität, z. B. Ringer-Lösung (147 mval/l) oder Ringer-Laktat-Lösung (130 mval/l). Für die Versorgung von Früh- und Neugeborenen im stationären Bereich werden spezielle Lösungen hergestellt, die mehr Glukose und z. B. Kalzium enthalten (Genzel-Boroviczény und Roos 2018).

Kalium

Der Serum-Kaliumspiegel muss engmaschig kontrolliert werden; insbesondere im perioperativen Umfeld unterliegt er erheblichen Schwankungen:

- Intraoperativer Katecholaminanstieg führt durch Glykogenolyse zu einem Insulinanstieg und zur Stimulation der Natrium-Kalium-ATPase. Beides bedingt einen Einstrom von Kalium in den IZR. Dies erklärt eine stressinduzierte Hypokaliämie.
- Eine Azidose sowie Gewebetraumata bewirken eine Freisetzung von Kalium aus dem IZR. Die nach intrazellulär strömenden H^+-Ionen drängen das K^+ in den EZR.

MERKE

Kalium sollte deshalb erst substituiert werden, wenn das Kind eine Steady-State-Phase erreicht hat. Insbesondere sollte der Säure-Basen-Haushalt ausgeglichen sein, weil Azidosen eine Hyperkaliämie und Alkalosen eine Hypokaliämie herbeiführen können. Eine präoperativ bestehende Kaliumzufuhr, z. B. im Rahmen einer parenteralen Ernährung, sollte intraoperativ zunächst pausiert werden.

Das Kaliumdefizit wird anhand folgender Formel berechnet:

$$K_{Bedarf} = (K_{Soll} - K_{Ist}) \times 0{,}3 \times \text{kg KG}$$

Typische Gründe für eine Hypokaliämie sind Furosemidgaben, Erbrechen oder lange Nüchternheitsphasen. Wenn die Substitution rasch erfolgen soll, so sind 0,3 mmol/kg KG/h die obere Grenze. Auf jeden Fall ist ein EKG-Monitoring notwendig. Periphere Venen können unter dieser Kaliumsubstitution thrombosieren. Wenn möglich, sollte deshalb die Kaliumzufuhr über einen zentralen Zugang erfolgen. In kurzfristigen Abständen (2 h) sind erneut die Serum-Kaliumwerte zu bestimmen. Bei einer milden Hypokaliämie kann mit einer Zufuhr von 2 mmol/kg KG/d Kalium als kontinuierliche Zufuhr i. v. oder als repetitive orale Gaben begonnen werden. Auch hier sind zunächst Kontrollen in kurzfristigen Abständen notwendig. Eine Steigerung erfolgt um 1–2 mmol/kg KG/d bei weiter bestehender Hypokaliämie.

MERKE

Kommt bei Kindern aus dem Labor der Befund Hyperkaliämie zurück, so muss zuerst an einen Abnahmefehler gedacht und der Serum-Kaliumwert erneut bestimmt werden; oft liegt in der Tat ein Abnahmefehler als Folge einer abnahmebedingten Hämolyse vor (Ausnahme: nonoligurische Hyperkaliämie in den ersten Lebenstagen sehr unreifer Frühgeborener). Insbesondere kapillär abgenommene Blutgasproben zeigen häufig falsch hohe Kaliumwerte und sind deshalb nur bedingt zu verwerten.

Tatsächliche Hyperkaliämien sind im Kindesalter selten und meistens Substitutionsfehler. An zweiter Stelle stehen Anurie und Oligurie (➤ Kap. 2.3). Zur Notfalltherapie gehört als Erstes die Unterbrechung jeglicher Kaliumzufuhr, des Weiteren wie beim Erwachsenen die Gabe von

- Kalziumglukonat 10 %: 0,25–0,5 ml/kg KG i. v. (über 10–30 min).
- Kalzium senkt zwar nicht den Kaliumspiegel, aber das Risiko von hyperkaliämiebedingten Arrhythmien.
- Natriumbikarbonat, 8,4 % (1 ml = 1 mmol): 1–3 mmol/kg KG (über 15–30 min) (1 : 1 verdünnt mit NaCl 0,9 %, wenn periphere Gabe).
- Glukose/Insulin als Dauerinfusion: 5 g Glukose auf 1 IE Insulin mit 0,2 IE/kg/h (z. B. „10er-Mischung“: 10 IE Insulin auf 500 ml Glukose 10 % mit 10 ml/kg/h; kann auch über einen peripheren Zugang laufen).
- Furosemid 1 mg/kg KG.
- Resonium-Einlauf 0,5–1 g/kg KG in 50 ml Aqua oder Glukose 10 % (nicht bei Frühgeborenen).

Glukose

Kinder unter 1 Jahr sind aufgrund ihrer geringen Energiereserven hypoglykämiegefährdet und damit auch bei kürzeren Nahrungskarenzzeiten (über 4 h) auf parenterale Glukosezufuhr angewiesen. Dies gilt besonders auch für die perioperative Phase. Die traditionelle perioperative Verwendung von „pädiatrischen" Infusionslösungen mit einem Glukoseanteil (von z. B. 5 %) kann jedoch bei längerer Infusionsdauer zu unerwünschten Hyperglykämien führen. Studien konnten zeigen, dass eine perioperative Glukosezufuhr von bis zu 120 mg / kg KG / h (= 12 ml / kg / h G1 %) ausreicht, um Hypo-, aber auch Hyperglykämien zu vermeiden.

Praxis der Flüssigkeitssubstitution

Bei der Flüssigkeitssubstitution muss zwischen Erhaltungs-, Ersatz- und Korrekturbedarf unterschieden werden:

- Der **Erhaltungsbedarf** beschreibt jene Menge an Wasser und Elektrolyten, die notwendig ist, um den täglichen Bedarf zu decken.
- Der **Ersatzbedarf** ergibt sich aus den Flüssigkeitsverlusten, die sich aus Magensaft- und Drainageverlusten, Schweiß, Aszites, Erbrechen und Diarrhö errechnen.
- Liegen bereits vor der Infusionstherapie Elektrolytverschiebungen oder Volumenmangelzustände vor, so spricht man von einem **Korrekturbedarf.**

Der tägliche Bedarf an Wasser ist in ➤ Tab. 2.9 angegeben, der tägliche Elektrolytbedarf in ➤ Tab. 2.10.

In der täglichen Praxis hat sich die Berechnung des Erhaltungsbedarfs von Flüssigkeiten bei Kindern nach Holliday und Segar bewährt (➤ Tab. 2.11).

Für den Erhaltungsbedarf eignen sich grundsätzlich balancierte Vollelektrolytlösungen mit 1–2,5 % Glukose. Ein zusätzlicher Bedarf an Elektrolyten und Glukose wird entsprechend ergänzt; z. B. mit einer separaten, parallel laufenden Infusion über einen Perfusor oder durch Erhöhung der Konzentration in der Grundinfusion. (Die Glukosekonzentration in der Grundinfusion wird mit 6 ml Glukose 40 % in 250 ml Infusionslösung um 1 % erhöht.) Die Substitution von Elektrolyten und Glukose sollte regelmäßig kontrolliert und ggf. angepasst werden.

In der Therapie von Dehydratationszuständen, z. B. im Rahmen einer Säuglingsenteritis, ist eine differenzierte Infusionstherapie notwendig, die sich vom jeweiligen Elektrolytmuster ableitet. Eine allzu rasche Korrektur sollte jedoch unterbleiben, um

Tab. 2.9 Täglicher Basisbedarf an Wasser

Alter	Wasserbedarf [ml / kg KG / d]
1. Lebenstag	50–70
2. Lebenstag	70–90
3. Lebenstag	80–100
4. Lebenstag	100–120
5. Lebenstag	100–130
1. Lj.	100–140
2. Lj.	80–120
3.–5. Lj.	80–100
6.–10. Lj.	60–80
11.–14. Lj.	50–70

Tab. 2.10 Täglicher Elektrolytbedarf [mmol / kg KG / d]

Natrium	2–3
Kalium	1–3
Chlorid	3–5
Kalzium	0,2–0,8
Phosphat	0,2–0,5
Magnesium	0,1–0,2

Tab. 2.11 Berechnung des Erhaltungsbedarfs von Flüssigkeiten nach Holliday und Segar

Gewicht	Flüssigkeitsmenge / Tag	
1–10 kg	100 ml / kg KG / d	4 ml / h / kg KG
11–20 kg	1.000 ml / d + 50 ml / kg KG / d für jedes kg KG > 10 kg	40 ml / h + 2 ml / h für jedes kg KG > 10 kg
> 20 kg	1.500 ml / d + 20 ml / kg KG / d für jedes kg KG > 20 kg	60 ml / h + 1 ml / h für jedes kg KG > 20 kg

nicht ein Hirnödem herbeizuführen (➤ Kap. 4). Bis zum 3. Lebenstag soll aufgrund der physiologischen Nierenunreife jeweils nur die Hälfte der Dosis an Elektrolyten appliziert werden.

MERKE

Perioperativ werden balancierte Vollelektrolytlösungen mit 1–2 % Glukose verwendet. Auch im Rahmen notfallmedizinischer Maßnahmen erfolgt die Flüssigkeits- und Elektrolytsubstitution nur mit Vollelektrolytlösungen. Eine mittlere Infusionsrate von 10 ml/kg KG/h G1 % führt perioperativ zu stabilen Kreislaufverhältnissen sowie zu stabilen Elektrolyt- und Glukosekonzentrationen. Bei längeren Eingriffen, intraoperativen Flüssigkeitsverlusten, Risikopatienten (z. B. Neugeborene) und bereits vorbestehenden Defiziten müssen diese Laufrate sowie die Elektrolyt- und Glukosekonzentration dem Bedarf angepasst werden.
Dazu gibt es eine neue europäische Leitlinie, die unter Federführung des Arbeitskreises Kinderanästhesie der Deutschen Gesellschaft für Anästhesie und Intensivmedizin (DGAI 2016) entstanden ist.

Einflussgrößen, die bei der Bilanzierung berücksichtigt werden müssen, sind:

- Physiologische Verluste: Urin, Perspiratio insensibilis, Stuhl.
- Pathologische Verluste: Fieber, Erbrechen, Durchfälle, Drainageverluste, Sequestrationen in den dritten Raum (z. B. bei Verbrennungen, Ileus).
- Therapeutische Maßnahmen: z. B. Beatmung, Inkubatorpflege, aber auch Bekleidung des Kindes (diese Maßnahmen senken jeweils den Flüssigkeitsbedarf). Regelmäßiges Wiegen hilft bei der Kontrolle des Volumenstatus.

MERKE

Elektrolytfreie Lösungen mit Glukose (z. B. G 5 %, 10 %, 20 %, 40 %) bergen – wie auch Lösungen mit niedrigem Natriumgehalt – die Gefahr, dass bei größerer Applikationsmenge zum Volumenersatz sehr rasch ein Hirnödem entsteht, das für das Kind lebensbedrohlich werden kann. In einer Studie in den USA kam man zu dem Ergebnis, dass dort früher jährlich bis zu 15.000 Patienten – Kinder und Erwachsene – an Infusionsfehlern dieser Art verstarben.

Beispiele für Infusionslösungen sind in ➤ Tab. 2.12 zusammengestellt.

2.4.2 Säure-Basen-Haushalt

Prinzipielle Unterschiede zum Säure-Basen-Haushalt des Erwachsenen gibt es nicht. Dennoch gibt es Unterschiede in der Häufigkeit der Störungen.

Metabolische Azidosen

Ätiologie

Differenziert werden muss eine Additionsazidose (Anstieg der H^+-Ionen-Konzentration) von einer Subtraktionsazidose (Verlust von Basen).

Zu den Ursachen der **Additionsazidosen** zählen beim Kind wie beim Erwachsenen:

- Ketoazidose: Diabetes mellitus (Therapie ➤ Kap. 7), Hunger.
- Laktatazidose: Hypoxie, Schock, Low-Output-Syndrom, O_2- und Substratverwertungsstörungen (z. B. Intoxikationen), Stoffwechselerkrankungen.

Tab. 2.12 Beispiele für Infusionslösungen aus Pädiatrie und Anästhesie

Infusionslösung	Na^+ [mmol/l]	K^+ [mmol/l]	Cl^- [mmol/l]	Acetat [mmol/l]	Laktat [mmol/l]	Glukose [g/l]
Ringer-Lösung	147	4	156	–	0	–
Ringer-Laktat-Lösung	130	4	109	–	28	–
NaCl 0,9 %	154	–	154	–	0	–
Benelyte®	140	4	118	30	0	10
E148	140	4	118	30	0	10
Jonosteril®	137	4	110	36	0	0

- Urämische Azidose: die Nieren sind nicht mehr in der Lage, Säuren adäquat auszuscheiden.
- Salicylatintoxikation (selten).
- Renal-tubuläre Azidosen: gestörte H^+-Sekretion über die Tubuluszellen und damit Protonenretention.
- Infusionsazidosen: Infusionslösungen ohne Laktat-, Acetat- oder Malatpuffer führen häufig in eine infusionsbedingte Azidose.

Ursachen der **Subtraktionsazidosen,** die beim Kind eher seltener auftreten, sind:

- Chronische Diarrhöen
- Gallen- und Pankreasfisteln

Klinische Symptomatik der Azidosen

Die Kußmaul-Atmung ist auch bei Kindern richtungweisend, die (kapilläre oder arterielle) Blutgasanalyse beweist die Störung. Das klinische Bild (Dehydratation, Schock, Zustand nach Reanimation etc.), die Anamnese (Verdacht auf Intoxikation) und ergänzende Laboruntersuchungen (z. B. Blutzucker) weisen auf die Genese der Störung hin.

Therapie

Eine Puffertherapie muss bei Kindern, insbesondere bei Früh- und Neugeborenen, sehr vorsichtig erfolgen. Natriumbikarbonat ist stark hyperosmolar (2.000 mosmol / l) und kann bei zu rascher Applikation zu einer Ruptur der zerebralen Gefäße der Früh- und Neugeborenen und damit zu intrakraniellen Blutungen mit all ihren Folgen führen. Deshalb:

MERKE

Natriumbikarbonat 8,4 % (1 mmol / ml) mit $\text{Aqua}_{\text{bidest.}}$ 1 : 1 verdünnen, die Pufferung erst bei pH-Werten von < 7,15 beginnen und über 20–30 min mit Perfusor applizieren.

Der Berechnung der Dosis erfolgt nach der Formel:

$$\text{Negativer Base Excess (BE)} \times 0{,}3 \times \text{kg KG} = \text{mmol NaBic (1 mmol} = 1\,\text{ml)}$$

Das Natriumbikarbonat ist nur verwendbar, wenn es dem Kind noch möglich ist, das entstehende CO_2 abzuatmen. Ist dies nicht möglich, kommt anstelle von Bikarbonat die Gabe von Tris-Puffer in Betracht.

Dosierung Tris-Puffer: BE × 0,3 × kg KG = mmol Tris (3 mmol = 1 ml) (Infusion über 30 min bzw. 1 mmol / kg / h; 1 : 1 verdünnt über ZVK oder 1 : 6 verdünnt peripher).

Selbstverständlich gehört zur Therapie von Störungen des Säure-Basen-Haushalts auch die Behandlung der Grunderkrankung, wodurch es dem Körper auch möglich wird, selbst kompensierend tätig zu werden.

MERKE

Deshalb ist prinzipiell zunächst die Hälfte der berechneten Dosis des Puffers zu geben. Nach einer erneuten BGA kann dann entschieden werden, ob eine weitere Pufferung notwendig ist.

Metabolische Alkalosen

Auch hier werden Additions- und Subtraktionsalkalosen unterschieden. Ursache für eine **Additionsalkalose** ist v. a. die überschießende Therapie von Azidosen mit Natriumbikarbonat. Bei **Subtraktionsalkalosen** steht bei Kindern der Verlust von H^+-Ionen über Magensaft (z. B. bei Erbrechen, Pylorusstenose) im Vordergrund. Wegen der gleichzeitig bestehenden Dehydratation entsteht ein Hyperaldosteronismus, der einen zusätzlichen K^+-Verlust über die Niere bedingt. Es entsteht somit das Vollbild einer hypokaliämischen Alkalose. Auf der Intensivstation ist die metabolische Alkalose oft auch Folge eines extrazellulären Kaliummangels mit konsekutivem kompensatorischem Kaliumefflux aus der Zelle und H^+-Influx in die Zelle (Ursache: Diuretika etc.).

Diagnostik

Anamnese und Laboruntersuchungen führen zur Diagnose.

Therapie

Die Behandlung der Grunderkrankung (Flüssigkeitssubstitution, K^+-Substitution) führt meist zur Korrektur der metabolischen Alkalose, die durch eine pulmonale Kompensation unterstützt wird (Hypoventilation). Diese Hypoventilation hat jedoch ihre Grenzen (Hypoxie, Hyperkapnie).

MERKE

Nur in extremen Fällen ist man gezwungen, Säure beim Kind in Form von HCl oder Argininhydrochlorid zu infundieren (L-Arginin-HCl 21 %). Die Berechnung der Dosierung erfolgt nach der Formel:

$$BE \times 0{,}3 \times kg\ KG = mmol\ Argininhydrochlorid\ (1\ mmol = 1\ ml)$$

(max. Infusionsgeschwindigkeit: 1 mmol / kg / h; ggf. erst die Hälfte des errechneten Korrekturbedarfs verabreichen, dann BGA-Kontrolle)

Respiratorische Azidosen

Ursachen der respiratorischen Azidose beim Kind können sein:

- Pulmonale und bronchiale Erkrankungen (z. B. Pneumonie, Asthma bronchiale), mechanische Beeinträchtigung der Atmung (z. B. Pneumothorax, Pleuraerguss)
- Neuromuskuläre Erkrankungen
- Beeinträchtigungen des Atemzentrums (z. B. Hypoventilation auf Basis einer intrakraniellen Druckerhöhung)

Therapie

- Korrektur der Ventilationsstörung (z. B. Beatmung)
- Behandlung der Grunderkrankung (z. B. Entlastung des Pneumothorax)

Respiratorische Alkalosen

Ursachen dafür können beim Kind sein:

- Psychogene Hyperventilation (Angst, Spannung, Emotionen, Schmerzen)
- Erkrankungen des ZNS: Meningitis, Enzephalitis, Bakteriämie mit gramnegativen Keimen
- Hohe Salicylatdosen (z. B. ASS-Vergiftung): stimulieren das Atemzentrum und erhöhen die Atemfrequenz
- Therapeutische Hyperventilation

Folgen von Alkalosen sind:

- Kaliumverlust über die Nieren
- Rückgang des Ionisationsgrades der Kalziumionen (Folge: Tetanie)
- Zerebrale Vasokonstriktion: Schwindel, Sehstörung, Angst, Reizbarkeit
- Koronare Vasokonstriktion, periphere Gefäßwiderstandserhöhung, Verminderung des Herzminutenvolumens

Therapie

Sedierung (➤ Kap. 2.6), ggf. kontrollierte Beatmung (➤ Kap. 2.1).

2.4.3 Infusionslösungen

Kristalloide

Sie werden anhand ihres Natriumgehalts in Voll-, ⅔-, ½- und ⅓-Elektrolytlösungen eingeteilt. Die Verteilung auf die verschiedenen Flüssigkeitskompartimente ist vom Elektrolytgehalt der Lösung abhängig: Vollelektrolytlösungen verbleiben fast ausschließlich im EZR (aber nur zu etwa ⅓ im Gefäßsystem), Lösungen mit niedrigem Natriumgehalt geben einen Teil ihres Wassers nach intrazellulär ab, Glukoselösungen ohne Elektrolyte (freies Wasser) verteilen sich gleichmäßig im Gesamtkörperwasser.

Für den perioperativen Einsatz empfehlen sich Vollelektrolytlösungen, deren Zusammensetzung der Extrazellulärflüssigkeit ähnlich ist. Der Zusatz von metabolisierbaren Anionen wie Laktat, Malat oder Acetat bietet den zusätzlichen Vorteil, dass bei hohen Volumenumsätzen Dilutionsazidosen („Auswaschen" von endogenem Hydrogenkarbonat durch hydrogenkarbonatfreie Infusion) verhindert werden können. Durch die hepatische Metabolisierung der Anionen wird Hydrogenkarbonat freigesetzt.

MERKE

Bei Kindern mit Schädel-Hirn-Trauma ist Ringer-Lösung oder NaCl 0,9 % der Vorzug zu geben; der Natriumgehalt der Ringer-Laktat-Lösung (130 mmol / l) oder Jonosteril® (137 mmol / l) ist in diesen Fällen möglicherweise zu niedrig; es besteht die Gefahr einer Verschlechterung eines bestehenden Hirnödems.

Kolloide

Humanalbumin wurde und wird in der Pädiatrie noch traditionell als kolloidaler Plasmaersatz verwendet. Studien konnten jedoch zeigen, dass künstliche Kolloide im Vergleich zu Humanalbumin

2

nicht nur eine höhere Effektivität, sondern auch ein günstigeres Nebenwirkungsprofil aufweisen: kein Infektionsrisiko, geringere Kosten.

Künstliche Kolloide (Hydroxyethylstärke [HES], Gelatine [GEL]) sollten zur intraoperativen Therapie einer Hypovolämie bei nierengesunden Kindern eingesetzt werden, wenn kristalloide Lösungen nicht ausreichend wirksam sind. Bei der Verwendung von Gelatine kommt es beim Erwachsenen häufiger zu allergischen Reaktionen. Bei Kindern liegen diesbezüglich keine ausreichenden Daten vor. Bei Anwendung von hohen Dosierungen kann es zu einer Beeinträchtigung der Blutgerinnung kommen. Die Höchstdosierung von 20–30 ml/kg KG/d sollte beachtet werden. Verwendet werden moderne HES-Präparate mit einem Molekulargewicht von 130.000 Dalton. Bei Niereninsuffizienz und Sepsis gilt HES – in Analogie zum Erwachsenenalter – als kontraindiziert.

Zur Anwendung bei Frühgeborenen, v. a. bei kritisch kranken Kindern, kann noch keine abschließende Bewertung erfolgen. Insgesamt unterliegt HES seit 2019 einem kontrollierten Zugang. Nur Zulassungsinhaber dürfen es anwenden.

2.4.4 Substitution mit Blutprodukten

Die Verabreichung von Blutprodukten ist in Deutschland streng reglementiert. Es sind sowohl die gesetzlichen Grundlagen (Transfusionsgesetz) als auch die stets aktualisierten Hämotherapie-Richtlinien und die Leitlinien zur Therapie mit Blutkomponenten und Plasmaderivaten der Bundesärztekammer (BÄK) einzuhalten.

Eine gezielte Hämotherapie mit Blutkomponenten ist heute fest etabliert. Die Vorzüge sind im Wesentlichen:

- Risikominimierung
- Hohe therapeutische Effektivität
- Ökonomische Nutzung der Blutressourcen

Die Risikominimierung schließt generell eine restriktive Handhabung ein.

Physiologische Vorbemerkungen

In der Plazenta liegt nur ein niedriger pO_2 vor. Um möglichst viel Sauerstoff aufzunehmen, hat sich die Natur darauf eingerichtet und den Feten mit dem fetalen Hämoglobin ausgestattet. Dieses HbF bindet von dem mäßigen Sauerstoffangebot in der Plazenta ein Maximum. Die Sauerstoffbindungskurve ist deshalb beim Feten nach links verschoben (➤ Abb. 2.11).

Um den Sauerstoff für den auf starkes Wachstum ausgerichteten fetalen Stoffwechsel ins Gewebe transportieren zu können, benötigt der Fetus einen hohen Hämoglobingehalt von 16–20 g/dl. Die Abgabe des Sauerstoffs im Gewebe ist wegen der linksverschobenen Sauerstoffbindungskurve erschwert.

Unter dem – für die Verhältnisse des Feten – postnatalen „Luxusangebot“ an Sauerstoff von 21 % ist das HbF mit seiner starken Sauerstoffbindung nicht mehr erforderlich; es wird sukzessive abgebaut und durch adultes Hb (HbA) ersetzt; auch die hohen Hämoglobinkonzentrationen sind nicht mehr erforderlich und – rheologisch – eher störend.

Der Organismus des Neugeborenen ist durchaus in der Lage, HbA zu bilden. Allein, es fehlt der Anreiz zur Hb-Neubildung; es wird kein Erythropoetin freigesetzt, weil es vom Körper als nicht notwendig erachtet wird. Im 3. Lebensmonat kommt es zu einer Trimenonanämie (10 g/dl), die auch beim Frühgeborenen etwas pointierter ausfallen kann (Hb 8 g/dl).

Hämoglobinkonzentrationen

- Neugeborene (1. Woche): 16–20 g/dl
- Neugeborene (2.–4. Woche): 13–16 g/dl
- „Trimenonanämie“ (2.–3. Monat): 10–12 g/dl; bei ehemaligen Frühgeborenen: 8–10 g/dl
- Kleinkinder: 11–13 g/dl
- Schulkinder: 12–14 g/dl

Blutverluste von bis zu 20 % des geschätzten Blutvolumens werden mit Vollelektrolytlösungen (VEL) ersetzt, Volumenverluste von bis zu 30 % mit VEL und Kolloiden.

Auch nach vielen Jahren der intensiven Diskussion zur Definition des idealen Transfusionstriggers ist festzuhalten, dass insbesondere im Kindesalter kein fester Hämoglobin- und/oder Hämatokritwert genannt werden kann, ab dem eine Bluttransfusion zwingend zu erfolgen hat. Als Orientierung gilt, dass ab dem 2. Lebensmonat und ohne Begleiterkrankung der Grenzwert beim nichtbeatmeten Kind bei einem Hb-Wert von 6 g/dl zu setzen ist.

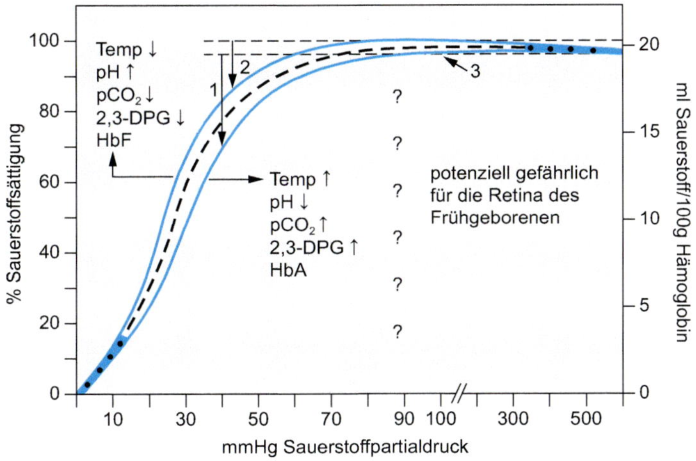

Abb. 2.11 Sauerstoffbindungskurven. Die obere (linksverschobene) Kurve repräsentiert hohe Sauerstoffaffinität, wie sie bei niedriger Temperatur, hohem pH, niedrigem pCO_2, erniedrigtem 2,3-DPG-Spiegel oder bei HbF vorliegt. Je nach Lage der Bindungskurve ist das Hb bei hoher Sauerstoffspannung, etwa in der Lunge, zu 95–98 % gesättigt; in der Kreislaufperipherie, bei einer Gewebe-Sauerstoffspannung von z. B. 40 mmHg, liegt die Sauerstoffsättigung bei 70–85 %, d. h., HbA hat wesentlich mehr Sauerstoff (Beispiel 1: ca. 5 ml) „abgeladen" als HbF (Beispiel 2: ca. 3 ml). Umgekehrt kann aus einem pulsoxymetrisch bestimmten Sättigungswert von z. B. 97 % ohne exakte Kenntnis der momentanen Sauerstoffbindungskurve des Patienten nicht geschlossen werden, ob die Gewebe-Sauerstoffspannung bei 60 mmHg (linksverschobene Kurve) oder bei 90 mmHg (Beispiel 3) liegt. Die Fragezeichen kennzeichnen den ungefähren Übergang der Sauerstoffspannung in den Bereich, der für die Retina Frühgeborener toxisch sein kann. [L231]

MERKE

Kinder tolerieren einen niedrigeren Hämatokrit (Hkt) bei Normovolämie sehr gut. Sie können bis zum Erreichen eines für sie „kritischen" Hkt-Wertes gut ein Drittel ihres Blutvolumens verlieren.
3 ml EK/kg KG erhöhen den Hb-Wert um ca. 1 g/dl!
Bei Früh- und Neugeborenen gelten höhere Werte (s. u.).

Besonderheiten bei Früh- und Neugeborenen

Über die Indikation zur Transfusion sollte immer im Einzelfall entschieden werden; dennoch sind bestimmte Kriterien zur Orientierung und Entscheidungsfindung hilfreich (> Tab. 2.13).

Als zusätzliche Risikofaktoren für instabile Früh-/Neugeborene gelten:

Tab. 2.13 Praxisorientierte Transfusionstrigger im perioperativen Setting

Alter [Tage]	Ohne Risikofaktoren	Mit zusätzlichen Risikofaktoren
1–7	Hb 11,5 g/dl	Hb 13,5 g/dl
8–21	Hb 10 g/dl	Hb 12 g/dl
> 21	Hb 9 g/dl	Hb 11 g/dl

- Maschinelle Beatmung
- CPAP mit $F_iO_2 > 0{,}25$ für > 12 h/d
- Therapiebedürftiger persistierender Ductus arteriosus (PDA)
- Mehr als 6 stimulationsbedürftige Apnoen/Tag
- Mehr als 4 SaO_2-Abfälle/Tag mit $SaO_2 < 60\,\%$ trotz Methylxanthinen und CPAP
- Sepsis oder nekrotisierende Enterokolitis (NEC) mit Bedarf an inotroper und vasopressorischer Medikation

Unabhängig von Transfusionstriggern muss bei akuten Blutungen mit einem Blutverlust von > 10 % transfundiert werden (zu CMV-negativen EK s. u.).

Besonderheiten bei Kindern mit Herzfehlern

Bei Kindern mit zyanotischen Herzfehlern wird ein Hb > 14 g/dl angestrebt.

Besonderheiten bei onkologisch erkrankten Kindern Das Erythrozytenkonzentrat muss bestrahlt sein. CMV-negative Präparate sind nur noch bei CMV-negativen Kindern vor allogener oder autologer Stammzelltransplantation erforderlich.

Zusammenfassend sind bei den differenzierten Überlegungen zur Transfusionsindikation die folgenden Grundsätze zu berücksichtigen:

- Die Entscheidung zur Transfusion von Blutprodukten ist immer individuell für den einzelnen Patienten zu treffen.
- Alternativen müssen ausgeschöpft sein.

In den Entscheidungsprozess fließen ein:

- Normalwerte des Patienten
- Grunderkrankung (Anämie, Herzfehler, pulmonale Erkrankung)
- Intraoperative Blutungsdynamik

Allogene Blutprodukte

Dazu zählen allogene Erythrozyten-, Plasma- und Thrombozytenpräparate sowie spezielle industriell hergestellte Plasmapräparationen zur Substitutionstherapie bei Gerinnungsstörungen.

Seit 2001 werden in Deutschland auf Anordnung des Paul-Ehrlich-Instituts (PEI; zuständige Bundesbehörde) ausschließlich leukozytendepletierte zellhaltige Blutpräparate hergestellt. Es dürfen danach pro Konserve nicht mehr als 1×10^6 Leukozyten enthalten sein. Durch diese Maßnahme sollen die leukozytenassoziierten Transfusionsnebenwirkungen deutlich reduziert werden. Die Qualität des Präparats wird verbessert, das Risiko einer Immunisierung gegen Leukozytenantigene (HLA-Antigene) stark reduziert und die Übertragung zellständiger Viren (z. B. CMV) weitgehend verhindert.

Bestrahlung von Blutprodukten

Trotz leukozytendepletierter Herstellungsverfahren müssen zellhaltige Blutprodukte für immunkompromittierte Patienten vor der Transfusion mit 30 Gy bestrahlt werden, um einer **Graft-versus-Host-Reaktion** vorzubeugen (GvHR). Durch die Bestrahlung werden die vermehrungsfähigen Lymphozyten in der Konserve an einer weiteren Vermehrung gehindert.

Eine GvHR tritt dann auf, wenn Blut mit funktionsfähigen Lymphozyten einem immunkompromittiertem Empfänger transfundiert wird. Normalerweise ist ein immunkompetenter Empfänger in der Lage, die „fremden" transfundierten Lymphozyten zu erkennen und zu eliminieren. Bei Empfängern mit reduzierter immunologischer Reaktionsfähigkeit können dagegen diese „fremden Transfusionslymphozyten" nicht eliminiert werden und agieren jetzt gegen den Empfänger.

Die GvHR richtet sich v. a. gegen die Epidermis, das Epithel des Gastrointestinaltrakts sowie die Zellen der Leber, des Knochenmarks und des lymphatischen Gewebes. Die nach einer Latenzzeit von 8–10 Tagen auftretenden Reaktionen zeigen sich klinisch in einem erythematösen Exanthem, schweren Diarrhöen (mehrere Liter pro Tag), Leberfunktionsstörungen mit Ikterus, Transaminasenanstieg und mäßiger Hepatomegalie, Lymphozytenverarmung des lymphoiden Gewebes sowie fieberhaft septischen Krankheitsbildern. Diesem mit hoher Letalität einhergehenden Krankheitsbild muss unbedingt durch prätransfusionelle Bestrahlung der Blutprodukte vorgebeugt werden.

Die Notwendigkeit einer prätransfusionellen Bestrahlung betrifft bei der entsprechenden Empfängerklientel sowohl Erythrozyten- als auch Thrombozytenkonzentrate (➤ Box 2.6).

MERKE

Eine transfusionsassoziierte GvHR nach Transfusion von Frischplasma (GFP) ist nicht belegt, deshalb wird eine Bestrahlung von GFP nicht empfohlen (BÄK 2017: 63, 103).

BOX 2.6

Indikationen für die Transfusion bestrahlter Blutprodukte

- Intrauterine Transfusion
- Neugeborene nach intrauteriner Transfusion
- Postnatale Austauschtransfusion
- Patienten unter Chemotherapie
- Patienten mit kongenitalem / erworbenem Immundefekt (z. B. DiGeorge-Syndrom)
- Patienten vor autologer Blutstammzellentnahme und Patienten während und nach autologer Stammzell- oder Knochenmarktransplantation
- Patienten mit allogener Stammzell- oder Knochenmarktransplantation (auch mindestens 6 Monate nach Transplantation)
- Patienten mit Non-Hodgkin-Lymphom und Patienten mit Morbus Hodgkin
- Patienten unter Therapie mit Purinanaloga
- Zelluläre Blutkomponenten aus gerichteten Blutspenden von Blutsverwandten
- Alle Granulozytenkonzentrate
- Alle HLA-ausgewählten zellulären Blutkomponenten

Erythrozytenkonzentrate (EKs)

Leukozytendepletiertes EK

In Deutschland sind allogene EKs nur leukozytendepletiert zugelassen. Sie enthalten Erythrozyten (ca. 250 ml) in additiver Lösung (Kochsalz, Adenin, Glukose, Mannitol), die innerhalb von ca. ca. 42 Tagen ab Spendetermin transfundierbar sind (Haltbarkeitsangaben auf der Konserve beachten). Für Früh- und Neugeborene sind auch kleinere Packungsgrößen (ca. 50 ml), sog. Mini-EKs, erhältlich. Sie ermöglichen die Transfusion von EKs desselben Spenders an unterschiedlichen Tagen. Diese Reduktion auf einen Spender bedeutet eine Risikominimierung für den kleinen Empfänger.

Gewaschenes EK

Zur Entfernung der restlichen Plasmaproteine und Thrombozyten aus dem leukozytendepletierten EK werden die Erythrozyten mit isotoner Lösung im funktionell geschlossenen System mehrmals gewaschen und anschließend in isotoner Kochsalz- oder Additivlösung resuspendiert. Gewaschene EKs sind sehr selten indiziert (➤ Tab. 2.14) und müssen unverzüglich transfundiert werden.

Tab. 2.14 Indikationen für allogene Blutprodukte (nach Haag)

Blutprodukt	Haltbarkeit	Transfusionsfilter [µm]	Indikation	
Erythrozytenkonzentrat (EK)	42 Tage (erschütterungsfrei bei 2–4 °C im Blutkühlschrank)	170–200	Hb-Abfälle in Abhängigkeit vom Alter und klinischen Zustand des Patienten, Einzelfallentscheidung	
			Früh- und Neugeborene ➤ Tab. 2.13	
			Säuglinge (> 2. Monat bis 1. Lj.):	7
			Klein- und Schulkinder:	6–7
Bestrahltes EK	mind. 24(– 48) h nach Bestrahlung (siehe Haltbarkeitsdatum auf dem Produkt)	170–200	• Intrauterine Transfusion • Patienten nach Stammzelltransplantation • Patienten unter Chemotherapie • Patienten mit kongenitalem / erworbenem Immundefekt • Verwandtenspenden	
Gewaschenes EK	12 h, da Konserve im Rahmen der Herstellung eröffnet wurde	170–200	• Wiederholte oder schwere Transfusionsreaktion auf Plasmaproteine (IgA-Mangel) • Paroxysmale nächtliche Hämoglobinurie (PNH)	
Gefrorenes Frischplasma (GFP)	Bis zu 2 Jahre (bei unter – 30 °C im Plasmalagerschrank), verbindliches Verfallsdatum auf dem Etikett	170–200	• Massivtransfusion • Globale Gerinnungsstörung • Notfallsubstitution anderer Gerinnungsstörungen	
Humanalbumin	3 Jahre bei +25 °C		• Eiweißmangel • Hypovolämie	
Gerinnungsfaktoren:				
• Kryopräzipitat • PPSB • Faktor VIII • Faktor IX • Fibrinogen • Antithrombin (AT) III			• Von-Willebrand-Syndrom Typ II • Mangel an Faktor II, VII, IX, X • Hämophilie A • Hämophilie B • Fibrinogenmangel < 100 mg / dl • AT III < 80 %	
Thrombozytenpräparate (TK)	+ 22 °C, unter ständiger Agitation, 4 Tage nach Herstellung	170–200	• Bei manifester Blutung: < 40.000–50.000 / µl • Prophylaktisch: < 10.000–20.000 / µl	

CMV-negatives EK

Infektionen mit dem Zytomegalievirus (CMV) verlaufen intrauterin und beim Früh- und Neugeborenen anders als bei älteren Kindern und Erwachsenen: Der Verlauf ist wesentlich schwieriger und endet oft in zerebralen Defektzuständen. 46 % der Blutspender sind jedoch CMV-seropositiv, d. h., sie haben eine CMV-Infektion durchgemacht. Die Wahrscheinlichkeit, dass der Blutspender noch Virusträger ist, wird – sofern keine grippalen Symptome bestehen – als gering eingeschätzt. Die in Deutschland durchgeführte Leukozytendepletion führt zu einer Reduzierung der latenten Zytomegalieviren und somit zu einer Reduzierung des Risikos für eine CMV-Infektion durch Transfusion. Deshalb hat man heute die meisten Indikationen für die Transfusion CMV-negativer Konserven zurückgenommen. Als einzige Indikation zur Transfusion von CMV-negativen Blutprodukten gelten heute noch onkologisch erkrankte Kinder vor der Stammzelltransplantation.

Kryokonserviertes EK

Sie werden bei unter – 80 °C gelagert und müssen vor Anwendung aufgetaut, in einem funktionell geschlossenen System mit einer geeigneten Lösung gewaschen, resuspendiert und unverzüglich transfundiert werden. Wegen dieses hohen Aufwands werden kryokonservierte EKs nur von sehr seltenen Blutgruppen in begrenzter Menge in wenigen nationalen und internationalen Blutbanken bevorratet. Indiziert ist die Anwendung nur bei Patienten, die aufgrund eines seltenen Befunds nicht mit „regulären" EKs versorgt werden können.

MERKE

Jedes EK muss unmittelbar vor der Transfusion vom transfundierenden Arzt einer optischen Prüfung unterzogen werden. Hierbei ist auf Unversehrtheit des Blutbeutels, Koagelbildung, Verfärbungen (als möglicher Hinweis auf Verkeimung) und Hämolyse zu achten. Außerdem sind die einwandfreie Beschriftung, die korrekte Zuordnung zum Patienten und das Verfallsdatum des Präparats zu kontrollieren. Auffällige EKs dürfen nicht verwendet werden.

Gefrorenes Frischplasma (GFP)

Das GFP steht als Quarantäneplasma zur Verfügung, d. h., die Blutspender wurden 4 Monate nach der Spende erneut auf Infektionsmarker für HIV, Hepatitis und Lues untersucht und die Plasmen erst bei erneuter negativer Infektionsserologie zur Transfusion freigegeben. Die ersten 4 Monate nach der Spende haben die GFPs also unter Quarantäne verbracht. 1 ml GFP / kg KG erhöht den Gerinnungsfaktorengehalt um 1–2 %.

Indikationen:

- *In der Neonatologie:* Indikation je nach klinischer Situation und individueller Einzelfallentscheidung (Genzel-Boroviczény und Roos 2018).
- *Perioperativ oder bei Traumata:* hohe Blutverluste, Massivtransfusion; globale Gerinnungsstörungen; Verluste über Drainagen. Die Indikation ist gegeben, wenn es zu einem prozentual etwa gleichen Verlust aller Gerinnungsfaktoren kommt.

Wenn ausschließlich eine Erhöhung der Faktorenaktivität erzielt werden soll, sollte die Anwendung von Einzelfaktorenpräparaten bevorzugt werden. Auch braucht die Verwendung von GFP eine Vorbereitungszeit (Bestellen und Auftauen), sodass z. B. bei massiven Blutverlusten zunächst eine Verdünnungskoagulopathie durch den Einsatz anderer volumenerhaltender Maßnahmen entsteht; auch hier kann die Gabe von Einzelfaktoren wichtig sein (s. u. Gerinnungsfaktoren).

Dosierung: 10–20 ml GFP / kg KG pro ED langsam transfundieren (1 ml/kg/min); Gefahr einer Citratintoxikation

Humanalbumin (HA)

Humanalbumin wird mittels alkoholischer Fällungsverfahren aus humanem Poolplasma gewonnen. Zur Inaktivierung von pathogenen Keimen wird Albumin mindestens 10 h bei +60 °C pasteurisiert.

Es stehen zwei Präparationen zur Verfügung: 5-prozentiges isoonkotisches Humanalbumin und 20-prozentiges hyperonkotisches Humanalbumin. Hauptwirkbestandteil ist menschliches Albumin. Der klinische Einsatz von Albumin kann aus seinen physiologischen Funktionen abgeleitet werden: Hypovolämie, Hypalbuminämie.

Intraoperativ:

- Serum-Albuminspiegel < 2 g / dl bei Säuglingen und Kindern. Bei Frühgeborenen gelten ggf. niedrigere Grenzwerte

- Hohe Eiweiß- und Volumenverluste, z. B. über Chylothorax

Dosierung:
- Volumentherapie: 10–30 ml/kg KG Albumin 5 % als Kurzinfusion oder über 2–4 h
- Hypalbuminämie: 5 ml / kg KG Albumin 20 % erhöhen das Serum-Albumin um 1 g / dl, langsam infundieren (über 4 h).

Gerinnungsfaktoren

Bei Patienten mit bekannten Gerinnungsstörungen sollte bei elektiven Eingriffen Rücksprache mit einem Hämatologen gehalten und ein passendes Substitutionsprotokoll erstellt werden. Betroffene Patienten führen oft einen Ausweis mit sich, der den Schweregrad der Gerinnungsstörung dokumentiert und möglicherweise auch Handlungsempfehlungen für Notfallsituationen enthält.

Fibrinogen und Prothrombinkomplex-Konzentrat (PPSB) kommen auch in der Behandlung akuter Blutungen zum Einsatz. Schon in der Phase der primären Hämostase spielt Fibrinogen eine wichtige Rolle: Es vernetzt die aktivierten Thrombozyten untereinander. Im Rahmen der sekundären Hämostase entsteht schließlich Fibrin aus Fibrinogen; zusammen mit aktiviertem Faktor XIII entsteht ein stabiles Gerinnsel. Die wichtigste Funktion bei dieser Umwandlung hat das Thrombin. In PPSB sind die Faktoren X, IX, VII, II (Merkregel: 1972) enthalten. Häufig eingesetzte Produkte sind ➢ Tab. 2.15 zu entnehmen.

Thrombozytenkonzentrate (TKs)

Thrombozytenpräparate werden entweder aus Vollblutspenden oder durch Thrombozytopherese gewonnen. Es stehen zwei Präparate zur Verfügung:
- POOL-TK enthält in Abhängigkeit von der Anzahl gepoolter Einheiten (4–6 Spender) mindestens 200×10^9 Thrombozyten in 200–300 ml Plasma.
- Das Apherese-TK enthält i. d. R. $200–400 \times 10^9$ Thrombozyten eines Einzelspenders.

Die Transfusion sollte schnell nach dem Eintreffen des TK eingeleitet werden. Zwischenlagerung verlangt Agitation (d. h. ständige Bewegung auf einer „Schaukel“) sowie eine Lagertemperatur von 22–24 °C (niemals im Kühlschrank!) und sollte

Tab. 2.15 Verfügbare Produkte

Präparat	Indikation	Dosierung
Prothrombinkomplex-Konzentrat (PPSB)	• Mangel an Faktor II, VII, IX oder X, z. B. durch Einnahme von Vit.-K-Antagonisten • Akuter Blutverlust	(Ziel-Quick – Ist-Quick) × kg / 2 = benötigte IE
Fibrinogen	Substitution ab Serumspiegel < 100 mg / dl (Norm: 150–400 mg / dl), z. B. bei akutem Blutverlust	Bei Kindern: 20–30 mg / kg KG Ziel ist ein Serumspiegel > 100 mg / dl
Faktor VIII	Hämophilie A	s. Spezialliteratur, Expertenrat Notfallvorgehen: Notfallausweis einsehen. Mittelschwere bis schwere Hämophilie: 50 IE / kg KG
Faktor IX	Hämophilie B	s. Spezialliteratur, Expertenrat Notfallvorgehen: Notfallausweis einsehen Mittelschwere bis schwere Hämophilie: 100 IE / kg KG
Antithrombin III	AT III < 80 %, bei Schock, Verbrauchskoagulopathie	1 IE / kg KG erhöht AT-III-Spiegel um 1 % 20 IE / kg KG als Kurzinfusion, dann 40–50 IE / kg KG / d als Dauerinfusion

Tab. 2.16 Prinzipien der Thrombozytentransfusionsindikationen

Thrombozytenzahl	Indikationsstellung
< 30.000 / µl	Transfusion unabhängig von Blutungszeichen
30.000–50.000 / µl	Stabiles Kind, keine Blutung: keine Transfusion Alloimmunthrombozytopenie (NAIT): Transfusion oder Immunglobuline Immer Transfusion bei: • Blutungszeichen, Petechien; blutiges Trachealsekret; Nachblutung aus Punktionsstellen, Hirnblutung, Lungenblutung • Vor Operationen oder Blutaustauschtransfusionen • Vorliegen einer Koagulopathie
50.000–100.000 / µl	Transfusion nur bei blutendem Patienten (intrakranielle Hämorrhagie [ICH], Lungenblutung, Makrohämaturie)
> 100.000 / µl	Keine Transfusionsindikation

möglichst vermieden werden. Aufgrund der Lagerungsbedingungen ist die Wahrscheinlichkeit einer bakteriellen Kontamination bei TKs höher als bei anderen Blutprodukten.

Die Prinzipien der Transfusionsindikationen sind ➤ Tab. 2.16 zu entnehmen.

- Besonderheiten onkologischer Patienten:
  - Indikation bei Werten < 10.000 / µl
  - Gepoolte, leukozytenarme und bestrahlte TKs; CMV-neg. TKs nur bei Kindern vor allogener Stammzelltransplantation
  - Dauer der Applikation: 30 min; Überwachung der Vitalfunktionen; Kontrolle am folgenden Tag, nur bei weiterhin bestehender Blutung Kontrolle nach 1 h
- Besonderheiten perioperativ:
  - TK-Transfusion vor Operation mit mittlerem bis hohem Blutungsrisiko bei Thrombozytenzahlen < 80.000–100.000 / µl
  - Intraoperativ Beginn der Transfusion bei Thrombozytenzahlen < 40.000–50.000 / µl
- Besonderheit in der Neonatologie:
  - Auch hier ist keine CMV-Testung erforderlich. Die Indikation zur Bestrahlung ist identisch mit der bei EKs.
  - Dosierung: 10–20 ml / kg KG; Wiederholung nach BB-Kontrolle.

Substitution von Vitamin K

Bei Früh- und Neugeborenen liegt zwar mit 4 min eine dem Erwachsenenwert entsprechende Blutungszeit vor, die Synthese einzelner Gerinnungsfaktoren ist jedoch noch unreif. Dies kann bei gestillten Kindern kritische Ausmaße annehmen, die zu einer erhöhten Hirnblutungstendenz im 2. bis 3. Lebensmonat führen, wenn nicht prophylaktisch Vitamin K (1–2 mg p. o.) gegeben wird.

Präoperativ ist bei Früh- und Neugeborenen in Anbetracht dieser gerinnungsphysiologischen Imbalance, die durch eine Operation noch verstärkt werden kann, zu prüfen, ob Vitamin K verabreicht wurde. In der Regel erfolgen drei Gaben Vitamin K anlässlich der U1, U2 und U3. Bei Kindern, bei denen eine orale Gabe nicht möglich ist, sollte eine Vitamin-K-Dosis von 1 mg i. m. appliziert werden.

Cyklokapron® (Tranexamsäure)

Cyklokapron® ist ein Antifibrinolytikum, das die Umwandlung von Plasminogen in das aktive Plasmin verhindert. Es wird häufig bei der Versorgung von Polytraumata oder perioperativen Blutungen insbesondere in der Orthopädie und Unfallchirurgie angewendet. Die Dosierung beträgt 10–20 mg / kg KG als ED; die HWZ beträgt 80 min. Nach der ersten Dosis wird Cyklokapron® deshalb häufig als kontinuierliche Infusion mit 1–2 mg / kg KG weiter verabreicht.

Cyklokapron® wird über die Nieren ausgeschieden. Bei bekannter Niereninsuffizienz sollte die Dosis deshalb reduziert werden, und es sollten keine repetitiven Gaben erfolgen.

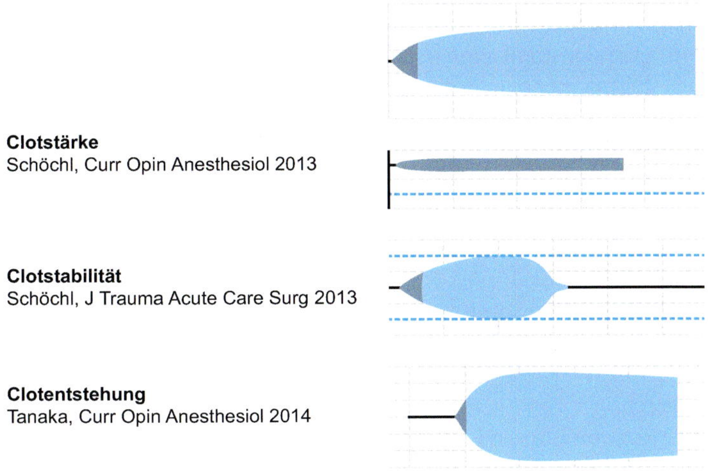

Abb. 2.12 Rotationsthrombelastometrie (ROTEM®) [L231]

Nebenwirkungen wie Übelkeit und Erbrechen sind selten. Eine erhöhte Rate an thromboembolischen Ereignissen im Zusammenhang mit der Anwendung von Cyklokapron® wurde bisher nicht nachgewiesen.

ROTEM® (Rotationsthrombelastometrie)

Mit diesem „Point-of-care"-Verfahren lassen sich sehr schnell Aussagen über Ursache und Ausmaß einer Gerinnungsstörung treffen (➤ Abb. 2.12); so lassen sich z. B. eine Hyperfibrinolyse oder ein Fibrinogenmangel schnell erkennen, meist bevor Ergebnisse über den aktuellen Gerinnungsstatus aus dem Labor vorliegen. So ist es möglich, zügig gezielte Maßnahmen im Rahmen einer Blutungssituation zu ergreifen. Pro Kanal bzw. Untersuchung (FIBTEM, EXTEM, INTEM, HEPTEM, APTEM) benötigt man 300 µl Citratblut. Es reichen also die im Bereich der Pädiatrie üblicherweise abgenommenen 2 ml Citratblut.

Massivtransfusion

Bei der Definition der Massivtransfusion muss neben einer Mengenangabe (bezogen auf Patientenalter / -gewicht) auch der Transfusionszeitraum berücksichtigt werden.

MERKE

Eine Massivtransfusion liegt vor, wenn das kindliche Blutvolumen (Neugeborene 85–90 ml/kg; Jugendliche 70 ml/kg) innerhalb von 24 h mehr als einmal vollständig ausgetauscht wird.

Folgende Belastungen ergeben sich für das Kind aus einer Massivtransfusion:

- Erythrozytenkonzentrate haben in Abhängigkeit von der Liegedauer unterschiedlich hohe Kaliumwerte. Für Kinder sollten grundsätzlich möglichst frische EKs verwendet werden.
- Hyperkaliämien zeigen sich im EKG wie beim Erwachsenen in einem hohen spitzen T, einer QRS-Verbreiterung und in einer Verlängerung der QT-Zeit.

MERKE

Die Gabe von GFP mit seinem hohen Citratgehalt kann bei Neugeborenen und Säuglingen aufgrund der noch unzureichenden Metabolisierungskapazität der Leber zu einer citratbedingten relativen Hypokalzämie führen. Bei einer Transfusionsgeschwindigkeit von > 1,5–2,5 ml GFP / kg KG / min sollte Kalziumglukonat 10 % in einer Dosierung von 0,1–0,2 ml / kg KG parallel substituiert werden.

Praktische Durchführung der Transfusion von Blut und Blutkomponenten

Die Dosierung der Blutkomponenten orientiert sich im Einzelfall an den kardiozirkulatorischen Parametern und an den Labordaten. Prinzipiell gilt jedoch folgende Vorgehensweise:

- Bluttransfusionsindikation bei Kindern individuell stellen, orientiert ab einem Hb-Wert von 6 g / dl, Normovolämie vorausgesetzt (Abweichung von diesem Wert vgl. ➤ Tab. 2.13).
- Bei hohem Transfusionsbedarf von EKs bzw. bei klinischer Blutungsneigung die Transfusion mit GFP (10–15 ml / kg KG) ergänzen; zur Orientierung 1 GFP / 4 EKs.
- Bei einem Blutverlust von > 2 Blutvolumina bzw. einem Grenzwert für eine Thrombozytentransfusion von 50.000 / dl TK (10 ml / kg KG) substituieren.
- **Filterung von Blut und Blutprodukten: Erythrozytenkonzentrate, Fresh Frozen Plasma und Thrombozytenkonzentrate benötigen zur Transfusion einen Standardfilter (170–200 µm).** Hat man sich für eine Bluttransfusion entschieden, so sollte sich die Dosierung am oberen Dosierungsrand orientieren – solange das Blut aus **einer** Konserve stammt.
- Auch im Kindesalter muss in Situationen, bei denen die Blutung nicht zum Stillstand gebracht werden kann, an die Applikation von NovoSeven® gedacht werden, auch wenn in Bezug auf das Kindesalter diesbezüglich nur wenige Kasuistiken vorliegen und es sich hierbei um eine Off-Label-Anwendung von NovoSeven® handelt. NovoSeven® ist ein gentechnologisch hergestellter, schon aktivierter Faktor VII, der nach Applikation sofort ohne Aktivierungsnotwendigkeit im Blut wirksam ist und insbesondere Sickerblutungen rasch zum Stehen bringt. Nachteil: hohe Kosten (ca. 3.500 € pro Applikation). Zudem gibt es Studien bei Erwachsenen, die eine erhöhte Inzidenz von thrombembolischen Ereignissen aufzeigen.
- **Dosierung:** 90 µg/kg KG, dann 15–30 µg/kg KG alle 4 h

Notfalltransfusion

In lebensbedrohlichen Situationen kann das Ergebnis der Blutgruppenbestimmung und der Kreuzprobe nicht abgewartet werden. Für diese Fälle sollten in einer operativen Einheit 1–2 EKs der Blutgruppe 0, Rhesus-negativ, bereitstehen. Plasma der Blutgruppe AB ist im Notfall universell einsetzbar.

Transfusionen aus vitaler Indikation sind durch den transfundierenden Arzt als solche zu dokumentieren. Die Verantwortung für das erhöhte Transfusionsrisiko liegt beim transfundierenden Arzt. Insbesondere ist auf die Gefahr von Verwechslungen und Fehlbestimmungen zu achten. Auch bei Notfalltransfusionen ist die Entnahme von Kreuzblut vor Beginn der Transfusion unerlässlich. Die serologische Verträglichkeitsprobe muss vollständig nachgeholt werden.

Risiken einer Bluttransfusion im Kindesalter

Eine Bluttransfusion birgt erhebliche Risiken: Sie kann immunologische und nichtimmunologische Reaktionen auslösen.

Immunologisch ausgelöste Reaktionen

MERKE

Die häufigste Ursache für eine hämolytische Reaktion ist eine Verwechslung der Konserven im AB0-System. Eine Katastrophe!

Bereits wenige Milliliter können beim Kind zu einer Hämolyse führen!

Klinische Symptome:

- Beim wachen Kind: Unruhe, Übelkeit, Erbrechen, Flanken- und Brustschmerz, Hitze-, Engegefühl, Bronchospasmus, Blutdruckabfall, Tachykardie, Schock.
- Beim narkotisierten Kind ist dies schwieriger zu beurteilen: Schock, Tachykardie, die auf andere Weise nicht erklärbar ist, schwere Gerinnungsstörung, Hämolyse mit Übergang in eine disseminierte intravasale Gerinnung (DIC, ➤ Kap. 13). Grund für diese DIC ist, dass die zerstörten Erythrozyten die Blutbahn verlegen und diese Verlegung der Blutbahn zu einer Aktivierung des Gerinnungssystems führt. Wenn ein Blasenkatheter liegt, sieht man eine Hämaturie und konsekutiv eine Oligurie.

MERKE

Häufig endet dies tödlich! Je schneller die Verwechslung erkannt wird, desto besser die Prognose:

- Sofort Transfusion stoppen!
- Forcierte Diurese mit Vollelektrolytlösung, Plasmaersatzmittel sowie Gabe von Lasix, bei Bedarf auch Gabe von Katecholaminen zur Therapie des Schocks.

Bei Verwechslung ist häufig auch ein zweiter Patient in Gefahr!

Febrile nichthämolytische Transfusionsreaktion

Im Serum des Empfängers sind Antikörper gegen Spenderleukozyten und -thrombozyten vorhanden. Die Antigen-/Antikörperreaktion setzt Zytokine frei, die zu einer Entzündungsreaktion mit Fieber führen (Therapie: symptomatische, antipyretische Maßnahmen).

Nichtimmunologische Reaktionen

Hypothermie

Insbesondere bei Massivtransfusion kann es durch die vielen kühlen EKs zum Auskühlen des Patienten kommen; deshalb die Konserven mit entsprechenden zugelassenen Anwärmgeräten (z. B. Plasmatherm) anwärmen. Kontinuierliche Temperaturmessung beim Patienten ist erforderlich.

Citratintoxikation

Das Citrat wird von Früh- und Neugeborenen noch nicht ausreichend schnell abgebaut, deshalb kann es bei Massivtransfusion mit hohen Dosen an GFP den Serum-Kalziumspiegel senken (Herzrhythmusstörung!). Der Serumspiegel oder das ionisierte Kalzium im Vollblut in der BGA ist zu bestimmen und bei Bedarf Kalzium zu substituieren.

Hyperkaliämie

Je länger eine Konserve lagert, desto mehr Kalium geben die Erythrozyten nach extrazellulär ab. Dies kann z. T. zu beträchtlichen Hyperkaliämien im EK führen. Deshalb gilt die Regel: Bei Kindern möglichst frische Konserven verwenden! Doch auch ganz frische EKs weisen, im Vergleich zum physiologischen Normalwert, eine erhöhte Kaliumkonzentration auf. Bei Massivtransfusion und bei schneller Transfusion sollte der Kaliumwert deshalb immer kontrolliert werden.

Infektionsübertragung

Das Infektionsübertragungsrisiko beträgt wie beim Erwachsenen (Quelle: Robert Koch-Institut):

- HIV: 1 : 5.000.000
- HBV: < 1 : 500.000
- HCV: < 1 : 5.000.000

Autologe Blutprodukte

In ausgewählten Einzelfällen ist es möglich, auch Kinder in ein Eigenblutspendeprogramm aufzunehmen. Die Qualitätsansprüche an die autologen Blutprodukte sind hoch, und der logistische Aufwand ist für die wenigen geeigneten Kinder nicht zu unterschätzen. Sinnvoll erscheint die Eigenblutspende frühestens ab einem Körpergewicht von 25–30 kg. So können in der klinischen Praxis die folgenden autologen Blutkomponenten verwendet werden:

- **Autologe Frischblutkonserve:** wird ausschließlich im Rahmen der präoperativen isovolämischen Hämodilution hergestellt. Der darin enthaltene Plasmaanteil ist noch gerinnungsaktiv. Die Konserve wird spätestens zum Operationsende retransfundiert (heute ein seltenes Verfahren).
- **Autologes Erythrozytenkonzentrat und GFP:** muss den gleichen Herstellungs- und Qualitätskriterien genügen wie das homologe Produkt.
- **Maschinelle Autotransfusion (MAT):** Das Wundblut wird aufgefangen, filtriert, zentrifugiert, gewaschen und retransfundiert. Der Einsatz der MAT ist insbesondere bei Operationen mit hohen erwarteten Blutverlusten (> 500 ml) und akuten intraoperativen Blutungen sinnvoll. Durch den Waschvorgang werden die Erythrozyten von unerwünschten Anteilen des aufgefangenen Blutes wie z. B. Thrombozyten, Zytokinen und Fetten separiert. Es stehen unterschiedliche Systeme wie z. B. der „Cell-Saver" (diskontinuierliches System, das eine gewisse Mindestmenge an aufgefangenem Blut vor dem Waschvorgang benötigt) oder „CATS" (kontinuierliches System, das volumenunabhängig arbeitet) zur Verfügung. Insbesondere bei Kindern ist jedoch die Menge an gesammeltem Wundblut oft nicht so groß, dass sich der Einsatz dieser Systeme lohnen würde.

Aufgrund neuer Richtlinien muss jedes MAT-Blut überprüft werden. Bei Unter- oder Überschreitung bestimmter Grenzwerte (Hkt < 50 %, Gesamteiweiß oder Albumin > 10 % des Ausgangswerts) muss das Gerät überprüft werden. Kontraindiziert für die MAT sind Operationen an mit Bakterien kontaminierten Wundgebieten (z. B. Abszess- oder Darmoperationen) und bei Operationen im Rahmen akuter systemischer Infektionen (Sepsis). Der Einsatz bei Tumoroperationen ist eingeschränkt möglich. Hier muss das Sammelblut vor der Retransfusion in einem dafür zertifizierten Zentrum mit 50 Gy bestrahlt werden, um die Resttumorzellen im Sammelblut so zu schädigen, dass sie sich nicht weiter vermehren können (Füllenbach et al. 2017).

Das gewonnene Erythrozytenkonzentrat ist 6 h haltbar.

Liegen autologe Blutprodukte vor, so ist deren Anwendung immer der von gleichwertigen allogenen Blutkomponenten vorzuziehen.

2.4.5 Schlussbemerkung

Abschließend ist anzumerken, dass Eingriffe in den kindlichen Flüssigkeitshaushalt umso sensibler und umsichtiger zu erfolgen haben, je kleiner und je kränker der Patient ist. Ein Bedside-Monitoring zur Überwachung von Hämoglobin, Blutzucker, Natrium, Kalium, Kalzium, Blutgasanalyse inkl. Laktat mit kleinen Analysevolumina ist heute für jede Intensivstation und jeden Operationstrakt zu fordern, in dem Kinder behandelt werden. Dies ist die Basis für eine zeitgemäße und konsequente Überwachung des vulnerablen Gleichgewichts und ermöglicht bei Bedarf ein schnelles korrigierendes Handeln.

LITERATUR

Bundesärztekammer (2014). Querschnitts-Leitlinien (BÄK) zur Therapie mit Blutkomponenten und Plasmaderivaten. 4. überarb. u. aktual. A.; www.bundesaerztekammer.de/fileadmin/user_upload/downloads/QLL_Haemotherapie_2014.pdf (letzter Zugriff: 23.11.2018).

Bundesärztekammer (2017). Richtlinie zur Gewinnung von Blut und Blutbestandteilen und zur Anwendung von Blutprodukten (Richtlinie Hämotherapie), Gesamtnovelle 2017; www.bundesaerztekammer.de/aerzte/medizinethik/wissenschaftlicher-beirat/veroeffentlichungen/haemotherapie-transfusionsmedizin/richtlinie/ (letzter Zugriff: 23.11.2018).

Calatzis A, Spannagel M, Vorweg M (2013). Zielgerichtete Behandlung akuter Hämostasestörungen mit der ROTEM®-Analyse. München: Pentapharm GmbH.

DGAI – Deutsche Gesellschaft für Anästhesiologie und Intensivmedizin (Hrsg.) (2016). S1-Leitlinie Perioperative Infusionstherapie bei Kindern. www.awmf.org/uploads/tx_szleitlinien/001-032l_S1_S1_Infusionstherapie_perioperativ_Kinder_2016-02_01.pdf (letzter Zugriff: 22.1.2019).

Füllenbach C, Zacharowski K, Meybohm P (2017). Die maschinelle Autotransfusion. Eine effektive Maßnahme zur Minimierung des Fremdblutbedarfes. Hämotherapie 29: 35-39; www.drk-haemotherapie.de/data/ausgabe_34/beitraege/haemo_29-Fuellenbach-Zacharowski-Meybohm-die-maschinelle-autotransfusion-35-39.pdf (letzter Zugriff: 23.11.2018).

Genzel-Boroviczény O, Roos R (2018). Checkliste Neonatologie (Checklisten Medizin). 6. A. Stuttgart: Thieme.

Kochs E, Adams HA, Spies C (Hrsg.) (2008). Anästhesiologie. 2. A. Stuttgart: Thieme.

Kretz F-J, Becke K (2017). Anästhesie bei Kindern. Narkosevorbereitung und -durchführung, Intensiv- und Notfallmedizin. 3., überarb. A. Stuttgart: Thieme.

2.5 Parenterale und enterale Ernährung

Martina Kohl-Sobania

2.5.1 Bedeutung der Ernährung

Ernährung beeinflusst das Outcome kindlicher Intensivpatienten. Die Belange der Ernährung kritisch kranker Kinder sind allerdings nicht gut untersucht, was sich in einem Cochrane-Review niederschlägt, der bis 2016 eine einzige relevante Studie zu diesem Thema identifizierte (Joffe et al. 2016). Die Empfehlungen der amerikanischen Fachgesellschaften für die Ernährung kritisch kranker Kinder basieren daher überwiegend auf Studien einer niedrigen Evidenzstufe (Mehta et al. 2017).

Hinsichtlich der praktischen Durchführung der Ernährung gilt die **orale Zufuhr** als die günstigste und risikoärmste Form. Sie ist gegenüber der enteralen und parenteralen Ernährung vorzuziehen, wann immer der Zustand des Patienten dies erlaubt.

Die **enterale Ernährung** ermöglicht die Nahrungszufuhr unter Nutzung und Förderung der

Funktionen des Magen-Darm-Trakts inkl. Leber und Pankreas, ist aber mit dem Verzicht auf die physiologischen Funktionen von Mund, Speiseröhre und Magen verbunden. Sie erfordert einen künstlichen Zugang zum Magen oder Dünndarm und die Verordnung einer speziellen Sondennahrung.

Schließlich ist die **parenterale Ernährung** die einzige Möglichkeit, dem Patienten die benötigten Nährstoffe, Energie und Wasser in allen Fällen zuzuführen, in denen der Magen-Darm-Trakt nicht für die Ernährung genutzt werden kann. Dabei sind die Applikation durch zentralvenöse Katheter und die nicht durch die enterale Absorption der Nährstoffe kontrollierte Aufnahme der Nährstoffe mit Risiken behaftet.

MERKE
Wann immer möglich, ist die orale Ernährung der enteralen Ernährung und die enterale Ernährung der parenteralen Ernährung vorzuziehen (➤ Abb. 2.13).

2.5.2 Energiebedarf

Die Annahme, ein schwer krankes Kind habe einen erhöhten Energiebedarf, trifft häufig nicht zu (Framson et al. 2007). Auch wenn der Stressmetabolismus Energie verbraucht, ist der Energieverbrauch durch Inaktivität und fehlendes Wachstum reduziert. Eine zu hohe Energiezufuhr ist mit Nebenwirkungen assoziiert und sollte daher vermieden werden. Zu hohe Kohlenhydratzufuhr erhöht die CO_2-Produktion und kann die Dauer der maschinellen Beatmung verlängern. Eine zu hohe Energiezufuhr über Glukose und Lipide verstärkt die Fettdeposition insbesondere auch in der Leber. Eine hohe Nährstoffzufuhr während der akuten Phase der Erkrankung verstärkt Inflammation.

MERKE
Es ist daher unstrittig, dass eine über den Verbrauch gehende Energiezufuhr negative Auswirkungen hat und vermieden werden muss.

Daten bei erwachsenen Intensivpatienten, die auch durch tierexperimentelle Daten untermauert werden, legen ein verbessertes Überleben bei hypokalorischer Ernährung nahe. Kritisch kranke Kinder unterscheiden sich jedoch von Erwachsenen hinsichtlich Metabolismus und Wachstum, Energiereserve, zugrunde liegenden Erkrankungen und Komorbiditäten, sodass diese Daten nicht unbedingt übertragbar sind.

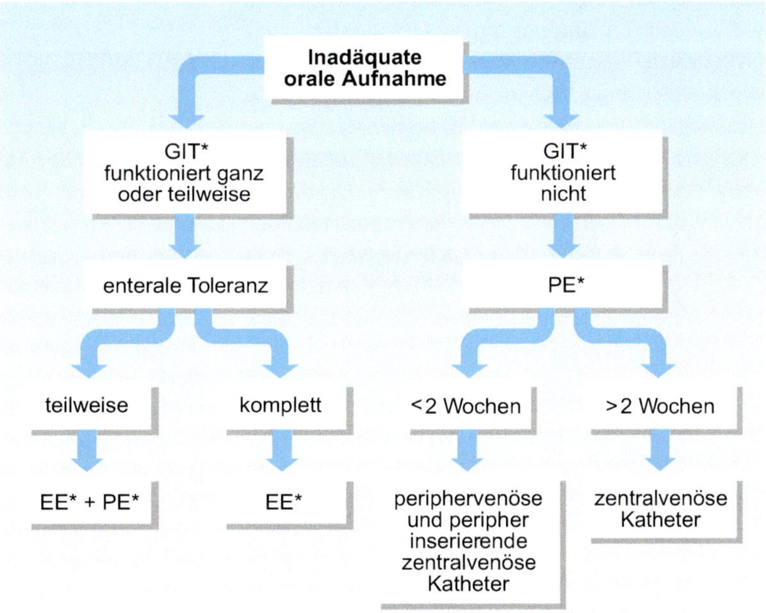

Abb. 2.13 Entscheidungsbaum für die künstliche Ernährung (* GIT = Gastrointestinaltrakt; PE = parenterale Ernährung; EE = enterale Ernährung) [R394]

2

Tab. 2.17 Schofield-Gleichung zur Bestimmung der basalen Stoffwechselrate (Schofield et al. 1985)

Alter [Jahre]	Jungen Gleichung [kcal/d]	SEE	Mädchen Gleichung [kcal/d]	SEE
< 3	59,512 × KG − 30,4	70	58,317 × KG − 31,1	59
3–10	22,706 × KG + 504,3	67	20,315 × KG + 485,9	70
10–18	17,686 × KG + 658,2	105	13,384 × KG + 692,6	111

KG = Körpergewicht in kg; SEE = standard error of estimation

Das Verständnis der verschiedenen Phasen der metabolischen Veränderungen im Rahmen der Stressreaktion hilft bei der Verordnung von enteraler und parenteraler Ernährung. In der Initialphase mag eine hypokalorische Ernährung auch bei Kindern sinnvoll sein, der Bedarf an Nährstoffen steigt in der Phase der Stabilität und Konvaleszenz jedoch deutlich an, und Unterernährung bei Kindern ist mit erhöhter Morbidität und Mortalität assoziiert. (Joosten et al. 2016).

Zur Bestimmung des Energieverbrauchs ist die indirekte Kalorimetrie die präziseste Methode zur täglichen Steuerung der Energiezufuhr. Wenn sie nicht zur Verfügung steht, eignet sich die Schofield-Gleichung zur Berechnung der basalen Stoffwechselrate ohne Multiplikation mit Aktivitäts- und Stressfaktoren (Mehta et al. 2017; ➤ Tab. 2.17).

Im Rahmen des Stressmetabolismus werden Aminosäuren aus der Muskulatur freigesetzt, die in den Entzündungsprozess eingreifen. Eine prolongierte negative Stickstoffbilanz als Ausdruck einer unzureichenden Proteinzufuhr wirkt sich negativ auf die Körperzusammensetzung aus und verzögert die Rekonvaleszenz. Eine minimale Proteinzufuhr von 1,5 g/kg KG/d wird von der *Society of Critical Care Medicine* empfohlen. Eine höhere Proteinzufuhr ist möglicherweise mit einer geringeren Mortalität assoziiert (Mehta et al. 2017). Daten für eine optimale Proteinzufuhr stehen jedoch nicht zur Verfügung (Hauschild et al. 2017).

2.5.3 Enterale Ernährung

Prinzipiell ist die Indikation für eine enterale Ernährung bei allen Patienten gegeben, bei denen keine orale Nahrungsaufnahme möglich ist, vorausgesetzt es besteht kein Ileus, akutes Abdomen oder unstillbares Erbrechen.

Eine frühe enterale Ernährung mit einer ausreichenden Zufuhr von Nährstoffen und insbesondere Protein verbessert das klinische Outcome und reduziert die Mortalität (Mehta et al. 2015). Nahrungskarenz erhöht die intestinale Permeabilität, erleichtert die Translokation von Bakterien aus dem Darmlumen und stellt damit einen Risikofaktor für nosokomiale Infektionen dar. Enterale Nahrung stimuliert die Freisetzung gastrointestinaler Hormone, beeinflusst damit den Glukosestoffwechsel günstig und wirkt immunmodulierend. Der Einsatz der enteralen Ernährung in der Frühphase der Erkrankung ist deshalb im Gegensatz zur parenteralen Ernährung nicht umstritten und sollte innerhalb von 24–48 h begonnen und schrittweise erhöht werden.

MERKE

Enterale Ernährung mit ausreichender Energie- und Proteinzufuhr beginnt in den ersten 24–48 h und wird schrittweise gesteigert.

Ein kritisch krankes Kind benötigt mehr Protein als ein gesundes Kind gleichen Alters, während der Energiebedarf nicht nur von Gewicht und Alter, sondern auch von der Grunderkrankung und der klinischen Gesamtsituation abhängt. Deshalb wird an dieser Stelle keine Empfehlung zum Energiebedarf gegeben, sondern auf ➤ Kap. 2.5.2 verwiesen. Oftmals wird die berechnete und angestrebte Nahrungsmenge nicht vollständig sondiert. Nahrungskarenz für Prozeduren oder nichtinvasive Beatmung können die Zufuhr von enteralen Nährstoffen unnötigerweise limitieren.

Bei Unterbrechungen der enteralen Ernährung wegen Nahrungsintoleranz durch eine Störung der Magenentleerung ist der Einsatz einer postpylorisch platzierten Sonde mit der Möglichkeit der jejunalen Ernährung sinnvoll, um das Risiko von Erbrechen und Aspiration von Mageninhalt zu reduzieren. Durch einrichtungsinterne Richtlinien, Ernährungsteams oder spezialisierte Ernährungsberater werden Quantität und Qualität der enteralen Ernährung verbessert (Kyle et al. 2016).

Abhängig von Menge und Osmolarität der enteralen Nahrung kann eine Diarrhö auftreten. Reduktion der Nahrungsmenge, Wahl einer anderen Nahrung oder Reduktion der Einlaufgeschwindigkeit verbessern die Stuhlkonsistenz. Außerdem sollten auch andere Ursachen von Durchfall wie Infektionen oder Medikamentennebenwirkungen bedacht werden.

Praktische Aspekte der enteralen Ernährung

Die Auswahl an Formelnahrungen ist groß. Für eine ausschließliche enterale Ernährung sind nur vollbilanzierte Flüssignahrungen geeignet, die eine altersentsprechend adäquate Nährstoffzufuhr gewährleisten. Im 1. Lj. werden herkömmliche oder energieangereicherte Säuglingsnahrungen verwendet. Spezielle pädiatrische Sondennahrungen gibt es für Kinder von 1–6 Jahren. Für ältere Kinder können Produkte für Erwachsene eingesetzt werden.

Der Energiegehalt beträgt typischerweise 1 kcal / ml bzw. in energieangereicherten Produkten 1,5–2 kcal / ml. Die Wahl orientiert sich an der Verträglichkeit der enteralen Nahrung und der für die Ernährung zur Verfügung stehenden Flüssigkeitsmenge, die sich aus der Gesamtbilanzierung der Flüssigkeitszufuhr ergibt. Nahrungen mit hohem Eiweißgehalt stehen als Erwachsenenprodukte zur Verfügung. Sonst kann die Nahrung mit Eiweißpulver angereichert werden. Bei den zugesetzten Ballaststoffen handelt es sich um lösliche, präbiotisch wirksame Substanzen und nicht um Faserstoffe, sodass Durchfall keine Kontraindikation für ballaststoffhaltige Nahrungen ist; es stehen jedoch auch ballaststofffreie Nahrungen zur Verfügung.

Die **gastrale Sondierung** kann als Bolusmahlzeit erfolgen. Die Verträglichkeit wird durch langsame Sondierung über längere Zeiträume und eine Verteilung der Gesamtmenge auf mehrere und kleine Portionen verbessert.

Die **postpylorische Sondierung** muss langsam über viele Stunden des Tages erfolgen, da der Dünndarm über keine Reservoirfunktion verfügt. Die gastrale Phase wird umgangen, und es kommt je nach Sondenlage bei postpapillärer Lage der Sonde auch nicht zu einer guten Durchmischung der Nahrung mit den Galle- und Pankreassekreten. Dadurch ist die Digestion der Makronährstoffe beeinträchtigt. Für diese Situation ist die Verwendung von Sondennahrungen mit hydrolysiertem Proteinanteil, leicht verfügbaren Kohlenhydraten und einem Anteil an MCT-Fett indiziert.

2

2.5.4 Parenterale Ernährung

Parenterale Ernährung (PE) ist die Versorgung des Patienten mit Glukose, Aminosäuren und Lipiden, allen Elektrolyten, Vitaminen und Spurenelementen durch direkte Einleitung in den venösen Blutstrom. Eine vollständige PE, die den gesamten Bedarf an Nährstoffen deckt, muss über zentralvenöse Zugänge erfolgen, da die Osmolarität der Infusionslösung in peripheren Venen thrombophlebitische Komplikationen verursacht.

TIPP

Wann immer möglich, soll PE mit einer zumindest minimalen oralen / enteralen Zufuhr kombiniert werden, um die toxische Wirkung der parenteralen Ernährung auf die Leber zu vermeiden.

Indikationen für PE

In der Initialphase der akuten kritischen Erkrankung benötigt der Patient eine dem Zustand angepasste Flüssigkeits- und Elektrolytzufuhr. In der Regel werden Glukose-Elektrolyt-Lösungen mit einem Glukoseanteil von 5 % verwendet. Der Volumenbedarf eines gesunden Kindes lässt sich anhand von ➤ Tab. 2.18 berechnen.

Der Beginn einer parenteralen Ernährung ist bisher nicht gut untersucht. Die Leitlinie für parenterale Ernährung im Kindesalter (Jochum et al. 2014) sieht eine Zugabe von Aminosäuren ab dem 4. Krankheitstag und eine vollständige parenterale Ernährung ab dem 8. Tag vor, falls die enterale Ernährung weniger als 50 % des Tagesbedarfs deckt. Die Leitlinie gilt jedoch auch für nicht intensivpflichtige Kinder.

Tab. 2.18 Kindlicher Volumenbedarf

Körpergewicht [kg]	Tagesbedarf	„4-2-1"-Regel
< 10	100 ml / kg KG	4 ml / kg KG / h
11–20	1.000 ml + 50 ml / kg KG über 10 kg	40 ml / h + 2 ml / kg KG / h
> 20	1.500 ml + 20 ml / kg KG über 20 kg	60 ml + 1 ml / kg KG / h

Bei erwachsenen Intensivpatienten verschlechtert eine frühe parenterale Ernährung das Outcome, eine frühe parenterale Ernährung wird daher nur bei Patienten mit bestehender Mangelernährung oder hohem Risiko für eine Mangelernährung empfohlen. Die Studie von Fivez et al. (2016) an 1.440 pädiatrischen Intensivpatienten zeigte ebenfalls, dass Infektionsrate (Pneumonie, Bakteriämie), Dauer der maschinellen Beatmung und Dauer der Intensivpflicht bei Kindern, bei denen die parenterale Ernährung unabhängig von der tolerierten Menge an enteraler Ernährung erst ab dem 8. Krankheitstag begonnen wurde, geringer waren als bei Kindern, die vom 2. Tag des Aufenthalts an parenteral ernährt wurden. Insbesondere konnte die Überlegenheit einer späten parenteralen Ernährung auch für Neugeborene und unabhängig von Alter, Diagnose, Schwere der Erkrankung und a priori bestehendem Risiko für Mangelernährung nachgewiesen werden. Für Frühgeborene gelten hingegen andere Vorgehensweisen, die an dieser Stelle nicht beschrieben werden.

MERKE

Eine parenterale Ernährung soll bei pädiatrischen Intensivpatienten inkl. reifen Neugeborenen im Laufe der ersten Krankheitswoche zurückhaltend begonnen werden, falls die enterale Ernährung den Nährstoffbedarf zu weniger als 60 % deckt. Eine Ausnahme bilden neben unreifen Frühgeborenen stark unterernährte Patienten und Patienten, die keinerlei enterale Ernährung tolerieren.

Venenzugang

Bis zu einer Osmolarität der Infusionslösung von 900 mosmol / l ist eine Applikation über periphere Venenzugänge möglich. Bei kurzzeitiger – insbesondere nicht vollständiger – PE ist ein peripherer Zugang adäquat und normalerweise ausreichend.

Bei einer höheren Osmolarität der Lösungen und längerer Anwendung ist i. d. R. die Indikation für einen zentralen Venenkatheter (ZVK) gegeben, der peripher inseriert („peripherally inserted central catheter", PiCC), zentral gelegt oder als System operativ implantiert werden kann.

Parenterale Ernährung über einen zentralen Katheter erhöht das Risiko einer katheterassoziierten bakteriellen systemischen Infektion. Von vitaler Bedeutung ist deshalb die strikte Beachtung der Infektionsprophylaxe bei allen Handhabungen am ZVK. Schriftliche Richtlinien und Checklisten zu Katheteranlage und zum hygienischen Umgang mit dem Katheter, Handhygiene und die tägliche Überprüfung der Notwendigkeit des zentralen Venenzugangs können die Infektionsrate signifikant reduzieren, vorausgesetzt, die schriftlichen Handlungsanweisungen werden auch umgesetzt (Edwards et al. 2015).

Zusammensetzung der parenteralen Ernährung und Monitoring

Die Zusammensetzung der Infusionslösung für die parenterale Ernährung im Kindesalter muss nicht nur der aktuellen Situation des Patienten, sondern auch dem altersentsprechenden Bedarf angepasst werden. Die Toleranz von Glukose und Lipiden ist abhängig vom Alter und Stressmetabolismus im Rahmen der kritischen Erkrankung. Über intravenös gegebene Medikamente erhalten Patienten zusätzliches Volumen, Glukose und Natrium, was mitberechnet werden muss. Auch die Menge an enteral tolerierter Nahrung wird in die Berechnung einer parenteralen Ernährung einbezogen.

Glukose

Die eingeschränkte Glukosetoleranz im Stressmetabolismus ist Folge einer erhöhten Insulinresistenz, einer gestörten Glukoseutilisation und einer erhöhten

Glukoneogenese-Rate. Die Toleranz für über die Nahrung zugeführte Kohlenhydrate ist daher in der Anfangsphase oder bei akuter Verschlechterung einer kritischen Erkrankung gering. Hyperglykämien sind bei kritisch kranken Kindern häufig zu beobachten und genau wie bei Erwachsenen mit einem schlechteren Outcome hinsichtlich Sekundärinfektionen und Mortalität assoziiert. Eine anhaltende und ausgeprägte Hyperglykämie stellt daher eine Indikation zur Intervention dar.

Der Einfluss auf Hypoglykämien ist weniger gut untersucht, ist bei Erwachsenen jedoch ebenfalls ein negativer prognostischer Faktor. Dieser Aspekt sollte bei einer Insulintherapie beachtet werden, denn der Einsatz von Insulin erhöht das Risiko von Hypoglykämien (Verbruggen et al. 2007). Schriftlich fixierte stationsinterne Richtlinien zum Umgang mit Hyperglykämien und die Einhaltung moderater Zielwerte verbessern die Einstellung des Blutzuckers.

Aminosäuren

Für Kinder gibt es spezielle Aminosäurelösungen, die bis zu einem Alter von 11 Jahren verwendet werden, da sie an den kindlichen Metabolismus bedarfsangepasste essenzielle und konditionell essenzielle Aminosäuren enthalten. Der Gesamtbedarf an Eiweiß ist bei Intensivpatienten erhöht (➤ Tab. 2.19). Eine hohe Aminosäurezufuhr kann andererseits eine metabolische Azidose verstärken. Die Harnstoff- und Ammoniakproduktion steigt an, sodass Kinder mit eingeschränkter Nieren- oder Leberfunktion nur eine geringere Aminosäurenzufuhr tolerieren.

Im Leberversagen erhöhen insbesondere aromatische Aminosäuren die Toxizität von Aminosäurelösungen, während verzweigtkettige Aminosäuren von der Muskulatur verstoffwechselt und damit besser toleriert werden. Parenterale Aminosäurelösungen für Patienten im Leberversagen sind dementsprechend adaptiert zusammengesetzt.

Tab. 2.19 Proteinbedarf kritisch kranker Kinder gemäß ASPEN Guideline (Mehta et al. 2009)

Alter [Jahre]	Proteinbedarf [g/kg KG/d]
0–2	2–3
2–13	1,5–2
13–18	1,5

Der Gehalt an essenziellen Aminosäuren ist jedoch gering, sodass diese Lösungen nicht bei jedem leberkranken Kind notwendig oder geeignet sind.

Patienten mit angeborenen Stoffwechselerkrankungen, die den Metabolismus von Aminosäuren oder organischen Säuren betreffen, vertragen handelsübliche parenterale Aminosäurelösungen gar nicht oder nur in geringem Maße. Im Zweifel ist eine parenterale Zufuhr von Aminosäuren zu vermeiden. Die Ernährung dieser Patientengruppe sollte immer in Kooperation mit einem Stoffwechselzentrum abgestimmt werden.

Die Überwachung der Aminosäurenzufuhr unter einer parenteralen Ernährung erfordert die Bestimmung von Blutgasen, Harnstoff und Ammoniak.

Lipide

Die parenterale Zufuhr von Lipiden liefert nicht nur Energie, sondern auch essenzielle Fettsäuren. Lipide bilden das Substrat zum Aufbau von zellulären Strukturen und Vorläufermolekülen für Zytokine, die in den Inflammationsprozess eingreifen. Die proinflammatorischen und immunsuppressiven Effekte der sojaölbasierten Lipidemulsionen der 1. Generation schränken den Einsatz in der Intensivmedizin jedoch ein. Der vergleichsweise hohe Gehalt an mehrfach ungesättigten Omega-6-Fettsäuren verursacht außerdem einen erhöhten oxidativen Stress durch Freisetzung von Sauerstoffradikalen. Lipidemulsionen mit einem verringerten Anteil an Sojaöl enthalten zusätzlich mittelkettige Triglyzeride, Olivenöl und Fischöl in unterschiedlichen Zusammensetzungen. Da mittelkettige Triglyzeride ohne die Regulation durch den carnitinvermittelten Transport in Mitochondrien oxidiert werden, tragen die durch den Abbau gebildeten Ketone zur metabolischen Azidose bei. Lipidemulsionen mit einem hohen Anteil an MCT-Fett von 50 % finden daher in der Pädiatrie kaum Verwendung. Experimentelle und kleinere klinische Studien zeigen Vorteile der modernen Lipidemulsionen ClinOleic® und SMOFlipid®. Auch wenn bisher keine großen klinischen Studien an erwachsenen und pädiatrischen Intensivpatienten durchgeführt wurden, erscheint der Einsatz der modernen Lipidemulsionen gegenüber einer reinen sojaölbasierten Emulsion ratsam (Manzanares et al. 2016) (➤ Tab. 2.20).

Tab. 2.20 Zusammensetzung von Lipidemulsionen der 2. und 3. Generation (Stand 2018)

Lipidemulsion	Sojaöl [%]	MCT [%]	Olivenöl [%]	Fischöl [%]
ClinOleic®	20		80	
SMOFlipid®	30	30	25	15
Lipidem®	40	50		10
Omegaven® (nur als Ergänzung)				100

MCT: mittelkettige Triglyzeride

Der Anteil der Lipide an der Gesamtenergiezufuhr abzüglich der Aminosäuren liegt bei 25–40 %. Die Überwachung schließt die regelmäßige Bestimmung der Triglyzeride ein. Eine Konzentration von bis zu 250 mg / dl bei Säuglingen und 400 mg / dl bei älteren Kindern kann toleriert werden.

Elektrolyte

In der Initialphase der Erkrankung erhält der Patient meistens nur eine Infusion von Flüssigkeit, Natrium und Glukose, die Substitution aller Elektrolyte ist je nach klinischen Erfordernissen nicht von Beginn an erforderlich, sondern beginnt mit der eigentlichen parenteralen Ernährung. Dabei orientiert sich der Bedarf an Elektrolyten an den Empfehlungen für die parenterale Ernährung bei Kindern (Mihatsch et al. 2018; ➤ Tab. 2.21), ist jedoch bei erhöhten Elektrolytverlusten über Körperflüssigkeiten und eingeschränkter Nierenfunktion anzupassen. Außerdem müssen endokrinologische Erkrankungen und Medikamente, die einen Einfluss auf die Elektrolytausscheidung ausüben, berücksichtigt werden. Das Monitoring erfolgt über die Messung der Serum-Elektrolyte.

Vitamine und Spurenelemente

Der Aminosäurenmetabolismus benötigt Pyridoxalphosphat, Folsäure und Vitamin B_{12}. Der Abbau von Lipiden erfordert antioxidative Substanzen wie α-Tocopherol zur Reduktion der Toxizität freigesetzter Sauerstoffradikale. Vitamine mit altersadaptierten Mischpräparaten in handelsüblicher Dosierung müssen daher einer parenteralen Ernährung immer von Beginn an beigefügt werden.

Die Supplementierung von Spurenelementen ist schwieriger, da die verfügbaren Präparate den Bedarf des kindlichen Organismus nicht vollständig abdecken (➤ Tab. 2.22). Selen ist ein Cofaktor für antioxidativ wirkende Enzyme, sodass eine frühzeitige Selenzufuhr von 1–2 µg / kg KG / d begonnen werden sollte, zumal Selen nicht in nennenswertem Umfang gespeichert wird. Zink wird über Körperflüssigkeiten (Diarrhö, Wundsekrete) verloren, ist für die Wundheilung von Bedeutung und soll daher

Tab. 2.22 Bedarf an Spurenelementen gemäß ESPGHAN-Leitlinie (Domellöf et al. 2018)

Spurenelement	Bedarf [µg / kg KG / d]	Tageshöchstdosis [µg / d]
Zink	• < 3 Monaten: 250 • Monate bis 1 Jahr: 100 • > 1 Jahr: 50	
Kupfer	20	500
Mangan	< 1	50
Jod		1
Selen	2–3	100
Molybdän	0,25	5
Chrom		5

Tab. 2.21 Elektrolytbedarf in der parenteralen Ernährung, Mengen in mmol / kg KG / d (Mihatsch et al. 2018)

Alter	Natrium	Kalium	Kalzium	Phosphat	Magnesium
< 1 Jahr	2–3	1–3	0,5–0,8	0,5–0,7	0,1–0,2
> 1 Jahr	1–3	1–3	0,25–0,4	0,2–0,7	0,1

ebenfalls frühzeitig mit einer Dosis von 50–100–250 µg/kg KG/d supplementiert werden. Die derzeit verfügbaren pädiatrischen Spurenelementmischungen enthalten Zink, Kupfer, Mangan, Jod und Selen, kein Präparat enthält Molybdän. Das Präparat Inzolen® infantibus enthält als einziges Präparat Eisen, jedoch kein Selen. Der Gehalt an Mangan und Chrom ist so hoch, dass er die empfohlene Zufuhr bei jungen Kindern um ein Vielfaches übersteigt. Das Präparat ist deshalb bei Leberfunktionsstörungen kontraindiziert, da Mangan ausschließlich biliär ausgeschieden wird. Für kritisch kranke Kinder ist es aufgrund der Zusammensetzung insgesamt ungeeignet. Mischungen für Erwachsene sind ebenfalls nicht an den kindlichen Bedarf angepasst und daher kontraindiziert.

2.5.5 Ernährung bei chronischem Darmversagen

Das chronische Darmversagen (CDV) ist definiert als Einschränkung der resorptiven Kapazität des Darms in einem Maße, dass der Bedarf des Patienten an Nährstoffen, Elektrolyten und Flüssigkeit über eine enterale Ernährung nicht gedeckt werden kann. Die Betroffenen sind daher auf eine langfristige parenterale Ernährung angewiesen. Neben dem Kurzdarmsyndrom führen auch funktionelle Störungen der Motilität (ausgedehnte Aganglionose, chronisch intestinale Pseudoobstruktion) und mukosale Erkrankungen (Mikrovillusatrophie) zu einer Abhängigkeit von parenteraler Ernährung.

In der akuten Phase nach einer chirurgischen Resektion gelten die gleichen Prinzipien der Ernährung wie bei anderen schwer kranken Kindern. Mittel- und langfristig müssen jedoch die Komplikationen einer langzeitparenteralen Ernährung so weit wie möglich vermieden werden. Dabei hängt die Prognose der Patienten insbesondere von lebensbedrohlichen systemischen Infektionen über den ZVK und der zur Zirrhose führenden Lebererkrankung ab. Außerdem können ausgedehnte Thrombosen der kathetertragenden Venen die Möglichkeit der parenteralen Ernährung begrenzen. Multidisziplinäre Zentren zur intestinalen Rehabilitation haben die Morbidität und Mortalität so weit reduzieren können, dass die Anzahl der Darmtransplantationen deutlich zurückgegangen ist (Avitzur et al. 2015). Das Konzept der intestinalen Rehabilitation beginnt schon auf der Intensivstation, auf der Patienten mit chronischem Darmversagen oftmals lange verweilen. Es soll im Folgenden dargestellt werden.

MERKE

Bei Kindern mit chronischem Darmversagen ist die früh einsetzende intestinale Rehabilitation bereits auf der Intensivstation prognoseentscheidend.

Enterale Ernährung bei CDV

Die enterale Ernährung über den vorhandenen Darm ist von großer Bedeutung. Über ein Stoma ausgeschaltete Darmabschnitte und dilatierter dysmotiler Darm begünstigen das Wachstum von intraluminalen Bakterien, die Toxine produzieren, welche über das portalvenöse Blut in die Leber gelangen und die Hepatopathie begünstigen. Enterale Ernährung auch mit geringen Mengen soll daher so früh wie möglich begonnen und Stomata sollen möglichst rasch rückverlagert werden.

Zur Stimulation der intestinalen Adaptation und des Darmwachstums ist die enterale Ernährung bei Kindern mit Kurzdarmsyndrom eine Grundvoraussetzung. Die effektivste Möglichkeit, das Darmwachstum anzuregen, ist die Fütterung von Frauenmilch, die durch den natürlichen Gehalt an Wachstumsfaktoren wie keine andere Nahrung wachstumsfördernd wirkt. Formelnahrungen mit komplexen Proteinen und intakten Lipiden fördern die Adaptation besser als Nahrungen mit hochhydrolysierten Proteinen oder Aminosäuren und einem hohen Anteil an MCT-Fetten. Aminosäurebasierte Nahrungen sollen deshalb nur bei nachgewiesener Eiweißintoleranz verwendet werden (Neelis et al. 2016). Die Nahrungsmenge orientiert sich an der Verträglichkeit. Durch die Malabsorption von Nährstoffen entsteht eine osmotische Diarrhö, welche die Nahrungsmenge limitiert. Die orale Ernährung soll von Beginn an gefördert werden. Zusätzlich ist oftmals die langsame Sondierung eines Teils der Nahrung über viele Stunden des Tages über eine Gastrostomiesonde sinnvoll, um die vorhandene Resorptionskapazität bestmöglich auszunutzen.

Parenterale Ernährung bei CDV

Die parenterale Ernährung wird frühzeitig durch einen getunnelten Katheter (Broviac, Hickman, Groshong) infundiert, um Infektionen zu vermeiden. Außerdem gelten mindestens die gleichen Anforderungen an den hygienischen Umgang mit dem Katheter wie bei perkutan gestochenen Kathetern. Portsysteme bieten gerade jungen Kindern keine Vorteile und sind wegen der Infektionsproblematik für eine langzeitparenterale Ernährung weniger gut geeignet.

Der Energiebedarf orientiert sich an den Richtwerten z. B. der Leitlinie für parenterale Ernährung im Kindesalter (Jochum et al. 2014). Dabei darf die enterale Ernährung nicht voll bilanziert werden, da sie meist unvollständig resorbiert wird. Hohe Verluste an Darminhalt über Stomata und Magensonden müssen zusätzlich ersetzt werden. Da sie reich an Elektrolyten sind, ist insbesondere der Bedarf an Natrium hoch. Eine Natriumdepletion des Organismus ist eine der Ursachen für eine Wachstums- und Gedeihstörung trotz ausreichender Energiezufuhr. Hier reicht das Monitoring über die Bestimmung der Serum-Elektrolyte nicht mehr aus. Die Urin-Elektrolyte geben besseren Aufschluss über die Elektrolytversorgung, und die Bestimmung des Aldosterons kann bei Verdacht auf einen sekundären Hyperaldosteronismus hilfreich sein.

2.5.6 Hepatopathie unter parenteraler Ernährung

Die Hepatopathie (IFALD – „intestinal failure-associated liver disease") manifestiert sich bei jungen Säuglingen als cholestatische Hepatopathie mit Ikterus, Erhöhung des direkten Bilirubins, der GGT und der Transaminasen. Nahrungskarenz und Infektionen sind meist vermeidbare Risikofaktoren der Hepatopathie. Die Toxizität der parenteralen Ernährung kann durch verschiedene Maßnahmen reduziert werden. Bei stabilen Blutzuckern ist eine Zyklisierung der parenteralen Ernährung mit einer täglichen Infusionspause von wenigen Stunden sinnvoll. Die Lipidemulsionen können an 1–2 Tagen der Woche ausgelassen werden, wenn der Energiebedarf durch eine enterale Ernährung ausreichend gedeckt wird. Reine sojaölbasierte Lipidemulsionen sollten bei Kindern mit mittel- und langfristigem Bedarf an parenteraler Ernährung von Beginn an nicht verwendet werden. Die hoch dosierte Gabe von fischölhaltigen Präparaten hat sich als wirksame Therapie der Cholestase erwiesen, sodass der frühzeitige Einsatz fischölhaltiger Lipidemulsionen rasche Verbreitung gefunden hat (Hojsak et al. 2016).

Im Sinne der intestinalen Rehabilitation ist die Kooperation von Kinderintensivmedizinern mit Kindergastroenterologen, Kinderchirurgen und Ernährungsberatern erforderlich, um die Prognose dieser besonderen Patienten zu verbessern. Dadurch haben mittlerweile auch Kinder mit einem Ultrakurzdarm eine realistische Chance auf ein langfristiges Überleben.

2.5.7 Sicherheit bei der parenteralen Ernährung

Computergestützte Verordnungssysteme haben weite Verbreitung gefunden. Sie reduzieren nicht nur Rechenfehler, sondern können auch auf Dosierungsfehler hinweisen. Das Mischen von Infusionslösungen erfolgt in speziell ausgestatteten Einrichtungen mit Reinraum, Apothekern und entsprechend ausgebildetem Personal, um die Kontaminationswahrscheinlichkeit zu reduzieren. Automatisches Compounding mit Anbindung an die Verordnungssoftware eliminiert Übertragungs- und Aufziehfehler (Ayers et al. 2014).

Die Verwendung von Fertiglösungen ist eine weitere Möglichkeit, die Sicherheit zu erhöhen. Sowohl industriell hergestellte All-in-one-Lösungen als auch klinikinterne Standardlösungen finden Anwendung. Fertiglösungen reduzieren Verordnungs- und Compoundingfehler, sind hygienisch einwandfrei, immer verfügbar und werden vielen Patienten gerecht. Sie können in gewissem Rahmen an die individuellen Bedürfnisse des Kindes angepasst werden, sodass eine individualisierte parenterale Ernährung nur noch bei schwer kranken Kindern und in besonderen klinischen Situationen erforderlich ist (Krohn et al. 2005).

LITERATUR

Avitzur Y, Wang JY, de Silva NT, Burghardt KM, DeAngelis M, Grant D, et al. (2015). Impact of intestinal rehabilitation program and its innovative therapies on the outcome of intestinal transplant candidates. J Pediatr Gastroenterol Nutr 61(1): 18–23.

Ayers P, Adams S, Boullata J, Gervasio J, Holcombe B, Kraft MD, et al.; American Society for Parenteral and Enteral Nutrition (2014). A. S. P. E. N. parenteral nutrition safety consensus recommendations. J Parenter Enteral Nutr 38(3): 296–333.

Domellöf M, Szitanyi P, Simchowitz V, Franz A, Mimouni F; ESPGHAN / ESPEN / ESPR / CSPEN working group on pediatric parenteral nutrition (2018). ESPGHAN / ESPEN / ESPR / CSPEN guidelines on pediatric parenteral nutrition: Iron and trace minerals. Clin Nutr 37 (6 Pt B): 2354–2359.

Edwards JD, Herzig CT, Liu H, Pogorzelska-Maziarz M, Zachariah P, Dick AW, et al. (2015). Central line-associated blood stream infections in pediatric intensive care units: Longitudinal trends and compliance with bundle strategies. Am J Infect Control 43(5): 489–493.

Fivez T, Kerklaan D, Mesotten D, Verbruggen S, Wouters PJ, Vanhorebeek I, et al. (2016). Early versus late parenteral nutrition in critically ill children. N Engl J Med 374(12): 1111–1122.

Framson CM, LeLeiko NS, Dallal GE, Roubenoff R, Snelling LK, Dwyer JT (2007). Energy expenditure in critically ill children. Pediatr Crit Care Med 8(3): 264–267.

Hauschild DB, Ventura JC, Mehta NM, Moreno YMF (2017). Impact of the structure and dose of protein intake on clinical and metabolic outcomes in critically ill children. A systematic review. Nutrition 41: 97–106.

Hojsak I, Colomb V, Braegger C, Bronsky J, Campoy C, Domellöf M, et al.; ESPGHAN Committee on Nutrition (2016). ESPGHAN Committee on Nutrition position paper. Intravenous lipid emulsions and risk of hepatotoxicity in infants and children: a systematic review and meta-analysis. J Pediatr Gastroenterol Nutr 62(5): 776–792.

Jochum F, Krohn K, Kohl M, Loui A, Nomayo A, Koletzko B und das DGEM Steering Committee (2014). S3-Leitlinie Parenterale Ernährung in der Kinder- und Jugendmedizin. Aktuel Ernaehrungsmed 39: e99 – e147.

Joffe A, Anton N, Lequier L, Vandermeer B, Tjosvold L, Larsen B, Hartling L (2016). Nutritional support for critically ill children. Cochrane Database Syst Rev 5: CD005144.

Joosten KF, Kerklaan D, Verbruggen SC (2016). Nutritional support and the role of the stress response in critically ill children. Curr Opin Clin Nutr Metab Care 19(3): 226–233.

Koletzko B, Goulet O, Hunt J, Krohn K, Shamir R; Parenteral Nutrition Guidelines Working Group; European Society for Clinical Nutrition and Metabolism; European Society of Paediatric Gastroenterology, Hepatology and Nutrition (ESPGHAN); European Society of Paediatric Research (ESPR). Guidelines on Paediatric Parenteral Nutrition of the European Society of Paediatric Gastroenterology, Hepatology and Nutrition (ESPGHAN) and the European Society for Clinical Nutrition and Metabolism (ESPEN), Supported by the European Society of Paediatric Research (ESPR) (2005). J Pediatr Gastroenterol Nutr 41 (Suppl 2): S1–87.

Krohn K, Babl J, Reiter K, Koletzko B (2005). Parenteral nutrition with standard solutions in paediatric intensive care patients. Clin Nutr 24(2): 274–280.

Kyle UG, Lucas LA, Mackey G, Silva JC, Lusk J, Orellana R, et al. (2016). Implementation of nutrition support guidelines may affect energy and protein intake in the pediatric intensive care unit. J Acad Nutr Diet 116(5): 844–851.

Manzanares W, Langlois PL, Hardy G (2016). Intravenous lipid emulsions in the critically ill: an update. Curr Opin Crit Care 22(4): 308–315.

Mehta NM, Compher C; A. S. P. E. N. Board of Directors (2009). A. S. P. E. N. Clinical Guidelines: nutrition support of the critically ill child. J Parenter Enteral Nutr 33(3): 260–676.

Mehta NM, Bechard LJ, Zurakowski D, Duggan CP, Heyland DK (2015). Adequate enteral protein intake is inversely associated with 60-d mortality in critically ill children: a multicenter, prospective, cohort study. Am J Clin Nutr 102(1): 199–206.

Mehta NM, Skillman HE, Irving SY, Coss-Bu JA, Vermilyea S, et al. (2017). Guidelines for the Provision and Assessment of Nutrition Support Therapy in the Pediatric Critically Ill Patient: Society of Critical Care Medicine and American Society for Parenteral and Enteral Nutrition. Pediatr Crit Care Med 18(7): 675–715.

Mihatsch W, Fewtrell M, Goulet O, Molgaard C, Picaud JC, Senterre T (2018); ESPGHAN / ESPEN / ESPR / CSPEN guidelines on pediatric parenteral nutrition: Calcium, phosphorus and magnesium. Clin Nutr 37 (6 Pt B): 2360–2365.

Neelis EG, Olieman JF, Hulst JM, de Koning BA, Wijnen RM, Rings EH (2016). Promoting intestinal adaptation by nutrition and medication. Best Pract Res Clin Gastroenterol 30(2): 249–261.

Schofield WN, Schofield C, James WPT (1985). Basal metabolic rate – review and prediction, together with an annotated bibliography of source material. Human Nutr Clin Nutr 39C (Suppl 1): 5–96.

Verbruggen SC, Joosten KF, Castillo L, van Goudoever JB (2007). Insulin therapy in the pediatric intensive care unit. Clin Nutr 26(6): 677–690.

2

2.6 Analgesie, Sedierung und Muskelrelaxation

Christoph Hünseler, Uwe Trieschmann

2.6.1 Einleitung

In der Intensiv- und Notfallmedizin sind eine suffiziente Analgesie und Sedierung, in seltenen Fällen auch eine Relaxierung der Patienten sowohl aus ethischen Gesichtspunkten als auch zur zuverlässigen Durchführung zahlreicher diagnostischer und therapeutischer Prozeduren häufig notwendig und bewirken eine Reduktion der Morbidität und Mortalität. In jedem Lebensalter führen Schmerzen und Stress akut zu einem Anstieg von Blutdruck, Herzfrequenz, Atemfrequenz und intrakraniellem Druck, zu einer katabolen Stoffwechselsituation mit Laktatazidose und Hyperglykämie, einer erhöhten Infektanfälligkeit und Thromboseneigung. Schlaf- und Ruhephasen sind nachhaltig beeinträchtigt.

MERKE

Eine optimierte bedarfsadaptierte Schmerztherapie reduziert Morbidität und Mortalität und erlaubt erst die zuverlässige Durchführung vieler therapeutischer und diagnostischer Maßnahmen.

Neonatale Schmerz- bzw. Stresserfahrungen werden mit Entwicklungsstörungen und veränderter Schmerzreaktion in der späteren Kindheit assoziiert.

Voraussetzungen zur Durchführung einer sicheren bedarfsadaptierten Analgesie und Sedierung sind die genaue Kenntnis der Wirkungen und Nebenwirkungen eines pharmakologischen Wirkstoffs sowie die umfassende Einschätzung der Situation des Patienten.

2.6.2 Schmerzerfassung und Erfassung des Sedierungsgrades

Die Erfassung von Schmerzen und Sedierungstiefe ist Basis einer bedarfsadaptierten Analgosedierung. Als fünfter Vitalparameter sollte die Erfassung bei entsprechenden Patienten regelmäßig mindestens einmal innerhalb von 8 h erfolgen und in der Patientenkurve dokumentiert werden. Auch nach Gabe eines Analgetikums sollte die Schmerzerfassung nach Ablauf der Anschlagzeit zur Therapiekontrolle erneut erfolgen.

MERKE

Die Schmerzerfassung sollte als „fünfter Vitalparameter" Bestandteil der Patientenkurve sein, die Erfassung sollte regelmäßig durchgeführt und dokumentiert werden und somit als Grundlage der Schmerztherapie und Therapiekontrolle dienen.

Zur Schmerzerfassung ist bei einem prä- bzw. averbalen Kind ein Fremdbeurteilungsinstrument notwendig.

Für den postoperativen Schmerz stehen verschiedene Schmerzbeurteilungsinstrumente für unterschiedliche Altersklassen, Patientengruppen und Schmerzsituationen zur Verfügung. Dabei spielen auch Fragen der Spontanatmung bzw. der Beatmung und des mentalen Zustands eine wichtige Rolle (Übersicht ➤ Tab. 2.23).

Für den postoperativen Schmerz nicht beatmeter Neugeborener, Säuglinge und Kleinkinder ist die Kindliche Unbehagens- und Schmerzskala (KUSS), für beatmete Neugeborene, Säuglinge und Kinder die *Comfort B (behaviour)*- bzw. die COMFORT*neo Scale*, für den Akutschmerz von Früh- und Neugeborenen die Berner Schmerzskala für Neugeborene oder die *Neonatal Pain, Agitation and Sedation Scale* (N-PASS) und für mental retardierte Patienten die deutschsprachige Version der *Face, Legs, Activity, Cry, Consolability Scale (FLACC revised)* zu empfehlen. Chronischer Schmerz bei Kindern wurde bisher nur unzureichend abgebildet.

Bei Kindern jenseits des 3. Lj. kann eine Selbsteinschätzung der Schmerzen durch eine Gesichterskala (Faces Pain Scale – revised) und bei Schulkindern mittels einer numerischen Ratingskala (0–10) erfolgen.

Die Beurteilung der Sedierungstiefe kann bei beatmeten Patienten durch die COMFORT-B-Skala, bei älteren Kindern durch die modifizierte *Ramsay Scale* und bei Jugendlichen durch den *RASS Score* erfolgen. Ist die Beurteilung der Sedierungstiefe nicht möglich, z. B. bei einem relaxierten Patienten, ist der Einsatz eines BIS-Monitors zu empfehlen. Auch sollten diese Patienten nie eine Sedierung ohne entsprechende Analgesie erhalten (➤ Tab. 2.23).

Tab. 2.23 Auswahl in der Neonatologie und Pädiatrie gebräuchlicher Schmerz- und Sedierungsskalen

Schmerzbeurteilungsskala	Indikation	Parameter Range Cut-off-Wert
Kindliche Unbehagens- und Schmerzskala (KUSS)	Postoperativer Schmerz Nicht beatmete Kinder von 0–4 Jahren	• Weinen, Gesichtsausdruck, Rumpfhaltung, Beinhaltung, motorische Unruhe • 0–10 Punkte • Therapiebedarf ab 4 Punkten
Comfort Behaviour Scale (Comfort B Scale)	Sedierungstiefe und Schmerzempfinden beatmeter und nicht beatmeter Kinder von 0–4 Jahren	• Vigilanz, Verhalten, Bewusstsein, Körperbewegungen, Muskeltonus, Gesichtsmimik, Beatmungstoleranz oder Weinen (bei nicht beatmeten Kindern) • 6–30 Punkte • Therapiebedarf ab 15 Punkten
COMFORT*neo Scale*	Neugeborene	• Adaptation der *Comfort B Scale* für das Neugeborenenalter • Gleiche Punktzahlen, angepasste Beschreibung
Neonatal Pain, Agitation and Sedation Scale (N-PASS)	Früh- und Reifgeborene	• Weinen / Irritabilität; Vigilanz; Gesichtsausdruck; Extremitätentonus; Vitalparameter (HF, AF, SpO_2) • −10 bis + 10 Punkte • Cut-off-Schmerz > + 3 Punkte
Berner Schmerzskala für Neugeborene (BPSN)	Akuter Schmerz Früh- und Neugeborene, CPAP und nicht beatmet	• Schlaf, Weinen, Beruhigung, Hautfarbe, Gesichtsmimik, Körperausdruck, Atmung, Herzfrequenz, Sauerstoffsättigung • 0–27 Punkte (0–21 ohne Herzfrequenz und Sauerstoffsättigung) • Therapiebedarf ab 11 (bzw. ab 9 Punkten)
Face, Legs, Activity, Cry, Consolability Scale (FLACC / FLACC – Revised)	Schmerzmessinstrumente für kognitiv beeinträchtigte Kinder und Jugendliche	• Ähnlichkeit zu KUSS: Weinen, Gesichtsausdruck, Beinhaltung, motorische Aktivität, Beruhigbarkeit • 0–10 Punkte
Faces Pain Scale – Revised	Schmerzselbsteinschätzung Kinder ab 3–4 Jahren	6 Gesichter (entsprechend den Werten 0, 2, 4, 6, 8, 10 der VAS)
Visuelle Analogskala (VAS)	Schmerzselbsteinschätzung Jugendliche	• 0–10 Punkte • Cut-off ab 4 Punkte

2.6.3 Pharmakologische Grundlagen

Pädiatrische Patienten umfassen das gesamte Spektrum vom Frühgeborenen bis zum Jugendlichen. Die einzelnen Entwicklungs- und Altersstufen sind auch hinsichtlich der Zusammensetzung der Körperbestandteile, der organspezifischen Durchblutung, der Metabolisierung und Elimination sowie in der Rezeptorverteilung, -dichte und -ausreifung verschieden. Besonders ausgeprägt sind diese Unterschiede beim Frühgeborenen. Für fast alle Analgetika und Sedativa ist die Clearance bei Frühgeborenen deutlich reduziert und damit die Halbwertszeit entsprechend verlängert. Erst in den ersten 6 Monaten nach dem errechneten Geburtstermin reifen die hepatischen und renalen Metabolisierungs- und Eliminationswege aus (➤ Abb. 2.14). Im späteren Säuglings- und Kleinkindalter sind diese Funktionen im Vergleich zur späteren Kindheit und zum Erwachsenenalter sogar beschleunigt, bevor sie sich im Vorschulalter dann den Werten Erwachsener angleichen (➤ Tab. 2.24).

Auch die Verteilung und Ausreifung analgesierelevanter Rezeptoren im ZNS von Früh- und Neugeborenen, z. B. Opioidrezeptoren,

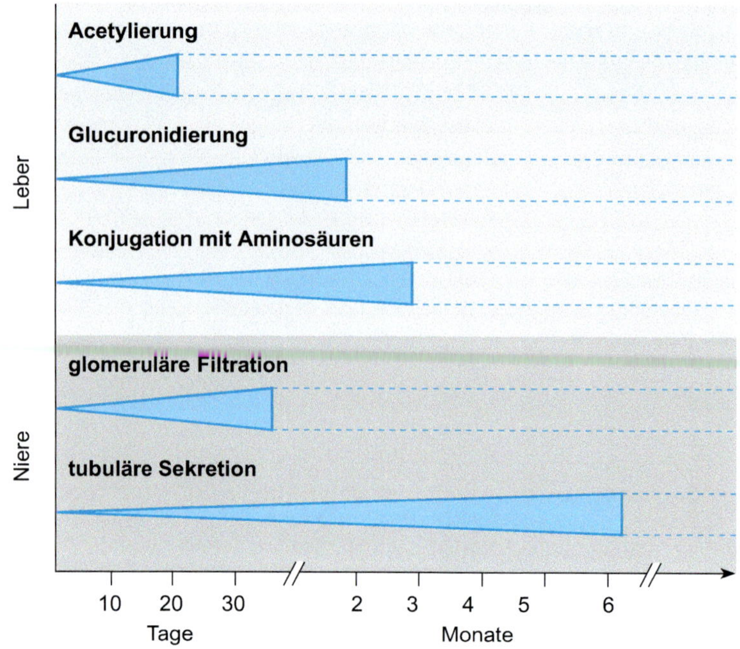

Abb. 2.14 Entwicklung der hepatischen und renalen Eliminationswege in Abhängigkeit vom Alter [R394]

Tab. 2.24 Pharmakokinetische Parameter ausgesuchter Analgetika nach Einzelinjektion/-gabe in Abhängigkeit vom Alter

Medikament	Alter	Verteilungsvolumen Vd [l/kg]	Eliminationshalbwertszeit $t_{1/2}$ [h]	Clearance Cl [ml/kg × min]
Fentanyl	Frühgeborene*	–	17,7 ± 9,3	12,1
	Reifgeborene	3,1–7,9	5,3 ± 1,2	9,0–28,0
	Säuglinge	2,3–4,5	1,1–3,9	18,1–30,6
	Klein-/Schulkinder	1,4–3,1	2,4–4,1	11,5–12,8
Sufentanil	Neugeborene	4,2	12,3	6,7
	Säuglinge	3,1	3,6	18,1
	Klein-/Schulkinder	2,7	2,3	16,9
	Jugendliche	2,8	3,5	13,1
Morphin	Frühgeborene**	2,8 ± 2,6	9,0 ± 3,4	2,2 ± 0,7
	Reifgeborene	2,8 ± 2,6	6,5 ± 2,8	8,1 ± 3,2
	Säuglinge/Kinder	2,8 ± 2,6	2,0 ± 1,8	23,6 ± 8,5
Paracetamol	Frühgeborene*** rektal	–	11,0 ± 5,7	1,7 ± 0,76
	Neugeborene rektal	–	3,8	–
	Klein-/Schulkinder rektal	–	2,6	–

* 25–36 SSW, ** 24–27 SSW, *** 28–32 SSW

unterscheiden sich im Vergleich zu älteren Kindern und Erwachsenen. Dies kann ein Grund dafür sein, dass die atemdepressive Wirkung häufig eher eintritt als die erwünschte analgetische Wirkung.

In Verbindung mit der sehr langen Halbwertszeit bei Frühgeborenen sind bei der Anwendung von Opioiden besondere Vorsicht und eine entsprechend lange Nachbeobachtungszeit (mindestens 24 h) nach der letzten Opioidgabe notwendig.

MERKE
Bei Frühgeborenen ist die Halbwertszeit fast sämtlicher Analgetika und Sedativa um ein Vielfaches verlängert. Nach Absetzen der Opioide ist aufgrund von Rückverteilung und langsamer Elimination eine Monitorüberwachung über 24–48 h notwendig.

2.6.4 Analgetika

Nichtopioide

In der pädiatrischen Intensiv- und Notfallmedizin kommen von den Nichtopioid-Analgetika v. a. Paracetamol, Ibuprofen, Diclofenac, Metamizol und Ketamin zum Einsatz. Neben Indikation und Wirkstärke ist auch die altersgemäße Zulassung der Medikamente zu beachten, die leider oftmals nicht sachgerecht ist.

Paracetamol

Paracetamol ist das schwächste Nichtopioid-Analgetikum mit zusätzlichen antipyretischen Eigenschaften. Die Verträglichkeit ist gut; Thrombozytenfunktion, Nierendurchblutung und Schleimhautschutz des Magens werden nicht beeinträchtigt. Es ist das einzige Nichtopioid-Analgetikum, das bei Kindern, die jünger als 3 Monate sind, zugelassen ist. Nachteil von Paracetamol ist die geringe therapeutische Breite; bei Tagesdosierungen von 150 mg/kg und mehr (entspricht dem 1,5-Fachen der erlaubten Tageshöchstdosis) ist v. a. bei Anwendung über mehr als 2–3 Tage das Risiko einer akuten, z. T. irreversiblen Leberzellnekrose gegeben. Bei Dehydratation, Fieber, Mangelernährung und Einschränkung der Leberfunktion oder der gleichzeitigen Einnahme von Cytochrom-P_{450}-Induktoren kann diese toxische Wirkung schon bei niedrigeren Dosierungen eintreten. Antidot ist Acetylcystein.

Der Nachweis der analgetischen Wirksamkeit von Paracetamol in der pädiatrischen postoperativen Schmerztherapie ist nicht eindeutig. Als alleiniges Analgetikum und v. a. nach rektaler und auch oraler Applikation ist Paracetamol unzureichend wirksam, in der Schmerztherapie sollte die i. v. Verabreichung bevorzugt werden. Die Möglichkeit der Kombination von i. v. Paracetamol mit einem Opioid zur Einsparung der Opioiddosis und damit von opioidbedingten Nebenwirkungen ist gegeben, allerdings ebenfalls nicht eindeutig belegt.

Die i. v. Gabe von Paracetamol (Perfalgan®) ist ab dem Neugeborenenalter bei reifen Kindern zugelassen und bietet sich in der postoperativen Schmerztherapie an. Die Anflutung ist schneller als bei enteraler oder rektaler Verabreichung, die Wirkung möglicherweise besser (> Tab. 2.25).

Tab. 2.25 Dosierungsempfehlungen für Paracetamol

Alter	Ladedosis rektal* [mg/kg KG/ED]	Ladedosis oral [mg/kg KG/ED]	Erhaltungsdosis [mg/kg KG/ED]	Dosis i.v. [mg/kg KG/ED]	Intervall [h]	Tageshöchstdosis [mg/kg KG/d]
Frühgeborene	20*	20	20	–	12	40
Termingeborene bis 6 Monate	20*	20	20	7,5	86 i.v.	60 oral, rektal 30 i.v.
Säuglinge > 6 Monate	35	20	20	7,5	6	90 oral, rektal 30 i.v.
Ab 10 kg KG	35	20	20	15	6	90 oral, rektal 60 i.v.

* Die rektale Gabe bei Früh- und Neugeborenen kann aufgrund unzureichender analgetischer Wirksamkeit nicht empfohlen werden.

CAVE
Auf die korrekte Dosierung und die Vermeidung von Verdünnungsfehlern ist streng zu achten.

Ibuprofen

Ibuprofen ist das am häufigsten eingesetzte Basisanalgetikum; es ist in oraler und rektaler Applikationsform erhältlich. Die Verträglichkeit ist i. d. R. gut, die therapeutische Breite groß. In der postoperativen Schmerztherapie ist die antiinflammatorische Wirkung von großem Nutzen und die analgetische Potenz größer als die von Paracetamol – auch wenn eindeutige Studien zum Nachweis der Überlegenheit bis dato fehlen, was auch für den opioidsparenden Effekt gilt. Als nichtsteroidales antiphlogistisches Medikament (NSAID) kann Ibuprofen durch Hemmung der Cyclooxygenase-1 (COX-1) die typischen unerwünschten Wirkungen wie Einschränkung der Thrombozytenfunktion, Nephrotoxizität, Risiko von Magenblutungen sowie ein pseudoallergisches Asthma bronchiale bewirken. Dosierung: ➤ Tab. 2.26.

Diclofenac

Das NSAID Diclofenac hat eine längere Wirkdauer und möglicherweise eine stärkere analgetische Wirkung als Ibuprofen. Vor allem postoperativ findet Diclofenac wegen starker antiphlogistischer Wirkung seinen Einsatz. Die übliche Einzeldosierung oral und rektal beträgt 1 mg / kg KG, 12-stündlich. Auch bei Diclofenac kann es durch eine Hemmung der Thrombozytenfunktion zu einer erhöhten Blutungsneigung kommen, dies ist besonders postoperativ, z. B. nach Tonsillektomien, zu bedenken. Allerdings ist die Gabe von Diclofenac erst ab dem 9. bzw. 14. Lj. (abhängig vom Hersteller) zugelassen.

Tab. 2.26 Dosierungsempfehlungen für Ibuprofen

Alter	Einzeldosis oral, rektal [mg / kg KG]	Dosisintervall [h]
Säuglinge, Kleinkinder	10	6

Metamizol (Dipyron)

Metamizol ist ein gut wirksames peripheres Analgetikum, das sich bei Thrombozytopenie oder erhöhter Blutungsneigung anbietet. Die spasmolytische Eigenschaft macht Metamizol für den Einsatz nach Operationen am Magen-Darm- und Urogenitaltrakt sowie bei der Mukositis interessant.

Daten über die Pharmakokinetik von Metamizol im Kindesalter liegen so gut wie nicht vor. Die Zulassung besteht ab dem 3. Lebensmonat, für die i. v. Gabe ab 12 Monaten. Dosierung: ➤ Tab. 2.27.

International wird Metamizol aufgrund seiner Nebenwirkungen sehr kontrovers beurteilt. Relevante Nebenwirkungen von Metamizol sind Blutdruckabfall (v. a. bei rascher Injektion), allergische und anaphylaktische Reaktionen und das Auslösen einer Agranulozytose. In einer prospektiven Beobachtungsstudie des Arbeitskreises Kinderanästhesie der Deutschen Gesellschaft für Anästhesiologie wurde bei 1.177 Kindern keine einzige schwere allergische Reaktion berichtet (bei einem Patienten traten Juckreiz, Schwellung und Erythem auf). Insofern ist das Risiko bei Kindern vermutlich niedriger als bei Erwachsenen, aber nicht ausgeschlossen. Die Angaben zum Risiko einer Agranulozytose liegen bei Erwachsenen zwischen 1 : 1.400 (Schweden) und 1 : 1 Mio. (Deutschland). Demgegenüber scheint die Inzidenz bei Kindern geringer zu sein; in der Literatur existieren nur Einzelfallberichte und davon kein einziger mit fatalem Ausgang. Allerdings ist zu beachten, dass die Agranulozytose auch erst mit deutlicher Verzögerung auftreten kann, weshalb eine Informationspflicht gegenüber dem Patienten besteht.

Tab. 2.27 Dosierungsempfehlungen für Metamizol

	Bolus i. v. [mg / kg KG]	Einzelgabe oral [mg / kg KG]	Dauerinfusion [mg / kg / h]	Tageshöchstdosis [mg / kg KG]
Metamizol	10–15*	15	bis 2,5	60

* als Kurzinfusion über mindestens 15 min

Ketamin

Ketamin löst, vermittelt über NMDA-Rezeptoren, eine analgetische und hypnotische Wirkung unter Aufrechterhaltung von Schutzreflexen und Eigenatmung aus (dissoziative Analgesie); in höherer Dosierung treten aber auch Apnoen auf. Der Blutdruck wird nicht negativ beeinflusst, da es zu einer endogenen Freisetzung von Dopamin und Noradrenalin kommt. S-Ketamin ist das analgetisch wirksame Enantiomer. Wesentliche Nebenwirkungen sind eine bronchiale Hypersekretion (Atropin-Gabe kann erwogen werden), ein Anstieg des intrakraniellen und intraokulären Drucks, des arteriellen Blutdrucks sowie sog. „bad trips" mit Halluzinationen bei abklingender Wirkung (daher ist eine Kombination mit Midazolam oder Propofol empfohlen).

Aufgrund des schnellen Wirkungseintritts und der kurzen Wirkdauer von 10–20 min sowie der Wirkungsweise bietet sich Ketamin zur Analgesie und Sedierung bei schmerzhaften Maßnahmen auch beim spontan atmenden Kind an. Bei fehlendem Venenzugang ist auch die intranasale oder rektale Applikation der i. v. Lösung möglich (ca. doppelte Dosierung im Vergleich zur i. v. Applikation). In Notfällen kann Ketamin auch intramuskulär verabreicht werden. Eine i. v. Dauerinfusion bei Neugeborenen und jungen Säuglingen sollte wegen der möglichen apoptotischen Wirkung möglichst vermieden werden. Dosierung: ➤ Tab. 2.28.

Opioide

Opioide werden in der Intensivmedizin bei starken postoperativen Schmerzen, bei Beatmung, in der Palliativversorgung, bei schmerzhaften Interventionen und anderen schweren Schmerzzuständen eingesetzt. Die analgetische Wirkung und die Nebenwirkungen der Opioide werden über Opioidrezeptoren vermittelt. Alle Opioide können Nebenwirkungen wie Atemdepression, Harnverhalt, Obstipation bzw. Magen-Darm-Atonie, Übelkeit und Brechreiz, Juckreiz und Sedierung verursachen. Potente synthetische Opioide können bei Bolusgabe auch hypotensive Kreislaufreaktionen und Thoraxrigidität auslösen. Auch wenn an der Indikation von Opioiden auf der Intensivstation kein Zweifel besteht, muss darauf hingewiesen werden, dass die Anwendung von Opioiden bei Früh- und Neugeborenen mit längerer Beatmungsdauer, langsamerem Nahrungsaufbau, langsamerer Gewichtszunahme, verstärktem Ikterus und verlängertem Klinikaufenthalt verbunden ist.

Die in der pädiatrischen Intensivmedizin am häufigsten eingesetzten Opioide sind Fentanyl, Sufentanil, Morphin und im deutschsprachigen Raum Piritramid. Dosierungsempfehlungen: ➤ Tab. 2.29.

Fentanyl

Fentanyl ist ein reiner µ-Rezeptor-Agonist, ein lipophiles, hochpotentes synthetisches Opioid mit kurzer Wirkdauer bei Einzelgabe. Bei der hepatischen Metabolisierung entstehen keine aktiven Metaboliten. Die Anwendung ist intravenös, intrathekal, transdermal und oral-transmukös möglich.

Unter Dauerinfusion steigt die Eliminationshalbwertszeit von Fentanyl entsprechend der Infusionsdauer durch Redistribution an (kontextsensitive Halbwertszeit). Besonders bei Früh- und Neugeborenen mit langsamerer Metabolisierung kann so eine sehr lange Eliminationshalbwertszeit resultieren (24–48 h).

Sufentanil

Sufentanil ist das stärkste synthetische Opioid mit einer ca. 10-mal stärkeren Wirkung am µ-Opioid-Rezeptor als Fentanyl. Durch die hohe Lipophilie kommt es zum schnellen Wirkungseintritt, die

Tab. 2.28 Empfehlungen zur Dosierung von Ketamin

	Bolus i. v. [mg/kg KG]	Bolus nasal/rektal [mg/kg KG]	Dauerinfusion [mg/kg KG/h]	Zusätzlich
S-Ketamin	0,5–1,5	1,5–3	0,25–1,5	Atropin 10 µg/kg KG
Ketamin	1,0–3,0	2,5–6	0,5–3	Midazolam 0,1 mg/kg KG

Tab. 2.29 Dosierungsempfehlungen für stark wirksame μ-Opioid-Rezeptor-Agonisten

	Einzeldosis i. v. [μg/kg KG]	Dauerinfusion [μg/kg KG/h]	Einzeldosis oral [mg/kg KG]	Dosisintervall [h]
Fentanyl	1–5	0,5–10	–	–
Morphin	25–100	10–100	0,15–0,30*	4 bzw. 12*
Piritramid	25–100	–	–	4–6
Sufentanil	0,25–0,5	0,05–1,0	–	–
Remifentanil	1–2	0,05–1,0**	–	–

* retardiert
** μg/kg/min

Wirkdauer ist kürzer als die von Fentanyl. Sufentanil kann sowohl zur perioperativen Analgesie als auch zur Analgesie und Sedierung in der pädiatrischen Intensivmedizin eingesetzt werden.

Remifentanil

Remifentanil ist ein stark lipophiles, hochpotentes synthetisches Opioid mit schnellem Wirkungseintritt. Einzigartig ist der von der Leber- und Nierenfunktion unabhängige Abbau über Plasma-Esterasen, woraus eine extrem kurze Wirkdauer von wenigen Minuten resultiert. Damit ist Remifentanil für kurze schmerzhafte Eingriffe geeignet, aber auch zur Analgesie und Sedierung beatmeter Patienten. Zu beachten sind insbesondere Nebenwirkungen in Form von Bradykardie und Thoraxrigidität. Auch bei Neugeborenen mit Beatmungsbedarf von wenigen Tagen konnte Remifentanil im Vergleich zu Morphin effektiv eingesetzt werden; die Dauer vom Absetzen der Opioid-Dauerinfusion bis zum Einsetzen der Spontanatmung und Extubation konnte im Vergleich zu Morphin drastisch verkürzt werden. Zu beachten ist, dass auch die analgetische Wirkung mit Infusionsende sofort aufhört. Bestehen Schmerzen weiter, z. B. postoperativ, muss vorher eine Analgesie sichergestellt werden, z. B. mit Piritramid.

Morphin

Morphin ist ein stark wirksamer μ-Agonist mit der geringsten Lipophilie. Die maximale Wirkung tritt daher auch verzögert ein, weshalb langsam und vorsichtig titriert werden sollte. Die Wirkdauer beträgt 3–4 h. Bei der hepatischen Metabolisierung entstehen aktive Metaboliten, die zum Teil (Morphin-6-Glucuronid) eine starke analgetische Wirkung, zum Teil (Morphin-3-Glucuronid) aber keine analgetische Wirkung besitzen und den Rezeptor blockieren. Letztere Form entsteht v. a. bei Frühgeborenen nach längerer Verabreichung und ist bei diesen Kindern u. U. mit einer Wirkungsminderung verbunden. Morphin kann zu einer starken Histaminfreisetzung mit anaphylaktoiden Reaktionen und Blutdruckabfall führen.

Morphin kann intravenös, subkutan, intrathekal und oral (auch retardiert) verabreicht werden.

Piritramid

Piritramid ist ein lipophiler synthetischer μ-Agonist, der ca. 70 % der Wirkstärke des Morphins besitzt. Der Wirkungseintritt erfolgt nach 5–10 min, die Wirkdauer beträgt 3–6 h. Bei der hepatischen Metabolisierung entstehen keine aktiven Metaboliten. Piritramid soll eine stärkere sedierende Eigenschaft als Morphin besitzen und eine positive Stimmung bewirken. Es ist nur als intravenöse Lösung erhältlich, die Inkompatibilitäten aufweist, z. B. mit aminosäurehaltigen Lösungen.

Vor allem in der Kinderchirurgie gehört Piritramid bei starken Schmerzen zu den Standard-Opioiden, i. d. R. in Form von repetitiven Einzelgaben; es eignet sich aber auch für die patientenkontrollierte Analgesie (PCA).

L-Methadon

L-Methadon besitzt neben über μ-Opioid-Rezeptoren vermittelten Wirkungen auch NMDA-Rezeptor-vermittelte analgetische Wirkungen. Es hat eine sehr lange Halbwertszeit von 10–70 h und eine lange Wirkdauer. Die zweimal tägliche Gabe ist i. d. R. ausreichend. L-Methadon ist oral und intravenös applizierbar.

Die lange Halbwertszeit und damit schlechte Steuerbarkeit sowie die relativ lange Dauer bis zum Wirkungseintritt machen L-Methadon nicht zu einem Medikament für die Akuttherapie, sondern für die längerfristige Therapie anhaltender schwererer Schmerzzustände (postoperativ, Onkologie, Palliativmedizin) oder auch zur Therapie von Medikamentenentzugserscheinungen. Übliche Dosierungsbereiche liegen bei 0,05–0,2 mg / kg KG / ED zweimal täglich.

Tramadol

Tramadol ist ein schwächer wirksames Opioid mit ca. 10 % der analgetischen Potenz von Morphin, das in der Pädiatrie regelmäßig und häufig in der Kombination mit Metamizol zur Einsparung der Opioiddosis eingesetzt wird. Es kann intravenös, rektal oder oral verabreicht werden. Häufigste Nebenwirkungen sind Übelkeit und Erbrechen, v. a. bei Kindern über 9 Jahren und bei schneller Bolusgabe. Das Risiko einer Atemdepression ist sehr gering. Tramadol bzw. die Kombination mit Metamizol bietet sich an bei postoperativen Schmerzen und in der Onkologie beim wachen Patienten, entweder als Einzelgaben oder als kontinuierliche intravenöse Dauerinfusion. Bei Tagesdosierungen von > 8 mg / kg KG ist der Wechsel auf ein stark wirksames Opioid empfehlenswert. Dosierung: ➤ Tab. 2.30.

Nalbuphin

Nalbuphin ist ein partieller Antagonist, der am µ-Opioid-Rezeptor partiell antagonistisch und am k-Opioid-Rezeptor agonistisch wirkt. Aus diesen Gründen besteht ein Ceiling-Effekt. Nalbuphin wird ausschließlich intravenös verabreicht und eignet sich zur Analgesie bei mittleren bis stärkeren Schmerzzuständen. Der Wirkungseintritt findet nach 2–3 min statt, die Wirkdauer beträgt 3–4 h. Der übliche Dosierungsbereich liegt bei 25–100 µg / kg KG / ED; aufgrund des Ceiling-Effekts sind Dosierungen über 300–400 µg / kg KG nicht mit einer weiteren Wirkungssteigerung verbunden. Die Kombination mit einem reinen µ-Agonisten muss vermieden werden. Vorteil von Nalbuphin ist die geringere atemdepressive Wirkung.

2.6.5 Lokalanästhetika

Die Lokalanästhesie ist die ideale Form der Schmerztherapie, da hier die Weiterleitung des Schmerzimpulses zum ZNS komplett unterbrochen werden kann. Sie bietet sich während und nach operativen Eingriffen in Form von Wundinfiltration, Nervenblockade, Plexusblockade, Kaudal- und Epiduralanästhesie sowie Spinalanästhesie an. Auch schmerzhafte Maßnahmen im Rahmen der Intensivbehandlung können durch Oberflächen- oder Infiltrationsanästhesie analgetisch abgedeckt werden. Diese Maßnahmen sollten, wann immer möglich, eingesetzt und mit einer systemischen Schmerztherapie kombiniert werden.

Bei der Auswahl der Lokalanästhetika (LA) im Kindesalter müssen Überdosierungen vermieden werden, indem gewichtsbezogene Höchstdosierungen (➤ Tab. 2.31) beachtet und repetitive und intravenöse Gaben v. a. bei Früh- und Neugeborenen vermieden werden. Eine Verlängerung der Wirkdauer kann durch die Kombination mit Epinephrin erreicht werden, die Anwendung ist

Tab. 2.30 Dosierung von Tramadol

	Einzeldosis [mg / kg KG]	Tageshöchstdosis [mg / kg KG]	Dosisintervall [h]	Dauerinfusion [mg / kg KG / h]
Tramadol oral	0,5–1,5	6–8	4–6	–
Tramadol oral retard	0,5–2,0	6–8	8–12	–
Tramadol rektal	0,5–1,5	6–8	4–6	–
Tramadol intravenös	0,5–1,0	6	4–6	–
Tramadol-DI	–	6	–	0,25

Tab. 2.31 Höchstdosierungen von Lokalanästhetika (nach Kretz et al. 2017)

Lokalanästhetikum	Höchstdosis	
	bei Einzelgabe [mg/kg KG]	bei kontinuierlicher Gabe [mg/kg KG/h]
Bupivacain	2,5	0,25
Ropivacain	3–4	0,4
Levobupivacain	2,5	0,25–0,3
Lidocain	7	1,5–2
Prilocain	6–8	nicht empfohlen

allerdings nur in gut durchbluteten Gebieten erlaubt und bei Injektion in arteriellen Endstromgebieten kontraindiziert.

Systemische Nebenwirkungen wie Herzrhythmusstörungen und Exzitationen, Krämpfe und Koma treten bei Überdosierung oder versehentlicher intravasaler Injektion auf. Zur Oberflächenanästhesie der Haut eignet sich EMLA® Creme, zur Schleimhautanästhesie Lidocain-Spray (10 %) oder Lidocain-Gel (2 %). Für die Infiltrationsanästhesie, z. B. für Katheter- oder Drainageanlagen, eignen sich Lidocain 0,5–1 % oder Mepivacain.

Eine mögliche Nebenwirkung der Lokalanästhetika und auch von EMLA® Creme besteht in einer unerwünschten toxischen Methämoglobinämie. Deshalb darf EMLA® Creme nur auf intakter Haut aufgetragen werden. Eine Dosis von 1 g EMLA® Salbe, appliziert für 1 h, scheint auch bei Neugeborenen unter 3 Monaten unproblematisch zu sein. Bei der Kaudal- sowie Epiduralanästhesie werden v. a. Bupivacain (0,125–0,25 %) und Ropivacain (0,1–0,2 %) eingesetzt.

2.6.6 Sedativa

Benzodiazepine

Benzodiazepine führen durch Aktivierung des GABA-Rezeptors zu Sedierung, Anxiolyse, Muskelrelaxierung, Amnesie und Anhebung der Krampfschwelle. Midazolam und Lorazepam sind auch bei Neugeborenen und Kindern häufig eingesetzte Medikamente.

Nebenwirkungen sind Atemdepression, arterielle Hypotension, Abhängigkeit und Toleranz sowie paradoxe Reaktionen mit Hyperexzitation oder Konvulsionen. Benzodiazepine werden hepatisch metabolisiert.

Midazolam

Midazolam ist ein kurz wirksames Medikament mit einer Wirkdauer von 30–60 min nach Einmalgabe. Bei Früh- und Neugeborenen ist die Wirkdauer verlängert, Nebenwirkungen wie Krampfanfälle werden häufiger beobachtet. Nach lang dauernder Midazolam-Gabe wurde bei Früh- und Neugeborenen ein schlechteres Outcome festgestellt (Cochrane-Review 2003). Midazolam kann daher in dieser Altersgruppe nicht uneingeschränkt empfohlen werden und sollte mit Zurückhaltung eingesetzt werden. Bei Säuglingen und Kleinkindern wird es meist mit einem Opioid kombiniert.

Lorazepam

Lorazepam wird v. a. als Antikonvulsivum eingesetzt. Es weist eine deutlich längere Halbwertszeit als Midazolam auf (8–12 h). Auch zur Therapie des physischen Entzugssyndroms nach längerfristiger (Benzodiazepin-)Therapie kann es verwendet werden.

Barbiturate

Barbiturate wie Phenobarbital oder Thiopental werden bei Neugeborenen und älteren Kindern überwiegend zur antikonvulsiven Therapie eingesetzt. Die Barbiturate wirken agonistisch auf den GABA-A-Rezeptor und sind in hohen Dosen hypnotisch. Nebenwirkungen sind Depression des Atemzentrums (CO_2-Sensor), Kardiodepression, Histaminfreisetzung, Bronchospasmus sowie Toleranzentwicklung und Abhängigkeit. Die Metabolisierung erfolgt hepatisch.

Das kurz wirksame (ca. 15 min) Thiopental wird zur Narkoseeinleitung bzw. Intubation und in seltenen Fällen als Dauerinfusion zur Behandlung eines therapieresistenten Krampfstatus und zur Hirndrucksenkung eingesetzt.

Phenobarbital zeigt einen langsameren Wirkungseintritt und eine deutlich längere Wirkdauer. Phenobarbital führt rasch zur hepatischen Enzyminduktion. Bei Frühgeborenen sollte der Einsatz nur zurückhaltend erfolgen, negative Auswirkungen auf das unreife Gehirn werden diskutiert.

Propofol

Propofol ist ein Hypnotikum mit schnellem Wirkungseintritt (ca. 20 s), kurzer Wirkdauer (10–15 min), mit antiemetischen, aber ohne analgetische Eigenschaften. Propofol wirkt wahrscheinlich über eine Verstärkung der GABA-A-Wirkung; es wird rasch umverteilt, wodurch die Wirkung abklingt; die Metabolisierung erfolgt hepatisch. Aufgrund des im Vergleich zu Erwachsenen erhöhten Verteilungsvolumens benötigen Kinder jenseits des Neugeborenenalters eine erhöhte Initialdosis von 3–5 mg/kg KG sowie eine erhöhte Infusionsrate in der ersten halben Stunde. Dosisabhängig kann Propofol zu einem Blutdruckabfall und zur Apnoe führen, weshalb es titriert werden sollte. Um den Injektionsschmerz zu verringern, kann Propofol 0,5 % eingesetzt oder Propofol mit Lidocain gemischt werden (1 mg Lidocain / ml Lösung).

Wegen des Risikos eines Propofol-Infusions-Syndroms (PRIS: metabolische Azidose, Brady-/Arrhythmien, Rhabdomyolyse, Hypertriglyzeridämie, Lipidämie und Nierenversagen) ist Propofol zur Langzeitsedierung bei Kindern und Jugendlichen unter 17 Jahren nicht zugelassen. In einer Dosierung von 4 mg/kg KG/h und bei einer Applikationsdauer bis maximal 24 h kann Propofol im Sinne eines individuellen Heilversuchs angewandt werden, es bedarf aber einer kontinuierlichen Kontrolle mittels EKG und repetitiver Blutgasanalysen zum Ausschluss einer metabolischen (Laktat-)Azidose (Stellungnahme der Arzneimittelkommission der Deutschen Ärzteschaft). Eine Zulassung besteht zur kurzzeitigen Sedierung/Anästhesie nach dem 1. Lebensmonat. Auch zur Behandlung eines ansonsten therapierefraktären Status epilepticus kann Propofol kurzfristig eine Alternative zum Thiopental sein.

Etomidat

Etomidat ist ein Imidazol, das innerhalb weniger Sekunden zur Hypnose führt. Die Wirkdauer nach Einzelgabe ist mit 5–14 min kurz. Etomidat beeinflusst kaum den Blutdruck, es senkt den intrakraniellen Druck und den zerebralen Sauerstoffverbrauch. Etomidat hemmt die 11-β-Hydroxylase der Nebennierenrinde und führt rasch zu einem Abfall des Kortisolspiegels, weshalb der Einsatz deutlich zurückhaltend erfolgt. Für eine Langzeitsedierung ist es kontraindiziert.

Chloralhydrat

Der halogenierte Kohlenwasserstoff Chloralhydrat kann rektal oder oral in Dosierungen von 25–100 mg/kg KG zur Sedierung v. a. von Neugeborenen und Säuglingen eingesetzt werden; bei älteren Kindern wird die Wirkung unsicher. Die Anschlagzeit beträgt etwa 20–45 min, die Wirkdauer kann mehrere Stunden betragen. Nebenwirkungen sind Übelkeit und Erbrechen, bei wiederholter langzeitiger Anwendung kann der toxische Metabolit Trichloressigsäure in hohen Konzentrationen anfallen.

Gamma-Hydroxybutyrat

Gamma-Hydroxybuttersäure/-butyrat (GHB) ist ein physiologischer Metabolit des körpereigenen Neurotransmitters GABA. Die genaue Wirkungsweise von GHB ist noch nicht bekannt, möglicherweise aktiviert es GABA-B-Rezeptoren, hemmt dopaminerge Neurone oder wirkt auf thalamische NMDA- und Opioid-Rezeptoren.

GHB induziert eine Sedierung ohne Kreislaufwirkung oder Atemdepression, eine analgetische Wirkung ist nicht vorhanden. Die Wirkdauer ist kurz, aber schwer vorhersehbar. Häufige Nebenwirkungen sind Übelkeit und Erbrechen. Aufgrund des hohen Natriumgehalts sind regelmäßige Laborkontrollen zur Vermeidung einer Hypernatriämie erforderlich.

Ein initialer Bolus (Kurzinfusion) von 30 mg/kg KG, gefolgt von 10 mg/kg KG/h, führt zu guten

Untersuchungsbedingungen bei nicht schmerzhaften Maßnahmen (MRT) auch bei Neugeborenen.

2.6.7 Alpha-2-Rezeptor-Agonisten

Clonidin

Clonidin ist ein zentral wirksamer α_2-Agonist mit sedierenden und analgetischen Eigenschaften, der u. a. die Freisetzung von Noradrenalin hemmt. In der pädiatrischen Intensivmedizin wird es eingesetzt, um bei absehbar längerfristig notwendiger Analgosedierung mit potenten Medikamenten wie Opioiden und Benzodiazepinen eine Toleranzentwicklung abzuschwächen bzw. eine Dosiseinsparung dieser Medikamente zu erzielen. Zudem kann die körperliche Entzugssymptomatik beim Weaning abgeschwächt oder unterdrückt werden. Auch zur Prämedikation, zur Therapie des postoperativen Shiverings und als Adjuvans bei der Epiduralanästhesie wird Clonidin eingesetzt.

Es wird intravenös als kontinuierliche Infusion oder Einzelgabe, epidural oder oral verabreicht.

Neben einer Blutdrucksenkung können Bradykardien ausgelöst werden, bei Neugeborenen wurden nach epiduraler Anwendung in der Anästhesie Apnoen beobachtet. Bei abruptem Absetzen kann es zu einem Rebound-Phänomen kommen.

Die Dosierung bei kontinuierlicher i. v. Gabe beträgt 0,5–2,0 µg / kg KG / h.

Dexmedetomidin

Dexmedetomidin ist ein neuerer, zentral wirksamer α_2-Agonist, der gegenüber Clonidin eine 8-fach höhere Rezeptorspezifität und eine kürzere Halbwertszeit (ca. 2 h) aufweist. Die Nebenwirkungen sind der von Clonidin vergleichbar. Bei Applikationsdauer von > 24 h muss Dexmedetomidin sehr langsam reduziert werden, da andernfalls Entzugssymptome und Halluzinationen auftreten können.

Die Dosierung bei kontinuierlicher i. v. Gabe beträgt 0,3–1,4 µg / kg KG / h.

Dosierungsempfehlungen für die beschriebenen Sedativa sind ➤ Tab. 2.32 zu entnehmen.

Tab. 2.32 Dosierungsempfehlungen für Sedativa

Medikament	Neugeborene				Ältere Kinder			
	i. v. ED [mg/kg KG]	DI [mg / kg KG / h]	Orale ED [mg / kg KG]	Rektal ED [mg/kg KG]	i. v. ED [mg/kg KG]	DI [mg/kg KG /h]	Orale ED [mg/kg KG]	Rektale ED [mg / kg KG]
Midazolam	0,05–0,1	0,025–0,2	–	0,25–0,5–1,0	0,1–0,2	0,05–0,4	0,4–0,5	0,5–0,7–1,0
Lorazepam	–	–	0,05	–	–	–	0,05–0,1	–
Clonidin	0,5–2,0 µg / kg KG	0,25–2,0 µg / kg KG / h	1–6 µg / kg KG	–	0,5–2,0 µg / kg KG	0,5–3,0 µg / kg KG / h	1–6 µg / kg KG	–
Dexmedetomidin	0,5 µg / kg KG	0,2–1,0 µg / kg KG / h	–	–	0,5	0,4–1,4	–	–
Thiopental	1–5	–	–	–	3–10	1–5	–	–
Phenobarbital	1–5	–	1–5	–	3–10	–	3–10	–
Propofol	–	–	–	–	3–5	4*	–	–
Etomidat	0,15–0,2	–	–	–	0,15–0,3	–	–	–
Chloralhydrat	–	–	25–100	25–100	–	–	50–100	50–100
GHB	30	10–20	–	–	30	10–20	–	–

ED = Einzeldosis; DI = Dauerinfusion
* Erst > 16. Lj. zur Langzeitsedierung zugelassen.

Tab. 2.33 Übersicht über pharmakologisch wichtige Daten der Muskelrelaxanzien

Substanz	Metaboliten	Wirksame Metaboliten	Anschlagzeit [s]	Klinische Wirkdauer [min]	Bei Leberfunktion ↓	Bei Nierenfunktion ↓	HWZ bei Intensivpatienten
Succinylcholin	0	0	45–60	2–5	evtl. verlängert	unbeeinflusst	verlängert
Pancuronium	3-OH/17-OH-Pancuronium	++	240–360	90–100	verlängerte Wirkung	verlängerte Wirkung	verlängert
Vecuronium	3-Desacetyl-Vecuronium	++	120–240	35–45	verlängerte Wirkung	variabel	variabel
Rocuronium	0	0	60–120	35–45	verlängert	geringer Einfluss	verlängert
Atracurium	Laudanosin, Acrylate	0	120–240	25–35	unbeeinflusst	unbeeinflusst	unverändert
Cis-Atracurium	Laudanosin, Acrylate	0	120–300	45–60	unbeeinflusst	unbeeinflusst	unverändert
Mivacurium	0	0	120–240	8–12	unbeeinflusst	verlängerte Wirkung	? (unzureichende Daten)

2.6.8 Muskelrelaxanzien

Muskelrelaxanzien (MR) blockieren die Erregungsübertragung an der neuromuskulären Endplatte entweder durch kompetitiven Antagonismus am nikotinergen Acetylcholin-Rezeptor (nichtdepolarisierende MR) oder durch einen Depolarisationsblock (depolarisierende MR; Übersicht ➤ Tab. 2.33).

Eine kurzfristige Muskelrelaxierung ist z. B. bei der Intubation indiziert, um bessere Intubationsbedingungen zu schaffen. Eine dauerhafte Relaxierung sollte nur in Ausnahmefällen, etwa bei schwersten Beatmungsproblemen im Rahmen eines ARDS oder bei pulmonal hypertensiven Krisen angewandt werden (Dosierungsempfehlung ➤ Tab. 2.34).

Tab. 2.34 Dosierungsempfehlung für Muskelrelaxanzien

	Einzeldosis i. v. [mg/kg KG]	Dauerinfusion [mg/kg KG/h]
Vecuronium	0,1–0,15	–
Cis-Atracurium	0,15–0,2	0,05–0,3
Rocuronium	0,6	–
Succinylcholin	2–3	–

Nichtdepolarisierende MR

Bei den nichtdepolarisierenden Muskelrelaxanzien werden zwei verschiedene chemische Gruppen unterschieden: die Benzylisochinolin-Derivate (Atracurium, Cis-Atracurium, Mivacurium) und die Aminosteroide (Vecuronium, Rocuronium).

Der Abbau erfolgt bei Cis-Atracurium und Atracurium durch Hydrolyse im Plasma und bei Mivacron durch die Pseudocholinesterase; Rocuronium und Vecuronium werden primär biliär und Pancuronium wird primär renal eliminiert. Beim Abbau von Vecuronium und Pancuronium entstehen aktive Metaboliten, die akkumulieren und die Wirkdauer z. T. extrem verlängern können.

Pancuronium ist ein lang wirksames Muskelrelaxans, weshalb es heute kaum noch eingesetzt wird. Aufgrund einer vagolytischen Nebenwirkung kann es einen Herzfrequenzanstieg hervorrufen. Atracurium und Mivacurium können die Freisetzung von Histamin über eine unspezifische Mastzelldegranulation verursachen, was i. d. R. aber nur zu begrenzten Hautreaktionen im Sinne von Erythemen führt, in seltenen Fällen aber auch zu anaphylaktischen Reaktionen. Cis-Atracurium hat sich durch eine im Vergleich zu Vecuronium kürzere Erholungszeit als vorteilhaft erwiesen. Die unreife Leberfunktion bei

Neugeborenen kann zu einer deutlich verlängerten Wirkung von Vecuronium führen.

Die Wirkung nichtdepolarisierender MR ist durch die Gabe von Cholinesterasehemmern (Neostigmin, Pyridostigmin) antagonisierbar.

Depolarisierende MR

Einziger Vertreter dieser Gruppe ist Succinylcholin. Die initiale Depolarisation führt zu sichtbaren Faszikulationen; es schließt sich eine schlaffe Lähmung durch einen Depolarisationsblock an. Succinylcholin wird über die Plasmacholinesterase rasch abgebaut (Wirkung 2–5 min). Die Anwendung von Succinylcholin ist mit zahlreichen möglichen Nebenwirkungen behaftet. Rhythmusstörungen, Hyperkaliämie, Histaminfreisetzung, Rhabdomyolyse und Triggerung einer malignen Hyperthermie sind zu nennen. Deshalb wird die Anwendung von Succinylcholin auf wenige Situationen beschränkt; dazu gehören die Notfallintubation beim nicht nüchternen Kind sowie das Durchbrechen eines Laryngospasmus (➤ Kap. 2.8.1). Allerdings stehen für beide Situationen primär sicherere Substanzen im Vordergrund; Rocuronium hat eine extrem schnelle Anschlagzeit und ist heutzutage das primäre Relaxans zur Intubation beim nicht nüchternen Kind; der Laryngospasmus kann fast immer mit 1–2 mg Propofol durchbrochen werden.

2.6.9 Situationsbezogene Konzepte zur Analgesie und Sedierung in der pädiatrischen Notfall- und Intensivmedizin

Sedierung zu nicht schmerzhaften diagnostischen Untersuchungen

Beispielhaft sind hier die MRT-Untersuchung oder die Hirnstammaudiometrie (BERA) zu nennen.

Bei Früh- und Neugeborenen reicht es oft aus, sie zunächst zu füttern und dann für die Maßnahme in ein Tuch zu wickeln, um die für die Durchführung der Untersuchung notwendige Ruhe zu erzielen. Bei der MRT muss ein Gehörschutz angelegt werden. Bei Säuglingen und älteren Kindern empfiehlt sich eine i. v. Sedierung mit Propofol. Es kann mit einem initialen Bolus von 2–5 mg / kg KG, gefolgt von einer kontinuierlichen Infusion in einer Dosierung von 4–8 mg / kg KG / h appliziert werden. Die Dosis muss je nach Wirkung angepasst werden. Für Früh- und Neugeborene existieren keine einheitlichen Empfehlungen. Zum Teil erfolgt die Gabe von Chloralhydrat oder eine Off-Label Anwendung von Dexmedetomidin, womit die Spontanatmung gut erhalten wird; gute Erfahrungen bestehen bei einer Dosierung von initial 0,5–1,0 µg / kg KG, gefolgt von einer Infusion mit 0,5–1,0 µg / kg KG / h.

Zur BERA oder EEG-Ableitung hat sich eine Schlafinduktion mit Melatonin bewährt. Die Dosierung beträgt altersabhängig für Kinder < 1 Jahr 5 mg oral, für Kinder von 1–6 Jahren 10 mg und für ältere Kinder 20 mg.

Schmerztherapie bei kleineren schmerzhaften Maßnahmen

Schmerzen durch Hautverletzung bei venösen, arteriellen und kapillären Punktionen, subkutanen Injektionen oder Lumbalpunktionen können bei Früh- und Neugeborenen häufig ausreichend mit nichtpharmakologischen Maßnahmen gelindert werden. Die Kombination der oralen Gabe von 20 % Glukose- oder Saccharose-Lösung (0,012–0,12 g / kg KG) wenige Minuten vor der Untersuchung mit nichtnutritivem Saugen (Schnuller) während der Maßnahme und einer lockeren Fixierung im Sinne des „facilitated tucking“ durch eine zweite Person kann in vielen Fällen zu einer deutlichen Reduktion der Schmerzäußerungen führen. Unter „facilitated tucking“ versteht man die Haltung des Kindes mit in Knien und Hüften gebeugten Beinen, die zur Mitte und an den Bauch geführt werden, ebenso werden die Arme gebeugt und zur Mitte geführt und Kopf oder Thorax mit einer Hand gehalten. Auch der Haut-zu-Haut-Kontakt zu einem Elternteil (Känguru-Methode) ist bei der Blutentnahme mit einer Reduktion verhaltensbezogener und physiologischer Schmerzäußerungen verbunden.

Auch eine Gegenirritation durch vorangehende Massage des Beins bzw. Fußes über 2 min vor einer Fersenpunktion führt zu einer signifikanten Schmerzreduktion.

Bei älteren Säuglingen und Kleinkindern ist die Oberflächenanästhesie mit EMLA® Creme sinnvoll. In jedem Fall gilt: Erzielen nichtmedikamentöse Maßnahmen keine ausreichende Analgesie, sollten ggf. weitergehende pharmakologische Substanzen eingesetzt werden.

TIPP

Weniger schmerzhafte Prozeduren sollten bevorzugt werden; so ist z. B. eine korrekt durchgeführte venöse Punktion schmerzärmer als eine kapilläre Blutentnahme.

Schmerztherapie bei größeren schmerzhaften Maßnahmen

Größere schmerzhafte Maßnahmen wie die Anlage von Pleura- oder Aszitesdrainagen oder von ZVKs sollten in jedem Fall unter Lokalanästhesie erfolgen. Falls nicht notfallmäßig erforderlich, kann zuerst eine Oberflächenanästhesie mit EMLA® Creme und im Anschluss eine Infiltrationsanästhesie mit z. B. Lidocain durchgeführt werden. Damit ist bei korrekter Durchführung eine schmerzfreie Punktion möglich. Meistens sind zusätzlich eine systemische Analgesie und Sedierung notwendig, um dem Kind Schmerzen und Stress zu nehmen und um optimale Bedingungen zur Durchführung der Maßnahme zu schaffen. Auch Knochenmark- und Lumbalpunktionen sind hier zu nennen.

MERKE

In allen Fällen sollten zusätzlich lokalanästhetische Maßnahmen genutzt werden, auch wenn eine systemische medikamentöse Schmerztherapie angewendet wird.

Es muss abgewogen werden, ob eine prozedurale Analgosedierung unter Spontanatmung möglich ist oder ob eine Allgemeinanästhesie mit künstlicher Beatmung durchgeführt werden sollte. Eine Intubation oder eine nichtinvasive Atmungsunterstützung (nasales CPAP, Larynxmaske oder kurzfristige Maskenbeatmung) ist immer dann zu erwägen, wenn eine suffiziente Spontanatmung nicht sicher gegeben ist.

Die Durchführung einer Maßnahme unter systemischer Analgesie und Sedierung muss immer unter optimaler Überwachung (EKG, SpO_2, Blutdruck), beim nüchternen Kind und in Anwesenheit mindestens zweier Personen stattfinden: Eine Person ist für die Sicherstellung der Vitalfunktionen und Analgosedierung zuständig und sollte die Intubation und Reanimation beherrschen, während die zweite Person die entsprechende Maßnahme durchführt. Medikamentöse und technische Voraussetzungen zur Reanimation und Intubation müssen gegeben sein.

Zur medikamentösen Analgesie und Sedierung beim spontan atmenden Kind empfehlen sich Kombinationen aus S-Ketamin und Midazolam oder aus S-Ketamin und Propofol (➤ Tab. 2.35). Bei der möglichen Kombination eines kurz wirksamen Opioids wie Remifentanil mit Midazolam oder Propofol ist das Risiko von Atemdepressionen und Blutdruckabfall erhöht. Bei intubierten Patienten sind diese Medikamentenkombinationen sinnvoll; hier kann problemlos ein Opioid eingesetzt werden.

MERKE

Wichtig ist, dass die Anwender mit den jeweiligen Medikamenten, ihren Wirkungen und Nebenwirkungen vertraut sind und eine Ateminsuffizienz beherrschen können. Die Anwendung von mehr als zwei Medikamenten sollte vermieden werden.

Falls kein Venenzugang vorhanden ist, kann die i. v. Lösung von S-Ketamin und Midazolam auch

Tab. 2.35 Medikamentenkombinationen zur Analgosedierung bei schmerzhaften Eingriffen

Kombination	Analgetikum	Hypnotikum	Zu beachten
1	S-Ketamin 0,5–1,5 mg/kg KG i. v. oder 2–3 mg/kg intranasal, rektal	Midazolam 0,1–0,2 mg/kg KG i. v. Midazolam 0,3–0,5 mg/kg rektal	ggf. Prämedikation mit Atropin 10 µg/kg KG
2	S-Ketamin 0,5–1,5 mg/kg KG i. v,. evtl. repetitiv	Propofol 2–5 mg/kg KG i. v. (titriert!)	ggf. Prämedikation mit Atropin 10 µg/kg KG
3	Fentanyl 1–3 µg/kg KG i. v.	Midazolam 0,1–0,2 mg/kg KG i. v.	**Cave:** Atemdepression

nasal oder rektal verabreicht werden. (Dabei ist zu beachten, dass Midazolam aufgrund des sauren Lösungsmittels bei nasaler Applikation stark brennt und deshalb immer erst nach dem Ketamin appliziert werden soll.)

Intubation

Für die Prämedikation zur endotrachealen Intubation existiert keine einheitliche Empfehlung. In Abhängigkeit vom Alter und von der Grundproblematik des Kindes sind verschiedene Vorgehensweisen und Medikamentenkombinationen möglich und zu empfehlen (➤ Tab. 2.36):

- Bei Früh- und Neugeborenen kann eine Prämedikation mit Atropin (5–10 µg / kg KG) gegeben werden, um eine vagale Kreislaufreaktion zu verhindern. Grundsätzlich sollte bei Frühgeborenen, v. a. unterhalb der 28. SSW, der Einsatz von zentralnervös wirksamen Pharmaka nur sehr zurückhaltend erfolgen. Opioide oder Barbiturate können insbesondere in den ersten Lebenstagen zu einem Blutdruckabfall mit dem erhöhten Risiko intrakranieller Blutungen führen; Gleiches gilt für Propofol und bestimmte Muskelrelaxanzien. Zentralnervös wirksame Pharmaka sind bei Frühgeborenen möglicherweise mit einer negativen Auswirkung auf die Hirnentwicklung assoziiert. Die einmalige Gabe von Ketamin erscheint im Gesamtkontext dieser Probleme als das erfolgversprechendste Konzept, da die Kreislaufstabilität gewährleistet ist. Die Intubation sollte hier durch eine erfahrene Person erfolgen.

Tab. 2.36 Medikation zur Intubation unter Berücksichtigung besonderer Situationen

Situation	Analgetikum	Sedativum	Muskelrelaxans
Frühgeborene < 28. SSW*	Piritramid 25–50 µg / kg KG oder S-Ketamin 1–2 mg / kg KG	–	–
Frühgeborene 28.–32. SSW*	Piritramid 50 µg / kg KG oder Remifentanil 1 µg / kg KG oder S-Ketamin 1–2 mg / kg KG	–	–
Frühgeborene > 32. SSW; Termingeborene	Piritramid 50–100 µg / kg KG oder Remifentanil 1–2 µg / kg KG	Thiopental 1–5 mg / kg KG oder Midazolam 0,1–0,2 mg / kg KG	Vecuronium 0,1–0,15 mg / kg KG oder Cis-Atracurium 0,15 mg / kg KG oder Mivacurium 0,1–0,2 mg / kg KG
Erhöhter intrakranieller Druck	Piritramid 100 µg / kg KG	Thiopental 3–5 mg / kg KG oder Propofol 2 mg / kg KG	
Blitzintubation (Ileuseinleitung, Rapid Sequence Induction [RSI])	Sufentanil 0,2–0,5 µg / kg KG oder Fentanyl 2–5 µg / kg KG	Thiopental 5–7 mg / kg KG oder Propofol 3–5 mg / kg KG	Rocuronium 0,9 mg / kg KG Succinylcholin 1,5–2,5 mg / kg KG
Asthma bronchiale	S-Ketamin 1–2 mg / kg KG	Propofol 3–5 mg / kg KG	Cis-Atracurium 0,15 mg / kg KG
Kreislaufinstabilität (nicht: Herzinsuffizienz)	S-Ketamin 1–2 mg / kg KG	Midazolam 0,1–0,2 mg / kg KG	Cis-Atracurium 0,15 mg / kg KG

* während der Erstversorgung

- Bei älteren Kindern ist eine Anästhesie mit einem Hypnotikum und einem Analgetikum eine wichtige Voraussetzung für eine erfolgreiche Intubation (➤ Kap. 2.8.1). Eine zusätzliche Muskelrelaxierung führt zu besseren Intubationsbedingungen, schnellerer Intubation und geringeren Schäden an laryngealen Strukturen.
- Bei reiferen Frühgeborenen und älteren Kindern sollte bei der Medikamentenauswahl berücksichtigt werden, wie lange das Kind voraussichtlich intubiert und beatmet sein wird. Bei einer nur kurzzeitigen Intubation sind kurz wirksame Medikamente wie S-Ketamin, Remifentanil, Propofol, Thiopental sowie Mivacurium oder Cis-Atracurium zu bevorzugen; bei längerer anschließender Beatmungsdauer sollten länger wirksame Opioide gegeben werden, z. B. Fentanyl oder Sufentanil, ggf. auch Piritramid. Morphin scheint aufgrund der langen Anschlagzeit zur Intubation weniger geeignet zu sein.

Sind schwierige Intubationsbedingungen zu erwarten, sollten zusätzliche Hilfsmittel (Videolaryngoskopie, flexible Laryngotracheoskopie) zur Verfügung stehen, die Spontanatmung sollte möglichst lange erhalten bleiben und die Narkose zur Intubation vorsichtig titriert werden. Die Intubation sollte nur durch einen erfahrenen Anästhesisten oder Intensivmediziner erfolgen.

Bei einem unerwartet schwierigen Atemweg muss die Narkose zügig vertieft werden, was i. d. R. auch eine Muskelrelaxierung einschließt. Es ist unverzichtbar, schnell zusätzliche Hilfe anzufordern.

Analgesie und Sedierung beatmeter Patienten

Intubation und maschinelle Beatmung sind mit Schmerzen und Stress durch den Endotrachealtubus, wiederholte Absaugprozeduren, Blutentnahmen, Lagerung und die Überdruckbeatmung selbst verbunden. Mit der Intensität der Lungenerkrankung und damit der Beatmungsparameter steigt der Bedarf an analgetisch und sedativ wirksamen Medikamenten. Dies sollte immer anhand von Schmerz- und Sedierungsscores für beatmete Patienten ermittelt und gesteuert werden (➤ Kap. 2.6.2).

Für beatmete **frühgeborene Kinder** existiert derzeit keine Empfehlung zur routinemäßigen Anwendung von Opioiden zur Schmerz- und Stressprophylaxe. Hier sollte der Einsatz nur bei Bedarf erfolgen, wenn sich eine Zufriedenheit und Schmerzfreiheit des Kindes mit nichtpharmakologischen Mitteln nicht erzielen lässt. Das Vermeiden jeder unnötigen Schmerz- und Stressbelastung in Verbindung mit Komfortmaßnahmen zur Beruhigung des Kindes und zur Schmerztherapie bei kleineren schmerzhaften Maßnahmen wie Blutentnahmen oder Absaugen können vielfach ausreichend sein.

Bei nicht beherrschbarer Unruhe beatmeter frühgeborener Kinder kann eine vorübergehende Sedierung notwendig werden. Die aktuelle S3-Leitlinie zu Analgesie, Sedierung und Delirmanagement in der Intensivmedizin empfiehlt, dass Morphin bevorzugt gegenüber Midazolam eingesetzt werden sollte, da unter Midazolam das neurologische Outcome schlechter ist. Andere Opioide können ebenfalls eingesetzt werden, nur ist die Studienlage noch limitierter. Auch der Einsatz von Chloralhydrat und Phenobarbital sollte nur im begründeten Einzelfall und nach sorgfältiger Risiko-Nutzen-Abwägung erfolgen. Opioide sollten auch zur Schmerztherapie möglichst als Einzelgaben verabreicht werden.

Eindeutige Indikationen zur medikamentösen Schmerztherapie bei beatmeten Patienten, dann i. d. R. mit Opioiden wie Fentanyl, Sufentanil oder Piritramid, sind postoperative Schmerzen, starke akute Schmerzen, z. B. bei größeren schmerzhaften Maßnahmen, und die Versorgung in der Palliativsituation.

MERKE

Mit zunehmender Unreife frühgeborener Kinder muss die Indikation zur Anwendung zentral wirksamer Medikamente unter Beatmung strenger gestellt werden. Sie sollte nur nach Ausnutzung aller nichtpharmakologischen Maßnahmen erfolgen. Opioid-Einzelgaben sollten einer Dauerinfusion vorgezogen werden.

Reife Neugeborene und ältere Kinder benötigen, v. a. postoperativ oder bei schwerer Lungenerkrankung, häufig eine dauerhafte medikamentöse Analgosedierung. Standardmedikamente sind hier

2

Midazolam in Kombination mit Fentanyl / Sufentanil oder Morphin. Alternativ oder ergänzend zu Midazolam können auch α_2-Agonisten eingesetzt werden. Bei kurzfristiger Sedierung bietet sich auch eine Remifentanil-Dauerinfusion an. Die Dauer vom Absetzen des Medikaments bis zur Extubation ist im Vergleich zum Morphin deutlich kürzer; zur Vermeidung unmittelbar einsetzender Schmerzen bedarf es aber der prophylaktischen Gabe eines schwächeren Opioids und / oder eines starken NSAID.

Bei längerer Beatmungsdauer mit der Notwendigkeit der Gabe von Opioiden und Benzodiazepinen kann die zusätzliche Infusion von α_2-Agonisten erwogen werden, um eine Toleranzentwicklung mit Notwendigkeit einer Dosissteigerung der Opioide und Benzodiazepine zu verhindern und um nach Absetzen der Analgosedierung physische Entzugssymptome zu reduzieren. Eine Dauersedierung mit Propofol ist erst nach dem 16. Lj. zugelassen. Immer sollte angestrebt werden, eine Dauerinfusion möglichst rasch durch Einzelgaben zu ersetzen.

Beim Weaning vor geplanter Extubation kann kurzfristig auch Propofol über wenige Stunden eingesetzt werden, um ein möglichst vollständiges Auswaschen der übrigen Medikamente zu ermöglichen, ohne dass der Patient bei noch insuffizienter Eigenatmung unruhig wird.

Einen Überblick über die Möglichkeiten der Analgosedierung beatmeter Kinder gibt ➤ Tab. 2.37.

Tab. 2.37 Möglichkeiten der Analgesie und Sedierung beatmeter Kinder

	Maßnahme	FG* 24.–29. SSW	FG* 30.–36. SSW	Reife NG	Ältere Kinder	Indikation, Bemerkungen
Analgesie	Fentanyl	(0,5–1 µg/kg KG/h)	0,5–2 µg/kg KG/h	1–5 µg/kg KG/h	1–10 µg/kg KG/h	Standardanalgetikum bei Beatmung > 24 h und bei starken Schmerzzuständen
	Sufentanil	0,05–0,2 µg/kg KG/h	0,05–0,2 µg/kg KG/h	0,1–0,5 µg/kg KG/h	0,1–1,0 µg/kg KG/h	Alternative zu Fentanyl, geringere kontextsensitive HWZ
	Morphin	LD 10–20 µg/kg KG 5–10 µg/kg KG/h	LD 20–50 µg/kg KG/ED 10–30 µg/kg KG/h	LD 50 µg/kg KG 20–50 µg/kg KG/h	LD 100–200 µg/kg KG 20–100 µg/kg KG/h	Alternative zu Fentanyl, Einzelgaben sinnvoll
	Piritramid	25 µg/kg KG/ED	25–50 µg/kg KG/ED	50–100 µg/kg KG/ED	50–100 µg/kg KG/ED	Lange Wirkdauer, sinnvoll, sobald Einzelgaben möglich
	S-Ketamin	0,5–1,0 mg/kg KG	0,5–1,0 mg/kg KG	0,5–1,0 mg/kg KG	0,5–1,5 mg/kg KG/h	Beatmung bei Asthma bronchiale; alternierend zur Verhinderung einer Opioidtoleranz
	Nichtpharmakologische Maßnahmen	+++	+++	++	(+)	Mit zunehmender Unreife wachsende Bedeutung

Tab. 2.37 Möglichkeiten der Analgesie und Sedierung beatmeter Kinder (*Forts.*)

	Maßnahme	FG* 24.–29. SSW	FG* 30.–36. SSW	Reife NG	Ältere Kinder	Indikation, Bemerkungen
Sedativa	Midazolam	12,5 µg/kg KG/h	12,5–25 µg/kg KG/h	25–200–400 µg/kg KG/h	50–400 µg/kg KG/h	Standardsedativum bei Beatmung > 24 h, meist in Kombination mit Opioiden
	Gamma-Hydroxybutyrat (GHB)			10 mg/kg KG/h	10–20 mg/kg KG/h	Alternative zu Midazolam **Cave:** Hypernatriämie
	Thiopental		1–3 mg/kg KG/ED	1–5 mg/kg KG/ED	3–10 mg/kg KG/ED	Zusätzlich bei starken Unruhezuständen oder erhöhtem Hirndruck
	Chloralhydrat			25–80 mg/kg KG/ED rektal	50–100 mg/kg KG/ED rektal	Zusätzlich bei Unruhezuständen
	Clonidin			0,5–2,0 µg/kg KG/h	0,5–2,0 µg/kg KG/h	Bei längerfristiger Beatmung zusätzlich zu Opioiden und Sedativa; Therapie von Entzugssymptomen
	Dexmedetomidin			0,3–1,4 µg/kg KG/h	0,3–1,4 µg/kg KG/h	**Cave:** Entzug bei schneller Reduktion
Nichtopioid-Analgetika	Paracetamol	15–20 mg/kg KG/ED	20 mg/kg KG/ED	20 mg/kg KG/ED (rektal), p.o.	20 mg/kg KG/ED (rektal), p.o.	Zur Kombination mit Opioiden
	Perfalgan	–	–	7,5 mg/kg KG/ED	15 mg/kg KG/ED	
	Ibuprofen p.o./rektal	–	–		10 mg/kg KG/ED	
	Metamizol				15 mg/kg KG/ED 2,5 mg/kg KG/h	
Muskelrelaxanzien	Cis-Atracurium	0,05–0,15 mg/kg KG/ED	0,05–0,15 mg/kg KG/ED	0,15–0,2 mg/kg KG/ED 0,05–0,3 mg/kg KG/h	0,15–0,2 mg/kg KG/ED 0,05–0,3 mg/kg KG/h	Bei schwierigen Beatmungssituationen oder nach speziellen operativen Eingriffen
	Vecuronium	0,05–0,15 mg/kg KG/ED	0,05–0,15 mg/kg KG/ED	0,1–0,15 mg/kg KG/ED 0,05–0,3 mg/kg KG/h	0,1–0,15 mg/kg KG/ED 0,05–0,3 mg/kg KG/h	

LD = Ladedosis, FG = Frühgeborene, NG = Neugeborene
* Angaben bei Frühgeborenen fehlen, wenn unzureichende Erfahrungen vorliegen oder die Anwendung nicht empfohlen werden kann.

Postoperative Schmerztherapie

Die postoperative Schmerztherapie muss in enger Zusammenarbeit mit dem Chirurgen und v.a. mit der Anästhesie erfolgen. Die prä- bzw. intraoperative Gabe von Nichtopioid-Analgetika und die Ausnutzung lokalanästhetischer Maßnahmen (Nerven- oder Plexusblockaden, Wundinfiltration, Epidural- bzw. Kaudalanästhesie) sollte angestrebt werden. Nach Eingriffen am Unterbauch oder an der unteren Extremität bietet sich eine Kaudalanästhesie, ggf. mit Katheter, zur Schmerztherapie für die ersten postoperativen Tage schon bei Neugeborenen an. Bei älteren Kindern kann bei abdominalen oder thorakalen Eingriffen ein lumbaler oder thorakaler Epiduralkatheter gelegt werden.

MERKE
Die medikamentöse Schmerztherapie muss der Schwere des Eingriffs und den individuellen Schmerzen angepasst werden (➤ Tab. 2.38).

- Bei leichteren postoperativen Schmerzen, z. B. nach Herniotomien, Parazentesen, Zahnextraktionen u. a., ist ein Nichtopioid-Analgetikum i. d. R. ausreichend, beispielsweise Ibuprofen, Metamizol oder Paracetamol (i. v.).
- Bei mittelschweren Schmerzen empfiehlt sich eine Kombinationstherapie mit Metamizol und Tramadol (evtl. als Dauerinfusion) oder Nalbuphin.
- Starke Schmerzen müssen mit einem potenten µ-Opioid-Agonisten behandelt werden; dabei erfolgt die Einzelgabe von z. B. Piritramid titrierend bis zur Schmerzfreiheit.
- Bei postoperativ beatmeten Patienten und starken Schmerzzuständen ist eine Dauerinfusion mit Fentanyl / Sufentanil und Midazolam notwendig. Eine Kombination mit Nichtopioid-Analgetika sollte erfolgen: Nach Eingriffen am muskuloskelettalen System mit entzündlichen Reaktionen sollten Substanzen aus der Gruppe der NSAID bevorzugt werden, bei Eingriffen

Tab. 2.38 Postoperative Schmerztherapie

Schmerzintensität	Medikament	Route	Dosierung [mg/kg KG/ED]	Dosierungsintervall [h]
Leicht	Paracetamol	(rektal) oral i.v.	20 (LD 30) 20 15	6 Neugeborene: 8 FG < 34. SSW: 12
	Ibuprofen	oral und rektal	10	6
	Diclofenac (ab 9 Jahren)	oral, rektal	1	8–12
Mittelschwer	Nalbuphin	i.v.	0,05–0,4	3–6
	Tramadol*	i.v. oral, oral / ret. Dauerinfusion	0,5–1,00 5–2,00 25 mg / kg KG / h	kontinuierlich
	Metamizol*	i.v. / oral / Dauerinfusion	15 (KI über 15 min) 2,5 mg / kg KG / h	kontinuierlich
Stark	Piritramid	i.v. PCA Bolus Sperrzeit Maximum Dauerinfusion	0,05–0,10,05 10 min 10-fache Bolusdosis nur in Ausnahmen	4–6
	Morphin	i.v.	10–50–100 µg / kg KG / h	kontinuierlich
	Fentanyl	i.v.	1–5–10 µg / kg KG / h	kontinuierlich
	Sufentanil	i.v.	0,1–0,5–1 µg / kg KG / h	kontinuierlich

G = Frühgeborene, LD = Ladedosis
* Häufig werden Tramadol und Metamizol gemeinsam in einer Spritze oder Infusion appliziert

an Hohlorganen mit kolikartigen Schmerzen Metamizol. Auch hier ist die Umstellung von der Dauerinfusion auf Einzelgaben anzustreben.

- Ältere Kinder ab dem 4. Lj. können postoperativ mit einer patientenkontrollierten Analgesie (PCA) über Spritzenpumpe, z. B. mit Piritramid, versorgt werden und entsprechende Bolusgaben selbsttätig anfordern.

2.6.10 Vermeidung und Therapie von Entzugssymptomatik

Körperliche Entzugssymptomatik nach Absetzen der Analgosedierung kann bereits nach 3–5 Tage dauerndem hoch dosiertem Einsatz v. a. potenter Opioide und Benzodiazepine auftreten. Zur Überwachung der Symptomatik und Indikationsstellung zur Behandlung eignet sich bei Frühgeborenen ein modifizierter Finnegan-Score, bei älteren Säuglingen und Kleinkindern der WAT-1 bzw. SOS.

MERKE

Ein **Entzugsdelir** kann durch folgende Maßnahmen vermieden oder reduziert werden:

- Übersedierung vermeiden durch konsequentes Monitoring
- Niedrigste effektive Dosis wählen
- Ggf. Sedierungspausen, regelmäßige (meist tägliche) Unterbrechungen von Dauerinfusionen, bis ein angestrebter Sedierungsscore erreicht ist
- Rascher Wechsel von Dauerinfusion auf Einzelgaben, von intravenöser auf orale Gabe
- Einsatz von Nichtopioid-Analgetika und Koanalgetika (Clonidin) zur Einsparung von Opioiden etc.
- Langsames Weaning, Reduktion in Schritten um 10–20 % der Dosis täglich

Behandlung körperlicher Entzugssymptomatik:

- Stressabschirmung, Anwesenheit der Eltern
- Pharmakologische Therapie: Clonidin; orale, langsam ausschleichende Behandlung mit Medikamenten der jeweiligen Substanzgruppe, z. B. Morphin, Methadon, Lorazepam, Phenobarbital

LITERATUR

American Academy of Pediatrics (2016). Prevention and management of procedural pain in the neonate: an update. Pediatrics 137(2): e201554271.

Ancora G, Lago P, Garetti E, Merazzi D, Savant Levet P, Bellieni CV, et al. (2019). Evidence-based clinical guidelines on analgesia and sedation in newborn infants undergoing assisted ventilation and endotracheal intubation. Acta Paediatr 108(2): 208–217.

Arzneimittelkommission der Deutschen Ärzteschaft (2017). Propofolinfusionssyndrom – Empfehlung für eine erhöhte Sicherheit. Dtsch Arztebl 114(20): A-1018–1019.

Flint RB, van Beek F, Andriessen P, Zimmermann LJ, Liem KD, Reiss IKM, et al.; DINO Research Group (2018). Large differences in neonatal drug use between NICUs are common practice: time for consensus? Br J Clin Pharmacol 84(6): 1313–1323.

Hall RW, Anand KJ (2014). Pain management in newborns. Clin Perinatol 41(4): 895–924.

Hünseler C, Roth B (2008). Pharmacologic and non-pharmacologic pain-therapy in neonatology: synopsis of the current data. Klin Pädiatr 220(4): 224–237.

Kretz FJ, Becke K, Strauß JM, Eberius C (Hrsg.) (2017). Anästhesie bei Kindern. Stuttgart: Thieme.

Ng E, Taddio A, Ohlsson A (2017). Intravenous midazolam infusion for sedation of infants in the neonatal intensive care unit. Cochrane Database Syst Rev 1: CD002052.

Philippi-Höhne C,·Becke K, Wulff B, Schmitz B, Strauß J, Reinhold P (2010). Analgosedierung für diagnostische und therapeutische Maßnahmen im Kindesalter. Entschließung der Deutschen Gesellschaft für Anästhesiologie und Intensivmedizin und des Berufsverbandes Deutscher Anästhesisten. Anästh Intensivmed 51: S603 – S614

S3-Leitlinie Analgesie, Sedierung und Delirmanagement in der Intensivmedizin (DAS-Leitlinie 2015); www.awmf.org/leitlinien/detail/II/001-012.html (letzter Zugriff: 26.11.2018).

2.7 Prinzipien der Antibiotikatherapie

Wiltrud M. Kalka-Moll

2.7.1 Grundlagen

Anwendung

Die Antibiotikatherapie bei kindlichen Notfällen und in der pädiatrischen Intensivmedizin orientiert sich an der Schwere des bestehenden Krankheitsbildes, den möglichen infektiösen Komplikationen und dem zugrunde liegenden Immunstatus. Für die wichtigsten Krankheitsbilder werden unter Berücksichtigung des wahrscheinlichen Erregerspektrums und Resistenzverhaltens diejenigen Antibiotika ausgewählt, die diesen Anforderungen bestmöglich entsprechen (kalkulierte Therapie). Wo immer möglich, liegen den Empfehlungen evidenzbasierte Daten zugrunde. Bei der Auswahl der Antibiotika darf nicht übersehen werden, dass viele Antibiotika wegen fehlender Studien auch viele Jahre nach Zulassung nicht für Kinder oder nur ab einem bestimmten Alter zugelassen sind.

Pharmakoökonomie

Bei der adäquaten Behandlung von Infektionskrankheiten handelt es sich im Gegensatz zu vielen anderen Krankheiten um eine kausale Therapie, bei der die klinische Wirksamkeit das entscheidende Kriterium bei der Wahl des Antibiotikums darstellt. Die rechtzeitig eingesetzte Antibiotika-Initialtherapie in der richtigen Dosierung hat eine hohe medizinische Effektivität und führt zu einem raschen Therapieerfolg. Eine falsche Initialtherapie hat negative klinische und ökonomische Auswirkungen.

MERKE

Unmittelbar nach Abnahme von mikrobiologischen Untersuchungsmaterialien wird eine kalkulierte Initialtherapie begonnen. Ein Warten auf mikrobiologische Ergebnisse verbietet sich.

Eine kalkulierte Initialtherapie wird nach Erhalt des mikrobiologischen Befunds gemäß dem isolierten Erreger und/oder dem Antibiogramm auf eine gezielte Therapie umgestellt. Dies beinhaltet in den meisten Fällen eine Deeskalation, d. h. eine Umstellung auf ein Antibiotikum mit einem schmaleren Spektrum, und weniger häufig eine Eskalation auf ein Antibiotikum, das auch multiresistente oder zusätzliche Erreger abdeckt. Eine Oralisierung der Antibiotikatherapie ist nach Erreichen einer klinischen Stabilität möglich. Die oral verabreichte Substanz muss weder das identische Antibiotikum noch aus der gleichen Substanzklasse sein. Es sollte jedoch ein ähnliches Wirkspektrum und eine gute Bioverfügbarkeit haben und optimale Serum- und Gewebekonzentrationen erzielen.

Der Einsatz von Cephalosporinen – insbesondere der 2. und 3. Generation – wird inzwischen kritisch hinterfragt, da Cephalosporine nicht nur ein hohes Risiko für die Entstehung von multiresistenten Erregern bergen, sondern die Cephalosporine der 2. Generation zudem in oraler Verabreichungsform relativ zu niedrig dosiert werden. Dies kann zu einem Behandlungsversagen führen und das Multiresistenzrisiko verstärken.

Mikrobiologie, Pharmakodynamik

Für einzelne Fachabteilungen oder Stationen wie z. B. die Intensivstation ist die Kenntnis der stationsspezifischen Resistenzsituation von Bedeutung. Sie kann signifikant – gemäß den verordneten Antibiotika und damit verbundenem Resistenzrisiko – von der anderer Stationen oder vom regionalen und nationalen Resistenzstatus abweichen. Die überregionale Resistenzlage wichtiger Bakterien wird in regelmäßigen Abständen vom Robert Koch-Institut (www.ars.rki.de) veröffentlicht. Die Entwicklungen der letzten Jahre zeigten eine zunehmende Resistenz von gramnegativen Erregern (*Escherichia coli, Klebsiella* spp., *Pseudomonas* spp.) und *Enterococcus* spp. sowie eine stagnierende bis abnehmende Resistenzrate bei *S. aureus.*

MERKE

Für die kalkulierte Antibiotikatherapie ist die Kenntnis des Erregerspektrums und der Resistenzsituation wichtig.

Dosierung

Die korrekte Antibiotikadosierung für Früh- und Neugeborene entnimmt man speziellen Tabellen. Die Dosierung für Kleinkinder und Kinder im Vorschulalter bezieht sich üblicherweise auf das Körpergewicht (kg KG). Die sich am Körpergewicht orientierende Dosierung für ältere Kinder ergibt teilweise höhere Dosierungen als für Erwachsene und muss deshalb ggf. korrigiert werden.

Dauer

Bei Osteomyelitis, Protheseninfektion, Endokarditis, Sepsis mit *Staphylococcus aureus* oder *Candida* spp. oder länger anhaltend immunsupprimierten

Patienten ist eine Behandlungsdauer von mindestens 2 Wochen indiziert.

MERKE

Die Dauer der Antibiotikatherapie hängt vom Fokus der Infektion, der Schwere der Erkrankung und der Erregerart ab.

2.7.2 Kalkulierte Antibiotikatherapie ausgewählter Krankheitsbilder in der Intensivmedizin

Im Folgenden werden krankheitsbezogene Antibiotikatherapieschemata empfohlen. Die angeführte Medikamentenauswahl ist ein Vorschlag sinnvoller antibiotischer Mono- oder Kombinationstherapie. Die häufigen Antibiotika sind im Detail in ➤ Kap. 2.7.3 dargestellt. Da das krankenhaus- und abteilungs- bzw. stationsspezifische Erreger- und Resistenzspektrum berücksichtigt werden muss, sind Variationen der empfohlenen Therapien üblich und notwendig.

Sepsis

Jede Sepsis muss nach der raschen Entnahme von Blutkulturen sofort kalkuliert mit Antibiotika behandelt werden. Der Fokus muss identifiziert werden.

Sepsis Neugeborenes

Häufigste Erreger *Streptococcus* spp., inkl. *Streptococcus agalactiae (Streptococcus* spp. der Serogruppe B), *Streptococcus pneumoniae*, *Staphylococcus* spp., *Escherichia coli* und andere *Enterobacteriaceae*, *Pseudomonas aeruginosa*, *Listeria monocytogenes*, *Candida albicans*, Viren

Mittel der Wahl
- Ambulant erworben: Ampicillin / Sulbactam + Aminoglykosid ±* Cefotaxim
- Nosokomial erworben:
  - Piperacillin / Tazobactam + Glykopeptid ± Antimykotikum
  - Carbapenem + Glykopeptid ± Antimykotikum

* ggf. zusätzlich nach Klinik und/oder Laborbefund

Sepsis jenseits der Neugeborenenperiode, ohne Grunderkrankung, ambulant erworben

Häufigste Erreger *Staphylococcus* spp., *Enterococcus* spp., *Enterobacteriaceae*, *S. pneumoniae*, *Streptococcus pyogenes (Streptococcus* spp. der Serogruppe A), *Neisseria meningitidis*, *Haemophilus influenzae* Typ B, ggf. multiresistente gramnegative Stäbchen (MRGN), methicillinresistenter *Staphylococcus aureus* (MRSA)

Mittel der Wahl Piperacillin / Tazobactam ± Aminoglykosid ± Cefotaxim

Alternativen
- Cefotaxim oder Ceftriaxon ± Aminoglykosid
- Ampicillin / Sulbactam ± Aminoglykosid ± Cefotaxim

Sepsis jenseits der Neugeborenenperiode, nosokomial erworben

Häufigste Erreger *Staphylococcus* spp., *Enterococcus* spp., *Enterobacteriaceae*, MRGN, MRSA

Mittel der Wahl Piperacillin / Tazobactam + Aminoglykosid ± Glykopeptid

Alternative Carbapenem + Aminoglykosid + Glykopeptid

Sepsis jenseits der Neugeborenenperiode, bei Immunsuppression (Neutrophile < 500 / mm³)

Häufigste Erreger *Staphylococcus* spp., *Enterococcus* spp., *Enterobacteriaceae*, *S. pneumoniae*, *S. pyogenes*, *Neisseria meningitidis*, *H. influenzae* Typ B, MRGN, MRSA

Mittel der Wahl Piperacillin / Tazobactam + Aminoglykosid ± Glykopeptid

Alternative Carbapenem + Aminoglykosid ± Glykopeptid

Sepsis jenseits der Neugeborenenperiode, V. a. Fokus Harnwege

Häufigste Erreger *E. coli*, *Proteus mirabilis*, *P. aeruginosa*, *Enterobacteriaceae*

2

Mittel der Wahl Piperacillin / Tazobactam + Aminoglykosid

Alternativen
- Cefotaxim oder Ceftriaxon + Aminoglykosid ± Ampicillin (bei V. a. *Enterococcus* spp.)
- Ampicillin + Aminoglykosid

Sepsis jenseits der Neugeborenenperiode, V. a. Fokus Intestinaltrakt

Häufigste Erreger *Enterobacteriaceae*, Anaerobier, *Enterococcus* spp., *Pseudomonas* spp.

Mittel der Wahl Piperacillin / Tazobactam

Alternativen
- Ampicillin / Sulbactam
- Cefotaxim oder Ceftriaxon + Metronidazol
- Carbapenem

Sepsis jenseits der Neugeborenenperiode, V. a. katheterassoziierte Sepsis

Häufigste Erreger *Staphylococcus* spp. (koagulasenegativ), *S. aureus* (inkl. MRSA), gramnegative Erreger, MRGN, *Enterococcus* spp., *Candida* spp.

Mittel der Wahl Vancomycin ± Ceftazidim ± Rifampicin

Alternative Vancomycin ± Carbapenem ± Rifampicin

Im Kindesalter kann je nach Bakterium und Antibiotikum ein **Antibiotic-Lock** durchgeführt und damit ggf. eine Entfernung des Katheters umgangen werden. Antibiotic-Lock stellt eine Methode zur Sterilisierung des Katheterlumens dar und beinhaltet die Instillation von hochkonzentrierten Antibiotikalösungen in das Katheterlumen über längere Zeitintervalle.

Sepsis jenseits der Neugeborenenperiode, V. a. MRGN

Häufigste Erreger MRGN

Mittel der Wahl Carbapenem

Sepsis jenseits der Neugeborenenperiode, V. a. MRSA

Häufigste Erreger MRSA

Mittel der Wahl Zusätzlich Vancomycin

Alternativen
- \+ Teicoplanin
- \+ Linezolid
- \+ Daptomycin (ab 14 Jahre)

Sepsis jenseits der Neugeborenenperiode, V. a. VRE

Häufigste Erreger Vancomycin-resistente *Enterococcus* spp. (meist *E. faecium)* (VRE)

Mittel der Wahl Zusätzlich Linezolid

Alternative Zusätzlich Daptomycin (ab 14 Jahre)

Sepsis jenseits der Neugeborenenperiode, V. a. Candidämie

Häufigste Erreger *Candida* spp.

Mittel der Wahl Echinocandine (Micafungin, Caspofungin)

Alternativen
- Fluconazol
- Voriconazol
- Liposomales Amphotericin B

Modifikationen der kalkulierten Sepsistherapie bei neutropenischen Patienten gemäß Fokus

Gingivitis / Mukositis

- V. a. Anaerobier und / oder Herpes-simplex-Infektionen
- **Zusatz:** Clindamycin oder Metronidazol und / oder Aciclovir

Nasale Läsionen und / oder Sinusitis

- Erregernachweis anstreben!

- V. a. Aspergillose, Mucormykose
- **Zusatz:** Amphotericin B oder Voriconazol (ab 2 Jahre)

Interstitielle Pneumonie

- V. a. *Pneumocystis-jiroveci*-Pneumonie
- **Zusatz:** Cotrimoxazol

Retrosternaler Schmerz

- V. a. Candidose und / oder Herpes-simplex-Infektion
- **Zusatz:** Fluconazol, Aciclovir

Diarrhö bei *C.-difficile*-Infektion

- **Zusatz:** Metronidazol p. o. oder Vancomycin p. o.

Akuter Bauchschmerz

- V. a. Anaerobierinfektion
- **Zusatz:** Metronidazol oder überprüfen, ob das verabreichte Antibiotikum gegen Anaerobier wirksam ist (z. B. Piperacillin / Tazobactam, Carbapenem)

Perianale Läsionen

- V. a. *Pseudomonas* spp.
- **Zusatz:** Ceftazidim

Fokale und diffuse ZNS-Symptome

- Erregernachweis anstreben!
- V. a. Aspergillose, Nokardiose, Toxoplasmose, Herpesvirus-Infektion
- **Zusatz:** Amphotericin B (hoch dosiert), Voriconazol (ab 2 Jahre), Cotrim, Aciclovir

Bakterielle Meningitis

Erregerspektrum Neugeborene *E. coli, S. agalactiae,* selten: *Listeria monocytogenes, S. aureus, Klebsiella* spp., *Salmonella* spp., *P. aeruginosa* u. a. gramnegative Erreger; > 6. Lebenswoche: *N. meningitidis, S. pneumoniae,* seltener *H. influenzae*

Mittel der Wahl

- Neugeborene: Ampicillin + Cefotaxim ± Aminoglykosid
- Jenseits des Neugeborenenalters: Cefotaxim oder Ceftriaxon

Alternativen

- Neugeborene:
  - Piperacillin + Cefotaxim ± Aminoglykosid
  - Ampicillin + Ceftazidim + Aminoglykosid
  - Meropenem
- Jenseits des Neugeborenenalters: Cefotaxim oder Ceftriaxon ± Glykopeptid oder Rifampicin (bei V. a. penicillinresistente Pneumokokken)

Pneumonie

Die Mehrzahl der Kinder mit einer **ambulant** erworbenen Pneumonie kann heute ambulant behandelt werden. Säuglinge in den ersten 6 Monaten, schwer kranke und immunsupprimierte Kinder, Kinder mit unzureichender häuslicher Pflege oder fehlender Bereitschaft zur oralen Therapie sind frühzeitig stationär zu behandeln. Bei immungeschwächten und schwer erkrankten Kindern sollte ein Erregernachweis angestrebt werden.

Die **nosokomiale** Pneumonie manifestiert sich nach > 48 h Krankenhausaufenthalt oder innerhalb von 7 Tagen nach der Entlassung. Kinder mit einer abszedierenden Pneumonie mit und ohne Pleuritis müssen stationär behandelt werden. Bei einer Aspirationspneumonie sollte eine Fremdkörperaspiration z. B. durch Erdnüsse oder Spielzeug ausgeschlossen werden.

Die Dauer der Antibiotikabehandlung ist unterschiedlich. Die Antibiotika sollten nach klinischer Stabilisierung so früh wie möglich auf eine orale Therapie umgesetzt und noch 3 bis maximal 5 Tage nach Entfieberung verabreicht werden. In der Regel beträgt die Therapiedauer 7 Tage. Eine abszedierende Pneumonie sollte mindestens 3 Wochen therapiert werden. Legionellen- und Mykoplasmenpneumonien sind 10–14 Tage zu behandeln.

Eine Viruspneumonie ist nur selten kausal behandelbar. Kinder mit Viruspneumonien sind häufig leicht krank und bedürfen nur bei einer bakteriellen Sekundärinfektion einer Antibiotikabehandlung.

Pneumonien durch Herpes-simplex- und Varicella-Zoster-Virus können mit Aciclovir, durch Zytomegalievirus mit Ganciclovir behandelt werden. Bei Influenzavirus-Infektionen wirkt Oseltamivir intravenös und Zanamivir inhalativ.

Ambulant erworbene Pneumonie

Erregerspektrum Variiert je nach Alter: *S. pneumoniae, H. influenzae, Mycoplasma pneumoniae, Bordetella pertussis, Chlamydia trachomatis, Legionella pneumophila,* Respiratory Syncytial Virus (RSV), Parainfluenzavirus, Adenovirus, Rhinovirus, Masernvirus, Varicella-Zoster-Virus (VZV)

Mittel der Wahl

- Neugeborene: Ampicillin / Sulbactam + Aminoglykosid ± Cefotaxim
- Jenseits des Neugeborenenalters: Ampicillin ± Makrolid

Alternativen

- Neugeborene
  - Piperacillin / Tazobactam + Glykopeptid ± Antimykotikum
  - Carbapenem + Glykopeptid ± Antimykotikum
- Jenseits des Neugeborenenalters: Ampicillin / Sulbactam oder Cefuroxim oder Cefotaxim ± Makrolid

Nosokomial erworbene Pneumonie

Erregerspektrum *Klebsiella* spp. und andere *Enterobacteriaceae, S. aureus, P. aeruginosa*, seltener *S. pneumoniae, H. influenzae*

Mittel der Wahl Piperacillin / Tazobactam

Alternativen Ceftazidim oder Cefepim oder Carbapeneme

Aspirationspneumonie

Erregerspektrum Zusätzlich zum aeroben Spektrum der ambulant oder nosokomial erworbenen Pneumonie noch *Peptostreptococcus* spp., *Peptococcus* spp., *Bacteroides* spp., *Prevotella* spp., *Fusobacterium* spp.

Mittel der Wahl

- Ambulant erworben: Ampicillin / Sulbactam
- Nosokomial erworben: Piperacillin / Tazobactam

Alternativen

- Ambulant erworben: Cefuroxim oder Cefotaxim oder Ceftriaxon + Metronidazol oder Clindamycin
- Nosokomial erworben:
  - Cefotaxim oder Ceftriaxon oder Ceftazidim + Metronidazol oder Clindamycin
  - Carbapenem

Pneumonie bei Immunschwäche

Erregerspektrum *S. aureus, P. aeruginosa* und andere Pneumonie-Erreger, opportunistische Erreger inkl. Parasiten, Viren und Pilze

Mittel der Wahl Ceftazidim + Aminoglykosid ± Antimykotikum ± Cotrimoxazol (bei V. a. *Pneumocystis jiroveci)*

Alternativen Ceftazidim oder Carbapenem + Glykopeptid ± Antimykotikum ± Makrolid

Epiglottitis

Erregerspektrum *Streptococcus* spp., *Staphylococcus* spp., *Haemophilus* spp. (früher *H. influenzae* Typ B am häufigsten)

Mittel der Wahl Ampicillin / Sulbactam

Alternativen Cefotaxim oder Ceftriaxon

Nekrotisierende Enterokolitis

Erregerspektrum Meist Mischinfektionen *von E. coli* und anderen *Enterobacteriaceae, Enterococcus* spp., *Bacteroides* spp., weitere Anaerobier

Mittel der Wahl Ampicillin / Sulbactam + Aminoglykosid ± Cefotaxim

Alternativen
- Piperacillin / Tazobactam + Glykopeptid ± Antimykotikum
- Carbapenem + Glykopeptid ± Antimykotikum

Nekrotisierende Fasziitis

Erregerspektrum *S. pyogenes* (selten andere Serotypen), *Staphylococcus* spp., Anaerobier, *Vibrio* spp., meistens Mischinfektionen

Mittel der Wahl Penicillin G + Clindamycin

MERKE
Schon beim V. a. eine nekrotisierende Fasziitis ist ein Chirurg zu konsultieren.

Schwere Wundinfektion

Erregerspektrum *Staphylococcus* spp., S. *pyogenes*, seltener *P. aeruginosa*

Mittel der Wahl Ampicillin / Sulbactam ± Aminoglykosid

Alternativen Piperacillin / Tazobactam, Cefuroxim, Cefotiam oder Ceftazidim

Tier- und Menschenbisse

Bissverletzungen verursachen oberflächliche oder tiefe Traumatisierungen, die mit einem hohen Risiko infektiöser Komplikationen behaftet sind. In Deutschland ist jährlich von etwa 40.000 Bissverletzungen auszugehen. Zu 80 % handelt es sich um Hundebisse, zahlenmäßig gefolgt von Katzen- und Menschenbissen. Weitere Tiere stellen ätiologisch nur einen Bruchteil. Ein ausreichender Tetanusschutz sollte überprüft und bei Bedarf induziert werden. Ferner ist die Indikation zur Tollwutprophylaxe zu überprüfen. Je nachdem, ob es sich um eine oberflächliche, tiefe primär zu versorgende oder um eine infizierte Bisswunde handelt, sind ggf. Röntgenaufnahme, laborchemische Untersuchungen, Blutkulturen und Erregernachweis aus Gewebeproben durchzuführen. Die chirurgische Therapie ist je nach Tiefe und Ausmaß des Bisses zu erwägen. Eine Indikation zur systemischen antimikrobiellen Therapie besteht bei infizierten Bissverletzungen.

Erregerspektrum
- **Hund:** *Pasteurella* spp., *Capnocytophaga canimorsus*, Rabiesvirus
- **Katze:** *Pasteurella multocida, Francisella tularensis, Bartonella henselae*
- **Mensch:** *Eikenella corredens, Staphylococcus aureus*, Hepatitis-B-Virus, HIV

Mittel der Wahl Amoxicillin / Clavulansäure p. o.

Alternativen
- Ampicillin / Sulbactam
- Piperacillin / Tazobactam
- Cefuroxim oder Ceftriaxon oder Cefotaxim + Metronidazol
- Carbapenem

Antibiotikaprophylaxe der bakteriellen Endokarditis

Die im Jahr 2007 veröffentlichten Richtlinien der *American Heart Association* und die Richtlinien der *European Society of Cardiology* von 2009 zur Antibiotikaprophylaxe der bakteriellen Endokarditis berücksichtigen, dass tägliche routinemäßige Aktivitäten für die Entstehung einer bakteriellen Endokarditis ein größeres Risiko darstellen als zahnmedizinische Eingriffe. Dementsprechend wurden die Indikationen für eine Prophylaxe enger gestellt.

MERKE
Eine antibiotische Prophylaxe der Endokarditis ist für Manipulationen der Gingiva, der periapikalen Zahnregion, der oralen Mukosa, der Mukosa des Respirationstrakts, der Haut, von infizierten Hautarealen und muskuloskelettalen Strukturen ausschließlich bei folgenden Konditionen empfohlen:
- Vorhandene Kunstklappe oder wenn Kunstmaterial zur Herzklappensanierung verwendet wurde
- Z. n. infektiöser Endokarditis

- Vorliegen einer kongenitalen Herzerkrankung, und zwar ausschließlich
  - bei bestehender zyanotischer kongenitaler Herzerkrankung (unkorrigierte zyanotische Vitien oder residuelle Defekte, palliative Shunts oder Conduits),
  - während der ersten 6 Monate nach operativer oder interventioneller Sanierung eines kongenitalen Herzfehlers unter Verwendung von Kunstmaterial,
  - bei Z.n. operativer Sanierung mit bestehendem Restdefekt im Areal oder angrenzend an das Areal des implantierten Kunstmaterials.
- Z.n. Herztransplantation und kardialer Valvulopathie

Bei gastrointestinalen und urogenitalen Eingriffen wird eine Antibiotikaprophylaxe zur ausschließlichen Prävention einer bakteriellen Endokarditis nicht länger empfohlen. Eine Ausnahme stellen sicherlich Eingriffe an neutropenischen Patienten dar.

Bei operativen Eingriffen und Traumata unterschiedlichen Ausmaßes von primär nicht sterilen Körperregionen sollte gemäß der natürlichen Flora des verletzten Bereichs zur Prophylaxe einer Bakteriämie und Sepsis eine dem Erregerspektrum gemäße perioperative Antibiotikaprophylaxe durchgeführt werden.

Zum Beispiel wird bei zahnmedizinischen Eingriffen, orientierend an der physiologischen Mundflora, für Kinder eine einmalige prophylaktische Verabreichung der folgenden Antibiotika 30–60 min vor dem Eingriff empfohlen:

- **Oral:** Amoxicillin 50 mg / kg KG (oder Penicillin V); bei Penicillinallergie: Cefalexin 50 mg / kg KG oder Clarithromycin 15 mg / kg KG oder Clindamycin 20 mg / kg KG
- **Intravenös:** Ampicillin 50 mg / kg KG (oder Penicillin G); bei Penicillinallergie: Cefazolin oder Ceftriaxon 50 mg / kg KG oder Clindamycin 20 mg / kg KG

2.7.3 Charakteristika ausgewählter Antibiotika

Penicilline

Penicilline und ihre Derivate sind bewährte Antibiotika mit einer großen therapeutischen Breite. Bei der Anwendung müssen bei steigenden Resistenzraten mancher Bakterien die regionalen Besonderheiten beachtet werden. Das breiteste Wirkspektrum besitzt das Acylaminopenicillin Piperacillin. Durch Kombination mit einem β-Laktamase-Inhibitor kann das Wirkspektrum um β-Laktamase-bildende Erreger wie z. B. *Staphylococcus aureus, Moraxella catarrhalis, Haemophilus influenzae, Enterobacteriaceae* und einige *Bacteroides*-Spezies erweitert werden. Methicillin-resistenter *S. aureus* (MRSA) ist gegen alle Penicilline resistent.

Penicillin G (Benzylpenicillin) / Ampicillin

Präparate (z. B.) Penicillin G (Infectocillin®), Ampicillin (Binotal®)

Eigenschaften Nicht-β-Laktamase-festes Penicillin bzw. Aminopenicillin (β-Laktam-Antibiotika), bakterizid

Wirkspektrum

- Penicillin G: *Streptococcus* spp. (inkl. in Deutschland erworbener *S. pneumoniae), N. meningitidis, Corynebacterium* spp., *Clostridium* spp., Spirochäten
- Ampicillin: *Streptococcus* spp., *Enterococcus faecalis, H. influenzae, H. parainfluenzae, L. monocytogenes*

Pharmakokinetik

- HWZ: durchschnittlich 30–90 min
- Gute Gewebegängigkeit
- Liquorgängigkeit: bei Meningitis 50 %, ansonsten gering
- Ausscheidung: renal 60 %, biliär 30 %

Kontraindikationen Penicillinallergie, infektiöse Mononukleose

Häufige Nebenwirkungen Überempfindlichkeitsreaktionen, Magen-Darm-Beschwerden, Transaminasenanstieg, Krampfanfälle, Jarisch-Herxheimer-Reaktion, Blutgerinnungsstörungen

Dosierung

- Ampicillin: Säuglinge und Kinder: 100–400 mg / kg KG in 3–4 ED, Jugendliche 3–6 × 2 g / d

- Penicillin G: Säuglinge und Kinder: (0,03 –)0,15–0,5 Mio. IE / kg KG in 4–6 ED, Jugendliche: 4–6 × 5 Mio. IE
- Dosisreduktion bei Niereninsuffizienz

Piperacillin

Präparate (z. B.) Piperacillin: Pipril®

Eigenschaften Nicht-β-Laktamase-festes Acylaminopenicillin (β-Laktam-Antibiotika), bakterizid, breiteres Spektrum als Aminopenicillin

Wirkspektrum *Enterobacteriaceae, Pseudomonas* spp. (nur Piperacillin ohne β-Laktamase-Hemmer ausreichend)

Pharmakokinetik
- Gute Gewebegängigkeit
- HWZ: durchschnittlich 60 min
- Liquorgängigkeit: bei Meningitis 33 %, ansonsten gering
- Ausscheidung in aktiver Form: Piperacillin: renal 60–80 %, biliär 0,1–13 %

Kontraindikationen Penicillinallergie, mögliche Kreuzallergie mit anderen β-Laktam-Antibiotika, infektiöse Mononukleose

Häufige Nebenwirkungen Überempfindlichkeitsreaktionen, Magen-Darm-Beschwerden, Krampfanfälle, Blutgerinnungsstörungen, Leberwertanstieg, Janisch-Herxheimer-Reaktion

Dosierung
- Piperacillin: Säuglinge und Kinder: 200–300 (–400) mg / kg KG in 3–4 ED (Tageshöchstdosis 12 g), Jugendliche: 3–4 × 2–4 g (Tageshöchstdosis 16[–24 g])
- Dosisreduktion bei Niereninsuffizienz

Kombination von Amino- und Acylaminopenicillinen mit β-Laktamase-Inhibitoren

Präparate (z. B.) Sulbactam: Combactam®; fixe Kombination von Ampicillin und Sulbactam: Unacid®; fixe Kombination von Piperacillin und Tazobactam: Tazobac®

Eigenschaften β-Laktamase-feste Kombinationen mit Acylaminopenicillinen, bakterizid

Wirkspektrum *Staphylococcus* spp., *Enterobacteriaceae, Pseudomonas* spp. (nur Piperacillin ohne β-Laktamase-Hemmer ausreichend)

Pharmakokinetik
- Gute Gewebegängigkeit
- HWZ: 1–2 h
- Liquorgängigkeit: bei intakten Meningen und Meningitis gering
- Ausscheidung in aktiver Form: 70–85 % renal

Kontraindikationen Penicillinallergie, mögliche Kreuzallergie mit anderen β-Laktam-Antibiotika, infektiöse Mononukleose

Häufige Nebenwirkungen Überempfindlichkeitsreaktionen, Magen-Darm-Beschwerden, Transaminasenanstieg, Blutgerinnungsstörungen

Dosierung
- Sulbactam:
  - Kinder 1–12 Jahre: 50–80 mg / kg in 2–4 ED
  - Jugendliche: 1–4 × 0,5–1 g (Tageshöchstdosis 4 g)
- Ampicillin / Sulbactam:
  - Säuglinge: 100–150(–300) mg / kg in 3–4 ED
  - Kinder 1–12 Jahre: 150(– 300) mg / kg in 3 ED
- Jugendliche: 3–4 × 3 g (Tageshöchstdosis 12 g)
- Piperacillin / Tazobactam:
  - Säuglinge: 100–300 mg / kg in 3–4 ED (nicht zugelassen)
  - Kinder ab 2 bis 12 Jahre bis 40 kg: 225–337,5 mg / kg in 3–4 ED
  - Jugendliche > 12 Jahre und > 40 kg: 3 × 4,5 g (Tageshöchstdosis 18 g)
  - Dosisreduktion bei Niereninsuffizienz

Cephalosporine

Die parenteralen Cephalosporine werden nach dem Wirkspektrum in fünf Gruppen unterteilt

(Gruppe 1: Cefazolin, 2: Cefuroxim, 3a: Ceftriaxon, Cefotaxim, 3b: Ceftazidim, Ceftazidim / Avibactam, 3c: Ceftolozan / Tazobactam, 4: Cefepim, 5: Ceftarolin, Ceftobiprol). Sie zeigen bei den pharmakokinetischen Eigenschaften teilweise erhebliche Unterschiede. Die meisten Cephalosporine werden unverändert renal ausgeschieden. Die durchschnittliche Halbwertszeit nierengesunder Patienten beträgt 1–2 h, bei dem über die Galle ausgeschiedenen Ceftriaxon jedoch 6,5–8 h. Cephalosporine der 1. Generation wie z. B. Cefazolin wirken vorwiegend gegen *Streptococcus* spp. und *Staphylococcus* spp. Cephalosporine der Gruppen 1–4 sind unwirksam gegen methicillinresistenten *Staphylococcus aureus* (MRSA). *Enterococcus* spp. sind gegen alle Cephalosporine resistent.

Cefuroxim

Präparate (z. B.) Cefuroxim: Cefuroxim®

Eigenschaften β-Laktam-Antibiotika, Cephalosporine der 2. Generation, β-Laktamase-stabil, bakterizid

Wirkspektrum *Streptococcus* spp., *Staphylococcus* spp. (außer MRSA), *H. influenzae, Moraxella catarrhalis, E. coli, Klebsiella* spp.

Pharmakokinetik

- HWZ: 70–80 min (Cefuroxim), 40–70 min (Cefotiam)
- Gute Gewebegängigkeit
- Liquorgängigkeit bei Neugeborenen 12–25 %, bei entzündeten Meningen erhöht (Cefuroxim)
- Ausscheidung fast vollständig renal in aktiver Form (Cefuroxim) und nichtaktiver Form (Cefotiam)

Kontraindikationen Allergie (Kreuzallergien mit β-Laktam-Antibiotika möglich)

Häufige Nebenwirkungen Überempfindlichkeitsreaktionen, Magen-Darm-Beschwerden, Eosinophilie, Transaminasenanstieg, Kopfschmerzen, Schwindel, allergische Neutropenie, Alkalische-Phosphatase-Anstieg

Dosierung

- Cefuroxim:
  - Säuglinge und Kinder: 75–150 mg / kg KG in 3–4 ED
  - Jugendliche: 3–4 × (750 mg bis)1,5 g
- Cefotiam:
  - Säuglinge über 3 Monate und Kinder: 50–100(–200) mg / kg KG in 3–4 ED
  - Jugendliche: 3 × 1–2 g
- Dosisreduktion bei Niereninsuffizienz

Cefotaxim, Ceftriaxon, Ceftazidim

Präparate (z. B.) Cefotaxim: Claforan®; Ceftriaxon: Rocephin®; Ceftazidim: Fortum®

Eigenschaften β-Laktam-Antibiotika, Cephalosporine der Generationen 3a (Ceftriaxon und Cefotaxim) und 3b (Ceftazidim), β-Laktamase-stabil, bakterizid, erweitertes Wirkspektrum bei gramnegativen Erregern, Ceftazidim hat gute Wirksamkeit bei *Pseudomonas aeruginosa.*

Wirkspektrum

- Gute Wirksamkeit: *Enterobacteriaceae* (außer Extended-Spectrum-β-Lactamase-[ESBL-] Bildner), methicillinsensible *Staphylococcus* spp., *Streptococcus* spp., *H. influenzae, Neisseria gonorrhoeae, N. meningitidis, Borrelia burgdorferi*
- Ceftazidim: zusätzlich *P. aeruginosa*

Pharmakokinetik

- HWZ: Cefotaxim 50–80 min, Ceftriaxon 7–9 h, Ceftazidim 110 min
- Gute Gewebegängigkeit
- Schlechte Liquorgängigkeit bei intakten Meningen, ansonsten gut
- Ausscheidung von Cefotaxim und Ceftazidim hauptsächlich renal, Ceftriaxon hauptsächlich biliär zu 50 % in aktiver Form, der Rest wird biologisch inaktiv über Fäzes ausgeschieden

Kontraindikationen Allergie (Kreuzallergien mit anderen β-Laktam-Antibiotika möglich), gleichzeitige Gabe von kalziumhaltigen Infusionslösungen (bei Neugeborenen)

Häufige Nebenwirkungen

- Ceftriaxon: Überempfindlichkeitsreaktionen, Venenreizung, Blutungsneigung, Transaminasenanstieg, reversible Cholelithiasis (durch Präzipitation von Ceftriaxon / Kalziumsalz)

- Cefotaxim: Überempfindlichkeitsreaktionen, Blutungsneigung, Kreatininanstieg, Harnstoffanstieg
- Ceftazidim: Überempfindlichkeitsreaktionen, Magen-Darm-Beschwerden, Transaminasenanstieg, Eosinophilie, Thrombozytose

Dosierung
- Cefotaxim:
  - Säuglinge und Kinder: 100–200(–300) mg / kg KG in 2–4 ED
  - Jugendliche: 3 × 1–2 g (Tageshöchstdosis 12 g)
- Ceftriaxon:
  - Säuglinge und Kinder: 50–100 mg / kg KG in 1–2 ED
  - Jugendliche: 1 × 1–2 g (Tageshöchstdosis 4 g)
- Ceftazidim:
  - Säuglinge über 2 Monate und Kinder: 100–150(–200–300) mg / kg KG in 2–3 ED
  - Jugendliche: 3 × 1–2 g (Tageshöchstdosis 6 g)
- Dosisreduktion bei Niereninsuffizienz

Carbapeneme

Carbapeneme sind weiterentwickelte β-Laktam-Antibiotika. Sie sind weitestgehend β-Laktamase-stabil und haben im Vergleich zu Penicillinen und Cephalosporinen ein erweitertes Wirkspektrum. Sie werden teilweise metabolisiert und vorzugsweise renal eliminiert. Methicillinresistenter *S. aureus* (MRSA) ist gegen alle Carbapeneme resistent.

Imipenem / Cilastatin, Meropenem

Präparate (z. B.) Imipenem / Cilastatin: Zienam®; Meropenem: Meronem®

Eigenschaften β-Laktam-Antibiotika, bakterizid, sehr breites Wirkspektrum

Wirkspektrum
- Grampositive Bakterien inkl. *Erysipelothrix rusiopathiae, Actinomyces* spp., *Nocardia* spp., *Enterococcus* spp. (mäßige Wirkung).
- Im gramnegativen Wirkspektrum der Carbapeneme liegen nahezu alle *Enterobacteriaceae* inkl. ESBL-bildenden Bakterien.
- Von den Anaerobiern werden grampositive Kokken und gramnegative Erreger inkl. *Bacteroides fragilis* gut erfasst.

Pharmakokinetik
- HWZ: 60 min
- Geringe Liquorgängigkeit bei Imipenem, gute Liquorgängigkeit für Meropenem
- Renale Ausscheidung (zu 70 % aktive Substanz)

Kontraindikationen Allergie (Kreuzallergien mit anderen β-Laktam-Antibiotika möglich), Schwangerschaft und Stillzeit (relativ), Kinder in den ersten 3 Lebensmonaten (Meropenem)

Häufige Nebenwirkungen
- Imipenem: Überempfindlichkeitsreaktionen, Transaminasenanstieg, Blutungsneigung, Magen-Darm-Beschwerden, zentralnervöse Störungen bis hin zum Status epilepticus (sollte zur Meningitistherapie nicht eingesetzt werden, Überdosierung und zu rasche Injektion können Krampfanfälle auslösen)
- Meropenem: Überempfindlichkeitsreaktionen, Thrombozytose, Kopfschmerzen, Transaminasenanstieg, Entzündung und Schmerzen am Verabreichungsort

Dosierung
- Imipenem:
  - Säuglinge > 3 Monate und Kinder: 60–100 mg / kg KG in 3–4 ED
  - Jugendliche: 3–4 × 1 g bis 3 × 2 g
- Meropenem:
  - Säuglinge > 3 Monate und Kinder: 60–120 mg / kg KG in 3–4 ED
  - Jugendliche 3 × 1–2 g
- Dosisreduktion bei Niereninsuffizienz

Aminoglykoside

Aminoglykoside sind bewährte bakterizide Antibiotika mit einer ausgeprägten, schnell einsetzenden, konzentrationsabhängigen Bakterizidie. Der postantibiotische Effekt kann in Abhängigkeit von Plasmaspiegel, Kombinationspartner und Immunstatus des

Patienten mehrere Stunden andauern. Aufgrund des Oto- und Nephrotoxizitätsrisiko werden Aminoglykoside nur unter TDM ab dem zweiten Behandlungstag eingesetzt.

Gentamicin / Tobramycin

Präparate (z. B.) Gentamicin: Refobacin®; Tobramycin: Gernebcin®

Eigenschaften Aminoglykoside, bakterizid

Wirkspektrum

- Aminoglykoside werden nur als Kombinationspartner eingesetzt.
- Ihr Einsatzgebiet sind die schweren Infektionskrankheiten durch *Enterobacteriaceae, P. aeruginosa* und *Staphylococcus* spp.
- In Kombination mit Penicillinen wirken Aminoglykoside synergistisch auf *Enterococcus* spp., *S. pyogenes, S. agalactiae, L. monocytogenes.*
- In Kombination mit Cephalosporinen besteht ein Synergismus mit gramnegativen Erregern. Tobramycin zeigt gegenüber *Pseudomonas* spp. eine bessere In-vitro-Aktivität als Gentamicin.

Pharmakokinetik

- HWZ: 2–3 h
- Geringe Liquorgängigkeit bei gesunden und entzündeten Meningen (max. 20 %)
- Gute Gewebegängigkeit
- Renale Ausscheidung (zu 90 % als aktive Substanz)

Kontraindikationen Hör- oder Gleichgewichtsschaden, Niereninsuffizienz, gleichzeitige Gabe von potenziell oto- oder nephrotoxischen Medikamenten, neuromuskuläre Vorerkrankungen, 1. Trimenon, Allergie

Häufige Nebenwirkungen Hämaturie, Nephrotoxizität, Neurotoxizität, Ototoxizität

Dosierung

- Säuglinge: Gentamicin 5–7,5 mg / kg KG in 1–3 ED, Tobramycin 5–7,5 mg / kg KG in 1–3 ED
- Kinder: Gentamicin 5 mg / kg KG in 1–3 ED, Tobramycin 5(–10) mg / kg KG in 1–3 ED
- Jugendliche: Gentamicin 3–5(–7) g / kg KG in 1–3 ED, Tobramycin 3–5(–7) mg / kg KG in 1–3 ED
- Begrenzte Anwendungsdauer, obligates Drug-Monitoring:
  - Gentamicin: Talspiegel < 1 (bei lebensbedrohlichen Infektionen oder mehrmaliger Gabe: < 2) mg / l, Spitzenspiegel bei einmaliger Gabe 5–10(–25) mg / l
  - Tobramycin: Talspiegel < 1 (bei lebensbedrohlichen Infektionen oder mehrmaliger Gabe: < 2) mg / l, Spitzenspiegel bei einmaliger Gabe 5–10(–25) mg / l
  - Dosisreduktion bei Niereninsuffizienz

Glykopeptide

Glykopeptide sind relativ großmolekulare, hydrophile, bakterizid wirkende Antibiotika, die die Zellwandsynthese hemmen. Sie wirken ausschließlich gegen grampositive Erreger, u. a. gegen resistente Enterokokken und Staphylokokken, und sind als Reserveantibiotika zu betrachten.

Vancomycin / Teicoplanin

Präparate (z. B.) Vancomycin: Vancocin®; Teicoplanin: Targocid®

Eigenschaften

- Bakterizid
- i. v. und p. o. Applikation möglich

Wirkspektrum

- Glykopeptide werden meist als Kombinationspartner eingesetzt.
- Ihr Einsatzgebiet sind die schweren Infektionskrankheiten durch *Enterococcus* spp. und *Staphylococcus* spp. (inkl. *E. faecium*, methicillinresistente koagulasenegative *Staphylococcus epidermidis* und andere *Staphylococcus* spp. [MRSE] und MRSA).
- Sie wirken auch gegen *Streptococcus* spp., *Clostridium difficile* und *Corynebacterium diphtheriae.*
- Eine p. o. Applikation induziert ausschließlich eine lokale Wirkung.

Pharmakokinetik
- Nach i. v. Gabe:
  - HWZ: Vancomycin 6–8 h, Teicoplanin 70–100 h
  - Geringe Liquorgängigkeit bei gesunden und entzündeten Meningen
  - Proteinbindung: Vancomycin 55 %, Teicoplanin 90 %
  - Renale Ausscheidung als unveränderte Substanz

Kontraindikationen Überempfindlichkeitsreaktion

Häufige Nebenwirkungen Nephrotoxizität, gastrointestinale Beschwerden, Exantheme, Schleimhautentzündungen

Dosierung
- Infusionsdauer sollte 1 h betragen (Red-Man-Syndrom)
- Säuglinge: Vancomycin 10–60 mg / kg KG in 1–4 ED, Teicoplanin 10–20 mg / kg KG in 1 ED
- Kinder: Vancomycin 40–60 mg / kg KG in 2–4 ED, Teicoplanin 10–20(–30) mg / kg KG in 1 ED
- Jugendliche: Vancomycin 2–3 × 1 g, Teicoplanin 1 × 400–800 mg oder 1–2 × 400 mg
- Obligates Drug-Monitoring:
  - Vancomycin: Talspiegel 10–15(–20) mg / l
  - Teicoplanin: Talspiegel 20–25(–40) mg / l
- Dosisreduktion bei Niereninsuffizienz

Metronidazol

Präparate (z. B.) Clont®

Eigenschaften Bakterizid

Wirkspektrum Anaerobier, Parasiten

Pharmakokinetik
- HWZ: 6–8 h
- Gute orale Resorption
- Gute Gewebegängigkeit
- Hauptsächlich renale Ausscheidung

Kontraindikationen Schwere Leberschäden, Erkrankungen des Nervensystems

Häufige Nebenwirkungen Magen-Darm-Beschwerden, periphere Neuropathie, Harnverfärbung, Glossitis, Stomatitis

Dosierung
- Säuglinge: 15–30 mg / kg KG in (1 –)2–3 ED
- Kinder: 15–30 mg / kg KG in (1–)2–3 ED
- Jugendliche: (2 –)3(–4) × 500 mg

Clindamycin

Präparate (z. B.) Sobelin®

Eigenschaften In hoher Dosierung bakterizid, in niedriger bis normaler Dosierung bakteriostatisch

Wirkspektrum *Streptococcus* spp., *Staphylococcus* spp., Anaerobier

Pharmakokinetik
- HWZ: 3 h
- Gute orale Resorption
- Gute Gewebegängigkeit
- Unveränderte renale Ausscheidung von ca. 30 %

Kontraindikationen Eingeschränkte Leberfunktion, Störungen der neuromuskulären Übertragung

Häufige Nebenwirkungen Transaminasenanstieg, Magen-Darm-Beschwerden, Thrombophlebitis (i. v.)

Dosierung
- Säuglinge: 20–40 mg / kg KG in 3 ED
- Kinder: 20–40 mg / kg KG in 3 ED
- Jugendliche: 1,8–2,7 g in 3–4 ED

LITERATUR

Deutsche Gesellschaft für Pädiatrische Infektiologie (2013). DGPI Handbuch: Infektionen bei Kindern und Jugendlichen., 6. A. Stuttgart: Thieme.

Deutsche Gesellschaft für Pädiatrische Kardiologie (2014). S2k-Leitlinie Infektiöse Endokarditis und Endokarditisprophylaxe im Kindes- und Jugendalter. AWMF-Registernummer 023 / 024, www.awmf.org/leitlinien/detail/ll/023-024.html (letzter Zugriff: 27.11.2018).

Kasper DL, Fauci AS (eds.) (2016). Harrison's Infectious Diseases. 3rd ed. New York: Mc Graw Hill.

Long SS, Prober CG, Fischer M (2017). Principles and Practice of Pediatric Infectious Diseases. 5th ed. Philadelphia: Elsevier Saunders.

2

Paul-Ehrlich-Gesellschaft für Chemotherapie e.V. (2018). Sk2-Leitlinie Kalkulierte parenterale Initialtherapie bakterieller Erkrankungen bei Erwachsenen – Update 2018; AWMF-Registernummer 082–006; www.awmf.org/leitlinien/detail/ll/082-006.html (letzter Zugriff: 27.11.2018).
Thalhammer F (2018). Antibiotika & Antiinfektiva. App: Stand 21.6.2018.

WEITERE QUELLEN
Fachinformationen der einzelnen Antibiotika.
The Sanford Guide to Antimicrobial Therapy. Mobile and Web edition (Stand 18.1.2019).

2.8 Techniken

Michael Brackhahn

2.8.1 Endotracheale Intubation

Die endotracheale Intubation dient einerseits der Sicherung der Atemwege und ermöglicht andererseits den Anschluss an ein Beatmungsgerät.

MERKE
Die Intubation eines Kindes wird vielfach als schwieriger empfunden als die eines Erwachsenen. Objektiv sind jenseits der frühen Säuglingsperiode außer dem beengten Oropharynx eher keine wesentlichen Schwierigkeiten zu erwarten.

Der Kehlkopf (KK) des Kindes weist gegenüber dem des Erwachsenen zwei Besonderheiten auf:
- Er liegt bezogen auf die Halswirbelsäule ein bis zwei Wirbelkörper höher als beim Erwachsenen. Einerseits lässt sich die Kehlkopfebene dadurch auch mit dem geraden Laryngoskopspatel leichter visualisieren, andererseits muss ein Verdecken des Kehlkopfeingangs durch einen zu weit vorgeschobenen Spatel vermieden werden.
- Die Kegelform des kindlichen Kehlkopfs bedingt, dass die engste Stelle nicht auf Stimmbandebene, sondern darunter im subglottischen Raum zu erwarten ist. Hierin liegt die Gefahr einer trachealen Traumatisierung durch einen zu groß gewählten Tubus begründet.

Indikationen für eine endotracheale Intubation sind:
- Atemwegssicherung bei anders nicht behandelbaren Obstruktionen der oberen Luftwege, die der maschinellen Beatmung bedarf
- Partielle oder globale respiratorische Insuffizienz, anhaltende Hypoxämie
- Bronchialtoilette
- Aspirationsschutz bei fehlenden Schutzreflexen

Das Erzwingen einer Intubation ohne vorherige Oxygenierung, z. B. mittels Maske, ist nur sehr selten erforderlich, geht aber mit einem deutlich erhöhten Risiko von Intubationsverletzungen (Larynx, Trachea, Zähne) einher. Die Intubation unter kontrollierten oder sogar elektiven Bedingungen ist deshalb unbedingt anzustreben.

MERKE
Durch **Maskenbeatmung** und **O_2-Applikation** lässt sich auch in unübersichtlichen Situationen Zeit für ein geordnetes Vorgehen gewinnen.

Elektive Intubation

Voraussetzung für ein elektives Vorgehen ist ein kardiorespiratorisch kompensierter Zustand, der das Bereitstellen des gesamten Materials und der notwendigen Medikamente ermöglicht und Reanimationsmaßnahmen während des Intubationsvorgangs nicht erwarten lässt. Außerdem muss der Patient nüchtern sein.

Orotracheale Technik

Ausrüstung
- Passende Maske, Guedel-Tubus, Beatmungsbeutel, O_2-Anschluss, suffiziente Absaugung, Magensonde, Intubationsspatel, Tubus (3 Größen), Führungsstab, Medikamente
- Absaugung, Spatel und Beatmungsbeutel auf Funktionsbereitschaft prüfen

Durchführung
1. Der Patient wird durch leichte Überstreckung des Halses in „Schnüffelposition" gebracht (Nackenrolle).
2. O_2 voratmen lassen.
3. Anschluss der Patientenüberwachung: Pulsoxymeter, RR und EKG.
4. Tubusauswahl gemäß ➤ Tab. 2.39; zusätzlich sollten der nächstgrößere und nächstkleinere Tubus bereitgehalten werden. Bei der Benutzung eines Führungsstabs darf dessen Spitze

Tab. 2.39 Anhaltspunkte für die Wahl der Tubusgröße

Alter	Tubusgröße (ID)	Alter	Tubusgröße (ID)
Frühgeborenes	2,5	4–5 Jahre	5,0
Neugeborenes	3,0	6–7 Jahre	5,5
1–6 Monate	3,5	8–9 Jahre	6,0
1 Jahr	4,0	10–11 Jahre	6,5
2–3 Jahre	4,5	ab 12 Jahre	7,0–7,5

ID = Innendurchmesser

zur Vermeidung von laryngotrachealen Verletzungen nicht über die Tubusspitze hinausreichen (Verletzungsgefahr).

5. Narkoseeinleitung: Propofol 3–5 mg / kg KG i. v. oder Thiopental 4–6 mg / kg KG i. v. Beim kreislaufinstabilen Patienten ggf. Ausweichen auf Ketamin 2,5–3 mg / kg KG i. v. oder S-Ketamin (1,5–2 mg / kg KG i. v.).
6. Maskenbeatmung manuell oder über Respirator (druckkontrolliert, p_{max} 12–15 cmH_2O, Frequenz altersadaptiert).
7. Relaxierung des Patienten mit Rocuronium 0,6–1 mg / kg KG i. v. oder Mivacurium 0,2 mg / kg KG i. v. Damit lassen sich nach 60 s (Rocuronium) bis 120 s (Mivacurium) gute Intubationsbedingungen herstellen.

MERKE

Auf depolarisierende Muskelrelaxanzien (Succinylcholin) sollte bei elektiven Intubationen wegen der bekannten Komplikationen (Hyperkaliämie, Rhabdomyolyse etc.) verzichtet werden.

8. Zwischenzeitlich erneute Maskenbeatmung.
9. Einsetzen des Intubationsspatels mittig unter leichtem Verschieben der Zunge nach links.
10. Vorschieben der Spatelspitze zum Zungengrund an der Basis der Epiglottis. Durch vorsichtiges Anheben der Epiglottis mittels Zug am Laryngoskop (Vermeidung hebelnder Bewegungen, die Zahnkeime oder Zähne beschädigen können) Visualisierung des KK-Eingangs mit der Stimmritze. Vorschieben des Tubus unter Sicht, unter leichtem Druck von außen auf den KK mit dem kleinen Finger der linken, das Laryngoskop haltenden Hand oder durch einen Helfer (> Abb. 2.15). Das

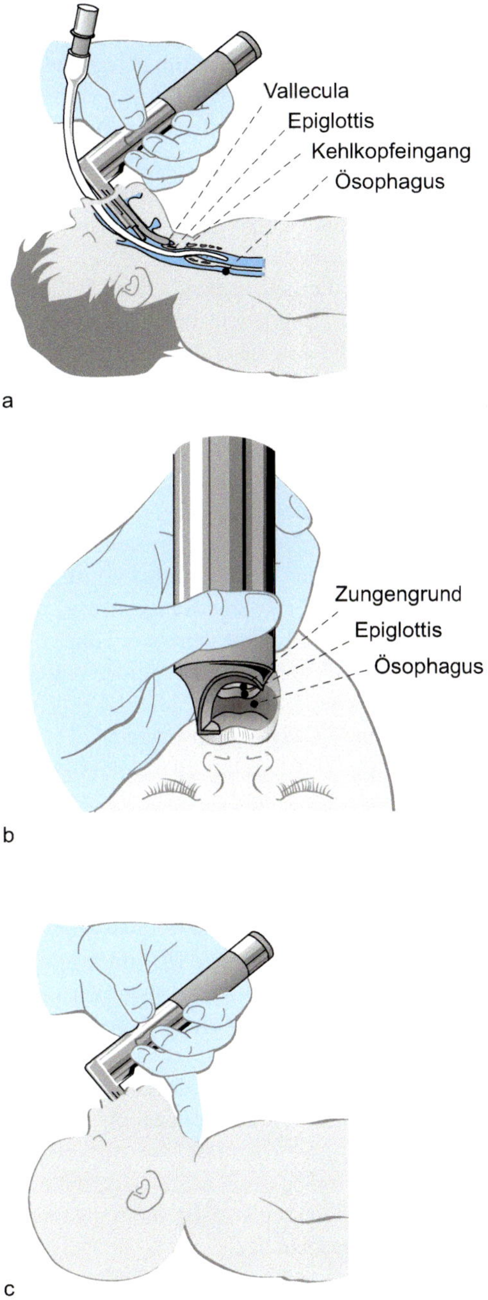

Abb. 2.15 Orotracheale Technik:
a) Orale Intubation mit einem geraden Spatel, dessen Spitze vor der Epiglottis platziert wurde. Kopf in typischer „Schnüffelposition".
b) Anatomische Strukturen im Gesichtsfeld des Intubierenden.
c) Beim Säugling drückt der kleine Finger der linken Hand auf den Kehlkopf, um die Sicht auf die Stimmritze zu verbessern. [R394]

2

proximale Ende der meist schwarzen Markierung der Tubusspitze sollte in der Stimmbandebene zu liegen kommen, um eine einseitige Intubation durch einen zu tief vorgeschobenen Tubus bzw. eine akzidentelle Extubation durch einen nicht weit genug vorgeschobenen Tubus zu vermeiden. Ablesen der Tubuslänge bis zur Zahnreihe und Dokumentation dieses Werts in der Patientenakte.

11. Obligat ist die anschließende Auskultation beider Thoraxhälften, insbesondere der Oberfelder, und des Epigastriums unter manueller Beatmung. Ein nur einseitiges Atemgeräusch zeigt eine zu tiefe, ein blubberndes Geräusch über dem Epigastrium eine akzidentelle ösophageale Intubation an.
12. Eine typische Kapnografiekurve (Aufzeichnung der endtidalen CO_2-Konzentration) ist ein sicheres Zeichen für eine korrekte Intubation (Ausnahmen: Früh- und Neugeborene, Sistieren des CO_2-Transports zur Lunge bei Kreislaufstillstand). Weitere Hinweise sind eine seitengleiche Thoraxexkursion und eine konstant hohe S_aO_2 in der Pulsoxymetrie.
13. Fixierung des Tubus mit Pflaster an Oberlippe und Wange, anschließend erneute Laryngoskopie zur Lagekontrolle und Einbringen eines Guedel-Tubus, um Obstruktion und Dislokation des Tubus durch Kopfbewegungen oder Beißreflexe zu vermeiden.
14. Erneute Auskultation und Dokumentation des beidseitigen Atemgeräuschs sowie der Längenmarkierung des Tubus an der Lippe.
15. Nachweis einer hörbaren Leckage des Tubus ab 24–28 cmH_2O Beatmungsdruck („Nebenluft"-Test). Dies ist das Zeichen, dass die Tubusgröße richtig ist. Damit ist eine druckbedingte Traumatisierung der Trachea zu vermeiden; wenn der Tubus zu groß ist, dann Austausch gegen einen kleineren.
16. Anlage einer Magensonde zur Entfernung von Luft aus dem Magen, die häufig während der Maskenbeatmung dorthin gelangt.

Nasotracheale Intubation

Indikationen

- Langzeitintubation
- Sicherere Tubusfixierung gegenüber orotrachealer Intubation, insbesondere bei Neugeborenen und Säuglingen

Kontraindikationen

- Mittelgesichtsfraktur
- Schädelbasis(trümmer)fraktur
- Gerinnungsstörungen
- Sinusitis

Durchführung

1. Zusätzliche Bereitlegung einer Magill-Zange.
2. Absaugen der Nasengänge, Gabe abschwellender Nasentropfen (Einwirkzeit 5 min). Diese sollten nicht bei Neugeborenen und Säuglingen angewendet werden.
3. Kopflagerung, Präoxygenierung und Monitoring wie unter orotrachealer Intubation beschrieben.
4. Nach Narkoseeinleitung und Relaxierung (s. o.) vorsichtiges Einführen des Tubus durch den unteren Nasengang in den Pharynx (dabei Gefahr von Blutungen aus Adenoiden; diese haben jedoch nur eine geringe klinische Bedeutung, da die Blutung meist schnell zum Stehen kommt). Bedarfsweise kann nun bei manuellem Verschluss von Mund und kontralateralem Nasenloch eine Zwischenbeatmung mit hoher O_2-Konzentration erfolgen (v. a. bei Säuglingen mit ihrer altersentsprechenden niedrigen funktionellen Residualkapazität und dadurch bedingtem schnellem Sättigungsabfall).
5. Einführung des Laryngoskopspatels (s. o.).
6. Vorschieben des Tubus in den KK durch Drehung unter Ausnutzung seiner Vorkrümmung oder mithilfe der Magill-Zange. Vorsichtiges weiteres Vorschieben des Tubus in die Trachea unter leichten Drehbewegungen, günstigerweise unter leichter Entlastung des Drucks der Spatelspitze. Hilfreich kann dabei auch eine stufenweise Vorbeugung des Kopfes sein. Verzicht auf die Anwendung grober Kraft, evtl. Wechsel auf kleineren Tubus.
7. Weiteres Vorgehen wie bei orotrachealer Intubation (s. o.). Nach einem erfolglosen nasotrachealen Intubationsversuch Zwischenbeatmung über den in den Pharynx zurückgezogenen Tubus (s. o.), um eine erneute, möglicherweise traumatisierende Nasenpassage des Tubus sowie den

zeitraubenden Wechsel auf die Maskenbeatmung zu vermeiden.

Notfallintubation

Die Technik der schnellen Notfallintubation (vielfach noch als „Crash"-Intubation oder Rapid Sequence Induction [RSI] bezeichnet) wird bei nicht nüchternen Patienten und damit regelhaft im Notfall angewandt, um die Gefahr der Regurgitation von Mageninhalt mit konsekutiver Aspiration zu verhindern. Dem steht das Hypoxierisiko gerade kleiner Kinder mit ihren überaus begrenzten Sauerstoffreserven gegenüber (geringe funktionelle Residualkapazität [FRC] bei hohem O_2-Verbrauch). Deshalb wird nun auch hier eine Zwischenbeatmung über Maske empfohlen, allerdings unter strikter Beachtung einer Druckbegrenzung (< 15 cmH_2O). Grundsätzlich ist zu bedenken, dass Folgeschäden einer Hypoxie deutlich schwerwiegender sind als die einer Aspiration.

Durchführung

1. Anlage eines i. v. Zugangs.
2. Die Neuanlage einer Magensonde zur weitgehenden Entleerung des Magens ist bei vermuteten größeren Mengen flüssigen Mageninhalts wie z. B. bei Dünndarmileus, hypertropher Pylorusstenose oder bei posttraumatischen gastralen Blutansammlungen vorteilhaft. Ansonsten müssen im Sinne einer Nutzen-Risiko-Abwägung der Stress durch die Anlage einer Magensonde beim wachen Kind und das dadurch erhöhte Aspirationsrisiko mit berücksichtigt werden. Die Neuanlage einer Magensonde vor jeder Notfallintubation kann daher nicht mehr generell empfohlen werden. Allerdings ist eine liegende Magensonde unmittelbar vor dem Intubationsvorgang wieder zu entfernen, da sie als Leitschiene für Regurgitation dienen kann.
3. Präoxygenierung (Voratmen reinen Sauerstoffs) für 3–5 min.
4. Narkoseeinleitung mit Propofol 3–5 mg / kg KG oder Thiopental 5 mg / kg KG. Alternativ ist bei Kindern im hypovolämischen Schock die Einleitung mit S-Ketamin 1,5–3 mg / kg KG empfehlenswert, um eine größere hämodynamische Stabilität zu erreichen.
5. Relaxierung mit Rocuronium 1 mg / kg KG. Nach 30–45 s tritt eine Muskelerschlaffung ein, die allerdings während der Wirkdauer von 1 h eine Spontanatmung des Kindes unmöglich macht. Als Antagonist ist Sugammadex (Bridion®, 0,5–1 mg / kg KG) verfügbar. Deshalb kann bei befürchteten Intubationshindernissen, z. B. bei anatomischen Anomalien, auf Succinylcholin 2–3 mg / kg KG ausgewichen werden. Ansonsten sollte aufgrund des gravierenden Nebenwirkungsprofils (Bradykardie bis zur Asystolie, Auslösung einer malignen Hyperthermie) auf diese Substanz verzichtet werden.
6. In der Zwischenzeit Maskenbeatmung mit einer voreingestellten Druckbegrenzung auf 10–15 cmH_2O am Beatmungsbeutel oder -gerät, um ein Aufblähen des Magens zu verhindern.
7. Orotracheale Intubation und sichere Tubusfixierung wie oben beschrieben.
8. (Erneute) Anlage einer Magensonde.

Die Notfallintubation kleiner Kinder ist häufig stark angstbesetzt. Überlegtes Vorgehen hilft, diese Situation stressärmer zu gestalten. Falls Visualisierung des Larynx und / oder Platzierung des Tubus auf Anhieb nicht gelingen, sollte frühzeitig mit einer erneuten Zwischenbeatmung über Maske begonnen werden, bevor es hypoxämiebedingt zu einer Bradykardie kommt. Die Maskenbeatmung, evtl. unterstützt mit einem Guedel-Tubus passender Größe, kann als lebensrettende Überbrückung dienen; alternativ kann auch eine Larynxmaske (s. u.) zum Einsatz kommen. Die Anzahl und Dauer von Intubationsversuchen ist demgegenüber zu begrenzen, da die damit verbundene Traumatisierung (Schwellung, Blutung, bleibende Schäden durch Verletzung von Larynx oder Trachea) Ursache von Mortalität und gravierender Morbidität sein kann.

Bei voraussehbar „schwieriger" Intubation, z. B. bei Fehlbildungen wie der Pierre-Robin-Sequenz, großen Hämangiomen von Mundboden und Hals oder entzündlichen Veränderungen wie peritonsillären Abszessen oder Epiglottitis, sind unbedingt Vorkehrungen zu treffen, falls weder Intubation noch Maskenbeatmung gelingt („Cannot intubate, cannot ventilate"-Situation).

Alternative Techniken

Videolaryngoskopie

Es gibt unzählige technisch sehr unterschiedliche Videolaryngoskopie-Techniken. Im Bereich der Pädiatrie sollte ein Hersteller gewählt werden, der auch kleine Videolaryngoskopie-Spatel anbietet. Allen Verfahren liegt das gleiche Prinzip zugrunde: Durch die an der Spitze des Videolaryngoskops verbaute Kamera lässt sich die Glottis visualisieren, ohne dass von außen Manipulationen an Kopf und Hals durchgeführt werden müssen. Die hierbei auftretenden teilweise sehr hohen Zug- und Druckkräfte sind v. a. bei Verletzungen der HWS unbedingt zu vermeiden!

Dieses Verfahren ist inzwischen als Standard bei der erwarteten schwierigen Intubation etabliert, auch wenn die fiberoptische Intubation der Goldstandard bleibt. In der gefürchteten „Cannot intubate, cannot ventilate“-Situation ist die Videolaryngoskopie jedoch deutlich schneller verfügbar als die Fiberoptik.

Fiberoptische Intubation

Die Technik der Bronchoskopie ist in ➤ Kap. 1.5 beschrieben. Bei der fiberoptischen Intubation wird der Tubus zunächst auf ein flexibles Bronchoskop gefädelt, dessen Spitze anschließend am sedierten, spontan atmenden Kind nasal eingeführt und in die Trachea vorgeschoben wird. Dann wird der aufgefädelte Tubus, das Bronchoskop als Führung benutzend, nach Vertiefung der Sedierung vorsichtig in die Trachea eingeführt.

Dieses Verfahren ist als Goldstandard bei der erwarteten schwierigen Intubation anzusehen. In der gefürchteten „Cannot intubate, cannot ventilate“-Situation ist jedoch die Vorbereitung zu aufwendig.

Kehlkopfmaske

Die Kehlkopfmaske bietet keinen Aspirationsschutz und wird deshalb in der Notfall- und Intensivmedizin fast ausschließlich überbrückend angewandt. Bei akut auftretenden Atemwegsproblemen kann sie lebensrettend sein, sodass jeder in diesem Bereich Tätige mit der Handhabung vertraut sein sollte (➤ Abb. 2.16).

Kehlkopfmasken für die Pädiatrie sind in den Größen 1 (für Kinder bis 5 kg), 1½ (5–10 kg), 2 (10–20 kg) und 2½ (ab 20 kg) erhältlich.

Durchführung

1. Voratmen von Sauerstoff, wenn möglich
2. Tiefe Sedierung, falls keine Bewusstlosigkeit besteht
3. Vollständiges Entleeren des Cuffs der Kehlkopfmaske und Benetzung mit einem Gleitmittel
4. Vorsichtiges Anheben des Kopfes, maximale passive Mundöffnung
5. Vorschieben der Kehlkopfmaske unter Führung des Zeigefingers in Richtung der Rachenhinterwand bis zum Erreichen eines leicht federnden Widerstands
6. Aufblasen des Cuffs bis 60 cmH_2O
7. Fixierung der Kehlkopfmaske

In aller Regel lässt sich anschließend zumindest eine Oxygenierung des Kindes sicherstellen, auch wenn sich bei großer Undichtigkeit manchmal keine dauerhaft suffiziente Ventilation erreichen lässt.

Notfallkoniotomie

Als Ultima Ratio wird weiterhin die Koniotomie, d. h. die Inzision des membranösen Kehlkopfanteils zwischen Schild- und Ringknorpel, empfohlen (➤ Abb. 2.17). Bei konsequentem Training der verschiedenen Methoden der Atemwegssicherung wird dieser stark traumatisierende Zugang extrem seltenen Fällen vorbehalten bleiben. Kommerziell erhältliche Sets können die Durchführung erleichtern.

Die Fixierung in der Mittellinie für die Inzision des bei Säuglingen und Kleinkindern noch sehr weichen KK-Knorpels kann schwierig sein, Blutungen aus thyreoidalen Gefäßen können die Orientierung erschweren und zu Blutaspiration führen.

In verzweifelten Situationen kann alternativ die Pars membranacea zwischen Schild- und Ringknorpel mit einer Venenverweilkanüle punktiert und eine Oxygenierung mittels eines angeschlossenen Schlauchsystems und eines zwischengeschalteten Tubusadapters der Größe 3,0 begonnen werden. Dazu wird analog zur Jet-Ventilation, aber weniger effektiv, O_2 mit hohem Fluss insuffliert.

Alternativ können hier auch spezielle Stichkoniotomienadeln eingesetzt werden.

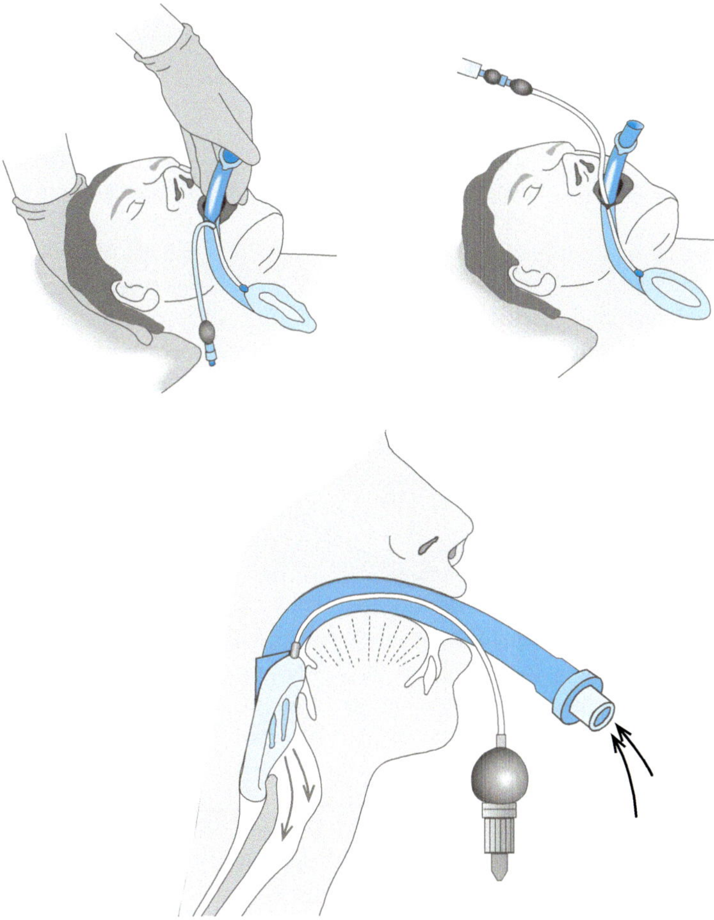

Abb. 2.16 Schematische Darstellung der Einführung einer Kehlkopfmaske [R394]

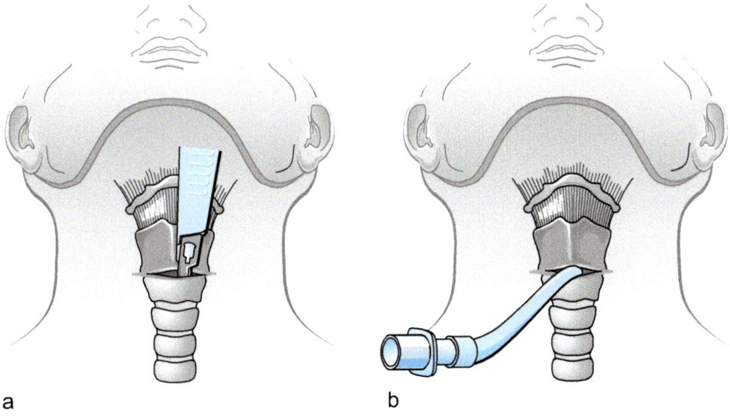

Abb. 2.17 Notfallkoniotomie:
a) Inzision mit dem Skalpell zwischen Schild- und Ringknorpel, anschließend Einbringen eines Tubus
b) Punktion der Trachea durch die Pars membranacea des Kehlkopfes mit einer großlumigen Verweilkanüle. Verbindung des Luer-Lock-Anschlusses mit dem Konnektor eines Säuglingstubus ID 3,0 mm, anschließend O_2-Insufflation möglich [R394]

Komplikationen der Intubation

Typische Komplikationen der endotrachealen Intubation sind:
- Hypoxämie und Bradykardie, wenn es zu lange dauert
- Verletzung von Zahnanlagen, Zähnen, Gaumen, Zunge, Mundhöhle und Kehlkopf
- Bronchospasmus (bei zu wachem Kind)
- Arrhythmien
- Aspiration mit konsekutiver Pneumonie
- Komplikationen der Langzeitintubation: Druckulzera an Nase, Lippen, in der Mundhöhle, tracheoösophageale Fisteln
- Subglottische Trachealstenosen durch Druckschädigung bei zu groß gewähltem Tubus (Auftreten bereits nach wenigen Stunden Intubationszeit möglich)
- Atelektase besonders der Oberlappen durch zu tiefe, d. h. einseitige Intubation

Die meisten dieser Komplikationen können rasch entdeckt und einfach behoben werden. Die gravierende Komplikation der subglottischen Stenose tritt signifikant häufiger bei wenig erfahrenen Ärzten durch die Anwendung zu großer Tuben auf, die konsequente Anwendung des oben beschriebenen „Nebenluft"-Tests nach erfolgter Intubation kann die Häufigkeit dieses Schadens deutlich senken. Außerdem muss beachtet werden, dass Kinder mit kritisch verminderter Perfusion der trachealen Strukturen (z. B. Kreislaufschock mit hoch dosierter vasokonstriktorischer Therapie) subglottische Stenosen nach Intubation signifikant häufiger zeigen.

Die Anwendung von Tuben mit Cuff bei Säuglingen und Kleinkindern wird weiterhin kontrovers diskutiert. Allenfalls sollten speziell für Kinder konzipierte Spezial-Cuff-Tuben (z. B. Micro-Cuff®) unter kontinuierlicher Überwachung des Cuffdrucks benutzt werden.

2.8.2 Trachealsekretgewinnung

Die Gewinnung von Trachealsekret hat zentrale Bedeutung für die zielgerichtete antimikrobielle Therapie bei bronchopulmonalen Infektionen. Nach Aspiration von Mekonium oder Mageninhalt wird die tracheobronchiale Absaugung therapeutisch eingesetzt.

Dabei wird beim intubierten Kind über einen gebräuchlichen Absaugkatheter mit Begrenzung des Sogs auf –0,2 (Neugeborene, junge Säuglinge) bis –0,5 bar (ältere Kinder) unter sterilen Bedingungen abgesaugt. Im respiratorischen Versagen werden geschlossene Absaugsysteme bevorzugt, die einem Abfall des PEEP-Niveaus während des Absaugvorgangs entgegenwirken.

Zur diagnostischen Sekretgewinnung aus den peripheren Bronchien, z. B. bei einer interstitiellen Pneumonie oder therapeutisch bei Mukoviszidose, kann eine **bronchoalveoläre Lavage** (BAL) indiziert sein. Hierbei muss beachtet werden, dass vorbestehende Gasaustauschstörungen postinterventionell durch die eingebrachte Flüssigkeit erheblich zunehmen können. Insofern ist die Indikation zur BAL unter kritischer Nutzen-Risiko-Abwägung zu stellen. Bei Atelektasen ist i. d. R. eine differenzierte Beatmungs- und Lagerungstherapie der BAL zur Eröffnung der atelektatischen Bezirke überlegen.

BAL beim intubierten Patienten

1. Bereitstellung körperwarmer Spüllösung: physiologische NaCl-Lösung, ggf. 1 : 10 mit NaCl verdünnte N-Acetylcystein-(ACC-)Lösung zur Verflüssigung sehr zähen Sekrets.
2. Adäquate Vertiefung der Sedierung, z. B. mit Propofol oder Thiopental.
3. F_iO_2 1,0 für 3–5 min.
4. Bereitstellung von Auffanggefäßen.
5. Instillation von 2–5 ml / kg Spüllösung über einen tief tracheal eingeführten Katheter. Dabei kann durch kontralaterale Drehung des Kopfes eine Seite bevorzugt gespült werden.
6. Mehrmaliges kräftiges manuelles Blähen mit dem Atembeutel.
7. Absaugen mit max. –0,5 bar über eine sterile Sekretfalle. Rückgewinnungsquote 15–20 %.
8. Evtl. Wiederholen der Prozedur nach Drehung des Kopfes auf die andere Seite.
9. Erneutes manuelles Blähen (evtl. kurzzeitiger Spitzendruck von 40–50 cmH_2O) mit anschließendem Plateau.

Insbesondere bei älteren Kindern stehen geeignete flexible Bronchoskope mit Absaugkanal zur Verfügung, sodass hier die BAL bevorzugt gezielt fiberoptisch erfolgen sollte.

BAL beim nichtintubierten Patienten

Aufgrund der technischen Schwierigkeit der Durchführung ist die BAL hier speziellen Indikationen vorbehalten, z. B. Patienten mit neuromuskulären Erkrankungen wie Muskeldystrophie, bei denen auch eine kurzzeitige Intubation vermieden werden soll. Wache, ansprechbare Kinder werden vor der Prozedur über den zu erwartenden starken Hustenreiz aufgeklärt.

1. Verabreichung abschwellender Nasentropfen
2. Instillation von Lokalanästhesiespray in Nase und Pharynx
3. Bereithalten von O_2 und Beatmungsbeutel
4. Vorschieben eines mit Gleitmittel vorbehandelten Absaugkatheters durch die Nase bis vor den Kehlkopf (erkennbar an über dem Katheter hörbaren Atemgeräuschen)
5. Vorschieben des Katheters bei tiefer Inspiration, evtl. nach Aufforderung des Patienten
6. Bei starkem Hustenreiz hohe Wahrscheinlichkeit für tracheobronchiale Lage der Katheterspitze

Wenn das Manöver nicht sofort gelingt, kann es in unterschiedlichen Beugepositionen des Kopfes wiederholt werden. Alternativ kann beim nüchternen Kind in Kurznarkose mithilfe des Laryngoskops ein Absaugkatheter unter direkter Sicht in die Trachea vorgeschoben werden.

2.8.3 Magen-/Duodenalsonde

Magen- und Duodenalsonden werden sowohl bei bewusstlosen, sedierten oder anästhesierten als auch bei wachen Kindern gelegt. Bis zum Schulalter kann keine Patientenkooperation erwartet werden, danach ist die Compliance vom Temperament des Kindes abhängig. Indikationen und Kontraindikationen: ➤ Box 2.7.

BOX 2.7

Indikationen und Kontraindikationen der Magen-/Duodenalsonde

Indikationen

- Magenentleerung bei Ileus, Pankreatitis etc.
- Magenentleerung vor „Crash"-Einleitung
- Magenspülung nach Ingestionsunfällen
- Ernährungssonde
- Dauermedikation schlecht schmeckender Substanzen
- Therapeutisch/diagnostisch bei Blutungen im oberen Gastrointestinaltrakt
- Luftentleerung nach protrahierter oder schwieriger Maskenbeatmung bei intubierten und beatmeten Kindern

Kontraindikationen

- Nasale Sonde bei schwerer Gerinnungsstörung
- Blindes Vorschieben bei (V.a.) Mittelgesichts-/Schädelbasisfraktur

Magensonde

Für Verweilsonden wird vorzugsweise der nasoösophageale Zugang gewählt. Vor der Prozedur sollten abschwellende Nasentropfen angewandt werden. **Cave:** nicht bei Neugeborenen und Säuglingen!

Durchführung am wachen Patienten

1. Immobilisieren des Säuglings oder Kleinkinds durch enges Einrollen in ein Handtuch.
2. Anfeuchten der Sonde mit Patientenspeichel oder Gleitmittel.
3. Abmessen der Länge (von der Nasenspitze um ein Ohr herum bis 5 cm unterhalb des Processus xiphoideus).
4. Einführen der Sonde in den unteren Nasengang und langsames Vorschieben. Ein Widerstand durch Adenoide sollte zur Vermeidung von Blutungen nur durch sanften Druck bzw. Drehen der Sonde überwunden werden. (Durch Tiefkühlung versteifte Sonden dürfen nicht benutzt werden!)
5. Die Verfolgung eines anatomisch vorgegebenen Weges erfordert Gefühl, keine Gewalt.
6. Das kooperative Kind wird nun zum Schlucken aufgefordert.
7. Vorschieben der Sonde bis zur abgemessenen Länge bzw. bis Magensaft über die Sonde zurückläuft oder aspiriert werden kann.

8. Lagekontrolle durch Luftinsufflation und Auskultation im Epigastrium (nur bedingt aussagekräftig, da auch in den distalen Ösophagus insufflierte Luft über dem Magen auskultiert werden kann). Ist man unsicher, wo die Sonde liegt, kann der pH-Wert mit einem Teststreifen bestimmt werden.

Alternativ kann versucht werden, ältere Kinder „spielerisch" die Sonde beim Trinken schlucken zu lassen.

Zur Entleerung des Magens vor einer Notfallintubation oder nach einem Ingestionsunfall sind großlumige Sonden erforderlich, die oral eingeführt werden.

TIPP

Ein Herauswürgen der Sonde aus dem Pharynx beim wachen Kind kann vermieden werden, indem das Vorschieben während der Inspiration erfolgt. Sollte dabei akzidentell die Sonde die Trachea erreichen, wird dies durch einen starken Hustenanfall offensichtlich.

Rollt sich die Sonde beim bewusstlosen Kind im Pharynx auf, kann sie durch zwei in den Pharynx eingeführte Finger in die richtige Richtung dirigiert werden.

Duodenalsonde

Duodenalsonden werden fast ausschließlich als Ernährungssonden gelegt. Auch bei kritisch kranken Kindern ist fast immer (unter Beachtung chirurgischer Kontraindikationen: z. B. frische Dünndarmnähte) zumindest eine partielle enterale Ernährung möglich. Bei Magenentleerungsstörungen bietet sich dafür die Duodenalsonde an, die bei bestehender perkutaner Gastrostomie auch über das Stoma vorgeschoben werden kann.

Gegenüber der Magensonde besteht die zusätzliche Schwierigkeit bei der Anlage im Vorschieben der Sonde durch den Pylorus ins Duodenum bis zum Treitz-Band. Dafür sind relativ dünne Silikonsonden mit einer Spitze in Olivenform sowie einem Spiraldraht-Mandrin am besten geeignet, da sie gut dirigierbar sind.

Durchführung

1. Vorgehen wie bei der Magensonde beschrieben.
2. Nach Erreichen des Magens weiteres Vorschieben entlang der großen Kurvatur durch Drehen von Sonde und Mandrin, Rechtsseitenlage des Kindes und rhythmische Massage der Bauchwand über dem Magen.
3. Bei vermutetem Widerstand durch quer liegende Sondenspitze vor dem Pylorus kann die Passage durch Zurückziehen des Mandrins um 0,5–2 cm erleichtert werden. Gelegentlich lässt sich auch das duodenale C besser überwinden, wenn die Mandrinspitze im Magen verbleibt und nur die Sonde vorgeschoben wird. Lässt sich der Pylorus auch so nicht passieren, hilft mit einiger Latenzzeit die natürliche Peristaltik weiter. Auf die zusätzliche Gabe von Metoclopramid, um diese Zeit zu verkürzen, sollte wegen möglicher Hyperkinesien als Nebenwirkungen bei Kleinkindern verzichtet werden!
4. Die pH-Messung aus dem Aspirat gibt Aufschluss, ob die Sondenspitze den Pylorus passiert hat.

Bei Früh- und Neugeborenen sowie sehr schlanken Kleinkindern führt das skizzierte Vorgehen häufig zum Erfolg. Ansonsten wird für ein erfolgreiches Platzieren eine radiologische Durchleuchtung erforderlich, die ein Vorschieben unter Sicht ermöglicht.

Heutzutage sollte eine Duodenalsonde komplett endoskopisch platziert werden.

Komplikationen von Magen-/Duodenalsonden

- Intratracheale Fehllage (Husten-/Zyanoseanfälle)
- Blutung
- Nasale/pharyngeale Verletzungen
- Aspiration (Sonde als Leitschiene)
- Intrakranielle Fehllage bei unerkannter Schädelbasisfraktur (sehr selten)

2.8.4 Pleurapunktion, Pleuradrainage

Pleurapunktion und Pleuradrainage sind bei Kindern technisch relativ einfach durchzuführen, weil die Thoraxwand meist dünn ist. Die engen Interkostalräume stellen bei Verwendung größenadaptierter Systeme kein besonderes Problem dar.

MERKE

Zur Ausrüstung im Notarztwagen und in der Notfallaufnahme gehören unbedingt Systeme unterschiedlicher Größe für alle Altersgruppen.

Indikationen

- Diagnostisch: Probepunktion vor Anlage einer Drainage, bei Pleuraempyem bakteriologische Diagnostik, bei Pleuraerguss zusätzlich virologische, zytologische und laborchemische Diagnostik
- Therapeutisch: Spannungspneumothorax, massiver Befund bei Pleuraerguss / Pleuraempyem, nach Thorakotomie, Hämatothorax

MERKE

Patienten ohne Bewusstseinsstörung müssen für das Verfahren immer ausreichend analgosediert werden (z. B. Ketamin, Propofol + Lokalanästhesie, ➤ Kap. 2.6). Nur in extremen Ausnahmesituationen, bei Vorliegen eines bedrohlichen Spannungspneumothorax, kann darauf verzichtet werden, um die überlebenswichtige Punktion sofort durchzuführen.

Pleurapunktion

Durchführung

1. Vorbereitung der Ausrüstung.
2. Aufklärung von Patient und / oder Eltern.
3. Adäquate Analgosedierung zur Immobilisation des Patienten.
4. Wahl des Punktionsortes und großflächige chirurgische Desinfektion; typische Punktionsorte: ➤ Abb. 2.18.
5. Lokalanästhesie: 1–3 ml Lokalanästhetikum mit einer 24-G-Kanüle bis auf die Pleura injizieren (➤ Abb. 2.19).
6. Zur Punktion Verwendung von 24-G-Verweilkanülen für Säuglinge und Kleinkinder, von 22-G- oder 20-G-Kanülen für ältere Kinder.
7. Horizontales Vorschieben der Kanüle mit aufgesetzter Spritze in der Mitte des ICR (➤ Abb. 2.20). **Cave:** Hinter dem Unterrand der jeweiligen Rippe liegen A., V. und N. intercostalis.
8. Aspiration von Luft oder Flüssigkeit zeigt das Erreichen des Pleuraraums an. Fixierung der Metallnadel mit einer Hand und unter gleichzeitigem Vorschieben des Kunststoffmantels, anschließendes Zurückziehen der Nadel, Verschluss der Verweilkanüle mit dem Daumen, Aufsetzen der vorbereiteten kurzen Schlauchleitung mit Drei-Wege-Hahn. Absaugung von Luft / Flüssigkeit über eine zusätzliche Spritze (bei Verwendung einer Verweilkanüle ist bei Annäherung der Pleurablätter oder akzidentell zu weitem Vorschieben des Systems die Verletzungsgefahr für die Pleura visceralis geringer).
9. Bei Verwendung einer reinen Metallkanüle kann die Haut einen ICR tiefer punktiert und der Stichkanal nach schräg oben geführt werden, der sich nach Entfernen der Nadel durch Verschiebung der penetrierten Gewebeschichten gegeneinander sofort wieder verschließt. (Der weiche Kunststoff einer Verweilkanüle würde bei dieser Technik abknicken.)

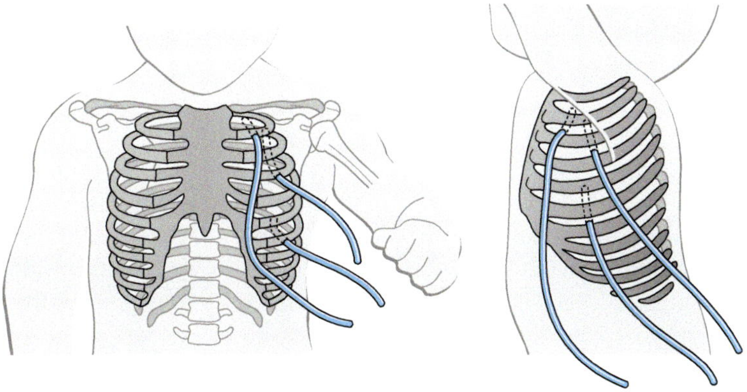

Abb. 2.18 Typische Stellen für Thoraxdrainagen, die je nach Lage eines Pleuraergusses bzw. eines Pneumothorax variiert werden: Anterior: 2.–4. ICR in der Medioklavikularlinie; lateral: 4.–5. ICR in vorderer oder mittlerer Axillarlinie; posterior: oberhalb der 9. Rippe in der Skapularlinie. Dann bleibt man sicher oberhalb des Zwerchfells (Quelle: van Heeckeren 1990). [R394]

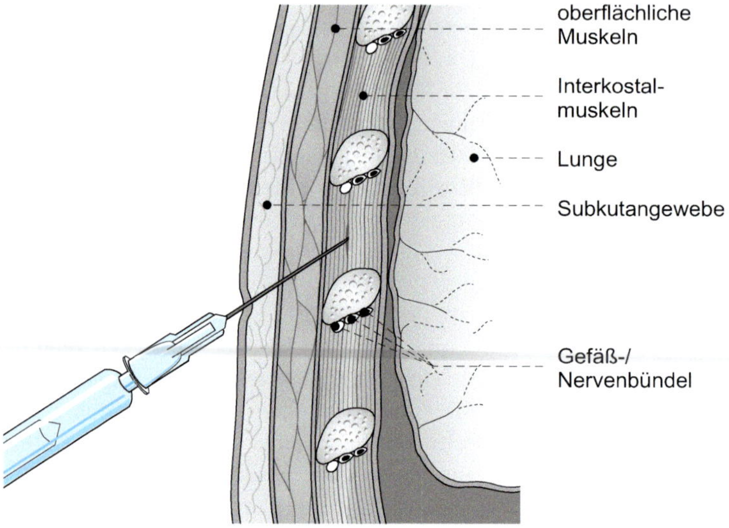

Abb. 2.19 Lokalanästhesie für eine Thoraxdrainage inkl. Periost der unteren Rippe (mod. nach Feliciano 1992) [R394]

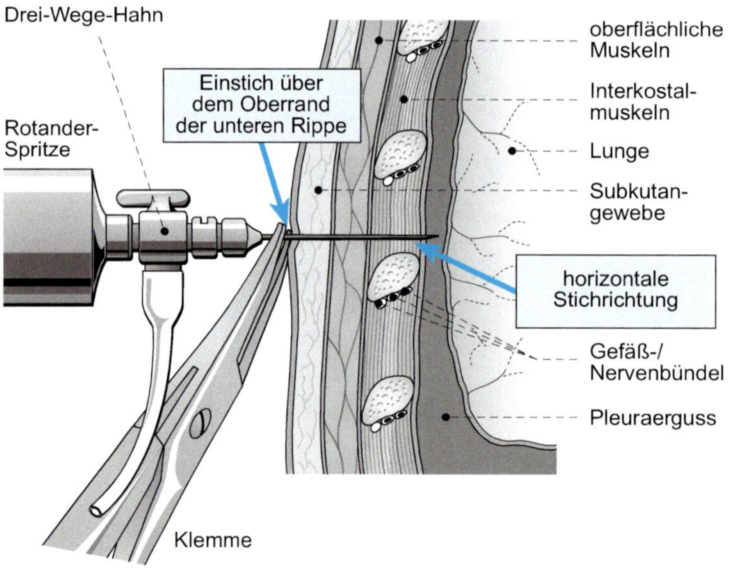

Abb. 2.20 Nadelpunktion eines Pleuraergusses mit Rotander-Spritze: Die nachträglich aufgesetzte Klemme verhindert ein akzidentell zu tiefes Eindringen der Nadel mit konsekutiver Lungenverletzung (mod. nach Feliciano 1992). [R394]

Thoraxdrainage

Indikationen Die Indikation zur Thoraxdrainage mit Verweilschlauch ist gegeben, wenn Luft bei Pneumothorax oder Flüssigkeit bei Hämatothorax (zur Kontrolle des Blutverlustes) oder ausgedehntem Pleuraerguss dauerhaft abgeleitet werden muss. In der Klinik ist sie das Mittel der Wahl zur definitiven Behandlung; präklinisch sollte eine Drainage eingelegt werden, wenn von der technisch einfacheren und schneller durchführbaren Punktionstechnik keine anhaltende Entlastung mit klinischer Besserung zu erwarten ist.

Durchführung

1. Aufklärung des Kindes und / oder der Eltern.

2. Analgosedierung wie in ➤ Kap. 2.6 beschrieben; bei kleinen oder instabilen Patienten ist eine Anästhesie vorzuziehen (➤ Abb. 2.19).
3. Auswahl des Punktionsortes (➤ Abb. 2.18); großflächige Desinfektion und sterile Abdeckung, Nutzung von sterilem Kittel, Mundschutz, Handschuhen und Haube.
4. Auswahl von Drainage und Trokar passender Größe.
5. Hautinzision: 1. ICR unterhalb der gewünschten Pleuraperforation; stumpfes Einführen des Drainageschlauchs mit Klemme, Präparation durch Faszie, Muskelschicht und Pleura parietalis mittels einer kleinen Kornzange (➤ Abb. 2.21), Fingerspitze oder Overholt (➤ Abb. 2.22).
6. Vorschieben von Drainageschlauch und Trokar über den vorpräparierten Kanal bis zum gewünschten ICR, Ende des Trokars anheben zum Erreichen einer horizontalen Stichebene, Einführen des Systems unter sanftem Druck in die Pleurahöhle. Dann Festhalten des Trokars und weiteres Vorschieben des Schlauchs über die Trokarspitze hinweg. Vorteil der stumpfen Vorpräparation ist die Schaffung eines Kanals, sodass weniger Kraft für das Durchstoßen von Muskelschicht und Pleura erforderlich ist. Dadurch sinkt das Risiko einer Lungenverletzung durch einen akzidentell zu weit vorgeschobenen Trokar. Außerdem wird durch Verwendung stumpfer Trokare die Verletzungsgefahr gemindert.

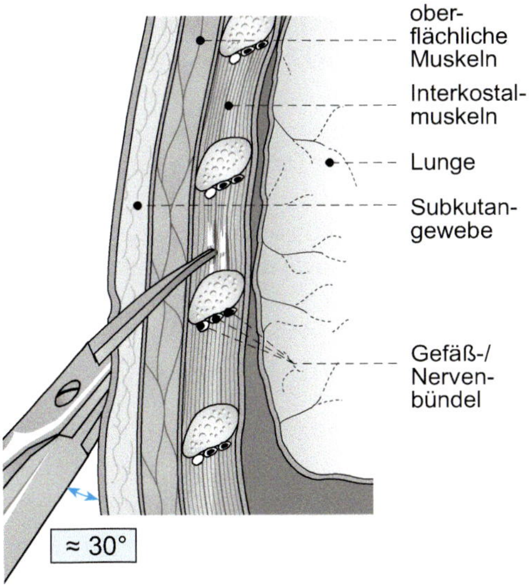

Abb. 2.21 Stumpfe Präparation mit kleiner Kornzange, Kocher-Klemme oder Overholt (mod. nach Feliciano 1992) [R394]

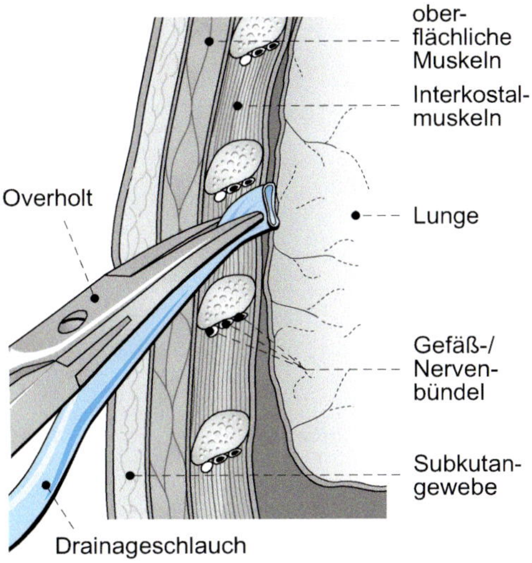

Abb. 2.22 Der Drainageschlauch wird nicht mit dem Mandrin, sondern mithilfe einer Klemme, einem Overholt oder der Flügelspitze vorgeschoben, um Lungenverletzungen zu vermeiden (mod. nach Feliciano 1992). [R394]

7. Sicherung der korrekten Lage:
   - Luftableitung: atemsynchrones Entweichen von Gas; sichtbar, wenn das Schlauchende unter Wasser gehalten wird
   - Flüssigkeitsableitung: Auslaufen von Sekret oder Blut und atemabhängiges „Spielen“ des Flüssigkeitsspiegels
8. Nahtfixierung des Schlauchs an der Haut, Sicherung durch einen festen Dachziegelverband.
9. Anschluss eines Wasserschlosses mit oder ohne Sog (➤ Abb. 2.23). Heute werden überwiegend kommerziell verfügbare, in einem Block zusammengefasste Dreikammersysteme wie Pleur-evac®, die auf Kindergrößen adaptiert sind, eingesetzt.
10. Röntgenkontrolle von Drainagelage und Lungenentfaltung.

Alternativ können beim Pneumothorax und bei kleinen Kindern vorgeformte, kleinlumige Silikondrainagen („Pigtail“) unter Nutzung der Seldinger-Technik

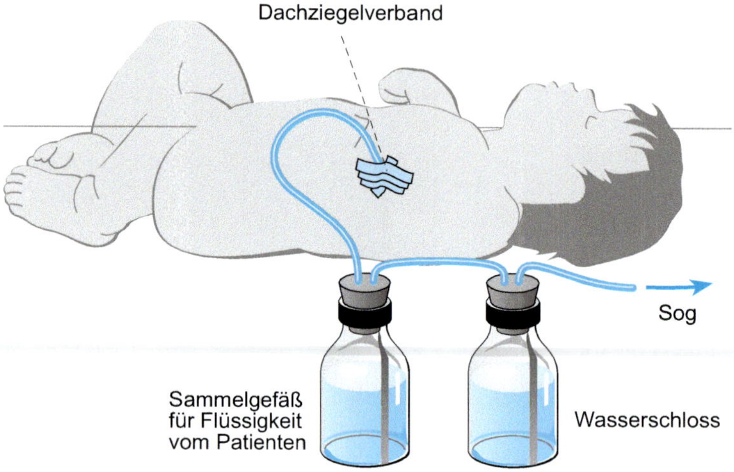

Abb. 2.23 Drainagegefäße zur Aufnahme von Pleuraflüssigkeit. Beachte das Wasserschloss vor der Absaugung, das ein akzidentelles retrogrades Eindringen von Luft verhindert (mod. nach van Heeckeren 1990). [R394]

atraumatischer eingesetzt werden. Allerdings ist die Überlegenheit dieser Technik bei Neugeborenen nicht nachgewiesen.

Die Indikation zu einer Antibiotikaprophylaxe ist kritisch zu stellen.

Komplikationen

- Blutung z. B. durch Verletzung eines Interkostalgefäßes. Sistiert die Blutung nicht spontan, ist eine chirurgische Blutstillung erforderlich.
- Verletzung der Lunge oder anderer thorakaler Strukturen: Der bei Neugeborenen häufig gewählte Zugang im 2. ICR anterior birgt die Gefahr einer Verletzung der Subclaviagefäße.
- Subkutane Fehllage der Drainage: Neuanlage nach radiologischem Nachweis.
- Subkutanes Emphysem durch zu großen Stichkanal bei nicht dicht sitzender Naht. Bei anhaltendem subkutanem Emphysem Entfernung des Schlauchs, chirurgische Abdichtung der Leckage und Neuanlage des Drains.
- Unzureichende Drainage eines Pneumothorax: Einlage einer zusätzlichen Drainage oder Neupositionierung des liegenden Schlauchs, sofern dies nach dem radiologischen Bild erfolgversprechend erscheint.
- Dauerhaftes pulmonales Luftleck: Große Lungenverletzungen, die zu einer „Mitbeatmung" der Drainagegefäße führen, können die Beatmung kritisch beeinträchtigen. Zur Sicherung eines ausreichenden Gasaustauschs ist evtl. die Einstellung eines außerordentlich hohen Atemminutenvolumens am Gerät erforderlich. In Extremfällen muss chirurgisch interveniert werden.
- Pneumothorax nach Drainageentfernung: Minderung des Risikos durch die Anwendung der oben beschriebenen Verschiebetechnik bei der Anlage (s. o.). Tritt er dennoch auf, Anlage eines dichten, schichtweisen Dachziegelverbands. Bei klinischer Relevanz kann die Luft mit einer kleinen Drainage entfernt werden, evtl. ist ein chirurgischer Verschluss erforderlich.
- Sekundäre Infektion: weitgehend vermeidbar durch konsequent sterile Technik; trotz des Fehlens eindeutiger Daten wird vielerorts nach Legen einer Thoraxdrainage eine Antibiotikaprophylaxe angesetzt. Diese sollte aber grundsätzlich nur eine Gabe („single shot") beinhalten.

2.8.5 Arterielle und venöse Zugänge

Ultraschall

Die Ultraschalltechnik ist als Bedside-Technik inzwischen fast überall kurzfristig verfügbar und der Goldstandard bei der zentralvenösen Punktion. Auch bei der arteriellen Punktion sowie bei schwieriger Anlage eines periphervenösen Katheters kann und sollte Ultraschallbildgebung eingesetzt werden.

Auch zur Diagnostik punktionsbedingter Komplikationen gewinnt der Ultraschall zunehmend an Bedeutung, da sowohl Luftansammlungen als auch Blutungen relativ sicher und schnell mit geringem Aufwand erkannt werden können.

Technik

- Die Darstellung erfolgt mittels eines linearen Schallkopfes (8–13 MHz).
- Die Darstellung erfolgt je nach Gefäß in der langen oder kurzen Achse.
- Die Punktion erfolgt je nach Lage „in-plane" oder „out-of-plane".
- Sterile Punktionsbedingungen müssen beachtet werden, bei zentralen und arteriellen Kathetern auch mit großflächiger steriler Abdeckung.

Transillumination

Die Durchleuchtung mit sichtbarem Licht zur Visualisierung der Blutgefäße ist eine schnell verfügbare und technisch wenig aufwendige Methode zur Verbesserung der Punktionsbedingungen. Diese Technik kann sowohl für die periphervenöse als auch für die arterielle Punktion hilfreich sein.

Technik

- Diverse Anbieter (z. B. Venoscope® Neonatal, Astodia®, Wee-Sight®).
- Die Unterscheidung zwischen Vene und Arterie ist in der Transilluminationstechnik nicht sicher möglich!

Arterieller Zugang

Bei dem inzwischen zur Verfügung stehenden Verweilkathetermaterial können in jeder Altersgruppe und Gewichtsklasse arterielle Verweilkanülen perkutan oder über Arterienfreilegungen eingebracht werden. Die arterielle Punktion ist keine Maßnahme, die am Notfallort durchgeführt wird, in der Notfallaufnahme ist sie dagegen häufig indiziert.

Indikationen

- Serielle arterielle Blutgasanalysen
- Kontinuierliche arterielle Blutdruckmessung
- Aufzeichnung der arteriellen Druckkurve
- Blutentnahmemöglichkeit bei Austauschtransfusionen
- Blutentnahmemöglichkeit bei Kreislaufzentralisation
- Cardiac-output-Messung (mit entsprechenden Thermodilutionskathetern – PiCCO)

Wahl des Punktionsortes Bevorzugte Punktionsorte sind die Aa. radialis, tibialis posterior, temporalis, axillaris, dorsalis pedis, brachialis und femoralis.

Die A. dorsalis pedis ist bei Säuglingen und Kleinkindern häufig durch die Fettschicht nicht gut lokalisierbar. Die A. brachialis als funktionelle Endarterie sollte nur bei sehr harter Indikation benutzt werden, wenn keine Alternative zur Verfügung steht. Die A. femoralis ist einfach zu punktieren, jedoch ist dieser Zugang mit einem erheblichen Infektionsrisiko behaftet, das laut Literaturangaben nach 3 Tagen Liegedauer exponentiell ansteigt. Bei Patienten im Kreislaufschock ist jedoch die A. femoralis häufig die einzige lokalisierbare Arterie (➤ Abb. 2.34). Sie wird dann initial kanüliert, und ggf. wird nach einigen Stunden oder Tagen der Zugangsort gewechselt.

Durchführung Vorbereitet werden sollten Katheter in der richtigen Größe, ein Drei-Wege-Hahn, kurze flexible Zuleitungen, Pflasterstreifen zur Fixation, flexible, gepolsterte Schiene zur Lagerung und Fixation der Extremität nach erfolgreicher Anlage. Alle Schlauchleitungen und Kanülen sollten mit NaCl 0,9 % gefüllt werden. Grundsätzliches Arbeiten unter sterilen Kautelen, ggf. ist bei bewusstseinsklaren Kindern eine Analgosedierung oder Lokalanästhesie notwendig. Neben Kathetern zur Direktpunktion sind auch Katheter (aus Polyurethan oder Polyethylen) verfügbar, die in Seldinger-Technik eingeführt werden.

A. radialis

1. Palpation der Arterie; die Lokalisation kann durch Transillumination oder auch sonografisch gesichert werden.
2. Lagerung der Hand (➤ Abb. 2.24).
3. Palpation der Arterie proximal der Punktionsstelle (vorsichtig palpieren – Arterie kann leicht „zugedrückt" werden).

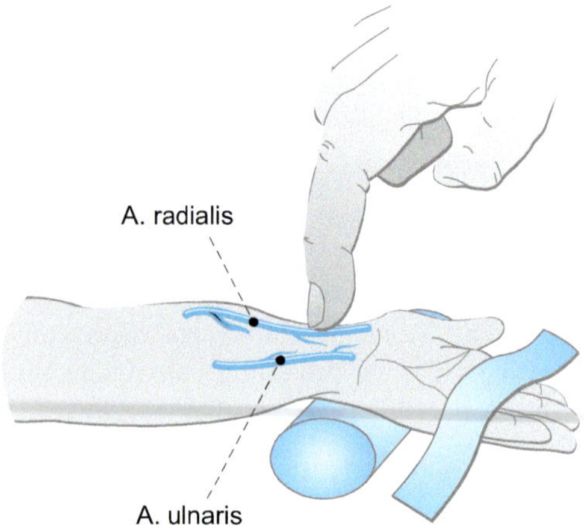

Abb. 2.24 Lagerung der Hand zur Punktion der A. radialis [R394]

4. Allen-Test durchführen: gleichzeitige Unterdrückung von A. radialis und A. ulnaris, bis die Hand abblasst. Anschließend Perfusion durch die A. ulnaris wiederherstellen und die reaktive Hyperämie bis in den Daumen hinein beobachten (= positives Ergebnis). Dieser Nachweis der Funktion der A. ulnaris und des Arcus palmaris ist zwar in Hinsicht auf mögliche Ischämieschäden bei Diskontinuität der A. radialis kein sicheres, aber das einzige klinisch leicht zugängliche Zeichen.

MERKE

Trotz der relativ geringen Aussagekraft bei positivem Ergebnis sollte der Allen-Test nicht unterlassen werden, da bei negativem Ergebnis auf keinen Fall punktiert werden darf!

5. Kanülenlumen mit NaCl 0,9 % füllen.
6. Nach Hautdesinfektion mit einer normalen Kanüle über dem beabsichtigten Punktionsort eine kleine Hautinzision legen, damit der Kunststoffverweilkatheter bei der Hautperforation nicht beschädigt wird.
7. Bei kleinen Kindern ohne aufgesetzte Spritze im Winkel von ca. 30° zum Hautniveau punktieren, bis Blut zurückläuft. Jetzt die Metallnadel fixiert halten und nur den Verweilkatheter vorschieben. Metallkanüle entfernen, dabei Arterie proximal abdrücken.
8. Drei-Wege-Hahn und Infusionsleitung anschließen und mit NaCl 0,9 % + 1 E Heparin / ml anspülen.
9. Kanüle fixieren und den Arm mit leichter Extension im Handgelenk auf eine Schiene lagern. Hautdurchblutung regelmäßig kontrollieren!
10. **Deutliche Kennzeichnung als arterieller Zugang! Keine Injektion!**
11. Alternative: chirurgische Freilegung der Arterie.

A. axillaris

1. Lagerung des Arms in 90°-Abduktion und 120°- bis 90°-Beugung im Ellenbogengelenk. Dadurch kommt es zur Außenrotation und zur Präsentation von Gefäß- und Nervenstrang auf der Vorderseite des Oberarms (➤ Abb. 2.25). Die A. axillaris ist auch bei hypovolämischen Patienten oft noch tastbar.
2. Nach Hautdesinfektion und Lokalanästhesie wird die Arterie palpiert und dann, wie oben für die A. radialis beschrieben, punktiert. Bei einer Fehlpunktion muss konsequent komprimiert werden, weil ausgedehnte Hämatome die begleitenden Nerven schädigen können.

A. tibialis posterior

1. Lagerung des Beins in Außenrotation und leichter Beugung im Knie. Sprunggelenk gut unterpolstern (➤ Abb. 2.26).

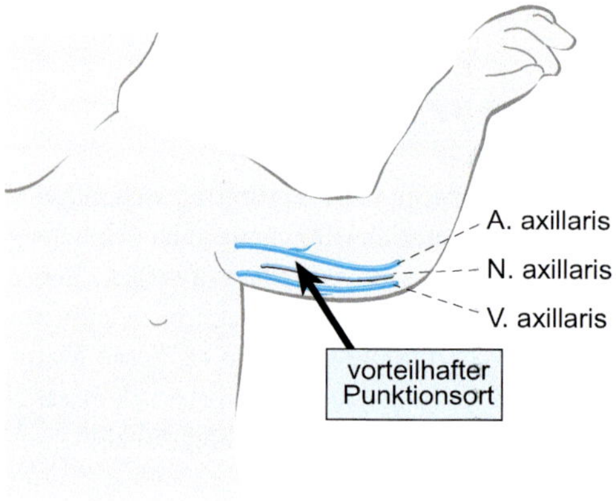

Abb. 2.25 Punktion der A. axillaris. Beziehung des Gefäß-Nerven-Bündels zur Hautoberfläche [R394]

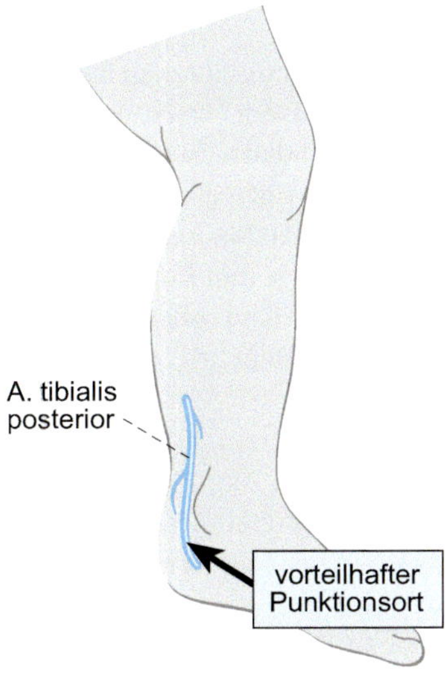

Abb. 2.26 Lagerung des Beins zur Punktion der A. tibialis posterior. Sprunggelenk gut unterpolstern [R394]

2. Die Arterie lässt sich meist am besten in dem hinter dem Malleolus gebogen verlaufenden Anteil tasten.
3. Punktionsort so wählen, dass die Spitze des Verweilkatheters im gerade nach kranial verlaufenden Anteil liegt.
4. Punktionstechnik wie oben.

Komplikationen

- Ischämie im Versorgungsgebiet: Katheter sofort entfernen
- Luftembolie durch unsachgemäße Infusion mit Luftblasen (**Cave:** Bei A.-temporalis-Zugang ist eine intrazerebrale Embolie möglich (!), retrograd beim Spülen mit zu hohem Fluss.)
- Ausbildung von arteriovenösen Fisteln
- Arterieller Verschluss durch Thromben, Endothelschäden, Dissektion nach Mehrfachpunktion
- Akzidenteller Blutverlust bei Rückfluss durch offenen Drei-Wege-Hahn, lose Schraubverbindung etc.
- Infektion
- Fehlinfusion / Fehlinjektion

Tipps und Tricks

- Da es häufig vorkommt, dass die Metallspitze bereits in der Arterie, der Kunststoffmantel aber noch außerhalb des Lumens liegt, sollte man darauf achten, dass die Nadel mit den Fingern fixiert bleibt, während die Kunststoffkanüle vorgeschoben wird.
- Das von Erwachsenen gewohnte Vorgehen, mit aufgesetzter Spritze unter Aspiration zu punktieren, ist bei Kindern oft nicht erfolgreich, weil aus den kleinen Gefäßlumina, insbesondere bei Säuglingen und Kleinkindern, bei transversaler Perforation meist nicht aspiriert werden kann.
- Wenn man das Gefäß scheinbar nicht getroffen hat, lohnt sich trotzdem ein sehr langsames Zurückziehen der Kanüle, weil nicht selten das Gefäß unbemerkt perforiert wurde und nun auf dem „Rückweg" der Katheter doch noch platziert werden kann.
- Alternativ zum beschriebenen Vorgehen kann man auch die Seldinger-Methode mit einem auf dem Markt erhältlichen Set anwenden.

Ultraschallgestützte arterielle Punktion

- Vor allem bei Säuglingen scheint die ultraschallgesteuerte Punktion die Methode der Wahl zu sein.
- Da die A. radialis beim Säugling sehr oberflächlich liegt, empfiehlt sich die Einstellung des Ultraschallgeräts mit der geringsten Tiefe und der höchsten Auflösung. Die Punktion sollte in der kurzen Achse erfolgen (Out-of-plane-Technik). Die Radialarterie ist so dünn, dass sie möglichst zentral punktiert werden sollte. Diese Punktionsart empfiehlt sich bei Kindern auch für alle anderen Arterien.

Venöser Zugang

Der venöse Zugang ist wohl die am häufigsten angewandte invasive Methode. Am Notfallort sollten der periphervenöse und der intraossäre (➤ Kap. 2.8.8) Zugang bevorzugt werden, da die ZVK-Anlage unter sterilen Kautelen bei Kindern < 30 kg fast immer zu lange dauert und bei fehlender Übung auch zu komplikationsträchtig ist.

Peripherer Zugang

Bei Kindern sind intravenöse Zugänge über alle oberflächlichen Venen an Kopf, Hals, Extremitäten und notfalls auch Bauch- und Brustwand möglich. Selbst bei „schlechten" peripheren Venenverhältnissen durch Hypovolämie oder Kälte sind die Skalpvenen und die V. jugularis externa auch am Notfallort fast immer noch kanülierbar.

MERKE

Die Voraussetzung für eine hohe Erfolgsquote ist neben Erfahrung und guter Technik die sorgfältige Suche nach einer aussichtsreichen Vene!

Typische Punktionsorte zeigt ➤ Abb. 2.27.

Durchführung

1. Vene aussuchen: Bei dunkelhäutigen Kindern kann man die Haut durch Befeuchten „durchsichtiger" machen. Wenn genügend Zeit vorhanden ist, sollte eine topische Anästhesie der Venenpunktionsstelle angestrebt werden, z. B. durch EMLA® Creme / Pflaster oder Rapydan®-Pflaster.
2. Stauen: Günstig ist die Stauung mit einer RR-Manschette mit einem Druck, der zwischen systolischem und diastolischem Blutdruck liegt. Ansonsten ist die manuelle Stauung durch einen Helfer dem üblichen Stauschlauch meist überlegen. Für Säuglinge und Kleinkinder bietet sich bei Punktion von Hand- oder Fußrückengefäßen die eigenhändige Stauung (➤ Abb. 2.28) an.
3. Katheter passender Größe aussuchen und evtl. mit NaCl 0,9 % füllen. Dies beschleunigt den Blutrückfluss in das Ansatzstück, sodass man eine erfolgreiche Punktion schneller wahrnimmt.
4. Haut im 30°-Winkel perforieren und dann auf die Vene zustechen.
5. Wenn Blut zurückfließt, Stahlnadel fixiert halten und Verweilkatheter vorschieben. Bei sehr kleinen Venen ist das Vorschieben des Katheters nach Entfernen der Stahlnadel unter kontinuierlichem Spritzen von NaCl 0,9 % sinnvoll.
6. Stahlnadel entfernen, manuell einige Milliliter Infusionslösung spritzen und auf Paravasat und Veränderungen des Hautkolorits kontrollieren.
7. Verweilkatheter fixieren, Extremität auf einer Schiene gesichert lagern.

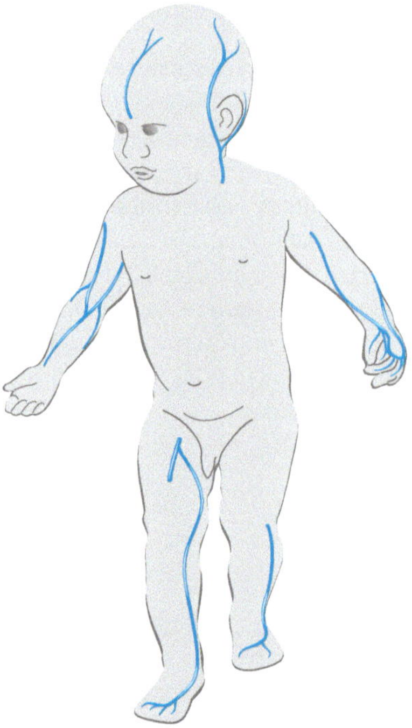

Abb. 2.27 Typische Venenpunktionsstellen bei Kindern (nach Dieckmann 1991) [R394]

Tipps und Tricks

- Nicht kooperative Kinder (besonders Säuglinge und Kleinkinder) sollten immer gut fixiert sein. Dies erhöht die Erfolgsquote erheblich.
- Punktieren sollte man grundsätzlich mit der kleinsten Kanüle, die den beabsichtigten Zweck

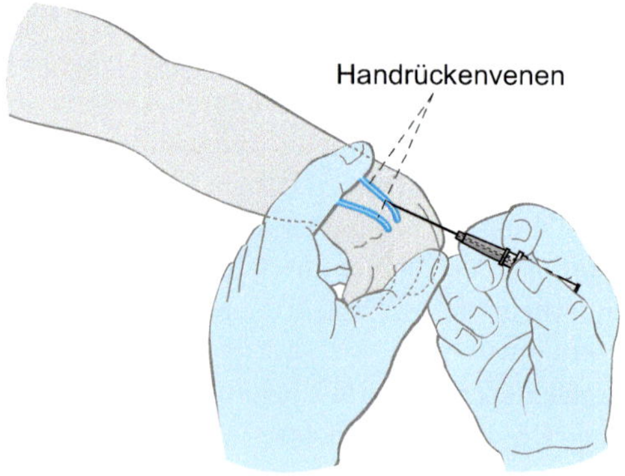

Abb. 2.28 Stauung der Handrückenvenen durch den Punktierenden [R394]

erfüllt, und nicht mit der größten, die man vielleicht eben noch intravenös platzieren kann.

- Bei kleinen Kindern und Säuglingen fühlt man oft einen „Klick“, wenn man das Gefäß perforiert, ohne dass sofort Blut in den Konus zurückfließt. Einen Augenblick abwarten! Das Lockern des Konus vor der Punktion kann zu einem schnelleren Rückfluss führen.
- Bei 24-G- und 26-G-Kanülen erscheint oft erst Blut, wenn man den Verweilkatheter 2–3 cm in die Vene vorgeschoben hat und dann die Stahlkanüle etwas zurückzieht.
- Wenn man Skalpvenen punktieren will, kann man die Venenfüllung verbessern, indem man die Punktionsvene mit der nicht dominanten Hand gezielt staut.
- Wenn ein Kind sich wehrt, kann beim Festhalten der Extremität die arterielle Zufuhr gedrosselt werden, sodass die Venen kollabieren – dann muss der Druck der festhaltenden Hand reduziert werden.

Zentralvenöse Katheter

Zentralvenöse Katheter sind ideale und sichere Zugänge bei schwer kranken Patienten zur Messung von zentralvenösem Druck, Verabreichung von Medikamenten ins zentrale Kompartment, Gabe von hypertonen Lösungen, z. B. zur parenteralen Ernährung. Bei Säuglingen kann zusätzlich noch die V. temporalis genutzt werden. Für die perkutanen Techniken stehen verschiedene kommerziell erhältliche Sets zur Verfügung. Varianten sind:

- Der Katheter wird direkt durch die Punktionskanüle vorgeschoben, z. B. Einschwemmkatheter für Neugeborene, evtl. mit Split-Kanüle, die nach dem Einführen entfernt wird.
- Seldinger-Technik, bei der zunächst ein Draht in das Gefäß eingebracht wird, über den man dann wiederum den Katheter einführt.
- Subkutan getunnelte Katheter (Port-System, Broviak- / Hickman-Katheter) für langfristige Therapien (z. B. Chemotherapie, parenterale Ernährung über langen Zeitraum).

Es stehen sowohl ein- als auch mehrlumige Modelle mit variablen Stärken und Längen zur Verfügung. Es gibt Hinweise, dass antimikrobiell beschichtete Katheter (Silbersulfadiazin oder Minocyclin / Rifampicin) bei längerer Liegedauer eine geringere Infektionsrate aufweisen können.

Alle genannten Systeme können bei Kindern jeder Altersstufe erfolgreich angewendet werden. Wegen der einzuhaltenden Sterilität und der Komplikationsmöglichkeiten ist dies keine Methode für den Einsatz am Notfallort (s. o.).

Indikationen

- Kreislaufmonitoring, zentralvenöse O_2-Sättigung
- Parenterale Ernährung
- Applikation hypertoner Lösungen, z. B. antiödematöse Therapie bei Schädel-Hirn-Trauma
- Medikamentengabe ins zentrale Kompartment
- Peripherer Zugang ist nicht (mehr) möglich
- Aspiration von Luftembolien, z. B. bei neurochirurgischen Eingriffen
- Notfalldialyse
- Blutentnahmen
- Volumengabe (v. a. bei Früh- und Neugeborenen)

Punktionsorte

- Vv. jugularis interna und externa
- V. brachiocephalica
- V. subclavia
- V. femoralis
- Antekubitalvenen (für Einschwemmkatheter, v. a. Neonatologie)
- V. saphena (für Einschwemmkatheter, v. a. Neonatologie)

Die Wahl des Punktionsortes ist anwender- und indikationsabhängig. Die am häufigsten punktierte Vene ist die V. jugularis interna, da diese bei Neugeborenen größer ist als die V. subclavia. Außerdem ist der Halsbereich am besten zugänglich für Anästhesisten. Die Gefahr eines Pneumo- oder Hämatothorax ist am geringsten, und die Katheterfehllage ist (bei Punktion der V. jugularis interna rechts) sehr gering.

Bei der Punktion der V. brachiocephalica (nach der Einmündung der V. jugularis interna in die V. subclavia bis zur V. cava superior) unter sonografischer Kontrolle liegt der Vorteil darin, dass diese bei den meisten Patienten aller Altersklassen in der langen Achse dargestellt und in der In-plane-Darstellung punktiert werden kann. Durch diese Technik lassen sich Fehlpunktionen und Verletzungen angrenzender Strukturen relativ sicher vermeiden.

Die V. subclavia wird bevorzugt bei längerer Liegedauer des Katheters genutzt. Hier kann an der Schulter stabiler fixiert werden, die Katheterpflege ist einfacher und der Patientenkomfort ist höher.

Die Punktion der V. femoralis kann notwendig sein, wenn die vorgenannten Venen nicht punktiert werden können. Allerdings sind bei der V. femoralis die Dislokationsgefahr sowie die Infektionsgefahr am höchsten, v. a. bei Windelkindern bzw. inkontinenten Patienten.

Durchführung in Seldinger-Technik

Die Anlage erfolgt meist in tiefer Sedierung oder Narkose. Nur bei älteren Kindern und Jugendlichen ist gelegentlich die alleinige Lokalanästhesie wie bei Erwachsenen möglich.

Diese Technik (➤ Abb. 2.29) ist für die Vv. subclavia, jugularis interna und externa, axillaris, temporalis sowie femoralis geeignet, nicht allerdings für Punktionsorte, die lange Katheter erfordern, z. B. Ellenbeugenvenen.

MERKE

Die Anlage eines ZVK ist unter den gleichen sterilen Bedingungen wie bei einer Operation durchzuführen.

Exemplarisch wird die Punktion der **V. jugularis interna** dargestellt.

V. jugularis interna

1. Immobilisation des Patienten (Sedierung / Anästhesie bei Kleinkindern und Säuglingen; ➤ Abb. 2.30. Ältere Kinder und Jugendliche kooperieren gelegentlich nach entsprechender Erklärung).
2. Lagerung: Kopf des Patienten auf die kontralaterale Seite drehen und fixieren. Schultern unterpolstern, sodass der Hals leicht überstreckt ist; Kopftieflage des ganzen Patienten (➤ Abb. 2.31).
3. A. carotis und Schildknorpel palpieren.
4. Elektroden anbringen zur Lagekontrolle der Katheterspitze anhand des EKG.
5. Katheterset vorbereiten: Alle Lumina mit physiologischer NaCl-Lösung füllen (Kanülen, ZVK-Schenkel etc.). Alles in bequemer Reichweite platzieren, sodass bei der (Selbst-)Bedienung keine unbeabsichtigten (Mit-)Bewegungen notwendig sind.

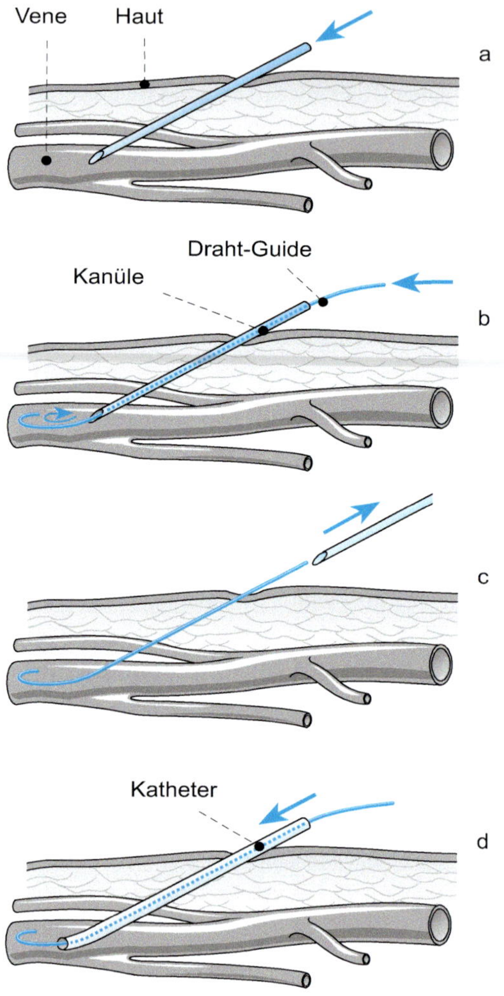

Abb. 2.29 Seldinger-Technik:
a) Venenpunktion
b) Einführen des Führungsdrahtes
c) Zurückziehen der Kanüle
d) Der Katheter wird über den Draht geschoben, nachdem der Hauteinstich durch eine kleine Inzision erweitert wurde (nach Mihm / Rosenthal 1992). [R394]

6. Mit der nicht dominanten Hand die A. carotis palpieren und mit einer feinen Kanüle (≤ 24 G) mit aufgesetzter Spritze die V. jugularis interna in Höhe des Schildknorpels vom medialen Rand des M. sternocleidomastoideus direkt an der A. carotis vorbei auf die ipsilaterale Mamille hin vorpunktieren (eine von ca. einem Dutzend in der Literatur beschriebenen Varianten).

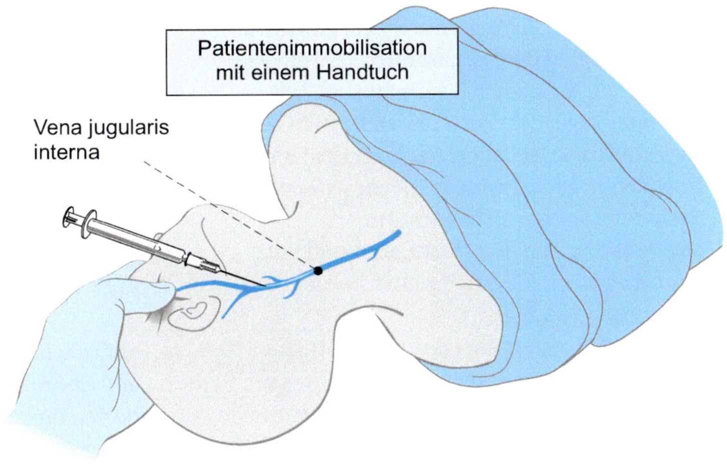

Abb. 2.30 Immobilisation eines sedierten Patienten: Rumpf, Arme und Beine (!) werden fest in ein Handtuch gerollt (nach Dieckmann 1991). [R394]

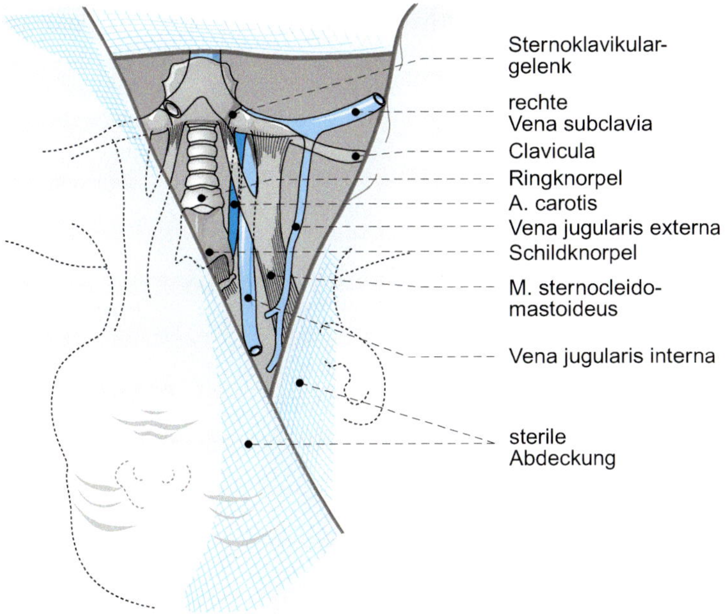

Abb. 2.31 Der Hals in charakteristischer Position zur Punktion der V. jugularis interna aus der Sicht des Punktierenden (nach Mihm und Rosenthal 1992) [R394]

7. Anschließend mit der für den Draht-Guide vorgesehenen Kanüle unter Aspiration mit aufgesetzter Spritze punktieren, ohne die Lage der nicht dominanten Hand zu ändern (sie bleibt „am Patienten"). Wenn sich beim Vorschieben kein Blut aspirieren lässt, Spritze abnehmen und Kanüle langsam zurückziehen. Besonders bei Säuglingen und Kleinkindern hat man möglicherweise die Vene wegen des kleinen Lumens beim Vorschieben schon unbemerkt perforiert und kann jetzt beim Zurückziehen das Lumen doch noch identifizieren.
8. Wenn sich Blut frei aspirieren lässt bzw. frei zurückfließt, Seldinger-Draht mit dem J-Ende voran unter leichter Drehbewegung ins Gefäß vorschieben (max. 5–7 cm). Dies geht im Idealfall völlig ohne Widerstand, der Draht muss im Gefäß frei beweglich sein. Ein Widerstand

beim Erreichen des Kanülenendes signalisiert fast immer eine Fehllage. Für kleine Patienten (< 7 kg) ist aber der Durchmesser des J-Bogens oft zu groß, sodass sich der Draht auch bei korrekter Lage nicht vorschieben lässt. In dieser Gewichtsklasse ist das gerade Ende des Drahtes trotz der möglicherweise erhöhten sekundären Perforationsgefahr zu bevorzugen.

9. Die Punktionskanüle zurückziehen und mit dem Skalpell eine kleine Hautinzision an der Eintrittspforte anlegen.
10. Bei Bedarf Dilatator über den Draht bis kurz vor oder in die Vene vorschieben.
11. Dilatator entfernen und Katheter über den Draht fädeln. Wenn er das Hautniveau passiert hat, unter Drehbewegungen zunächst mit dem Draht einige Zentimeter gemeinsam (**cave:** Arrhythmien), anschließend bei fixiert gehaltenem Draht nur noch den Katheter nach zentral vorschieben.
12. Draht-Guide entfernen und Blut aspirieren.
13. EKG anschließen und mithilfe der veränderten p-Welle die Katheterspitze richtig positionieren (➤ Abb. 2.32a, b). NaCl 0,9 % ist zur Füllung des Katheterlumens völlig ausreichend. Wenn sich keine typische überhöhte p-Welle ableiten lässt, obwohl die Katheterspitze von der Einführlänge her im rechten Vorhof liegen sollte, handelt es sich fast immer um eine Fehlposition: entweder unter Röntgen-Durchleuchtung erneut manipulieren oder den Katheter provisorisch steril fixieren, Röntgen-Kontrolle durchführen und ggf. repositionieren.

MERKE

Die Katheterspitze muss in der V. cava superior liegen! Eine Lage im rechten Vorhof ist falsch und inakzeptabel, außer für den Sonderfall, dass über den Katheter bei (neuro-)chirurgischen Prozeduren akzidentell eingebrachte Luft abgezogen werden soll. Hier muss die Spitze sofort nach Beendigung der Operation in die korrekte Lage gebracht werden.

14. Katheter fest fixieren: Annaht an der Einstichstelle und eine weitere Naht am proximalen Katheterende, damit beim Umlagern oder bei Unruhe des Patienten kein Zug auf die Naht an der Einstichstelle kommt und der Katheter so disloziert wird.
15. Fixationsverband so anbringen, dass der Katheter auch bei einer Kopfwendung nicht extrakorporal abknickt.
16. Bei eindeutiger EKG-Ableitung ist keine sofortige Röntgenkontrolle notwendig. Im Zweifelsfall sollte aber immer die Lage des Katheters radiologisch gesichert werden; orientiert an der Rechtsprechung ist der Röntgen-Thorax sogar Pflicht.

MERKE

In den letzten Jahren hat die ultraschallgesteuerte ZVK-Anlage auch bei sehr jungen Kindern zunehmend Verbreitung gefunden und ist in der Anlage zentralvenöser Katheter inzwischen Standard.

Hierbei kann der Gefäßverlauf der zu punktierenden Vene entweder zunächst markiert und dann

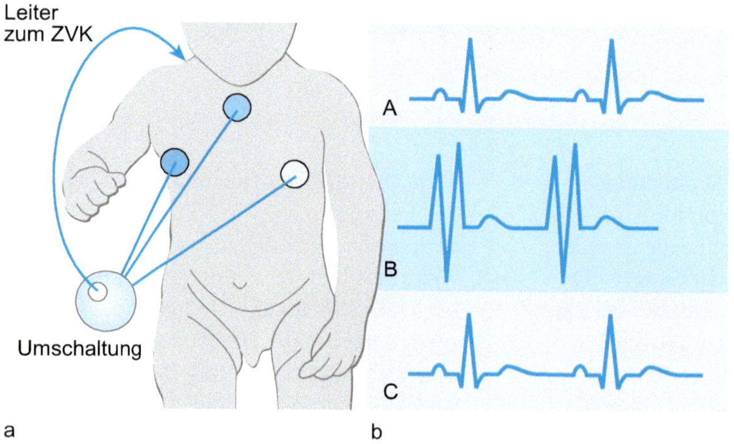

Abb. 2.32 a) Brustwandableitungen: Die drei Elektroden aufkleben. Mit einem geeigneten EKG-Kabel kann die ZVK-Spitze als intrakardiale Elektrode benutzt werden. b) Daraus ergibt sich je nach Lage der ZVK-Spitze eine charakteristische EKG-Kurve: A: normale Kurve, Spitze noch außerhalb des rechten Vorhofs. B: Spitze im rechten Vorhof, erkennbar an der überhöhten p-Welle. C: Normal-EKG nach Zurückziehen der Spitze in die V. cava superior [R394]

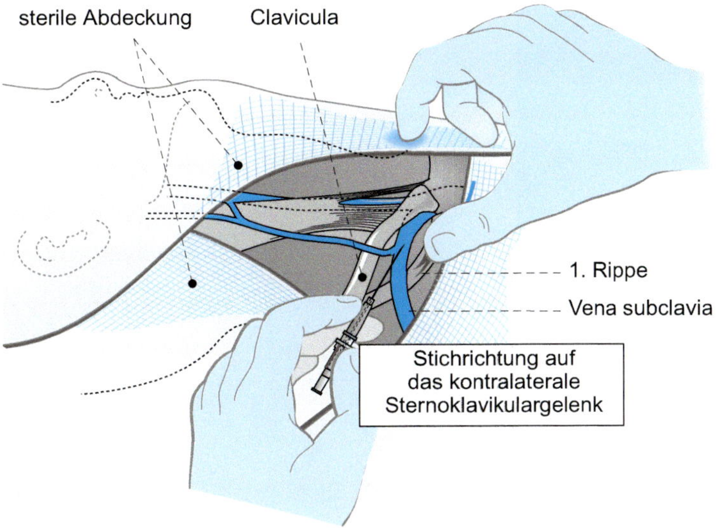

Abb. 2.33 Punktion der V. subclavia dextra aus der Sicht des Punktierenden. Beachte die Stichrichtung auf das kontralaterale Sternoklavikulargelenk zu (nach Mihm und Rosenthal 1992) [R394]

2

punktiert werden, oder die Punktion erfolgt unter laufender Sonografiekontrolle. Bei entsprechender Erfahrung ist die Rate der erfolgreichen Punktionen (bei erheblicher Zeitersparnis) bei gleichzeitiger Reduktion punktionsbedingter Komplikationen deutlich höher. Dies gilt insbesondere bei den bekannten Lageanomalien der V. jugularis interna im Verhältnis zur A. carotis. Hinsichtlich der verschiedenen Techniken und anatomischen Besonderheiten der Punktion unter sonografischer Kontrolle bei Kindern wird auf die entsprechende Fachliteratur verwiesen.

V. subclavia (Seldinger-Technik)

(➤ Abb. 2.33). Es sind ca. ein halbes Dutzend verschiedene Punktionsmöglichkeiten für die V. subclavia beschrieben. In der eigenen Praxis wird meist der infraklavikuläre Zugang ca. 1–2 cm lateral von der Mitte der Clavicula gewählt, da er relativ weit von der Pleura entfernt ist.

1. Sterilität, Analgesie, Sedierung etc. wie oben beschrieben.
2. Patient mit angelegtem Arm in Kopftieflage bringen, Kopfdrehung auf die kontralaterale Seite.
3. Mit aufgesetzter Spritze wird unter Aspiration, idealerweise mit einer Verweilkanüle (bei sehr kleinen Patienten wird eine Stahlkanüle verwendet) direkt unter der Clavicula (mit der Kanülenspitze „ertasten") vom Teilungspunkt des lateralen vom mittleren Claviculadrittel in Richtung auf das kontralaterale Sternoklavikulargelenk zugestochen.
4. Wenn sich venöses Blut frei aspirieren lässt, Nadel noch wenige Millimeter vorschieben, dann Metallnadel fixiert halten und Verweilkatheter ins Gefäß vorschieben.
5. Metallkanüle zurückziehen und Seldinger-Draht einführen (bei „Direkt"-Punktion anschließend Katheter einschieben).
6. Weitere Technik wie oben für V. jugularis interna beschrieben.

V. femoralis

(➤ Abb. 2.34). Die Femoralvene kann direkt oder mit Seldinger-Technik punktiert werden. Mehrlumenkatheter können eingebracht werden, sind jedoch meist nicht lang genug, um vor dem rechten Vorhof platziert zu werden. Wegen der Nähe der Einstichstelle zum Anus und wegen des erhöhten Risikos einer Infektion und thrombembolischer Komplikationen in der V. cava abdominalis sollte dieser Zugang nur als eine zeitlich eng begrenzte Übergangslösung gewählt werden. Die Katheterspitze ist deutlich unterhalb der Nierenvenen oder in Zwerchfellhöhe zu platzieren.

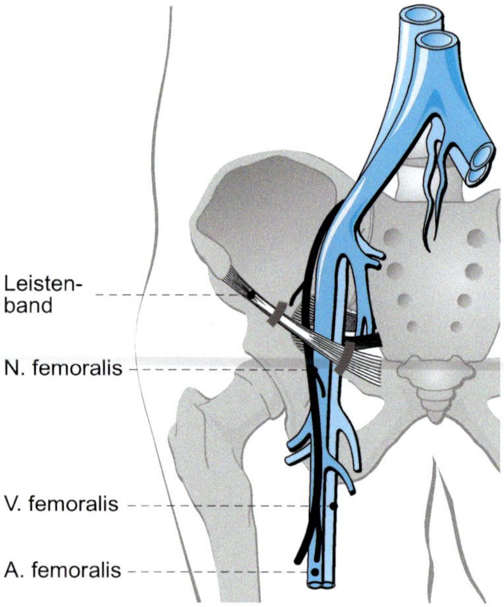

Abb. 2.34 Anatomische Beziehung zwischen Leistenband, Nerv, Arterie und Vene in der rechten Leiste (nach Ho und Sanders 1990) [R394]

Antekubitalvenen

(➤ Abb. 2.35). Die Antekubitalvenen sind nur der „Direkt"-Punktion zugänglich und damit in Ermangelung von geeignetem Material für Mehrlumenkatheter unbrauchbar. Wenn man diesen Zugangsort wählt, sollte, wenn möglich, die V. basilica punktiert werden, weil sich der Katheter wegen des glatten Übergangs in die V. subclavia leichter nach zentral vorschieben lässt. Die V. cephalica mündet fast rechtwinklig in die V. subclavia und birgt damit u. U. zusätzliche Schwierigkeiten. Durch den langen intravenösen Verlauf in Kombination mit ständigen Positionsänderungen bei Armbewegungen hat dieser Zugangsweg eine hohe Rate thrombophlebitischer Komplikationen.

Tipps und Tricks

MERKE

Faustregel: Ein Katheter, aus dem sich initial kein Blut aspirieren lässt und/oder passiv zurückfließt, liegt nicht zentral!

Ausnahme: Einschwemmkatheter < 22 G sind nicht rückläufig! Bei dem Versuch, über diese Katheter zu aspirieren, können diese verstopfen!

- Wenn der Katheter trotz sicherer intravenöser Lage (Blutaspiration) zu irgendeinem Zeitpunkt auf Widerstand stößt, Katheter 1–3 cm zurückziehen und unter gleichzeitiger Injektion von Infusionslösung erneut vorschieben.
- Die Seldinger-Technik lässt auch bei kleinen Patienten die Platzierung relativ dicker mehrlumiger Katheter zu, indem zunächst mit einer dünnen Kanüle punktiert und der Stichkanal anschließend mit Dilatatoren erweitert wird. Nachteilig ist, dass der Draht, wenn das J-Ende des Guides durch eine scharfe Metallkanüle vorgeschoben wurde, nicht wieder vollständig herausgezogen werden kann, wenn die Nadel neu positioniert werden muss. Hier sollte das gerade Drahtende bevorzugt werden.
- Wird die V. jugularis externa punktiert, lässt sich der Draht-Guide meist nicht ohne Schwierigkeiten über die Einmündung in die V. subclavia hinaus nach zentral vorschieben. Spürt man also den Widerstand, wird der Guide ca. 0,5 cm zurückgezogen und der Katheter über den fixiert gehaltenen Draht vorgeschoben. Die weiche Katheterspitze allein folgt fast immer dem Blutstrom nach zentral. Eventuell muss man zusätzlich die Kopflage verändern oder den ipsilateralen Arm nach unten ziehen.
- Der Zugang über die V. temporalis ist nur für relativ weiche, höchstens zweilumige Katheter geeignet. Der Draht-Guide lässt sich selten über den posterioren Jochbeinast nach zentral vorschieben: Guide fixiert halten und Katheter allein nach zentral vorschieben.
- Bei Zugang über die V. axillaris wird der Arm wie zur Arterienpunktion positioniert (➤ Abb. 2.25). Die Vene liegt in dieser Position kaudal der Arterie. Sie ist in der Faszienloge auch bei relativ hypovolämischen Patienten noch gut „aufgespannt", und die Punktion hat weniger ernste Komplikationsmöglichkeiten als die Punktion der V. subclavia (z. B. Pneumothorax). Bei möglichem Drahtstopp am Humeruskopf (lässt sich gut palpieren) wird der Draht fixiert gehalten und der Katheter allein über den Draht geschoben.
- Nach Zugang über die V. subclavia lässt sich bei kleinen Patienten der Guide meist noch problemlos platzieren. Da die Drähte aber weich sind, ist

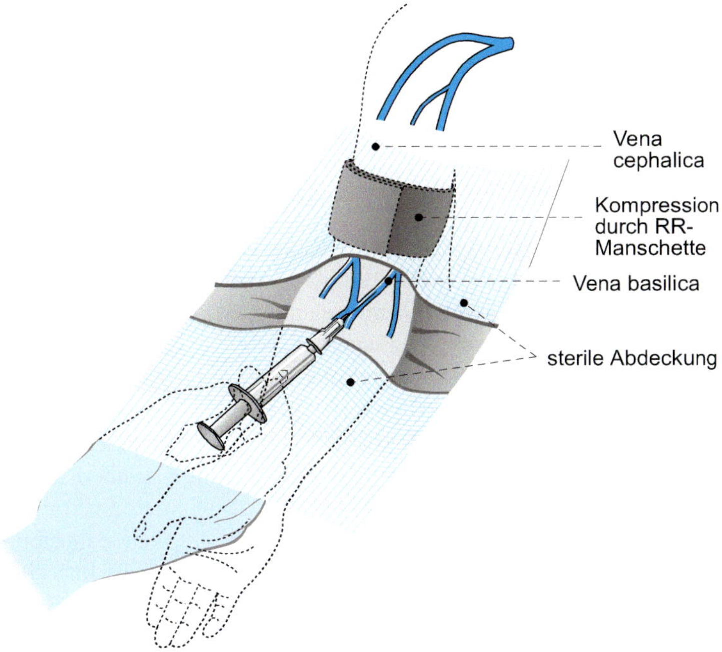

Abb. 2.35 Einbringen eines ZVK in die Antekubitalvenen mit „Direkt"-Punktionstechnik: Nach Kanülierung einer Vene wird der Katheter direkt durch die Kanüle nach zentral vorgeschoben (mod. nach Mihm und Rosenthal 1992). [R394]

es möglich, dass der Draht beim Vorschieben des Dilatators oder des Katheters vor der V. subclavia „staucht", weil er unter der Clavicula nicht ganz gerade verläuft. Dies endet meist trotz erfolgreicher Gefäßpunktion in einem frustranen Versuch, den Katheter zu platzieren.

„Direkte" Punktion

Dazu werden überwiegend Sets verwendet, die eine dünnwandige Split-Kanüle oder eine herkömmliche Verweilkanüle enthalten. Meist ist eine tiefe Sedierung oder eine Narkose notwendig. Nur bei älteren Kindern und Jugendlichen ist die alleinige Lokalanästhesie wie bei Erwachsenen gelegentlich möglich.

- Hinsichtlich Sedierung, Analgesie, Immobilisation und Sterilität bestehen keine Unterschiede zur oben beschriebenen Seldinger-Technik.
- Die Vene wird punktiert und der Katheter direkt durch die (Verweil-) Kanüle eingebracht.

Vorteile gegenüber der Seldinger-Technik sind die Anwendung der gewohnten Technik wie für periphere Zugänge und das fehlende Aufstauchen des Draht-Guides vor dem Gefäß. Nachteilig ist, dass sich bei kleinen Patienten diese Technik nur für die Gefäße eignet, die einen Kanülendurchmesser aufnehmen können, der auch die Passage eines Katheters ermöglicht. Damit ist das Einbringen von Mehrlumenkathetern bei Säuglingen mit dieser Technik fast nur über die Vv. subclavia oder femoralis möglich.

Komplikationen

- **Pneumothorax:** bei V.-subclavia- und V.-jugularis-interna-Punktion. Wenn ein Pneumothorax aufgetreten ist, ohne dass ein Katheter platziert wurde, darf natürlich auf der anderen Seite nicht auch noch punktiert werden. Nach Ableitung des Pneumothorax auf der gleichen Seite nochmals die V. subclavia punktieren, wenn der Patient stabil genug ist.
- **Hämatome:** meist durch akzidentelle Punktion der begleitenden Arterie ausgelöst; auch ein Nervendruckschaden bei Verletzung der A. axillaris ist möglich, ebenso Nervendruckschaden und Störung der ipsilateralen Hirnperfusion bei Verletzung der A. carotis. Wenn wegen der Punktion der A. carotis der Versuch, einen ZVK über die V. jugularis interna zu legen, scheitert,

darf keinesfalls auf der anderen Seite punktiert werden, weil eine beiderseitige Verletzung der Aa. carotis für den Patienten fatal sein könnte.

- **Hämatothorax:** entwickelt sich u. U. nach akzidenteller Punktion der A. subclavia, da diese nicht direkt komprimiert werden kann. Bei zu großem Blutverlust muss eine chirurgische Blutstillung erfolgen.
- **Hydromediastinum / Hydrothorax:** Beides sind meist keine Komplikationen der Akutphase, sondern Ergebnis sekundärer Dislokationen. Primär vermeidbar sind diese Komplikationen, wenn nur in einen Katheter infundiert wird, aus dem sich Blut aspirieren lässt oder besser noch beim Absenken der Infusion unter Körperniveau Blut frei zurückfließt. Das letztere Manöver schließt eine extravenöse Lage der ZVK-Spitze aus, da man aus einem Hämatom zwar gelegentlich Blut aspirieren kann, es aber nie frei zurückfließt.
- **Perikarderguss:** Wenn die Katheterspitze fehlerhafterweise im rechten Vorhof belassen wird, kann es auch bei weichem Material durch den Peitscheneffekt der Spitze zur Perforation kommen. Nach Perforation des rechten Vorhofs gelangt Blut und / oder Infusionsflüssigkeit ins Perikard mit nachfolgender (dann sehr häufig letaler) Tamponade. Die sonografische Untersuchung ist die Nachweismethode der Wahl – wenn man überhaupt an diese Komplikationsmöglichkeit gedacht hat. Therapie: Die Perikardflüssigkeit unter sonografischer Kontrolle durch den (noch) fehlplatzierten Katheter aspirieren, anschließend den Katheter entfernen. Prävention: Katheter so fixieren, dass keine Dislokation möglich ist. Antekubitale Venenzugänge meiden, da hier die Katheterspitzen durch die Armbewegungen sehr mobil sind (s. o.).
- **Luftembolie:** vermeidbar, indem der Patient beim Legen so positioniert wird (meist Kopf tief), dass auch bei offener Kanüle keine Luft eindringen kann. Weiterhin müssen alle Verbindungen, Drei-Wege-Hähne etc. streng geschlossen gehalten und regelmäßig kontrolliert werden. Bei Symptomen einer Luftembolie (Kreislaufdepression, Atemnot, vermindertes endexspiratorisches CO_2 während einer Narkose) hat die Stabilisierung der Vitalfunktionen vor allem anderen Vorrang!
- **Arrhythmien:** können beim Legen des ZVK auftreten, wenn der Seldinger-Draht und / oder der Katheter zu tief eingebracht wurden. Später sind sie ein ernst zu nehmender Hinweis auf eine Dislokation der ZVK-Spitze und erfordern eine Röntgenkontrolle der Katheterlage!
- **Infektionen:** können primär durch steriles Vorgehen beim Katheterlegen weitgehend vermieden werden. Das Risiko von Aszensionsinfektionen entlang des Katheters steigt mit der Liegedauer. Tägliche Verbandwechsel und lokale Antibiotikaapplikation an der Einstichstelle verhindern dies nachweislich nicht! Nach eigenen Untersuchungen entstehen Katheterbakteriämien / -sepsis überwiegend durch unsaubere Manipulationen an Drei-Wege-Hähnen, Konnektoren etc. In der eigenen Praxis werden diese nur mit sterilen Handschuhen bedient und zwischenzeitlich in sterile Tücher eingepackt. Typische Symptome einer Katheterbakteriämie / -sepsis sind anderweitig nicht erklärbare Fieberschübe, Leukozytosen, CRP-Erhöhung etc.

MERKE

Eine Sanierung ist zuverlässig nur durch Katheterentfernung zu erreichen. Katheterwechsel über Seldinger-Draht und / oder antibiotische Behandlung sind bei verbleibendem Katheter unzureichend.

- Thrombosen der großen Venen: Werden Thrombosen der großen Gefäße klinisch vermutet, so sollte der Katheter nicht sofort entfernt, sondern zunächst die Verdachtsdiagnose sonografisch verifiziert werden. Man kann dann den Katheter 1–2 cm zurückziehen und den Versuch unternehmen, den Thrombus durch direkte Infusion von rekombinantem Thromboplastin-Aktivator (r-TPA) unter Sonografiekontrolle aufzulösen. Dies Vorgehen hat eine hohe Erfolgsrate (s. dazu auch Spezialliteratur).

2.8.6 Infusionstechniken

Für Kinder, insbesondere für Säuglinge und Kleinkinder, sind eine Reihe von speziellen Infusionssystemen entwickelt worden, die zum einen eine genaue Flussrate gewährleisten, zum anderen eine Überinfusion wirksam verhindern sollen. Am Notfallort stehen meist nur schwerkraftabhängige Systeme und evtl. noch Spritzenpumpen zur Verfügung.

Notfallort

Wenn eine Infusion lediglich „zur Sicherheit" angelegt wird, empfiehlt es sich, diese über ein Spritzenpumpensystem, wenn vorhanden, mit einer Infusionsrate von 1–5 ml / h je nach Patientengröße offenzuhalten, weil dadurch sehr wirksam eine akzidentelle Überinfusion verhindert werden kann. Wenn keine Spritzenpumpe zur Verfügung steht, sollte man überlegen, ob die Infusionsflasche nicht vor Anschluss an den Patienten bis auf die geplante maximale Infusionsmenge geleert werden kann, um das Risiko zu limitieren.

Bei Volumensubstitution und in Reanimationssituationen, in denen die Infusion nach erfolgreicher Anlage (zu) oft nur noch wenig Aufmerksamkeit erfährt, sollte ebenfalls unbedingt ein System verwendet werden, das eine exakte Flussrate und eine Mengenbegrenzung ermöglicht. Schwerkraftinfusionssysteme mit „Vorratskammer" sind relativ preiswert, einfach zu bedienen, sehr effektiv und nehmen nur wenig Platz weg.

Für die Medikamentenapplikation ist darauf zu achten, dass die Zuspritzmöglichkeit patientennah installiert wird. Werden Verweilkanülen mit Zuspritzventil verwendet, ist das kein Problem. Bei Verwendung der üblichen Perfusorleitungen mit patientenfernen Drei-Wege-Hähnen kann das nach Medikamentengabe notwendige Nachspritzen eine erhebliche zusätzliche Volumengabe bedeuten, die gerade bei kleinen Patienten unbedingt in die Bilanz und die Beurteilung des Flüssigkeitsstatus mit einbezogen werden muss. Für die Pädiatrie entwickelte weiche, verkürzte und volumenreduzierte Leitungen sind inzwischen auf dem Markt.

Klinik

In der Klinik sollten für Kinder nur noch Infusionspumpensysteme verwendet werden, da sie eine exakte Einstellung der Infusionsrate und der Gesamtdosis erlauben sowie bei Verwendung der eingebauten Volumenbegrenzung eine akzidentelle Überinfusion wirksam verhindern.

Fast alle Infusionspumpen sind heute mit einem Okklusionsalarm ausgestattet. Dieser ist jedoch von Hersteller zu Hersteller sehr unterschiedlich: Die Alarmgrenze liegt zwischen 1 und 7 bar! Paravenöse Infusionen sind also sehr lange möglich, bevor der Okklusionsalarm ausgelöst wird.

2.8.7 Harnableitende Techniken

Während die Harnableitung entweder transurethral oder suprapubisch eine Routinemaßnahme zur Versorgung schwer kranker Kinder in der Klinik ist, gibt es praktisch keine Indikation für den Einsatz am Notfallort. Wegen der erhöhten Gefahr einer Infektion ist bei einer Verweildauer des Katheters über 3–5 Tage die Anlage einer suprapubischen Ableitung vorzuziehen. Generell ist eine Antibiotikaprophylaxe nicht empfohlen.

Indikationen

- Bilanzierung bei Volumensubstitution
- Clearance-Untersuchungen
- Forcierte Diurese
- Verletzungen am Beckenring / Beckenboden
- Neurogene Blasenstörung

Transurethrale Ableitung

Dies ist der klassische Blasenkatheter.

Vorteile

- Es wird ein anatomisch natürlich vorhandener Zugang zur Harnblase benutzt.
- Kann auch bei schlecht gefüllter Blase angelegt werden.
- Ist auch mit einfachen Mitteln durchzuführen (z. B. Magensonden), wenn keine speziellen Katheter vorhanden sind.

Nachteile Verletzungsmöglichkeit der Harnröhre mit nachfolgenden chronischen Strikturen, Blutungen bei Via falsa, aszendierende Infektionen.

Kontraindikationen V. a. Harnröhrenverletzung (Blutung aus der Harnröhre etc.).

Durchführung

- Indikation stellen, Kontraindikation ausschließen.
- Katheter adäquater Größe (Neugeborene Ch. 6, Säuglinge Ch. 8 etc.) auswählen.
- Sterile Handschuhe, anatomische Pinzette, Reinigungs- / Desinfektionslösung, Gleitmittel und Urinauffangsystem bereitlegen.
- Urethraöffnung identifizieren: Bei kleinen Jungen lässt sich das Präputium häufig nicht vollständig zurückstreifen, wenn man jedoch die Glans penis vorsichtig betastet, lässt sich das Frenulum und damit die ungefähre Achse gut palpieren. Bei kleinen Mädchen ist das Auffinden des Meatus ebenfalls nicht einfach: Wenn eine Hilfsperson die großen Labien spreizt, kann man bei guter Beleuchtung den Meatus kranial des Vaginaleingangs und kaudal der Klitoris darstellen.
- Meatus bzw. Urogenitaleingang reinigen und desinfizieren, Steriltechnik.
- **Jungen:** Mit einer Hand den Penis unterhalb der Glans fassen und strecken, mit der anderen Hand den Katheter mithilfe der Pinzette (steril!) 1–2 cm hinter der Spitze fassen und vorsichtig in die Harnröhre vorschieben (➤ Abb. 2.36a). Obwohl keine Enge auf Prostataebene besteht, lässt sich der Katheter am Blaseneingang häufig nur mit sanftem (!) Druck gegen einen leichten Widerstand vorschieben (➤ Abb. 2.36b). Wenn das nicht gelingt, Katheter mit geringerem Durchmesser wählen.
- **Mädchen:** Mit der einen Hand die großen und kleinen Labien spreizen, mit der anderen Hand den Katheter mit der Pinzette fassen und dann in die Harnröhre einführen. Diese ist kurz (wenige Zentimeter). Spürt man einen federnden Widerstand, ist man höchstwahrscheinlich in die Vagina abgerutscht und muss mit einem neuen Katheter von vorn beginnen.
- Nach erfolgreicher Einführung muss der Katheter mit der am Ende angegebenen Flüssigkeitsmenge (nur Aqua dest. zur Blockung benutzen) geblockt und in die endgültige Position zurückgezogen werden (➤ Abb. 2.36c). Eine zusätzliche Pflasterfixation am Oberschenkel ist zur Verhinderung einer akzidentellen Dislokation notwendig.

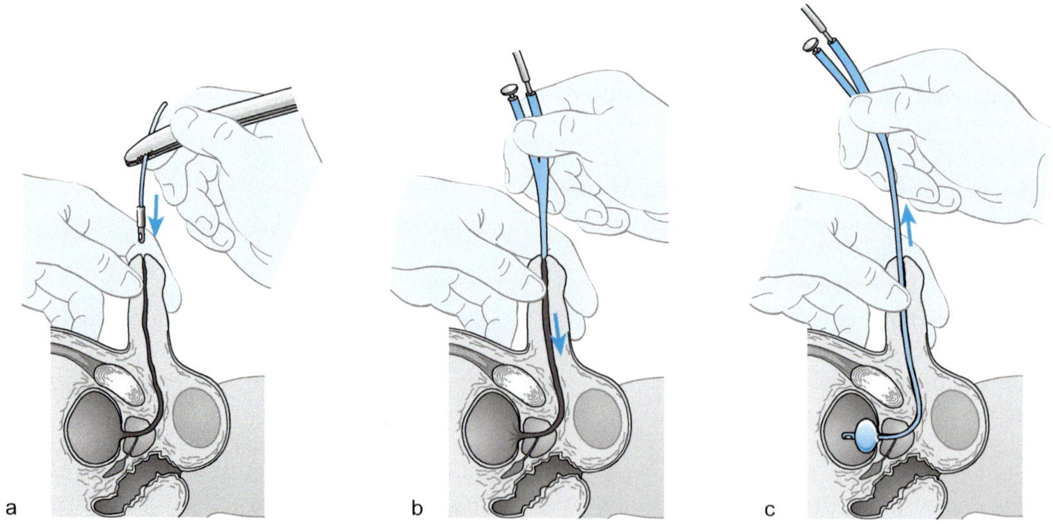

Abb. 2.36 Einführung eines transurethralen Blasenkatheters beim Jungen:
a) Zurückstreifen der Vorhaut und Einführen des Katheters in die Urethra
b) Vorschieben in die Blase
c) Blocken und Zurückziehen in die endgültige Position (nach Demby und Schmidt 1992) [R394]

Suprapubische Ableitung

Wenn eine länger dauernde Harnableitung notwendig ist, ist der suprapubische Zugang zur Harnblase zu wählen.

Vorteile Geringere Infektionsgefahr und fehlende Traumatisierung der Harnröhre.

Nachteile
- Blase muss gut gefüllt sein
- Fehlpunktionen sind möglich
- Blutung an der Blasenwand möglich
- Notwendiges kleines Katheterlumen bei massiver Hämaturie ungeeignet

Durchführung Der gute Füllungszustand der Blase muss durch Ultraschalluntersuchung gesichert sein; liegt kein guter Füllungszustand vor, wird die Blase über einen transurethralen Einmalkatheter retrograd gefüllt.

Es ist vorteilhaft, ein komplettes Set mit Split-Kanüle und passenden Kathetern zu verwenden. Zusätzlich werden Nahtmaterial, Skalpell, chirurgisches Besteck und Verbandmaterialien benötigt.

1. Suprapubische Region chirurgisch desinfizieren und abdecken. Lokalanästhesie, falls parallel kein operativer Eingriff in Allgemeinanästhesie erfolgt.
2. Punktionsort je nach Patientengröße 1–3 cm kranial des oberen Symphysenrandes in der Linea alba kaudal der peritonealen Umschlagfalte (dies garantiert ein extraperitoneales Vorgehen!).
3. Zunächst mit einer sehr feinen Kanüle eine Probepunktion durchführen. Anschließend Stichinzision der Haut unter Schonung der Faszie und Punktion mit der Split-Kanüle in leicht kaudaler Richtung mit aufgesetzter Spritze unter Aspiration (➤ Abb. 2.37). Wenn Urin aspiriert wird, Kanüle noch einige Millimeter vorschieben, Spritze entfernen und Katheter in die Blase einführen.
4. Kanüle zurückziehen, auseinanderreißen und vom Katheter entfernen.
5. Katheter festnähen, Urinauffangsystem anschließen und Katheter zusätzlich mit Pflaster sicher an der Bauchwand fixieren.

Der Urin ist oft zunächst für einige Stunden leicht blutig. Stärkere Blutverluste sollten allerdings zu weiterer Diagnostik Anlass geben, um eine iatrogene Gefäßverletzung, Blasenwandruptur o. Ä. auszuschließen.

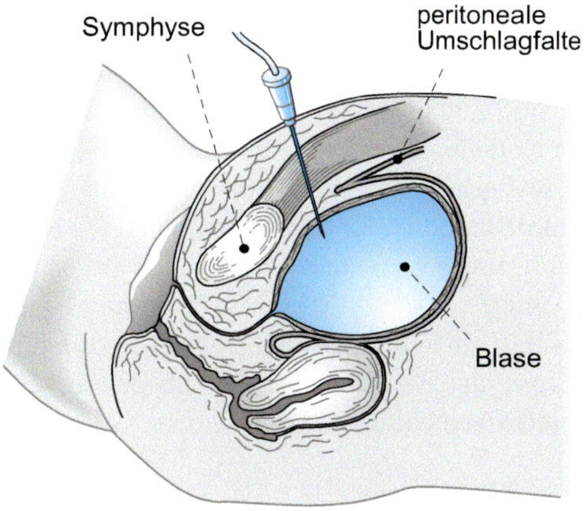

Abb. 2.37 Suprapubische Blasenpunktion. Beachte die leicht nach kaudal gerichtete Kanüle (nach Ho und Sanders 1990). [R394]

Typische Fehler
- Nach der Urinaspiration wird die Nadel nicht weit genug vorgeschoben, sodass der Katheter nicht platziert werden kann, weil die Kanüle wegen der schon erfolgten partiellen Blasenentleerung disloziert ist.
- Es wird zu weit oberhalb der Symphyse punktiert oder die Kanüle nicht nach kaudal gerichtet, sodass das Peritoneum verletzt wird.

2.8.8 Knochenmarkpunktion, intraossäre Infusion

Die Indikation zur Knochenmarkpunktion kann diagnostisch oder therapeutisch sein.

MERKE
Der Zugang zum Markraum ist die primäre Methode der Wahl bei Kindern unter 6 Jahren mit Kreislaufstillstand / schwerem hypovolämischem Schock oder sekundär bei vital gefährdetem Kind mit schwierigen Venenverhältnissen in der Notfallsituation.

Blutkulturen bei Sepsis, Elektrolyte, Hb, Hkt, Thrombozyten, Medikamentenspiegel und andere übliche „Routine“-Laborparameter zeigen keine signifikanten Unterschiede zu Werten aus venösem oder arteriellem Blut. Alkalische Phosphatase und LDH sind allerdings nicht verwertbar. Blutgasanalysen sind mit kapillären Werten vergleichbar. Alle in der Notfallmedizin i. v. applizierten Medikamente und Flüssigkeiten (außer hypertonen Lösungen, z. B. Natriumbikarbonat 8,4 % 2.000 mosmol / l) können auch intraossär verwendet werden.

Wichtige diagnostische Indikationen sind Verdacht auf eine maligne Systemerkrankung, Störungen der Hämato- oder Thrombogenese sowie der Leukozytenpopulation.

Intraossärer Zugang

Am Notfallort ist die erstmals 1922 beschriebene Punktion des Markraums eine einfache und schnell durchzuführende Alternative zum i. v. Zugang.

Das inzwischen führende Verfahren ist die EZ-IO, eine Art Akkubohrmaschine mit drei verschiedenen Nadelgrößen, die zur Verfügung stehen.

Des Weiteren stehen spezielle intraossäre Nadeln (G 15, G 18) oder die „bone injection gun" (G 18) zur Verfügung. Nachteile letztgenannter Techniken sind die deutlich erhöhte Gefahr von Paravasaten durch Knochenläsionen sowie, v. a. bei der „bone injection gun", die Gefahr der Verletzung angrenzender Gefäß- und Nervenstrukturen durch falsch angepasste Eindringtiefe.

Durchführung Typische Punktionsorte sind das distale Femur, die proximale Tibia, der laterale oder mediale Malleolus (➤ Abb. 2.38), mit Einschränkung auch noch der Beckenkamm, während das Sternum wegen der Komplikationsmöglichkeiten bei Kindern absolut ungeeignet ist.

1. Korrekte Lagerung der Extremität (Unterpolsterung des Beins beim Neugeborenen und Säugling zur Verhinderung eines Biegebruchs).
2. Lokalisierung korrekter Landmarken.
3. Sorgfältige Desinfektion.
4. Wenn der Patient bei Bewusstsein ist, kann eine suffiziente Lokalanästhesie inkl. Infiltration des Periosts durchgeführt werden (Lidocain 1 %).
5. Aufsetzen der Kanüle im 90°-Winkel zum Knochen mit Kompression der Haut durch die Nadelspitze auf die Knochenoberfläche.

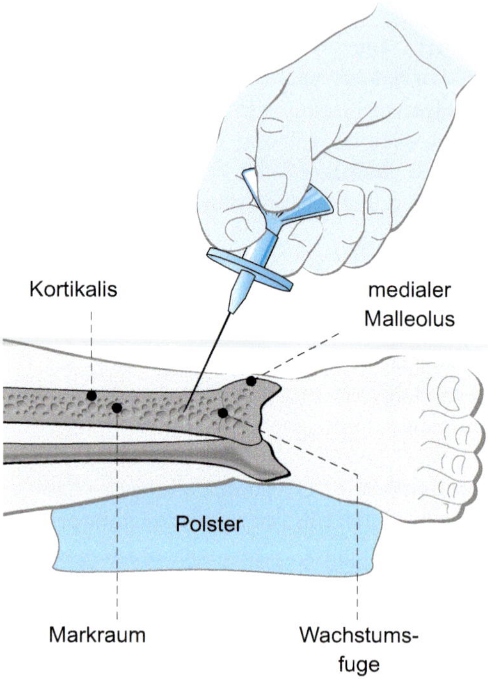

Abb. 2.38 Punktion für eine intraossäre Infusion am medialen Malleolus (nach Spivey 1987) [R394]

6. Einbringen der Intraossärkanüle unter Druck durch die Knochenkortikalis (bis zum Widerstandsverlust)
   Je nach verwendetem Nadeltyp auf die Eindringtiefe achten! (Markierungen bzw. Moment des Widerstandsverlustes beim Einbringen).
7. Zeichen der korrekten Kanülenlage sind:
   - Deutlicher Widerstandsverlust beim Einbringen nach Durchdringen der Kortikalis
   - Fester Sitz der Kanüle im Knochen
   - Aspiration von Knochenmark (nicht obligatorisch!)
   - Injektion von bis zu 10 ml isotoner NaCl- oder Ringer-Laktat-Lösung ohne Paravasat
   - Eine Infusion muss der Schwerkraft folgend frei fließen; bei 20-G-Kanülen sind ca. 11 ml / min möglich.
8. Fixierung der Infusionsleitung, um unbeabsichtigten Zug auf die Nadel zu verhindern. Die Nadel selbst wird i. d. R. nicht fixiert.

Komplikationen Osteomyelitiden sind selten (ca. 0,6 %) und wurden aus neueren Serien nicht mehr berichtet. Daher wird manchmal die prophylaktische Gabe eines Antibiotikums (z. B. Cephalosporin der 3. Generation) für die Dauer der Lage des intraossären Zugangs empfohlen. Möglich sind extraossäre Infusionen durch inkorrekte Kanülenlage bzw. Dislokation, bei Druckinfusion u. U. mit Kompartmentsyndrom. In frakturierten Knochen ist der Zugang nicht einsetzbar.

MERKE

Wenn die einwandfreie Anlage an der proximalen Tibia nicht gelingt, die Kortikalis aber perforiert wurde, ist eine Infusion am ipsilateralen Malleolus ebenfalls nicht erfolgversprechend, weil zu viel Flüssigkeit durch die initiale Perforation verloren gehen würde.
Jeder intraossäre Zugang sollte, sobald möglich, spätestens nach 24 h entfernt werden!

Obwohl bei dieser Technik regelmäßig Knochenmark in den großen Kreislauf gelangt und auch mit speziellen Färbemethoden in der Lunge nachgewiesen werden kann, sind bei Kindern keine klinisch signifikanten Embolien mit Gasaustauschstörungen beobachtet worden.

Diagnostische Knochenmarkpunktion

Dies ist meist keine Notfallmaßnahme, gelegentlich aber ein dringlicher Eingriff. Kinder sollten für diese Maßnahme immer ausreichend analgosediert werden. An die entsprechenden Nüchternzeiten und die Aufklärung denken! Zur Sedierung sind z. B. Thiopental 2,5–5 mg / kg KG / Einzeldosis (ED) oder auch Propofol 3–5 mg / kg KG / ED i. v. in Kombination mit einem Lokalanästhetikum (z. B. Bupivacain 0,25–0,5 %, Mepivacain 1–1,5 % oder Lidocain 1–2 %) geeignet (Dosis: 1–4 ml / Punktionsort).

MERKE

Bei mehreren Punktionsorten Höchstdosis beachten!

Durchführung Bevorzugter Punktionsort ist der Beckenkamm, bei Säuglingen auch die Tibia.

1. Lagerung in Knie- / Ellenbogenlage mit Unterpolsterung von Becken und Thorax.
2. Nach sorgfältiger Hautdesinfektion kann meist ohne Inzision direkt mit der Knochenmarkkanüle punktiert werden. Nach Entfernung des Mandrins lässt sich markhaltiges Blut aspirieren.
3. Material auf einen Objektträger aufbringen und ausstreichen, anschließend erfolgen Färbung und Diagnostik.
4. Abdecken der Einstichstelle mit einem sterilen Verband, ggf. kurz komprimieren.

2.8.9 Lumbalpunktion

Die häufigste Indikation zur Lumbalpunktion im Kindesalter ist die Verdachtsdiagnose einer Meningo- / Enzephalitis, seltener wird sie im Rahmen von onkologischen Behandlungsprotokollen und gelegentlich zur intrathekalen antibiotischen bzw. chemotherapeutischen Behandlung durchgeführt. Die Punktion ist im Prinzip deutlich einfacher als bei Erwachsenen, da die Ligamenta interspinosa nicht verknöchert und die Zwischenwirbelräume bei entsprechender Lagerung weit sind.

Indikationen und Kontraindikationen ➤ Box 2.8.

BOX 2.8

Indikationen und Kontraindikationen der Lumbalpunktion

Indikationen

- Beweis / Ausschluss einer Meningitis / Enzephalitis
- Onkologische Erkrankungen
- Intrathekale Medikamentenapplikation

Kontraindikationen

- Intrazerebrale Blutung
- Intrakranielle Drucksteigerung anderer Genese (relativ)
- Schwere Gerinnungsstörung (Meningokokkensepsis mit akuter Verbrauchskoagulopathie)
- Gerinnungshemmende Substanzen (Thrombozytenaggregationshemmer)

Wenn bei einem Säugling mit Verdacht auf eine Meningitis die Fontanelle massiv vorgewölbt und gespannt ist, ist die Lumbalpunktion durchaus indiziert, allerdings muss dann sorgfältig darauf geachtet werden, dass nur wenige Tropfen Liquor abgenommen werden. Bei offener Fontanelle sollte zuvor eine Schädelsonografie mit Doppler durchgeführt werden. Bei größeren Kindern und fehlender Erfahrung in der Fundoskopie sollte bei Verdacht auf Hirndruck vor der Lumbalpunktion immer eine Bildgebung vorgeschaltet werden.

Durchführung

MERKE

Die Schwierigkeit liegt nicht in der Punktion, sondern in der Immobilisation des Patienten.

Die Lumbalpunktion am sitzenden Patienten (➤ Abb. 2.39a) ist technisch meist einfacher, weil für den Punktierenden die Orientierung in der Körperebene einfacher ist. Beim liegenden Patienten (➤ Abb. 2.39b) muss die Rotation der Wirbelsäule relativ zur Rückenebene ausgeglichen werden.

1. Indikation stellen, Kontraindikationen ausschließen.
2. Patient und Eltern informieren, Eingriff erklären.

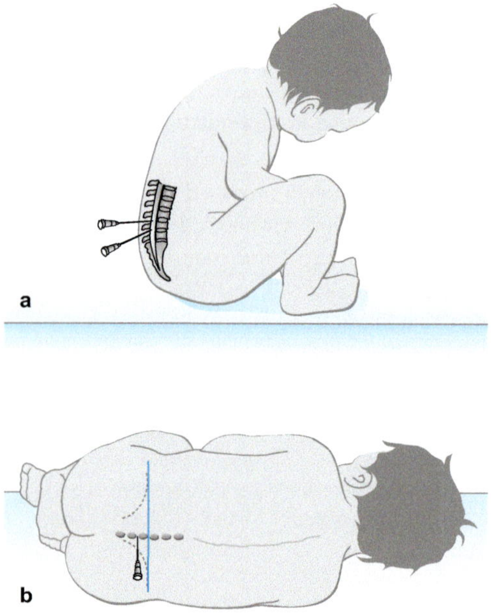

Abb. 2.39 Lagerung zur Lumbalpunktion:
a) Sitzende Position
b) Liegende Position
Bei Säuglingen darf der Kopf nicht so weit gebeugt werden, wie es hier für ein Kleinkind dargestellt ist. [R394 / L231]

3. Patienten ungefähr positionieren, L3 / L4 bzw. L4 / L5 identifizieren und durch Fingernageldruck markieren.
4. Sorgfältige chirurgische Hautdesinfektion, Umgebung steril abdecken; nach sterilen Kautelen weiterarbeiten.
5. Punktionskanüle auswählen. Für Säuglinge und Kleinkinder werden kurze 22-G-Kanülen mit Mandrin (für Säuglinge < 2.000 g auch 25-G-Kanülen) bevorzugt. Die reduzierte Länge ermöglicht eine deutlich bessere Kontrolle bei der Stichführung. Immobilisation des Patienten durch einen Helfer.
6. Identifikation des Zwischenwirbelraums mit dem Zeigefinger der „schwächeren" Hand.
7. Kanüle über der Fingerspitze ansetzen, bei der Punktion in die Tiefe die „Punktionshand" auf dem Rücken des Patienten sicher abstützen (z. B. Bromage-Griff). Die anatomischen Strukturen, die perforiert werden, lassen sich bei Verwendung einer 22-G-Kanüle gut erfühlen. Die Duraperforation ist fast immer als deutlicher „Klick" spürbar.
8. Mandrin entfernen und Liquor abtropfen lassen für Laborchemie, Mikrobiologie, Virologie etc. Je Untersuchung sind ca. 10 Tropfen erforderlich. Zur besseren Mengenkontrolle kann der Mandrin beim Wechsel der Auffanggefäße wieder ca. 1 cm in die Kanüle eingeführt werden.

Komplikationen

- Herzstillstand
- Hirnstammherniation
- Infektion
- Blutung
- Kopf-, Rückenschmerzen
- Spinale sub- und epidurale Hämatome
- Intraspinale Epidermoidtumoren (nach u. U. vielen Jahren, v. a. wenn Kanülen ohne Mandrin verwendet werden)

Tipps und Tricks

- Wenn genügend Zeit zur Lokalanalgesie zur Verfügung steht, bevorzugen wir EMLA® Creme. Eine Analgesie der tiefen Strukturen ist nicht notwendig, und der Einstich für eine konventionelle kutane / subkutane Infiltration erzeugt fast immer eine erhebliche Unruhe des Kindes, ohne dass ein zusätzlicher positiver Effekt erzielt wird. Bei

extrem unruhigen bzw. traumatisierten Patienten kann eine intravenöse, orale oder rektale Sedierung notwendig sein.
- Bei Säuglingen ist darauf zu achten, dass der Kopf trotz der notwendigen Flexion des Rückens nicht auf die Brust gedrückt wird. Es kommt sonst zur Atemwegsverlegung und Hirnstammirritation mit u. U. schwerer Bradykardie und Hypoxämie.
- Wenn der Spinalraum nicht gut identifiziert werden kann oder wenn man wenig Erfahrung hat, empfiehlt es sich, den Mandrin häufig zurückzuziehen, um zu sehen, ob Liquor zurückfließt.
- Wenn man annimmt, den Liquorraum punktiert zu haben, aber kein Liquor zurückfließt, so sollte man zunächst die Nadel um ca. 45–90° rotieren. Bei Säuglingen kann man mäßigen Druck auf die Fontanelle ausüben lassen, und manchmal hilft es auch, wenn man eine leichte Aufrichtungsbewegung der Wirbelsäule erlaubt. Wenn keines dieser Manöver Liquor produziert, den Mandrin wieder einführen, die Nadel millimeterweise (!) vorschieben und die Prozedur wie oben wiederholen.
- Ein zu forsches Vorgehen birgt die Gefahr einer blutigen Punktion, weil der anterior des Spinalraums gelegene Venenplexus punktiert wird.

MERKE
Wenn blutiger Liquor zurückfließt und sich auch nach dem Ablassen mehrerer Milliliter nicht klärt, muss erneut, jetzt einen Zwischenwirbelraum höher, punktiert werden. Blutiger Liquor ist zur Zelldifferenzierung ungeeignet.

2.8.10 Bestimmung des intraabdominalen Drucks

Die Messung des Blasendrucks als Surrogat für den intraabdominalen Druck (IAD) gilt als Goldstandard und wird zur Detektion der intraabdominalen Hypertonie (IAH), die zum abdominalen Kompartmentsyndrom führt, benutzt.

Indikationen
- Volumengabe: hohe kristalloide Volumengabe, massive Transfusionen
- Abdomen: Damage-Control-Laparotomie, Faszienverschluss nach Laparotomie, abdominales Trauma, Darmödem aufgrund von Gefäßverletzungen, intraabdominale Infektion oder Abszess, Peritonitis, Volvulus, Ileus oder Magen-Darm-Parese, Hämo- oder Pneumoperitoneum, intraabdominale oder retroperitoneale Tumoren, akute Pankreatitis, peritoneale Dialyse, Leberdysfunktion oder Leberzirrhose mit Aszites, Gastroschisis oder Omphalozele
- Sonstiges: erniedrigter pH im Magen, Hypothermie ≤ 33 °C, Sepsis, ausgedehnte Verbrennungen / schwere Traumata, akute respiratorische Insuffizienz, insbesondere in Verbindung mit einem erhöhten intrathorakalen Druck, Hypothermie (< 33 °C), Koagulopathie (Thrombozyten < 55.000 / m^3 oder PTT > 2-Faches des oberen Normwertes oder INR > 1,5).

Durchführung Es handelt sich um Techniken, die auf den Beschreibungen von Kron und Iberti beruhen und den Goldstandard der intermittierenden indirekten Messung darstellen. Bei liegendem Urinkatheter wird nach vollständigem Entleeren der Blase der Drainagebeutel abgeklemmt. Über das Probeentnahmefenster des Urinkathetersystems werden 1–2 ml / kg / KG isotone Kochsalzlösung in die Blase instilliert. Der nun in der Blase herrschende Druck kann mithilfe eines Steigrohres, wie es zur Messung des zentralen Venendrucks verwendet wird, oder eines Druckaufnehmers über den Zugang im Probeentnahmefenster bestimmt werden. Die Kalibrierung des Druckaufnehmers muss auf der Höhe der Symphyse erfolgen. Dort wird auch der Nullpunkt für die Höhe der Wassersäule festgelegt. Dabei entsprechen 1,36 cm Wassersäule einem Druck von 1 mmHg. Alternativ kann das Urindrainagesystem ebenfalls zur Messung des Drucks herangezogen werden. Nach Instillation von 1–2 ml / kg / KG isotoner Kochsalzlösung in die Blase wird der Drainagebeutel dazu wieder freigegeben und der Drainageschlauch senkrecht hochgehalten. Nun ist es möglich, den IAD direkt anhand der Höhe der Flüssigkeitssäule, gemessen ab der Symphyse des Patienten, abzulesen. Um eine valide Messung zu gewährleisten, muss der Diskus der Flüssigkeitssäule atemsynchron schwanken.

Interpretation Die IAD-Werte können geringfügig, mit wenig klinischer Signifikanz, oder stark erhöht mit substanzieller Bedrohung eines jeden Organs sein. Dabei ist ein Schwellenwert nicht eindeutig festgelegt. Er variiert in der Literatur von 12–25 mmHg und wird unterschiedlich anhand der Beteiligung einzelner Organsysteme bestimmt. Die IAD-Werte schwanken deutlich in Abhängigkeit des nicht konstanten individuellen Zustands eines Patienten. Entsprechend der Höhe des IAD kann die IAH in vier Grade eingeteilt werden, die für die weitere Therapie und Prognose entscheidend sein können:

- Grad 1: IAD 12–15 mmHg
- Grad 2: IAD 16–20 mmHg
- Grad 3: IAD 21–25 mmHg
- Grad 4: IAD > 25 mmHg

Das abdominale Kompartmentsyndrom wird als eine andauernde Druckerhöhung des IAD > 20 mmHg in Kombination mit einer neu aufgetretenen Organdysfunktion oder einem neu aufgetretenen Organversagen definiert. Die Diagnose abdominales Kompartmentsyndrom sollte gestellt werden, wenn bei dreimaliger Druckmessung im Abstand von je 1 h der IAP ≥ 20 mmHg beträgt und zusätzlich eine neu aufgetretene Dysfunktion eines oder mehrerer Organsysteme vorliegt.

LITERATUR

Breschan C, Platzer M, Jost R, Stettner H, Feigl G, Likar R (2012). Ultrasound-guided supraclavicular cannulation of the brachiocephalic vein in infants: a retrospective analysis of a case series. Pediatr Anesth 22: 1062–1067.

Hillmann R, Döffert J (2016). Praxis der anästhesiologischen Sonografie: Interventionelle Verfahren bei Erwachsenen und Kindern. 2. A. München: Elsevier Urban & Fischer.

Weiss M (2007). Intraossäre Infusionstechnik. Notfall & Rettungsmedizin 10(2): 99–116.

2.9 Transport kritisch kranker Kinder

Karl-Heinz Mücke, Monika Glowacka

MERKE

Durch die sehr heterogenen Diagnosen und die ungewohnte Altersgruppe stellen pädiatrische Notfallpatienten eine besondere Herausforderung dar und erfordern häufig neben fundierten medizinischen Kenntnissen ein gehöriges Maß an Improvisationstalent.

Während der Transport von Neugeborenen durch die inzwischen etablierten neonatologischen Abholdienste sowie die Entwicklung von ausgereifter Transport- und Überwachungstechnik (mobile Transportinkubatoren, Monitoring, angepasste transportable Beatmungsgeräte etc.) bereits weitgehend zufriedenstellend gelöst ist, ist der Transport von Säuglingen jenseits des 3. Lebensmonats sowie älterer Kinder mit erheblichen personellen und technischen Problemen behaftet. Während Neugeborene heute fast ausschließlich von einem pädiatrisch-neonatologisch speziell geschulten Team transportiert werden, sind bei älteren Kindern sehr häufig Ärzte, Schwestern / Pfleger und Rettungsassistenten beteiligt, die nur über einen sehr begrenzten Erfahrungsschatz mit pädiatrischen Patienten verfügen. Eine weitere Erschwernis ergibt sich daraus, dass im Gegensatz zur reinen Neonatologie ein sehr viel größeres Diagnosenspektrum zu behandeln ist. Insbesondere beim Notfalleinsatz und beim Interhospitaltransfer ergibt sich dabei die paradoxe Situation, dass extrem kranke Kinder, die einer anspruchsvollen Erstbehandlung, Überwachungs- und Therapiekontinuität während des Transports bedürfen, u. U. von Teams begleitet werden, die nicht über eine ausreichend fundierte Erfahrung für diese spezielle Patientengruppe verfügen. Leider gibt es bis heute in der Medizin keinen adäquaten Ersatz für die an einer ausreichend großen Patientenzahl gemachten Erfahrungen. Diese sind für die Transportmedizin mit ihren limitierten Ressourcen besonders wichtig.

MERKE

Die notwendigen und für erwachsene Patienten oft selbstverständlichen Überwachungs- und Behandlungsmaßnahmen dürfen nur unterlassen werden, wenn absolut keine Realisationsmöglichkeiten vorhanden sind.

2.9.1 Allgemeine Prinzipien

Der Patient ist während des Transports nicht nur durch seine Grundkrankheit und deren mögliche Komplikationen bedroht, sondern auch durch:

- Wärmeverlust mit konsekutiver Hypothermie
- Störung oder Ausfall des Monitorings
- Mangelnde Kooperativität, Erwachen
- Verschlechterung des Gasaustauschs (Wechsel des Beatmungsgeräts)
- Verlust des venösen Zugangs

- Hämodynamische Instabilität
- Tubusverlagerung, versehentliche Extubation

MERKE
Grundsätzlich darf ein Transport keinen weiteren Schaden verursachen! Zunächst sollte die initiale Stabilisierung begonnen und der Transport zwar mit Zeitverzug, aber dann mit einem stabileren Patienten angetreten werden.

Zeitfaktor

Das Prinzip „Einladen und losfahren" steht dem Prinzip „Erst stabilisieren, dann transportieren" gegenüber, das i.d.R. weniger Komplikationen unterwegs bedeutet.

MERKE
Für pädiatrische Notfalleinsätze gilt, dass an der Einsatzstelle stabilisiert werden soll, erst danach erfolgt der Transport in die nächste geeignete Klinik. In einigen Situationen, z.B. Reanimation bei winterlichen Temperaturen, sollte allerdings einem zügigen Transport unter Reanimation der Vorzug gegeben werden.

Für Interhospitaltransporte (Sekundärtransporte) sollte der Patient in der verlegenden Klinik, u.U. unter Mithilfe des Transportteams, so gut wie möglich stabilisiert und dann schonend transportiert werden. Wenn ein Patient aus einem Krankenhaus der Grund- und Regelversorgung in ein Zentrum zur definitiven Behandlung verlegt wird, ist zu fordern, dass bereits auf dem Transport die Patientenversorgung gleichwertig oder besser als in der verlegenden Klinik ist. Das Gleiche gilt für Intrahospitaltransporte z.B. aus der Notfallaufnahme in den OP, in Funktionsbereiche, auf Intensivstation etc. (Flure in Großkliniken, in denen „alles unter einem Dach" liegt, können sehr lang und sehr dunkel sein!). Transport ist grundsätzlich Teamarbeit, wobei der Arzt einen Ablaufplan erstellt und das restliche Personal brieft. Die Delegation von Aufgaben muss vor der Aktion klar festgelegt werden.

Lagerung

Inzwischen sind spezielle Transportrückhaltesysteme für alle Altersklassen verfügbar. Diese sind bereits bei Umlagerung anzulegen. Die üblichen gefederten Tische sind für eine optimale Funktion auf ein Patientengewicht von ca. 70 kg eingestellt.

MERKE
Die Patienten müssen durch Lagerungshilfsmittel gegen Verrutschen gesichert werden, ggf. müssen vorhandene Kinder-Vakuummatratzen benutzt bzw. zusätzliche Riemen angebracht werden. Auch sollte extrem vorsichtig (langsam!) gefahren werden.

Tragentische in Fahrzeugen sind nur zu lösen (Federweg freigeben) bei Traumapatienten oder schweren Kindern. Die üblichen beweglichen Transporttische in Rettungsfahrzeugen führen sonst häufig zu Schwindel und Übelkeit, sodass man auf Erbrechen vorbereitet sein sollte.

Sicherung von Tubus, Infusionsleitungen etc.

MERKE
- Eine sorgfältige (eigenhändige!) Überprüfung nach dem Umlagern und vor Transportbeginn lohnt sich!
- Ersatzluftweg und Hilfsmittel bereitstellen.

Wenn die Analgosedierung nicht kontinuierlich, sondern durch Bolusgaben erfolgt, können sich die Kinder aus scheinbar tiefer Sedierung heraus plötzlich mit wenigen heftigen Bewegungen „befreien"; deshalb müssen die Hände der Kinder so fixiert sein, dass sie die (mühsam gelegten) venösen Zugänge, Tuben, Drainagen, Magensonden etc. nicht selbstständig entfernen können.

Eine „Notfallsedierung" muss griffbereit mitgeführt werden. Die Zuständigkeit für Luftwegsmaterial und Medikamente wird klar im Team verteilt. („Wer hat …?" war gestern).

Temperaturregulation

Besonders beim sedierten Kind droht bei deutschen Wetterbedingungen fast immer Auskühlung. Die Stabilisierung eines Patienten außerhalb des Rettungsfahrzeugs ist deshalb auf den unbedingt notwendigen Zeitraum zu beschränken. Aber auch ein mit Standheizung ausgerüstetes Rettungsfahrzeug lässt erhebliche Wärmeverluste durch Strahlung zu; außerdem verursacht jedes Türöffnen Zugluft etc. Die Patienten müssen unbedingt trocken gehalten werden.

MERKE

Körperteile, die nicht untersucht oder zur Überwachung inspiziert werden müssen, zudecken!

Kleinkinder und Säuglinge tragen auf Transporten eine Mütze, da der Kopf eine relativ große Oberfläche (ca. 18 % der Körperoberfläche) hat.

Metallfolien können Wärmestrahlungsverluste vermindern, sie isolieren für sich allein aber schlechter als normale Oberbekleidung. Sie bieten am Notfallort Wind- und Nässeschutz, sind aber kein Transporthilfsmittel. Nur Bekleidung / Fleecedecken erbringen eine ausreichende Wärmeisolation.

Auf allen Transporten von Kindern ist die Temperaturkontrolle anzustreben, um die wichtige Komplikation „Hypothermie" rasch zu erkennen.

Beatmung

Die Beatmung von Kleinkindern erfordert die Verwendung von querschnittsreduzierten Beatmungsschläuchen. Moderne turbinengetriebene Transportbeatmungsgeräte erlauben auch die sichere Beatmung von Säuglingen und Kleinkindern. Notfallbeatmungsgeräte vom Funktionstyp der zeitgesteuerten Flow-Zerhacker sind in diesen Altersgruppen schwierig anzuwenden und nicht mehr zeitgemäß.

Bei Verwendung solcher Notfallrespiratoren sind immer der kritische Blick auf die Atemexkursionen des Kindes sowie eine Nebenstrom-Kapnografie erforderlich. Handbeatmung kann nur zusammen mit Kapnografie eine Alternative sein.

Die adäquate Beatmungsmöglichkeit für Säuglinge und kritisch kranke Kinder sind transportable Intensivstationsrespiratoren.

MERKE

Die korrekte Geräteeinstellung muss für den jeweiligen Patienten individuell aus der Kombination von Atemfrequenz (AF), maximalem Beatmungsdruck und klinischer Beobachtung der Thoraxexkursionen erfolgen. „Normal"-Einstellungen:

- Kinder < 1 Jahr: AF ca. 30 / min, Inspirationsdruck zunächst ca. 16–18 cmH_2O
- Kinder > 1 Jahr: AF – 20 / min, maximaler Inspirationsdruck ca. 20 cmH_2O

Diese Werte sind die Zielzone, die initial eingehalten werden soll, keine einschleichende Steigerung auf diese Werte! Ausgehend von diesen „Standard"-Einstellungen kann das individuell erforderliche Beatmungsmuster dann angepasst werden.

Der Arzt sitzt während des Transports so, dass er die Thoraxexkursionen bewusst beobachten und beurteilen kann. Ein Pulsoxymeter wird mit zwei Sensoren an verschiedenen Extremitäten verwendet, die Hautfarbe (Ohrläppchen, Nagelbetten, Zunge) und die Rekapillarisierungszeit sollten ebenso regelmäßig beurteilt und dokumentiert werden wie der Auskultationsbefund des Thorax. Ein präkordiales Stethoskop oder ein Ösophagusstethoskop kann eine fast unstörbare Überwachung von Atmung und Herzaktion darstellen. (Die Lautstärke der Herztöne bei Säuglingen korreliert gut mit Kontraktilität und Schlagvolumen).

Eine aktive Atemluftanfeuchtung beim Transport mit einem mobilen Intensivrespirator kann bei kalten Außentemperaturen zu Kondenswasserproblemen führen. In aller Regel ist statt aktiver Anfeuchtung die Anwendung eines Wärme- und Feuchtigkeitstauschers (HME) ausreichend. Für Endotrachealtuben mit einem Innendurchmesser zwischen 2,5 und 4 stehen spezielle Tubuskonnektoren mit integriertem HME und seitlichem Kapnografieanschluss zur Verfügung. Die üblichen HME haben hier oft einen zu großen Totraum.

Zu beachten ist:

- Die artefaktanfällige Pulsoxymetrie beim kleinen Kind zeigt Oxygenierungsstörungen verzögert und unsicher an.
- Ventilationsstörungen werden am schnellsten in der Kapnografiekurve erkannt.
- Kreislaufdepression beim Kind lässt sich am nichtinvasiven Blutdruck schlecht erkennen.
- **Cave:** Im Gegensatz zum Erwachsenen können Kinder bis kurz vor der Dekompensation Normalwerte durch Zentralisation aufrechterhalten → Konsequenz: invasives Blutdruck- / HZV-Monitoring.

- Als Surrogatparameter: Rekapillarisierungszeit, Urinproduktion, Pulsqualität Oberarm / Leiste, Bewusstseinslage.

2.9.2 Sekundärtransporte

Intrahospital- und passagere Interhospitaltransporte zu Funktionsbereichen

Da der Patient die Örtlichkeiten der behandelnden Einrichtung nur für einen begrenzten, überschaubaren Zeitraum verlässt, sollte diese den Transport organisieren und begleiten, da die Kontinuität von Behandlung und Überwachung dann am besten gewährleistet ist (keine Übergabe- und Dokumentationsfehler etc.).

Interhospitalverlegung

Als Interhospitalverlegung bezeichnet man die Verlegung eines Patienten aus der primären Grund- und Regelversorgung in die definitive Versorgung.

Aufgaben der verlegenden Klinik

1. Bei der Kontaktaufnahme mit der weiterbehandelnden Klinik ist anzustreben, dass der verlegende Arzt direkt mit dem verantwortlichen weiterbehandelnden Arzt über den Patienten spricht. Dafür sollte er bereits beim ersten Telefonat alle relevanten Informationen verfügbar haben.
2. Keime? Sowohl die aufnehmende Klinik als auch das Transportteam müssen exakt über die Erregersituation und die bereits getroffenen Schutzmaßnahmen informiert werden. Ein Unterlassen kann z. B. in Baden-Württemberg mit einem Bußgeld von bis 25.000 € geahndet werden.
3. Bei instabilen Patienten sollte zu diesem Zeitpunkt auch gemeinsam überlegt werden, wie die Stabilisierung des Patienten bis zum Transport verbessert werden kann.
4. Alle Befunde, Laboruntersuchungen, bisherige Therapie(versuche) etc. sind sorgfältig zu dokumentieren. Von allen relevanten Originalen der bildgebenden Verfahren sollten Kopien angefertigt und mitgegeben werden.
5. Patienten für den Transport vorbereiten: ausreichend Infusionen; bei Bedarf Katecholamin-Perfusoren, Analgosedierung etc. bereitstellen, auf dem Transport zu verabreichende Medikamente wie z. B. Antibiotika zubereiten. Tubus, Zugänge, Thoraxdrainagen etc. kontrollieren, sichern und ggf. Fixierung erneuern. Eventuell hilfreiche Laboruntersuchungen bis zum Transport abschließen.

Es ist unkollegial, einen unzureichend vorbereiteten Patienten an ein Transportteam zu übergeben, weil der Transportverantwortliche – insbesondere bei Patienten mit komplizierten Krankheitsbildern – die während der Verlegung möglicherweise auftretenden Schwierigkeiten nur unvollkommen antizipieren kann. Wenn die Verlegung durch ein Transportteam durchgeführt wird, das unabhängig von der weiterbehandelnden Klinik ist, wird es außerdem bei der nächsten Übergabe in der aufnehmenden Abteilung Konflikte wegen Informationsverlusten und einer möglicherweise suboptimalen Versorgung geben.

Für das Transportteam auflisten (möglichst vorab per Fax / E-Mail an Transportarzt):

- Monitoring, Art des invasiven Monitorings
- Aktuell erhobene Vitalparameter und Diurese, Bilanz
- Zahl und Lage der Zugänge
- Infusionen mit aktuellen Laufgeschwindigkeiten
- Spritzenpumpen mit aktuellen Laufgeschwindigkeiten
- Tubusgröße, Beatmungsschema und die darunter gemessene BGA
- Ggf. Urinableitung, Drainagen, Keime!!

Aufgaben des Transportarztes

MERKE

Idealerweise sollte ein erfahrener Arzt aus der weiterbehandelnden Klinik den Patienten abholen, weil dann zum einen ein direkter Informationsfluss, zum anderen sofort die Realisierung einer gleichen oder sogar höheren Versorgungsqualität für den Patienten möglich ist.

1. Möglichst schon bei der Transportanforderung direkten Kontakt mit dem verlegenden Arzt aufnehmen und Informationen entsprechend obiger Liste einfordern.
2. Wenn der Patient instabil ist, gemeinsam unter Berücksichtigung der im benutzten Rettungsmittel

2

vorhandenen Ausrüstung versuchen, eine Verbesserung des Zustands zu erreichen, und das Transportrisiko gegen die Transportindikation abwägen. Zusätzliche Untersuchungen sollten, falls erforderlich, veranlasst werden.

3. Im Verlegungskrankenhaus gemeinsam Anamnese und bisherigen Verlauf durchsprechen. Wenn der Transportarzt wenig Erfahrung hinsichtlich des vorliegenden Krankheitsbildes hat, muss er nachfragen und sich unverstandene Probleme und mögliche Komplikationen erklären lassen!
4. Orientierende Patientenuntersuchung: Auskultation, Pulsqualität, Vitalparameter, Tubus, Zugänge, Drainagen ausreichend gesichert? Patient ausreichend analgesiert / sediert?
5. Bei Belastung mit einem hochresistenten Erreger sind die geeigneten Schutzmaßnahmen nach Hygieneplan zu treffen. Dabei ist zu beachten:
   - Auch die besten Einmalhandschuhe haben eine werkseitige Undichtigkeitsrate von mehreren Prozent! Daher sind unsere Hände nach dem Ausziehen von Einmalhandschuhen erst nach einer zusätzlichen Desinfektion sicher dekontaminiert.
   - Alle auf dem Transport berührten Oberflächen sind zu desinfizieren, daher immer so wenig wie möglich anfassen. Desinfektionslücken können fatal sein, da gerade relevante Erreger wie *Acinetobacter baumannii* auf nichtbiologischen Oberflächen monatelang überleben können.
6. Bei Beatmung eines lungenkranken Kindes sollte eine Derekrutierung beim Wechsel des Beatmungsgeräts vermieden werden. Der PEEP-Verlust durch Diskonnektion des Beatmungssystems tritt dabei nicht auf, wenn der Tubus für den Systemwechsel während der Inspirationsphase mit einer Klemme abgeklemmt wird. Bei Trachealkanülen ist dies i. d. R. nicht möglich. Hier ist ersatzweise nach dem Anschluss des neuen Beatmungssystems ein Blähen der Lunge im Sinne eines Lachmann-Manövers („open the lung“) notwendig, um einer Gasaustauschverschlechterung abzuhelfen. Die Beatmungspause beim Anschlusswechsel wird durch erhöhte funktionelle Residualkapazität beim Abklemmmanöver besser toleriert.
7. Geschlossene Absaugsysteme sind für alle Beatmungen mit PEEP > 5 sowie für Patienten mit MRGN3 und MRGN4 in den Atemwegen obligat (geringere Kontamination des Transportmittels).
8. Vor der Abfahrt prüfen:
   - Verlegungsbericht, Bildgebung, Untersuchungsbefunde vollständig?
   - Elternkontakt hergestellt / Telefonnummer vorhanden?
   - Telefonnummer der verlegenden Einrichtung / Ansprechpartner?
9. Eigene Ausrüstung vor der Rückfahrt auf Vollständigkeit prüfen.
10. Wenn besondere Eile geboten ist, z. B. weil bei intrakranieller Blutung eine Hirnstammeinklemmung droht, ist es für den Transportarzt besonders wichtig, sich schon auf dem Weg zum Patienten „mental“ auf die möglichen Probleme einzustellen, damit sich die Übergabe und die zu treffenden Maßnahmen sofort auf das Wesentliche beschränken können.

Arzt in der aufnehmenden Klinik

1. Bedenken Sie, dass die anrufenden Kollegen um Hilfe für einen Patienten nachsuchen, der verlegt werden muss, weil die Möglichkeiten vor Ort nicht so gut sind wie bei Ihnen.
2. Mit dem Anrufer ist im offenen, kollegialen Gespräch abzuklären, welche vielleicht bisher ungenutzten Ressourcen zur Verfügung stehen, um die Versorgung vor Ort unmittelbar zu verbessern.
3. Soweit möglich, sind Diagnose und wahrscheinliche Differenzialdiagnosen zu erfragen, sodass der Patient nach der Übernahme nahtlos weiterversorgt werden kann und Doppeluntersuchungen etc. vermieden werden.
4. Wenn der Patient von der weiterbehandelnden Klinik abgeholt wird, muss das Transportteam bereits bei Abfahrt genau informiert werden.

2.9.3 Spezielle Krankheitsbilder

Patienten im Schock

Am Notfallort besteht aufgrund der begrenzten Möglichkeiten eine gewisse Schwierigkeit, bei

Kindern einen Schock zu erkennen, insbesondere wenn er noch kompensiert ist und sich erst auf dem Transport zum Vollbild entwickelt. Die zugrunde liegende Ursache, sei es nun Volumenmangel, Sepsis etc., und die daraus erwachsenen Komplikationen wie DIC sind häufig nicht offensichtlich. Hier hilft die Blutdruckmessung wenig. Nur die sorgfältige klinische Untersuchung ist zielführend: Herzfrequenz, Pulsqualität (peripher ↔ zentral vergleichen!), Lautstärke der Herztöne auskultieren (laute oder paukende Herztöne passen, auch wenn der Blutdruck sehr niedrig ist, nicht zur Diagnose Schock), Hautfarbe, Rekapillarisierungszeit etc. Keines dieser Zeichen ist besonders spezifisch, aber das Symptommuster lässt doch eine recht zuverlässige Beurteilung der Herz-/Kreislauffunktion zu.

MERKE
Ein deutlicher Blutdruckabfall ist bei Kindern bereits ein spätes Schockzeichen und bedarf umgehender Behandlung!

Behandlung

1. Anlage eines intravenösen / intraossären Zugangs und Infusion von 20 ml / kg Vollelektrolytlösung (eine hypotone Lösung hat hier keinen Platz!). Dies kann bei mangelndem Therapieerfolg wiederholt werden. Nach der 2. Gabe der kristalloiden Lösung ist eine Kolloidinfusion, z. B. 20 ml / kg Gelatinelösung, zu erwägen.
2. Insbesondere bei Säuglingen und Kleinkindern ist zu empfehlen, die ersten beiden Volumengaben „aus der Hand" zu spritzen, um eine gute Kontrolle über die Menge, die Geschwindigkeit und ein mögliches Paravasat zu haben. Wenn man gleichzeitig die Herztöne auskultiert, wird man eine deutliche Zunahme der Lautstärke feststellen.
3. Falls Volumengaben allein das Problem nicht lösen, sind Katecholamine indiziert (> Kap. 2.2.5).
4. Bei protrahiertem Schock sollte die Indikation zur Beatmung großzügig gestellt werden.
5. Bei stabilisierten Kindern, denen auf dem Transport eine Schockentwicklung droht, sollte vor dem Transport die Möglichkeit zweier großlumiger Zugänge genutzt werden. Der Zeitaufwand für das Legen eines zweiten Zugangs darf aber nicht dazu führen, dass die Schocksituation noch am Notfallort auftritt. In jedem Fall sollte in oder bei drohendem Schock die ausreichende Flüssigkeitszufuhr auch während des Transports gesichert sein (**cave:** Fixierung der Zugänge).

Nur bei i. d. R. kurzen Transportzeiten nach der Primärversorgung am Notfallort ist nach Beginn aggressiver Schockbekämpfung ein Transport noch unter instabilen Kreislaufbedingungen akzeptabel. Bei Transportzeiten von > 30 min sowie bei Intensivverlegung ist eine Kreislaufstabilisierung vor Transportbeginn abzuschließen.

Traumapatienten

Die Schockbehandlung wird wie oben skizziert durchgeführt.

Thoraxtrauma

Meist handelt es sich bei Kindern um ein stumpfes Thoraxtrauma durch Verkehrs- oder Sturzunfälle, das i. d. R. nicht zu Rippenfrakturen, sondern eher zu einer Lungen- und/oder Herz-/Mediastinalkontusion führt. Auch bei stabiler Ausgangslage ist mit dann bedrohlichen Komplikationen zu rechnen. Wenn zunächst keine Verletzung offensichtlich ist, sind häufige Kontrolluntersuchungen (Auskultation, RR-Messung, Puls fühlen [Pulsus paradoxus] etc.) durchzuführen.

Stumpfes Bauchtrauma

Ein stumpfes Abdominaltrauma ist auch bei positiver Anamnese oft schwer erkennbar. Der Verdacht sollte sich spätestens dann aufdrängen, wenn das Kind nach einem Unfall ohne offensichtliche Ursache anhaltend kreislaufinstabil bleibt. Wenn es dann vor einer definitiven Versorgung über größere Strecken verlegt werden muss, ist zu empfehlen, Erythrozytenkonzentrate und adäquate Transfusionssysteme mitzunehmen, falls befürchtet werden muss, dass kristalloide und/oder kolloidale Lösungen nicht ausreichen werden, um den Kreislauf zu stabilisieren.

2

Extremitätentrauma

Frakturen sind bei Kindern genauso wie bei Erwachsenen vor dem Transport mit pneumatischen Schienen oder ähnlichen Hilfsmitteln zu stabilisieren. Repositionsversuche sollten, insbesondere wenn nicht auf einen exzellenten Erfahrungsschatz zurückgegriffen werden kann, unterbleiben (Schädigung von Wachstumsfugen etc.). Zu bedenken ist, dass bei sehr kleinen Kindern die Fraktur eines großen Röhrenknochens mit einem so erheblichen Blutverlust einhergehen kann, dass sich eine Schocksymptomatik entwickelt. Auf die Ausbildung eines Kompartmentsyndroms ist zu achten (Überwachung der arteriellen Durchblutung ist mit dem Pulsoxymeter möglich).

Schädel-Hirn-Trauma

Bei offenen Schädelverletzungen ist am Notfallort neben der Kontaminationsgefahr v. a. mit erheblichen Blutverlusten zu rechnen. Wenn die Schädelbasis und / oder der Gesichtsschädel betroffen sind, sind Luftwegsprobleme und Atemstörungen häufige Komplikationen (➤ Kap. 5 und ➤ Kap. 6). Bei geschlossenen Schädelverletzungen sind die Patienten v. a. durch Erhöhung des intrakraniellen Drucks (ICP) mit Depression der Vitalfunktionen gefährdet. Da die primäre Verletzung nicht mehr ursächlich behandelbar ist, muss das Augenmerk auf die Vermeidung sekundärer Schäden gerichtet werden:

1. Vermeidung von Hypoperfusion durch adäquate Schockbehandlung (s. o.). Zur Erinnerung (➤ Kap. 1.4.3):

   Zerebraler Perfusionsdruck = mittlerer arterieller Druck (MAD) – intrakranieller Druck (ICP)

2. Bei vorliegender Bewusstseinsstörung im Rahmen eines SHT ist präklinisch bereits von einem erhöhten ICP auszugehen. Hier sind sofort hochnormale / erhöhte MAD zu bewirken (Volumengabe, Katecholamine). Allein dadurch bessert sich häufig die Bewusstseinslage. Kreislaufdepression durch zu starke Analgesie ist unbedingt zu vermeiden.
3. Großzügige Beatmungsindikation und Sauerstoffgabe.
4. Eine Hyperventilation zur „Hirnödemprophylaxe“ sollte nicht mehr durchgeführt werden, da inzwischen Übereinstimmung darin besteht, dass eine zu starke Hyperventilation (pCO_2 < 35 mmHg) u. U. zu einer intrakraniellen Perfusionsverteilungsstörung zuungunsten der geschädigten Hirnareale führen kann.
5. Zum Transport werden HWS und Kopf in Mittelstellung gelagert (Halsfixierungssystem). Die Vakuummatratze wird unter Beachtung der Kreislaufverhältnisse auf dem Tragentisch gekippt, bis eine Kopferhöhung von etwa 15–30° erreicht ist (Kopfhochlagerung ist die wichtigste Einzelmaßnahme zur Verminderung des akut erhöhten intrakraniellen Drucks.)

MERKE

Ziele auf dem Transport sind:
- Aufrechterhaltung ausreichender Kreislaufverhältnisse
- Normoventilation (Hypoventilation vermeiden!)
- Hochnormale S_aO_2-Werte

Wirbelsäulentrauma

Wirbelsäulen- und Rückenmarksverletzungen treten isoliert und in Kombination mit Schädel-Hirn-Traumata auf. Zu beachten ist, dass bei Kindern Rückenmarksverletzungen wegen der Biegsamkeit der kindlichen Wirbelsäule auch ohne knöcherne Verletzungen auftreten können.

Da der Initialschaden auch hier nicht ursächlich behandelbar ist, ist das erste Behandlungsziel die Vermeidung einer weiteren Schädigung durch unsachgemäße Transportlagerung, Hypoxämie, Kreislaufdepression etc.

MERKE

Bei positivem Verdacht, sei es durch Anamnese oder klinischen Befund, gilt ein Patient als rückenmarksverletzt, bis das Gegenteil bewiesen ist.

Bemerkenswert ist, dass bei vielen Patienten in der Phase zwischen Trauma und definitiver Versorgung eine deutliche Verschlechterung des neurologischen Befunds auftritt. Dies ist abzugrenzen von der Müdigkeit bei Kleinkindern nach Stress. So schlafen diese nach Analgesie und Lagerung auf dem Transport häufig ein, sagen u. U. auch, dass sie müde werden.

Sie bleiben erweckbar. Hier liegt dann nur eine harmlose Normalreaktion vor!

1. Sorgfältige klinische Untersuchung am Unfallort. Bei Kleinkindern kann eine neurologische Überprüfung der Peripherie recht gut mit Kältereiz (z. B. Desinfektionsspray) durchgeführt werden.
2. Bei einer Schocksymptomatik ist neben der naheliegenden Hypovolämie auch an eine mögliche neurogene Ursache zu denken; frühzeitig sind z. B. Atropin bei Bradykardie und Katecholamine bei Vasodilatation einzusetzen.

CAVE

Trotz bereits bestehender erheblicher Gasaustauschstörungen können Patienten mit Rückenmarksschäden wegen der häufig zu beobachtenden tiefen Atemzüge noch eine scheinbar ausreichende Spontanatmung vortäuschen.

3. Zur Intubation Kopf in Neutralstellung lagern und durch einen Helfer mit leichter Traktion fixieren lassen. Die Intubation wird besser innerklinisch dem Erfahreneren überlassen. Die Hypoxämie soll durch Sauerstoffgabe verhindert werden. Eine temporäre Hyperkapnie ist eher tolerabel.
4. Halskrawatte anlegen (inzwischen sind auch für [Klein-]Kinder entsprechende Größen verfügbar) und Kopf zum Transport in Mittelstellung fixieren.
5. Bei der Umlagerung in der Klinik entsprechende Maßnahmen zur Wirbelsäulenstabilisation treffen.

Thermische Verletzungen

Primärversorgung und Initialtransport sind in ➤ Kap. 17 dargestellt.

Wenn ein Patient nach der Primärversorgung in einer Abteilung der Grundversorgung in ein Zentrum verlegt werden soll, ist daran zu denken, dass Wärme- und abnorme Flüssigkeitsverluste während des Transports weitergehen.

1. Engmaschiges Kreislaufmonitoring, v. a. bei längeren Transportwegen.
2. Bei Gesichtsverletzungen und Inhalationstrauma ist der Luftwegssicherung besondere Aufmerksamkeit zu schenken.

MERKE

Eine elektive Intubation in der Verlegungsklinik ist komplikationsärmer als eine Notfallintubation unterwegs.

3. Wärmeverluste während des Transports minimieren. Das ist insbesondere in der kalten Jahreszeit und bei Lufttransporten mit dem Helikopter eine echte Herausforderung.

Die Besonderheiten von Rettung und Transport hypothermer Patienten sind in ➤ Kap. 17.3 beschrieben.

2.9.4 Lufttransporte

Transporte über längere Strecken können mit Hubschrauber oder Tragflächenflugzeug für den Patienten schonender und zeitsparender als auf der Straße mit konventionellen Rettungsmitteln durchgeführt werden.

Dazu ist zunächst zu klären, wer den Patienten bei einer Sekundärverlegung begleiten soll. Die fluggewohnte, aber möglicherweise pädiatrisch wenig geschulte Dauerbesatzung oder ein Team aus der verlegenden bzw. der aufnehmenden Klinik? Aus der Sicht der Autoren sollte bei sehr jungen Säuglingen und bei Kindern mit sehr speziellen Problemen die Begleitung durch ein pädiatrisch ausgerichtetes Team erfolgen.

Die Vorbereitungen für einen Flug müssen noch sorgfältiger getroffen werden als für einen Straßentransport, v. a. weil viele Hubschrauber eine Patientenbehandlung nur in stark eingeschränktem Umfang zulassen.

1. Monitoring (Minimum): S_aO_2, NIBP, EKG, Atemfrequenz, Temperatur
2. Die Sensoren der meisten Pulsoxymeter sind sehr vibrationsanfällig, sodass sie dann unzuverlässige Werte anzeigen. Es ist zu empfehlen, zwei Sensoren vor Antritt des Transports sicher zu fixieren und zu überprüfen, sodass die Ableitung während des Fluges gewechselt werden kann.
3. Spritzenpumpen sind auch für Infusionen zu bevorzugen.
4. Mit zunehmender Höhe nehmen die Gaspartialdrücke ab, sodass evtl. die inspiratorische O_2-Konzentration erhöht werden muss.

5. Ein bestehender Pneumothorax kann sich ebenso wie die Luft im Cuff bei geblockten Tuben weiter ausdehnen (Cuffdruck überprüfen!). Dies ist im Helikopter mit seiner meist geringen Flughöhe aber kein Problem.
6. Speziell im Hubschrauber ist wegen der lauten Motorengeräusche und starken Vibrationen die Auskultation der Lunge ggf. nicht möglich.

2.9.5 Checkliste vor Transport

- Intravenöse / -ossäre Zugänge mechanisch gesichert
- Minimalmonitoring liegt an: S_aO_2, NIBP, EKG, Atemfrequenz, Temperatur
- Ausgangsbefund Auskultation / körperliche Untersuchung
- Oxygenierung / Beatmung:
  - Unterbrechungslose O_2-Gabe
  - Tubuslage korrekt, Material für Reintubation und Maskenatmung bereitstellen
  - Analgosedierungstiefe verhindert Spontanextubation auf Transportreiz hin
  - Kinderhände ggf. fixiert
  - Kapnometrie auf verlegender Station beginnen (Ausgangswert)
  - Festlegung Handbeatmung / maschinelle Beatmung
- Alle notwendigen Informationen für Weiterbehandler dabei?
- Eltern: Begleitung? Erreichbarkeit?
- Fragen: Welche Komplikationen können bei speziellem pädiatrischem Krankheitsbild auftreten?
- Wer kann ggf. telefonisch weitere Auskunft geben?
- Zielklinik über Abfahrt und Transportdauer informieren

LITERATUR

Dawes J, Ramnarayan P, Lutman D (2014). Stabilisation and transport of the critically ill child. J Intensive Care Society 15(1): 34–42.
Joyce CN, Giuliano JS, Gothard MS, Schwartz HP, Bigham T (2014). Specialty pediatric transport in primary care or urgent care settings. Air Medical Journal 33(2): 71–75.
Singh JM, Gunz AC, Dhanani S, Aghari M, MacDonald RD (2016). Frequency, composition, and predictors of in-transit critical events during pediatric critical care transport. PCCM 17(10): 984–991.

2.10 Reanimation im Kindesalter jenseits der Neugeborenenperiode

Christoph Eberius, Jochen Strauß

Die kardiopulmonale Reanimation („cardiopulmonary resuscitation“, CPR) von Säuglingen und Kindern ist mit knapp 60 Fällen auf 1 Mio. Einwohner unter 19 Jahren ein sehr seltenes Ereignis. Die häufigsten Ursachen für einen Herz- und Kreislaufstillstand sind bei Kindern im Gegensatz zu Erwachsenen respiratorische Erkrankungen, das Sudden-Infant-Death-Syndrom und Ertrinken (➤ Kap. 18). Der Sauerstoffmangel führt zu einer hypoxisch bedingten Bradykardie mit der Folge von Asystolie und pulsloser elektrischer Aktivität (PEA). Schwere Volumenverluste (Trauma, Infektion) stehen an zweiter Stelle. Asystolie und PEA liegen 75 % der innerklinischen Reanimationen bei Kindern zugrunde, Ventrikeltachykardien (VT) und Kammerflimmern (VF) sind entsprechend seltener.

Das Überleben nach einem Herz-Kreislauf-Stillstand hängt vom sofortigen Beginn der Basismaßnahmen zur Reanimation ab. Die Entscheidung zur Reanimation fällt nach einer kurzen Untersuchung von Bewusstsein und Atmung. Eine explizite Pulskontrolle ist nicht zwingend erforderlich. Allein durch korrekte Anwendung der Basismaßnahmen kann eine weitere Schädigung durch Anoxie und Kreislaufstillstand verhindert werden. Ohne erweiterte Maßnahmen wird eine Reanimation allerdings kaum erfolgreich verlaufen. Erst mithilfe des EKG kann die zugrunde liegende Form des Kreislaufstillstands bestimmt werden. Damit wird die zweite Entscheidung im Rahmen der Reanimation getroffen: die Notwendigkeit zur Defibrillation. Der weitere Verlauf einer Reanimation folgt einem sehr einfachen und klaren Algorithmus.

MERKE
Entscheidend für den Erfolg einer Reanimation sind deshalb ein frühestmöglicher Beginn der Atemspende und die rasche Wiederherstellung eines Kreislaufs.

Alter des Kindes

Für Neugeborene wurden eigene Empfehlungen mit dem Schwerpunkt einer sehr intensiven Atemspende formuliert (➤ Kap. 3.3.5). Diese gelten nur unmittelbar postnatal, ältere Neugeborene werden nach den Empfehlungen für Säuglinge reanimiert.

Das Alter des Kindes soll der Helfer grob schätzen. Es ist nicht wichtig, ob ein Patient noch „Säugling" oder schon „Kind" ist: Säuglinge und Kinder werden grundsätzlich in gleicher Weise reanimiert. Für Jugendliche gelten die Empfehlungen zur Reanimation von Erwachsenen. Die Algorithmen wurden so formuliert, dass man ohne weitere Angaben zu Alter oder Gewicht mit der Wiederbelebung beginnen kann.

Die Empfehlungen unterscheiden zwischen **Basismaßnahmen** (Basic Life Support, BLS) und **erweiterten Maßnahmen** (Advanced Life Support, ALS). Die empfohlenen Basismaßnahmen allein reichen vollkommen aus, um Atmung und Kreislauf über einen längeren Zeitraum aufrechtzuerhalten und weitere Schäden durch Hypoxie oder Anoxie zu vermeiden. Das begründet die wichtigste Intention der Empfehlungen, nämlich mit einer Reanimation nach einer kurzen orientierenden Untersuchung, die auch ein Laie bewältigt, einfach anzufangen. So ist die Diagnose eines Herz-Kreislauf-Stillstands bereits Bestandteil der Basismaßnahmen.

2.10.1 Basismaßnahmen (Basic Life Support, BLS)

Nur mithilfe seiner Sinne („Hören, Fühlen, Sehen") soll der Ersthelfer den Zustand eines Patienten beurteilen. Eine Einschätzung (Bewusstsein, Atmung, Kreislauf) kann mit den aktuellen Algorithmen ohne Weiteres innerhalb weniger Sekunden vorgenommen werden. Die Basismaßnahmen umfassen die Diagnostik, den Notruf, das Freimachen der Atemwege, die Beatmung, die Thoraxkompression und – sofern verfügbar – den Einsatz eines automatischen externen Defibrillators (AED). Die Basismaßnahmen können von Laienhelfern übernommen werden, sind aber auch für professionelle Helfer immer der erste Schritt einer Reanimation (➤ Abb. 2.40a).

Ziele der Basismaßnahmen sind wie bei Erwachsenen:

- Das frühzeitige Erkennen eines Notfalls: Mit den Basismaßnahmen wird begonnen, sobald ein Patient nicht mehr ansprechbar ist und nicht normal atmet.
- Der frühzeitige Beginn der Atemspende durch den Ersthelfer: Säuglinge und Kinder erhalten – anders als Erwachsene – immer eine initiale Atemspende.
- Der möglichst frühzeitige Beginn der Thoraxkompression durch Ersthelfer.
- Aktivierung von Hilfe zur optimalen Durchführung der Basismaßnahmen sowie zum Übergang zu den erweiterten Maßnahmen (➤ Kap. 2.10.2).

Ablauf der Basismaßnahmen

1. Die Sicherheit von Helfer und Kind hat Vorrang. Der Helfer darf sich selbst nicht in Gefahr begeben (z. B. Nähe von Hochspannungsleitungen).
2. Prüfen, ob das Kind bei Bewusstsein ist: Dazu wird das Kind laut angesprochen und berührt (kein Schütteltrauma verursachen!) oder durch kleine Schmerzreize (Kneifen) stimuliert. Auf Verletzungen als mögliche Ursache für den Kreislaufstillstand achten. Diese erste Untersuchung ist Teil der Notfalluntersuchung und dauert nicht länger als 10 s.
3. Ist das Kind bewusstlos, ruft der Helfer – sofern er allein ist – sofort laut nach Hilfe und kontrolliert unmittelbar nach dem Notruf, ob das Kind atmet.

A – Atmung, Atemwege

1. Öffnen der Atemwege: Das Öffnen der Atemwege erfolgt durch moderates Überstrecken von Kopf und Nacken und Anheben des Unterkiefers (Esmarch-Handgriff, „chin lift"). Der Mundboden darf dabei nicht komprimiert werden.
2. Überprüfen der Atmung: Nur mithilfe seiner Sinne („Hören, Fühlen, Sehen") soll der Helfer beurteilen, ob eine normale Atmung vorliegt. Dazu wird die Brustwand des Kindes inspiziert (Sieht man eine Hebung des Brustkorbs?), das Ohr vor den Mund des Kindes gehalten (Hört man eine Atmung?) und darauf geachtet, ob an der eigenen Wange oder am Ohr ein Luftstrom gefühlt werden kann. (Das Fühlen mit der Hand ist in warmer Umgebung wenig verlässlich!)

2

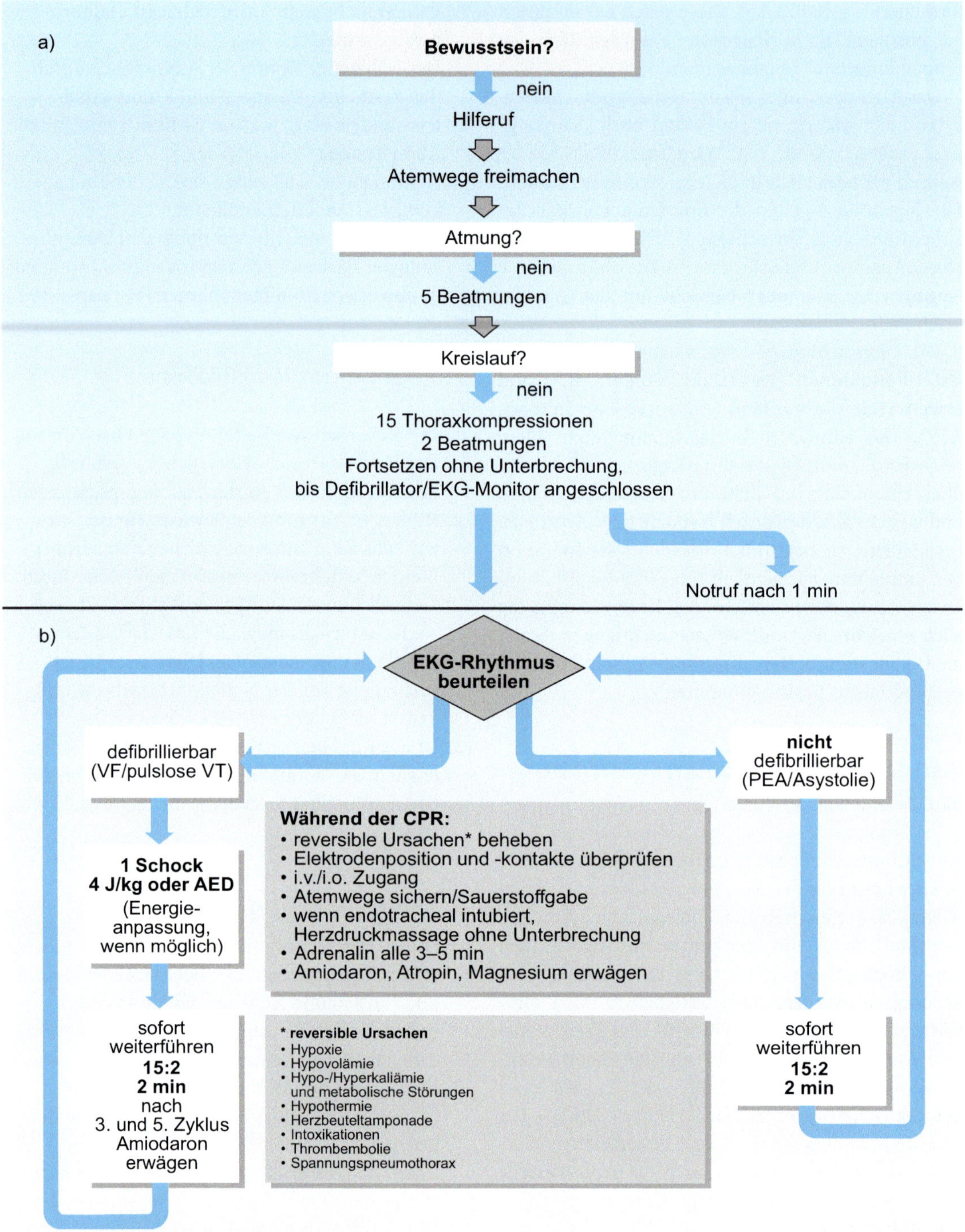

Abb. 2.40 Algorithmus der Maßnahmen zur Reanimation von Kindern:
a) Basismaßnahmen
b) Erweiterte Maßnahmen [F781-005, L231]

Danach steht fest, ob das Kind atmet oder eine Atemspende braucht. Auch diese Maßnahme bzw. Untersuchung ist Bestandteil der Notfalluntersuchung und dauert nicht länger als 10 s. Wenn die Eigenatmung einsetzt, kann das Kind in die stabile Seitenlage verbracht werden. Das Kind muss ständig weiter beobachtet werden.

B – Beatmung

1. Setzt keine Eigenatmung ein oder ist diese zu flach oder aus anderen Gründen ineffektiv, muss das Kind beatmet werden.
2. Für die Atemspende bei Kindern < 1 Jahr werden die Atemwege wie oben beschrieben geöffnet. Dann erfolgt eine Mund-zu-Mund- / Nase-Beatmung. Eine Insufflation sollte etwa 1 s dauern, der Brustkorb des Kindes sollte sich dabei sichtbar heben. Für die Ausatmung muss der Mund des Kindes vollständig freigegeben werden.
3. Die Atemspende bei Kindern > 1 Jahr erfolgt nach Zuhalten der Nasenlöcher des Kindes über eine Mund-zu-Mund-Insufflation.
4. Der Helfer soll während der Atemspende durch Beobachtung der Brustwandhebung sicherstellen, dass die Atemspenden auch wirksam sind. Wenn sie das nicht sind, sich der Thorax des Kindes also nicht hebt, muss die Lagerung bzw. Position des Kopfes verbessert werden. Der Helfer sollte auch an verlegte Atemwege denken (➤ Kap. 5.1, Fremdkörperaspiration).

Eine ausreichende Atmung ist für Kinder eine unerlässliche Voraussetzung für einen funktionierenden Kreislauf. Weil die Lungen von Kindern im Fall eines Herzstillstands keine Sauerstoffreserve mehr enthalten, erhalten Kinder – anders als Erwachsene! – eine initiale Atemspende von 5 Atemzügen. Im Rahmen der Reanimation von Kindern kann nach derzeitigem Kenntnisstand während der Reanimation nicht auf diese initiale Atemspende verzichtet werden.

Ziel der Beatmung ist eine moderate Hebung der Brustwand. Damit ist – unabhängig vom Alter des Kindes – immer sichergestellt, dass ein **ausreichendes** Zugvolumen appliziert wurde. Mit der Empfehlung einer **moderaten** Hebung der Brustwand soll aber auch eine Hyperventilation vermieden werden.

Selbst eine vom Helfer als zu flach beurteilte Atmung gilt als nicht normal und muss durch eine Atemspende unterstützt werden! Eine zu flache Atmung führt bei Kindern zu einem (weiteren) Abfall der Sauerstoffsättigung und möglicherweise in eine Sauerstoffschuld. Schnappatmung ist Ausdruck einer tiefen Hirnschädigung und gewährleistet keine effiziente Atmung.

MERKE

Schnappatmung ist keine normale Atmung! Da dies immer fehlinterpretiert wird, sei es an dieser Stelle noch einmal betont.

C – Circulation: Kreislauf, Thoraxkompression, Herzdruckmassage

Bei Kreislaufstillstand darf die Entscheidung zur Thoraxkompression nicht mehr als 10 s beanspruchen.

Die Kreislaufkontrolle ist bei kleinen Kindern jedoch schwierig und stellt in einer Notfallsituation selbst für professionelle Helfer eine Herausforderung dar. Ein Kind, das nicht bei Bewusstsein ist und nicht ausreichend atmet, wird kaum in der Lage sein, über längere Zeit einen effektiven eigenen Kreislauf aufrechtzuerhalten. Entscheidend für den Entschluss zur Thoraxkompression ist daher der Gesamteindruck des Kindes; es sollte keine Zeit mit der Suche nach einem Puls verschwendet werden!

MERKE

Ein Kind, das nicht bei Bewusstsein ist und nicht mehr atmet, kann auch keinen suffizienten Kreislauf mehr haben.

Husten, Bewegungen und die Wiederkehr einer normalen Atmung sind klinische Hinweise für eine ausreichende Kreislauftätigkeit. Eine Herzdruckmassage schadet einem noch schlagenden Herzen nicht.

1. Der dritte Teil der Notfalluntersuchung ist die Kreislaufkontrolle; ausschlaggebend ist der klinische Gesamteindruck des Kindes. Mehr als 10 s sollten für die Diagnose der Kreislaufsituation nicht benötigt werden.
   Nach Feststellen eines Kreislaufstillstands wird unverzüglich mit der Thoraxkompression begonnen. Ein Kreislaufstillstand im Sinne des Algorithmus liegt auch vor, wenn bei einem leblosen Säugling eine Herzfrequenz von < 60 / min vorliegt.

2. Der Druckpunkt liegt bei allen Kindern im unteren Sternumdrittel. Eine Kompression des Oberbauchs muss sicher vermieden werden.
3. Der Brustkorb wird etwa zu ⅓ seines Durchmessers komprimiert, bei Säuglingen um ca. 4 cm, bei Kindern > 1 Jahr etwa um 5 cm.
4. Das Sternum soll nach jeder Kompression vollständig entlastet werden, Kompressions- und Entlastungsphase sollen etwa gleich lange dauern.
5. Die Kompressionsfrequenz beträgt bei allen Kindern 100–120 / min.
6. Thoraxkompression und Beatmung werden im Verhältnis 15 : 2 durchgeführt.
7. Bei Frühgeborenen bzw. sehr kleinen Säuglingen kann mit zwei Fingern reanimiert werden, ältere Säuglinge werden mit beiden Händen umfasst (➤ Abb. 3.8). Schulkinder und Jugendliche werden wie Erwachsene mit beiden aufgesetzten Handballen reanimiert.

Beendigung der Basismaßnahmen

Die Thoraxkompressionen sollen für Untersuchungen o. Ä. möglichst nicht unterbrochen werden. Die Reanimation mit Basismaßnahmen wird fortgeführt, bis entweder Lebenszeichen (Atmung, Puls, Bewusstsein) auftreten, der Helfer erschöpft ist oder professionelle Hilfe eintrifft (dann ohne Unterbrechung der Basismaßnahmen Übergang in erweiterte Maßnahmen).

Defibrillation

AEDs können bei Kindern, die älter als 1 Jahr sind, zur Anwendung kommen. Falls vorhanden, sollen bis zu einem Patientenalter von 8 Jahren Kinderpads eingesetzt werden; Ziel ist die Abgabe einer reduzierten Energiedosis.

2.10.2 Erweiterte Maßnahmen der Reanimation (Advanced Life Support, ALS)

Mit Basismaßnahmen kann ein Minimalkreislauf für eine gewisse Zeit aufrechterhalten werden (➤ Abb. 2.40a). Ohne medikamentöse Hilfe, bei Erwachsenen auch ohne einen Defibrillator, kann in den meisten Fällen durch Basismaßnahmen allein kein langfristiger Erfolg während einer Reanimation erzielt werden.

Die erweiterten Maßnahmen wurden mit den letzten Überarbeitungen der Empfehlungen zur Reanimation erheblich vereinfacht (➤ Abb. 2.40b): Im Mittelpunkt steht die Frage nach dem EKG-Befund: Liegt eine defibrillierbare Rhythmusstörung (ventrikuläre Tachykardie = VT, ventrikuläres Flimmern = VF) vor oder nicht (Asystolie, pulslose elektrische Aktivität, Bradykardie)? Defibrillierbare Rhythmusstörungen werden nach Algorithmus mit einer standardisierten Energiedosis von 4 J / kg KG defibrilliert.

Bei Erwachsenen hat die Frühdefibrillation einen sehr hohen Stellenwert; defibrillierbare Rhythmusstörungen sind bei ihnen viel häufiger als bei Kindern, die meist eine Asystolie aufweisen. Wenn eine Differenzierung zwischen feinem Kammerflimmern und Asystolie nicht gelingt, wird wie bei einer Asystolie vorgegangen (Fortführung der Thoraxkompression, Adrenalin).

Ablauf der erweiterten Maßnahmen bei Kindern

1. Zu Beginn führt der Ersthelfer noch Basismaßnahmen durch, die für das Anbringen des EKG, des Venenzugangs und des Atemweges nicht unterbrochen werden dürfen.
2. Erst anhand des EKG-Befunds wird die nächste Entscheidung getroffen:
   a. Bei Kindern liegt meistens eine **nicht defibrillierbare** Rhythmusstörung (Asystolie, PEA, hämodynamisch relevante Bradykardie < 60 / min) vor. In diesem Fall wird die Reanimation ohne weitere Unterbrechung fortgesetzt und Adrenalin (10 µg / kg KG i. v. / i. o.) injiziert. Bei fortbestehendem Kreislaufstillstand wird die Adrenalininjektion alle 3–5 min wiederholt. Die Dosis wird nicht gesteigert.
   Zeigt sich im Verlauf der Reanimation ein Übergang in einen defibrillierbaren Rhythmus, wird die Reanimation nach dem Teilalgorithmus für

defibrillierbare Rhythmusstörungen fortgesetzt (siehe b).

b. Ein **defibrillierbarer** Rhythmus (Kammertachykardie, Kammerflimmern) wird bei Kindern nur selten primär angetroffen. Die Defibrillation erfolgt standardisiert mit 4 J / kg KG. Für eine erfolgreiche Defibrillation muss das Myokardgewebe ausreichend durchblutet werden. Deshalb werden Thoraxkompression und Beatmung nach der Defibrillation sofort wieder aufgenommen. Zur Vermeidung von No-flow-Zeiten erfolgt zunächst keine EKG-Kontrolle!
Erst nach 2 min fortgesetzter CPR soll der Rhythmus erneut beurteilt werden: Besteht weiterhin Flimmern? Dann Injektion von Adrenalin (10 µg / kg KG i. v. / i. o.), 2 min CPR, erneute Defibrillation mit 4 J / kg (keine Energiesteigerung!) und weitere 2 min CPR. Dieser Algorithmus wird dreimal durchlaufen. Nach der dritten erfolglosen Defibrillation soll bei weiter bestehendem Flimmern Amiodaron (5 mg / kg KG i. v. / i. o.) injiziert und unmittelbar nach der Injektion defibrilliert (4 J / kg KG) werden; dann weiter CPR.

3. Während der Reanimation müssen reversible Ursachen für den Herz-Kreislauf-Stillstand (➤ Tab. 2.40) gesucht und behandelt werden.
4. Kehren Lebenszeichen zurück, muss das EKG überprüft werden. Ist jetzt ein organisierter Rhythmus vorhanden, Kontrolle des Blutdrucks und ununterbrochene Puls- und Blutdruckkontrolle.

Wahl des Atemwegs

Eine suffiziente Oxygenierung ist für den Erfolg einer Reanimation unerlässlich. Das Öffnen der Atemwege erfolgt bereits im Rahmen der Basismaßnahmen. Durch Verwendung eines Guedel-Tubus können die Atemwege unter Beatmung mit einer Gesichtsmaske leichter offengehalten werden.

Im Rahmen der erweiterten Reanimationsmaßnahmen sollten die Atemwege so gesichert werden, dass Beatmung und Thoraxkompression asynchron und damit ohne Unterbrechung erfolgen können. Ein Endotrachealtubus bietet den besten Schutz vor Aspiration, die endotracheale Intubation ist per se aber nicht zwingend erforderlich: Die Larynxmaske ist ein geeigneter Atemweg und eine akzeptierte Alternative zur Intubation.

MERKE
Im Vordergrund steht die ausreichende Oxygenierung. Die Wahl des Atemwegs ist von untergeordneter Bedeutung.

Die Frage, ob die Verwendung von Tuben mit Cuff bei der Reanimation einen Vorteil bietet, ist nicht beantwortet. Grundsätzlich kann ein kleinerer Tubus zum Einsatz kommen. Trachealschäden durch Verwendung zu großer Tuben können damit vermieden werden.

MERKE
Auch unter Reanimation darf es nicht zu Läsionen der Trachea durch einen unangepasst hohen Druck im Cuff kommen.

Ventilation

Mit dem verbesserten Atemweg besteht die Gefahr der Hyperventilation, die während des Kreislaufstillstands besonders gefährlich ist. Bei Kindern jeden Alters führt ein ausreichendes Zugvolumen zu einer moderaten Hebung der Brustwand. Große Thoraxexkursionen sowie eine Überblähung des

Tab. 2.40 Reversible Ursachen eines Herz-Kreislauf-Stillstands. Die 4 „H" und „HITS" sind Merkhilfen, die während einer Reanimation das Memorieren der häufigen Ursachen erleichtern sollen

Die 4 „H"	„HITS"
Hypoxie	**H**erzbeuteltamponade
Hypovolämie	**I**ntoxikation
Hyper- / Hypokaliämie, Metabolismus	**T**hrombembolie
Hypothermie	**S**pannungspneumothorax

Magens müssen vermieden werden. Während der Reanimation wird mit einer Frequenz von 10 Atemhüben pro Minute ventiliert. Eine semiquantitative CO_2-Messung ist ohne Probleme möglich und sollte immer durchgeführt werden, unabhängig davon, ob mit einem Beutel oder Respirator beatmet wird.

Defibrillation

Bei Einsatz eines manuellen Defibrillators sollen für den ersten und alle weiteren Schocks 4 J / kg KG (biphasisch oder monophasisch) angewendet werden. Die Energieabgabe wird im Laufe der Reanimation nicht gesteigert. Auf eine anterolaterale Elektrodenposition ist zu achten. Falls verfügbar, sollen für Kinder spezielle Elektroden verwendet werden, die aufgrund ihrer Größe einen ausreichenden Abstand zwischen den Paddles auf dem Brustkorb erlauben:

- Kinder < 10 kg: 4,5 cm Durchmesser
- Kinder > 10 kg (oder älter als 1 Jahr): 8–12 cm Durchmesser

Applikationsweg von Adrenalin

Adrenalin soll während der Reanimation intravenös oder intraossär in einer Dosierung von 10 μg / kg KG gegeben werden. Wiederholung alle 3–5 min bzw. bei jedem zweiten Zyklus.

Venenzugang

Der langfristige Erfolg einer Reanimation hängt ganz wesentlich von einem sicheren Zugang ins Gefäßsystem ab. Die Venenpunktion kann aber schon unter normalen Bedingungen schwierig sein. Geeignete Venen sind bei Kindern die V. jugularis externa, die V. saphena magna, die Hand- und Fußrückenvenen sowie bei Neugeborenen und Säuglingen die Skalpvenen.

Mit frustranen Punktionsversuchen darf keine Zeit verschenkt werden (die Punktionsversuche erfolgen ohne Unterbrechung der Basismaßnahmen!). Wenn die Punktion peripherer Venen nicht gleich gelingt, soll ein intraossärer Zugang (➤ Kap. 2.8.8) gelegt werden.

MERKE

Wenn die Punktion peripherer Venen bei einer Reanimation nicht auf Anhieb („innerhalb von 1 Minute") gelingt, muss ein intraossärer Zugang geschaffen werden.

Zentrale Venenkatheter erbringen keinen Vorteil: Die Punktion erfordert eine nicht akzeptable Unterbrechung von CPR und Beatmung und kostet zu viel Zeit. Letztendlich sind die Erfolgsraten einer Punktion zentraler Venen in einer Reanimationssituation zu gering.

Fremdkörperaspiration

Der Algorithmus „Fremdkörperaspiration" ist fester Bestandteil der Empfehlungen zur Reanimation (➤ Kap. 5.1, ➤ Abb. 5.2).

2.10.3 Medikamente

Für die erweiterten Maßnahmen **während** der Reanimation werden nur wenige Medikamente benötigt. Für die Therapie von ursächlichen Erkrankungen oder Veränderungen **nach** der Reanimation kann allerdings der Einsatz weiterer Medikamente erforderlich werden.

Hyponatriämische oder glukosehaltige **Infusionslösungen** dürfen nicht eingesetzt werden. Standard ist eine gepufferte glukosefreie Vollelektrolytlösung ohne Laktat. Mit der Vollelektrolytlösung können auch Volumendefizite korrigiert werden. Dazu infundiert man unter klinischer Kontrolle der Wirkung bolusweise 20 ml / kg KG.

Adrenalin ist das wichtigste Medikament bei der Reanimation. Durch Stimulierung von β-Rezeptoren werden einerseits Amplitude und Frequenz des Flimmerns erhöht, wodurch die Chance auf eine erfolgreiche Defibrillation steigt. Andererseits wird die Kontraktilität des Myokards über die Stimulation der β-Rezeptoren verbessert. Über die Stimulation von α-Rezeptoren bewirkt es eine Vasokonstriktion und damit eine Verbesserung des koronaren und zerebralen Blutflusses. Adrenalin wird im Rahmen der erweiterten Maßnahmen in einer Dosierung von 10 μg / kg KG i. v. oder i. o. nach einem festen Algorithmus eingesetzt. Die Dosis wird nicht gesteigert. Überdosierungen sind zu vermeiden, weil die Überlebenswahrscheinlichkeit dadurch sinkt.

Amiodaron inhibiert nichtkompetitiv adrenerge Rezeptoren, verzögert die kardiale Erregungsausbreitung sowie die AV-Überleitungszeit und verlängert das QT-Intervall und die Refraktärzeit. Es kann Reentry-Mechanismen durchbrechen. Seine ausgezeichnete Wirksamkeit beim Kammerflimmern erwachsener Patienten ist gut belegt. Deshalb wird es auch bei Kindern zur Therapie von Kammerflimmern und ventrikulärer Tachykardie eingesetzt. Es ersetzt das früher eingesetzte Lidocain. Die Dosierung von Amiodaron beträgt als Bolus 5 mg / kg KG und als Dauerinfusion 15 mg / kg KG / 24 h i.v. oder i.o. Sein Einsatz erfolgt im Rahmen der erweiterten Maßnahmen nach der dritten Defibrillation und kann nach der fünften Defibrillation wiederholt werden.

Adenosin kann kurzzeitig die Erregungsleitung auf Höhe des AV-Knotens blockieren. Indikation ist die supraventrikuläre Tachykardie. Weil die Halbwertszeit lediglich 10 s beträgt, muss Adenosin als schneller Bolus injiziert werden. Dosierung: 0,1–0,25 µ / kg KG i. v. oder i. o.

Atropin steigert durch Hemmung des parasympathischen Systems die Reizbildung im Sinusknoten und verkürzt die atrioventrikuläre Überleitungszeit. Die routinemäßige Gabe zur Reanimation bei Kindern wird in den Leitlinien nicht erwähnt. Dennoch liegen ausreichende klinische Erfahrungen vor, die einen Einsatz bei (nicht hypoxisch bedingter) Bradykardie (< 60 / min) durch Vagusreiz rechtfertigen. Dosierung: 0,02 mg / kg KG i. v. oder i. o.

Die blinde oder routinemäßige Gabe von **Natriumhydrogenkarbonat** wird nicht mehr empfohlen. Bei prolongiertem Kreislaufstillstand und schwerer Azidose kann die Pufferung erwogen werden, wenn eine effektiv und korrekt durchgeführte Reanimation und die Injektion von Adrenalin erfolglos bleiben. Die Indikation der Therapie sollte durch eine BGA gesichert werden, weil eine akzidentelle Alkalose relevante Nebenwirkungen haben kann:

- Hypokaliämie
- Hypernatriämie
- Verschlechterung der Sauerstoffabgabe im Gewebe
- Inaktivierung von Katecholaminen

Weitere Indikationen für Natriumhydrogenkarbonat sind die lebensbedrohliche Hyperkaliämie sowie die Intoxikation mit trizyklischen Antidepressiva.

Eine Dosisempfehlung für Kinder gibt es nicht. Den Empfehlungen für Erwachsene und klinischen Erfahrungen zufolge beträgt eine Einzeldosis 1 mmol / kg KG (= 1 ml / kg KG der 8,4-prozentigen Lösung; bei Neugeborenen und Säuglingen mit Aqua 1 : 1 verdünnen, um die hohe Osmolarität zu senken!) i. v. oder i. o.

2.10.4 Phase nach der Reanimation (Postreanimationsphase)

Die Wiederherstellung eines Kreislaufs ist nur der erste Schritt. Nach einer Reanimation sind Kinder wie Erwachsene hämodynamisch besonders instabil und bedürfen einer intensiven Überwachung, vielfach auch unterstützender intensivmedizinischer Maßnahmen.

MERKE

Sowohl eine Hypo- als auch eine **Hyperglykämie** sind mitverantwortlich für ein schlechtes neurologisches Ergebnis nach Reanimationen.

Die sorgfältige Kontrolle und Regulation des Blutzuckers sind deshalb unerlässlich. Glukosehaltige Infusionslösungen sollten schon aus diesem Grund im Rettungsdienst nicht mehr eingesetzt werden (für Kinder jeden Alters reichen im Rettungsdienst glukosefreie Vollelektrolytinfusionen aus). Für die Therapie einer Hypoglykämie sollten kleinvolumige Konzentrate und keine glukosehaltigen Infusionen verwendet werden. Adrenalin aktiviert die Glukoneogenese und kann eine Hyperglykämie induzieren.

Auf eine ausreichende **zerebrale Perfusion** muss unbedingt geachtet werden: Lagerung und Vermeiden von Hyperventilation sind einfache, aber effektive Maßnahmen. Die Therapie einer Kreislaufinsuffizienz muss früh eingeleitet werden. Zu niedrige Drücke führen durch Minderperfusion zu einer weiteren Schädigung des ZNS.

Nach einer Reanimation sind Kinder meistens unterkühlt, Temperaturen unter 32 °C müssen therapiert werden. Ob eine moderate zentrale **Hypo-**

thermie (32–34 °C) gegenüber der kontrollierten Normothermie (36–37,5 °C) für das geschädigte ZNS von Vorteil ist, ist nicht belegt. Unbedingt zu vermeiden ist in der Postreanimationsphase die **Hyperthermie:** Kinder mit einer erhöhten Körpertemperatur haben ein schlechteres Outcome und sollten unbedingt antipyretisch therapiert werden. Oft kann die erhöhte Temperatur nur mithilfe externer Maßnahmen gesenkt werden.

LITERATUR

Helm M, Bernhard M, Böttiger BW, Fischer M, Gräsner JT, Gries A et al. (2018). S1 Leitlinie Die intraossäre Infusion in der Notfallmedizin. Anästh Intensivmed 59: 667–677.

Keil J, Jung P, Schiele A, Urban B, Parsch A, Matsche B et al. (2016). Interdisziplinär konsentierte Stellungnahme zum Atemwegsmanagement mit supraglottischen Atemwegshilfen in der Kindernotfallmedizin. Anaesthesist 65: 57–66.

Maconochie IK, Bingham R, Eich C, López-Herce J, Rodríguez-Núñez A, Rajka T, et al. (2015). European Resuscitation Council Guidelines for Resuscitation 2015: Section 6. Paediatric life support. Resuscitation 95: 223–248.

Nolan JP, Soar J, Cariou A, Cronberg T, Moulaert VRM, Deakin CD, et al. (2015). European Resuscitation Council and European Society of Intensive Care Medicine Guidelines for Post-resuscitation Care 2015. Section 5 of the European Resuscitation Council Guidelines for Resuscitation 2015. Resuscitation 95: 202–222.

Russo S, Trieschmann U, Nicolai T (2014). Atemwegsmanagement bei Kindern in Notfallsituationen. Notfall Rettungsmed 17: 105–112.

2.11 Ethische Entscheidungen, Sterben und Tod auf der Intensivstation

Bernd Roth

Die Entwicklungen der neonatologischen und pädiatrischen Intensivmedizin haben die Möglichkeiten lebenserhaltender Therapiemaßnahmen erweitert und damit Behandlungsgrenzen erheblich ausgedehnt. Während noch vor wenigen Jahren viele Patienten auf den Intensivstationen aufgrund ihrer Erkrankung trotz Intensivtherapie verstarben, überleben heute immer häufiger Kinder in Gesundheit, aber nicht selten auch unter Bedingungen, die zu ethischen Konflikten führen. Ethische Diskursfähigkeit sowie der Umgang mit Sterben und Tod sind zu einer Kernkompetenz des auf einer neonatologischen und pädiatrischen Intensivstation tätigen ärztlichen und pflegerischen Personals geworden. Ausbildung und Weiterbildung auf diesem Gebiet sind Pflicht. Fest etablierte familienorientierte Versorgungsstrukturen („family-centered care") sollten auf jeder Intensivstation unbedingt angestrebt werden, denn diese schaffen gerade für Problem- und Krisensituationen gute Ausgangsbedingungen für Patient, Familie und Behandlungsteam (Meert et al. 2013).

2.11.1 Ethische Entscheidungen

Inhalt und Umfang des ärztlichen Heilauftrags im Rahmen medizinischer Entscheidungen und Handlungen umfassen die Erhaltung des Lebens, die Vermeidung und Heilung von Krankheiten sowie die Vermeidung und Linderung von Leiden.

Der Heilauftrag fußt auf Werten, die im Wesentlichen im Menschenbild der jüdisch-hellenistisch-christlichen Tradition begründet sind, und richtet sich maßgeblich an den daraus erwachsenden ethischen Kriterien aus. Es lassen sich relevante kulturell bedingte Unterschiede aufzeigen, wie ethisch begründete Therapieentscheidungen getroffen und Patienten bzw. Sorgeberechtigte einbezogen werden können.

Die aktuelle medizinethische Literatur (Beauchamp und Childress 2001; Hick 2007; DAKJ 2009) definiert den **Heilauftrag** mithilfe der folgenden Kategorien (Prinzipien):

- Gutes tun, zum Wohl des Patienten handeln („beneficence")
- „Nil nocere", Schaden vermeiden („non-maleficence")
- Gerechtigkeit walten lassen („justice")
- Den Willen des Patienten bzw. der Sorgeberechtigten respektieren („autonomy")
- Die Würde des Patienten wahren („dignity")
- Fürsorge und Hinwendung zum Patienten zeigen („care")

Menschliches Leben ist ein Rechtsgut höchsten Ranges und prinzipiell unantastbar. Dies gilt unabhängig von der jeweiligen „Lebensqualität" des Betroffenen. Eine mögliche schwere Behinderung allein berechtigt nicht zum Abbruch der Behandlung. Eine geistige und körperliche Schädigung als solche ist noch kein rechtfertigender Grund dafür, lebensbegrenzende Maßnahmen einzuleiten. Im klinischen Handeln kann die Pflicht, Leben zu erhalten, jedoch in Konflikt geraten mit der Pflicht, Leiden zu mindern. Oftmals ist nicht klar zu erkennen, welche Entscheidung im wohlverstandenen Interesse des Kranken liegt und seinem Wohl dient und welche ihm womöglich schadet, z. B. durch Vermehrung von Leiden.

Vor diesem Hintergrund ergeben sich in der Intensiv- und Notfallmedizin **häufig gestellte Fragen:**

- Welche Behandlungsprognose kann gegeben werden, und wie sicher ist sie?
- Welche Therapieoptionen gibt es? Besteht dafür eine Indikation?
- Wann ist es im wohlverstandenen Interesse des Patienten besser, eine lebenserhaltende Therapie nicht zu beginnen, sie einzuschränken oder davon Abstand zu nehmen zugunsten einer ausschließlich palliativen, auf Leidensminderung ausgerichteten Therapie?

MERKE

Grundsätzlich darf eine ärztliche und pflegerische Maßnahme gegen den Willen des Patienten weder durchgeführt noch beendet werden. Vorbedingung für die Einwilligung des Patienten in das geplante Vorgehen ist dessen umfassende und wahrhaftige Information über Ziele, Nutzen und Nachteile der Maßnahme sowie möglicher Alternativen (Informed Consent).

In der Neonatologie und in der pädiatrischen Intensivmedizin übernehmen in aller Regel die Eltern als gesetzliche Vertreter die Wahrung der Interessen des Kindes. Von wenigen Ausnahmen abgesehen, verlangt die aktuelle Rechtsprechung das schriftliche Einverständnis beider Elternteile, u. a. auch bei der Anwendung von Medikamenten außerhalb der Zulassung.

Es kann nicht häufig genug betont werden, dass Eltern als Inhaber des „Personensorgerechts" verpflichtet sind, ihre Entscheidungen im Interesse des Kindeswohls zu treffen. Entscheiden sich Eltern erkennbar gegen das Wohl ihres Kindes, kann bei einer schwerwiegenden Fehlentscheidung unter Beachtung der Verhältnismäßigkeit auf Antrag das Gericht gegen den Willen der Eltern eine Entscheidung herbeiführen (§ 1666 BGB). Glücklicherweise kommt es nur selten vor, dass Eltern die ihnen zukommenden Fürsorgepflichten missbräuchlich ausüben. Häufiger wird beobachtet, dass Eltern unter gewissen Bedingungen den Beginn oder die Fortsetzung einer Therapie „um jeden Preis" wünschen.

Einsichts- und Entscheidungsfähigkeit bei Kindern und Jugendlichen ist eine werdende Funktion.

MERKE

Ihrem Reifegrad entsprechend müssen Kinder und Jugendliche auch selbst in die Erarbeitung sie betreffender Entscheidungen eingebunden und daran beteiligt werden („shared decision-making"). Dies verlangt die Achtung vor der Autonomie des Kindes.

Eine fixierte Altersgrenze existiert in Deutschland nicht, ausschlaggebend ist die Einsichtsfähigkeit des Kindes und nicht die Geschäftsfähigkeit. Nach heutiger Auffassung sollen Kinder ab einem Lebensalter von 12 Jahren aktiv einbezogen werden, besonders dann, wenn es sich um Fragen klinischer Forschung handelt. Die Findung eines Informed Consent wird zu einem dualen Prozess, an dem Kind und Eltern gleichermaßen beteiligt sind (Hein et al. 2015). Im Konfliktfall muss eine Begutachtung der **Einwilligungsfähigkeit** erfolgen (z. B. Kinder- und Jugendpsychiater).

Patientenverfügungen spielen auch in der Jugendmedizin eine zunehmend größere Rolle. Dies gilt in der pädiatrischen Palliativmedizin gleichfalls auch für **Elternverfügungen** (Jox et al. 2009). Ist das Kind oder der Jugendliche nicht zu einer informierten Einwilligung in der Lage, wird die Entscheidung der gesetzlichen Vertreter maßgebend sein. Eltern sind nicht nur berechtigt, sondern v. a. auch verpflichtet, Entscheidungen im Interesse ihrer Kinder zu treffen. In jedem Fall ist darauf zu achten, ob das Kind unter Berücksichtigung seiner Einsichtsfähigkeit nach entsprechender Information die vorgesehenen Maßnahmen billigt oder ablehnt („assent").

Einigkeit besteht im Allgemeinen darüber, dass sich medizinische Interventionen dann verbieten, wenn keine Indikation mehr gegeben ist oder gar der Sterbevorgang unabwendbar eingetreten ist. Der gewählte Behandlungsplan darf nicht dazu führen, dass die gewonnene Lebenszeit keine „Wohltat" für den Patienten ist (Führer et al. 2009). Uneingeschränkt zu gewähren sind menschliche Zuwendung und ausreichende Grundversorgung.

Die Behandlungspflicht des Arztes endet letztlich erst mit der Feststellung des Todes.

Bei der **aktiven Sterbehilfe** handelt es sich um die gezielte Tötung eines Patienten. Der Tod wird durch Mittel und Maßnahmen gezielt (intendiert) herbeigeführt, unabhängig von der Behandlung der Erkrankung, die dem Leiden zugrunde liegt. Aktive Sterbehilfe ist in Deutschland unzulässig und verboten (§ 212 StGB).

Passive Sterbehilfe beinhaltet das Nichteinleiten, Einschränken oder Beenden lebensverlängernder Maßnahmen auf der Grundlage eines geänderten Behandlungsziels, sodass der Patient an seiner Erkrankung versterben kann. Zwischen Nichteinleitung und Nichtfortführung lebensverlängernder Maßnahmen wird ethisch wie rechtlich meist kein Unterschied gesehen. Schritte zur passiven Sterbehilfe können immer dann in Erwägung gezogen werden, wenn das Weiterleben für den Patienten unerträglich erscheint und das Leiden auf andere Weise nicht mehr gelindert werden kann. Die Entscheidung über eine Änderung des Behandlungsziels in diesem Sinne kann nur im Einklang mit dem Willen des Patienten bzw. seiner Eltern erfolgen. Auch können gegen den Willen des Patienten oder der Eltern keine lebensverlängernden Maßnahmen wie Beatmung oder auch Ernährung durchgeführt werden, wenn Aussichtslosigkeit besteht und eine Indikation für die Fortführung der Maßnahme nicht mehr gegeben ist (Führer et al. 2009; Putz und Steldinger 2009).

Die Begrenzung oder das Einstellen lebenserhaltender Maßnahmen wie z. B. Beatmung oder Ernährung setzt höchste prognostische Sicherheit darüber voraus, dass der Patient ohne die lebenserhaltende Therapie in absehbarer Zeit an seiner Erkrankung versterben wird. Immer aber steht eine palliative, leidensmindernde Therapie als Hilfe im Sterben im Vordergrund (Führer et al. 2009; Zernikow 2008; Suttle et al. 2017). Der Patient soll weder Schmerzen haben noch an Durst oder Atemnot leiden.

MERKE

Derart weitreichende Entscheidungen sollten jedoch nie unter Zeitdruck und übereilt getroffen werden; bestehen Zweifel, so sollte die Therapie zunächst weitergeführt werden, bis es gelingt, sich größtmögliche Klarheit über den Verlauf der Erkrankung zu verschaffen.

Dies gilt z. B. im Kreißsaal nach Geburt eines schwerstgeschädigten Kindes oder im Rahmen einer Reanimation. Es sollte im Fokus der Behandlung stehen, dass der Patient durch Änderung der Behandlungsziele nicht noch schwerer geschädigt überlebt, als dies bei Fortsetzung der primär lebenserhaltenden Behandlung zu erwarten gewesen wäre.

Von **indirekter Sterbehilfe** wird gesprochen, wenn die primäre Absicht therapeutischer Maßnahmen die Linderung von Leiden und die Verbesserung der Lebensqualität des Kranken ist, z. B. durch Anwendung (Dosistitration) von Analgetika oder Sedativa, dabei jedoch möglicherweise eine Lebensverkürzung als „Nebenwirkung“ der Palliativmaßnahme in Kauf genommen werden muss. Leidensminderung wiegt in diesem Fall höher als Lebensverkürzung. Auch bei der indirekten Sterbehilfe entscheidet der Wille des Patienten oder der Eltern als gesetzliche Vertreter des Kindes. Wird durch Steigerung von Analgesie und Sedierung über das erforderliche Maß hinaus der Tod des Patienten intendiert, so handelt es sich um aktive Sterbehilfe, die nicht erlaubt ist. Diese Grenze darf nicht überschritten werden.

Die **Erarbeitung der richtigen Empfehlung** bzw. Entscheidung zum Therapieziel setzt eine hohe Kompetenz des Behandlungsteams voraus. Es muss die Indikation der medizinischen und pflegerischen Maßnahmen geklärt und u. a. geprüft werden, ob die erforderlichen diagnostischen und therapeutischen Optionen und die nötige Expertise vor Ort gegeben sind oder der Patient womöglich in eine andere Behandlungseinrichtung verlegt werden muss. Das Behandlungsteam muss in ethischen Fallbesprechungen geübt sein, und es muss ein erfahrener Moderator zur Verfügung stehen.

MERKE

Dringend zu empfehlen ist eine strukturierte Vorbereitung der Fallbesprechung, z. B. mithilfe der *Nimwegener Methode* (Steinkamp und Gordijn 2003) oder des *Kölner Arbeitsbogens* (Anderweit et al. 2004), wenn es um Entscheidungsfindung in der Neonatologie geht. Auf diese Weise lassen sich alle für die Beratung relevanten Aspekte erfassen.

Der (mutmaßliche) Wille des Patienten bzw. seiner gesetzlichen Vertreter muss bei der Erarbeitung der Empfehlung in diese Eingang finden. Grundlagen für die Beratung sind das geltende Recht, die Verlautbarungen der Standesorganisationen sowie der Fachgesellschaften. Hervorzuheben ist, dass die „Einbecker Empfehlungen“ (Akademie für Ethik in der Medizin 1992) zur Behandlung schwerstgeschädigter Neugeborener lediglich als Orientierungshilfe bei der Entscheidungsfindung im Einzelfall dienen können.

Die Beratung sollte ohne Hast geschehen, möglichst zu einem Teamkonsens führen und schriftlich dokumentiert werden. Erst dann soll die Empfehlung dem Patienten oder den Eltern als gesetzliche Vertreter mitgeteilt und die Entscheidung über die Umsetzung des neuen Behandlungsziels gemeinsam mit den behandelnden Ärzten getragen werden. Eltern die Entscheidung allein aufzubürden kann eine unzumutbare Überforderung bedeuten. Entsprechende Vermerke, u. a. auch Empfehlungen zum Vorgehen in Notfallsituationen, sind in der Krankenakte vorzunehmen (u. a. „Do not resuscitate“-[DNR-]Eintrag). Ist kein Konsens zu erreichen und ergeben sich Konflikte, können externe Sachverständige und das zuständige klinische Ethikkomitee eingeschaltet werden.

2.11.2 Sterben und Tod

Auf pädiatrischen Intensivstationen versterben je nach Diagnose und Erkrankungsschwere bis zu 8 % der aufgenommenen Patienten. Liegt der Schwerpunkt der Intensivstation auf der Versorgung kinderchirurgischer Patienten, ist die Sterblichkeit niedriger als bei Einheiten, die überwiegend kardiochirurgische oder onkologische Patienten betreuen.

Todesursachen

Kinder versterben auf der Intensivstation heute überwiegend an den Folgen akuter lebensbedrohlicher Krankheitszustände und Traumata (Burns et al. 2014). Kinder und Jugendliche mit chronischen, vielfach auch angeborenen Erkrankungen versterben häufiger auf Palliativstationen oder in häuslicher Umgebung und seltener auf der Intensivstation. Patienten mit einer schweren fortschreitenden Grunderkrankung wie neuromuskuläre und neurodegenerative Leiden, Tumorerkrankungen oder Mukoviszidose müssen die Möglichkeit haben, in häuslicher Umgebung, im Kinderhospiz oder auf der Station in Würde versterben zu können. Es darf nicht vorkommen, dass bei betroffenen Kindern und Jugendlichen aufgrund mangelhafter Informationsstrukturen und Absprachen in Unkenntnis einer präfinalen Situation eingreifende Maßnahmen begonnen werden.

Ursächlich für den Tod von Kindern und Jugendlichen ist nicht selten die Erfolglosigkeit kardiopulmonaler Reanimationsmaßnahmen. Bei Kindern steht der nicht beeinflussbare Herzstillstand nach generalisierter schwerer Hypoxie im Vordergrund der Todesursachen (z. B. nach obstruktiven Atemwegsstörungen, Ertrinken, „apparently life-threatening events“ [ALTE]), neben primär ischämischen Störungen, die zur Hypoxie führen (z. B. hämorrhagischer Schock, septischer Schock, Herzrhythmusstörungen, elektromechanische Entkopplung). Als weitere Todesart ist das Versterben eines Patienten nach ethisch begründeter Entscheidungsfindung aufgrund veränderter Behandlungsziele zu nennen.

In einem engen Zusammenhang mit den technischen Möglichkeiten der Intensivmedizin kann ein irreversibler Hirnfunktionsausfall z. B. nach schwerster ischämisch-hypoxischer Schädigung und nicht beherrschbarem Hirnödem eintreten, der dann den Tod des Patienten markiert.

Irreversibler Hirnfunktionsausfall

Nach primärer oder sekundärer Hirnschädigung kann es zu einer intensivmedizinisch oder neurochirurgisch nicht zu beeinflussenden Steigerung des Hirndrucks und damit zum Erliegen der zerebralen Perfusion kommen, was mit einem zunehmenden und letztlich irreversiblen Ausfall der Funktion des Großhirns, des Kleinhirns und des Hirnstamms verbunden ist:

- **Primäre Hirnschädigungen** wie z. B. Verletzungen, Blutungen oder Tumoren betreffen das Gehirn unmittelbar. Unterschieden werden bei der primären Hirnschädigung noch infra- und supratentorielle Prozesse.

- **Sekundäre Hirnschädigungen** entstehen infolge einer Störung des Organstoffwechsels nach Hypoxie, Kreislaufstillstand oder Schockzuständen.

Der zunehmende Verlust von Hirnstammfunktionen deutet den baldigen Eintritt des Hirntods an. Dieser wird definiert als Zustand der irreversibel erloschenen Gesamtfunktion des Großhirns, des Kleinhirns und des Hirnstamms. Die Herz-Kreislauf-Funktion ist dabei durch apparative Beatmung und ggf. weitere Therapiemaßnahmen (z. B. Katecholamintherapie) noch erhalten.

Das Konzept des „Hirntods“ (heute als irreversibler Hirnfunktionsausfall bezeichnet) ist nicht gänzlich unumstritten, wird heute aber medizinisch und juristisch akzeptiert. Naturwissenschaftlich-medizinisch kann durch den Nachweis des „Hirntods“ der Tod des Patienten festgestellt werden. Die vierte Fortschreibung der Richtlinie zur Feststellung des irreversiblen Hirnfunktionsausfalls findet sich in den Bekanntmachungen der Bundesärztekammer von 2015 (Bundesärztekammer 2015). Bei frühgeborenen Kindern mit einem postmenstruellen Alter von unter 37 Wochen und bei anenzephalen Neugeborenen ist das Konzept der Hirntodfeststellung nicht anwendbar.

Die aktuelle Richtlinie gibt u. a. Informationen zu ärztlichen Qualitätsanforderungen für die Durchführung der Diagnostik bei Kindern vor, die unbedingt zu beachten sind.

MERKE

Die **Diagnose des Hirntodes** erfordert:
- die Erfüllung der Voraussetzungen,
- die Feststellung der klinischen Symptome Bewusstlosigkeit (Koma), Hirnstamm-Areflexie und Atemstillstand (Apnoe) sowie
- den Nachweis der Irreversibilität der klinischen Ausfallsymptome.

Voraussetzungen

Zu den Voraussetzungen zählen das Vorliegen einer akuten schweren primären oder sekundären Hirnschädigung und gleichzeitig der Ausschluss von Intoxikationen, dämpfender Wirkung von Medikamenten, Muskelrelaxation, primärer oder sekundärer Hypothermie, Kreislaufschock sowie Koma infolge metabolischer, endokriner oder entzündlicher Erkrankungen des zentralen oder peripheren Nervensystems, die an einem Ausfall der Hirnfunktion aktuell beteiligt sein könnten (➤ Box 2.9). Die Effekte zentral dämpfender Arzneistoffe lassen sich aus den Verordnungen abschätzen und ggf. durch die Gabe von Antidota eruieren. Zu Konzentrations-Wirkungs-Beziehungen zentral wirksamer Medikamente gibt es im Zusammenhang mit der Hirntodfeststellung keine gesicherten Befunde. Dennoch kann es im Einzelfall erforderlich sein, die Serumkonzentrationen von Sedativa, Analgetika und Antikonvulsiva zu bestimmen. Besonderheiten im Arzneimittelstoffwechsel und in der Pharmakokinetik müssen dabei berücksichtigt werden. Diese betreffen v. a. das 1. Lj., die Hypothermiebehandlung und pathophysiologische Zustände mit Leber- und Nierenversagen. Die gemessenen Serumkonzentrationen sollten im mittleren therapeutischen Bereich oder darunter liegen (Angaben z. B. bei Nakagawa et al. 2011), ggf. muss die Bewertung der Befunde in Kooperation mit der klinischen Pharmakologie erfolgen.

BOX 2.9

Wichtige Ziele vor Beginn der Hirntoddiagnostik bei Kindern

- Physiologische, altersentsprechende Herzkreislauf- und Beatmungsparameter sollten gegeben sein.
- Korrektur schwerer metabolischer Störungen.
- Normalisierung der Körperkerntemperatur (> 35 °C).
- Nach therapeutischer Hypothermie Beginn der Hirntoddiagnostik frühestens 24 h nach Wiedererwärmen.
- Sedativa und Analgetika sollten seit 24 h abgesetzt sein, bei Neugeborenen seit 48 h.
- Blutspiegel von Sedativa und Antikonvulsiva sollten sich im mittleren therapeutischen Bereich oder darunter befinden.

Klinische Befunde

Der zu fordernde Komagrad ist definiert durch Bewusstlosigkeit ohne Augenöffnen und ohne andere zerebrale Reaktion auf wiederholte ausreichende Schmerzreize. Die Hirnstamm-Areflexie ist gekennzeichnet durch beidseitig weite lichtstarre Pupillen (ohne Mydriatikum), fehlende Kornealreflexe, das Fehlen des okulozephalen bzw. des vestibulookulären Reflexes (➤ Kap. 6), fehlende Trigeminus-Schmerzreaktion sowie fehlenden Schluck-,

Husten-, Würge- und Saugreflex. Können nicht alle Ausfallsymptome geprüft werden, ist eine ergänzende apparative Untersuchung erforderlich (s. u.).

Der zentrale Atemstillstand wird im „Apnoe-Test" nach Präoxygenierung und anschließender Diskonnektion vom Beatmungsgerät unter Sauerstoffinsufflation über einen in den Endotrachealtubus eingelegten dünnen Absaugkatheter (apnoische Oxygenierung) nachgewiesen, wobei ein p_aCO_2 von > 60 mmHg erreicht werden muss (➤ Box 2.10). Bei Patienten mit chronischen Atemwegserkrankungen ist der Apnoe-Test nicht anwendbar; es muss der zerebrale Perfusionsausfall nachgewiesen werden. Bei Kleinkindern und Säuglingen kommt es nicht selten während der Diskonnektion vom Respirator durch PEEP-Verlust und Abnahme der FRC zur Entsättigung und Bradykardie, sodass der Apnoe-Test abgebrochen werden muss. In solchen Fällen kann der Test entweder unter minimaler Ventilation am Respirator oder mittels eines T-Stücks unter CPAP mit PEEP durchgeführt werden (Sołek-Pastuszka et al. 2015). Neben der Richtlinie der Bundesärztekammer von 2015 liefern u. a. die Beiträge von Brandt et al. (2016) sowie Wijdicks et al. (2015) ergänzende Informationen zu den erforderlichen Untersuchungen.

BOX 2.10

Ausfall der Spontanatmung: Apnoe-Test

- Der Apnoe-Test wird immer als letzte der klinischen Untersuchungen durchgeführt.
- Die Körperkerntemperatur muss bei > 35 °C liegen.
- Präoxygenierung mit F_iO_2 1,0 für 5–10 min; Ausgangs-P_aCO_2 35–45 mmHg, kontinuierliche Kontrolle von HF, S_aO_2, arteriellem Blutdruck.
- Beim Apnoe-Test P_aCO_2-Anstieg von etwa 3–6 mmHg / min; bei Ausgangs-P_aCO_2 von 35–45 mmHg wird meist nach 8 min ein P_aCO_2 von > 60 mmHg erreicht.
- Ein zentraler Atemstillstand liegt vor, wenn bei P_aCO_2 von mindestens 60 mmHg (8 kPa; temperaturkorrigierte Messung) keine Eigenatmung einsetzt.
- Bei chronischer Hyperkapnie ist der Apnoe-Test nicht anwendbar.

Irreversibilität der Befunde

Die Irreversibilität der klinischen Befunde wird bei Patienten ab Beginn des 3. Lj. entweder durch eine weitere klinische Untersuchung (erneuter Nachweis von Koma, Hirnstamm-Areflexie und Apnoe-Test) nach definierter Wartezeit oder durch ergänzende technische Untersuchungen nachgewiesen, wobei dann die Wartezeit verkürzt werden kann. Bei primär infratentorieller Hirnschädigung sind ergänzende Untersuchungen obligat erforderlich (Richtlinie der Bundesärztekammer 2015). Die Wartezeit zählt ab dem Zeitpunkt, zu dem die Voraussetzungen für eine Hirntoddiagnose gegeben und die klinischen Symptome Koma, Hirnstamm-Areflexie sowie Apnoe erstmals dokumentiert worden sind.

Mit den ergänzenden technischen Untersuchungen können folgende Befunde erhoben werden: erloschene hirneigene elektrische Aktivität (Null-Linien-EEG), Erlöschen evozierter Potenziale (FAEP, SEP), zerebraler Zirkulationsstillstand bei ausreichendem Systemblutdruck (Doppler- / Duplexsonografie, Perfusionsszintigrafie, selektive Angiografie). Bei Neugeborenen und Säuglingen mit offener Fontanelle und noch nicht verschlossenen Schädelnähten bleibt vielfach ein vollständiger Zirkulationsstillstand aus. Die ergänzenden technischen Untersuchungen müssen unter genau festgelegten Bedingungen und durch qualifiziertes Fachpersonal erfolgen (Richtlinie der Bundesärztekammer 2015).

Für die Diagnostik des irreversiblen Hirnfunktionsausfalls bei Kindern bis zum vollendeten 2. Lj. gelten wichtige Besonderheiten (➤ Abb. 2.41). Die stets einzuhaltende Wartezeit zum Nachweis der Irreversibilität des klinisch-neurologischen Zustands – unabhängig von Art und Ursache der Hirnschädigung – beträgt für Neugeborene (Lebensalter 0–28 Tage) mindestens 72 h und für Säuglinge und Kleinkinder (29 Tage bis vollendetes 2. Lj.) mindestens 24 h. Ferner ist in diesen Altersgruppen nach entsprechender Wartezeit generell die Wiederholung der klinischen Untersuchungen (inkl. Apnoe-Test) und der ergänzenden apparativen Diagnostik obligatorisch. Ist eine Perfusionsszintigrafie zum Nachweis des Zirkulationsstillstands indiziert, so erfolgt diese einmalig nach der zweiten klinischen Untersuchung. Bei ehemaligen extrem unreifen Frühgeborenen ist ggf. das korrigierte Alter anzusetzen.

Die Feststellung des Hirntods erfolgt durch zwei qualifizierte Untersucher unabhängig voneinander, wenn die Voraussetzungen erfüllt sind, die klinischen

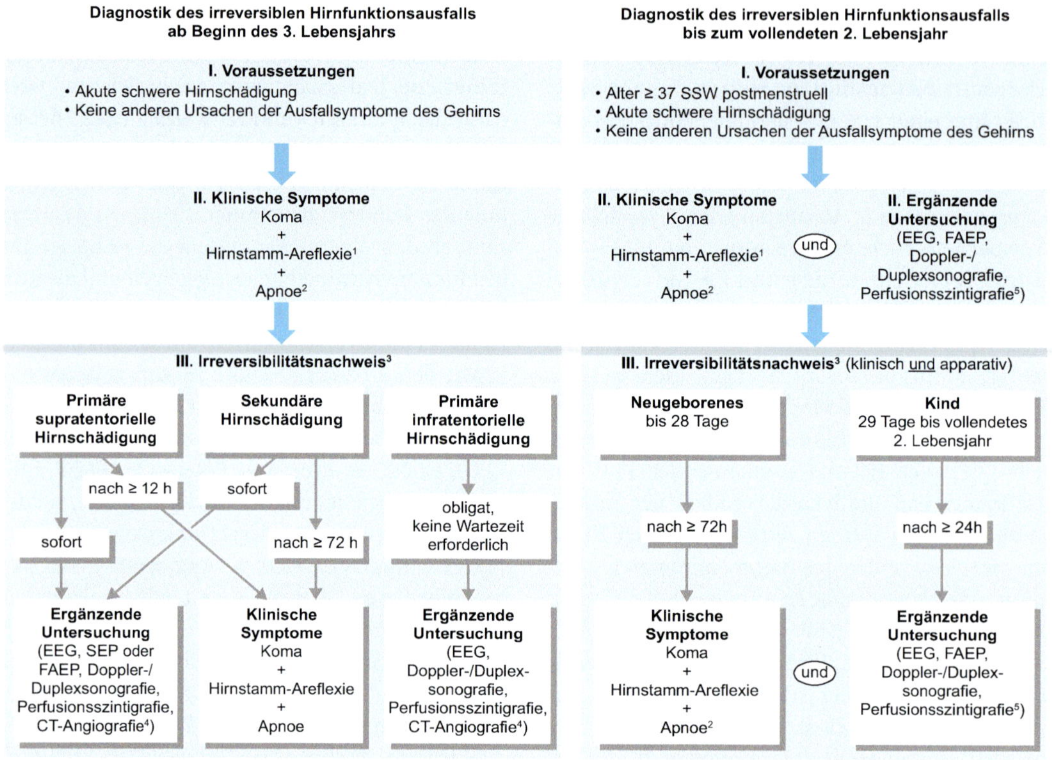

Abb. 2.41 Hirntoddiagnostik (Bundesärztekammer 2015).
[1] Wenn nicht alle klinischen Ausfallsymptome geprüft werden können, ist eine ergänzende apparative Untersuchung erforderlich.
[2] Wenn der Apnoetest nicht durchgeführt werden kann oder der Ausgangs-paCO_2 über 45 mmHg liegt, ist der Funktionsausfall des Hirnstamms zusätzlich durch den Nachweis des zerebralen Zirkulationsstillstands zu belegen.
[3] Zum Vorgehen bei kombinierten Hirnschädigungen siehe Abschnitt 3 der Richtlinie (Bundesärztekammer 2015).
[4] Die CT-Angiografie ist erst ab dem 18. Lj. validiert.
[5] Eine Perfusionsszintigrafie ist nach der zweiten klinischen Untersuchung nach der vorgesehenen Wartezeit erforderlich. [L231]

Befunde wiederholt im erforderlichen Beobachtungszeitraum erhoben und dokumentiert wurden und die Irreversibilität des Zustands, ggf. noch ergänzt durch technische Untersuchungen, nachgewiesen worden ist. Die an der Hirntoddiagnostik beteiligten Ärzte dürfen nicht in die Organ- / Gewebeentnahme involviert sein. Als Todeszeitpunkt des Patienten gilt die Uhrzeit, zu der die Diagnose des Hirntods gestellt und dokumentiert wurde, und nicht der Zeitpunkt der Beendigung der apparativen Beatmung. Für die Dokumentation stehen spezielle Protokolle (bis zum vollendeten 2. Lj. sowie ab Beginn des 3. Lj.) zur Verfügung (Bekanntmachung der Bundesärztekammer 2015). Die Protokollbögen müssen in der Patientenakte abgelegt werden. Im Falle einer Organ- oder Gewebeentnahme besteht eine Archivierungspflicht von 30 Jahren.

Wenn möglich, sollten die Eltern oder auch andere Mitglieder der Familie mit in die Hirntoddiagnostik einbezogen werden. Es gibt Hinweise dafür, dass dadurch ein besseres Verständnis des Hirntodkonzepts erreicht wird und Bewältigungsprozesse erleichtert werden (Tawil et al. 2014).

MERKE

- Die Klärung der Voraussetzungen zur Durchführung einer Hirntoddiagnostik erfordert größte Sorgfalt. Die meisten Fehler passieren an dieser Stelle.
- Bei begründetem Zweifel sollte der irreversible Hirnfunktionsausfall nicht festgestellt werden.

2.11.3 Eltern und Familie

Eltern, Geschwister, letztlich der gesamte Familienkreis eines unerwartet lebensbedrohlich erkrankten Kindes sind einer traumatisierenden Situation ausgesetzt, die durch große Sorge, Angst, Ohnmacht und Verzweiflung gekennzeichnet ist. Eltern können in diesen Extremsituationen sehr unterschiedliche Reaktionen und Verhaltensmuster zeigen, die von persönlichen Erfahrungen, von der Sozialisation und vom soziokulturellen Hintergrund abhängig sind.

Traumatisierung äußert sich bei den betroffenen Eltern durch Intrusion, z.B. in Form von nicht abwehrbaren angstvollen Gedanken und Erinnerungen, Vermeidung und Verleugnung sowie Übererregung, Reizbarkeit und Aggressivität. Das Behandlungsteam der Intensivstation steht dem oft hilflos oder falsch reagierend gegenüber und bedarf professioneller Unterstützung, zumindest in Form einer Krisenintervention.

Kübler-Ross (1984) und andere Autoren beschreiben sehr typische Abläufe bei Eltern schwerstkranker, sterbender Kinder in den einzelnen Phasen der Auseinandersetzung mit der Diagnose und dem Krankheitsverlauf. Zu unterscheiden sind:

- Schock, Betäubung, Erstarrung, beeinträchtigte Informationsverarbeitung während der ersten Stunden bis Tage
- Verdrängung und Verleugnung der schweren Erkrankung oder des drohenden Todes
- Angst, Wut, Ärger, Zorn und Abwehr gegenüber dem Geschehen
- Bestreben, das Leben des Kindes mit allen Mitteln zu erhalten
- Verzweiflung, Rückzug nach innen, Depression
- Akzeptieren der Realität

Zumindest mit einem Teil der Reaktionsmuster der Eltern wird das Team der Intensivstation konfrontiert sein. Entscheidend ist, dass das Team den Eltern und Familienangehörigen offen und empathisch begegnet, umfassend und wahrhaftig aufklärt, aber auch unter entsprechenden Voraussetzungen Trost und Hoffnung spendet. Familienorientierte Versorgungsstrukturen auf der Intensivstation können bei der Konfliktbewältigung helfen (Meert et al. 2013). Das Familiengefüge kann durch verschiedene Faktoren destabilisiert, aber auch gestärkt werden. Zu nennen sind Qualität der Paarbeziehung, soziale und finanzielle Situation sowie psychische Probleme, Traumatisierung und Erkrankung in der Familie. Nicht selten verstärken diese Aspekte das Konfliktpotenzial zwischen Eltern und Behandlungsteam. Spätestens zu diesem Zeitpunkt bedarf es einer professionellen Unterstützung durch Psychologen, Seelsorger oder Sozialarbeiter. Ärzte- und Pflegeteam können diese Aufgaben allein aus Zeitmangel vielfach nicht adäquat wahrnehmen.

Einige grundlegende Regeln sollten beachtet werden:

- Nach Aufnahme des Kindes möglichst rasche Kontaktaufnahme für erste Informationen.
- Wenn möglich, sollte Eltern die Anwesenheit bei invasiven Eingriffen und während einer Reanimation zugestanden werden (Rellensmann et al. 2014). Eltern erhalten hierdurch die Möglichkeit, bessere Strategien zu entwickeln, den Verlust eines Kindes zu bewältigen (Copingstrategien) (McAlvin et al. 2014).
- Ansprechpartner für die Eltern sollten nur wenige Personen sein, u.a. der primär kontaktierende Arzt.
- Aktiv regelmäßige Informationsangebote machen.
- Sorgen und Nöte der Eltern nicht bagatellisieren; von Schuldgefühlen entlasten.
- Soweit gewünscht und möglich, das Familien- und Freundesnetzwerk einbinden.
- Kulturelle, religiöse und weltanschauliche Belange berücksichtigen.
- So rasch es geht, den direkten körperlichen Kontakt aktiv ermöglichen; die Eltern ermutigen, das Kind z.B. auf den Arm zu nehmen; Eltern erhalten so „ihr Kind zurück"; es ist nicht nur Objekt der Intensivmedizin. Geschwister müssen Zugang haben.
- Viele religiöse Eltern wünschen gerade heute, dass ihr Kind die Taufe, Krankensalbung oder Gebete erfährt. Entsprechendes gilt auch für Angehörige anderer Religionen! Das Team ist verpflichtet, Eltern darauf anzusprechen. Es soll diesen Wünschen mit größtem Respekt begegnen! Die Betreuenden sollten möglichst bei den Zeremonien anwesend sein.
- Nach dem Tod des Kindes den Eltern und der Familie alle Zeit gewähren, die sie sich für den Abschied wünschen. Rituale des Abschiedneh-

mens müssen möglich sein. Eltern ermuntern, die Geschwister des Kindes einzubinden. Es muss Raum und Zeit bleiben, damit Geschwister und andere Familienmitglieder anwesend sein können.

- Gelegentlich möchten Eltern den Leichnam ihres Kindes zu Hause in der gewohnten Umgebung aufbahren. Dies ist durchaus möglich und kann über einen Bestatter organisiert werden.
- Den Eltern bei der Erledigung der nach dem Tod des Kindes anstehenden Formalitäten behilflich sein. Ihnen anbieten, auch in den nächsten Wochen und Monaten als Ansprechpartner zu dienen.
- Bei plötzlichem Kindstod (SIDS), aber auch in allen Fällen diagnostischer Unklarheit sollte um die Erlaubnis zur Obduktion ersucht werden. Die Befunde müssen mit den Eltern zu einem geeigneten Zeitpunkt besprochen werden.
- Bestehen Zweifel über den Unfallhergang oder liegt der Verdacht auf ein Fremdverschulden vor, muss bereits möglichst früh nach Aufnahme des Kindes auf die Intensivstation die Staatsanwaltschaft eingeschaltet werden. Nach dem Tod geschieht dies über entsprechende Einträge im Totenschein.

2.11.4 Organspende

Die Transplantationsmedizin hat auch im Kindesalter beachtliche Erfolge zu verzeichnen, besonders bei der Herz-, Nieren- und Lebertransplantation. Die Spende kindlicher Organe und Gewebe nach Feststellung des irreversiblen Hirnfunktionsausfalls ist in diesem Kontext von großer Bedeutung. Das Thema der Organspende mit schwer getroffenen Eltern zu besprechen ist eine besonders anspruchsvolle Aufgabe. Vor einem Gespräch mit den Eltern muss abgeklärt worden sein, ob das Kind überhaupt als potenzieller Organspender infrage kommt. Dies kann über den Transplantationsbeauftragten des Klinikums, über die zuständige Transplantationszentrale oder über die Deutsche Stiftung Organtransplantation (DSO, www.dso.de) geschehen. Die betreuenden und in die Hirntoddiagnostik eingebundenen Ärzte sollen mit den Eltern primär nicht die Frage einer Organ- oder Gewebespende besprechen. Dies soll vielmehr unabhängigen Personen überlassen werden.

Nach Feststellung des irreversiblen Hirnfunktionsausfalls dient das Organspende-Konsil der Abklärung weiterer Voraussetzungen für eine Organ- und Gewebespende, etwa dem Ausschluss medizinischer Kontraindikationen (u. a. HIV-Infektion, Sepsis mit multiresistenten Erregern, bestimmte Malignome) und der Festlegung weiterer erforderlicher Maßnahmen (www.dso.de, Leitfaden für die Organspende und Verfahrensanweisungen nach § 11 des Transplantationsgesetzes). Die zuständige Staatsanwaltschaft wird immer dann eingeschaltet werden müssen, wenn eine nicht natürliche Todesursache in Betracht kommt oder wenn die Todesursache ungeklärt ist.

Liegen keine primären Hinderungsgründe für eine Organ- oder Gewebespende vor und stimmen die Eltern einer Entnahme zu, muss auch nach Feststellung der Hirntoddiagnose eine optimale Intensivtherapie durchgeführt werden, die jetzt der Organprotektion dient (www.dso.de, Organprotektive Intensivmaßnahmen). Bei zunehmendem zentralem Dysregulationssyndrom gilt es, einen altersabhängigen optimalen arteriellen Perfusionsdruck unter Volumentherapie und/oder Therapie mit Vasopressoren (u. U. mit Glukokortikoidgabe) zu gewährleisten und einen zentralen Diabetes insipidus mit Hypernatriämie und Hypovolämie durch ADH-Substitution (Desmopressin) zu vermeiden. Eine relevante Hyperglykämie muss durch Insulintherapie korrigiert werden.

Parallel zu diesen Maßnahmen sollen im Organspende-Konsil Art und Umfang der Explantation sowie Aspekte des Empfängerschutzes (Infektionsdiagnostik etc.) geklärt werden.

LITERATUR

Akademie für Ethik in der Medizin, Deutsche Gesellschaft für Kinderheilkunde, Deutsche Gesellschaft für Medizinrecht (1992). Grenzen ärztlicher Behandlungspflicht bei schwerstgeschädigten Neugeborenen – Einbecker Empfehlung. Revidierte Fassung 1992. Monatschr Kinderheilkd 140: 437–438.

Anderweit S, Licht C, Kribs A, Woopen C, Bergdolt K, Roth B (2004). Das Problem der verantworteten Therapieentscheidung in der Neonatologie. Kölner Arbeitsbogen zur ethischen Entscheidungsfindung in der Neonatologie. Ethik Med 16: 37–47.

Beauchamp T, Childress J (2001). Principles of Biomedical Ethics. Oxford: Oxford University Press.

Brandt SA, Walter U, Reimers CD, Schreiber SJ, Thömke F, Urban PP (2016). Erhebung der klinischen Befunde des irreversiblen Hirnfunktionsausfalls („Hirntod"): Voraussetzungen, Durchführung und pathophysiologische Grundlagen. Klin Neurophysiol 47: 5–15.

Bundesärztekammer (2015). Richtlinie gemäß § 16 Abs. 1 S. 1 Nr. 1 TPG für die Regeln zur Feststellung des Todes nach § 3 Abs. 1 S. 1 Nr. 2 TPG und die Verfahrensregeln zur Feststellung des endgültigen, nicht behebbaren Ausfalls der Gesamtfunktion des Großhirns, des Kleinhirns und des Hirnstamms nach § 3 Abs. 2 Nr. 2 TPG. Vierte Fortschreibung; www.bundesaerztekammer.de/fileadmin/user_upload/downloads/irrev.Hirnfunktionsausfall.pdf (letzter Zugriff: 28.11.2018).

Burns JP, Sellers DE, Meyer EC, Lewis-Newby M, Truog RD (2014). Epidemiology of death in the PICU at five U.S. teaching hospitals. Crit Care Med 42: 2101–2108.

DAKJ – Kommission für ethische Fragen der Deutschen Akademie für Kinder- und Jugendmedizin e.V.;1; (2009). Positionspapier zur Begrenzung lebenserhaltender Therapie im Kindes- und Jugendalter. Monatsschr Kinderheilkd 157: 43–48.

Führer M, Duroux A, Jox RJ, Borasio GD (2009). Entscheidungen am Lebensende in der Kinderpalliativmedizin. Monatsschr Kinderheilkd 157: 18–25.

Hein IM, de Vries MC, Troost PW, Meynen G, van Goudoever JB, Lindauer RJ (2015). Informed consent instead of assent is appropriate in children from the age of twelve: policy implications of new findings on children's competence to consent to clinical reserarch. BMC Med Ethics 16: 2–7.

Hick Ch (2007). Klinische Ethik. Heidelberg: Springer.

Jox RJ, Führer M, Borasio GD (2009). Patientenverfügung und Elternverfügung. „Advance care planning" in der Pädiatrie. Monatsschr Kinderheilkd 157: 26–32.

Kübler-Ross E (1984). Kinder und Tod. Zürich: Kreuz-Verlag.

McAlvin SS, Carew-Lyons A (2014). Family presence during resuscitation and invasive procedures in pediatric critical care: a systematic review. Am J Crit Care 23: 477–484.

Meert KL, Clark J, Eggly S (2013). Family-centered care in the pediatric intensive care unit. Pediatr Clin North Am 60: 761–772.

Nakagawa TA, Ashwal S, Mathur M, Mysore M, the Society of Critical Care Medicine, Section on Critical Care on Neurology of the American Academy of Pediatrics, and Child Neurology Society: Guidelines for the Determination of Brain Death in Infants and Children: An Update of the 1987 Task Force Recommendations (2011). Pediatrics 128: e720–e740.

Putz W, Steldinger B (2009). Rechtliche Aspekte der Therapiebegrenzung in der Pädiatrie. Monatsschr Kinderheilkd 157: 33–37.

Rellensmann G, Laumann K, Gillner J, Kosmann F, Roth B (2014). Anwesenheit der Eltern bei Notfallsituationen in der Pädiatrie. Monatsschr Kinderheilkd 162: 70–74.

Sołek-Pastuszka J, Saucha W, Iwanczuk W, Bohatyrewicz R (2015). Evolution of apnoea test in brain death diagnostics. Anaesthesiol Intensive Ther 47: 363–367.

Steinkamp N, Gordijn B (2003). Ethik in der Klinik – ein Arbeitsbuch. Neuwied, Köln, München: Luchterhand.

Suttle ML, Jenkins TL, Tamburro RF (2017). End-of-life bereavement care in pediatric intensive care units. Pediatr Clin North Am 64: 1167–1183.

Tawil I, Brown LH, Comfort D, Crandall CS, West SD, Rollstin AD, et al. (2014). Family presence during brain death evaluation: a randomized controlled trial. Crit Care Med 42: 934–942.

Wijdicks EF (2015). Brain death guidelines explained. Semin Neurol 35(2): 105–115.

Zernikow B (2008). Palliativversorgung von Kindern, Jugendlichen und jungen Erwachsenen. Heidelberg: Springer.

B Spezielle pädiatrische Notfall- und Intensivmedizin

KAPITEL

3

André Kidszun, Eva Mildenberger

Die Erstversorgung von Neugeborenen

3.1 Pathophysiologische Grundlagen

Die Geburt geht mit enormen physiologischen Veränderungen einher. Mit dem Einsetzen der Atmung und der Belüftung der Lungen beginnt der pulmonale Gefäßwiderstand zu sinken, und die Lungendurchblutung nimmt zu. Die Rechts-Links-Shunt-Verbindungen des fetalen Kreislaufs (Ductus arteriosus und Foramen ovale) werden durch Abfall des pulmonalen Gefäßwiderstands zu Links-Rechts-Shuntverbindungen bevor sie sich in den ersten Lebenstagen funktionell verschließen (➤ Abb. 3.1). Diese Umstellung des Herz-Kreislauf-Systems ist Voraussetzung für die erfolgreiche Anpassung des Neugeborenen an das extrauterine Leben. Der postnatalen Eröffnung der Atemwege kommt in diesem Prozess die entscheidende Bedeutung zu.

3.2 Geburtsanamnese und Risikofaktoren

Die sorgfältige Erhebung der Anamnese mit besonderer Beachtung familiärer Vorerkrankungen sowie maternaler und fetaler Risikofaktoren

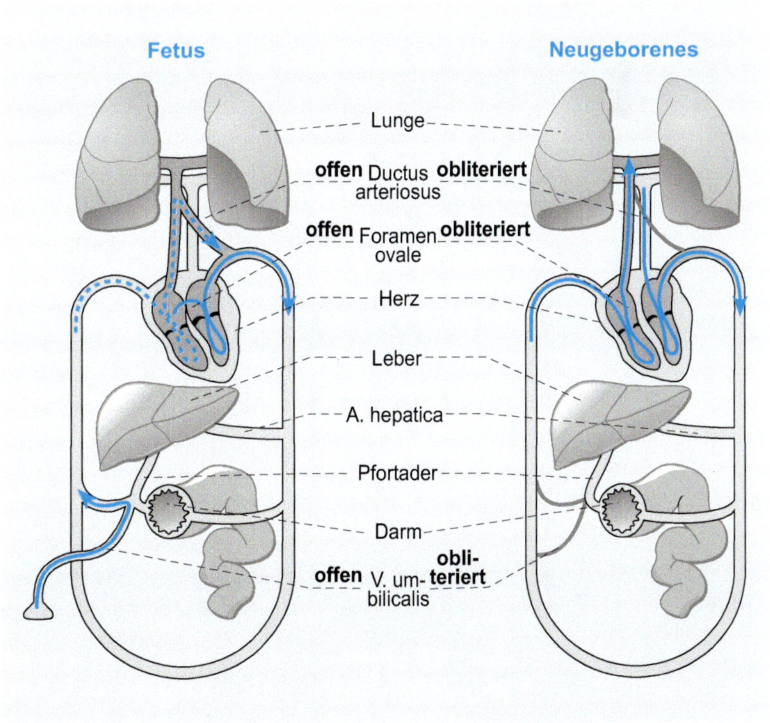

Abb. 3.1 Kreislaufverhältnisse vor (links) und nach (rechts) der Geburt [R394]

(➤ Box 3.1) ermöglicht eine frühzeitige Abschätzung des Geburtsrisikos. In aller Regel besteht ausreichend Zeit, um sich auf eine Risikogeburt vorbereiten zu können (➤ Kap. 3.3).

BOX 3.1

Faktoren, die Ursache einer Anpassungsstörung nach der Geburt sein können

- **Mütterliche Faktoren:**
  - Anamnese: Alter < 18 Jahre und > 35 Jahre, vorangegangene Frühgeburt, Totgeburt oder Tod in der Neonatalzeit bei vorangegangenen Schwangerschaften
  - Soziale Faktoren: Alkoholismus, Nikotin- und Drogenabusus, alleinstehende Mutter
  - Chronische Erkrankungen: Diabetes mellitus
  - EPH-Gestose oder HELLP-Syndrom
  - Blutgruppeninkompatibilität
  - Infektionen, insbesondere Amnioninfektion
- **Plazentare Faktoren:**
  - Plazentainsuffizienz
  - Placenta praevia
  - Plazentalösung
- **Fetale Faktoren:**
  - Frühgeburt oder Übertragung
  - Mehrlinge
  - Poly- oder Oligohydramnion
  - Ausgeprägte intrauterine Dystrophie
  - Fetale Erkrankungen oder Fehlbildungen
  - Fetaler Distress
  - Mekoniumhaltiges Fruchtwasser
  - Nabelschnurvorfall
  - Operative Geburt

3.3 Vorbereitung

3.3.1 Strukturell-personelle Voraussetzungen

Sorgfältige und frühzeitige Vorbereitung ist der Grundpfeiler einer effektiven Erstversorgung eines Neugeborenen. Die Vorbereitung und Planung beschränkt sich keineswegs auf einen einzelnen unmittelbar antizipierten Notfall, sondern ist grundsätzlicher, struktureller Natur. Besondere Bedeutung kommt hier der Verlegung von Risikoschwangeren in Einrichtungen der adäquaten Versorgungsstufe zu. Neugeborene, bei denen mit Schwierigkeiten in der postnatalen Anpassung oder mit medizinischen Interventionen zu rechnen ist, insbesondere bei Frühgeburtlichkeit oder kongenitalen Anomalien, müssen in neonatologischen Zentren erstversorgt werden. Um risikoreiche postnatale Transporte und eine Trennung von Mutter und Kind zu vermeiden, sollte, wann immer möglich, eine intrauterine Verlegung angestrebt werden. Die zugrunde liegenden Empfehlungen bezüglich der Versorgungsvoraussetzungen finden sich in der S1-Leitlinie 087-001 „Empfehlungen für die strukturellen Voraussetzungen der perinatologischen Versorgung in Deutschland" sowie in der „Qualitätssicherungs-Richtlinie Früh- und Reifgeborene – QFR-RL" des Gemeinsamen Bundesausschusses (G-BA) (➤ Tab. 3.1).

Kliniken der Versorgungsstufen I und II (Perinatalzentren der Level 1 und 2) stellen ärztliche

Tab. 3.1 Vorgaben des G-BA zur Qualitätssicherung der Versorgung Früh- und Neugeborener

Versorgungsstufe	Definition	Versorgung
I	Perinatalzentrum Level 1	• Frühgeborene < 1.250 g und/oder < 29 + 0 SSW • Drillinge < 33 + 0 SSW oder > 3 Mehrlinge • Mütterliche Erkrankungen mit fetaler Gefährdung • Fetale Fehlbildungen
II	Perinatalzentrum Level 2	• Frühgeborene ≥ 1.250 g und/oder ≥ 29 + 0 SSW • Schwere schwangerschaftsassoziierte Erkrankungen (z. B. HELLP-Syndrom oder Wachstumsretardierung < 3. Perzentile) • Insulinpflichtiger Diabetes mellitus
III	Perinataler Schwerpunkt	• Frühgeborene ≥ 1.500 g und/oder ≥ 32 + 0 SSW • Fetale Wachstumsretardierung (3.–10. Perzentile)
IV	Geburtsklinik	• > 36 + 0 SSW • Keine zu erwartenden Komplikationen

24-h-Präsenz sicher. Notfälle im Kreißsaal können unmittelbar versorgt werden. Zudem ist ein Facharzt mit Schwerpunktbezeichnung Neonatologie stets im Rufbereitschaftsdienst verfügbar. Kliniken der Versorgungsstufe III (perinataler Schwerpunkt) verfügen über einen pädiatrischen Dienstarzt, der im Notfall innerhalb von 10 min im Kreißsaal sein kann. Es ist zu empfehlen, dass auch in allen anderen geburtshilflichen Einrichtungen (Versorgungsstufe IV) ärztliches Personal, das in der Versorgung und Reanimation Neugeborener erfahren ist, unmittelbar vor Ort zur Verfügung steht. Das zuständige Personal bedarf unabhängig von den Versorgungstufen einer sorgfältigen theoretisch-praktischen Ausbildung und regelmäßiger Schulungen.

3.3.2 Räumlichkeiten und Equipment

Die Erstversorgung Neugeborener sollte in unmittelbarer Nähe des Entbindungsortes erfolgen. Es ist darauf zu achten, dass der Erstversorgungsraum stets ausreichend vorgewärmt ist. Die Raumtemperatur sollte mindestens 25 °C betragen. In der Praxis haben sich Temperaturen von 26–28 °C bewährt. Erstversorgungseinheiten sollten zusätzliche Möglichkeiten zur Erwärmung bieten (z. B. mittels Heizstrahler) und mit vorgewärmten Tüchern vorbereitet sein. In ➤ Box 3.2 ist das für die Erstversorgung bereitzuhaltende Equipment zusammengestellt. Die Vollständigkeit und Funktionstüchtigkeit aller Geräte und Materialien ist regelmäßig zu überprüfen. Medikamente (➤ Tab. 3.2) sind auf Haltbarkeit, Vollständigkeit und Unversehrtheit zu kontrollieren.

BOX 3.2

Verfügbares und auf Funktionsfähigkeit geprüftes Equipment für die Erstversorgung von Neugeborenen

- Kurzzeitwecker oder Stoppuhr zur Bestimmung der Apgar-Werte 1, 5 und 10 min nach der Geburt (➤ Tab. 3.6) bzw. Feststellung von Intubationszeitpunkt und Reanimationsdauer
- Handschuhe
- Stethoskop, digitales Thermometer
- Wärmebett mit Strahler, ausreichende Beleuchtung, (ca. 5–6) vorgewärmte Tücher
- Mütze aus tg® Schlauchverband
- EKG-Monitor und Pulsoxymeter mit Sensoren verschiedener Größe, Blutgasanalysegerät
- Absauger, Saugleistung –0,2 bar, Beginn bei reifem Kind mit Charrière (Ch) 10 oder größer, großlumigen Sauger (Ch 14–16) bereithalten
- Beatmungssystem (vorzugsweise T-piece Resuscitator, z. B. Perivent [PIP bei reifen Neugeborenen auf 30 cmH_2O, bei Frühgeborenen auf 20–25 cmH_2O einstellen] oder Beatmungsbeutel für Neugeborene mit PEEP-Ventil [4–5 cmH_2O]), Sauerstoffblender (Flow 8 l / min, Start mit 21 %)
- Beatmungsmasken Größe 00 (< 2.000 g) und 01 (> 2.000 g)
- Guedel-Tuben, Größen 000, 00, 0
- Intubationsbesteck, Magill-Zange, Pflaster zur Fixierung, Zungenzange
- Endotrachealtuben (2,5 / 3,0 / 3,5 I. D.), Befeuchtungsgel ohne Lidocain (z. B. Cathejell® C)", Führungsstäbe
- Blutdruckmessgerät (z. B. Dinamap® neonatal)
- i. v. Zugänge, Blutentnahmeröhrchen, Screeningkarte, Blutkultur
- Infusionsbesteck, Perfusor
- Nabelkatheterbesteck, Nabelbändchen, Knopfkanüle
- Magensonden

Tab. 3.2 Medikamente für die Erstversorgung Neugeborener

Im Bereich der Erstversorgung unmittelbar vorzuhalten	• Glukose 10 % • NaCl 0,9 % • Konakion • Antibiotika (z. B. Ampicillin 100 mg / kg) • Adrenalin 1 : 10.000 verdünnt • Naloxon (0,1–0,2 mg / kg) • Surfactant (100–200 mg / kg) • Intubationsmedikamente (➤ Tab. 3.5) • Notfall-Erythrozytenkonzentrat Blutgruppe 0 Rh-negativ, CMV-negativ, bestrahlt

3.4 Primärversorgung

3.4.1 Einführung

Die Geburt eines Kindes ist in aller Regel kein Notfall. 9 von 10 Neugeborenen passen sich ohne medizinische Maßnahmen an das extrauterine Leben an. Das bedeutet aber auch, dass etwa jedes 10. Neugeborene einer spezifischen medizinischen Unterstützung bedarf. Ausgedehnte Reanimationsmaßnahmen sind bei ca. 1 von 100 Neugeborenen notwendig.

3.4.2 Postnatale Zustandsbeurteilung und Basismaßnahmen

Der Zeitpunkt der Geburt sollte notiert, wenn möglich eine Stoppuhr gestartet werden. Die Schritte der Erstversorgung und Reanimation des Neugeborenen folgen prinzipiell dem A-B-C-D-Schema. Die spezifisch durchzuführenden Maßnahmen unterscheiden die Erstversorgung und Reanimation des Neugeborenen jedoch grundlegend von der Reanimation älterer Kinder oder Erwachsener. Der praktische Ablauf kann anhand der folgenden Maßnahmen gegliedert werden:

- **A** – *Airway* (Wärmen, Trocknen, falls nötig: taktil stimulieren und Atemwege frei machen)
- **B** – *Breathing* (Beatmung)
- **C** – *Circulation* (Kreislaufunterstützung durch Thoraxkompressionen)
- **D** – *Drugs* (Verabreichung von Adrenalin und / oder Volumen)

Diese Interventionen sind, abhängig von ihren Auswirkungen auf den klinischen Zustand des Neugeborenen, sequenziell vorzunehmen.

Als initialen Schritt empfiehlt das *European Resuscitation Council* (ERC), neben der Durchführung von Basismaßnahmen (Wärmen und Trocknen des Neugeborenen) unmittelbar nach der Geburt eine Zustandsbeurteilung vorzunehmen.

MERKE

Jedes Neugeborene sollte gewärmt und abgetrocknet werden.

Die initiale Zustandsbeurteilung sollte nach folgenden Kriterien vorgenommen werden:

- Atmung / Schreien
- Muskeltonus
- Herzfrequenz

Diese Zustandsbeurteilung ist Grundlage für die in der Folge vorzunehmenden medizinischen Maßnahmen.

3.4.3 Die regelhafte Anpassung

Neugeborene mit einem normalen Muskeltonus, die suffizient atmen, schreien und langsam rosig werden, benötigen keine über die Basismaßnahmen hinausgehenden medizinischen Interventionen. Gesunde Neugeborene sollten in Tücher gehüllt und Mutter oder Vater auf die Brust zum Bonding gegeben werden. Die Anpassung wird fortwährend beobachtet und der klinische Zustand regelmäßig evaluiert. Besonders ist darauf zu achten, dass die Neugeborenen nicht auskühlen. Die Erstversorgung wird mit der Durchführung der U1 sowie (nach Elterninformation) der Gabe von Vitamin K abgeschlossen. U1 und Erstversorgung sind im Gelben Untersuchungsheft zu dokumentieren.

Ein routinemäßiges Absaugen der Atemwege wird nicht empfohlen. Die Sondierung des Magens sollte nur bei anamnestischen oder klinischen Hinweisen auf eine Fehlbildung durchgeführt werden (z. B. bei Polyhydramnion, vermehrtem Speicheln).

3.4.4 Neugeborene mit leichter Anpassungsstörung

Sowohl Neugeborene, die nicht sichtbar suffizient atmen oder kräftig schreien, als auch solche mit reduziertem Muskeltonus oder fortwährender Zyanose oder Blässe müssen rasch weiterführend evaluiert werden. Besondere Bedeutung kommt hier der Bestimmung der postnatalen Herzfrequenz zu. Die vorgenannten Symptome gehen häufig mit einem inadäquaten postnatalen Herzfrequenzanstieg einher. Während im Rahmen der regelhaften Anpassung die Herzfrequenz rasch auf > 120(–160) / min ansteigt, zeigt eine Herzfrequenz < 100 / min zuverlässig eine gestörte Anpassung an.

MERKE
Die Bestimmung der Herzfrequenz ist die wesentliche diagnostische Maßnahme bei der postnatalen Zustandsbeobachtung.

Die Herzfrequenz eines Neugeborenen kann durch Tasten der Nabelschnurpulsationen bestimmt werden. Wenn ein rascher, kräftiger Puls tastbar ist, ist die Bestimmung auch zuverlässig. Wenn keine Pulsationen tastbar sind, muss die Herzfrequenz mit einem Stethoskop auskultatorisch oder mittels EKG-Ableitung bestimmt werden.

Neugeborene mit Anpassungsstörung sollten umgehend auf einer vollständig ausgestatteten Erstversorgungseinheit (> Box 3.2) weiterbetreut werden. Neben Wärmen und Abtrocknen sollen diese Neugeborenen taktil stimuliert werden. Dies geschieht meist ohnehin, wenn Neugeborene abgetrocknet werden. Zusätzliche Stimulation kann durch Reiben am Rücken oder sanften Druck auf die Fußsohlen erfolgen. Es dürfen keine Schmerzreize gesetzt werden. Bei einer Anpassungsstörung wird das Neugeborene auf dem Rücken gelagert. Der Kopf des Kindes liegt in Neutralposition, er soll weder gebeugt noch überstreckt sein (> Abb. 3.2). Es wird geprüft, ob die Atemwege frei sind. Falls die Atemwege verlegt sind (z.B. durch Blut, Schleim, Fruchtwasser oder Mekonium (> Kap. 3.6.2), werden Mund und Nase vorsichtig abgesaugt.

Eine Vielzahl von Neugeborenen zeigt unter diesen Maßnahmen **(A – Airway [Wärmen, Trocknen, falls nötig: taktil stimulieren und Atemwege frei machen])** einen Anstieg der Herzfrequenz auf > 100/min. Die Eigenatmung setzt i.d.R. ein, die Kinder werden rosig und beginnen suffizient zu atmen. Um eine fortwährende Überwachung der Herzfrequenz und der Oxygenierung zu gewährleisten, ist bereits an dieser Stelle der Einsatz von Pulsoxymetrie (präduktal – rechte Hand oder Handgelenk) und EKG-Monitoring (3-Punkt-Ableitung) zu erwägen. Dies gilt insbesondere dann, wenn das Neugeborene trotz Herzfrequenzanstieg auf > 100/min eine fortgesetzte Atemstörung zeigt (Dyspnoe, Zyanose). Die Ableitung eines EKG liefert zuverlässige Informationen über die Herzfrequenz des Kindes und ist in dieser Hinsicht gegenüber der Pulsoxymetrie zu bevorzugen. Die Pulsoxymetrie dient der Kontrolle des regelhaften postnatalen Anstiegs der Sauerstoffsättigung (S_aO_2). Basierend auf Daten von gesunden Reifgeborenen sind die folgenden S_aO_2 Zielwerte anzustreben (> Tab. 3.3).

Tab. 3.3 Akzeptable Sauerstoffsättigung (S_aO_2) in den ersten Lebensminuten

Minuten postnatal	Ziel-S_aO_2
2	60 %
3	70 %
4	80 %
5	85 %
10	90 %

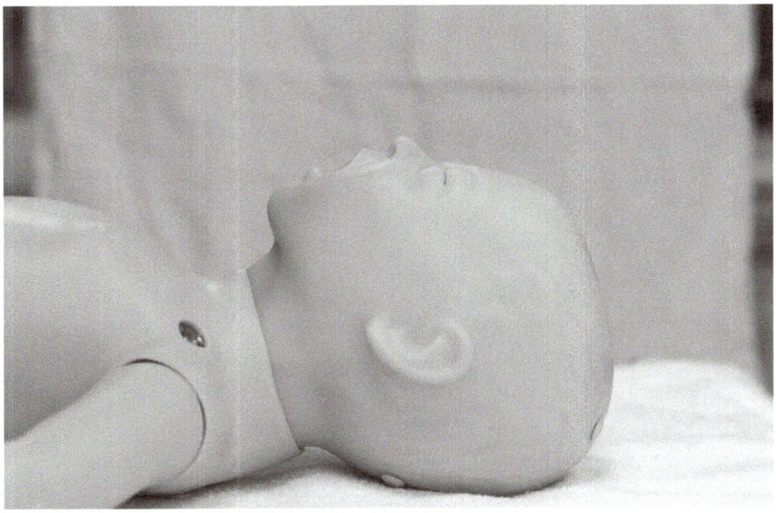

Abb. 3.2 Kopfstellung in Neutralposition. Die Nasenspitze stellt den höchsten Punkt dar. [K390]

3

Wenn das Neugeborene eine Herzfrequenz > 100/min aufweist und eigenständig atmet, sollte durch Titrieren von zusätzlichem Sauerstoff (Sauerstoffvorlage) versucht werden, die Zielsättigung zu erreichen.

Wenn nach Wärmen, Trocknen, Stimulieren und Freimachen der Atemwege a) keine ausreichende Spontanatmung einsetzt oder b) die Herzfrequenz < 100/min ist, müssen die Erstversorgungsmaßnahmen um den nächsten Schritt **(B – Breathing [Beatmung])** erweitert werden. Eine Herzfrequenz < 100/min ist bis auf seltenste Ausnahmen (z. B. kongenitaler AV-Block III°) auf eine Hypoxämie zurückzuführen. Diese Hypoxämie kann nur durch ausreichende Belüftung der Lungen überwunden werden.

MERKE
Die Etablierung einer suffizienten Lungenbelüftung ist das primäre Ziel der Erstversorgungsmaßnahmen.

Die notwendige pulmonale Belüftung wird mittels Überdruckbeatmung („positive pressure ventilation") erzielt. Mittels Beutel und Maske oder T-piece Resuscitator werden fünf initiale Blähhübe verabreicht (➤ Abb. 3.3). Die initialen Blähhübe werden mit Raumluft (F_iO_2 = 0,21) vorgenommen. Es ist darauf zu achten, dass die verwendete Maske Nase und Mund umschließt und Nebenluft minimiert wird. Die Blähhübe werden mit langer Inspirationszeit (1–2 s) und einem Druck von 30 cmH_2O verabreicht. Bei Reifgeborenen ist eine Messung des applizierten Drucks nicht zwingend notwendig; sichtbare Thoraxexkursionen zeigen eine effektive Beatmung an.

Nach der effektiven Durchführung der beschriebenen Maßnahmen **A** – *Airway* und **B** – *Breathing* der Erstversorgung zeigen die allermeisten Neugeborenen einen Herzfrequenzanstieg auf > 100/min. Die genannten Maßnahmen sollen rasch nach Geburt eingesetzt werden. Die Zustandsbeurteilung und die Vornahme der Basismaßnahmen inkl. der fünf initialen Blähhübe sollten innerhalb der ersten 60 s nach Geburt erfolgt sein (➤ Abb. 3.4).

3.4.5 Neugeborene mit schwerer Anpassungsstörung

Maskenbeatmung

Neugeborene, die nach Wärmen, Trocknen, Freimachen der Atemwege und Gabe von fünf initialen Blähhüben nicht suffizient atmen oder keinen Anstieg der Herzfrequenz auf > 100/min zeigen, benötigen rasch weiterführende Reanimationsmaßnahmen. Die Beatmung wird nach Abgabe der Blähhübe mit einer Frequenz von 40–60/min fortgeführt.

MERKE
Die Beatmung eines Neugeborenen sollte nicht unterbrochen werden bis ein adäquater Herzfrequenzanstieg erfolgt.

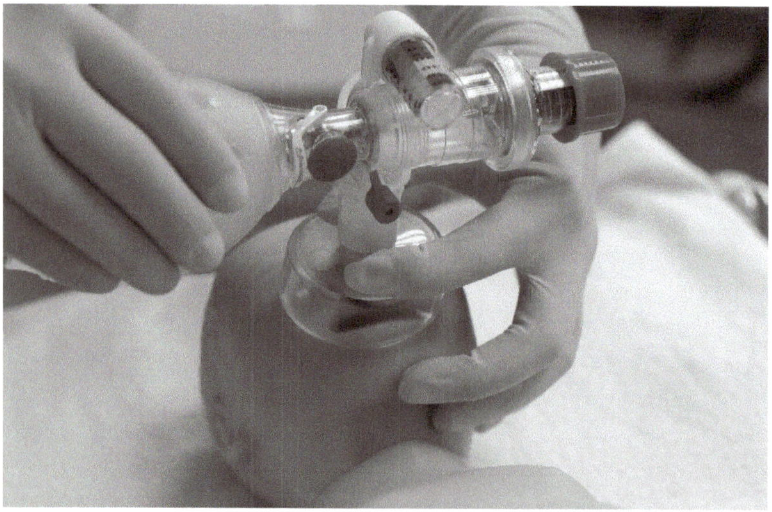

Abb. 3.3 C-Griff bei Beutel-Masken-Beatmung [K390]

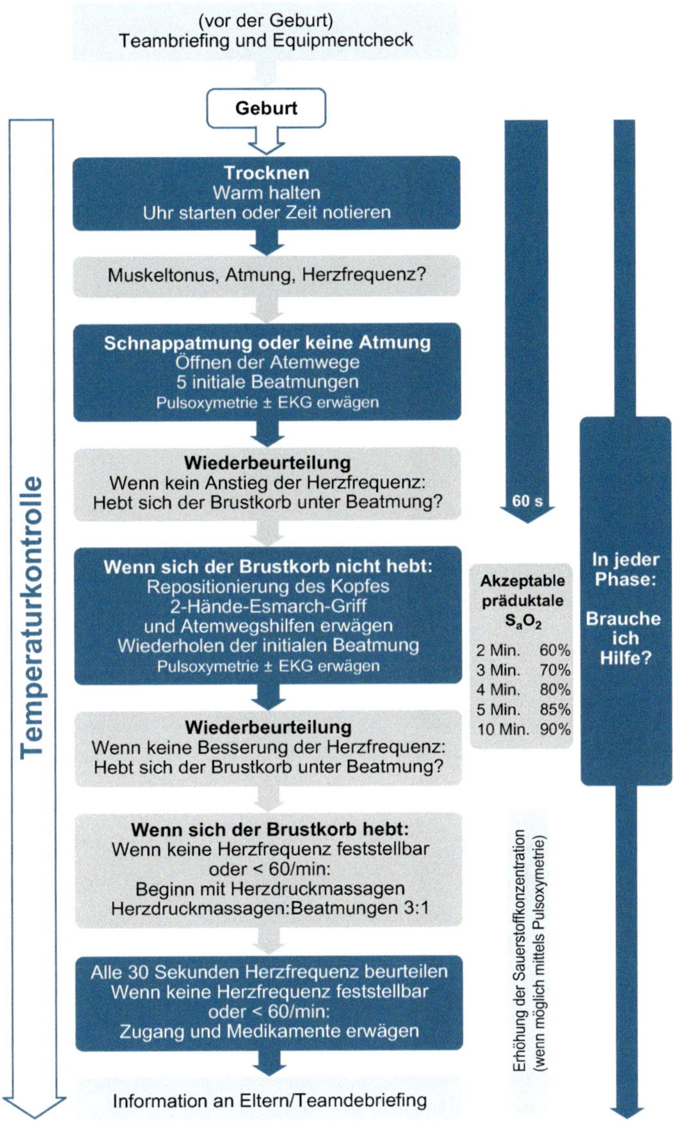

Abb. 3.4 Algorithmus der Neugeborenenreanimation (Wyllie et al. 2015) [F781-008/L157]

Es muss jedoch unmittelbar geprüft werden, ob die Beatmung effektiv durchgeführt wird.

MERKE

Sichtbare Thoraxexkursionen sind Zeichen einer effektiven Beatmung.

Hebt sich der Thorax nicht, wird die Positionierung des Kopfes in Neutralposition kontrolliert. Eine erneute Prüfung der Öffnung der Atemwege sollte erwogen werden, ggf. werden Mund, Rachen und Nase nochmals abgesaugt. Die Maske muss gut abdichten, falls weitere Helfer verfügbar sind, kann hier die Zwei-Helfer-Methode angewendet werden (> Abb. 3.5). In der Folge sollte die Herzfrequenz des Neugeborenen alle 30 s beurteilt werden. Die dauerhafte Kontrolle mittels EKG und Pulsoxymetrie sollte jedoch bevorzugt werden. Unter

3

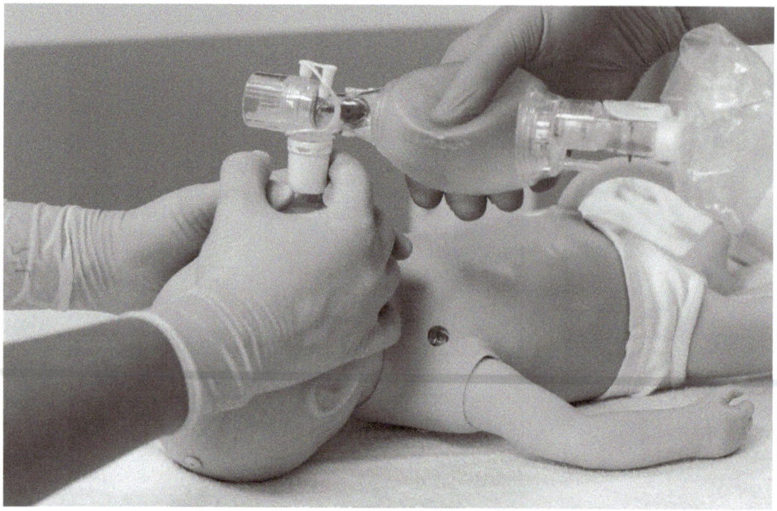

Abb. 3.5 Beutel-Masken-Beatmung mittels Zwei-Helfer-Methode [K390]

3

pulsoxymetrischer Kontrolle (➤ Tab. 3.3) sollte in dieser Phase auch die Sauerstoffkonzentration erhöht werden.

MERKE
In jeder Phase der Erstversorgung muss geprüft werden, ob weitere Hilfe benötigt wird.

Intubation

Folgt trotz optimierter Maskenbeatmung kein Anstieg der Herzfrequenz auf > 100/min, sollte der Atemweg mittels endotrachealer Intubation gesichert werden. Die Intubation sollte nur von Personal vorgenommen werden, das in dieser Technik geübt ist.

Wenn eine Maskenbeatmung oder eine Intubation nicht gelingt, kann in geübten Händen eine Larynxmaske (LMA) für die Beatmung eines Neugeborenen verwendet werden. Der routinemäßige Einsatz der LMA kann jedoch aufgrund fehlender Untersuchungen bei Neugeborenen < 34 SSW, bei Geburten mit mekoniumhaltigem Fruchtwasser und im Rahmen von Thoraxkompressionen nicht empfohlen werden. In Deutschland ist, auch im Notfall, die nasotracheale Intubation üblich (➤ Abb. 3.6).

Die orotracheale Intubation ist jedoch ebenfalls möglich und als gleichwertig anzusehen; sie wird i. d. R. mithilfe eines Führungsstabs durchgeführt (➤ Abb. 3.7).

TIPP
Die Visualisierung der Stimmlippenebene kann ggf. durch sanften Druck auf das Krikoid erleichtert werden. Bei der Lagerung des Kindes kann eine Nackenrolle hilfreich sein.

Bei Fehlbildungen der Atemwege (z. B. Retrognathie) kann die Intubation durch Zuhilfenahme einer Zungenzange u. U. erleichtert werden.

Richtwerte für zu verwendende Tubus- und Spatelgrößen sowie Einführtiefen sind in ➤ Tab. 3.4 dargestellt. In aller Regel ist die Einführtiefe akzeptabel, wenn die erste schwarze Markierung an der Tubusspitze unterhalb der Stimmritze zu liegen kommt.

Die Notfallintubation wird i. d. R. ohne Prämedikation durchgeführt. Sollte dennoch eine Sedierung notwendig sein, kann man sich an ➤ Tab. 3.5 orientieren. Die Prämedikation zur Intubation Neugeborener wird höchst unterschiedlich gehandhabt. Häufig wird ein Opioid mit einem Muskelrelaxans kombiniert und um ein Sedativum und/oder Vagolytikum ergänzt.

Die Verifizierung der korrekten Tubusplatzierung kann im Einzelfall eine Herausforderung sein. Eine Platzierung unter guter Sicht sowie ein beidseitig zu auskultierendes Atemgeräusch sind sichere Hinweise auf eine korrekte Lage. Bei korrekter

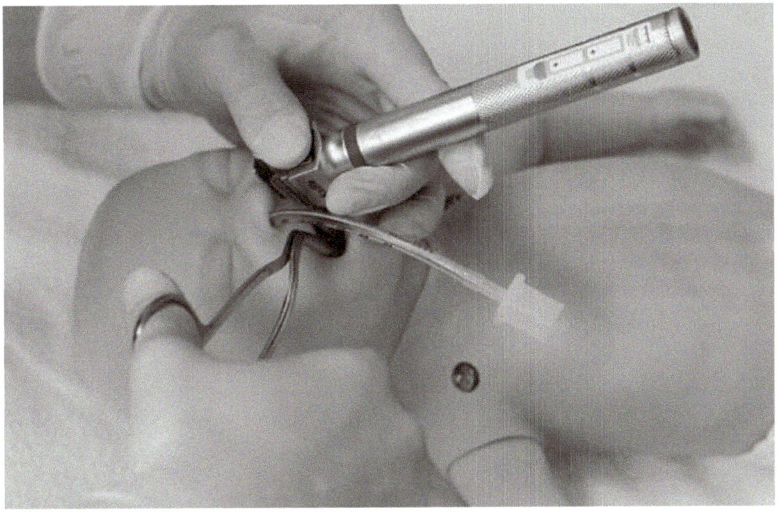

Abb. 3.6 Nasotracheale Intubation mithilfe einer Magill-Zange [K390]

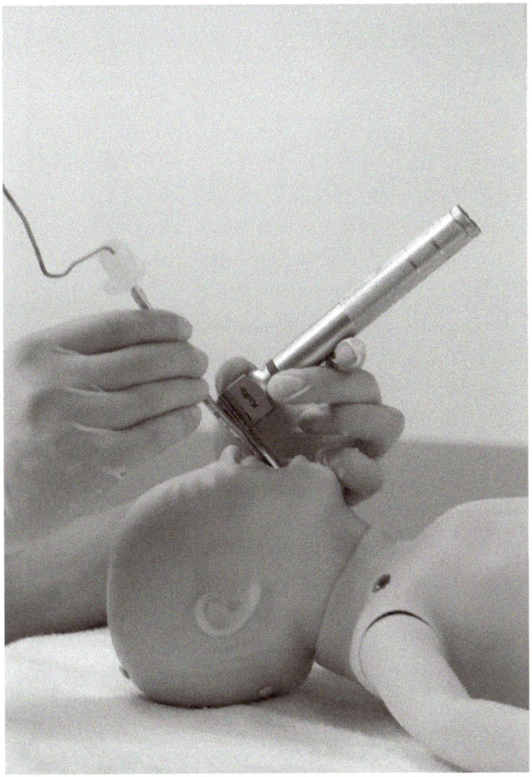

Abb. 3.7 Orotracheale Intubation mit Führungsstab [K390]

Lage ist häufig ein „Beschlagen“ des Tubus zu erkennen. Hinweise auf eine Fehllage sind deutliche Nebenluft sowie abdominale Belüftungsgeräusche. Technische Hilfsmittel (z. B. ein CO_2-Farbdetektor) sind hinsichtlich ihrer Effektivität noch nicht ausreichend geprüft und sollten mit Bedacht eingesetzt werden. Der Nachweis von CO_2 in der Exspirationsluft kann zusätzliche Sicherheit bei der Kontrolle der Tubuslage geben. Es ist jedoch zu bedenken, dass der Nachweis gerade bei schwer kranken Neugeborenen mit inadäquater Herz-Kreislauf-Funktion aufgrund der fehlenden pulmonalen Perfusion falsch negativ ausfallen und dann eine unnötige Extubation bei mutmaßlicher Tubusfehllage veranlassen kann.

Thoraxkompressionen

Thoraxkompressionen (➤ Abb. 3.8) sollen durchgeführt werden, wenn trotz effektiver Beatmung und Sicherung der Atemwege (ggf. nach endotrachealer Intubation) eine Herzfrequenz < 60 / min feststellbar ist, was sehr selten der Fall ist. Mit **C** – *Circulation* **(Kreislaufunterstützung durch Thoraxkompressionen)** folgt dann der nächste Schritt der Reanimation. Ist niemand verfügbar, der eine endotracheale Intubation vornehmen kann, sollen bis zum Eintreffen einer dazu befähigten Person ebenfalls Thoraxkompressionen (unter optimierter Maskenbeatmung) vorgenommen werden.

Thoraxkompressionen sollen bei Neugeborenen im Verhältnis 3 : 1 zur Beatmung erfolgen (1 Beatmungshub, gefolgt von 3 Thoraxkompressionen). Der Druckpunkt für die Kompressionen liegt im

Tab. 3.4 Richtwerte zur Wahl von korrektem Endotrachealtubus

Gewicht (bekannt oder lt. pränataler Schätzung)	Tubus-Innendurchmesser [mm]	Tubus-Einführtiefe ab Naseneingang [cm]
400 g	2,5 (notfalls 2,0)	6,75
500 g	2,5 (notfalls 2,0)	7
750 g	2,5	7,5
1.000 g	2,5	8
1.250 g	2,5	8,5
1.500 g	2,5	9
1.750 g	2,5	9,5
2.000 g	3,0	10
2.500 g	3,0	10,5
3.000 g	3,5	11
3.500 g	3,5	11,5
4.000 g	3,5	12

Tab. 3.5 Medikamente zur Prämedikation für die Intubation

Substanz	Dosierung
Morphin	0,1 mg/kg KG
Fentanyl	4 µg/kg KG
Diazepam	0,2 mg/kg KG
Vecuroniumbromid	0,1 mg/kg KG
Phenobarbital	10–20 mg/kg KG
Thiopental	5 mg/kg KG
Atropin	0,01 mg/kg KG

unteren Drittel des Brustbeins, etwas unterhalb der Intermamillarlinie. Der Thorax soll etwa um ein Drittel der Thoraxhöhe komprimiert werden und nach jeder Kompression in die Ausgangsposition zurückkehren. Die empfohlene Technik ist die sog. Zwei-Daumen-Methode (➤ Abb. 3.8), bei der der Thorax mit den Händen umfasst wird. An dieser Stelle soll nochmals unterstrichen werden, dass die wahrscheinlichste Ursache für einen Kreislaufstillstand eine unzureichende pulmonale Belüftung und Oxygenierung ist. Daher sollen Thoraxkompressionen nur verabreicht werden, wenn zeitgleich eine effektive Beatmung erfolgt. Obgleich nicht durch ausreichend Evidenz belegbar, so sollte die Beatmung, wenn Thoraxkompressionen vorgenommen werden, mit einer F_iO_2 von 1,0 durchgeführt werden.

Medikamente

Während einer fortgesetzten Reanimation – besonders bei Verabreichung von Thoraxkompressionen – soll mindestens alle 30 s die Herzfrequenz überprüft werden. Wenn die Herzfrequenz trotz effektiver Beatmung und zusätzlicher Applikation von Thoraxkompressionen < 60/min bleibt, sollte Adrenalin verabreicht werden. Dies ist der letzte Schritt der Reanimationsbehandlung: **D** – *Drugs* **(Verabreichung von Adrenalin und / oder Volumen).** Adrenalin ist das wesentliche und wichtigste Medikament in der Neugeborenenreanimation. Es sollte vorzugsweise intravenös über einen peripheren i.v. Zugang oder über die Nabelvene (Nabelvenenkatheter oder Knopfkanüle verabreicht werden (➤ Abb. 3.9).

Die Spitze des Nabelvenenkatheters bzw. der Knopfkanüle sollte, um Fehllagen intrakardial oder in der Pfortader zu vermeiden, lediglich 1–2 cm unterhalb des Nabelrings platziert werden. Adrenalin wird in einer Dosis von 0,01–0,03 mg/kg KG verabreicht (= 0,1–0,3 ml/kg KG einer 1:10.000-Lösung). Die Gabe von Adrenalin kann wiederholt erfolgen. Eine endotracheale Applikation wird generell nicht mehr empfohlen. Wird Adrenalin dennoch endotracheal verabreicht, weil z. B. noch kein intravenöser Zugang etabliert ist, dann sollten Dosen von 0,05–0,1 mg/kg KG

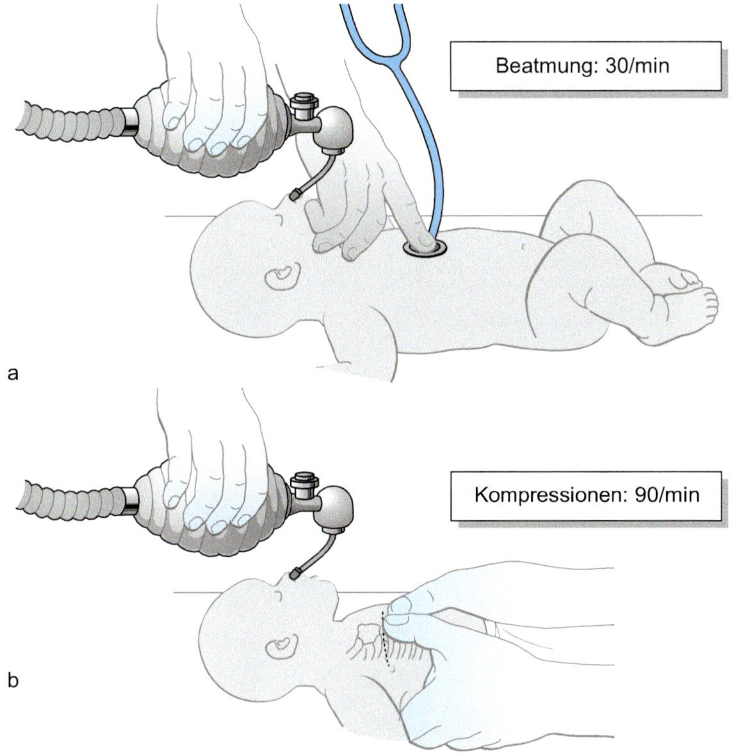

Abb. 3.8 Koordination von Beatmung und Thoraxkompressionen [R394]

(= 0,5–1 ml / kg KG einer 1:10.000-Lösung) gewählt werden. Die Anlage eines intraossären Zugangs ist prinzipiell denkbar und möglich, jedoch nur in Ausnahmefällen erforderlich.

Wenn das Neugeborene auch auf diese Maßnahmen nicht mit einem Anstieg der Herzfrequenz reagiert oder aber der Verdacht auf eine Hypovolämie besteht (z.B. Blutungsschock bei vorzeitiger Plazentalösung), sollte ein Volumenbolus à 10–20 ml / kg KG verabreicht werden. Bei Verdacht auf einen Blutverlust sollte dies in Form von Erythrozytenkonzentrat erfolgen (Notfallkonserve 0 Rh-negativ, CMV-negativ, bestrahlt). Wenn kein Erythrozytenkonzentrat unmittelbar zur Verfügung steht, kann die Volumengabe bis zu dessen Eintreffen mit NaCl 0,9 % erfolgen.

Die routinemäßige Gabe weiterer Medikamente im Rahmen der Reanimation wird nicht empfohlen, insbesondere gilt dies für den Einsatz von Natriumbikarbonat.

Beendigung der Reanimationsmaßnahmen

Das Ziel jeglicher Reanimationsmaßnahmen ist die Wiederherstellung aller Organfunktionen. Wenn Reanimationsmaßnahmen über einen längeren Zeitraum nicht zu einer adäquaten Oxygenierung und Herz-Kreislauf-Funktion führen, steigt das Risiko einer irreparablen Organschädigung, insbesondere einer zerebralen Schädigung. Nach 10(–15) min Reanimationsbehandlung ohne nachweisbare Herzfrequenz besteht i. d. R. keine Aussicht auf ein gesundes Überleben. Bei einer nachweisbaren, niedrigen Herzfrequenz von < 60 / min ist die Prognose im Einzelfall nur sehr schwer zu bestimmen. Reanimationsbehandlungen > 20–25 min bedürfen eines realistischen Therapieziels. Bei Entscheidungen zur Beendigung von Reanimationsmaßnahmen sollte ein erfahrener Kinderarzt anwesend sein. Zudem ist es oft günstig und für die psychologische

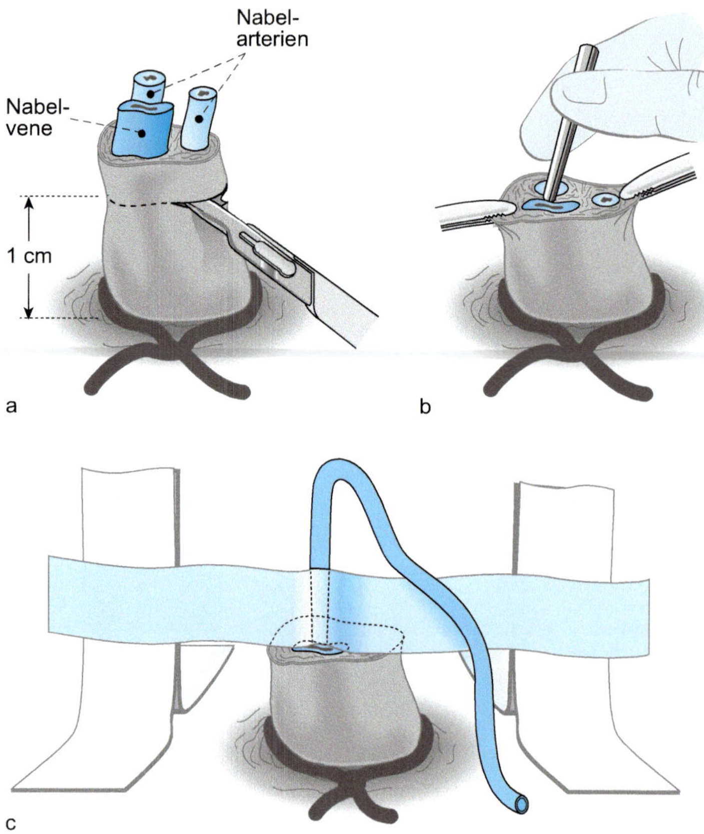

Abb. 3.9 Nabelvenenkatheterisierung im Rahmen der Erstversorgung:
a) Anlegen eines Nabelbändchens, Abschneiden und Darstellen des Nabelschnurstumpfs
b) Einführen des Nabelvenenkatheters
c) Fixation des Nabelvenenkatheters in Form eines Brückenpflasters [R394]

Verarbeitung hilfreich, Eltern und Angehörige hinzuzuziehen, wenn die Aussichtslosigkeit fortgesetzter Reanimationsmaßnahmen vermutet wird.

TIPP

Reanimationsmaßnahmen sollten, wenn möglich, erklärt und erst im Beisein der Eltern beendet werden. Man sollte auch auf den unwahrscheinlichen Fall vorbereitet sein, dass Neugeborene trotz Abbruchs der Reanimationsmaßnahmen überleben.

3.5 Dokumentation der Erstversorgung

3.5.1 Apgar-Score

Der von den medizinischen Maßnahmen unabhängig nach 1, 5 und 10 min zu erhebende Apgar-Score (➤ Tab. 3.6) dient im Wesentlichen der Dokumentation der kardiorespiratorischen Anpassung. Der Apgar-Score ist weder als prognostischer Marker noch als Instrument zu verstehen, das medizinische Maßnahmen indiziert oder steuert.

3.5.2 Erstversorgungsprotokoll

Die exakte und vollständige Dokumentation des klinischen Zustands und der vorgenommenen Maßnahmen ist integraler Bestandteil der Erstversorgung und besonders der Reanimation Neugeborener. ➤ Abb. 3.10 zeigt ein Beispiel einer Dokumentationsvorlage. Die gewissenhafte Dokumentation hat nicht zuletzt medikolegale Implikationen.

Tab. 3.6 Apgar-Score zur Beurteilung von Neugeborenen

Symptom	Punktwert		
	0	1	2
Hautfarbe	blau oder weiß	Akrozyanose	rosig
Atmung	keine	langsam, unregelmäßig	regelmäßig
Herzaktion	keine	< 100/min	> 100/min
Muskeltonus	schlaff	träge Flexion	aktive Bewegung
Reflexe beim Absaugen	keine	Grimassieren	Schreien

3.6 Spezielle Problemsituationen

3.6.1 Frühgeburtlichkeit

Bei einer Geburt vor 37 + 0 SSW wird definitionsgemäß von einer Frühgeburt gesprochen. Die besonderen Probleme der Erstversorgung von Frühgeborenen liegen im speziellen Wärmemanagement und der wahrscheinlicheren pulmonalen Anpassungsstörung, z. B. aufgrund eines Atemnotsyndroms. Wann immer möglich, sollen Frühgeborene in Zentren adäquater Versorgungsstufe geboren werden (➤ Tab. 3.1). Der Verlegung der Schwangeren kommt in dieser Hinsicht besondere Bedeutung zu. Bei der Geburt eines Frühgeborenen sollte ein Kinderarzt, bei sehr unreifen Frühgeborenen (Geburtsgewicht < 1.500 g) ein Neonatologe anwesend sein.

Sowohl die Zustandsbeurteilung als auch die grundsätzlichen Maßnahmen der Erstversorgung (➤ Kap. 3.4) unterscheiden sich nicht von denen Reifgeborener. Besonderes Augenmerk ist auf eine ausreichende Wärmezufuhr zu legen (Kopfbedeckung). Sehr unreife Frühgeborene mit einem Geburtsgewicht < 1.000 g sollen unmittelbar postnatal in Plastikfolie gehüllt bzw. in einem speziellen Plastikbeutel gelagert werden. Frühgeborene haben aufgrund der pulmonalen Unreife sowie eines Mangels an Surfactant häufig respiratorische Anpassungsstörungen. Je unreifer ein Frühgeborenes ist, desto höher ist die Wahrscheinlichkeit, dass es im Rahmen der Erstversorgung eine Atemhilfe benötigt. Dennoch kann bei Frühgeborenen > 35 + 0 SSW meist mit einer regelhaften Anpassung gerechnet werden.

Frühgeborene < 35 + 0 SSW benötigen häufig, Frühgeborene < 32 + 0 SSW fast immer eine Atemhilfe nach der Geburt. Während bei Reifgeborenen mit leichten Anpassungsstörungen (Zyanose, Dyspnoe) die Vorlage von zusätzlichem Sauerstoff in aller Regel ausreichend ist, um die Anpassung zu unterstützen, wird bei Frühgeborenen mit Dyspnoe und/oder Zyanose in aller Regel frühzeitig ein kontinuierlicher positiver Atemwegsdruck angewendet („continuous positive airway pressure", CPAP). In der Erstversorgung ist hierfür die Nutzung eines T-piece Resuscitator (z. B. Perivent®) die am besten geeignete Methode (➤ Abb. 3.11). Dabei sollte ein kontinuierlicher Atemwegsdruck von 5–8 cmH_2O angestrebt werden. Muss bei inadäquatem Herzfrequenzanstieg oder ausgeprägter Dyspnoe eine Überdruckbeatmung erfolgen, sollten zur Lungenprotektion (wenn möglich) Spitzendrücke > 20–25 cm H_2O vermieden werden.

Auch sehr unreife Frühgeborene < 28 + 0 SSW lassen sich fast immer mittels CPAP oder Maskenbeatmung initial stabilisieren. Mit zunehmender Unreife muss jedoch im Verlauf häufig doch eine Intubation vorgenommen werden. Gängige Intubationskriterien sind ausgeprägte Dyspnoe, unzureichender Atemantrieb und/oder eine F_iO_2 > 0,4 unter CPAP-Behandlung. Die Intubation ermöglicht auch die intratracheale Applikation von Surfactant. Surfactant wird in einer Dosis von 100–200 mg/kg KG verabreicht. In Fällen, in denen neben einem Atemnotsyndrom andere Ursachen einer Ventilationsstörung oder eine Tubusfehllage wahrscheinlich sind (> 30 + 0 SSW, nicht seitengleiche Belüftung), sollte vor Surfactantgabe ein Röntgen-Thorax erfolgen.

Alle Frühgeborenen < 35 + 0 SSW sollten im Rahmen der Erstversorgung eine intravenöse

Erstversorgungsprotokoll

Name: ______ geb.: ______ Geburtszeit: ______

SSW: ______ Ärztin/Arzt: ______ Schwester/ Pfleger: ______

Sonstiges: ______

Neonatologie

Gewicht	Länge	Kopfumfang
g	cm	cm

Minuten	0	1	2	3	4	5	6	7	8	9	10									
Absaugen: Mund/Nase																				
Absaugen: Magen																				
Blähen																				
Maskenbeatmung																				
CPAP Leoni / Perivent / Infantflow																				
Intubation																				
FiO_2																				
PIP/Peep (cm H_2O)																				
Frequenz (ti:te)																				
Herzdruckmassage																				
Zugang i.v./i.o.																				
Nabelkatheter (art.) (ven.)																				
Glukose % ml/h																				
Medikamente																				
Pulsoxymeter SO_2 (%)																				
RR (mmHG)																				
Temperatur (°C)																				
art.; ven.; kap. / Art. umbil.																				
pH																				
pCO_2 (mmHG)																				
pO_2 (mmHG)																				
BE (mmol/l)																				
Hb (g/dl)																				
BZ (mg/dl)																				
Laktat (mmol/l)																				
Kolorit																				
Atmung																				
Tonus																				
Reflexe																				
Herzfrequenz																				
Apgar-Summe																				

Memo:	verlegt von (Name):	nach:	Uhrzeit:

Abb. 3.10 Beispielvorlage zur Dokumentation der Erstversorgung [L231]

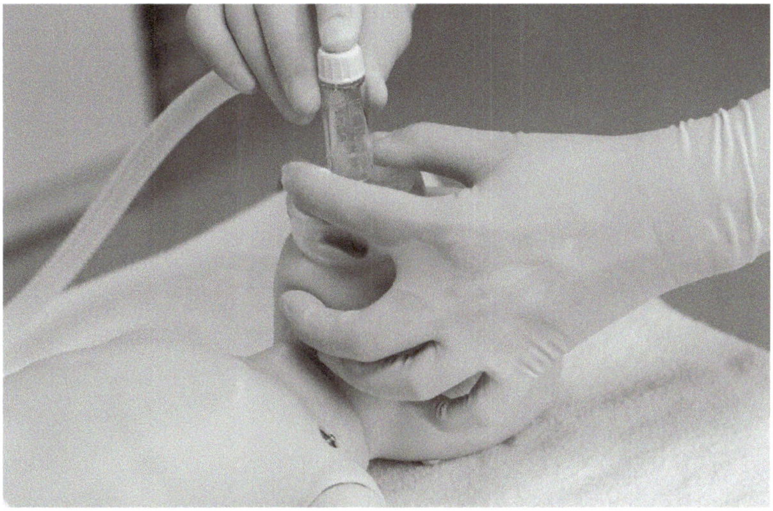

Abb. 3.11 Atemunterstützung mittels Perivent® [K390]

Glukoseinfusion (Glukose 10 %, 3 ml / kg KG / h) erhalten, um Energieversorgung und Flüssigkeitszufuhr sicherzustellen.

3.6.2 Mekoniumaspirationssyndrom

Unter einem Mekoniumaspirationssyndrom versteht man das Vorhandensein von Mekonium in den Atemwegen mit gleichzeitiger Oxygenierungsstörung. Häufig sind Neugeborene betroffen, die nach dem errechneten Termin (40 + 0 SSW) geboren werden. Neugeborene, die aus mekoniumhaltigem Fruchtwasser geboren werden (auch wenn sich Mekonium in den oberen Atemwegen befindet), benötigen nur dann eine Intervention, wenn sie sich nicht suffizient anpassen.

MERKE

Ausschließlich schlappe, atemgestörte Neugeborene mit dick-grünem Fruchtwasser sollen abgesaugt werden.

Sollte bei einem schlappen Neugeborenen eine Atemstörung vorliegen, wird empfohlen – sofern eine ausreichende Expertise vorliegt –, die Atemwege (inkl. der Trachea) mit einem großlumigen Katheter (14–16 Ch) abzusaugen. Für diese Prozedur ist eine Laryngoskopie erforderlich. In keinem Fall sollen die Maßnahmen der Erstversorgung und Reanimation (→ **A-B-C-D**) durch die Absaugprozedur unnötig verzögert werden.

Generell ist es beim Mekoniumaspirationssyndrom aufgrund des Nebeneinanders von überblähten und atelektatischen Arealen zu empfehlen, auf eine Atemunterstützung mit positivem Druck (CPAP, Beatmung) zu verzichten und eine Oxygenierungsstörung vorzugsweise mit einer Sauerstoffvorlage zu behandeln. Sollte dennoch eine Beatmung notwendig sein, werden in diesen Fällen eine kurze Inspirationszeit und ein niedriger positiver endexspiratorischer Druck empfohlen.

3.6.3 Pneumothorax

Ein ein- oder beidseitiger Pneumothorax kann Ursache einer Anpassungsstörung sein. Ein spontaner, asymptomatischer Pneumothorax tritt bei ca. 1 % aller Neugeborenen, ein symptomatischer Pneumothorax bei 8–9 % aller beatmeten Früh- und Neugeborenen auf. Die Diagnosestellung erfolgt i. d. R. mittels Röntgen-Thorax oder Transillumination.

In seltenen Fällen kann im Rahmen einer Reanimation bei Verdacht auf einen Spannungspneumothorax eine Pleurablindpunktion notwendig sein. Mögliche Punktionsorte für die Notfallpunktion sind der 2. ICR in der Medioklavikularlinie und der 4. ICR in der vorderen Axillarlinie (> Abb. 3.12). Die Punktion kann mittels einer großlumigen Venenverweilkanüle (20 G, rosa) – im Notfall jedoch auch mit einer Stahlnadel (Butterfly) – erfolgen. Nach erfolgter Notfallpunktion sollte repetitiv Luft

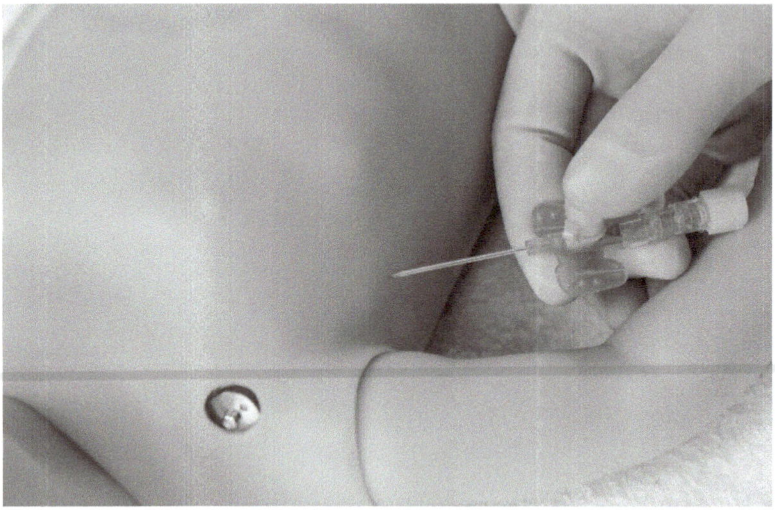

Abb. 3.12 Notfallpunktion eines Pneumothorax [K390]

abgesaugt und im weiteren Verlauf eine Thoraxsaugdrainage angelegt werden.

3.6.4 Perinatale Asphyxie

Definition

Die perinatale Asphyxie ist eine der häufigsten Ursachen für Reanimationsbehandlungen bei Neugeborenen. Dabei handelt es sich um einen Zustand, bei dem durch einen gestörten Gasaustausch Hypoxämie, Hyperkapnie und metabolische Azidose resultieren. Der genaue Hergang und Zeitpunkt der Störung lässt sich nicht immer objektivieren. Zugrunde liegende Mechanismen sind u. a.:

- Unterbrechung der Zirkulation (Nabelschnurkompression)
- Verminderte plazentare Perfusion (mütterliche arterielle Hypotension, abnorme Uteruskontraktionen)
- Störungen des Gasaustauschs über die Plazenta (vorzeitige Plazentalösung)
- Störungen der Lungenbelüftung des Neugeborenen (Mekoniumaspiration, Zwerchfellhernie)

Diagnose

Die wesentlichen Kennzeichen einer Asphyxie sind:

1. Nabelarterien-pH < 7,00,
2. Apgar-Scores von 0–3 für mehr als 5 min,
3. Zeichen der Multiorgandysfunktion und
4. neurologische Auffälligkeiten (Krampfanfälle, muskuläre Hypotonie, Koma).

Eine Hirnschädigung mit schwerer neurologischer Beeinträchtigung infolge einer perinatalen Asphyxie wird als **hypoxisch-ischämische Enzephalopathie** (HIE) bezeichnet. Eine HIE kann mit Hirnödem, hämorrhagischer Infarzierung oder einer Sinusvenenthrombose einhergehen. Die HIE ist auch die häufigste Ursache für Krampfanfälle bei Neugeborenen.

Weitere klinische Symptome einer perinatalen Asphyxie umfassen:

- Atemstörungen (Apnoen, Ateminsuffizienz, pulmonale Hypertension, Mekoniumaspiration)
- Herz-Kreislauf-Störungen (arterielle Hypotonie, Herzinfarkt)
- Nierenversagen, SIADH
- Gestörte intestinale Integrität und Funktion
- Gerinnungsstörungen (DIC, Thrombozytopenie)
- Stoffwechselentgleisungen (Hypoglykämie, Hypokalzämie, Hypomagnesiämie)

Therapie im Kreißsaal

Das vordergründige Behandlungsziel im Rahmen der Erstversorgung ist die Stabilisierung der Vitalfunktionen. Falls eine Intubation erfolgt ist, sollte Normoventilation angestrebt werden. Medikamentöse Kreislaufunterstützung, die Gabe von Blutprodukten und der Ausgleich von Elektrolyt- und Säure-Basen-Imbalancen müssen antizipiert werden. Klinisch manifeste zerebrale Krampfanfälle sollen rasch behandelt werden.

Im Rahmen der Erstversorgung soll Normothermie angestrebt werden. Erst wenn die Indikation zur Hypothermiebehandlung gestellt wurde, soll die Körpertemperatur schrittweise abgesenkt werden.

MERKE

Eine Hypothermiebehandlung soll nur in spezialisierten Zentren erfolgen; ggf. ist eine rasche Verlegung notwendig.

Indikation zur Hypothermiebehandlung

Die Initiierung der Hypothermiebehandlung bedarf einer strengen Indikationsstellung. Mehrere große randomisierte Studien (u. a. TOBY Trial) konnten zeigen, dass eine in den ersten 6 Lebensstunden begonnene Absenkung der Körpertemperatur auf 33–34 °C für 72 h neuroprotektiv ist. Die Hypothermiebehandlung ist die einzige neuroprotektive Therapie bei HIE. Die Ganzkörperkühlung wird in den meisten Zentren der selektiven Kopfkühlung vorgezogen.

MERKE

Eine Hypothermiebehandlung ist indiziert, wenn alle folgenden Kriterien erfüllt sind:

1. Gestationsalter ≥ 36 + 0 SSW
   und
2. Asphyxie (10-Minuten-Apgar-Score < 6 oder Beatmung für 10 min ab der Geburt oder metabolische Azidose in der Nabelarterie oder BGA innerhalb der ersten 60 min: pH < 7,00 oder Base Excess < – 16 mmol / l)
   und
3. Krampfanfälle oder moderate bis schwere HIE definiert durch
   a. Lethargie, Stupor, Koma plus
   b. muskuläre Hypotonie plus
   c. abnorme Primitivreflexe (fehlender / schwacher Moro-Reflex oder Saugreflex)

Die detaillierten diagnostischen und therapeutischen Prinzipien sind der AWMF-Leitlinie 024–023 „Behandlung der neonatalen Asphyxie unter besonderer Berücksichtigung der therapeutischen Hypothermie" zu entnehmen.

Eine sorgfältige und genaue Dokumentation ist unerlässlich. Der klinisch-neurologische Befund und insbesondere die Erwägungen zur Indikationsstellung der Hypothermiebehandlung sind umfassend schriftlich festzuhalten – unabhängig davon, ob die Behandlung indiziert wurde oder nicht. Bezüglich der Ursache sollten Eltern an die zuständigen Geburtshelfer verwiesen werden.

3.6.5 Choanalatresie

Die Choanalatresie ist eine Fehlbildung des Naseneingangs. Während die einseitige Choanalatresie meist keine Symptome zeigt, handelt es sich bei der beidseitigen Choanalatresie fast immer um einen Notfall. Die Neugeborenen fallen direkt postnatal durch eine Zyanose und Dyspnoe auf. Sie zeigen deutliche Saug- und Schluckprobleme. Charakteristisch ist die Besserung der Symptome beim Schreien (Mundatmung).

Sofortmaßnahmen bei einer beidseitigen Choanalatresie bestehen in der Lagerung des Kopfes in Neutralposition mit Offenhalten des Mundes durch einen Guedel-Tubus. Lässt sich hiermit die Atmung durch den Mund nicht stabilisieren, müssen die Kinder ggf. orotracheal intubiert werden.

LITERATUR

Genzel-Boroviczény O, Roos R (2015). Checkliste Neonatologie. 5. A. Stuttgart New York: Thieme.

Maier RF, Obladen M (Hrsg.) (2017). Neugeborenenintensivmedizin: Evidenz und Erfahrung. 9. A. Heidelberg: Springer.

Wyllie J, Bruinenberg J, Roehr CC, Rüdiger M, Trevisanuto D, Urlesberger B (2015). Die Versorgung und Reanimation des Neugeborenen. Notfall Rettungsmed 18(8): 964–983.

3

KAPITEL

4 Dehydratationszustände im Säuglingsalter

Frank Eifinger

In keinem Lebensalter ändern sich Flüssigkeits- und Nahrungsbedarf so rasch wie im 1. Lebensjahr. Das Gesamtkörperwasser beträgt bei reifen Neugeborenen 70–75 % des Körpergewichts und erreicht im Alter von 1 Jahr mit etwa 60 % den Wert von älteren Kindern und Erwachsenen. Der extrazelluläre Flüssigkeitsanteil (interstitiell und intravasal) des Säuglings liegt, bezogen auf das Körpergewicht, bei etwa 40–50 %. Mit 1 Jahr reduziert sich der Anteil auf etwa 25 %, bei Erwachsenen liegt er um 20 %. Flüssigkeitsverluste treten bei Säuglingen früher und klinisch bedeutsamer in Erscheinung, da sie im Verhältnis zum geringeren Körpergewicht und wegen des erhöhten Flüssigkeitsumsatzes (100–140 ml / kg KG) stärker ins Gewicht fallen.

Die Osmolalität ist im Intra- (IZR) und Extrazellularraum (EZR) gleich. Im EZR sind Natrium und Chlorid die wichtigsten osmotisch wirksamen Ionen, während sich intrazellulär v. a. Kalium, Magnesium, Proteinanionen und organische Phosphate finden. Der osmotische Druck im IZR und EZR inkl. des Plasmawassers beträgt 288 ± 5 mosmol / kg H_2O (Osmolalität = Konzentration im Lösungsmittel). Im menschlichen Plasma entspricht dies einer Osmolarität (Osmolarität = Konzentration im Volumen) von ebenfalls 288 mosmol / l. Die Elektrolytkonzentrationen und die Osmolalität des EZR sind vom Alter überwiegend unabhängig. Neben den Elektrolyten gehen auch kleinere Moleküle wie Glukose und Harnstoff in die Osmolalität ein, sodass sich näherungsweise folgende Formel ergibt:

$$\text{Plasma-Osmolalität [mosmol / kg } H_2O] = 2 \times \text{Natrium [mmol / l]} + \text{Glukose [mmol / l]} + \text{Harnstoff [mmol / l]}$$

oder

$$2 \times \text{Natrium [mmol / l]} + \frac{\text{Glukose}\left[\frac{mg}{dl}\right]}{18} + \frac{\text{Harnstoff}\left[\frac{mg}{dl}\right]}{6}$$

4.1 Pathophysiologie

Der Wasserbedarf korreliert direkt mit dem Kalorienverbrauch. Zur Metabolisierung einer Kalorie wird etwa 1 ml Wasser benötigt. Darüber hinaus entstehen bei der Metabolisierung von 1 g Kohlenhydrat etwa 0,6 ml Oxidationswasser. Die Wasseraufnahme setzt sich folglich aus der exogenen Zufuhr fester und flüssiger Nahrungsbestandteile sowie dem Oxidationswasser zusammen. Der Wasserverlust wird bei Säuglingen hauptsächlich durch die Diurese, den Verlust über den Stuhl, die Perspiratio insensibilis (zusammen ca. 50–80 ml / kg / d) und den gesteigerten Energieumsatz bestimmt. Hyperthermie, Schwitzen, Tachypnoe, Emesis, Diarrhö u. a. steigern überdies den Wasserverlust. Die Therapie der Dehydratation bis hin zur lebensgefährlichen Exsikkose richtet sich dementsprechend nach dem Ausmaß des Flüssigkeitsverlustes, dem Alter des Patienten und v. a. nach den aktuellen Elektrolytverschiebungen.

4.2 Einteilung und Diagnostik

4.2.1 Einteilung

Dehydratation kann Folge eines gesteigerten Wasserverlusts (Diarrhö, Fieber, Schwitzen u. a.) und / oder einer mangelhaften Wasserzufuhr (Stillschwierigkeiten, Nahrungsverweigerung, Erbrechen u. a.) sein. Der Gewichtsverlust entspricht bei akuten Zuständen meist dem aktuellen Flüssigkeitsdefizit. Das Ausmaß der Exsikkose bestimmt dabei den Schweregrad und mögliche Komplikationen der Erkrankung.

Die Einteilung der Dehydratation erfolgt üblicherweise in drei Schweregrade:

- **Leichte Exsikkose:** Reduktion des Körpergewichts um bis zu 5 %; Flüssigkeitsdefizit von etwa 50 ml / kg KG
- **Mittlere Exsikkose:** Reduktion des Körpergewichts um 5–10 %; Flüssigkeitsdefizit von etwa 50–100 ml / kg KG
- **Schwere Exsikkose:** Reduktion des Körpergewichts von > 10 %; Flüssigkeitsdefizit von etwa 100–150 ml / kg KG

Die Berechnung des prozentualen Dehydratationsgrades erfolgt anhand der Formel:

$$[\%]\ \text{Dehydratation} = \left(1-\frac{\text{aktuelles Gewicht}}{\text{letztes bekanntes Gewicht}}\right)\times 100\,\%$$

4.2.2 Klinische Zeichen

- Reduzierter Allgemeinzustand
- Halonierte Augen, eingesunkene Fontanelle, reduzierter Hautturgor (stehende Hautfalten)
- Schlechte Mikrozirkulation
- Verzögerte Rekapillarisierung (> 3 s)
- Trockene Schleimhäute, blass-kühle Haut
- Volumenmangelschock (erniedrigter Blutdruck, Tachykardie, metabolische Azidose)
- Beschleunigte, vertiefte Atmung
- Apathie, Koma, Krampfanfälle, Unruhe, schrilles Schreien
- Oligo-, Anurie (Diurese < 0,5 ml / kg KG / h)

4.2.3 Allgemeine Maßnahmen

- Gründliche körperliche Untersuchung: Körpergewicht, Kopfumfang, Längenbestimmung, rektale Temperatur, periphere Blutdruckmessung, Herzfrequenz, Atemfrequenz, Inspektion
- Bei Infusionsanlage: Blutgasanalyse, Blutzucker, Serum-Elektrolyte, Laktatbestimmung, Blutbild, Hämatokrit, Kreatinin, Harnstoff, Gesamteiweiß, Gerinnung, Serum-Osmolalität
- Urin sammeln: Bilanzieren, Urin-Osmolalität, spezifisches Gewicht und Urinstatus, evtl. Urin-Elektrolyte
- Beginn einer Infusionstherapie (➤ Kap. 4.3)
- Erweiterte Diagnostik: Sonografie und Gefäßdoppler des Gehirns (Hirndruck, Sinusvenenthrombose), Sonografie des Abdomens inkl. der Nieren, Echokardiografie

Da die Zellmembran für die wichtigsten höhermolekularen, osmotisch wirksamen Substanzen relativ undurchlässig ist, wird bei Veränderungen der extrazellulären Natriumkonzentration der entstandene osmotische Gradient durch (passive) Wasserverschiebungen zwischen extra- und intrazellulär ausgeglichen. Die Art der einzuleitenden Flüssigkeitstherapie richtet sich nach drei klinisch zu unterscheidenden Dehydratationstypen: isoton, hypoton und hyperton. Dabei sind der normale Basisbedarf, das berechnete Flüssigkeitsdefizit sowie weitere Flüssigkeitsverluste zu ersetzen.

MERKE

Normaler Flüssigkeitstagesbedarf:
- < 10 kg KG: 100 ml / kg / d
- 10–20 kg KG: 50–75 ml / kg / d

Berechnetes Flüssigkeitsdefizit:
- 5 % Körpergewichtsverlust: 50 ml / kg Wasserdefizit
- 10 % Körpergewichtsverlust: 100 ml / kg Wasserdefizit
- 15 % Körpergewichtsverlust: 150 ml / kg Wasserdefizit

Weitere Verluste:
- Perspiratio insensibilis: 10 ml / kg / d je Grad °C > 38 °C
- Tachypnoe: 10 ml / kg / d bei Verdopplung der Atemfrequenz

4.3 Infusionstherapie

Unabhängig von der Art der Dehydratation sollte bei leichter oder mittlerer Exsikkose die Flüssigkeitstherapie initial peroral (z. B. über eine nasogastrale Sonde) erfolgen. Liegt eine schwere Exsikkose vor oder ist die perorale Gabe nicht möglich oder bestehen Begleitsymptome wie Schock, Nierenversagen, neurologische Defizite, Krampfanfälle oder rezidivierendes Erbrechen, so ist die intravenöse Flüssigkeitszufuhr zu wählen.

MERKE

Initiale Maßnahme bei allen schweren Dehydratationsformen

Sofortige Infusion von 10–20 ml / kg Vollelektrolytlösung als rascher i. v. Bolus, einmalig repetitiv, falls erforderlich (Elektrolyt- und Blutzuckerkontrollen); ggf. 3. Bolus über 20–30 min.

4.3.1 Hypotone Dehydratation

Die hypotone Dehydratation ist gekennzeichnet durch eine Serum-Natriumkonzentration < 130 mmol / l. Der Verlust an hypertoner elektrolytreicher Flüssigkeit bedingt eine Abnahme der extrazellulären Osmolalität. Infolgedessen strömt Wasser so lange in den intrazellulären Raum, bis sich ein neues Äquilibrium eingestellt hat. Bei Säuglingen kann der Salzverlust u.a. durch Gastroenteritiden, Erbrechen, Nebenniereninsuffizienz oder lang anhaltende Diuretikatherapie ausgelöst werden.

Eine zu rasch durchgeführte Rehydratationstherapie birgt das Risiko einer zentralen Myelinolyse (osmotische Demyelinisierung).

Therapie

1. Sofortige Infusion von 10–20 ml / kg Vollelektrolytlösung als rascher i. v. Bolus, einmalig repetitiv, falls erforderlich (Elektrolyt- und Blutzuckerkontrollen).
2. Neben dem Ausgleich des aktuellen Flüssigkeitsdefizits (➤ Kap. 4.2.3; 50–150 ml / kg KG / d) und dem Basisbedarf errechnet sich der zu substituierende Natriumbedarf nach der Formel:

$$\text{Natriumbedarf} = (\text{Soll-Natrium } [135\,\text{mmol/l}] - \text{Ist-Natrium}) \times 0{,}6 \times \text{kg KG}$$

Als Infusionslösungen sollten Vollelektrolytlösungen mit 5 % Glukosezusatz eingesetzt werden. Der Natriumanstieg sollte 6–8 mmol / l / d nicht übersteigen (Adrogué und Madias 2000b). Bei hyponatriämischen zerebralen Krampfereignissen sind die gängigen Antikonvulsiva meist wirkungslos. Das Risiko von Krampfanfällen scheint bei einer Serum-Natriumkonzentration unter 120 mmol / l deutlich erhöht zu sein. Hier kann u. U. eine rasche Erhöhung der Natriumkonzentration von 3–5 mmol / l (3–5 ml / kg hypertoner 5,85 % NaCl-Lösung i.v.) hilfreich sein.

4.3.2 Isotone Dehydratation

Durch lang anhaltende Durchfälle, häufig mit Nahrungsverweigerung kombiniert, entsteht das Bild der mit Abstand am häufigsten auftretenden isotonen Dehydratation. Durch Kontraktion des EZR bei normalem intravasalem Volumen (Serum-Natrium 130–150 mmol / l, Serum-Osmolalität 275–295 mosmol / kg H_2O) erscheinen die Schleimhäute trocken, u. U. kirschrot. Durch Fortschreiten der Dehydratation kann auch der intravasale Raum beteiligt sein, sodass sich klinisch das Bild eines Dehydratationsschocks mit zentralisiertem Kreislauf ausbilden kann.

Therapie

1. Sofortige Infusion von 10–20 ml / kg Vollelektrolytlösung als rascher i. v. Bolus, einmalig repetitiv, falls erforderlich (Elektrolyt- und Blutzuckerkontrollen); ggf. 3. Bolus über 20–30 min
2. 1. – 9. Stunde: ⅓ des Tagesbedarfs + ½ Flüssigkeitsdefizit
3. 10. – 25. Stunde: ⅔ des Tagesbedarfs + ½ Flüssigkeitsdefizit

Das aktuelle Flüssigkeitsdefizit (➤ Kap. 4.2.3; 50–150 ml / kg KG / d) und der Basisbedarf sollten mit isotoner Vollelektrolytlösung unter Zusatz von 5 % Glukose substituiert werden.

Meist wird es erforderlich sein, Kalium zu ersetzen. Hier sollte eine Substitution nach dem jeweiligen Defizit (maximal 1–2 mmol / kg) über mehrere Stunden erfolgen, sobald die Diurese wieder eingesetzt hat.

4.3.3 Hypertone Dehydratation

Bei der hypertonen Dehydratation wirkt sich der Flüssigkeitsverlust sowohl intra- als auch extrazellulär aus. Der Verlust einer extrazellulären hypotonen Flüssigkeit lässt die Osmolalität des EZR über die des IZR ansteigen. Flüssigkeit strömt von intra- nach extrazellulär. Das Serum-Natrium steigt über 150 mmol / l an (Adrogué und Madias 2000a). Diese Form der Dehydratation entsteht durch ausgeprägte Nahrungsverweigerung, Stillhindernisse oder schwerste Gastroenteritiden (van Amerongen et al. 2001). Auch ein Diabetes insipidus oder das ketoazidotische Koma bei älteren Kindern kann Ursache einer hypertonen Dehydratation sein.

Generell muss der Flüssigkeitsausgleich bei der hypertonen Dehydratation langsam (oft über mehrere Tage) erfolgen, besonders wenn die Dehydratation langsam entstanden ist. Dies ist zwingend erforderlich, um die Gefahr eines Hirnödems zu minimieren. Bei dieser gefährlichen Komplikation strömt bei zu rascher (d. h. relativ hypotoner) Flüssigkeitssubstitution Wasser aus dem interstitiellen in den intrazellulären Raum und bewirkt ein Ödem. Der Abfall der Natriumkonzentration im Serum sollte deshalb nicht mehr als 10 mmol / 24 h betragen.

Therapie

1. Sofortige Infusion von 10–20 ml / kg Vollelektrolytlösung als rascher i. v. Bolus, einmalig repetitiv, falls erforderlich (Elektrolyt- und Blutzuckerkontrollen); ggf. 3. Bolus über 20–30 min

Anschließend erfolgt eine Rehydratationstherapie über mehrere Tage mittels Vollelektrolytlösung, angereichert mit 5 % Glukose:

2. 1. – 9. Stunde: ⅓ des Tagesbedarfs + ⅓ Flüssigkeitsdefizit
3. 10. – 25. Stunde: ⅔ des Tagesbedarfs + ⅓ Flüssigkeitsdefizit
4. 26. – 48. Stunde: einmal Tagesbedarf + ⅓ Flüssigkeitsdefizit

Der Effekt von 1 Liter Infusionslösung auf die Änderung des Serum-Natriumwerts kann mit folgender Formel abgeschätzt werden:

$$\frac{(\text{Natriumgehalt der Infusionslösung} - \text{Natrium im Serum})}{(0{,}6 \times \text{kg KG}) + 1}$$

LITERATUR

Adrogué HJ, Madias NE (2000a). Hypernatremia. N Engl J Med 342(20): 1493–1499.

Adrogué HJ, Madias NE (2000b). Hyponatremia. N Engl J Med 342(21): 1581–1589.

Feld LG, Neuspiel DR, Foster BA, Leu MG, Garber MD, Austin K, et al.; Subcommittee on Fluid and Electrolyte Therapy (2018). Clinical Practice Guideline: Maintenance Intravenous Fluids in Children. Pediatrics Dec; 142(6). pii: e20183083. doi: 10.1542/peds.2018-3083.

van Amerongen RH, Moretta AC, Gaeta TJ (2001). Severe hypernatremic dehydration and death in a breast-fed infant. Pediatr Emerg Care 17(3): 175–180.

KAPITEL

5

Gabriele Werner

Lebensbedrohliche Störungen der Atmung

Kindernotfälle können den Notarzt vor besondere Herausforderungen stellen. Zum einen kommen bei Kindern lebensbedrohliche Situationen wie die akute respiratorische Insuffizienz wesentlich seltener vor als bei Erwachsenen und die Routine der Ersthelfer kann fehlen, zum anderen können die anatomischen und physiologischen Besonderheiten von Säuglingen und Kleinkindern zu Problemen führen. Meist ist die respiratorische Insuffizienz Ausdruck einer primären Störung des respiratorischen Systems. Störungen der äußeren und inneren Atmung können ihre Ursache aber auch in einer völlig anderen Erkrankung haben, z. B. Hyperventilation bei entgleistem Diabetes mellitus, Zyanose bei kardialen Vitien, Lungenödem bei Rauchgasinhalation oder kardiale Dekompensation.

Die Kenntnis der initialen Diagnostik und die sichere Beherrschung des notwendigen Instrumentariums, die Sicherung der Atemwege, die Einleitung und Durchführung einer Narkose, das Legen eines intravenösen Zugangs sind unerlässliche Voraussetzungen. Generell gilt:

MERKE

- Inspiratorischer Stridor – Enge der oberen Atemwege
- Exspiratorischer Stridor – Enge der unteren Atemwege

Frühe Symptome einer beginnenden respiratorischen Insuffizienz im Kindesalter sind:

- Nasenflügeln
- Schwitzen
- Tachypnoe
- Stridor
- Thorakale Einziehungen
- Paradoxe Atmung

Thorakale Einziehungen treten bei Verlegungen im Bereich der oberen Atemwege auf und können am besten während forcierter Inspirationen im Bereich von Jugulum und Interkostalräumen beobachtet werden.

MERKE

Nasenflügeln stellt das Frühzeichen einer beginnenden respiratorischen Störung dar.

Mit zunehmender Erschöpfung und damit nachlassendem Atemantrieb nimmt ein bestehender Stridor langsam ab. Das Nachlassen des Stridors bedeutet in diesem Fall keine klinische Besserung des Patienten, sondern muss als Hinweis auf eine eingetretene Verschlechterung und eine mögliche Dekompensation gedeutet werden.

Spätsymptome einer respiratorischen Insuffizienz sind:

- Zyanose
- Motorische Unruhe
- Bewusstseinsstörungen
- Bradykardie
- Lippenbissverletzungen

MERKE

Eine Zyanose tritt oft erst sehr spät und plötzlich auf. Bei bestehender Anämie kann sie vollständig ausbleiben.

Apathie, Somnolenz und Koma sind Ausdruck der Bewusstseinsstörungen bei zunehmender Hyperkapnie und Hypoxämie.

MERKE

Bradykardie ist die physiologische Reaktion eines Neugeborenen auf einen Sauerstoffmangel.

MERKE

Bei allen unklaren Bewusstseinsstörungen im Neugeborenen- und Säuglingsalter muss immer an Hypoxämie und Hypoglykämie gedacht werden.

5.1 Fremdkörperaspiration

Die Aspiration von Fremdkörpern ist im Säuglings- und Kindesalter ein häufiges Ereignis. Zu differenzieren ist zwischen Fremdkörperaspiration und

-ingestion. Bei der **Aspiration** kommt es zur Einatmung von Fremdkörpern in die Atemwege, die Ingestion stellt das Verschlucken von Fremdkörpern dar. Bei der **Ingestion** von z. B. Batterien oder Magneten besteht die Gefahr v. a. in der Inkarzeration des Fremdkörpers im Hypopharynx und in Nekrosen und Perforationen des Magen-Darm-Trakts. Ingestionen von Batterien und Magneten und anderen großen Fremdkörpern können vom Ösophagus aus auf die Luftwege drücken und auf diesem Wege auch zu Atemnot führen.

Hauptsächlich von der Aspiration bedroht sind Kinder zwischen 6 Monaten und 4 Jahren, aber auch sehr junge Säuglinge können Fremdkörper aspirieren. Man sollte dabei an ältere Geschwister denken, die den Fremdkörper verabreicht haben könnten oder an über dem Kind aufbewahrte Puder- und Ölbehältnisse. Jungen sind etwa doppelt so häufig betroffen wie Mädchen. Meist besteht eine akute Notfallsituation.

Die Fremdkörper liegen häufiger im rechten als im linken Hauptbronchus. Meist kommt es zunächst nur zu einem partiellen Bronchusverschluss. Anlagerung von Fibrin und Sekreten sowie quellende Fremdkörper können allerdings rasch zu einem vollständigen Verschluss betroffener Bronchien führen. Kaliberschwankungen der Bronchien während In- und Exspiration können über einen Ventilmechanismus zur Überblähung der betroffenen Lunge führen (hypersonorer Klopfschall). Hinter der Stenose kann sich rasch eine akute Überblähung der betroffenen Lunge ausbilden. Atelektasen sind selten und Spätfolge nach einem vollständigen Verschluss von Bronchien. Der Euler-Liljestrand-Reflex bewirkt eine Abnahme der Perfusion in minderbelüfteten Lungenabschnitten, sodass eine Zyanose ausbleiben kann.

Übersehene Fremdkörper, die lange im Bronchialsystem verbleiben, können Ursache eines chronischen poststenotischen Emphysems werden. Bei fortbestehenden Hustenattacken muss mit dem Auftreten eines Pneumothorax und eines Mediastinalemphysem gerechnet werden. Organische Fremdkörper können im Bronchialbett quellen und werden durch Granulationsgewebe vollkommen ummauert. Über eine Retentionspneumonie kann es nach Monaten bis Jahren zur Entwicklung von Bronchiektasien kommen.

Tab. 5.1 Symptome bei Fremdkörperaspiration

Symptom	Häufigkeit [%]
Husten	91
Stridor, Keuchen	28
Erstickung	11
Zyanose	6
keine Symptome	1

Symptome und Diagnostik

Die Mortalität nach Fremdkörperaspiration ist überwiegend ereignisnah und beträgt bis zu 3,4 %. Als akutes Ereignis zeigt sich fast immer ein Hustenanfall, der von Luftnot, Stridor, Würgen und Zyanose begleitet sein kann und im Verlauf regelhaft nachlässt (➤ Tab. 5.1). Bei Eintreffen des Notarztes kann der Hustenanfall bereits abgeklungen sein. Dies ist meist der Fall, wenn der Fremdkörper fixiert ist. Das Kind kann sich dann klinisch unauffällig zeigen. In diesem Fall ist unbedingt eine Anamnese zu erheben; bei Hinweisen auf eine Aspiration muss das Kind auf jeden Fall stationär behandelt werden.

MERKE

Der initiale Hustenanfall ist das wichtigste Leitsymptom.

Ein in- oder exspiratorischer Stridor wird in weniger als einem Drittel aller Fälle beobachtet. Differenzialdiagnostisch ist von Interesse, dass der Stridor bei akuter Fremdkörperaspiration nicht von Fieber begleitet wird. Zu Erstickungsanfällen kommt es, wenn sich Fremdkörper im Bereich der Trachea oder vor der Stimmbandebene befinden, was bei ca. 10 % der Kinder der Fall ist. Tracheale Fremdkörper können jederzeit durch Husten, Pressen oder Erschütterungen nach oben geschleudert werden und den Larynx verlegen bzw. einen reflektorischen Herzstillstand auslösen.

Eine Zyanose wird nur selten beobachtet und tritt meist kurzfristig zusammen mit dem initialen Hustenanfall auf.

Der physikalische Untersuchungsbefund ist abhängig von der Lokalisation des aspirierten Fremdkörpers. In etwa der Hälfte aller Fälle können auf der betroffenen Seite ein abgeschwächtes Atemgeräusch und ein hypersonorer Klopfschall festgestellt werden. Seltener sind ein verlängertes Exspirium, Giemen, Brummen oder grobblasige Rasselgeräusche zu hören. Verminderte bzw. fehlende Atemexkursionen einer Seite weisen auf die Verlegung eines Hauptbronchus hin.

MERKE

Bei etwa 40 % aller gesicherten Fremdkörperaspirationen ist klinisch kein pathologischer Untersuchungsbefund zu erheben. Ein unauffälliger Auskultationsbefund schließt daher eine Aspiration nicht aus.

Radiologische Zeichen: Die diagnostische Wertigkeit einer Röntgen-Thorax-Aufnahme zur Evaluation einer vermuteten Fremdkörperaspiration ist umstritten. Nur ein kleiner Teil der aspirierten Fremdkörper ist röntgendicht und damit auf einer Übersichtsaufnahme direkt zu sehen (➤ Tab. 5.2). Atelektasen und Überblähungen durch einen Ventilmechanismus sind als indirekte Zeichen einer Aspiration in gut 20 % der Fälle zu beobachten. Vergleichende Aufnahmen in jeweils tiefer In- und Exspiration haben den höchsten diagnostischen Stellenwert: Durch eine Exspirationsbehinderung entleert sich die betroffene Seite während der Exspiration nicht vollständig. Der Transparenzunterschied zwischen beiden Lungen wird damit noch deutlicher. Dennoch zeigen etwa 10 % aller Röntgen-Bilder trotz einer später endoskopisch gesicherten Aspiration einen Normalbefund (➤ Abb. 5.1).

MERKE

Das Fehlen klinischer und radiologischer Zeichen schließt eine Fremdkörperaspiration nicht aus.

Tab. 5.2 Radiologische Befunde bei bronchoskopisch gesicherter Fremdkörperaspiration

Symptom	Häufigkeit [%]
Differenz Inspiration – Exspiration	27
Atelektasen	20
Überblähung	8–18
Röntgendichte Fremdkörper	10–17
Mediastinalverschiebung	4
Normalbefund	7–11

Bei entsprechender Anamnese bzw. bei Verdacht auf eine Fremdkörperaspiration ist eine bronchoskopische Abklärung in jedem Fall indiziert. Im Gegensatz zu aspirierten sind ingestierte Fremdkörper häufig röntgendicht (Magnete, Batterien), sodass sowohl eine a.-p. als auch eine linksseitige Röntgenaufnahme des Abdomens durchgeführt werden sollte.

MERKE

Jeder Verdacht auf eine Fremdkörperaspiration sollte gewissenhaft abgeklärt werden. Kinder sollten dazu in eine geeignete Klinik gebracht werden.

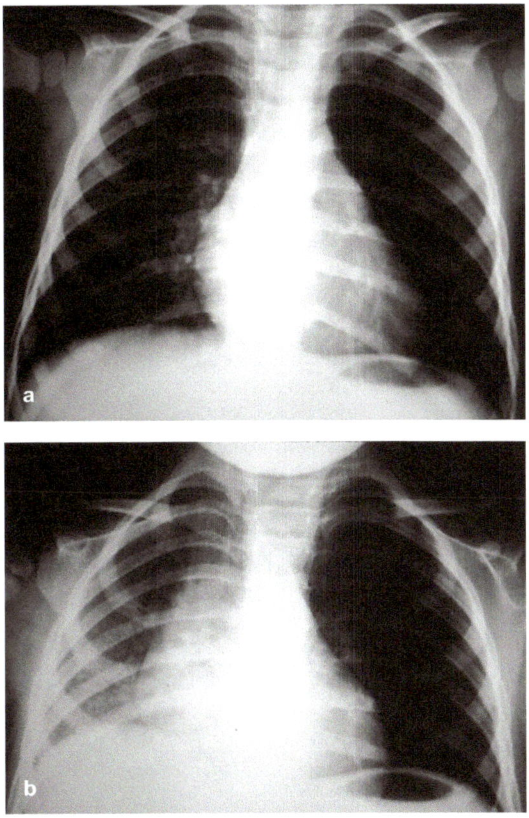

Abb. 5.1 6-jähriges Kind, klassische Anamnese, klinisch unauffällig. Atemgeräusch links abgeschwächt, hypersonorer Klopfschall links:
a) Aufnahme in maximaler Inspiration.
b) Maximale Exspiration: In der linken Lunge kommt es durch den Ventilmechanismus zu einer Überblähung. Bei der Bronchoskopie wurde eine Erdnuss im Hauptbronchus gefunden. [R394]

5

Maßnahmen am Notfallort

Am Notfallort erfolgt die Einschätzung einer Fremdkörperaspiration nach einem festgelegten Algorithmus (➤ Abb. 5.2).

Anhand der Stärke des Hustenstoßes soll rasch eine Einschätzung des Schweregrades erfolgen:

- Wache Kinder mit einem kräftigen Hustenstoß sollten zum aktiven Husten angehalten werden. Das respiratorisch stabile Kind wird schonend und in sitzender Position transportiert. Sauerstoff wird über eine Sonde oder Maske inhaliert.
- Bei Kindern mit einem ineffektiven Hustenstoß oder mit frustranen Atemexkursionen, die aber noch bei Bewusstsein sind, sollte das sog. **Heimlich-Manöver** angewandt werden. Bei subglottisch lokalisierten oder in der Glottis festsitzenden Fremdkörpern kann durch eine abrupte intrathorakale Druckerhöhung (➤ Abb. 5.3) der Fremdkörper nach außen gepresst werden. Bleibt dieses Manöver erfolglos, kann versucht werden, den Fremdkörper mit einem Tubus tiefer (in einen Hauptbronchus) zu schieben, um so wenigstens eine unilaterale Beatmung sicherzustellen. Das Heimlich-Manöver ist keineswegs ungefährlich: Rupturen innerer Organe (Leber, Magen, Milz, Lunge) sind beschrieben worden. Die Indikation bleibt deshalb nach der aktuellen Leitlinie für die Behandlung von Fremdkörperaspirationen auf akute Erstickungsanfälle beschränkt.
- Bei bewusstlosen Kindern ohne erkennbare Atemexkursionen ist die Ursache für den Atemstillstand meist nicht klar. In diesen Fällen greift der ERC-Algorithmus, nach dem ein bewusstloses Kind mit ineffektiver oder fehlender Atmung immer kardiopulmonal reanimiert wird. Der Algorithmus verlangt die Suche und Therapie einer zugrunde liegenden Ursache, etwa einer Fremdkörperaspiration, während eine suffiziente Reanimation durchgeführt wird (➤ Kap. 2.10).

Bei akuter Atemwegsverlegung und Erstickungsanfällen ist die direkte Laryngoskopie mit dem Versuch der Extraktion supraglottisch gelegener Fremdkörper indiziert. Mit der Magill-Zange lassen sich Fremdkörper, die vor der Stimmritze liegen, einfach entfernen.

Vorgehen bei Fremdkörperaspiration ohne Erstickungsanfälle und mit effektivem Hustenstoß:

- Sauerstoffinhalation
- Sitzender Transport in die Klinik

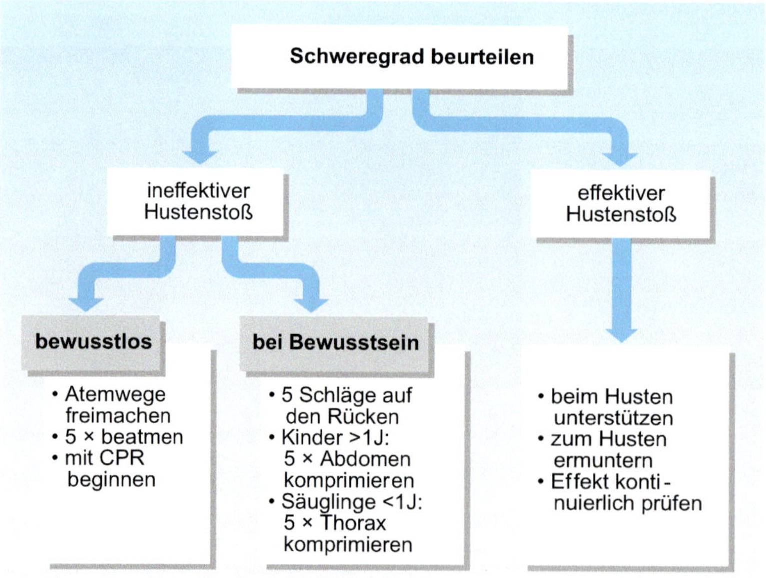

Abb. 5.2 Algorithmus zur Behandlung einer Fremdkörperverlegung bei Kindern [R394]

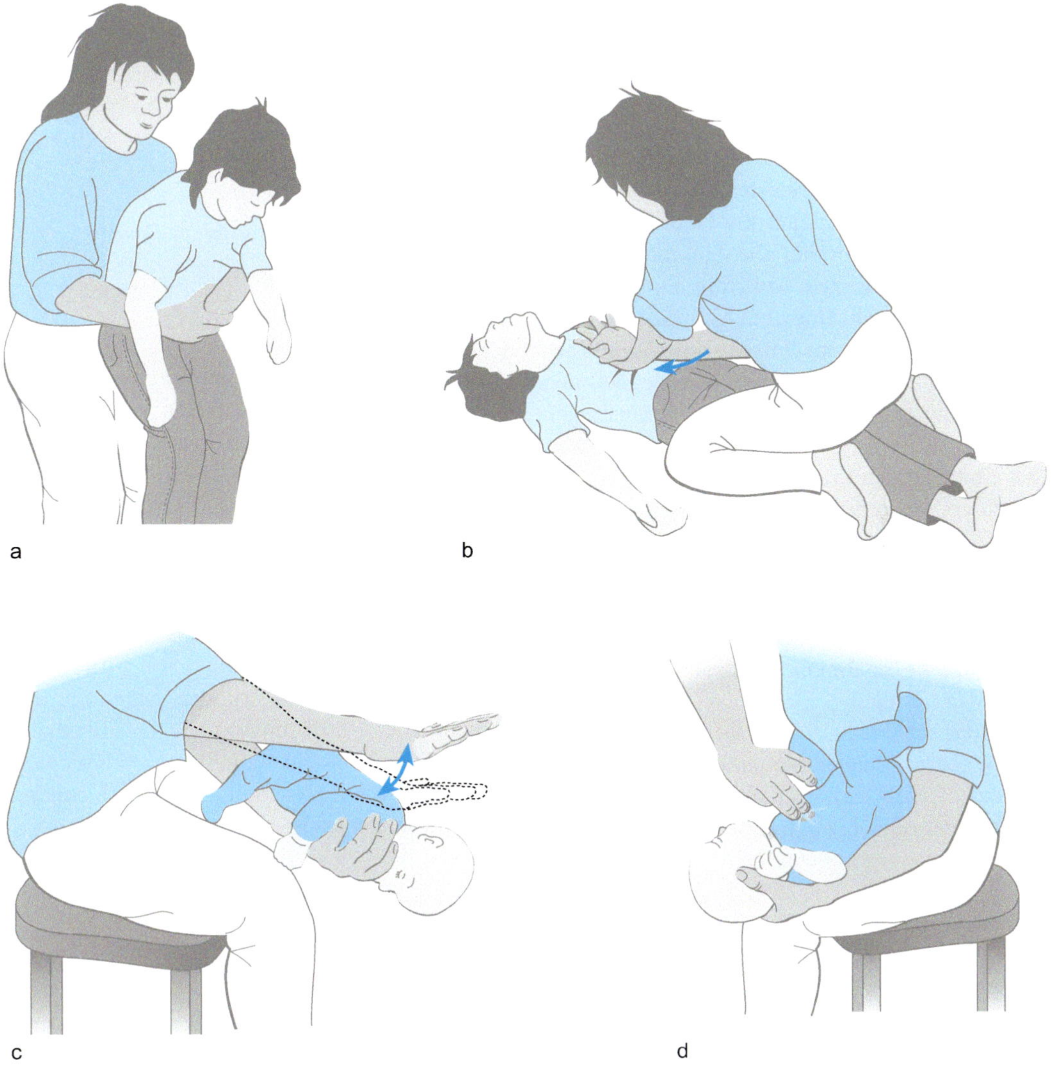

Abb. 5.3 Entfernung eines aspirierten Fremdkörpers:
a) Heimlich-Handgriff beim stehenden Kind
b) Heimlich-Handgriff beim liegenden Kind
c) beim Säugling durch Schläge zwischen die Schulterblätter bzw.
d) durch Thoraxkompression [R394]

Vorgehen bei Fremdkörperaspiration mit Erstickungsanfällen, ineffektivem Hustenstoß:

- Heimlich-Manöver
- Direkte Laryngoskopie, evtl. Fremdkörperextraktion
- Intubationsversuch, Fremdkörper in einen Hauptbronchus schieben
- Koniotomie als Ultima Ratio
- i. v. Zugang: Bronchodilatation, Sedativa, Kortikoide

Vorgehen bei bewusstlosen Kindern:

- Aufnahme der kardiopulmonalen Reanimation nach den Empfehlungen des ERC (➤ Abb. 2.40)
- Suche nach der Ursache für den Atem-Kreislauf-Stillstand während der Reanimation

Maßnahmen in der Klinik

Nicht erkannte, im Bronchialsystem verbleibende Fremdkörper verursachen u.U. gravierende Spätfolgen (Pneumonie, Atelektasen, Pneumothorax).

Nach radiologischer Abklärung erfolgt bei entsprechender Anamnese oder klinischem Befund die bronchoskopische Extraktion des Fremdkörpers in tiefer Allgemeinanästhesie. Die Einschätzung der Endoskopie-Dringlichkeit bzw. die Entscheidung für oder gegen das Abwarten der Nüchternheit sollte sorgfältig und im interdisziplinären Konsens getroffen werden. Folgende Kriterien können zur Beurteilung der Dringlichkeit herangezogen werden:

- Bei einem akuten Ereignis (< 24 h) bzw. einem Fremdkörper in den oberen Atemwegen und / oder einem Kind mit akuter Dyspnoe und / oder einem Säugling sollte die Nüchternheit des Kindes nicht abgewartet werden, da der Fremdkörper dislozieren kann mit der Gefahr einer vollständigen Atemwegsverlegung.
- Bei einem subakuten (> 24 h) oder chronischen (> 2 Wochen) Ereignis bzw. einem Fremdkörper in den unteren Atemwegen ohne Dyspnoe sollte die Nüchternzeit abgewartet werden.

5

BOX 5.1

Komplikationen der bronchoskopischen Fremdkörperextraktion

- Glottis-, Laryngospasmus
- Bronchospasmus
- Hustenattacken
- Schleimhautschwellung
- Verletzungen, Blutungen
- Pneumothorax, respiratorische Insuffizienz
- Aspiration, Atelektasen
- Fieber

Lokale Blutungen im Bronchialsystem durch kleine Läsionen bedürfen i.d.R. keiner Therapie. In bestimmten Fällen kann eine lokale Behandlung durch Inhalation von Epinephrin (InfectoKrupp® Inhal-Lösung) vorgenommen werden. Atelektasen und Pneumonien sind Folge einer länger zurückliegenden Aspiration. Je nach Befund ist eine stationäre oder ambulante Kontrolle zu empfehlen. Bei einer Pneumonie muss eine antibiotische Behandlung eingeleitet werden.

Aus den genannten Gründen sollten die Kinder nach einer bronchoskopischen Fremdkörperextraktion eine Nacht stationär aufgenommen bzw. eine Überwachung von mindestens 12 h empfohlen werden, sofern das Ereignis am Tag stattfand.

Intensivmedizinische Strategien

Nur wenige Kinder benötigen nach einer Fremdkörperextraktion eine Intensivtherapie. Die meisten jungen Patienten können nach einer komplikationsfreien Entfernung des Fremdkörpers bald wieder in die häusliche Betreuung entlassen werden. Die potenziellen Risiken der Bronchoskopie sollten dabei berücksichtigt werden (➤ Box 5.1). Spasmen der Glottis und der kleinen Atemwege sowie Hustenattacken sind passagerer Natur und sistieren spontan. Schleimhautschwellungen treten v.a. nach prolongierten Manipulationen mit dem starren Endoskop auf. Klinische Bedeutung haben sie insbesondere bei jungen Säuglingen mit ihrem ohnehin geringen Trachealdurchmesser. Einem Ödem kann durch Inhalation mit Epinephrin (InfectoKrupp® Inhal-Lösung) vorgebeugt werden (➤ Kap. 5.3).

5.2 Krupp-Syndrom

Unter der Bezeichnung „Krupp-Syndrom" werden mehrere Erkrankungen unterschiedlicher Genese zusammengefasst, etwa die akute obstruktive Laryngitis, der Pseudokrupp, die subglottische Laryngotracheitis und andere. Es handelt sich um entzündliche Erkrankungen der Schleimhäute von Kehlkopf und Trachea unterschiedlicher Genese.

Die Erkrankung tritt meist in den Wintermonaten, oft abends und nachts im Rahmen eines banalen Luftwegsinfekts auf. Am häufigsten erkranken Kinder zwischen 10 Monaten und 3 Jahren, wobei laut Statistik Jungen häufiger betroffen sind als Mädchen. Bei vielen Kindern tritt das Krupp-Syndrom mehrfach auf.

Dem viral bedingten Pseudokrupp geht häufig eine Infektion der oberen Luftwege voraus.

Typische Erreger sind Parainfluenza-, Influenza-, RSV- und – selten – Masernviren. Als bakterielle Erreger treten Staphylokokken, Streptokokken und *Haemophilus-influenzae*-Bakterien auf. Dem Pseudokrupp kann auch eine allergische Ursache zugrunde liegen. Der „echte Krupp", die Diphtherie, wird durch das toxinbildende *Corynebacterium diphtheriae* ausgelöst.

Die subglottische Laryngitis kann eine Mitbeteiligung der Trachea nach sich ziehen.

Symptome

Charakteristisch für die **subglottische Laryngitis** ist der raue, trockene und bellende Husten, der durch ein subglottisches Schleimhautödem verursacht wird und vorwiegend nachts auftritt. Die betroffenen Kinder sind meist afebril (Temperatur < 38 °C); die Anfälle sistieren rasch und spontan. Relevante Atemwegsstenosen der oberen Atemwege treten dabei nicht auf. Das Allgemeinbefinden der Kinder ist nicht beeinträchtigt, eine vitale Bedrohung liegt nicht vor.

Die subglottische Laryngitis wird klinisch in vier Schweregrade eingeteilt:

- **Grad I:** Heiserkeit, bellender Husten
- **Grad II:** inspiratorischer Stridor, Einziehungen
- **Grad III:** Atemnot, motorische Unruhe, Tachykardie, Hypoxie
- **Grad IV:** Blässe, Zyanose (Hyperkapnie, Hypoxämie), Schwitzen, Bewusstseinsverlust, Erstickungsanfälle, exspiratorischer Stridor

Zu lebensbedrohlicher Atemnot kommt es nur sehr selten.

Die **akute Laryngotracheitis** bzw. Laryngotracheobronchitis (LTB) wird im Alter zwischen 6 Monaten und 5 Jahren am häufigsten beobachtet. Die **viral bedingte Form** tritt 1–2 Tage nach einem Atemwegsinfekt auf. Das klinische Bild ähnelt dem der subglottischen Laryngitis, die Kinder sind wenig beeinträchtigt. Die Symptome dauern etwa 1 Woche an.

Durch Superinfektion (ca. 10 % der Fälle; Staphylokokken, *Haemophilus influenzae*, Pneumokokken, Streptokokken oder *Candida)* kann es zu einer raschen Verschlechterung des Allgemeinzustands kommen. Ältere Kinder klagen über retrosternale Schmerzen. Das Schleimhautödem führt zu einer Verminderung des freien Trachealquerschnitts; Säuglinge sind aufgrund ihres geringen Trachealdurchmessers besonders schwer betroffen. Schwer erkrankte oder ateminsuffiziente Kinder müssen intubiert werden.

Differenzialdiagnostisch muss die Möglichkeit einer Diphtherie in Betracht gezogen werden.

Maßnahmen am Notfallort

- Angst und Aufregung können die Atemnot verstärken, deshalb sollte das Kind nicht von der Mutter getrennt werden.
- Feuchte, kühle Luft kann schon zur Besserung führen.
- Der Transport erfolgt in sitzender Position.
- Eine Inhalation mit Suprarenin® pur oder NaCl 0,9 % im Verhältnis 1 : 1 oder InfectoKrupp® zeigt einen schnellen Effekt und hält ca. 2 h an.
- Kortikoide (zur Abschwellung) helfen zwar nicht im akuten Notfall, da sie eine Latenz von 15 min (i. v.) bis zu 1 h (oral oder rektal) aufweisen, ihre frühzeitige Gabe ist jedoch trotzdem anzuraten: Prednisolon 50–100 mg rektal (Rectodelt®-Supp.). Ein i. v. Zugang ist meist nicht erforderlich.
- Im Ausnahmefall kann bei einem sehr unruhigen Kind eine Sedierung mit Diazepam (0,2–0,5 mg/kg KG p. o. / rektal) oder Chloralhydrat-Rektiole (30–50 mg / kg KG rektal) notwendig werden. **Cave:** Gefahr der Ateminsuffizienz.
- Intubation nur im äußersten Notfall (Schweregrad IV). Vorher Maskenbeatmung versuchen.
- Indikation zur stationären Behandlung großzügig stellen

Trotz eines erheblichen Stridors und lauten Hustens sind Kinder mit viral oder allergisch bedingtem Pseudokrupp oft erstaunlich wenig beeinträchtigt.

Maßnahmen in der Klinik

- Abstrich
- Anfeuchten der Atemluft
- Inhalieren mit Adrenalin (z. B. InfectoKrupp® Inhal), Pulskontrolle, bei Auftreten einer Tachykardie Inhalation abbrechen
- Kortikoide (Prednisolon 30–100 mg rektal oder Dexamethason 0,6 mg / kg KG i. v.)

- Fieber senken (Entkleiden, Wadenwickel, Paracetamol)

Bei Schweregrad III und IV zusätzlich:

- Endotracheale Intubation (Beatmung, Trachealtoilette, Therapiekontrolle durch Bronchoskopie), Tubus kleiner wählen, als für das jeweilige Alter angemessen wäre
- Intensivmedizinische Überwachung, Kontrolle von S_aO_2 und Atmung
- Kortikoide in höherer Dosierung
- Rehydratation, während der ersten 6–12 h parenteral
- Bei bakterieller Infektion unbedingt Antibiotika (z. B. Cefotaxim, Cefuroxim, Amoxicillin / Clavulansäure, Ampicillin, Sulbactam)

Die Verminderung des Atemwegswiderstands und der Atemarbeit sind die wichtigsten Ziele der stationären Therapie einer LTB. Deshalb muss für eine suffiziente Anfeuchtung und Erwärmung der Atemgase gesorgt werden. Unruhige oder ängstliche Kinder sollten sediert werden (**cave:** Atemdepression).

Folgen einer bakteriellen Tracheitis können Atelektasen, Pneumonien, Lungenödem und Sepsis sein. Infolge der vorgeschädigten Trachea muss mit erheblichen Spätkomplikationen gerechnet werden: subglottische Granulationen, Trachealstenosen, Synechien. Häufig müssen intubierte Kinder später tracheotomiert werden.

5

5.3 Epiglottitis

Bei der Epiglottitis handelt es sich um eine bakterielle Infektion der Epiglottis (i. d. R. verursacht durch *Haemophilus influenzae,* seltener durch Streptokokken oder Staphylokokken). Das Krankheitsbild wird am häufigsten im Alter von 3–6 Jahren beobachtet, tritt jedoch auch bei älteren Kindern und sogar bei Erwachsenen auf.

Seit Einführung der Impfung gegen *Haemophilus influenzae* Typ b (Hib) ist die Epiglottitis sehr selten geworden. Die wichtigsten Differenzialdiagnosen sind Pseudokrupp (➤ Kap. 5.2), Fremdkörperaspiration und Diphtherie. Diphtherie ist in Deutschland seit Einführung der Impfung eine Rarität, bei der Fremdkörperaspiration tritt kein Fieber auf. Damit ergibt sich in der Praxis v. a. die Differenzialdiagnose zwischen der supraglottisch gelegenen Epiglottitis und der subglottisch lokalisierten Laryngitis bzw. Laryngotracheitis (➤ Tab. 5.3).

Dem unerfahrenen Beobachter erscheint das Kind mit Epiglottitis ruhig und gefasst. Die vollständige Konzentration auf die Atmung, die Vermeidung jeder überflüssigen Bewegung und der reduzierte Allgemeinzustand täuschen leicht darüber hinweg, dass die Epiglottitis ein vital bedrohlicher Notfall ist, der sofortiges Handeln erfordert.

Tab. 5.3 Klinische Differenzialdiagnostik des Krupp-Syndroms

	Epiglottitis	Subglottische Laryngitis
Erreger	Bakterien	Viren
Alter	3–6 Jahre	6 Monate bis 3 Jahre
Verlauf	foudroyant	langsamer, protrahiert
Stridor	inspiratorisch, leise	in- und exspiratorisch
Atmung	langsam, ruhig	schnell, mühevoll
Verhalten	ruhig, konzentriert	unruhig, agitiert
Speichelfluss	häufig	fehlend
Schluckbeschwerden	häufig	keine
Stimme	kloßig, leise	heiser
Fieber	hoch, > 39 °C	subfebril bis mäßig
Allgemeinzustand	schwer krank	wenig beeinträchtigt
Husten	selten, scharf	bellend, Krupp-artig

MERKE

Weil die differenzialdiagnostische Trennung dem unerfahrenen Arzt keineswegs leichtfällt, sollte bei Vorliegen eines Krupp-Syndroms die weitere Behandlung so durchgeführt werden, als läge eine Epiglottitis vor.

Symptome

Charakteristisch für die Epiglottitis sind ein akuter Beginn mit hohem Fieber und ein foudroyanter Verlauf. Im Gegensatz zu dem meist harmlos verlaufenden „Krupp" ist die Epiglottitis eine lebensbedrohliche Erkrankung, die auch heute noch zum Tod führen kann.

Die Epiglottis schwillt infolge der Infektion rapide an und verursacht damit eine Verlegung der oberen Atemwege. Die Kinder sitzen häufig mit ängstlichem und konzentriertem Gesichtsausdruck nach vorn gebeugt auf dem Schoß der Mutter. Die Stimme ist leise und kloßig, selten heiser. Ein Stridor ist bei der oft flachen Atmung nicht immer zu hören. Die Kinder klagen über Halsschmerzen und Schluckbeschwerden. Infolgedessen besteht meist ein deutlicher Speichelfluss.

Maßnahmen am Notfallort

Bei einer Epiglottitis besteht akute Erstickungsgefahr. Aus diesem Grund ist bereits bei geringstem Verdacht auf eine Epiglottitis eine stationäre Einweisung erforderlich. Der Transport des nichtintubierten Kindes erfolgt am besten in sitzender Position. Weil sich das Krankheitsbild unbehandelt innerhalb sehr kurzer Zeit verschlechtern kann, sollte mit dem Transport in die Klinik keine Zeit verloren werden. Der Transportweg sollte so kurz wie möglich sein und erfolgt immer in ärztlicher Begleitung. Ein Hib-Impfung sollte erfragt werden.

MERKE

Keine Laryngoskopie oder anderweitige Racheninspektion! Die endgültige Diagnose wird nach Möglichkeit erst in der Klinik gestellt.

1. Kind nicht von der Mutter trennen
2. O_2-Inhalation, ggf. vorsichtige Maskenbeatmung (im Sitzen) mit 100 % O_2
3. Sitzender Transport (Atemwegsverlegung in Rückenlage möglich)

Solange die Glottis offen ist, kann das Kind auch bei fortgeschrittener Epiglottitis über eine Gesichtsmaske beatmet werden, und oft lässt sich so eine deutliche Besserung erzielen. Die unterstützende Beatmung mit der Maske fällt in Seitenlage oft leichter als in Rückenlage. Auf Sedativa oder Hypnotika sollte verzichtet werden.

MERKE

Keine präklinischen Manipulationen wie Laryngoskopie, Absaugen oder Legen eines i. v. Zugangs ohne zwingenden Grund.

Ein Intubationsversuch ist nur bei einer vollständigen Verlegung der Atemwege gerechtfertigt und auch erst dann, wenn eine Maskenbeatmung erfolglos bleibt. Die Intubation von Kindern mit einer Epiglottitis ist außerordentlich schwierig. Bei einem Misslingen der Intubation bleibt als Ultima Ratio nur noch die Koniotomie.

Maßnahmen in der Klinik

Die rechtzeitige Information der aufnehmenden Klinik ist unerlässlich. In der Intubation und Koniotomie bzw. Tracheotomie erfahrene Ärzte (Anästhesie, HNO) sollten nach Möglichkeit bei Ankunft des Kindes zur Verfügung stehen.

Die Empfehlungen zum Vorgehen sind unterschiedlich. Es ist sinnvoll, im eigenen Haus einen Algorithmus für die Versorgung von Kindern mit vermuteter Epiglottitis zu haben:

1. Frühzeitige Information der diensthabenden Oberärzte von Anästhesie, HNO und Kinderheilkunde.
2. Vermeiden von Blutentnahmen, Untersuchungen und anderen Beeinträchtigungen, Ruhe im Untersuchungsraum.
3. Einleitung einer Allgemeinanästhesie inhalativ (Sevofluran in Sauerstoff) und mit Erhalt der Spontanatmung, durchaus in Anwesenheit der Mutter. Alternativ kann auch eine Sedierung, etwa mit Diazepam, Midazolam oder Propofol, vorgenommen werden (Nachteil: i. v. Zugang erforderlich).

4. Wenn das Kind schläft, Venenverweilkanüle legen, keine Relaxation, rasche orientierende Inspektion des Pharynx durch einen erfahrenen Intubateur.
5. Bei gesicherter Diagnose umgehend Intubation des Kindes mit bereitliegendem Instrumentarium, für die Intubation werden mehrere kleinlumige Tuben (1–2 Nummern kleiner als altersentsprechend) mit einem Führungsstab versehen. Damit ist es fast immer möglich, die unter der geschwollenen Epiglottis liegende Stimmritze zu passieren.
6. Bei Misslingen der Intubation erfolgt umgehend die Maskenbeatmung.
7. Intubation mit starrem Bronchoskop erwägen, bei Versagen frühzeitig Koniotomie in Betracht ziehen.
8. Verlegung auf die Intensivstation.

MERKE

Kinder mit einer Epiglottitis lassen sich mit einer Gesichtsmaske häufig ausreichend beatmen.

Intensivmedizinische Strategien

Im Rahmen der Erstversorgung wird meist ein zu kleiner Tubus gelegt. Dieser sollte baldmöglichst gegen einen größeren Tubus ausgetauscht werden. Die Umintubation dieser Kinder sollte zügig und von einem erfahrenen Arzt durchgeführt werden. Nach Extubation verbleibt in der Epiglottis infolge der Dilatation des Ödems durch den ersten Tubus für kurze Zeit eine kleine Öffnung. Das Einführen des nächstgrößeren Tubus wird dadurch erleichtert. Aber Vorsicht: Das umliegende Gewebe ist leicht verletzbar und neigt zu Blutungen. Die Umintubation sollte unbedingt über einen langen Führungsstab („tube exchanger") erfolgen.

Eine maschinelle Beatmung ist bei einer Epiglottitis nicht notwendig. Das sedierte (**cave:** Selbstextubation) Kind kann über einen ausreichend bemessenen Tubus spontan atmen (eine Reduktion der Atemarbeit über Druckunterstützung ist sinnvoll). Nach 36–72 h können die Kinder – nach orientierender Inspektion des supraglottischen Raums – i. d. R. wieder extubiert werden. Eine Tracheotomie ist deshalb meist nicht erforderlich.

Weitere Maßnahmen

- Abstrich, Blutkultur.
- Antibiotika (z. B. Cefotaxim, Cefuroxim, Sulbactam-Ampicillin).
- Kortikoide können das Abschwellen erleichtern, den Heilungsverlauf indessen nicht beschleunigen.
- Patienten sedieren (**cave:** Selbstextubation).
- Gute Tubuspflege (**cave:** Obstruktion durch Sekret).
- Regelmäßige laryngoskopische Inspektion der Epiglottis. Eine Extubation ist frühestens nach 36 h möglich.
- Die Extubation des Kindes kann erst bei eindeutiger Abschwellung (Laryngoskopie) erfolgen.

5.4 Akuter Anfall bei Asthma bronchiale

Etwa 10 % der Kinder in Industrienationen haben ein Asthma bronchiale, und in wenigstens 70 % der Fälle liegt das Manifestationsalter vor dem 5. Lebensjahr. Damit ist das Asthma bronchiale die häufigste chronische Erkrankung im Kindesalter. Asthma ist eine Erkrankung der Trachea und der Bronchien. Durch exogene oder endogene Auslöser kann es zu einer unterschiedlich stark ausgeprägten Obstruktion der Atemwege kommen:
- Spasmus der Bronchialmuskulatur
- Ödem der Bronchialschleimhaut
- Vermehrte Bildung zähen Schleims (muköse Dyskrinie)

Bei Säuglingen überwiegen ödematöse Schleimhautveränderungen und die muköse Dyskrinie. Ein Spasmus der Bronchialmuskulatur wird selten beobachtet.

Im Vordergrund der pathophysiologischen Veränderungen stehen durch die Kontraktion der glatten Bronchialmuskulatur ein erhöhter respiratorischer Widerstand mit der Folge einer gesteigerten Atemarbeit, eine Totraumvergrößerung mit der Folge einer alveolären Hypoventilation und eine Abnahme der pulmonalen Compliance (erhöhte Atemarbeit). Ein gestörtes Ventilations- / Perfusions-Verhältnis, Hypoxämie und Azidose führen zu einer pulmonalen Vasokonstriktion und über die damit einhergehende kardiale Rechtsbelastung zu einem Abfall des Herzzeitvolumens.

Bei einem erstmalig auftretenden Asthmaanfall muss immer nach anderweitigen Ursachen gefahndet werden (DD > Box 5.2).

BOX 5.2

Differenzialdiagnosen zum erstmalig auftretenden Asthmaanfall

- Fremdkörperaspiration
- Exposition gegenüber Allergenen oder Reizgasen
- Entzündliche Erkrankungen der Atemwege (insb. bei Säuglingen: Bronchiolitis)
- Pulmonale Hypertonie
- Gefäßfehlbildungen
- Pertussis

Im Rahmen dieses Kapitels soll lediglich auf die Notfalltherapie des akuten Asthmaanfalls eingegangen werden. Zur Ätiologie und Therapie des Asthma bronchiale sei auf weiterführende Literatur verwiesen.

Symptome

Die Diagnose eines akuten Asthmaanfalls (nach AWMF) wird klinisch gestellt und stützt sich auf charakteristische Beschwerden und Symptome (Atemnot, Giemen, Brustenge, Husten) sowie den Nachweis einer (partiell) reversiblen Atemwegsobstruktion, einer chronischen Entzündung der Atemwege und/oder einer bronchialen Hyperreagibilität. Typischerweise treten die Symptome wiederholt auf, verschlechtern sich während der Nacht, variieren in Zeit und Intensität und können durch Trigger ausgelöst werden. Häufig sind die Patienten Atopiker.

Symptome eines leichten bis mittelschweren Anfalls

- PEF[1] < 80 % des Bestwertes
- Unvermögen, einen längeren Satz während eines Atemzugs zu vollenden
- Gebrauch der akzessorischen Atemmuskulatur, Ausatmung unter Einsatz der Bauchdecken
- Atemfrequenz < 30 / min
- Herzfrequenz < 120 / min

Symptome eines schweren Anfalls

- PEF_1 < 50 % des Bestwertes
- Unvermögen, zu sprechen oder Nahrung aufzunehmen
- Sitzende Haltung, Arme seitlich abgestützt
- Atemfrequenz: Kinder 2–5 Jahre > 40 / min; ältere Kinder > 30 / min
- Herzfrequenz: Kinder 2–5 Jahre > 130 / min; ältere Kinder > 120 / min
- S_aO_2 < 90 % unter Raumluft

Betroffene Kinder haben Angst und geben ein Erstickungsgefühl an, oft liegt ein Reizhusten vor. Zähes, glasiges Sekret wird mühevoll ausgehustet. Es besteht ein verlängertes Exspirium; über den Lungen wird ein hypersonorer Klopfschall bei tief stehenden Lungengrenzen perkutiert. Das Atemgeräusch ist abgeschwächt, es besteht ein exspiratorisches Giemen und Brummen.

Symptome eines lebensbedrohlichen Anfalls

Der Status asthmaticus ist die schwerste Ausprägung eines Asthmaanfalls. Es besteht akute Lebensgefahr. In dieser Situation wird häufig eine „stille“ Lunge auskultiert.

- PEF nicht messbar
- Passives Sitzen, Oberkörper abgestützt
- S_aO_2 < 85 % (P_aO_2 < 6 kPa bzw. 45 mmHg) unter Raumluft
- P_aCO_2 erhöht (> 6 kPa bzw. 45 mmHg)
- Pulsfrequenz: Eine Zunahme bedeutet eine Verschlechterung, bei ausbleibender klinischer Besserung ist ein Abfall als ein präfinales Ereignis aufzufassen
- Zyanose
- Kein Atemgeräusch („silent chest“)
- Hypotone Kreislaufsituation
- Erschöpfung, Verwirrtheit
- Koma

Bei Kindern unter 2 Jahren kann die Erkennung eines Asthmaanfalls sehr schwierig sein. Exspiratorisches Giemen wird bei diesen Kindern häufig auch bei anderen Erkrankungen beobachtet. Differenzialdiagnostisch muss v. a. gedacht werden an:

- Aspiration (z. B. Fremdkörper; bei Säuglingen auch an die Aspiration von Puder oder Öl denken)

[1] Peak Expiratory Flow (PEF): Der PEF kann nur bei einem mit dem Gerät geschulten Kind gemessen werden, im schweren Asthmaanfall ist die Durchführung oft nicht mehr möglich.

5

- Pneumonie
- Bronchiolitis
- Kongenitale Anomalien, z. B. Tracheobronchomalazie
- Mukoviszidose

Maßnahmen am Notfallort

Die Therapie des Asthmaanfalls orientiert sich am Schweregrad der Erkrankung.

- Sitzende Lagerung
- Sauerstoffinhalation

Mittelschwerer Anfall:

- 2–4 Hübe eines kurz wirksamen β_2-Sympathomimetikums, Wiederholung ggf. alle 10–15 min
- 2–4 l / min Sauerstoff über Maske oder Nasensonde (Ziel: $S_aO_2 > 92\,\%$)
- 0,5–2 mg / kg KG Prednisolon-Äquivalent oral oder i. v. (evtl. mit höherer Dosis rektal), 0–2 Jahre max. 20 mg / d, 3–5 Jahre max. 30 mg / d

Schwerer Anfall:

- 2–4(–10) Hübe eines kurz wirksamen β_2-Sympathomimetikums, z. B. Salbutamol, ggf. alle 10–15 min
- 2–4 l / min Sauerstoff über Maske oder Nasensonde (Ziel: $S_aO_2 > 92\,\%$)
- 0,5–2 mg / kg KG / d Prednisolon-Äquivalent oral oder i. v. (evtl. mit höherer Dosis rektal), 0–2 Jahre max. 20 mg / d, 3–5 Jahre max. 30 mg / d
- Ipratropiumbromid (Atrovent) 2–4 Hübe (20 µg / Einzelgabe) bzw. mittels Inhalationslösung über Vernebler (250 µg / Einzelgabe)

Weitere Therapiemaßnahmen, meist im Krankenhaus

- Sauerstoffinhalation
- β_2-Sympathomimetika als Dosieraerosol alle 10 min oder als Dauerinhalation über Vernebler unter Monitorkontrolle (**cave:** Tachykardie)
- Glukokortikosteroid-Gaben (0,5–2 mg / kg KG i. v. / p. o. Prednisolon-Äquivalent alle 6 h), alternativ, (wenn i. v. Zugang nicht möglich: Rectodelt® 100 mg rektal)
- Parenterale Flüssigkeitszufuhr in altersgemäß ausreichender Dosis
- Ipratropiumbromid (Atrovent) 2–4 Hübe (20 µg / Einzelgabe) bzw. mittels Inhalationslösung über Vernebler (250 µg / Einzelgabe) alle 6 h
- Ausgleich einer metabolischen Azidose bei pH-Werten < 7,2
- Bei Bedarf i. v. Anwendung von β_2-Sympathomimetika, z. B. Reproterolhydrochlorid (Säuglinge ab 3. Monat)
  - Initiale **Kurzinfusion:** 1 µg / kg KG / min über 10 min.
  - Herzfrequenz (nicht über 200 Schläge / min). Die Dosis kann in Abhängigkeit der Wirkung alle 10–30 min um 0,1 µg / kg KG / min erhöht werden. Bei Gefahr einer respiratorischen Insuffizienz kann die Dosis bis zu max. 2,0 µg / kg KG / min erhöht werden.
  - In Ausnahmefällen ist auch eine **Bolusinjektion** möglich: 1,2 µg / kg KG (über ½ – 1 min.) i. v. injizieren.
  - Alternativ Fenoterol (Partusisten®) in einer Dosis von 2 µg / kg KG / h.
- Magnesiumsulfat 50 mg / kg KG als Kurzinfusion (max. 2,5 g). 0,1 ml / kg der 50-prozentigen bzw. 0,5 ml / kg der 10-prozentigen Lösung i. v. über 20 min unter Kontrolle der Serumkonzentration und der Herzfrequenz. Zielspiegel 1,5 mmol / l
- Wegen wahrscheinlich fehlender zusätzlicher bronchodilatatorischer Wirkung sollte Theophyllin nur bei Patienten mit lebensbedrohlichem Asthma und fehlender Besserung auf die initiale Therapie als Einzelfallentscheidung gegeben werden. Theophyllin-Bolus i. v. 5 mg / kg KG über 20 min (**cave:** Vortherapie), dann Dauerinfusion mit 1 (0,7–1,3) mg / kg KG / h unter Monitoring der Serumkonzentration und der Herzfrequenz.

Die Fähigkeit zur Kooperation ist v. a. beim Kleinkind nicht gegeben, dies kann zu Schwierigkeiten in der Therapie führen. Wenn es nicht gelingt, das Kind verbal zu beruhigen, sollte es sediert werden. Jedoch kann schon allein die Anlage eines i. v. Zugangs durch Agitation sowie eine Sedierung zur respiratorischen Dekompensation führen. Häufig müssen dann die Kinder, wenn der venöse Zugang liegt, intubiert und beatmet werden. Die Agitation durch Anlage eines i. v. Zugangs lässt sich oft durch die orale und rektale Gabe von Sedativa vermeiden. Für eine länger dauernde Sedierung eignen sich:

- Diazepam (0,1–0,2 mg / kg KG langsam i. v.)
- Promethazin (1–2 mg / kg KG i. v.)
- Phenobarbital (5 mg / kg KG i. v., 10 mg / kg KG i. m.)
- Chloralhydrat (50–80 mg / kg KG rektal)

Bei protrahiertem Verlauf, Nichtansprechen auf die Therapie, klinischer Verschlechterung oder Erschöpfung des Kindes sollte die Indikation zur Beatmung großzügig gestellt werden. Bei allergischer Genese kann neben Kortikoiden zusätzlich eine Therapie mit Antihistaminika versucht werden: H_1- / H_2-Blockade (z. B. Clemastin 0,025 mg / kg KG, Ranitidin 1 mg / kg KG i. v.).

Maßnahmen in der Klinik

Im Vordergrund steht die Stabilisierung des Kindes. Respiratorisch beeinträchtigte Kinder sollten auf einer Intensivstation therapiert und überwacht werden (s. u.).

- Blutgasanalyse (BGA): P_aO_2 und P_aCO_2 erlauben am spontan (!) atmenden Kind eine rasche Orientierung über die Ausprägung des Asthmaanfalls. Eine Hyperkapnie entsteht erst sehr spät.
- Blutentnahmen (Blutbild, Elektrolyte, Glukose, CRP, evtl. Theophyllinspiegel, bei Fieber Blutkultur)
- Röntgen-Thorax
- Rehydrierung
- Antibiotika (bei V. a. einen bakteriellen Auslöser der Exazerbation)
- Sekretolyse
- Physiotherapie
- Anamnese erheben: Bekanntes Asthma bronchiale? Allergisch, toxisch, endogen bedingt? Bisherige Medikation?

Intensivmedizinische Strategien

Die Indikation zur intensivmedizinischen Versorgung und ggf. mechanischen Beatmung ergibt sich in folgenden Situationen:

- Verschlechterung der PEF-Werte trotz Therapie
- Persistierende oder zunehmende Hypoxämie
- Persistierende oder zunehmende Hyperkapnie
- Ausbildung einer Azidose
- Einsatz der Atemhilfsmuskulatur, Erschöpfung
- Bewusstseinsstörungen
- Koma oder Atemstillstand

Ziele der Therapie sind die Beseitigung der Atemwegsobstruktion und damit der Hypoxie sowie die Wiederherstellung einer ausreichenden alveolären Ventilation. Die intensivmedizinische Behandlung des schweren Asthmaanfalls ist vorwiegend medikamentös ausgerichtet und umfasst die nachfolgend genannten Aspekte:

- Parenterale Flüssigkeitszufuhr in altersgemäß ausreichender Dosis
- Prednison initial 5–10 mg / kg KG i. v. als Bolusinjektion, anschließend 2 mg / kg KG i. v. alle 4–6 h
- β-Mimetika: initial Inhalation mit Salbutamol (75 µg / kg KG, in 2 ml isotonem NaCl lösen), Wiederholung (unter Kontrolle der Herzfrequenz) alle 10–20 min, Einzeldosis nicht über 2,5 mg; bei Erfolg Reduktion der Dosis auf 25–50 µg / kg KG und des Dosisintervalls auf 4–6 h
- Alternativen zu Salbutamol:
  - Terbutalin (Bricanyl®) 5–10 µg / kg KG) alle 6 h s. c.
  - Reproterol (Bronchospasmin®) initial 10 µg / kg KG langsam i. v., anschließend Dauerinfusion mit 0,2–0,8 µg / kg KG / min)
- Nur bei lebensbedrohlichem Asthma und fehlender Besserung der o. g. Therapie Theophyllin: Bolusinjektion von Theophyllin (langsam!) 5 mg / kg KG, bei vorbehandelten Patienten 3 mg / kg KG i. v.
- Dauerinfusion von Theophyllin 20 mg / kg KG über 24 h (Kontrolle des Serumspiegels!)
- Na-Bikarbonat bei metabolischer Azidose, Dosierung nach Körpergewicht und BGA, zunächst langsame Infusion von 50 % der errechneten Dosis
- Sedierung unter Kontrolle der Blutgase (P_aCO_2) bei starker Unruhe oder Angst (Dosierung s. o.)
- Sauerstoff bei spontan atmenden Kindern 2–4 l / min nach BGA über Sonde, Brille oder Gesichtsmaske, bei beatmeten Kindern F_iO_2 nach BGA einstellen

MERKE
Ein normaler P_aO_2 muss gar nicht erst angestrebt werden.

Bei vielen asthmakranken Kindern ist auch im symptomfreien Intervall eine milde arterielle Hypoxämie nachweisbar. Ursache ist eine persistierende Obstruktion der kleineren peripheren Bronchien. Unter Therapie mit β_2-Mimetika kann diese Hypoxämie verstärkt werden: Der Euler-Liljestrand-Reflex wird aufgehoben, die reflektorische Hypoperfusion in minderbelüfteten Lungenabschnitten also verbessert. Bei unbeeinflusster Atemwegsobstruktion nimmt die regionale Ventilations-Perfusions-Störung weiter zu.

5.5 Pneumothorax

Der Pneumothorax hat im Neugeborenenalter mit etwa 1 % die höchste Inzidenz. Betroffen sind v. a. Früh- und Neugeborene, insbesondere während künstlicher Beatmung. Bei bis zu 5–8 % aller Neugeborenen mit Atemnotsyndrom tritt ein Pneumothorax auf. Weitere Ursachen sind Asthma bronchiale, zystische Fibrose (Mukoviszidose), akute Pneumonien, Bronchiolitis und Tuberkulose. Schließlich tritt ein Pneumothorax im Rahmen kongenitaler Anomalien, etwa bei angeborenen Lungenzysten, beim Marfan-Syndrom und bei angeborenen subpleuralen Bullae auf.

Das kindliche Thoraxskelett weist eine hohe Elastizität auf. Rippenfrakturen infolge direkter Gewalteinwirkung sind deshalb eher selten. Durch die hohe Verformbarkeit des Brustkorbs werden aber intrathorakal gelegene Organe stärker in Mitleidenschaft gezogen als bei Erwachsenen. Im Rahmen eines Thoraxtraumas muss deshalb häufig mit dem Auftreten eines Hämato- und Pneumothorax gerechnet werden.

Ein Pneumothorax wird durch eine direkte Verbindung zwischen Pleuraspalt und Umgebung verursacht. Für die Öffnung der Pleurahöhle kommen sowohl perforierende Verletzungen der äußeren Thoraxwand als auch Verletzungen der Lunge in Betracht. Das Eindringen von Luft in die Pleurahöhle führt zu einem Kollaps der betroffenen Lunge. Infolge eines Ventilmechanismus kann der Druck im Pleuraspalt den Umgebungsdruck übersteigen, dann entsteht ein Spannungspneumothorax. Die daraus resultierende Verschiebung des Mediastinums zur gesunden Seite führt rasch zu einer respiratorischen Insuffizienz. Pathophysiologische Folgen des behinderten venösen Rückstroms sind Tachykardie und Hypotonie, klinisch imponieren eine obere Einflussstauung, Zyanose und Tachypnoe. Meist bestehen atemabhängige, stechende Schmerzen im Brustkorb.

Selbst bei einem ausgedehnten einseitigen – nicht unter Spannung stehenden – Pneumothorax reicht die verbleibende Atemfläche der gesunden Lunge für eine ungestörte Ruheatmung aus. Die minderbelüftete Lunge wird entsprechend geringer perfundiert, sodass kein Shunt und damit auch keine Zyanose entsteht.

Symptome

Die Symptome eines Pneumothorax sind abhängig von dessen Ausmaß. Kleine Pneus können völlig symptomlos sein, Spannungspneus rasch zu einem hypoxämischen Kreislaufstillstand führen. Typische Symptome sind:

- Luftnot
- Belastungsdyspnoe
- Bei älteren Kindern atemabhängige, stechende Schmerzen im Thorax
- Bei Neugeborenen Unruhe, Tachypnoe, einseitige Atemexkursionen, Dyspnoe bei Nahrungsaufnahme
- Bei Spannungspneumothorax Zyanose, obere Einflussstauung, Tachykardie, Hypotonie. **Cave:** beidseitiger Spannungspneumothorax (schwierig zu diagnostizieren!)

Maßnahmen am Notfallort

Kardiopulmonal stabile Kinder werden zur differenzialdiagnostischen Abklärung in die nächste Kinderklinik transportiert.

- O_2-Inhalation
- Evtl. Analgesie (Dipidolor®, 0,05 mg / kg KG i. v.)
- Bei traumatischem Pneumothorax nach Begleitverletzungen suchen und diese behandeln, äußeren Pneumothorax (Verletzung der Thoraxwand) luftdicht verschließen, drainieren

Ein asymptomatischer, nicht progressiver Pneumothorax braucht i. d. R. keine Drainage.

Der Spannungspneumothorax bedarf der sofortigen Punktion und Entlastung (➤ Kap. 6). Dazu reicht bei Säuglingen im Notfall auch eine Venenverweilkanüle (**cave:** erhöhte Verletzungsgefahr für die Lunge).

MERKE
Keine Beatmung über Maske oder Tubus, wenn ein Pneumothorax nicht drainiert wurde: Gefahr des akuten Spannungspneumothorax!

Maßnahmen in der Klinik

- Differenzialdiagnostische Abklärung der zugrunde liegenden Ursache
- Beobachten (symptomloser, nicht progressiver Pneumothorax)
- Drainage (symptomatischer oder zunehmender Pneumothorax, jeder Spannungspneumothorax)
- Wasserschloss oder Saugdrainage

Bei rezidivierendem Pneumothorax kann darüber hinaus die Verklebung des Pleuraspalts indiziert sein.

Intensivmedizinische Strategien

Die weitere Therapie erfolgt in Abhängigkeit von der zugrunde liegenden Erkrankung, etwaigen (Begleit-) Verletzungen und dem klinischen Verlauf.

MERKE
Eine Überwachung ist in jedem Fall angezeigt, weil auch ein symptomloser Pneumothorax jederzeit in einen Spannungspneumothorax übergehen kann.

5.6 Bronchiolitis

Von dieser akut-entzündlichen Erkrankung der kleinen Luftwege sind überwiegend Säuglinge mit einer Häufung zwischen dem 4. und 6. Lebensmonat betroffen. Die Erkrankung zeigt einen Häufigkeitsgipfel in den Herbst- und Wintermonaten. Auslösender Erreger ist in der überwiegenden Mehrzahl der Fälle das Respiratory Syncytial Virus (RSV). Die Viren sind hochkontagiös und können auch auf Intensivstationen zu epidemischen Infektionen bei Säuglingen führen. Eine strenge Händedesinfektion ist bei der Pflege dieser Kinder unerlässlich.

Die Erkrankung verursacht eine entzündliche Verdickung der Schleimhaut und damit eine Zunahme des Atemwegswiderstands in den kleinen Bronchien. Das dabei entstehende Missverhältnis zwischen Ventilation und Perfusion führt zu einer Hypoxämie, während der arterielle P_aCO_2 lange normal bleiben kann. Mit einer Hyperkapnie muss bei zunehmender Erschöpfung gerechnet werden. Etwa 5 % aller erkrankten Kinder müssen maschinell beatmet werden.

Symptome

Der Krankheitsbeginn erfolgt oft über unspezifische Infekte wie Husten und Schnupfen. Mit Beginn der Bronchiolitis entwickeln die betroffenen Kinder rasch eine zunehmende Luftnot mit Unruhe, Tachypnoe, thorakalen Einziehungen, Giemen und einer gesteigerten Schleimhautirritabilität sowie eine Akrozyanose. Apnoen können bei jungen Säuglingen ein Frühsymptom sein. Über den Lungen können Giemen, Rasselgeräusche und ein verlängertes Exspirium auskultiert werden. Die Lungen sind überbläht.

Maßnahmen am Notfallort

Der natürliche Verlauf einer RSV-Infektion kann medikamentös kaum beeinflusst werden. Im Vordergrund steht die symptomatische Therapie der erkrankten Kinder, insbesondere eine ausreichende Oxygenierung und Flüssigkeitszufuhr.

- O_2-Inhalation (ggf. über dichtsitzende Maske) unter Kontrolle der S_aO_2
- Evtl. assistierte Beatmung über Maske
- Bei instabilen Kindern oder weiterbestehender Hypoxämie Intubation und Beatmung mit erhöhter Sauerstoffkonzentration

Leichte Fälle einer RSV-Infektion können ambulant behandelt werden. Die Entscheidung sollte vom klinischen Zustand und von der Schwere der Infektion (beginnende Ateminsuffizienz, ungenügende Sauerstoffsättigung, Trinkschwäche, Zeichen einer Dehydratation) sowie dem sozialen Umfeld abhängig gemacht werden. Folgende Kriterien sprechen für die Indikation einer stationären Behandlung des Patienten:

- Zunehmende Ateminsuffizienz (u. a. Zunahme der Tachypnoe und Einziehungen)
- Ungenügende Sauerstoffsättigung (vermehrte Unruhe) ($S_aO_2 < 92\,\%$)
- Trinkunfähigkeit
- Beginnende Zeichen einer Dehydratation (verminderte Urinausscheidung, Gewichtsverlust)
- Apnoen
- Zugrunde liegende Erkrankungen wie CF, bronchopulmonale Dysplasie (BPD), kongenitale Herzfehler usw.
- Schwierige soziale Umstände, langer Anreiseweg

Säuglinge mit mittelschweren und schweren Bronchiolitiden, Sauerstoffbedarf oder Apnoen sollten immer stationär behandelt werden; dasselbe gilt für Säuglinge mit zugrunde liegenden Erkrankungen (CF, BPD, kongenitale Herzfehler u. a.). Die Infektionsschwere kann anhand klinischer Kriterien eingeschätzt werden (➤ Tab. 5.4).

Maßnahmen in der Klinik, intensivmedizinische Strategien

Das RSV kann mittels Schnelltest aus dem Nasopharyngealsekret nachgewiesen werden. Das ist sinnvoll, um RSV-positive Säuglinge in separaten Räumen zu pflegen (**cave:** nosokomiale Übertragung). Bei negativem RSV-Test muss an andere respiratorische Virusinfekte (Parainfluenza-, Influenza-, Rhino-, Adeno- sowie humane Metapneumoviren) gedacht werden.

- Kinder isolieren (hoch ansteckend).
- Die Kinder brauchen Ruhe: Vermeidung von unnötigen Schmerzen, Manipulationen, Anstrengung und Unruhe; eine spezielle Atemphysiotherapie ist nicht erforderlich, sondern kann sogar O_2-Sättigungsabfälle verursachen.
- Sauerstoff vorlegen (Ziel $S_aO_2 > 92\,\%$).
- Monitoring (Intensivstation):
  - Kontinuierliche Pulsoxymetrie
  - Kontrolle der Blutgase (P_aO_2, P_aCO_2)
  - EKG
- Sorgfältige Nasenpflege, insbesondere bei starker Nasensekretion und Sauerstoffzufuhr, z. B. Nasenspülungen mit NaCl 0,9 % und Absaugen, evtl. abschwellende Nasentropfen.

CAVE

Es existieren vielfältige Hinweise auf schwerwiegende Nebenwirkungen durch abschwellende Nasentropfen bei Neonaten und Kindern, z. B. Apnoen, Bradykardien, Angst- und Erregungszustände.

- Die Verneblung von Wasserdampf hat keinen nachweisbaren positiven Effekt auf den Verlauf der Erkrankung.
- Bronchodilatatoren (Adrenalin, inhalative β_2-Mimetika) haben nur einen minimalen klinischen Nutzen; ihre Anwendung sollte von der klinischen Reaktion (Abnahme von Atemfrequenz und Einziehungen, Verbesserung der Oxygenierung) abhängig gemacht werden. Inhalationen mit Adrenalin können bei Säuglingen mit drohender respiratorischer Insuffizienz versucht werden, da die kombinierte Wirkung auf α- und β_2-Rezeptoren eine kurzfristige Verbesserung bewirken kann.
- Überzeugende kontrollierte Untersuchungen über einen positiven Effekt von Steroiden fehlen; weder für inhalative noch systemisch applizierte Steroide konnte ein positiver Effekt nachgewiesen werden. Steroide werden für die Therapie der Bronchiolitis deshalb nicht mehr empfohlen.
- Antibiotika sind primär nicht erforderlich (angesichts der viralen Genese ohne Wirkung)

Tab. 5.4 Schweregrad einer akuten Bronchiolitis (nach Empfehlungen der Schweizerischen Arbeitsgemeinschaft für Pädiatrische Pneumologie)

	leicht	mittel	schwer
Atemfrequenz	< 40 / min	40–70 / min	> 70 / min
O_2-Sättigung (unter Raumluft)	> 92 %	88–92 %	< 88 %
Einziehungen (sternal / thorakal):	fehlend	+	++
Ernährung	problemlos	schwierig	unmöglich

und erst bei bakterieller Superinfektion indiziert (Verschattungen im Röntgenbild der Lunge sind häufig und entsprechen meist Atelektasen und (seltener) Infiltraten; Kontrolle der laborchemischen Infektparameter).

- Sedierung extrem vorsichtig, Gefahr von Apnoen. Meist nur auf Intensivstationen und nur im Notfall.
- Endotracheale Intubation bei zunehmender Erschöpfung, respiratorischer Insuffizienz, Apnoen oder Bewusstseinsstörungen.
- Ausgleich von Flüssigkeits- und Volumendefiziten, bei beatmeten Kindern Beginn einer Ernährung.

Angesichts der fehlenden Evidenz und der recht hohen Kosten ist eine ausgedehnte Anwendung von Ribavirin bei der akuten Bronchiolitis nicht gerechtfertigt. Allerdings könnten Säuglinge mit Hochrisikofaktoren (Herz- bzw. Lungenerkrankungen, Immunsuppression) davon profitieren.

MERKE

Die Bronchiolitis ist eine ernste Erkrankung, die einer aufwendigen Überwachung bedarf. Obwohl die Erkrankung i.d.R. binnen 1 Woche ausheilt, liegt die Letalität heute noch bei etwa 1 %.

LITERATUR

Barazzone C, Barben J, Casaulta-Aebischer C, Eng P, Guinand S, Hammer J et al. (2003). Behandlung der akuten Bronchiolitis im Säuglingsalter. Empfehlungen der Schweizerischen Arbeitsgemeinschaft für Pädiatrische Pneumologie (SAPP). Paediatrica 14(6): 18–21.

Chernow B (1988). The Pharmacologic Approach to the Critically Ill Patient. 2nd ed. Baltimore: Williams & Wilkins.

Deutsche Gesellschaft für Pneumologie und Beatmungsmedizin e. V. und Deutsche Atemwegsliga e.V. (2017). S2k-Leitlinie zur Diagnostik und Therapie von Patienten mit Asthma. AWMF-Registernummer: 02–009; www.awmf.org/uploads/tx_szleitlinien/020-009l_S2k_Asthma_Diagnostik_Therapie_2017-11_1.pdf (letzter Zugriff: 14.11.2018).

Gadomski AM, Scribani MB (2014). Bronchodilators for bronchiolitis. Cochrane Database Syst Rev 6: CD0011266.

Möllmann C, Kretz FJ (2017). Notfallversorgung im Neugeborenen- und Kindesalter. 6. A. Landsberg/Lech: ecomed.

Nicolai T (2014). Pädiatrische Notfall- und Intensivmedizin. 5. A. Berlin, Heidelberg: Springer.

Rogers MC (1992). Textbook of Pediatric Intensive Care, Vol. I, II. 2nd ed. Baltimore: Williams & Wilkins.

Ventre K, Randolph A (2010). Ribavirin for respiratory syncytial virus lower respiratory tract infection in infants and young children. Cochrane Database Syst Rev 5: CD000181.

von der Hardt H (1989a). Fremdkörperaspiration und Aspirationspneumonie. In: Bachmann KD, Ewerbeck H, Kleihauer E, Rossi E, Stalder G (Hrsg.). Pädiatrie in Praxis und Klinik, Band I. 2. A. Stuttgart, New York: Thieme, S. 625–631.

von der Hardt H (1989b). Asthma bronchiale. In: Bachmann KD, Ewerbeck H, Kleihauer E, Rossi E, Stalder G (Hrsg.). Pädiatrie in Praxis und Klinik, Band I. 2. A. Stuttgart, New York: Thieme, S. 634–646.

Wissenschaftlicher Arbeitskreis Kinderanästhesie (WAKKA) der Deutschen Gesellschaft für Anästhesiologie und Intensivmedizin (DGAI) (2015). S2k-Leitlinie Interdisziplinäre Versorgung von Kindern nach Fremdkörperaspiration und Fremdkörperingestion. AWMF-Leitlinien-Register Nr. 001/031; www.awmf.org/uploads/tx_szleitlinien/001-031l_S2k_Fremdk%C3%B6rperversorgung_Kinder_2016-01.pdf (letzter Zugriff: 14.11.2018).

Wohl MEB, Chernick V (2003). Treatment of acute bronchiolitis. N Engl J Med 349: 82–83.

KAPITEL

6

Peter Herkenrath

Neurologische Notfälle

6.1 Koma

Das Koma stellt die finale gemeinsame Endstrecke für viele Erkrankungen dar, die zu einer gestörten Hirnfunktion und / oder einem Hirnschaden führen. Jeder Prozess, der potenziell einen der folgenden Faktoren verstärkt, kann den intrakraniellen Druck (ICP) erhöhen:

- Vergrößerung des intrakraniellen Volumens über die kompensatorischen Mechanismen hinaus
- Störung der normalen Regulation des zerebralen Blutflusses (arteriell, kapillär, venös)
- Störung der normalen Liquorproduktion und -absorption

Die klinischen Zeichen des erhöhten ICP sind gleich, unabhängig von den zugrunde liegenden Ursachen:

- Kopfschmerzen
- Übelkeit
- Erbrechen
- Verschwommensehen
- Schläfrigkeit, fortschreitend zum Koma

Pseudotumor cerebri, Sinusvenenthrombose, Hydrocephalus occlusus und Hirnödem bei Höhenkrankheit z. B. manifestieren sich typischerweise auf diese Weise. Akute Raumforderungen, die nur einen geringen Effekt auf den Kortex oder die Pyramidenbahnen haben (z. B. ein epidurales Hämatom), produzieren oft keine fokalen Symptome vor dem Auftreten von Hirndruckzeichen. Dagegen zeigen destruktive Prozesse wie maligne Tumoren meist fokale Symptome, lange bevor sie eine Größe erreichen, die zu Hirndruckzeichen führt. Weniger destruktive Prozesse wie subdurale Hämatome weisen oft weiter verteilte lokale Symptome auf (z. B. geringe Halbseitenschwäche oder -gefühlsstörung), bevor sie zu unspezifischen Hirndrucksymptomen führen. Das klinische Bild bei erhöhtem ICP ist daher oft eine Kombination aus unspezifischen Hirndruckzeichen, den lokalisierenden Zeichen des kausalen intrakraniellen Prozesses und den Folgen der Deformierung des Gehirns, die man Herniations- oder Einklemmungssyndrome nennt (s. u.).

Primärversorgung

Die Bewusstseinsstörung selbst ist nur Symptom und keine Erkrankung. Die Ursache ist oft zunächst unklar. Um die Chancen des Patienten auf eine Erholung zu optimieren, sind in kurzer Zeit simultan Maßnahmen zur Sicherung der Vitalfunktionen und differenzialdiagnostische Schritte einzuleiten (➤ Tab. 6.1). Oft muss die Anamnese- und Befunderhebung parallel zur Veranlassung von laborchemischen und technischen Untersuchungen erfolgen. Zeitnot darf aber nicht zu unsystematischem Handeln führen.

Neben dem Monitoring von S_aO_2, Blutdruck und EKG ist die Gewährleistung freier Atemwege

Tab. 6.1 Primäre Therapiemaßnahmen bei Koma

Atmung	Freihalten der Atemwege, Lagerung, Intubation, Sauerstoffgabe, Beatmung
Blutdruck	Volumengabe, Vasopressor
Blutzucker	Bolus, Infusion
Status epilepticus	Lorazepam (0,02–0,1 mg / kg) oder Clonazepam, Phenytoin (DPH), Levetiracetam (LVT), Erhaltungstherapie (DPH, LVT)
Antibiose	Ampicillin, Ceftriaxon, Dexamethason
Osmotherapie	Mannit 20 % i. v., 1–2 ml / kg über 15 min; Glycerol 10 % i. v., 1,5 ml / kg über 15 min

wichtig. Bei rascher Verschlechterung und Vorliegen eines Komas ist der Patient zunächst zu intubieren. Der arterielle Blutdruck ist auf altersgemäße Werte mittels Volumensubstitution so zu stabilisieren, dass der zerebrale Blutfluss (CBF) nicht gefährdet erscheint. Zur Sicherung der Energiegewinnung ist Glukose zuzuführen, bei Vorliegen einer Hypoglykämie initial auch als Bolus. Klinisch augenscheinliche oder vermutete epileptische Aktivität ist zu supprimieren. Bei Meningismus und hämorrhagischem Exanthem ist nach Anlage von Blutkulturen unverzüglich, d.h. noch vor weiterer Diagnostik, eine antibiotische Therapie zu beginnen. Hier empfiehlt sich auch eine frühe Steroidgabe. Bei Verdacht auf intrakranielle Drucksteigerung mit klinischen Hirndruckzeichen wie rasch progredienter Bewusstseinsstörung, einseitiger Pupillenstörung oder Stauungspapille ist eine Bolusgabe von Mannit erforderlich. Bei Patienten mit shuntversorgtem Hydrozephalus kann die notfallmäßige Punktion des Shuntsystems lebensrettend sein.

Außer bei kurzen, selbstlimitierenden Bewusstseinsstörungen wie Synkope oder unkompliziertem epileptischem Anfall ist es sinnvoll, den Patienten nach der Primärversorgung auf eine Intensivstation zu verlegen.

Definition und Schweregrade

Bewusstsein ist ein vom Subjekt erlebter Zustand des Wahrnehmens, Erkennens, Vorstellens, Erinnerns und Handelns. Der bewusstlose Patient ist unerweckbar; er nimmt die Umgebung und sich selbst nicht wahr. Er öffnet die Augen weder spontan noch auf Schmerzreiz. Bewegungen spontan oder nach Reiz sind möglich, Aufforderungen werden aber nicht befolgt. Der Übergang vom Wachsein bis ins Koma ist fließend. Quantitativ werden gewöhnlich vier Stufen unterschieden: Wachsein, Somnolenz, Sopor, Koma (➤ Tab. 6.2). Eine weitere Differenzierung ist mit der Glasgow Coma Scale (GCS) möglich (➤ Tab. 6.3). Mit einem Punktescore werden drei Grundfunktionen erfasst: Augenöffnen, beste verbale und beste motorische Antwort.

Anamnese

Im Entscheidungsprozess trägt die Anamnese wesentliche differenzialdiagnostische Informationen bei:

- Ereignisse und Umstände unmittelbar vor Beginn des Komas,

Tab. 6.2 Bewusstseinsstörungen

Somnolenz	Schläfrigkeit, aus der der Patient durch äußeren Reiz geweckt werden kann
Sopor	Tiefschlaf; massive Reize sind nötig, um kurzfristig undifferenzierte Reaktionen zu provozieren; eine Kommunikation ist nicht oder nur rudimentär möglich
Koma	Bewusstlosigkeit
Stupor	Affektive oder psychotische Erstarrung und Kommunikationsverlust
Delir	Qualitative Bewusstseinsstörung mit Desorientiertheit, Halluzinationen und Verhaltensstörungen

Tab. 6.3 Glasgow Coma Scale (GCS)

Punkte	Augen öffnen	Verbale Antwort	Motorische Antwort
6			befolgt Aufforderung
5		orientiert	gezielte Abwehr
4	spontan	verwirrt	ungezielte Abwehr
3	auf Ansprache	unzusammenhängende Worte	Beugesynergismen
2	auf Schmerzreiz	unverständliche Laute	Strecksynergismen
1	kein Öffnen	keine verbale Antwort	keine motorische Reaktion

- Verlauf,
- zusätzliche Symptome wie initiale Kopfschmerzen, Erbrechen, Fieber oder Krampfanfall,
- Vorerkrankungen, insbesondere Gedeih- und Entwicklungsstörungen,
- Dauer- und Akutmedikation,
- vorausgegangene Episoden von Bewusstseinsstörungen, Ataxien, Erbrechen oder Verhaltensauffälligkeiten und nicht zuletzt
- das genaue Alter und Gewicht des Kindes.

Ein schlagartiger Beginn der Bewusstseinsstörung spricht für ein epileptisches Geschehen, eine schwere intrakranielle Blutung oder eine extrazerebrale Ursache mit Low-cardiac-output-Situation (Synkope, Schock). Ein rascher Beginn bei sonst gesundem Kind deutet auf Hypoglykämie, Vergiftung oder akzidentelle Medikamenteneinnahme. Meningitis, Enzephalitis, metabolische Störungen oder intrakranielle Raumforderungen führen meist zu einem langsameren Beginn.

Initiale Kopfschmerzen weisen auf Erkrankungen mit erhöhtem intrakraniellem Druck hin (Hydrozephalus, Tumor, Sinusvenenthrombose, Hygrome). Seltener ist an eine konfusionelle Migräne zu denken.

Fieber, auch bei banal wirkenden Infekten, lenkt den Verdacht auf ein infektiös-entzündliches Geschehen. Vereinzelt können hierbei metabolische Komplikationen wie Hypoglykämie, Defekte im Energiestoffwechsel, Reye-Syndrom oder hämorrhagisches Schock-Enzephalopathie-Syndrom die Ursache für die Bewusstseinsstörung sein.

Bekannte Vorerkrankungen wie arterieller Hypertonus, Diabetes mellitus, shuntversorgter Hydrozephalus oder Epilepsie lenken den differenzialdiagnostischen Prozess. Zyanotische Vitien prädisponieren zu zerebralen Infarkten und Abszessen, das nephrotische Syndrom zu Sinusvenenthrombose.

Auch das Alter liefert wertvolle Hinweise. Beim Neugeborenen findet man v. a. metabolische Entgleisungen sowie zerebrale Infarkte und intrakranielle Blutungen. Beim Kleinkind sind SHT, Fieber- und Affektkrämpfe die häufigste Komaursache. Psychogenen Stupor mit und ohne Hyperventilation findet man dagegen fast nur im späten Schulalter.

MERKE

Immer auch an Kindermisshandlung denken!

Untersuchung

Die **klinische Untersuchung** beginnt mit der Beobachtung (Spontanmotorik, Reaktion auf externe Reize, Vitalparameter). Veränderungen von Atemfrequenz, Atemtiefe und Atemmuster sind Alarmzeichen:

- Spontane Tachypnoe: Hirndruck, Mittelhirnläsion, metabolische Azidose, respiratorische Erschöpfung
- Kußmaul-Atmung: metabolische Azidose
- Periodische Atmung (Cheyne-Stokes): dienzephale Störung
- Schnappatmung, unregelmäßige oder gruppierte Atemzüge mit intermittierenden Apnoen: Läsion im Pons- oder Medullabereich

Bei Verdacht auf respiratorische Insuffizienz oder Schock ist der Patient erst zu stabilisieren.

Die **internistisch-pädiatrische Untersuchung** wird systematisch von Kopf bis Fuß vorgenommen (auch Rückseite!). Wichtige Punkte sind:

- Nackensteifigkeit (Meningoenzephalitis, Subarachnoidalblutung (SAB), kritische Hirndrucksteigerung)
- Infektionshinweise
- Anzeichen für Trauma, Hämatotympanon, Liquorrhö
- Auskultation von Lungen und Herz
- Leber- und Milzgröße
- Hautveränderungen (Turgor, Exanthem, Verletzungen, neurokutane Symptome)
- Geruch (Alkohol, Ketoazidose, Urämie u. a.)

Die **neurologische Untersuchung** des komatösen Patienten dient zur Beurteilung der Hirnstammfunktion und zur Suche nach asymmetrischen Befunden als Hinweis auf fokale zerebrale Prozesse (➤ Tab. 6.4).

Seitenunterschiede der Spontanbewegungen sowie der Reaktion auf Schmerzreize können ein Hinweis auf eine hemisphärische Störung sein. Mesenzephale Läsionen führen spontan oder nach Schmerzreiz zu Beugesynergismen der oberen Extremitäten und zu Strecksynergismen der unteren Extremitäten („Dekortikationshaltung"), pontine Läsionen zu Strecksynergismen aller vier Extremitäten („Dezerebrationshaltung"). Synergismen können läsionsabhängig auch asymmetrisch sein.

Die Beurteilung der Muskeleigenreflexe und Pyramidenbahnzeichen ist nur bei asymmetrischen

Tab. 6.4 Essenzielle Komponenten der neurologischen Untersuchung

Patient	Untersuchung
Ansprechbar	• Sprache (Verständnis, Wiederholung, Fluss und Dysarthrie) • Okulomotorik, Diplopie, Nystagmus • Gesichtsfeld, Fingerzählen, Konfrontation und Blinzelabwehr • Pupillenreaktion • Mimik, Gesichtsasymmetrie • Motorik (grobe Kraft, Muskeltonus, Armvorhalteversuch)
Bewusstseinsgetrübt	• GCS • Pupillenreaktion • Fixation, Blickfolge (Gesicht, Lampe) • Konfrontation und Blinzelabwehr • Visuo- und zervikookulärer Reflex (**cave:** HWS-Verletzung) • Korneal-, Würge- und Hustenreflex • Schmerzreiz (in GCS; zusätzlich an allen Extremitäten, ob symmetrische Reaktion)

Befunden von Bedeutung; symmetrisch gesteigerte oder erloschene Reflexe korrelieren im Wesentlichen nur mit der Bewusstseinsstörung.

CAVE

Strecksynergismen nicht mit tonischen epileptischen Anfällen verwechseln.

Augen

Aufgrund ihrer Lage im oberen Hirnstamm kommt den Kerngebieten der Okulopupillomotorik eine große lokalisatorische Bedeutung zu (➤ Tab. 6.5). Bei intakter Okulomotorik sowie normaler Pupillengröße und -reagibilität ist die Bewusstseinsstörung fast immer Folge eines diffusen zerebralen Prozesses, toxisch-metabolisch oder extrazerebral bedingt.

Tab. 6.5 Pupillenzeichen

Einseitige Mydriasis (N.-III-Parese)	Meist ipsilaterale Raumforderung oder beginnende transtentorielle Herniation; häufig auch Ptosis, Bulbusdeviation nach außen unten; seltener kontralaterale N.-III-Kompression durch Mittellinienverlagerung
Beidseitige Miosis oder Mydriasis bei guter Lichtreaktion	Intoxikation
Beidseitige Mydriasis, keine Lichtreaktion	Schwere Hirnstammläsion

Tab. 6.6 Pupillenveränderungen durch Intoxikation

Miosis	• Opioide • Bromid • Clonidin • Chloralhydrat • Gamma-Hydroxybuttersäure (GHB) • Organophosphate • Tetrahydrozolin
Mydriasis	• Anticholinergika, Sympathomimetika • Kohlenmonoxid • Zyanid • Methämoglobinämie • LSD

Opioide, trizyklische Antidepressiva und THC werden im Drogenscreening erfasst. Andere Substanzen, die zu Pupillenveränderungen führen, sind in ➤ Tab. 6.6 aufgeführt.

Spontane, konjugierte Bulbusbewegungen („schwimmende Bulbi") sieht man häufig bei toxisch-metabolischen Störungen; sie sind eher ein Zeichen der intakten Hirnstammfunktion. Fixierte Bulbusabweichungen sind dagegen von lokalisatorischer Bedeutung (➤ Tab. 6.7), bei epileptischen Anfällen teils zur Gegenseite vom Herd weg.

Die Ophthalmoskopie spielt wegen der modernen Bildgebung keine große Rolle mehr in der Akutdiagnostik. Das Papillenödem wird bei erhöhtem intrakraniellem Druck erst jenseits von 24 h sichtbar und ist auch mittels cCT, MRT und Orbitasonografie zu erfassen. Bei Verdacht auf Misshandlung des Säuglings, Pseudotumor cerebri und zur

Tab. 6.7 Akute Bulbusdeviationen

Horizontale konjugierte Deviation	Bei epileptischem Anfall teils zum Herd hin, teils vom Herd weg
Ipsilateral	• Destruktive Läsion (meist Infarkt, besonders bei großen posterioren und bei rechtsseitiger Lokalisation) • „Patient schaut weg von der Hemiparese"
Kontralateral	• Thalamische Läsion, selten mit anderen supratentoriellen Prozessen; pontine Läsionen • „Patient schaut zur Hemiparese"
Intermittierend	Meist bei epileptischen Anfällen
Aufwärtsdeviation	Nach hypoxisch-ischämischem Ereignis, unspezifischer Medikamenteneffekt; okulogyre Krise (Dystonie, Neuroleptika)
Abwärtsdeviation	Thalamische Blutung, Läsionen mit Druck auf das hintere Mittelhirn „Sonnenuntergangsphänomen"
„Skew deviation"	Ein Bulbus nach oben, der andere nach unten; bei pontomesenzephalen Läsionen

Verlaufsbeurteilung sollte sie jedoch unbedingt beurteilt werden.

CAVE

Die Gabe von Opioiden, Sedativa, Muskelrelaxanzien, Sympatho- oder Parasympathomimetika sowie Vorerkrankungen (Auge, Ohr, ZNS) müssen beachtet werden.

Herniationssyndrome

Intrakranielle Raumforderungen führen häufig – fokal oder generalisiert – zu Ausübung von Druck auf strukturell empfindliche Gebiete und produzieren so typische Symptomkonstellationen. Es ist von größter Wichtigkeit, die frühen Zeichen zu erkennen. Nur so können therapeutische Interventionen rechtzeitig eingeleitet werden, um bedrohte Hirnanteile oder zumindest das ganze Kind zu retten.

Die **laterale transtentorielle Herniation** entsteht durch Raumforderung im Temporallappen oder im temporoparietalen Übergang. Typisch sind die ipsilateralen okulomotorischen Symptome (initial kurzfristige Reizmiosis, dann Mydriasis mit afferenter Störung der Lichtreaktion, im Verlauf komplette N.-III-Parese mit lichtstarrer Pupille, Ptose und Bulbusabweichung nach unten außen) sowie die ipsilaterale Hemiparese durch Kompression des kontralateralen Pedunkels.

Die **zentrale transtentorielle Herniation** entsteht durch diffuse bilaterale Hirnschwellung mit Einklemmung mediobasaler Anteile des Temporallappens im Tentoriumschlitz. Es entsteht das **dienzephale Syndrom:**

- Progrediente Vigilanzminderung, Verhaltensstörung
- Horner-Syndrom, ein- oder beidseitig
- Bulbusdivergenz, schwimmende Bulbi, Enthemmung des okulozephalen Reflexes
- Atemmusterveränderung, evtl. Cheyne-Stokes-Atmung
- Spontane Massenbewegungen, ungezielte Abwehr auf Schmerzreiz

CAVE

Es kann ein Liquorblock entstehen.

Die **Herniation pontomedullärer Anteile** durch das Foramen magnum führt unter Beteiligung der Kleinhirntonsillen zur Kompression der Medulla und damit zur Dysfunktion, später zum Kollaps der respiratorischen und kardiovaskulären Steuerung.

Seltener sind die **subfalzine Herniation** (Verhaltensstörung, milde kontralaterale Hemiparese, später Anterior-Infarkt) und die **umgekehrte transtentorielle Herniation** bei akuten Raumforderungen in der hinteren Schädelgrube.

Die Abduzensparese ist kein Herniationssyndrom im eigentlichen Sinne, aber bei erhöhtem ICP ist der N. VI wegen kaudalwärtiger Verschiebung des Hirnstamms oder direkten Drucks im Nervenverlauf häufig ein- oder beidseitig betroffen. Meist sieht man die Abduzensparese bei der zentralen transtentoriellen Herniation, sie tritt aber auch isoliert oder bei anderen Herniationssyndromen auf.

Differenzialdiagnostisches Vorgehen

Für die Therapie der Bewusstseinsstörung ist als wichtigste differenzialdiagnostische Frage zu

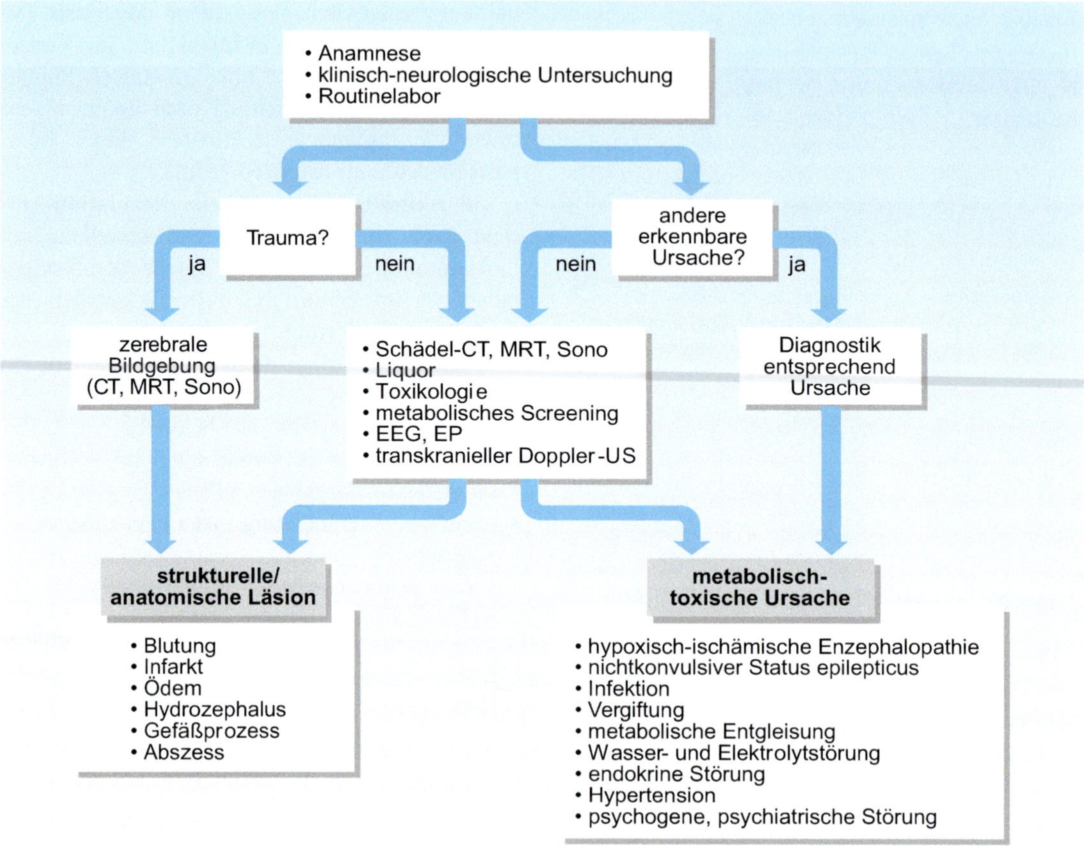

Abb. 6.1 Differenzialdiagnostisches Vorgehen bei unklarem Koma [R394]

klären (> Abb. 6.1), ob eine umschriebene strukturell-anatomische Läsion oder eine metabolisch-toxische, d.h. primär diffuse Läsion vorliegt. Nach Stabilisierung der Vitalfunktionen, Anamnese- und Befunderhebung folgt die paraklinische Notfalldiagnostik. Neben dem kontinuierlichen Monitoring von EKG, S_aO_2, Blutdruck und Temperatur wird eine Blutentnahme durchgeführt, i.d.R. bereits bei Anlage des venösen Zugangs:

- Blutbild, C-reaktives Protein (CRP)
- Serum auf Glukose (Bedside!), Elektrolyte, Harnstoff und Kreatinin, Transaminasen, Ammoniak
- Arterielle BGA mit Laktat
- Gerinnungsstatus
- Serum asservieren für Toxikologie, metabolisches Screening
- Ggf. Blutkultur (vor Antibiose)

Zusätzlich sollte Urin für eine Untersuchung auf Keton und Glukose sowie evtl. für die Toxikologie und ein metabolisches Screening gewonnen werden.

Selten wird man im nächsten Schritt auf die Durchführung einer zerebralen Bildgebung verzichten, aus Zeitgründen und bei instabilem Patienten meist ein Nativ-CT, etwas ergiebiger ist sonst ein MRT. Bei kleinen Kindern mit offener Fontanelle wird selbstverständlich zunächst eine Sonografie durchgeführt. Die Bildgebung ist die Grundlage für die Entscheidung über eine mögliche neurochirurgische Therapie (Raumforderung, Hirndruck).

Bei Vorliegen eines Meningismus mit und ohne Fieber erfolgt die Lumbalpunktion (LP), vorausgesetzt, es liegen klinisch und seitens des CT keine Hinweise auf eine bedrohliche Hirndrucksteigerung mit Einklemmungsgefahr vor. Bei Subarachnoidalblutung kann das CT „negativ" sein, sodass die LP diagnostisch ist. Häufig sind die Erreger einer Meningitis auch in der Blutkultur zu finden. Eine empirische Antibiose sollte bei Verdacht auf invasive Meningitis immer sofort begonnen werden, ohne die Durchführung von CT und LP abzuwarten (meist Pneumo- oder Meningokokken, *Haemophilus*).

CAVE
Keine Lumbalpunktion bei fokal-neurologischen Zeichen oder Schock!

Therapie

Die initiale Therapie zielt zunächst immer auf die Stabilisierung der Vitalfunktionen ab: Hämodynamik, Ventilation, metabolische Situation (Glukose!), Fiebersenkung. Im zweiten Schritt folgt die ursachenspezifische bzw. symptomatische Therapie der Hirnfunktionsstörung und der etwaigen Hirndruckerhöhung (> Kap. 6.4).

Bei V.a. erhöhten Hirndruck (ICP) sollten sofort Maßnahmen zur Senkung ergriffen werden:
- Kopfhochlagerung von 30°
- Sedierung, evtl. Relaxierung
- Intubation, Beatmung, Hyperventilation
- Osmotische Therapie
- Steroide

Die Hochlagerung von Kopf und Nacken um 20–30° in Mittelposition verbessert den venösen Abfluss. Hyperventilation senkt den ICP durch Verminderung des intravaskulären Blutvolumens. Wegen der delikaten Balance der Vasodilatation und -konstriktion in Abhängigkeit vom p_aCO_2 ist Vorsicht geboten: Zu wenig Beatmung führt zu Vasodilatation und Anstieg des ICP, zu viel Beatmung zu Vasokonstriktion und vermindertem zerebralem Blutfluss (CBF). Der optimale Zielwert für den p_aCO_2 liegt bei ca. 35 mmHg und sollte durch arterielle BGA oder endtidales pCO_2-Monitoring (**cave:** Differenz zu p_aCO_2 z. B. bei Atelektasen) überprüft werden.

Die osmotische Therapie basiert auf Anhebung der Serum-Osmolarität und zieht vermehrt freies Wasser ins Gefäßbett. Die geringere Blutviskosität verbessert den CBF. Die Autoregulation senkt über Vasokonstriktion das intrakranielle Blutvolumen, ohne den CBF zu kompromittieren. Nach Gabe von Mannitol (0,5–1 g/kg i.v. Bolus) sinkt der ICP innerhalb weniger Minuten. Alternativ können auch hypertone Kochsalzlösung und andere Stoffe eingesetzt werden; erkennbare Vorteile gegenüber Mannitol bestehen aber nicht.

CAVE
Bei Osmotherapie auf Volumenersatz und Harnblase achten.

Die Senkung des ICP durch Osmotherapie und Hyperventilation „erkauft" Zeit v.a. für Patienten, die von einer definitiven neurochirurgischen Intervention profitieren (Raumforderung, Hydrozephalus). Seltener wird eine großflächige Kraniotomie eingesetzt, am ehesten bei fokalem Ödem nach Infarkt oder SHT. Es gibt keine Evidenz, dass diese Maßnahmen die Entwicklung eines Hirnödems verhindern. Daher wird ein früher rechtzeitiger, aber kein prophylaktischer Einsatz empfohlen.

Die Steroidgabe ist weiterhin umstritten. Wirksam ist sie bei Raumforderungen durch Tumor und bei Meningoenzephalitis. Beim SHT mit und ohne erhöhten Hirndruck wird eher davon abgeraten.

Die Gabe von Antikonvulsiva ist klar indiziert bei Patienten mit florider epileptischer Aktivität. Das Vorgehen entspricht der Behandlung des Status epilepticus (> Kap. 6.2).

Prognose

Unter Analgosedierung ist eine Prognoseeinschätzung meist unmöglich. Intoxikationen mit Benzodiazepinen oder Opioiden sind aufgrund der anfälligen bzw. verlängerten Eliminationshalbwertzeiten häufig. Bei schwierigen Entscheidungssituationen sollte ein rechtzeitiges Umsetzen auf Substanzen mit kurzer Halbwertzeit bedacht werden. Ein Monitoring der Medikamentenspiegel ist beim Timing von Untersuchungen und der Bewertung von Befunden sehr hilfreich.

Eine schlechte Prognose heißt gewöhnlich Tod, protrahiertes Koma jenseits 1 Woche oder schwere Behinderung jenseits 6 Monaten.

Die Prognose korreliert, abgesehen vom Ausmaß einer strukturell-anatomischen Läsion, mit der

Komatiefe und -dauer sowie besonders mit der Höhe und Dauer des erhöhten Hirndrucks. Viele Patienten erwachen innerhalb eines Tages oder weniger Tage aus dem Koma. Bei anderen ist die Erholung verzögert und zieht sich über viele Monate hin.

Ein apallisches Syndrom oder ein persistierender vegetativer Status (PVS) kann sich besonders bei diffuser Hirnschädigung, z. B. nach Hirnödem oder schwerer hypoxisch-ischämischer Läsion, entwickeln. Die Augen können geöffnet werden, und Schlaf-Wach-Zyklen kommen vor. Die Kinder reagieren ungezielt auf Reize und sind sich ihrer Umwelt und der eigenen Situation nicht bewusst. Patienten nach SHT mit minimal bewusstem Zustand („minimal conscious state“, MCS) haben vergleichsweise bessere Erholungschancen. Nach 3 Monaten in einem PVS / MCS wird eine Erholung in ein selbstbestimmtes Leben ohne permanente Unterstützung sehr unwahrscheinlich.

Starke Prädiktoren für eine schlechte Prognose sind abwesende Pupillenreaktionen, Kornealreflexe oder fehlende bzw. lediglich streckende motorische Antworten auf Schmerzreiz 3 Tage nach dem Ereignis. Auch ein myoklonischer Status epilepticus, eine fehlende N20-Komponente in den SSEP und erhöhte Werte der neuronenspezifischen Enolase (NSE > 30 µg / l) sowie des S100-Proteins sind definitiv ungünstige Zeichen. Andere Zeichen und Befunde (Hypoxiedauer, Hyperthermie, EEG, andere biochemische Marker, cCT, MRT, Hirndruckmessung) können ungünstig sein, erlauben aber nicht generell eine sichere Aussage über die Prognose.

TIPP

Immer mit den Eltern im Gespräch bleiben und sinnvolle Zeithorizonte setzen.

Frührehabilitation

Die neurologische Frührehabilitation sollte den Patienten von der Akutphase an nahtlos begleiten (➤ Kap. 20). Die Unterstützung der spontanen Erholung, die Minderung der Früh- und Spätkomplikationen sowie die bessere Nutzung der verbliebenen Plastizität des Gehirns sind Ziele der Früh-Reha. Neben der intensivmedizinischen Therapie sind eine korrekte Lagerung, rasche Mobilisierung, Kontraktur-, Dekubitus- und Thromboseprophylaxe sowie eine Therapie von Schluckstörungen erforderlich (Phase A). Die Zustandsdokumentation sollte standardisiert sein und regelmäßig durchgeführt werden (z. B. Koma-Remissions-Skala, KRS; Barthel-Index; *Functional Independence Measure,* FIM; ICF-Checkliste). Nach der Akutbehandlung ist die Verlegung in eine spezialisierte Institution sinnvoll (Phase B, ➤ Tab. 6.8). Mit der Besserung der Bewusstseinslage erfolgen stufenweise die weitere Mobilisierung sowie die altersangemessene Förderung der Selbstständigkeit in den Alltagsfertigkeiten. Die weitere Integration und Verbesserung der Teilhabe (Phasen E und F) findet wohnortnah ambulant statt.

Tab. 6.8 Phasenmodell der Frührehabilitation

A	Akutbehandlung, Intensivmedizin
B	Frührehabilitation, Barthel-Index < 25
C	Weiterführende Rehabilitation (weitgehend pflegebedürftig, Barthel-Index 30–65)
D	Anschlussheilbehandlung (AHB; weitgehend selbstständig, Barthel-Index 70–100)
E	Nachsorge und schulische / berufliche Rehabilitation
F	Aktivierende (Langzeit-)Behandlungspflege, ambulant oder stationär

6.2 Status epilepticus

Der Status epilepticus (SE) gehört zu den lebensbedrohlichen neurologischen Notfällen mit hoher Morbidität und Mortalität. Er macht etwa 5–10 % der stationären Aufnahmen wegen Epilepsie aus. Der SE symptomatischer Genese und der SE als Manifestation des Fieberkrampfes überwiegen deutlich, aber auch etwa 10 % der Epilepsien manifestieren sich initial als SE. Ein gutes Drittel der Patienten mit SE hatte noch nie einen epileptischen Anfall.

Der SE stellt einen anhaltenden epileptischen Zustand dar, der potenziell zu Dekompensation und Hirnschädigung führt. Frühere Definitionen orientierten sich an der Zeitdauer, die in einem Hirnschaden resultiert (20–30 min). Inzwischen werden der Beginn neuronaler Veränderungen und die

Wahrscheinlichkeit des spontanen Sistierens von Anfällen zugrunde gelegt. Typischerweise enden generalisierte tonisch-klonische Anfälle nach 3–5 min; tonische Anfälle sind eher noch kürzer. Weniger als 10 % der Anfälle, die länger als 30 min dauern, stoppen spontan ohne Therapie.

Operationale Definition des Status epilepticus

Der SE ist eine klinische und / oder elektroenzephalografische Anfallsaktivität von mehr als 5- bis 10-minütiger Dauer.

Auch Serien von epileptischen Anfällen ohne zwischenzeitliche vollständige Wiedererlangung des Bewusstseins sind wie ein SE zu behandeln.

Die Semiologie des SE kann jeden Anfallstyp annehmen: generalisiert konvulsiv, einfach partial, myoklonisch oder auch nichtkonvulsiv (NCSE). Der nicht so seltene NCSE kann wiederum vom Absence-, Komplex-, Partial- oder atonischen Typ sein. Beim NCSE wirkt der Patient häufig müde, verwirrt und deutlich beeinträchtigt. Einfache Funktionen bzw. automatisierte Handlungen können z. T. ausgeführt werden.

TIPP

Nicht mit der Therapie bis zum Vorliegen der Laborbefunde oder einer EEG-Ableitung zuwarten!

Primärversorgung

Stufenschema einhalten:

- **Stufe 1:**
  - Sichern der Atemwege, evtl. kardiopulmonale Reanimation
  - Sauerstoffgabe (nicht nur bei Zyanose)
  - Sichere Lagerung. Kein Mundkeil!
- **Stufe 2:**
  - Gabe von Antikonvulsiva (> Kap. 6.2, > Tab. 6.9)
  - Überwachung von Herzfrequenz und O_2-Sättigung (Pulsoxymetrie)

6

Tab. 6.9 Medikamentöse Therapie des Status epilepticus

Stufe	Medikament	Dosierung	Komplikationen	Hinweis
1	Lorazepam i. v.	0,1 mg / kg (evtl. nach 10 min wiederholen)	Atemdepression	
	Clonazepam i. v.	0,01–0,05 mg / kg bis zu 4 × Applikation: 2 mg / min	Atemdepression	
	Diazepam i. v.	0,2–0,5 mg / kg	stärkere Atemdepression und kürzere Wirksamkeit als Lorazepam / Clonazepam	
2	Levetiracetam i. v.	30 mg / kg Bolus in 5–10 min, dann Infusion 1 mg / kg / h	Vorteil: keine Interaktion. **Cave:** Dosisadaptation bei Niereninsuffizienz	
	Valproat i. v.	30 mg / kg Bolus in 5–10 min, dann Infusion 1 mg / kg / h	Leberfunktion. **Cave:** Stoffwechselstörung	im Kindesalter noch geringe Erfahrung
	Phenytoin i. v.	15–20 mg / kg in 30 min	Arrhythmie, Blutdruckabfall	EKG-Monitor, Pulsoxymeter
	Phenobarbital i. v.	5–20 mg / kg	Blutdruckabfall	
	Lacosamid	6–10 mg / kg	Arrhythmie	wenig Erfahrungen
3	Midazolam DTI	0,15 mg / kg Bolus, Infusion: 1 µg / kg / min, alle 15 min um 1 µg / kg / min steigern bis 5 µg / kg / min		Intensivstation!
	Thiopental i. v.	initial 5 mg / kg als Bolus, evtl. wiederholen, dann Infusion 3–5 mg / kg / h	multiple Nebenwirkungen, besonders Atmung, Kreislauf, Immunabwehr	Intensivstation!

  - Blutuntersuchungen (Blutzucker!), Urin asservieren
  - Venöser Zugang: 0,9 % NaCl / Ringer-Lösung
  - Glukoseinfusion: nicht routinemäßig, 20 % Glukose 2 ml / kg bei Verdacht auf insulininduzierte Hypoglykämie
  - Intubation bei instabilen Vitalparametern oder therapierefraktärem SE
- **Stufe 3:**
  - Weitere ätiologische Abklärung (CT, MRT, LP)
  - Dysäquilibrium beseitigen, bei Hyperpyrexie Wadenwickel, Kühlmatten, Antipyretika
  - Komplikationen antizipieren
- **Stufe 4:**
  - Behandlung auf Intensivstation
  - EEG-Monitoring: bei intubierten Patienten, bei refraktärem SE zur Steuerung der Antikonvulsiva
  - Hirndruckmonitoring, evtl. Hirndrucktherapie
  - Beginn der antikonvulsiven Dauerbehandlung

Zusätzlich Behandlung mit folgenden Mitteln in Betracht ziehen:
- **Glukose:** s. o. 0,2–0,5 g / kg (1–2,5 ml / kg 20 % Glukose) i. v. bei Hypoglykämie
- **Naloxon:** 0,01–0,1 mg / kg (max. 2 mg Bolus) i. v. bei Opioidintoxikation
- **Thiamin:** 100 mg i. m. bei möglichem Mangel
- **Pyridoxin:** 50–100 mg i. v. bei möglichem Mangel, insbesondere kleine Kinder
- **Antibiotika:** bei konkretem Meningitisverdacht Therapie sofort beginnen, nicht die LP oder CT / MRT abwarten

Klinische Manifestationen

Der konvulsive SE lässt sich im Gegensatz zum NCSE unschwer erkennen. Wie oben erwähnt, rangiert die Bewusstseinslage bei Patienten mit SE von Somnolenz bis zum tiefen Koma. Initial zeigen die Patienten kontinuierliche oder wiederholte tonisch-klonische Anfälle. Im Verlauf werden die Anfälle weniger offensichtlich und zunehmend subtiler in Form von fokalen Faszikulationen an Extremitäten oder Gesicht sowie Nystagmus. Die Persistenz der epileptischen Aktivität erfordert zur Erkennung die Ableitung des EEG („elektroklinische Dissoziation"). Diese Dissoziation sollte immer bedacht werden, wenn der Patient nach initialer Kontrolle der Konvulsionen nicht angemessen wach wird.

Die Diagnose des NCSE ist meist schwierig und erfordert immer eine EEG-Ableitung, allein schon zur Therapiesteuerung. Petit-Mal- und Komplex-Partial-Status zeigen eine Fluktuation des Bewusstseins zwischen Konfusion, Automatismen und vollständiger Nichtreagibilität. Für die Diagnose des NCSE sollten folgende Kriterien erfüllt sein:
1. Phase mit Abweichung des Verhaltens von der Ausgangssituation
2. Epilepsietypische Potenziale im EEG
3. Ansprechen auf antikonvulsive Medikation

CAVE
Beim intubierten und relaxierten Patienten mit SE immer EEG-Monitoring durchführen.

Ursachen

Ein SE kann infolge einer massiven akuten Läsion des Gehirns oder in Situationen mit primär zugrunde liegender Hirnstörung auftreten. Bei Patienten ohne vorherige Epilepsie sind akute metabolische oder strukturell-anatomische Schäden des Gehirns am häufigsten (➤ Box 6.1). Die Therapie des SE bei diesen Patienten ist häufig schwierig und die Prognose in Abhängigkeit von der Grunderkrankung ungünstig. Dagegen lässt sich der SE bei bekannter Epilepsie und Noncompliance meist gut therapieren.

BOX 6.1
Ursachen des Status epilepticus
- Fieberstatus (Kinder 6 Monate bis 6 Jahre)
- Epilepsie, Noncompliance!
- Frühkindlicher Hirnschaden
- Metabolische Erkrankung, meist bei Kindern unter 1 Jahr
- Trauma (Kontusion, Infarkt, Blutung, Hypoxie-Ischämie)
- Infektion
- Neurodegenerative Erkrankung, neurokutane Syndrome, kortikale Fehlbildungen
- Tumor
- Intoxikation (Insulin, Antidepressiva, Opioide, Cholinergika, Alkohol)
- Idiopathisch

Therapie

Die Aggressivität der Behandlung muss beim konvulsiven SE hoch sein. Schon nach 5–10 min sollte der Einstieg in den kliniküblichen Behandlungsplan für den SE erfolgen. Die Notwendigkeit zur Therapieverschärfung muss von Anfang an bedacht werden. Nur beim NCSE kann man sich Zeit lassen, da ein Hirnschaden so schnell nicht zu befürchten ist. GABAerge Substanzen (z. B. Benzodiazepine) verlieren mit zunehmender Anfallsdauer an Wirksamkeit; auch das ist ein Grund, früh zu intervenieren.

Die fünf Grundprinzipien in der Behandlung des SE sind:

1. Allgemeine Stabilisierung und Aufrechterhaltung der Vitalfunktionen
2. Beendigung des SE
3. Rezidivprophylaxe
4. Beseitigung auslösender Ursachen
5. Prävention und Therapie von Komplikationen

Allgemeine Maßnahmen

Die Erstmaßnahmen unterscheiden sich nicht wesentlich von den Grundprinzipien bei anderen Notfällen (ABC). Es gibt aber einige Besonderheiten und Schwierigkeiten beim SE.

- Das Freihalten der Atemwege ist kritisch, da eine Hypoxie den Verlauf des SE ungünstig beeinflusst (Therapierefraktärität, Hirnödem). Andererseits ist das Freihalten bei anhaltenden Konvulsionen, zunehmender Verschleimung und etwaigem Erbrechen schwierig. Eine Intubation sollte bei respiratorischen Problemen frühzeitig erfolgen, noch früher, wenn eine hoch dosierte Therapie mit Benzodiazepinen oder Barbituraten beabsichtigt ist. Eine Intubation ohne Muskelrelaxation ist beim Patienten mit SE meist nicht möglich. Hier sollten sehr kurz wirksame Substanzen (z. B. Vecuronium 0,08–0,1 mg / kg) angewendet werden.
- Ein sicherer venöser Zugang ist für Blutabnahmen, Gabe der Medikationen und Management des Wasser- und Elektrolythaushalts essenziell.
- Kardiales Monitoring ist wichtig, da häufig – spontan oder nach Medikation (Phenytoin, Lacosamid!) – bedrohliche Arrhythmien auftreten. Eine Hypotension muss korrigiert werden; eine milde Hypertension nicht, da sie mit Ende des SE von selbst verschwindet.
- Eine Hypoglykämie kann Ursache, aber auch Folge eines protrahierten Anfalls sein. Wenn eine Blutzuckermessung nicht möglich ist, werden 0,5 g / kg Glukose i. v. gegeben.
- Die Blutentnahme umfasst Blutbild, Elektrolyte (Na, K, Ca, Mg), Glukose, Laktat, BGA, Leberwerte, Ammoniak, CK, Harnstoff sowie evtl. Toxikologie und Stoffwechselscreening.
- Die zerebrale Bildgebung (cCT, MRT) soll strukturelle, ggf. therapiepflichtige Läsionen aufdecken.
- Die Lumbalpunktion ist bei Verdacht auf eine Infektion grundsätzlich indiziert, man beachte aber die Kontraindikationen (bereits bestehender Hirndruck, fokal-neurologische Zeichen, Schocksituation).
- Die EEG-Ableitung sollte so früh wie möglich (Achtung Timing: Intubation, cCT) initiiert werden. Zwingend ist sie bei persistierender Nichtreagibilität, Muskelrelaxation und therapierefraktärem SE. Nichtkonvulsive epileptische Anfälle (20–30 % nach SE) sind ebenfalls nur im EEG zu erkennen.

CAVE

Kein Succinylcholin wegen Hyperkaliämie- und Rhabdomyolyserisiko!

Medikamentöse Unterbrechung des Status epilepticus

Benzodiazepine (Lorazepam, Clonazepam, Midazolam) sind Mittel der 1. Wahl (➤ Tab. 6.9). Sie müssen zügig eingesetzt und initial ausreichend dosiert werden. Mit fortschreitender Dauer (> 30 min) des SE sind sie zunehmend weniger wirksam und verschärfen mit hohen Dosierungen die respiratorische Situation weiter.

Die meisten Leitlinien schlagen Phenytoin als zweite Substanz vor. Die Handhabung ist aber nicht ganz einfach, und kardiale Nebenwirkungen sowie Erbrechen sind häufig. Levetiracetam ist generell gut wirksam und hat klare Vorteile bei komplexen Patienten (z. B. Leber- oder Nierenversagen, onkologische Situationen); Interaktionsrisiken fehlen. Valproat bietet sich an, wenn keine

Kontraindikationen bestehen (Leber, Gerinnung, Mitochondriopathie).

Substanzen der 2. Wahl kommen nur bei Patienten infrage, die nicht mit der gleichen Substanz vorbehandelt sind (Ausnahme Noncompliance).

TIPP

Im Zweifel das Mittel mit der größten eigenen Erfahrung verwenden. Bei unzureichender Wirkung weiter ausdosieren und Substanz nicht zu früh wechseln!

CAVE

Vorsicht mit Benzodiazepinen beim Lennox-Gastaut-Syndrom: Provokation von tonischem SE möglich.

Komplikationen

Eine Hyperthermie wird bei vielen Patienten mit SE gesehen (28–79 %) – ein direkter Effekt der konvulsiven Anstrengung, teils auch Ausdruck der zerebralen Dysregulation. Zur Verminderung des zerebralen Schadens und zur Rezidivprophylaxe muss die Hyperthermie behandelt werden. Meist reichen die normalen antipyretischen Maßnahmen aus (NSAR, feuchte Wickel); ideal ist eine regulierbare Kühlmatte. Pentobarbital hat häufig einen temperatursenkenden Effekt.

Die metabolische Azidose nach epileptischen Anfällen geht nach Kontrolle der Anfallsaktivität meist spontan zurück. In besonders schweren Einzelfällen ist die Gabe von Natriumbikarbonat angezeigt.

Eine Myoglobinurie wird mit kristalliner Infusion und forcierter Diurese unter Alkalisierung behandelt.

Ein Hirnödem kann mit Verzögerung von 1–3 Tagen sekundär als vasogenes Ödem nach den Anfällen oder als Folge der dem SE zugrunde liegenden Ursache (z. B. Tumor, Infarkt) auftreten. Vorbeugung ist wie immer die beste Therapie (frühzeitige SE-Unterbrechung, Kontrolle der Vitalparameter, Lagerung, Steroide bei Tumor). In lebensbedrohlichen Fällen wird man das komplette Arsenal zur Therapie des Hirndrucks benötigen (➤ Kap. 6.4).

Im Folgenden sind neurologische und systemische Komplikationen aufgeführt, die zur Morbidität und Mortalität beim SE beitragen (ohne Anspruch auf Vollständigkeit):

- Gehirn:
  - Direkter zerebraler Schaden durch epileptische Aktivität
  - Zerebrale Hypoxie
  - Zerebrales Ödem
  - Sinusvenenthrombose
  - Intrakranielle Hämorrhagie
- Herz-Kreislauf:
  - Arrhythmie
  - Verminderte Kontraktilität
  - Hypertension / Hypotension
- Lunge:
  - Hypopnoe / Apnoe
  - Respiratorisches Versagen / ARDS
  - Aspirationspneumonie
  - Lungenödem
  - Pulmonaler Hypertonus
- Stoffwechsel:
  - Metabolische / respiratorische Azidose
  - Elektrolytdysbalance
  - Leberdysfunktion
  - Pankreatitis
  - Akute tubuläre Nekrose und Nierenversagen
  - Dehydration
- Andere:
  - Rhabdomyolyse und Myoglobinurie
  - Disseminierte intravasale Gerinnung (DIC)
  - Frakturen
  - Hyperthermie
  - Infektionen

Viele dieser Komplikationen treten gleichzeitig auf und potenzieren sich. Hypoxie entsteht infolge von verminderter Ventilation, vermehrter Atemwegssekretion und gesteigertem Sauerstoffbedarf. Hypoxie in Verbindung mit Konvulsionen und Azidose verursacht Störungen der kardialen Kontraktilität mit vermindertem Auswurf und arterieller Hypotension, die wiederum die neuronale und allgemeine metabolische Funktion verschlechtert. Etwa die Hälfte der Patienten kann bedrohliche kardiale Dysrhythmien entwickeln. Myoglobinurie als Folge einer Rhabdomyolyse durch die anhaltende konvulsive Aktivität kann zu Tubulusnekrose und akutem Nierenversagen führen.

CAVE

Phenytoin und Lacosamid verstärken das Arrhythmierisiko.

Tab. 6.10 Ursachen von Entzündungen des ZNS

Erreger / Ursachen	Typische Vertreter
Bakterien, eitrig	Meningo-, Pneumokokken, *Haemophilus influenzae*, Strepto-, Staphylokokken, *E. coli* Neugeborene: *Listeria monocytogenes*, β-hämolysierende Streptokokken, gramnegative Bakterien
Bakterien, nicht eitrig	Leptospiren, *Borrelia, Ehrlichia, Bartonella, Brucella*, Mykobakterien, *Tropheryma*
Viren	Herpes-Gruppe, Enteroviren, Masern, Mumps, Röteln, Polio, HIV, FSME
Pilze	*Candida, Cryptococcus*
Parasiten	Malaria, Toxoplasmose, Trypanosoma, Zystizerkose, *Echinococcus*, Trichinen, *Toxocara*
Immunerkrankungen	Systemischer Lupus erythematodes, Sarkoidose, Meningeosis leucaemica
Medikamente	Immunglobuline, Isoniazid, Cotrimoxazol, Azathioprin
Andere Noxen	Chemische Substanzen, Hitze, Strahlung

6.3 Infektionen des ZNS

Definition

- Als **Meningitis** wird eine Entzündung der gesamten weichen Hirn- und Rückenmarkshäute bezeichnet. Von Bedeutung sind v. a. virale und bakterielle Meningitiden (➤ Tab. 6.10).
- Die **Enzephalitis** ist eine Entzündung des Hirnparenchyms, teils isoliert, teils mit Meningitis oder im Rahmen einer Sepsis. Die Enzephalitis kann herdförmig beschränkt sein. Selten tritt eine abszedierende Infektion des Großhirns auf (Hirnabszess).

Ätiologie und Epidemiologie

Entzündungen können primär (offenes SHT, invasive Eingriffe), per continuitatem (Sinusitis, Mastoiditis) oder hämatogen entstehen. Prädisponierende Faktoren sind Bakteriämien aufgrund anderer Störungen (Sepsis, Herzfehler, OPs, VP-Shunt u. v. m.) und primäre oder sekundäre Immundefekte (schwere chronische Erkrankungen, HIV-Infektion, Immunsuppression, Splenektomie). Erhöhtes Risiko herrscht bei direktem Kontakt (Meningokokken, Viren) oder Reisen in Endemiegebiete. Eitrig-bakterielle Meningitiden haben eine Inzidenz von etwa 1 : 10 000 Kindern pro Jahr.

6.3.1 Meningitis

Wegen der unterschiedlichen therapeutischen Konsequenzen und Prognose trennt man die eitrige von der nicht eitrigen bzw. serösen Meningitis. Funktionsstörungen der Hirnnerven und spinalen Nervenwurzeln können auftreten.

Klinik und Leitsymptome

- Kopfschmerzen, Photophobie
- Nackensteifigkeit
- Fieber
- Übelkeit, Erbrechen
- Neurologische Herdsymptome (Enzephalitis)
- Epileptische Anfälle (Pneumokokken, *Haemophilus influenzae*, Enzephalitis)
- Blasenentleerungsstörung (Myelitis)
- Bewusstseinsstörung, Psychosyndrom (Hirndruck, Enzephalitis)
- Sepsis, Schock, Waterhouse-Fridrichsen-Syndrom (Meningo-, Pneumokokken)

Diagnostik

Wegen der erheblichen Konsequenzen ist die Verdachtsdiagnose durch eine Liquoruntersuchung zu sichern, der Infektionserreger nachzuweisen und die Therapieentscheidung, soweit möglich, durch

Tab. 6.11 Diagnostik bei Meningitis

Untersuchung	Indikation, wichtige Parameter
Liquor	Zellzahl, Eiweiß, Glukose, Laktat, CRP, Grampräparat, Antigennachweis (Meningokokken, *Haemophilus*), immunologische Marker (Borrelien, HHV, Enteroviren, Mykoplasmen)
Blut	Blutbild, CRP, Blutkultur, Serologie (Borrelien, Mykoplasmen)
Bildgebung	Schädelsonografie bei Säuglingen; Schädel-MRT / CT bei Komplikationen oder Enzephalitis-Verdacht
EEG	Bei unklarer Bewusstseinstrübung oder Krämpfen
Hörprüfung	Möglichst frühzeitig, immer nach Therapieabschluss
Nachkontrolle	Entwicklungsdiagnostik und Neurobefund im 1. Jahr

eine Empfindlichkeitsprüfung (Antibiogramm) abzusichern (➤ Tab. 6.11 und ➤ Tab. 6.14).

CAVE

Lumbalpunktion bei drohender Einklemmung verschieben!

TIPP

Reiseanamnese nicht vergessen!

Die differenzialdiagnostischen Erwägungen sind in ➤ Tab. 6.12 zusammengefasst.

Konventionelle Therapie

- **Kausale Therapie:**
  - Möglich bei Bakterien, Pilzen, Parasiten; die antibiotische Therapie wird nach Anfangsverdacht empirisch begonnen und nach Vorliegen von Resistenzbestimmungen adaptiert. Bei Verdacht auf bakterielle Infektion wird initial meist Cefotaxim 200 mg / kg / d angewendet.
- **Symptomatische Behandlung:**
  - Analgetika
  - Infusion von Glukose- / Elektrolytlösung, Schocktherapie
  - Bettruhe
  - Druckentlastung durch diagnostische Lumbalpunktion
  - Bei schweren Verläufen neuro-intensivmedizinische Behandlung wie beim SHT. Überwachung von Atmungs- und Herz-Kreislauf-Funktion, Flüssigkeits- und Elektrolytbilanzierung; Flüssigkeitsrestriktion; Vermeidung einer Hypoxämie, ggf. Intubation und Beatmung; Hirnödemtherapie, bei Verdacht auf gesteigerten intrakraniellen Druck unter kontinuierlicher Hirndruckmessung mittels epiduraler Drucksonde; ggf. antikonvulsive Therapie
- Evtl. Blasenkatheter (Myelitis)

Bei allen schwer erkrankten Kindern ist schon im Akutstadium eine zunächst passive physiotherapeutische Behandlung erforderlich.

Tab. 6.12 Differenzialdiagnose bei Meningitis-Verdacht

Leitsymptom	Differenzialdiagnosen
Kopfschmerzen	Migräne, intrakranielle Drucksteigerung, Sinusvenenthrombose, SAB, Insolation
Meningismus	Unspezifisch bei schweren Kopfschmerzen, HWS-Syndrom, Pleuritis, Lymphadenitis colli, Retropharyngealabszess
Bewusstseinsstörung, Psychosyndrom	Intoxikation (stets initiale Blut- und Urinprobe asservieren), intrakranielle Raumforderung, zerebrovaskuläre Erkrankung, Blutung, Trauma, Stoffwechselstörungen (z. B. Organoazidurien, Mitochondriopathien; Dekompensationen bei akuten fieberhaften Infekten und im MRT enzephalitisähnliche Muster, meist symmetrisch im Bereich der Stammganglien)
Neurologische Herdsymptome	Akute disseminierte Enzephalomyelitis (ADEM), multiple Sklerose, spinale Raumforderung, Guillain-Barré-Syndrom, Fisher-Syndrom, Morbus Whipple

Eine Thromboseprophylaxe empfiehlt sich spätestens ab dem Pubertätsalter.

Typische Komplikationen der bakteriellen Meningitis sind:

- Hydrozephalus
- Hirnnervenparese
- Hörstörung

Die Prognose eitrig-bakterieller ZNS-Infektionen ist, abhängig vom Verlauf vor Therapiebeginn, allgemein ungünstig. Eine hohe Mortalität besteht bei Infektionen mit Meningo- und Pneumokokken sowie *Haemophilus*. Residuen nach viralen Infektionen treten in 10–20 % der Fälle auf.

Einigen Meningitiden sollte durch aktive Impfung vorgebeugt werden (HiB, Pneumo- und Meningokokken, Polio, Masern, Mumps und Röteln gemäß STIKO-Empfehlungen, Indikationsimpfung gegen Frühsommer-Meningoenzephalitis).

Eine Umgebungsprophylaxe erfolgt für enge Kontaktpersonen bei Meningokokken und *Haemophilus* (2 Tage Rifampicin, evtl. Ciprofloxacin) sowie bei Tuberkulose.

6.3.2 Enzephalitis

Virusenzephalitiden manifestieren sich in drei Verlaufsformen (> Tab. 6.13).

Klinik und Leitsymptome

- Kopfschmerzen, Photophobie
- Nackensteifigkeit
- Fieber
- Übelkeit, Erbrechen
- Neurologische Herdsymptome
- Epileptische Anfälle (selten bei ADEM, MS)
- Blasenentleerungsstörung (Myelitis)
- Bewusstseinsstörung, Psychosyndrom (Hirndruck)
- Sepsis, Schock (selten, z. B. hämorrhagische Masern)

Diagnostik

Das Schädel-MRT zeigt in aller Regel die entzündlichen Veränderungen (Ödem, flächige Infiltrationen in Marklager oder grauer Substanz). Bei para- und postinfektiösen Enzephalitiden kann das MRT auch negativ sein. Bei „reiner" Enzephalitis zeigt der Liquor häufig Normalwerte für Zellzahl und Eiweiß. Virusantikörper werden erst im Verlauf positiv. Das Virusantigen kann durch PCR nachgewiesen werden (Herpes-, Influenza-, Enteroviren). Die EEG-Befunde korrelieren mit der klinischen Enzephalopathie, selten wird man spezifische Veränderungen wie periodische Komplexe zu sehen bekommen (Herpes, Masern, Creutzfeldt-Jakob-Krankheit).

Therapie

Die meisten Viren sind nicht mit Chemotherapeutika behandelbar. Bei der HSV- und der VZV-Enzephalitis ist eine antivirale Therapie mit Aciclovir schon bei geringem Verdacht sowie bei immunsupprimierten Patienten und Neugeborenen mit VZV-Infektion indiziert. Die Dosierung beträgt bei HSV1- oder HSV2-Enzephalitis 30–45 mg/kg/d in drei Einzeldosen über 14–21 Tage, bei VZV-Enzephalitis über mindestens 10 Tage. Wegen des Risikos der Tubulusnekrose ist auf ausreichende Hydrierung bzw. Urinmengen zu achten. Bei Zytomegalieviren

Tab. 6.13 Verlaufsformen der viralen Enzephalitis

Form	Typische Erkrankung
Akut / subakut	Direkt erregerbedingt; z. B. *Herpes simplex* (HSV), Influenza, Masern, Rabies, Polio
Postinfektiös	Immunpathogenetisch bedingt, 2–6 Wochen nach Infektion, häufig multilokulär das Marklager betreffend als ADEM (akute disseminierte Enzephalomyelitis); z. B. nach Influenza, Masern, Varizellen, Röteln und Mumps, aber auch Mykoplasmen
Langsam progredient	Infektion mit persistierendem Erreger; z. B. subakut sklerosierende Panenzephalitis (SSPE) nach Masern

ist Ganciclovir wirksam. Wegen des nicht unbeträchtlichen Nebenwirkungsrisikos empfiehlt sich aber der Einsatz nur bei immunsupprimierten Patienten und schweren Krankheitsverläufen.

Während der Einsatz von Kortikosteroiden bei der Virusmyelitis umstritten bleibt, hat sich bei der akuten disseminierten Enzephalomyelitis (ADEM) und bei transverser Myelitis die hoch dosierte Stoßtherapie mit Methylprednisolon wie bei der multiplen Sklerose bewährt (20 mg/kg/d, Maximaldosis 1.000 mg, an 3 aufeinander folgenden Tagen). Auch hoch dosierte intravenöse Immunglobuline (IVIG) und die Plasmapherese wurden als wirksam beschrieben.

6.3.3 Akute Enzephalopathie

Der Begriff „akute Enzephalopathie" wird für akute, meist schwere Hirnfunktionsstörungen benutzt, denen gewöhnlich eine Infektion vorausgeht. Die Hauptsymptome sind:

- Bewusstseinsstörung
- Zeichen des erhöhten ICP
- Epileptische Anfälle, Status epilepticus

Typisch ist das Auftreten im Säuglings- und Kleinkindalter. Die vorausgehende Infektion ist meistens viral, aber auch enterohämorrhagische *E. coli*, Salmonellen, *Bordetella pertussis* oder Bartonellen können der Auslöser sein (➤ Box 6.2). Risikofaktor ist die Gabe von ASS, anderen NSAR und Theophyllin. Man unterscheidet drei Verlaufsformen der akuten Enzephalopathie:

- Metabolische Entgleisungen:
  - Genetische Stoffwechselstörungen
  - Klassisches Reye-Syndrom (➤ Kap. 6.4.3)
- Schwere systemische inflammatorische Reaktion, vasogenes Hirnödem, Multiorganversagen, disseminierte intravasale Gerinnung:
  - Reye-artiges Syndrom
  - Hämorrhagisches Schock- und Enzephalopathie-Syndrom (HSE)
  - Akute nekrotisierende Enzephalopathie (ANE)
- Lokalisiertes Ödem des zerebralen Kortex:
  - Fieberhafter Status epilepticus
  - Hemikonvulsions-Hemiplegie-Syndrom
  - Akute frontale Enzephalopathie

BOX 6.2

Typische Viren, die akute Enzephalopathien verursachen

- Influenza A und B
- Exanthema subitum, humanes Herpesvirus Typ 6 (HHV6)
- Rotavirus
- Varicella-Zoster-Virus (VZV)
- Masern
- RS-Virus

Die symptomatische Therapie zielt auf den erhöhten ICP, Bremsung des Zytokinsturms durch Steroide, Immunglobulingabe und evtl. Plasmapherese sowie das Multiorganversagen ab.

6.4 Erhöhter intrakranieller Druck

Ein erhöhter intrakranieller Druck (ICP) ist die gemeinsame Endstrecke vieler intrakranieller Probleme (➤ Tab. 6.14, ➤ Kap. 6.1). Bei komatösen Kindern ist die Inzidenz des erhöhten ICP abhängig von der Ätiologie: 50 % bei SHT, 25 % bei hypoxisch-ischämischer Enzephalopathie, 66 % bei Meningitis/Enzephalitis, 80 % bei Hydrozephalus und 100 % bei raumfordernden Läsionen. Für all diese Erkrankungen hat der erhöhte ICP einen entscheidenden Einfluss auf die Gesamtprognose.

Unter Normalbedingungen repräsentiert der ICP den Gleichgewichtsdruck, wenn Liquorproduktion, -resorption und -volumen konstant sind. Liquor wird im Plexus chorioideus mit etwa 0,35 ml/kg/h aktiv sezerniert. Die Produktion bleibt über den Bereich der Autoregulation der Hirnperfusion konstant. Die Liquorresorption geschieht passiv durch die Granulationen der Arachnoidea und steigt mit Erhöhung des ICP.

$$\text{ICP} = \text{Resistance} \times \text{Produktion} + \text{Druck im Sinus venosus}$$

Der normale ICP liegt bei 0–10(–15) mmHg, bei jungen Kindern eher unter 5 mmHg. Viele Erkrankungen kompromittieren lokal oder global die Autoregulation. Kurze Druckspitzen (z. B. Pressen)

Tab. 6.14 Einige häufige Ursache für erhöhten intrakraniellen Druck (ICP)

Schädel-Hirn-Trauma	• Intrakraniales Hämatom (extradural, subdural und intrazerebral) • Diffuse Hirnschwellung / Ödem • Kontusion
Zerebrovaskulär	• Subarachnoidalblutung • Intrazerebrales Hämatom • Zerebrale Sinusvenenthrombose • Hirninfarkt
Hypertensive Enzephalopathie	
Hydrozephalus	• Kongenital oder erworben • Obstruktiv oder kommunizierend
Intrakranielle Raumforderung	• Hirntumor • Arachnoidalzyste • Sekundärer Hydrozephalus • Ödem
Pseudotumor cerebri	
Normaldruck-Hydrozephalus	
ZNS-Infektion	• Meningitis • Enzephalitis • Abszess • Parasiten (Malaria, *Echinococcus)* • Sekundärer Hydrozephalus
Metabolische Enzephalopathie	• Hypoxie-Ischämie • Reye-Syndrom u. a. • Blei-Enzephalopathie • Hepatisches Koma • Nierenversagen • Diabetische Ketoazidose • Verbrennung • Beinahe-Ertrinken • Hyponatriämie
Status epilepticus	

sind unproblematisch bzw. physiologisch, Druckanstiege über mehr als 5 min können je nach Höhe und arteriellem Mitteldruck den zerebralen Blutfluss vermindern (➤ Kap. 1.4.1).

Die Schwelle, um eine aktive drucksenkende Therapie zu beginnen, wird bei Kindern gewöhnlich um 15–20 mmHg angesiedelt. Der zerebrale Perfusionsdruck sollte bei Kleinkindern 25–40 mmHg und ab dem Schulalter 50–55 mmHg nicht unterschreiten.

Tab. 6.15 Indikationen zum ICP-Monitoring

Schädel-Hirn-Trauma (SHT)	• Schweres SHT (GCS 3–8) mit pathologischem Aufnahme-CT • Schweres SHT (GCS 3–8) mit normalem Aufnahme-CT und folgenden Kriterien: a. arterielle Hypotension b. ein- oder beidseitige motorische Synergismen
Intrazerebrale oder subarachnoidale Blutung	• GCS < 9 • Postoperativ nach intraoperativen Komplikationen • Hydrozephalus
Andere Ätiologien mit GCS < 9 und CT-Hinweisen eines Hirnödems, Hydrozephalus oder erhöhter ICP anderer Genese	• Metabolisch (z. B. Leberversagen) • Hypoxie / Ischämie (z. B. nach Herzstillstand) • ZNS-Infektionen

Indikationen zum ICP-Monitoring sind in ➤ Tab. 6.15 aufgeführt; Faktoren, die den erhöhten ICP verstärken können, sind ➤ Box 6.3 zu entnehmen.

BOX 6.3

Potenzielle Probleme, die den erhöhten ICP verstärken können

- Falsche Kalibrierung des ICP-Monitors oder falsche Blutdruckwerte:
  - Überprüfen der Kalibrierung
  - Position des arteriellen Transducers korrigieren
- Obstruktion des venösen Rückflusses vom Kopf:
  - Position von Kopf und Nacken verbessern, besonders bei Adipositas
  - Einengung am Hals beseitigen (Verband, Tubusfixation)
- Kardiovaskuläre Probleme:
  - Zu niedriger CPP: Hypovolämie, spinaler Schock, periphere Vasodilatatoren?
  - Zu hoher CPP: verstärkt Ödem und Liquorproduktion!
- Respiratorische Probleme:
  - Hyperkapnie, Hypoxie
  - Zu hoher PEEP
  - Sekret, Bronchospasmus u. a.
- Metabolismus: Fieber, Hyperglykämie, hypoosmotische Infusion
- Unzureichende Analgesie, zu flache Sedierung: Muskelrelaxans erwägen, wenn Analgosedierung angemessen
- Status epilepticus, nichtkonvulsiver Status epilepticus, periodische lateralisierte Entladungen (PLEDs)
- Progressive oder neue raumfordernde Läsion

6.4.1 Hydrozephalus

Der Hydrozephalus zeichnet sich durch erweiterte Hirnventrikel aus, die als Ergebnis einer Imbalance aus Produktion, Abfluss und Absorption zu viel Liquor enthalten.

- Beim nicht kommunizierenden Hydrozephalus ist der Abfluss aus den Ventrikeln in den subarachnoidalen Raum und die basalen Zisternen gestört bzw. blockiert. Typische Ursachen sind kongenitale Fehlbildungen (Aquäduktstenose, Chiari-Syndrom u. a.) oder erworbene Störungen (intraventrikuläre Blutung, Tumor u. a.).
- Beim kommunizierenden Hydrozephalus liegt der Block außerhalb des Gehirns aufseiten der Absorption an der meningealen Oberfläche (z. B. nach Meningitis, Blutung).

Management

Kinder mit bislang unbekanntem Hydrozephalus stellen sich eher selten notfallmäßig vor. Bei mutmaßlichem oder manifestem Hirndruck muss aber ein Hydrozephalus bedacht werden. Beim wachen Patienten wird man zunächst ein Schädel-CT, besser ein MRT anfertigen lassen. Bei kleineren Kindern gelingt häufig auch ein Schädel-Sono transkraniell. Damit ist die Hydrozephalus-Frage fast immer zu klären. Das weitere Management hängt dann von der Ursache des Hydrozephalus und von der Höhe des mutmaßlichen Hirndrucks ab (➤ Tab. 6.16).

Anamnese und Untersuchung

Eine sorgfältige Anamnese erfasst vorherige Erkrankungen und Traumata. Bei Kindern mit (Nüchtern-)Erbrechen, Kopfschmerzen und Irritabilität werden Kopfumfang und, falls noch offen, die Fontanelle beurteilt. Wenn möglich, sollte der Schädel transilluminiert und auf erweiterte Venen geachtet werden. Das bekannte Sonnenuntergangsphänomen (Bulbusdeviation nach unten) entsteht bei Druck auf die Vierhügelplatte. Spastizität und Pyramidenbahnzeichen besonders der unteren Extremitäten entwickeln sich durch die Dehnung der kortikospinalen Fasern.

TIPP

Schädelperkussion nicht vergessen. Klang wie „Sprung in der Schüssel" weist auf große Fraktur oder gesprengte Nähte hin (Macewen-Zeichen).

TIPP

Bei Kindern mit VP-Shunt verursacht bis zum Beweis des Gegenteils der Shunt die Symptome. Enge Ventrikel schließen einen erhöhten ICP nicht aus („Schlitzventrikel-Syndrom").

Patienten mit Shunt-Fehlfunktion präsentieren sich meist mit Zeichen des erhöhten Hirndrucks (ICP). Die Kinder weisen Kopfschmerzen, oft morgens am stärksten, Erbrechen, Schreiattacken, Antriebslosigkeit und andere Verhaltensänderungen sowie Sehstörungen auf. Eltern, v. a. jene, die schon vorangegangene Shunt-Fehlfunktionen erlebt haben, registrieren schon früh subtile und häufig intermittierende Symptome, die die Verschlechterung ankündigen. Bei der klinischen Untersuchung ist auf uni- oder bilaterale Hirnnervenparesen zu achten, besonders oft betroffen ist der N. abducens. Typisch ist auch das Sonnenuntergangsphänomen. Eine Schwellung durch Liquoraustritt entlang des Shuntverlaufs weist auf eine Obstruktion hin, eine Rötung zusätzlich auf eine Infektion. Die Fontanelle kann vorgewölbt und gespannt sein. Ein rasches Kopfwachstum kommt nur bei Säuglingen und kleinen Kindern oder nach Nahtsprengung vor.

Ein Papillenödem tritt schon im Normalfall erst nach vielen Stunden auf und bei vielen Kindern mit akuter Shunt-Fehlfunktion entweder gar nicht oder mit großer Verzögerung. Mit einer Funduskopie durch einen konsiliarischen Augenarzt sollte man keine Zeit verlieren. Eine Kopfzwangshaltung kann durch eine N.-IV-Parese oder drohende Herniation verursacht werden. Besonders zu beachten sind Wellen von schweren Kopfschmerzen mit oder ohne Sehstörung, Bewusstseinsverlust, neu auftretender N.-III-Parese oder Dezerebrationshaltung. „Echte" epileptische Anfälle dagegen sind bei Hirndruck

Tab. 6.16 Management des Patienten mit Verdacht auf erhöhten ICP

Management des erhöhten ICP	Konsequenzen
Wacher Patient	• Verdachtsdiagnose ergibt sich aus Anamnese / Symptomen (neu auftretende Kopfschmerzen, Übelkeit, Erbrechen, Verschwommensehen, Gesichtsfeldausfälle, Doppeltsehen) mit oder ohne initiales Papillenödem; jeder Patient mit unklarer Schläfrigkeit oder wechselnder Bewusstseinslage oder Sehstörung sollte notfallmäßig vom Neuropädiater / Neurochirurgen gesehen werden • Bildgebung sowie allgemeine Untersuchung / Labor inkl. Röntgen-Thorax • Niemals Lumbalpunktion bei Patienten mit V. a. erhöhten ICP, auch bei fehlendem Papillenödem, bevor nicht Raumforderung oder diffuses Hirnödem ausgeschlossen ist • Management hängt von definitiver Diagnose ab; z. B. Neurochirurgie bei Raumforderung: Tumor (Dexamethason!), Abszess, großer hämorrhagischer Infarkt • Hydrozephalus: CSF-Shunt • Pseudotumor cerebri: ➤ Kap. 6.4.2
Bewusstloser Patient mit V. a. intrakranielle Katastrophe	Notfallmäßige Intubation und Wiederbelebung, wenn Patient bewusstlos, d. h. nicht weckbar ist und Aufforderungen nicht mehr befolgt werden (➤ Tab. 6.1)
Management des gesichert erhöhten ICP	• Spezifische Therapie beginnen • Raumforderung entfernen / verkleinern • Hydrozephalus: externe Ventrikeldrainage; lumbale Ableitung, wenn Ventrikel eng • Hirnödem: Steroid bei Tumor, evtl. bei Trauma, Abszess • Zerebralen Perfusionsdruck über 60 mmHg halten (bei kleinen Kindern niedriger) • Blutdruck halten; Hypovolämie und unnötige Sedierungstiefe vermeiden • ICP unter 20 mmHg halten • Probleme antizipieren (➤ Box 6.3) • Kopfhochlagerung 20–30° • Analgosedierung • Optimale Beatmung (Ziel p_aCO_2 35–40 mmHg) • Hypothermie erzeugen • Anfälle aggressiv beenden • Neuromonitoring initiieren (➤ Kap. 1.4) • Bei Druckwellen Osmotherapie mit Mannit • Dekompressive Kraniotomie, Hirnnekrosen entfernen • Bildgebung wiederholen

trotz häufig vorhandener Epilepsie-Diagnose bei Kindern mit VP-Shunt selten.

Die zerebrale Bildgebung zeigt ggf. Zeichen der Liquorzirkulationsstörung (erweiterte Ventrikel, „Capping"). Besonders Kinder, die als Früh- oder Neugeborene mit einem Shunt versorgt wurden, können auch Attacken mit hohem ICP trotz enger Ventrikel haben („Schlitzventrikel-Syndrom"). Grund ist ein Missverhältnis von Schädel- und Gehirnvolumen mit Einschränkung der Reserveräume.

Hat das Kind einen ventrikulären Shunt und besteht der Verdacht auf eine Shunt-Dysfunktion, sollte zügig ein Neurochirurg hinzugezogen werden. Oft sind auch Nativ-Röntgenaufnahmen des Shuntverlaufs hilfreich, um Typ, Lage, Konnektoren und Intaktheit des Systems zu sehen.

Eine distale Shunt-Obstruktion (20–30 %) kann durch Migration des Katheters oder Bildung von Pseudozysten entstehen. Ein versierter Sonographeur kann dies im Ultraschall des Abdomens oft darstellen. Kinder mit Abdominalsymptomen oder Problemen sollte unbedingt der Neurochirurg sehen, bevor eine explorative Laparotomie oder auch nur eine Appendektomie durchgeführt wird.

TIPP

Radiologische Bilder nützen wesentlich mehr, wenn Voraufnahmen verglichen werden können.

Therapie

Die Dringlichkeit, mit der entweder ein ventrikuloperitonealer Shunt oder eine externe ventrikuläre Drainage gelegt werden muss, hängt im Wesentlichen vom Zustand des Kindes und von der Einschätzung der Dynamik ab. Wenn die perimesenzephalen Zisternen aufgebraucht sind, ist Gefahr im Verzug. Eine Ventrikelpunktion durch die offene Fontanelle, eine vorhandene Trepanation oder durch die Koronarnaht kann bei Kindern mit drohender Herniation lebensrettend sein.

Viele Shunt-Systeme haben ein Reservoir. Es lässt sich zusammendrücken („pumpen") und füllt sich rasch wieder durch nachfließenden Liquor. Bei Infektion oder distaler Obstruktion lässt sich aus dem Reservoir Liquor gewinnen. Bei der Shunt-Punktion sollte man nicht vergessen, den Hirndruck zu messen und akut zu beseitigen (bei distaler Obstruktion). Leider sind proximale Obstruktionen häufiger (80 %); hierbei nützt die Shunt-Punktion nichts. Viele Shunts sind einstellbar, um eine nichtinvasive Anpassung des Liquorflusses bei Über- oder Unterdrainage zu ermöglichen.

6

Die Anlage eines Shunts zieht unglücklicherweise häufig Komplikationen nach sich (50–100 %; Fehlfunktion, Obstruktion, Infektion, Dislokation). Das Risiko einer Shunt-Fehlfunktion ist in den ersten Monaten am größten. Die mittlere Shunt-Überlebensdauer liegt unter 5 Jahren.

Neben den klassischen Shunt-Anlagen wird in den letzten Jahren zunehmend auch bei jungen Kindern eine Ventrikulostomie durchgeführt. Hierbei wird am Boden des III. Ventrikels endoskopisch ein kleines Loch zum Subarachnoidalraum angelegt und somit die Blockade des Liquorabflusses umgangen.

6.4.2 Pseudotumor cerebri

Der idiopathisch erhöhte intrakranielle Druck (ICP), auch Pseudotumor cerebri genannt, ist pathophysiologisch bisher schlecht erklärt. Nichtsdestotrotz tritt er bei jungen Frauen, aber auch im Kindes- und Jugendalter auf. Eine Reihe von Umständen wird assoziiert:

- Otitis media, Mastoiditis (Sinusvenenthrombose)
- Endokrine Störungen (Hyperthyreose, Morbus Addison)
- Steroidentzug, Tetrazyklintherapie, Hypervitaminose A
- Mildes SHT
- Übergewicht (zunehmende Ursache!)

Häufig ist keine direkte Ursache festzustellen.

Typisch sind Kopfschmerzen (94 %), meist morgens mit variabler Intensität und Dauer. Übelkeit, Erbrechen, Schwindel und Tinnitus kommen vor. Ein Papillenödem ist das Kardinalsymptom, entsteht aber teils erst später. Bei Kindern sind die Symptome oft unspezifisch, etwa Apathie oder Irritabilität. Bei hohen Drücken oder langer Dauer verursacht das Papillenödem Gesichtsfelddefekte (96 %) sowie transienten (über Minuten, 75 %) und permanenten Visusverlust (selten). Andere neurologische Ausfälle sind selten (Abduzensparese 10 %).

Die Diagnose stellt sich bei Kindern mit Kopfschmerzen und Papillenödem nach Ausschluss eines durch andere Ursachen erhöhten ICP (Schädel-MRT, venöses Angio-MRT z. A. einer Sinusvenenthrombose). Nicht selten werden durch das MRT Entzündungen der Nasennebenhöhlen, z. B. eine Sinusitis ethmoidalis, aufgedeckt. Bei unauffälligem MRT wird eine Lumbalpunktion mit Druckmessung durchgeführt. Drücke von > 200 mmH_2O bestätigen die Diagnose. Zellzahl, Eiweiß und Zucker im Liquor sollten normal sein. Das Papillenödem kann längere Zeit persistieren, wenn die Kopfschmerzen schon verschwunden sind; die Druckmessung ergibt dann u. U. normale Werte.

Das Ablassen von Liquor bis zur Drucknormalisierung führt i. d. R. zur Abnahme der Beschwerden. Die Liquorproduktion kann durch Gabe von Acetazolamid (4 × 15 mg / kg / d) halbiert werden. Bei Steroidentzug ist die Wiederaufnahme der Therapie sinnvoll. Bei mildem Verlauf kann der Patient nach der LP entlassen werden. Rezidive mit der Notwendigkeit zur Repunktion sind häufig. Bei chronischem Pseudotumor cerebri kommt ein lumboperitonealer Shunt in Betracht. Übergewicht muss reduziert werden (–10 % kg KG).

6.4.3 Reye-Syndrom

Das Reye-Syndrom ist ein akutes kombiniertes Krankheitsbild mit Enzephalopathie und Hepatopathie. Häufig geht ein fieberhafter Infekt unmittelbar voraus. In einer raschen Verschlechterung treten unstillbares Schreien, Irritabilität und Erbrechen mit Schläfrigkeit, Hyperventilation, Delirium, Koma und Konvulsionen auf. In Zusammenhang mit der Leber finden sich erhöhte Transaminasen, Hypoglykämie, Hyperammonämie, Gerinnungsstörungen und in der Biopsie eine fettige Degeneration.

Bis in die 1980er-Jahre wurde die Krankheit häufig diagnostiziert und mit Influenza-B- und VZV-Infektionen sowie mit ASS- (USA!) und Valproat-Gabe assoziiert. Die Mortalität lag bei 40 %. Inzwischen ist unklar, ob das Reye-Syndrom als eigenständige Entität existiert, da bei den meisten neueren Fällen metabolische Ursachen (Organoazidurien, β-Oxidation, Glykolyse, Störungen des Harnstoffzyklus) gefunden wurden. Weitere Kinder wiesen Intoxikationen (chlorierte Kohlenwasserstoffe, Alkohol) oder andere akute infektiöse Erkrankungen (fulminante Hepatitis A, Virusenzephalitis) auf. Als spezieller Phänotyp einer schweren Enzephalopathie sollte das Syndrom aber im Gedächtnis bleiben („Reye-artiges Syndrom", ➤ Kap. 6.3.3)

Die symptomatische Therapie zielt auf den erhöhten ICP und das Leberversagen ab.

6.5 Intrakranielle Blutung

Die nichttraumatische intrakranielle Blutung ist etwa so häufig wie der akute zerebrale Infarkt und umfasst:

- **Intraparenchymale Blutung (IPH):** Die IPH ist klinisch neurologisch nicht sicher vom Infarkt zu unterscheiden. Häufiger treten Symptome des erhöhten Hirndrucks auf (Kopfschmerzen, Erbrechen). Epileptische Anfälle sieht man in einem Drittel der Fälle. Je nach Läsionsort findet man keine fokal-neurologischen Zeichen. Selbst bei großen Hämatomen kann die Symptomatik sehr unspezifisch sein. Die Ursache ist in über 90 % der Fälle eine arteriovenöse Malformation (AVM), ein Aneurysma, Gefäßtumor oder auch die hämorrhagische Transformation eines Infarkts.
- **Intraventrikuläre Blutung (IVH):** Die IVH ist am häufigsten bei Früh- und Neugeborenen. Bei älteren Kindern ist sie meist sekundär bei AVM, Kavernom, arteriellem Aneurysma oder bei großen IPH.
- **Subarachnoidale Blutung (SAB):** Die SAB macht sich durch Symptome der meningealen Reizung bemerkbar: heftigste Kopfschmerzen, Meningismus und Lichtempfindlichkeit. Autonome Dysfunktionen sind häufig. Anfälle treten in 20 % der Fälle auf. AVMs sind bei kleineren Kindern die häufigste Ursache. Aneurysmablutungen werden eher bei Teenagern gesehen. In 20–30 % findet sich keine direkte Ursache. In den ersten 24 h ist das CT in über 95 % der SABs positiv, später sinkt die Sensitivität auf 50 %. Bei unauffälligem CT ist eine LP erforderlich. Der Liquor zeigt visuell und laborchemisch eine Xanthochromie.

Arterielle Aneurysmen sind in 10–15 % posttraumatisch bedingt. Andere entstehen nach Infektionen (Otitis, Endokarditis, Sepsis) oder sind mit genetischen Erkrankungen assoziiert (Bindegewebssyndrome, z. B. Marfan-Syndrom, tuberöse Sklerose, polyzystische Nieren).

Die Akuttherapie hängt von der Ursache und Schwere der Blutung ab (symptomatisch, operativ). AVMs, Kavernome und Aneurysmen bergen ein hohes Rezidivrisiko und werden häufig prophylaktisch reseziert oder thrombosiert (z. B. Coiling).

Das MRT erlaubt in Grenzen eine zeitliche Zuordnung der Blutung (➤ Tab. 6.17). Neben den

Tab. 6.17 Signalcharakteristika von Blut und Blutprodukten im MRT

Tage	Stadium	T1	T2	Substanz
0–2	akut	dunkel	dunkel	Desoxy-Hb
3–7	früh	hell	dunkel	intrazelluläres Meth-Hb
8–14	subakut	hell	hell	extrazelluläres Meth-Hb
> 14	chronisch	dunkel	dunkel	Hämosiderin

häufigeren vaskulären Ursachen sind systemische Ursachen möglich (➤ Box 6.4).

BOX 6.4

Systemische Ursachen zerebraler Blutungen

- Arterielle Hypertension
- Drogenabusus (Amphetamin, Kokain, Ecstasy)
- Neurokutane Syndrome (hereditäre hämorrhagische Teleangiektasie [HHT] bzw. Morbus Osler)
- Sepsis
- Malignom, Chemotherapie (Asparaginase)
- Hämatologische Erkrankungen (Thrombozytopathie, -penie, Leukämie)
- Hämorrhagische Diathese (Gerinnung, von Willebrand, Blutungszeit sowie Faktor-VII-, -VIII-, -IX-, -XI-, -XIII-Defizit)

6.6 Zerebraler Infarkt

Definitionen

Der **zerebrale Infarkt** ist definiert durch fokal-neurologische Symptome über mehr als 24 h, die durch eine vaskuläre Ursache bedingt sind. Kürzere Ereignisse werden transitorische ischämische Attacken genannt. Der zerebrale Infarkt ist unter den zehn häufigsten kindlichen Sterbeursachen. Mehr als zwei Drittel der Betroffenen leiden an einer residualen Morbidität, die alle Funktionen des ZNS umfassen und zu einer erheblichen Einschränkung im Alltag führen kann.

Der **arterielle ischämische Infarkt** (AII) ist definiert durch akute fokal-neurologische Symptome, bedingt durch eine Minderdurchblutung im arteriellen Stromgebiet. Die Inzidenz liegt bei 3 : 100.000 pro Jahr, in der Perinatalperiode bei 1 : 4.000 Geburten. Das häufigste klinische Bild ist die akute Hemiparese (A. cerebri media). Etwa 20 % der Infarkte treten im Posterior-Stromgebiet auf. Die klinischen Zeichen sind hier: Ataxie, Schwindel und Erbrechen. Epileptische Anfälle ereignen sich bei 20 % der Kinder, bei Neugeborenen sind sie oft das einzige klinische Zeichen.

TIPP

Bei Kindern mit Sichelzellenanämie bei unklaren neurologischen Zeichen Schädel-MRT durchführen, weil Infarktsymptome wenig eindeutig ausgeprägt sein können.

Eine Bewusstseinsstörung zeigt sich häufiger bei Kindern mit Infarkten im Anterior- und Media-Stromgebiet (Hirnödem, Einblutung, NSCE). Ein Koma kann durch Ödem oder sekundären Hydrozephalus bedingt sein. Da dies ein berechtigter Grund zur Sorge ist, sollte sofort ein Neurochirurg hinzugezogen und ein Hirndruckmonitoring begonnen werden.

TIPP

Kraniektomie und Dekompression können bei einem Infarkt Leben retten.

Diagnostik

Die notfallmäßige zerebrale Bildgebung ist die entscheidende Untersuchung in der Differenzialdiagnose. Wenn innerhalb von 1 h kein MRT verfügbar ist, ist auch ein Schädel-CT akzeptabel. Stets sollte auch ein Angio-MRT oder ein Angio-CT angefertigt werden.

TIPP

Bei Infarkten, die keinem arteriellen Stromgebiet zuzuordnen sind, an Sinusvenenthrombose oder metabolische Ursache denken.

Risikofaktoren können in über 90 % der Fälle identifiziert werden. Multiple Risiken sind eher häufig und erhöhen weiter das Rezidivrisiko. Man unterscheidet vaskuläre und nichtvaskuläre Risikofaktoren (➤ Tab. 6.18). 80 % der Kinder jenseits der Neugeborenenperiode mit akutem zerebralem Infarkt haben Veränderungen der hirnversorgenden Gefäße. Meist liegt die Ursache intrakraniell, in 10–20 % der Fälle ist aber eine Dissektion in der A. carotis interna oder der A. vertebralis verantwortlich.

Management

Das Vorgehen hängt v. a. von der genauen Ursache und vom Zeitverlauf ab.

Fieber und Hypoxämie sowie Störungen anderer Vitalfunktion müssen rasch korrigiert werden. Der Blutdruck erfordert ein sorgfältiges Monitoring, um arterielle Hypotension oder Hypertension zu vermeiden. Eine Blutdrucksenkung wird aber selten nötig sein. Die spezifische Therapie der Grunderkrankung folgt den jeweiligen Leitlinien.

Tab. 6.18 Diagnostik und Risikofaktoren bei akutem arteriellem zerebralem Infarkt

Vaskulär	
Intrakranielle Arterien Dissektion extrakranieller Arterien	MRT plus Angio-MRT MRT plus Angio-MRT
Nichtvaskulär	
Herzvitium	Echokardiografie
Thrombophilie	Gerinnung, Protein C, Protein S, AT III, APC-Resistenz, Lipoprotein a, Homocystein, Prothrombin-Mutation, MTHFR-Mutation, Antiphospholipid-AK
Sichelzellenanämie	Blutausstrich, Hb-Analyse
Andere	Varizellen, Anämie, mildes SHT, Down-Syndrom, Neurofibromatose
Neugeborenen-Thrombophilie	s. o. plus CDG-Syndrom, Organoazidurie

Eine Antikoagulation sollte nur nach Abwägung der Risiken einer hämorrhagischen Transformation begonnen werden. Diese sind besonders bei kardialen Embolien hoch. Nach dem 3. Tag sinkt das Risiko einer infarktbedingten Massenblutung. Eine Lysetherapie oder Thrombektomie kommt wie bei Erwachsenen nur innerhalb des 3- bis 4-Stunden-Zeitfensters infrage. Daten, die einen Nutzen bei Kindern belegen, gibt es jedoch nicht, sodass die Entscheidung individuell getroffen werden muss. Eine frühe Langzeitprophylaxe mit ASS (5 mg/kg/d) ist sinnvoll. Eine multidisziplinäre Evaluation (Arzt, Pflege, Physiotherapie, Ernährung, Früh-Reha) sollte in der ersten Woche und danach regelmäßig stattfinden.

Das Rezidivrisiko ist für Neugeborene mit Infarkt gering (ca. 5 %), bei älteren Kindern bis 20 % und für Patienten mit Moyamoya-Syndrom oder Sichelzellenanämie sehr hoch (6–70 %). Bei Kindern mit multiplen Risiken, besonders auch Protein-C-Mangel, ist eine langfristige Antikoagulation zu diskutieren.

Wegen des Zeitdrucks und der Komplexität ist eine SOP zum klinikinternen Vorgehen sinnvoll („Pediatric Stroke Unit").

6.7 Sinusvenenthrombose

Die zerebrale Sinusvenenthrombose (SVT) ist selten und tritt besonders im 1. Lj. auf (1 : 100.000 pro Jahr, ca. 50 % aller Fälle). Die lateralen Sinus und der Sinus sagittalis sind am häufigsten betroffen. Ein Parenchymschaden durch retrograde Infarzierung findet sich in 50 % der Fälle. Auslösende Faktoren sind Sepsis, traumatische Geburt und Dehydrierung. Zyanotische Herzfehler sind ebenso assoziiert wie myeloische Leukämie und Infektionen im HNO-Bereich. Kinder mit nephrotischem Syndrom sind besonders prädestiniert. In 30–60 % können Thrombophilien identifiziert werden.

Epileptische Anfälle und Apnoen sind bei Neugeborenen häufiges Erstsymptom, bei älteren Kindern eher fokale oder diffuse neurologische Probleme. In subakuten Fällen dominieren Zeichen des erhöhten intrakraniellen Drucks (Pseudotumor cerebri).

CT mit Kontrastmittel, MRT und venöses Angio-MRT sichern die Diagnose und dokumentieren Ausmaß und ggf. Rekanalisierung unter Therapie. Weitere Untersuchungen sind: Funduskopie, Visus, Gesichtsfeld, HNO, Echokardiografie, Thrombosefaktoren, Entzündungszeichen. Wenn eine LP durchgeführt wird, sollte eine Druckmessung erfolgen.

Die Therapie zielt auf präzipitierende Faktoren und die SVT selbst. In der Regel wird eine Low-dose-Antikoagulation über einige Wochen durchgeführt.

Die Mortalität der SVT liegt bei 5 %. Neurologische Residuen treten bei 40 % der Kinder mit SVT auf. Epileptische Anfälle, Koma und Infarkte sind Prädiktoren für eine schlechte Prognose. In einem Viertel der Fälle persistiert ein chronisch erhöhter ICP.

6.8 Rhabdomyolyse, maligne Hyperthermie

Die Rhabdomyolyse (RM) und die maligne Hyperthermie (MH) sind zwei gefürchtete Zustände, die spontan oder im Rahmen von medizinischen Eingriffen auftreten. Beide Stoffwechselstörungen der Skelettmuskulatur können bei genetisch prädisponierten Patienten durch Narkosemittel (Trigger: Succinylcholin, fluorierte Narkosegase) ausgelöst werden. Auch in triggerfreien Narkosen treten Rhabdomyolysen mit einer Häufigkeit von 1 : 200.000 auf.

6.8.1 Rhabdomyolyse

Die Rhabdomyolyse ist eine akute Nekrose von Muskelfasern. Die freigesetzten Muskelbestandteile tauchen in der Blutzirkulation (CK, Myoglobin) und im Urin auf (Myoglobinurie). Der Muskelschaden entsteht in der gemeinsamen Endstrecke von Sarkolemm-Schaden oder Energieversagen, Ca^{2+}-Freisetzung und Aktivierung von kalziumabhängigen Proteasen und Phospholipasen. Diese Enzyme wiederum zerstören die Myofibrillen, das Zytoskelett und die Membranproteine.

Typische klinische Zeichen sind:

- Muskel:
  - Muskelschwäche: proximal > distal
  - Unwohlsein; Schmerzen; Steifigkeit
  - Schwellung
  - Manchmal wenige Beschwerden
- Renal in schwereren Fällen:
  - Niereninsuffizienz
  - Urin „teefarben“
- Allgemein:
  - Fieber
  - Leukozytose
- Genetische Ursache wahrscheinlich:
  - Rhabdomyolyse nach minimaler Anstrengung oder nur Fasten
  - Positive Familienhistorie
  - Wiederholte Episoden

Die häufigsten Ursachen sind Trauma, epileptische Anfälle, Virusmyositis, nicht ketotisches hyperosmolares Koma und maligne Hyperthermie. Bei rezidivierenden Fällen liegen genetische Ursachen zugrunde: Mitochondriopathien, Myophosphorylase- oder CPT-II-Defekt. Weitere Ursachen sind in ➤ Tab. 6.19 aufgeführt.

Auslösende Faktoren sind (mit dem Alter zunehmend):

- Muskuläre Belastung
- Fasten

Tab. 6.19 Ursachen für Rhabdomyolyse

Erworbene Ursachen	• Kompartmentsyndrom • Ausgelöst durch maligne Hyperthermie (depolarisierende Muskelrelaxanzien, Inhalationsnarkotika), Medikamente (Amiodaron, Statine, Isoniazid, Propofol* H^+-Pumpenblocker, Valproat, Zidovudin u. a.) • Hypokaliämie • Infektion • Ischämie • Mitochondriopathie • Muskuläre Überbelastung (Drogen, Tetanus) • Neuroleptisches Syndrom • Polymyositis durch Antikörper • Serotonerges Syndrom • Toxine (Kokain, Heroin, Bohnen, Pilze, Fisch- und Schlangengifte) • Hyper- oder Hypothyreose • Trauma
Genetische Ursachen	• Acyl-CoA-Dehydrogenase-Defekt (VLCAD) • Carnitin-Palmitoyltransferase-Defekt II (CPT2) • Central-Core-Myopathie (Ryanodin-Rezeptor 1, RYR1) • Familiäre Rhabdomyolyse • Glykogenose • Hypokaliämische periodische Paralyse (HypoPP) • King-Denborough-Syndrom • Maligne Hyperthermie (MHS-Loci), ➤ Box 6.5 • Marinesco-Sjögren-Syndrom • Mitochondriopathien • Myoadenylat-Desaminase-Defekt • Sichelzellenanämie • Andere familiäre Ursachen

* nach Langzeitapplikation

- Hypokaliämie
- Hohe Außentemperaturen
- Medikamente und Drogen
- Genetische Prädisposition

Komplikationen sind in erster Linie eine akute renale tubuläre Nekrose mit Nierenversagen und Kompartmentsyndrome. Dazu treten Elektrolytstörungen (Hyperkaliämie, Hypo- oder Hyperkalzämie, Hyperphosphatämie) und selten eine disseminierte Gerinnung (DIC) auf. Die Myoglobin-Toxizität kann durch Verdünnung (Volumengabe), Alkalisierung und forcierte Diurese deutlich vermindert werden.

Die Untersuchungen ergeben pathologische Befunde für:

- Urinstix (Benzidin):
  - Positiv: Myoglobin; Hämoglobin; Hämaturie
  - Negativ: Porphyrie
- Myoglobin:
  - Geht im Urin der CK-Erhöhung voraus; sichtbare Verfärbung ab 1 g/l
  - Urinanalyse positiv für Albumin und Häm, negativ für Erythrozyten
  - Serumspiegel normal 3–80 µg/l; bei Rhabdomyolyse: hoch
- CK:
  - Sehr hoch: bis einige Hunderttausend
  - Halbwertszeit: 1–3 Tage
- Laktat:
  - Glykogenosen: kein Anstieg bei Belastung
  - Mitochondriopathien: Anstieg bei geringer Belastung
- Carnitin: niedrig bei Störungen der β-Oxidation, besonders während Attacke
- Muskelbiopsie:
  - Akute Attacke: ausgedehnte Muskelfasernekrosen und -degeneration
  - Biochemie: im Intervall, mindestens 1 Monat nach Attacke
- Muskel-MRT mit Gadolinium-Gabe: Signalzunahme; T2 > T1

Therapie

Die Grundprinzipien der Behandlung sind:

- Intensivstation; ABC sicherstellen; ggf. Intubation und Beatmung
- Akute tubuläre Nekrose verhindern:
  - Isotone NaCl-Infusion: 10–15 ml/kg einmalig; auf angemessene Diurese achten
  - Isotones Natriumbikarbonat i. v.
  - Mannit: 0,1–0,3 g/kg i. v.; auf K^+ achten
  - Furosemid: 1 mg/kg i. v. initial
  - Komplikationen erwarten: z. B. Hyperkaliämie, Hypokalzämie, DIC
  - Carnitin-Gabe bei V. a. Defizit bzw. genetische Störung
- Herzrhythmusstörungen durch Hyperkaliämie (➤ Kap. 9)
- Nierenersatztherapie (Plasmapherese, Dialyse)

6.8.2 Maligne Hyperthermie

Im krisenhaften Verlauf einer malignen Hyperthermie (MH) ist der Stoffwechsel massiv gesteigert. Meist wird sie durch eine Narkose getriggert, selten tritt die MH nach starker Belastung und Hitze auf (➤ Box 6.5). Es entstehen Muskelsteifigkeit, Herzrhythmusstörungen und hohe Körpertemperatur. Initiale Warnzeichen sind Tachykardie und Masseterspasmen. Die Temperatur steigt rapide mit etwa 1 °C/5 min. Schließlich kann die Muskulatur zerfallen (Rhabdomyolyse). Die Sekundärkomplikationen entsprechen denen der Rhabdomyolyse (➤ Kap. 6.8.1). Rasch sollte die fatale Entwicklung mit Dantrolen, einem spezifischen Blocker des Ryanodin-Rezeptors, gestoppt werden (siehe auch www.emhg.org).

BOX 6.5

Hohes Risiko für maligne Hyperthermie (MH)

- Maligne-Hyperthermie-Loci (MHS):
  - MHS1: Ryanodin-Rezeptor 1, Ca-Kanal; 19q13
  - MHS2: Na^+-Kanal (SCNA4); 17q11
  - MHS3: Ca^{2+}-Kanal (CACNL2A); 7q21
  - MHS4: 3q13
  - MHS5: Ca^{2+}-Kanal (CACNA1S); 1q32
  - MHS6: 5p
  - CPT2: 1p32
- Muskeldystrophien (Duchenne, Becker)
- Myotonien (Curschmann-Steinert, Schwarz-Jampel, Myotonia congenita)

6

6.9 Akutes neuromuskuläres respiratorisches Versagen

Patienten mit neuromuskulär bedingtem respiratorischem Versagen machen nur einen kleinen Teil der neurologischen Notfälle aus, weisen aber eine hohe Morbidität und Mortalität auf. Am häufigsten sind das Guillain-Barré-Syndrom, die Myasthenia gravis und Mitochondriopathien mit und ohne Rhabdomyolyse.

Das respiratorische Versagen ist bei neuromuskulären Ursachen besonders gefährlich, da die Entwicklung heimtückisch und unbemerkt verläuft. Die arterielle Hypoxämie resultiert aus einer Hypoventilation und Mikroatelektasen durch Sekretretention. Die beim Muskelgesunden entstehende Dyspnoe ist durch die Paresen maskiert. Eine Hyperkapnie entsteht erst, wenn mehr als 80 % der Muskelfasern funktionslos sind. Paresen von motorischen Hirnnerven (Bulbärparese) führen zusätzlich zum Sekretstau in den oberen Atemwegen und zu Aspirationen. Im Weiteren können Pneumonien eine akute Dekompensation verursachen.

Der Patient mit neuromuskulär bedingten respiratorischen Problemen klagt über Schwäche und Müdigkeit, liegt im Gegensatz zum Patienten mit primär pulmonalem Problem still im Bett und wird kurzatmig beim Sprechen oder Schlucken. Eventuell ist eine paradoxe Atmung oder ein Einsatz der Atemhilfsmuskulatur zu sehen. Monitoring von HF, AF und S_aO_2 ist von Anfang an notwendig. Die Messung der Vitalkapazität – falls altersbedingt möglich – ist eine weitere Hilfe. Kritisch sind Werte von < 30 ml/kg. Die Indikation zur Beatmung sollte aber mehr von der klinischen Antizipation denn von den aktuellen arteriellen Blutgasen abhängig gemacht werden.

ZNS-Erkrankungen können das Atemzentrum in der Medulla und den Signalweg über das Rückenmark und den N. phrenicus direkt betreffen (➤ Box 6.6). Weitere Erkrankungen erfassen die peripheren Nerven, die motorischen Endplatten oder die Muskeln selbst (➤ Tab. 6.20 und ➤ Tab. 6.21). Die topografische Analyse des Symptombildes sollte dem neurologisch Versierten keine Schwierigkeiten bereiten. Periphere Neuropathien sind durch eine fortschreitende Schwäche, sensorische Defizite und Reflexverlust gekennzeichnet (➤ Tab. 6.22).

BOX 6.6
ZNS-Erkrankungen mit respiratorischem Versagen

- Sedativa, Opioide (suizidal, iatrogen)
- Sekundäre Effekte bei metabolischen Erkrankungen
- Hirndruck, Hirnödem
- Hirnstammläsionen:
  - Tumor hintere Schädelgrube
  - Enzephalitis
  - Multiple Sklerose
  - Infarkt
  - Hämorrhagie
  - Motoneuronerkrankung
  - Zentrale pontine Myelinolyse
- Rückenmarksläsionen:
  - Kompression
  - Motoneuronerkrankung
  - Intrinsischer Tumor (z. B. NF II)
  - Multiple Sklerose, transverse Myelitis
  - Poliomyelitis
  - Rabies

6.9.1 Guillain-Barré-Syndrom

Das Guillain-Barré-Syndrom (GBS) ist eine immunvermittelte akute demyelinisierende Polyradikuloneuritis. Häufig geht ein unspezifischer Infekt voraus. Das GBS tritt in jedem Alter auf. Das klinische Bild besteht aus einer symmetrischen, meist rasch aufsteigenden schlaffen Parese mit Areflexie. Sensorische Beteiligung, Hirnnervenausfälle und autonome Dysfunktion sind häufige Begleiterscheinungen. In der akuten Phase kann es zur völligen Tetraplegie mit respiratorischer Insuffizienz und sogar zum Tod kommen. Die Langzeitprognose ist unter symptomatischer Therapie aber generell gut.

Diagnostik und Differenzialdiagnostik

Neben der klinischen Untersuchung werden eine Lumbalpunktion und eine Elektrodiagnostik durchgeführt (➤ Tab. 6.23).

In Zweifelsfällen sind erforderlich:

- MRT der Wirbelsäule; spinale Raumforderung, Myelitis
- Toxikologie (Thallium, Arsen): Polyneuropathie
- Virologie: Polymyelitis

Tab. 6.20 Periphere Neuropathien mit respiratorischem Versagen

Erkrankung	Diagnostik	Therapie
Guillain-Barré-Syndrom (GBS)	Nervenleitgeschwindigkeit (NLG)	Immunglobuline, Plasmaaustausch
Chronisch-inflammatorische demyelinisierende Polyneuropathie (CIDP)	NLG, Nervenbiopsie	Steroide
Critical-Illness-Polyneuropathie	NLG	symptomatisch
Intoxikationen		
• Organophosphate	Cholinesterase, Spiegel	Atropin, Pralidoxim
• Thallium	Haarausfall, -dystrophie, Spiegel	Preußisch-Blau
• Arsen	Spiegel	Dimercaptobernsteinsäure (DMSA)
• Blei	Spiegel	EDTA, DMSA
• Gold	Spiegel	DMSA
• Lithium	Spiegel	Hämodialyse
• Vincristin		Absetzen
Lymphom	Nervenbiopsie	Zytostase
Systemische Vaskulitis	Nervenbiopsie	Steroide, Cyclophosphamid
Lupus erythematodes		Immunglobuline
Akute intermittierende Porphyrie	Porphobilinogen, d-ALA im Urin	Vermeiden von Auslösern, Hämatin i. v.
Tyrosinämie	Plasma AS	NTBC, Leber-Transplantation
Diphtherie	Rachenabstrich	Antitoxin, Antibiose

Tab. 6.21 Erkrankungen der motorischen Endplatte mit respiratorischem Versagen

Erkrankung	Diagnostik	Therapie
Myasthenia gravis	EMG, Anti-AChR-AK, Edrophonium-Test	Steroide, Immunglobuline, Plasmaaustausch
Anticholinesterase-Überdosis	negativer Edrophonium-Test	absetzen
Antibiotikainduzierte Paralyse		absetzen
Hypermagnesiämie	Plasma-Magnesium, EMG-Inkrement bei 50 Hz Stimulation	Kalzium i. v.
Botulismus	klinisch	Antitoxin
Intoxikation mit Schlangengift	Identifikation	Antitoxin
Fisch-, Krabbenvergiftung	Identifikation	variiert
Zeckenlähmung bei bestimmten Spezies	Zecke aufspüren	entfernen, Antitoxin
Eaton-Lambert-Syndrom	EMG-Inkrement bei repetitiver Stimulation, Anti-VGCC-AK	Plasmapherese, Steroide

- Mikrobiologie: Borreliose, Diphtherie, *Campylobacter jejuni*
- Immunologie: Systemerkrankungen

Pathogenetisch ähnlich sind die seltenen Varianten des GBS, z. T. mit deutlich schlechterer Prognose:

- Miller-Fisher-Syndrom (Hirnnervenbefall, Ataxie; anti-GQ1b-AK positiv)
- Axonales GBS (AMAN; anti-GD1a / anti-GD3 positiv, anti-GM1 assoziiert mit *C.-jejuni*-Infektion)
- GBS plus Myelitis (perakuter Beginn, initiale Blasenstörung, sensibles Niveau)

Tab. 6.22 Erkrankungen des Muskels mit respiratorischem Versagen

Erkrankung	Diagnostik	Therapie
Hypokaliämie	K^+	K^+
Polymyositis	CK, EMG, Muskelbiopsie	Steroide, Immunglobuline
Rhabdomyolyse	EMG, Muskelbiopsie im Intervall	Alkalisierung des Urins
Hypophosphatämie	Phosphat	Phosphat
Saure-Maltase-Mangel	Enzym	
Muskelrelaxans plus Steroide, „Critical-Illness"-Myopathie	Muskelbiopsie	Entzug
Bariumvergiftung	K^+	Kaliuminfusion, Magnesium oral, Hämodialyse

- Chronisch inflammatorische demyelinisierende Polyneuropathie (CIDP, Verschlechterung über 4 Wochen, fluktuierender Verlauf)

Indikationen für eine Aufnahme auf die Intensivstation sind ➢ Box 6.7 zu entnehmen.

BOX 6.7

Empfehlungen zur Aufnahme auf Intensivstation

- Rasche Progression der motorischen Schwäche inkl. der Atemmuskulatur
- Bulbäre Dysfunktion, bilaterale Fazialisschwäche
- Autonome Dysfunktion, Arrhythmie, Bradykardie
- Komplikationen:
  - Tiefe Venenthrombose
  - Lungenembolie
  - Myokardinfarkt
  - Sepsis

Tab. 6.23 Diagnostische Kriterien für das Guillain-Barré-Syndrom

Notwendige Symptome	Progressive motorische Schwäche von mehr als einer Extremität, Areflexie
Unterstützende Symptome	Klinische Zeichen: • Schwäche entwickelt sich rasch, kein Progress nach 4 Wochen • Weitgehend symmetrische Schwäche • Nur milde sensorische Symptome • Hirnnervenbeteiligung (meistens N. facialis) • Erholung nach 1- bis 4-wöchiger Plateauphase • Autonome Dysregulation • Kein Fieber bei Beginn der Neuropathie • Liquorbefunde: – Eiweiß im Verlauf ansteigend, nach 1 Woche i.d.R. erhöht – Eiweiß selten > 2.500 mg/l – Zellzahl meist < 50/mm³ • Elektrophysiologie: – Verlangsamung der NLG oder Leitungsblock – Distale Latenzen bis dreifach verlängert – F-Wellen Latenz verlängert oder Ausfall
Eher ungewöhnliche Symptome	• Deutliche Asymmetrie der Schwäche • Initiale Blasen- oder Mastdarmstörung • Anhaltende Blasen- oder Mastdarmstörung • Zellzahl im Liquor über 50/mm³ • Polymorphkernige Zellen im Liquor • Scharfes sensorisches Niveau
Ausschließende Umstände	• Botulismus, Myasthenie, Poliomyelitis oder toxische Neuropathie • Porphyrie • Kürzliche Infektion mit Diphtherie • Rein sensorisches Syndrom

Therapie

Die Therapie ist symptomatisch (➤ Box 6.8). Bei schweren Verläufen ist eine möglichst frühe Therapie mit Immunglobulin sinnvoll (2 g/kg KG; ➤ Box 6.9) Die Plasmapherese mit nachfolgender Immunglobulin-Gabe ist wahrscheinlich nicht wirksamer.

BOX 6.8

Symptomatische Behandlung des GBS

- Monitoring der Vitalparameter (Puls, Blutdruck, Temperatur, Atemfrequenz, Vitalkapazität)
- Überwachung der Blasenentleerung, Urinvolumen
- Schmerztherapie
- Sedierung, antidepressive Therapie
- Thromboseprophylaxe
- Lagerung, Dekubitusprophylaxe
- Ernährung
- Kommunikationshilfen
- Psychologische Betreuung

BOX 6.9

Indikation für Immunglobulin-Gabe

- Progression bei klinischer Vorstellung
- Verlust des freien Gehens
- Bulbäre Dysfunktion
- Autonome Dysfunktion
- Respiratorische Probleme (VK < 30 ml/kg)

6.9.2 Myasthene Krise

Myasthene Krisen können bei Neugeborenen von Müttern mit Myasthenia gravis, selten bei genetischen Erkrankungen der neuromuskulären Übertragung und ab dem Kindesalter als autoimmunvermittelte Form auftreten.

Die Myasthenia gravis wird durch gegen Acetylcholin-Rezeptoren des Skelettmuskels gerichtete Antikörper verursacht. Der Altersgipfel liegt im Erwachsenenalter. Die MG tritt aber auch im Kindes- und Jugendalter auf, hier meist nach der Pubertät bei Mädchen auf. 10–15 % der Patienten erleiden eine myasthene Krise, definiert durch ein respiratorisches Versagen.

Klinik

Auslösende Faktoren für eine myasthene Krise sind bakterielle Infektionen (meist Pneumonien) und Medikamente (➤ Box 6.10) sowie Komorbiditäten (z. B. Hyperthyreose oder Schwangerschaft). In 30 % entsteht die myasthene Krise aus heiterem Himmel.

BOX 6.10

Substanzen, die eine Myasthenia gravis verschlechtern können

(Auswahl, siehe auch z. B. www.myasthenia-gravis.de)

- Antibiotika:
  - Aminoglykoside (Gentamicin, Streptomycin u. a.)
  - Peptidantibiotika (Polymyxin B, Colistin)
  - Tetrazykline (Tetracyclin, Doxycyclin u. a.)
  - Erythromycin
  - Clindamycin
  - Ciprofloxacin
  - Ampicillin
- Antiarrhythmika:
  - Chinidin
  - Procainamid
  - Lidocain
- Muskelrelaxanzien (Vecuronium, Pancuronium u. a.)
- Chinin
- Steroide
- Schilddrüsenhormone (Thyroxin)
- Betablocker (Propranolol, Timolol u. a.)
- Phenytoin
- D-Penicillamin
- Interferon-α
- Organophosphate

Diagnostik

Die Diagnose ist in erster Linie klinisch zu stellen anhand der belastungsabhängigen Muskelschwäche (Myasthenie) und kann durch pharmakologische und elektrophysiologische Tests weiter erhärtet werden. Durch Verabreichung einer Testdosis eines kurz wirksamen Cholinesterasehemmers (Edrophonium, Physostigmin) kommt es zur höheren Verfügbarkeit und partiellen Restaurierung der Rezeptorfunktion. Der Test ist nicht ungefährlich (Bradykardie, Blutdruckabfall, Speichelfluss), sodass mindestens Atropin als Antidot verfügbar sein sollte; besser noch sollte der Patient auf der Intensivstation getestet werden. Durch repetitive elektrische

Reizung kann unter Ableitung der Muskelantwort eine Abnahme des Summenpotenzials und ggf. der Edrophonium-Effekt dokumentiert werden.

Der Nachweis von Antikörpern gegen Acetylcholin-Rezeptoren, MUSK oder – selten im Kindesalter – Lambert-Eaton-Antigen hilft in 60–90 % der Fälle zur Bestätigung.

Bei bekannter Myasthenie unter Therapie mit Cholinesterasehemmern ist differenzialdiagnostisch in erster Linie an eine cholinerge Krise zu denken (➤ Box 6.11).

BOX 6.11

Differenzialdiagnosen der myasthenen Krise

- Cholinerge Krise (enge Pupillen), Organophosphatvergiftung
- GBS
- Botulismus
- Borreliose
- Polymyositis
- „Critical-Illness"-Myopathie
- Mitochondriale Myopathien
- Diphtherie
- Thyreotoxische Krise
- Multiple Sklerose
- Hirnstammenzephalitis

Besinger-Score

Der Besinger-Score ist für die Verlaufsuntersuchung bei Myasthenie, insbesondere bei krisenhafter Verschlechterung geeignet. Es handelt sich um einen standardisierten Vorhalteversuch von Kopf und Extremitäten (➤ Tab. 6.24).

Therapie

Zehn Strategien, um die Dauer einer myasthenen Krise zu verringern:

1. Frühe Intubation, um Atelektasen, Infiltrate, Aspiration und Erschöpfung vorzubeugen
2. Absetzen der Cholinesterasehemmer-Therapie (Physostigmin) sofort nach der Intubation, da diese zur Sekretvermehrung und Schleimverlegung führen kann
3. Frühe Plasmapherese, dazu geeigneten venösen Zugang schaffen
4. Vermeiden und Absetzen von Medikationen, die zu einer Verschlechterung der Myasthenie führen
5. Eine Beatmungsstrategie mit hohem Tidalvolumen (15 ml / kg) und ausreichendem PEEP (5–15 cmH_2O) wählen, um kollabierte Alveolen zu eröffnen und Atelektasen vorzubeugen
6. Bei signifikanter Verschleimung und Atelektasen früh und wiederholt fiberendoskopische Bronchiallavage
7. Antibiose nur bei durch Kultur und Antibiogramm gesicherten Infektionen, um Infektionen mit *Clostridium difficile* zu vermeiden
8. Unterbrechung der Sedierung täglich und Versuch der Spontanatmung so früh wie möglich

Tab. 6.24 Besinger-Score

Test	0 Punkte	1 Punkt	2 Punkte	3 Punkte
Armvorhalten 90°, stehend	> 180 s	60–180 s	10–60 s	< 10 s
Beinvorhalten 45°, liegend	> 100 s	30–100 s	5–30 s	< 5 s
Kopfheben 45°, Rückenlage	> 90 s	30–90 s	5–30 s	< 5 s
Vitalkapazität	Männer: > 4 l	2,5–4 l	1,5–2,5 l	< 1,5 l
	Frauen: > 3 l	2–3 l	1,2–2 l	< 1,2 l
Kauen, Schlucken	normal	Ermüdung	Verschlucken	nicht möglich
Doppelbilder bei Seitwärtsblick	> 60 s	10–60 s	0–10 s	spontane Doppelbilder
Auswertung Punkte				
• 0 • < 7 • 8–11 • > 12	• keine myasthene Symptomatik • geringe Beeinträchtigung • mäßige Beeinträchtigung • schwere Beeinträchtigung			

9. Hypokaliämie und Hypophosphatämie ausgleichen (Muskelschwäche!)
10. Nach 2 Wochen Tracheostomie anstreben, da sie im Vergleich zur oralen Intubation den Totraum und die Atemarbeit verringert und die Entwöhnung erleichtert

6.9.3 Seltene Ursachen von Tetraparesen

Im Folgenden werden einige seltenere Ursachen von Tetraparesen beschrieben, die mehr oder weniger akut zum respiratorischen Versagen führen können.

Tetanus

Die Inzidenz weltweit wird auf 1 Mio. Fälle pro Jahr geschätzt, in Deutschland wird man ihn alle 10–20 Jahre einmal sehen. Fehlende Immunisierung, Diabetes mellitus und natürlich verschmutzte Wunden stellen die Hauptrisiken dar. Das häufigste Initialsymptom (> 65 %) ist der Trismus, dazu kommen Kontrakturen der übrigen Gesichts- und Nackenmuskulatur (Risus sardonicus, Dysphagie, Meningismus), im Vollbild generalisierte Spasmen spontan oder nach Stimulus (Opisthotonus). Die Diagnose wird im Wesentlichen klinisch gestellt, da Labortests wenig sensitiv und spezifisch sind. Der Spateltest auf Trismus sollte unter Intubationsbedingungen erfolgen.

Respiratorisches Versagen, autonome Dysregulation und Muskelspasmen sind die Hauptprobleme.

Glykogenose Typ II, Pompe-Erkrankung

Die schwere infantile Form beginnt im 1. Lj. mit Muskelhypotonie und Kardiomyopathie. Die juvenile Form kann sich als akutes respiratorisches Versagen manifestieren. Die Reflexe sind oft erhalten, eine Muskelatrophie nur in 20 % klar zu sehen. Die CK ist häufig erhöht. Die NLG ist unauffällig, das EMG zeigt meist Spontanaktivität. EKG und Herzecho erfassen Arrhythmien und die hypertrophe Kardiomyopathie. Die Diagnose ist molekulargenetisch oder durch Muskelbiopsie zu stellen. Die Therapie mit α-Glukosidase ist bei den späten Formen erfolgreich.

Periodische Paralysen

Die periodischen Paralysen sind eine seltene Untergruppe der Ionenkanalerkrankungen, die autosomal dominant vererbt werden. Die Prävalenz beträgt 1 : 100.000, vereinzelt treten sporadische Fälle auf. Anhand des Kaliumspiegels während der paralytischen Attacke unterscheidet man hypo- von hyperkaliämischen periodischen Paralysen (HypoPP vs. HyperPP):

- Bei der **HypoPP** werden die Attacken oft durch kohlenhydratreiche Mahlzeiten präzipitiert und sind von langer Dauer (viele Stunden bis Tage). Die Kaliumwerte während der Attacke liegen unter 3,0 mmol / l.
- Dagegen tritt die **HyperPP** gern nach Fasten oder in Ruhe nach Anstrengung auf und dauert meist nicht lange (bis wenige Stunden). Viele Patienten mit HyperPP haben auch eine Myotonie mit Zunahme in Kälte. Die Kaliumwerte können auch während der Attacke normal sein.

Bei Patienten mit niedrigen Serum-Kaliumwerten außerhalb von Attacken müssen gastrointestinale, endokrine und renale Ursachen ausgeschlossen werden.

Die HypoPP-Attacke wird mit Kalium oral behandelt. Die Infusion von Kalium kann die Paresen passager verschlechtern. Die HyperPP-Attacke wird mit Betablocker-Spray behandelt. Alternativ kommen auch Glukose- / Insulin-Infusionen, in bedrohlichen Fällen auch Ca-Infusionen, infrage.

Botulismus

Der klassische Botulismus wird durch kontaminierte Nahrung ausgelöst. Wundinfektionen, gastrointestinale Besiedlung bei Säuglingen (Honig!) und systemische Wirkung bei Botulinustoxin-Therapie sind weitere Ursachen. Im typischen Fall treten 2–36 h nach Ingestion okulomotorische und bulbäre Symptome auf (Doppeltsehen, Ptose, Ophthalmoplegie, Dysarthrie und Dysphagie). Den

Hirnnervenparesen folgen absteigend Paresen der oberen und unteren Extremitäten und der Atemmuskulatur. Das sensorische System ist wenig betroffen, häufig werden jedoch Zeichen der autonomen Dysregulation gesehen (trockener Mund, Synkopen, Verstopfung, Blasenlähmung und Pupillenstörungen). Die Therapie ist symptomatisch, bei Wund-Botulismus kann ein Antitoxin eingesetzt werden (Spezifität des Antitoxins beachten!). Die Zeit bis zur Restitutio kann Wochen bis Monate dauern. Die autonome Dysregulation ist besonders hartnäckig.

Akute intermittierende Porphyrie

Die akute intermittierende Porphyrie zeichnet sich durch Attacken von schweren Bauch- oder Rückenschmerzen plus autonomer Dysfunktion, Hyponatriämie, Enzephalopathie, Muskelschwäche oder dunklem Urin aus. Die Prävalenz liegt in Deutschland bei 5 : 100.000. Die erste Attacke kann schon im Säuglingsalter auftreten, meist aber im jungen Erwachsenenalter, häufig Präzipitation nach Medikation und / oder Infektion.

Die Diagnose wird anhand von Porphyrinmetaboliten im Urin gestellt. Die Differenzialdiagnose konzentriert sich oft fälschlicherweise auf abdominale oder psychische Probleme. Explorative Laparotomien bleiben häufig ohne Ergebnis.

Die Therapie besteht in der Vermeidung auslösender Substanzen (www.drugs-porphyria.org); respiratorisches Versagen und Bulbärparalyse erfordern die Intubation. Chlorpromazin erleichtert effektiv die schweren Abdominalschmerzen.

Organophosphatvergiftung

Organophosphate sind eine Substanzklasse, welche die Cholinesterasen irreversibel hemmen (z. B. E605). Durch die Inhibition der Acetylcholinesterase entsteht ein Überschuss von Acetylcholin an der motorischen Endplatte sowie an den cholinergen Synapsen des ZNS, der peripheren Nerven und des vegetativen Systems. Die komplexe Situation kann in zwei Gruppen geteilt werden:

- Muscarinwirkung: Miose, vermehrte Sekretion (Nase, Speichel, Atemwege), Bronchospasmus, Husten, Lungenödem, Schwitzen, Bradykardie, Hypotension, Blasenstörung
- Nikotinwirkung: initial Faszikulationen (Lider, Gesicht, Waden), Krämpfe; später Muskelschwäche bis Paralyse aller Skelettmuskeln

Die ZNS-Symptome umfassen Ängstlichkeit, Unruhe, Konfusion, Ataxie, Dysarthrie, Koma und epileptische Anfälle. Ohne Therapie wird das Maximum der Intoxikation am 3. bis 4. Tag erreicht, nach 1 Woche klingen die Symptome ab.

Im Serum lassen sich das Organophosphat und die Cholinesterase-Aktivität bestimmen. Der Verlauf kann elektrophysiologisch dokumentiert werden.

Initial sollte eine Giftelimination versucht werden (Lavage, Kohle über Tage). In den ersten Stunden sind Cholinesterase-Reaktivatoren wirksam (z. B. Pralidoxim 15 mg / kg; falls verfügbar, siehe Herstellerempfehlung des Organophosphats). Atropin ist effektiv für die Muscarinwirkungen, nicht an der motorischen Endplatte. Eine Analgosedierung hilft, die ZNS-Symptome zu überbrücken.

TIPP

Organophosphat-Insektizide sind stark gefärbt, E605 blau.

„Critical-Illness"-Polyneuropathie und -Myopathie

Es handelt sich um ein „Organversagen" im Bereich des peripheren Motoneurons, der motorischen Endplatte und der dazu gehörigen Muskelfasern. Paresen der quergestreiften Skelettmuskulatur treten auf, die Sensibilität ist meist unbeeinträchtigt. Wesentliche Entstehungsfaktoren sind Sepsis, Multiorganversagen und Langzeitbeatmungen. Die Inzidenz bei Kindern ist nicht bekannt, bei Erwachsenen geht man von 70 % der Patienten mit septischen Komplikationen und Beatmung über 2 Wochen aus.

Die Muskeleigenreflexe sind erloschen, der Fluchtreflex auf Schmerzreiz ebenso. Die Diagnose wird durch EMG und NLG gesichert. Die CK kann erhöht sein. Die Therapie ist symptomatisch.

6.9.4 Querschnittsyndrom

Das akute Querschnittsyndrom (QS) ist selten, aber bei hoher Morbidität ist eine frühe korrekte Versorgung mit ausschlaggebend für die Prognose. Trauma, Myelitis und intraspinale Raumforderungen sind die häufigeren Ursachen (➤ Tab. 6.25). Bei Kindern führen Wirbelsäulentraumata häufiger zu Läsionen des Rückenmarks. Der relativ schwerere Kopf verlagert das Punctum maximum kranialwärts (C2–C3). HWS-Läsionen machen etwa die Hälfte aller Fälle aus.

Das Rückenmark ist deutlich kürzer als die knöcherne Wirbelsäule. Läsionen in Höhe eines Wirbelkörpers korrelieren mit neurologischen Symptomen weiter kaudalwärts. Ähnlich der Pathophysiologie des Hirnschadens unterscheidet man eine erste direkte Läsion und einen sekundären Schaden durch Reperfusionsphänomene und Ödem.

CAVE

Unklare Bradykardie → V. a. spinalen Schock

Bei großem Impact gibt es eine hohe Assoziation zwischen SHT und zervikalen spinalen Traumata. Patienten mit zervikalen Traumata zeigen manchmal eine gestörte Autoregulation mit Bradykardie, Hypotension und gleichzeitig peripherer Vasodilatation („spinaler Schock"). Teils fehlt bei hohen Läsionen auch der zentrale Atemantrieb.

Ein schweres Rückenmarkstrauma verursacht initial schlaffe Paresen und Reflexverlust. Partielle Traumata dagegen können auch zur initialen muskulären Hypertonie und Hyperreflexie führen. Das motorische und sensorische Niveau der Läsion lässt sich mit Kenntnis der segmentalen und peripheren Innervation genau festlegen (➤ Tab. 6.26).

Tab. 6.25 Ätiologie des Querschnittsyndroms

akut	subakut-chronisch	chronisch
• Akute transverse Myelitis • Epiduraler Abszess • Epidurales Hämatom • Infarkt • Funktionell	• Spinaler Tumor: – primär – sekundär • Radiogene Myelopathie • Gefäßmalformation • Infektion – Syphilis – Tuberkulose – AIDS • Vitamin-B_{12}-Mangel	• Syringomyelie • Multiple Sklerose • Lumbale Kanalstenose

Tab. 6.26 Phänotypen der Rückenmarksläsionen

Klinisches Syndrom	Leitsymptome
Zentrales QS	Arme schwächer als Beine
Anteriores QS	Tiefensensibilität und Vibration ausgespart
Posteriores QS	Verlust der Tiefensensibilität und Vibration
Brown-Séquard-Syndrom	ipsilateral Schwäche sowie kontralateral Schmerz- und Temperaturempfindung gestört
Komplettes QS	vollständiger Verlust der Motorik-, Sensorik- und autonomen Funktion unterhalb der Schädigung
Spinaler Schock	initial areflexive Hypotonie
Kompression	flüchtige neurologische Defizite
Inkomplettes QS	unvollständige Symptomatik
Cauda-equina-Syndrom	schlaffe areflexive Paraparese
Conus-medullaris-Syndrom	Muskeleigenreflexe können erhalten sein

Einseitige Läsionen führen zu einem motorisch-sensorisch gekreuzten Bild, bekannt als Brown-Séquard-Syndrom. Die selteneren ventralen Läsionen zeigen u. U. nur motorische Symptome (z. B. A.-spinalis-anterior-Syndrom). Noch seltener sieht man „paradoxe" Symptommuster mit proximalen segmentalen Ausfällen bei guter distaler Funktion („zentrales Querschnittsyndrom").

Bei kleineren Traumata sind spinale Symptome nicht selten auch flüchtig und können nur anamnestisch evaluiert werden (Parästhesien, taubes Gefühl, Schwäche u. a.). Schwierig sind Patienten mit Sopor oder Koma zu beurteilen. Hier hilft nur die sorgfältige neurologische Untersuchung, da ein spinales MRT oft nicht ohne Weiteres durchführbar ist.

Nach Traumata weisen 15–20 % der Kinder neurologische Symptome auf, ohne dass im Nativ-Röntgen oder gar im CT eine Läsion nachweisbar ist. Die MRT-Abklärung ist dringlich bei Patienten mit progredienten neurologischen Symptomen; diese haben häufig als Grund extramedulläre

Raumforderungen (Blutung, Tumor, Bandscheibenvorfall), die einer neurochirurgischen Entlastung zugänglich sind.

Die Wirbelsäule sollte nach Traumata im Verdachtsfall immobilisiert werden. Bei Raumforderungen erfolgen eine Laminektomie und Dekompression. Steroide sind bei Myelitis und bei Tumorödem Therapie der Wahl, nach Traumata eine Option, besonders in den ersten 8–12 h (20 mg Prednisolon pro kg, Bolus für 3 Tage).

Die Prognose korreliert stark mit dem initialen neurologischen Befund. MRT-Befunde mit Transsektion, intramedullärer Hämorrhagie, langstreckigem Ödem und proximalen Läsionen tendieren zur schlechteren Prognose.

LITERATUR

Deutsche Gesellschaft für Pädiatrische Infektiologie e.V. (DGPI), Berner R, Bialek R, Forster J, Härtel Ch, Heininger U, Huppertz H-I, Liese JG, Nadal D, Simon A (Hrsg.) (2018). DGPI Handbuch – Infektionen bei Kindern und Jugendlichen. 7. A. Stuttgart: Thieme.

Klingler W, Lehmann-Horn F, Jurkat-Rott K (2005). Complications of anaesthesia in neuromuscular disorders. Neuromuscular Dis 15: 195–206.

Schwab S, Schellinger P, Werner C, Unterberg A, Hacke W (Hrsg.) (2015). NeuroIntensiv. 3. A. Heidelberg: Springer.

Suarez JI, Bershad EM, Rao CPV (eds.) (2019). Critical Care Neurology and Neurosurgery. Totowa: Springer Humana Press.

Tyler KL (2018). Acute Viral Encephalitis. N Engl J Med 379(6): 557–566.

KAPITEL

7

Ora Seewi, Christof Land

Metabolische und endokrine Entgleisungen

7.1 Diabetische Ketoazidose bei Kindern mit Diabetes mellitus Typ 1

Ora Seewi

Die diabetische Ketoazidose (DKA) ist ein endokrinologischer Notfall, der aus zwei Gründen tödlich enden kann:

1. wegen andauernder metabolischer Azidose infolge einer progredienten Anhäufung der Ketonkörper Acetessigsäure, β-Hydroxybuttersäure und Aceton;
2. wegen eines Kreislaufschocks infolge von Exsikkose bei Erbrechen und Glukosurie (Wolfsdorf et al. 2014).

MERKE

Kurz dauernde metabolische Azidosen (z. B. Laktatazidosen bis pH 6,8 bei Leistungssportlern) bzw. kurz dauernde Blutzuckerspitzen bis 500 mg / dl (bei Diabetikern) können problemlos toleriert werden.

Todesursache bei DKA ist oft ein **Hirnödem**, das im MRT bereits vor Therapiebeginn nachweisbar sein kann und mit der Schwere der Azidose assoziiert ist. Die Pathogenese ist noch nicht vollständig geklärt, Insulin-like Growth Factor 1 (IGF-1) könnte dabei eine Rolle spielen. Das Serum-IGF-1 ist bei Ketoazidose stark vermindert, steigt nach Insulingabe innerhalb von Stunden überschießend an (Glaser et al. 1987; Khan et al. 2003) und stimuliert VEGF („vascular endothelial growth factor“). VEGF erhöht die Kapillarpermeabilität im Gehirn (Schoch et al. 2002), was die supportive Gabe von Somatostatin (Bosnak et al. 2002) zur Suppression des IGF-1 (und dadurch des VEGF) beim Hirnödem im Rahmen einer DKA rechtfertigen könnte.

Vermieden wird ein Hirnödem, wenn Kinder mit DKA-Symptomen wie unstillbarem Erbrechen mit Hyperpnoe und Polyurie bei Diabetes mellitus bereits innerhalb von 16 h behandelt werden. Ein späterer Behandlungsbeginn erhöht das Risiko für ein Hirnödem (Bello und Sotos 1990). Bei DKA-Verdacht ist daher als Erstmaßnahme die unverzügliche subkutane oder intramuskuläre Gabe von Insulin (s. u.) dringend geboten. So wird der aufgrund von absolutem Insulinmangel gesteigerte, jedoch nur bis zum Acetoacetat, β-Hydroxybutyrat und Aceton führende unvollständige Fettsäurenabbau rasch gebremst, und Ketoazidosebildung und Koma werden verhindert.

Insulin ist nicht primär erforderlich, um den Blutzucker zu senken, denn die Hyperglykämie in der DKA geht allein schon durch die Infusionstherapie zurück (Dilutionseffekt, s. u.).

Klinische Symptome

Polyurie, Polydipsie, Exsikkose, Gewichtsabnahme, Nausea, anhaltendes Erbrechen, Bauchschmerzen, Kußmaul-Atmung, Somnolenz, Koma.

Die Symptome können von Laien als Magen-Darm-Infektion fehlgedeutet werden.

Differenzialdiagnosen

Gastroenteritis, psychogene Hyperventilation, Infekt der oberen Luftwege, Appendizitis (wegen Pseudoperitonitis diabetica, s. u.), andere metabolische Azidosen (z. B. urämische Azidose, Methylmalonazidurie), Meningitis, Intoxikation, Commotio cerebri, Urämie, intrakranielle Blutung.

Diagnosestellung

Die Diagnose wird anhand der Laborwerte gestellt:

- pH < 7,3
- Standardbikarbonat < 15 mmol / l
- Blutzucker > 300 mg / dl
- Ketonurie

Die Schwere einer DKA wird nach dem Ausmaß der Azidose eingeteilt:

- **Leicht:** pH < 7,3 oder Standardbikarbonat < 15 mmol / l
- **Mittelschwer:** pH < 7,2; Standardbikarbonat < 10 mmol / l
- **Schwer:** pH < 7,1; Standardbikarbonat < 5 mmol / l

Weitere Laborparameter können pathologisch verändert sein: Hämatokrit, Serum-Elektrolyte, -Kreatinin, -Harnstoff, -Osmolalität, Aldosteron, Plasma-Renin-Aktivität, Vasopressin, Kortisol, Adrenalin, Noradrenalin. Vor allem sind die Serumspiegel von Insulin, IGF-1 und atrialem natriuretischem Peptid niedrig, das Glukagon im Serum ist erhöht.

Pathogenese

Absoluter Insulinmangel führt zu ungeregelter, exzessiver Bildung von Ketonkörpern aus Fettsäuren (Acetessigsäure, β-Hydroxybuttersäure und Aceton), die in diesen Mengen nicht weiter abgebaut bzw. ausgeschieden werden können und im Blut akkumulieren. Die Folgen sind eine progrediente metabolische Azidose (pH < 7,3, Abfall des Standardbikarbonats < 15 mmol / l) sowie unstillbares Erbrechen, das Wasser- und Elektrolytverluste bewirkt und zu Exsikkose und Somnolenz führt. Außerdem steigt der Blutzucker aufgrund des Insulinmangels und der Hämokonzentration auf Werte um 300–700 mg / dl, verbunden mit entsprechender Glukosurie und Polyurie (osmotische Diurese). Dies verstärkt die Exsikkose weiter und verschlechtert u. U. die Prognose.

Therapie

Als Erstmaßnahme sollte in jedem Fall bereits in der Ambulanz subkutan oder intramuskulär Insulin injiziert werden (0,1 IE / kg KG Normalinsulin). Wache Kinder, die nicht im hypovolämischen Kreislaufschock sind und oral zugeführte Getränke (Mineralwasser, Kalium-Brause-Lösungen) nicht erbrechen, können weiter in der Ambulanz bzw. auf der Normalstation behandelt werden. Die subkutane Insulintherapie, entweder nach der konventionellen Therapie (KT) oder nach der intensivierten Insulintherapie (ICT), kann sofort danach begonnen werden, zusammen mit Trinken (Mineralwasser und Kalium-Brause) und Essen nach Bedarf.

Präkomatöse und komatöse Kinder (Pediatric Glasgow Coma Scale [PGCS] < 12 Punkte; modifizierte GCS für das nonverbale Kindesalter, ➤ Anhang) sowie Kinder mit unstillbarem Erbrechen müssen sofort als Notfall auf der Intensivstation behandelt werden. Die Intensivtherapie muss die beiden nachfolgend besprochenen lebensbedrohlichen Störungen, die Stoffwechsel- und Kreislaufstörung, unter Kontrolle bringen.

Stoffwechselstörung

Um den Prozess der Azidose zu stoppen und ihre Symptomatik (Erbrechen, Hyperpnoe) allmählich zurückzudrängen, wird der Insulinmangel therapiert. Dazu wird eine niedrig dosierte intravenöse Dauerinfusion mit Normalinsulin angelegt (➤ Abb. 7.1).

Insulin-Dauerinfusion: Mittels Perfusor ist die Insulinzufuhr gut steuerbar, vorausgesetzt, es werden folgende Bedingungen beachtet:

1. Die Halbwertszeit des i. v. verabreichten Insulins beträgt nur ca. 5 min, daher darf die Infusion **nicht** – auch nicht nur für kurze Zeit – unterbrochen werden.

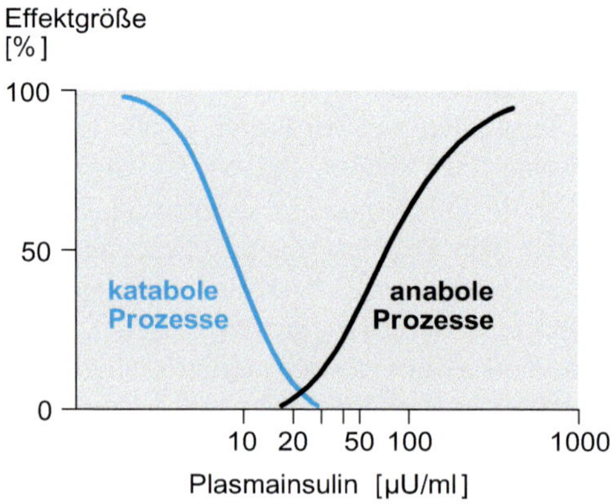

Abb. 7.1 Katabole (Ketonproduktion, Glykogenolyse, Glukoneogenese, Proteolyse, Lipolyse) und anabole (Glukoseaufnahme, Proteinsynthese, Lipidsynthese) Stoffwechseleffekte in Abhängigkeit vom Plasma-Insulinspiegel [R394]

2. Die Flussrate im Infusionssystem muss mindestens 1 ml / h betragen, damit bei etwaigen Blockaden rechtzeitig der Perfusor-Alarm ausgelöst wird; z. B. 50 Einheiten Normalinsulin (z. B. Actrapid®, Huminsulin Normal® oder Insuman Rapid®) in einer 50-ml-Perfusorspritze mit 0,9 % NaCl-Lösung; 1 ml Spritzeninhalt entspricht dann etwa 1 Einheit Insulin.
3. Die Oberflächen von Infusionssystemen adsorbieren Insulin, daher müssen Infusionssysteme mit ca. 20 ml der zubereiteten Insulinlösung durchgespült werden, bevor sie angeschlossen werden (Goldberg et al. 2006).

Die Dosierung der Insulin-Dauerinfusion sollte 0,05–0,1 Einheiten / kg KG / h betragen (ISPAD Guidelines 2014), d. h. bei einem 20 kg schweren Kind 2 Einheiten pro Stunde (im o. g. Beispiel: Perfusor-Infusionsvolumen 2 ml / h), um Insulinspiegel von 10–20 µU / ml zu erzielen (➤ Abb. 7.1).

Der Therapieerfolg zeigt sich an der Besserung der Klinik und der BGA (Anstieg des pH-Werts und des Bikarbonats), nicht unbedingt an der Normalisierung des Blutzuckers und am Rückgang der Ketonurie; eine starke Ketonurie kann mit Urin-Teststreifen (z. B. Ketostix®) noch mehrere Tage nach Beseitigung der Azidose nachweisbar sein.

Kreislaufstörung und Volumenmangel

Die Exsikkose wird primär mit 0,9 % NaCl-Lösung therapiert. Innerhalb der ersten Stunde sollten 10 ml / kg KG gegeben werden, danach sollte innerhalb von 48 h nur der altersentsprechende Erhaltungsbedarf an Flüssigkeit für 2 × 24 h plus 10 % des Körpergewichts in ml infundiert werden (plus Volumen der Urinausfuhr nur bei extremer fortbestehender Polyurie).

Die Rehydrierung sollte nicht zu rasch, sondern nur sehr langsam, d. h. über mindestens 48 h, durchgeführt werden, sonst drohen ein zu rascher Abfall des Serum-Kaliums und des Blutzuckers und ein erhöhtes Hirnödemrisiko. Da meist ein erhebliches Kaliumdefizit besteht (obgleich bei Diagnosestellung eine Hyperkaliämie gemessen werden kann), sollte umgehend Kalium substituiert werden: 40 mval KCl pro 1.000 ml 0,9 % NaCl bzw. der Erhaltungsbedarf von 2–3 mval / kg KG / 24 h, höchstens 0,5 mval / kg KG / h (Wolfsdorf et al. 2014).

Auch die Blutzuckersenkung sollte nicht abrupt erfolgen, d. h. nicht schneller als ca. 100 mg / dl / h; bei Erreichen eines Blutzuckers von ca. 300 mg / dl sollte 5 % Glukoselösung infundiert werden, bei fortgesetzter Insulinzufuhr und Kaliumsubstitution (!). Blutzuckerwerte von 300–500 mg / dl werden von Kindern gut toleriert, vorausgesetzt, es besteht weder Azidose noch Exsikkose.

MERKE

Gesamt-Infusionsvolumen: Erhaltungsbedarf nach Alter und kg KG pro 48 h (plus Ersatz der geschätzten Dehydratation = 10 % des KG in 48 h minus Flüssigkeitsmenge in der ersten Stunde)

Zusammenfassung

- **Diagnose:** pH < 7,3, BZ > 300 mg / dl, Übelkeit / Erbrechen
- **Therapie:** sofort 0,1 Einheit / kg KG Normalinsulin s. c.
- **Bei Somnolenz oder Koma:**
  - Venöser Zugang, darüber 0,9 % NaCl + KCl (40 mval KCl pro 1.000 ml 0,9 % NaCl) infundieren (10 ml / kg in der ersten Stunde), danach ca. 2.000 ml / 24 h (d. h. altersentsprechender Erhaltungsbedarf)
  - Insulinperfusor (50 Einheiten Normalinsulin pro 50 ml 0,9 % NaCl) anschließen, Infusionsgeschwindigkeit 1–3 ml / h
  - **Ggf. Intubation und Beatmung!**
- **Ziel:** pH und Standardbikarbonat allmählich anheben und Blutzucker allmählich absenken (< 100 mg / dl / h). Sobald das Kind wach ist und nicht mehr erbricht, orale Zufuhr von glukosehaltiger Limonade / Saft / Tee o. Ä. beginnen

CAVE

- Kein Insulinbolus intravenös
- Keine rasche Rehydrierung
- Keine rasche Blutzuckerabsenkung
- Keine Pufferung mit Bikarbonat

- **Laborkontrollen:** BGA, Na, K, BZ, Hkt, Osmolalität
- **Kontrolle der Vitalfunktionen:** Vigilanz (PGCS), Blutdruck, Atmung, Flüssigkeitsbilanz

➤ Tab. 7.1 fasst die Empfehlungen zum Vorgehen bei DKA zusammen.

Tab. 7.1 Empfehlungen zum Vorgehen bei diabetischer Ketoazidose

Empfehlung	Begründung
Diagnose schnellstens verifizieren	Klinische Symptome sind unspezifisch: Übelkeit, Brechreiz, Erbrechen, Bauchschmerzen (Pseudoperitonitis!), Hyperpnoe, Somnolenz
Sofortige BGA und Blutzuckerbestimmung	• pH < 7,3, metabolische Azidose • Standardbikarbonat < 15 mmol/l • BZ > 300 mg/dl (Ketonurie-Bestimmung kann bei Oligo-/Anurie schwierig sein)
Irreführende Laborwerte beachten	• Serum-Kreatinin kann falsch hoch bestimmt werden (Jaffe-Methode, von Ketonkörpern gestört) • Blutzuckersenkung kann Dilutionseffekt der Infusionstherapie sein, muss nicht Folge der Insulintherapie sein • Serum-Kalium kann trotz K^+-Defizits initial normal sein
Unverzüglich Insulin verabreichen	Absoluter Insulinmangel ist Ursache der Azidose, nur Insulin kann deren Fortschreiten stoppen
Kalium substituieren	Dehydratation stimuliert das Aldosteronsystem und damit die renale K^+-Ausscheidung
Vorsichtig rehydrieren, über 48 h	• Hypernatriämie langsam reduzieren (< 15 mmol/l/d) • Bei rascher Na^+-Senkung Gefahr der zentralen pontinen Myelinolyse • Flüssigkeitssubstitution: Erhaltungsbedarf plus 10 % des Körpergewichts über 48 h
Stündlich Vigilanz prüfen: PGCS	• Rechtzeitig Entwicklung eines Hirnödems erfassen • ggf. Bildgebung (cCT, cMRT)
Bikarbonatpufferung vermeiden	Natriumbikarbonat kann die Koronarperfusion beeinträchtigen
Insulin intravenös nicht als Bolus geben	• Die Plasmahalbwertszeit von Insulin beträgt ca. 5 min, daher intravenöse Gabe von Insulin stets als Dauerinfusion • Insulin-Überdosierung vermeiden

7

Mit welchen (Therapie-)Komplikationen muss gerechnet werden?

- Akutes Hirnödem: plötzliche Unruhe oder Eintrübung, Kopfschmerz, Blutdruckanstieg, Bradykardie, Atemstörungen
  Behandlung: Intubation und Beatmung, Therapieversuch mit Mannitol (0,5–1 g/kg KG über 20 min infundieren). Eine Hyperventilation ist obsolet (Wolfsdorf et al. 2014)! Ein Therapieversuch mit Somatostatin (3,5 µg/kg/h per Dauerinfusion) ist zu erwägen (Bosnak et al. 2002). Der Nutzen von Barbituraten ist nicht erwiesen.
- Venenthrombosen
- Rhabdomyolyse mit Nierenversagen
- Aspirationspneumonie
- Sepsis
- Pseudoperitonitis diabetica: täuscht akutes Abdomen vor

Mit welcher Fehlerquelle muss bei der Labordiagnostik gerechnet werden?

Ketonkörper im Blut können die Kreatininbestimmung nach der Jaffe-Methode verfälschen (falsch hohe Kreatinin-Werte!).

Gefährliche und obsolete Therapiemaßnahmen

- **Bikarbonatpufferung:** sollte vermieden werden; ist i. Allg. nicht nötig, die Azidose geht allein durch die Insulinwirkung zurück
- **Intravenöser Insulinbolus:** führt zu Hyperinsulinämie bzw. zu übermäßiger BZ-Senkung (mehr als 100 mg/dl/h, erhöht die Gefahr des Hirnödems)
- **Zu hohe Infusionsrate:** erhöht die Gefahr des Hirnödems

Rechenbeispiel Flüssigkeitszufuhr

20 kg schwerer, 6 Jahre alter Junge, 10 % dehydriert, weist ein Flüssigkeitsdefizit von 2.000 ml auf.
Benötigt werden:

- als Erhaltungszufuhr 1.200 ml Flüssigkeit pro Tag
- zur Rehydrierung 2.000 ml pro 48 h
- also 4.400 ml innerhalb von 48 h
- minus Bolus initial (10 ml × 20 kg)

Insgesamt: 4.200 ml in 48 h

7.2 Hypoglykämie

Ora Seewi

Eine Hypoglykämie vermindert die Versorgung des Gehirns mit seinem hauptsächlichen Energiespender Glukose; die Folge ist eine schlimmstenfalls irreversible Störung der Hirnleistung bis hin zum Koma. Nur wenn der Blutzucker rasch angehoben wird, ist die Hirnleistungsstörung reversibel; eine prolongierte Hypoglykämie kann tödlich sein (Hirntod).

Beim Neugeborenen können in den ersten Lebenstagen Blutzuckerspiegel bis 45 mg / dl mit einer normalen neurophysiologischen Entwicklung vereinbar sein (Anonymus 1989), bei gesunden erwachsenen Versuchspersonen verursachen Blutzuckerwerte < 56 mg / dl EEG-Veränderungen und sind pathologisch (Brabant et al. 1998; Pramming et al. 1988).

Ursache einer Hypoglykämie ist immer ein krankhafter Zustand, selten infolge von Stoffwechselkrankheiten (z. B. Glykogenosen) oder einem insulinproduzierenden Tumor (Insulinom), häufig jedoch iatrogen infolge einer Insulintherapie bei Diabetes mellitus (Brabant et al. 1998).

Begleitumstände und Ursachen

Häufigste Ursache einer Hypoglykämie im Kindesalter ist die Insulintherapie bei Diabetes mellitus Typ 1 (engl. „insulin reaction", Insulinreaktion). Diabetische Kinder erleiden hypoglykämiebedingte Bewusstseinsstörungen zu Hause, in der Schule, auf der Straße, während oder nach sportlicher Aktivität. Wie auch bei Erwachsenen mit Typ-1-Diabetes ereignen sich die Hypoglykämien bei den Kindern oft um die Mittagszeit oder nachts im Schlaf (Pramming et al. 1985).

Eine unverhältnismäßig starke Insulinwirkung (z. B. bei absoluter Insulinüberdosierung) führt zur Drosselung der hepatischen Glukoseproduktion; als Folge davon sinkt der Blutzuckergehalt, und das ZNS wird mit Glukose unterversorgt (Neuroglykopenie).

Wenn eine Mahlzeit ausgelassen wird, sinkt der Blutzucker durch Muskelarbeit; wird die hepatische Glukoseproduktion durch Alkoholingestion reduziert, kommt es ebenfalls zur Hypoglykämie – wenn die Insulindosierung nicht vorsorglich angepasst (reduziert) wurde.

Symptome

Je nach Tiefe des Blutzuckers sind im Zustand der Hypoglykämie das Befinden, die Handlungsfähigkeit und das Bewusstsein des Betroffenen gestört; Symptome wie Doppelbilder, Koordinationsstörungen, Konzentrations- / Leistungsschwäche, Sprachstörungen, Benommenheit, Missempfindungen, Bewegungsstörungen oder Nichtansprechbarkeit, vergleichbar der Aura vor einem epileptischen Anfall, treten auf. Zudem kann es zu psychischen Störungen (Agitiertheit oder Lethargie) kommen.

Derartige Ausfälle gefährden die Sicherheit des Betroffenen erheblich und können – abhängig von der aktuellen Situation bzw. Umgebung – lebensgefährlich sein, ohne dass es zum Koma gekommen sein muss.

Eine stundenlange Neuroglykopenie bewirkt eine nachhaltige Abnahme der Hirnleistung und schlimmstenfalls neurologische Ausfälle (z. B. potenziell reversible Hemiplegie, Grand-Mal-Anfall mit Zungenbiss und Einnässen, Koma mit Todesfolge).

Differenzialdiagnosen

Epilepsie, Intoxikation, Commotio cerebri, Meningitis, intrakranielle Blutung.

Diagnose

Man unterscheidet leichte Hypoglykämien ohne Fremdhilfe, mittelschwere Hypoglykämien mit Fremdhilfe – hier nimmt das Kind seine Hypoglykämie nicht mehr selbst wahr- und schwere Hypoglykämien mit Benommenheit, Bewusstseinsstörung, Koma / Krampfanfall.

Da jede Hypoglykämie mit einer mehr oder minder ausgeprägten Hirnleistungsschwäche einhergeht (Pramming et al. 1986), ist auch das sichere Erkennen und Behandeln einer Hypoglykämie durch den Betroffenen selbst kaum zuverlässig möglich. Insulinbehandelte Patienten bzw. deren Eltern oder Betreuer sollten dennoch bei **folgenden Anzeichen** bereits Verdacht auf eine Hypoglykämie schöpfen und Behandlungsmaßnahmen einleiten:

- Agitiertheit
- Herzklopfen
- Konzentrationsstörungen
- Verschwommensehen
- Kribbelparästhesien
- Blässe
- Schwitzen
- Zittern
- Teilnahmslosigkeit oder Läppischkeit
- Bei kleinen Kindern oft Bauch- oder Beinschmerzen

7

MERKE

Bei jedem Hypoglykämie-Verdacht gilt der Grundsatz:
- Erst **essen** (z. B. eine kleine Menge Kohlenhydrate),
- dann **messen** (d. h. bereits auf Verdacht behandeln!).

So wird günstigstenfalls die Verschlimmerung einer „leichten" zu einer „schweren" Hypoglykämie verhindert. Der Verdacht kann dann nachfolgend durch eine Blutzuckermessung erhärtet oder ausgeräumt werden. Irrtümlicherweise eine kleine Portion Kohlenhydrate zu essen schadet weniger, als eine Hypoglykämie nicht zu verhindern.

Die genannten klinischen Zeichen sind nicht typisch für eine Hypoglykämie, sie können bei jedem Menschen unter Stress auftreten: z. B. infolge starker körperlicher Anstrengung (Schwitzen, Palpitationen, Zittrigkeit), aber auch bei psychischem Stress mit Angst, Panikgefühl oder Wut. Schwere Hypoglykämien mit Benommenheit, Bewusstseinsstörung oder Koma / Krampfanfall erleiden ca. 40 % der insulinbehandelten Kinder, während nur etwa 4 % der Bevölkerung an Epilepsie leiden. Somit ist bei Kindern mit Diabetes mellitus ein Krampfanfall meist Ausdruck einer schweren Hypoglykämie und nicht einer Epilepsie.

Therapie

Beseitigung der Hypoglykämie und Anheben der Blut-Glukose um wenige Milligrammprozent ist schon nützlich! Bei kleinen Kindern ist immer die Hilfe von Dritten (Fremdhilfe) nötig.

Solange der Schluckreflex noch funktioniert, sollte das Kind aufgefordert werden, Kohlenhydrate zu sich zu nehmen; am besten geeignet sind leicht zu schluckende Kohlenhydrate, die nicht gekaut werden müssen und sofort in den Dünndarm gelangen, z. B. glukosehaltige Flüssigkeiten oder Gele, gezuckerte Säfte, Colagetränke.

Ist der Schluckreflex nicht mehr erhalten, sollte Glukagon verabreicht werden. Glukagon kann subkutan oder intramuskulär gegeben werden; die manchmal zeitaufwendige Suche nach geeigneten Venen für das Anlegen einer Glukoseinfusion kann so umgangen werden.

Glukagon

Wirkungsweise

Glukagon ist der Insulinantagonist; es mobilisiert Glukose aus den Glykogenreserven der Leber, wodurch der Blut-Glukosespiegel innerhalb von 10 min nach Verabreichung ansteigt.

Dosierung

10 µg / kg KG, d. h. bei einem Kind von 50 kg 500 µg, entsprechend 0,5 ml (s. c. oder i. m.).

Alle Eltern diabetischer Kinder sollten die Anwendung von Glukagon beherrschen. Notärzte, Notfallambulanzen sowie Rettungswagen sollten Glukagon stets zur Verfügung haben und sich in seiner Anwendung auskennen! Unerwünschte Arzneimittelwirkungen von Glukagon sind – dosisabhängig – Übelkeit und Erbrechen.

Wenn kein Glukagon zur Hand und der Patient bewusstlos oder unkooperativ ist, sollte Glukose intravenös verabreicht werden: Oft reichen wenige Gramm (3–5 g), um die Hypoglykämie zu beheben. Nicht verwendet werden sollten hypertone Glukoselösungen (50 %, 40 %, 20 % oder 10 %), da sie Phlebitis und Hyperkaliämie(!) verursachen können

(Winrow et al. 1993). Deshalb bei intravenöser Therapie stets Glukose 5 %, ca. 50–100 ml (1–2 ml/kg KG), infundieren.

MERKE

Bei i.v. Zufuhr sind zur Behebung einer Hypoglykämie deutlich geringere Glukosemengen ausreichend als bei oraler Zufuhr: Beim Umweg über den Magen-Darm-Trakt bleibt die Hälfte der absorbierten Glukose zunächst in der Leber hängen und erreicht nicht die periphere Zirkulation bzw. die Blut-Hirn-Schranke (Jakober et al. 1985).

Ein Koma mit oder ohne Grand-Mal-Anfall unter Insulintherapie ist zunächst als schwere Hypoglykämie anzusehen (und nicht als hyperglykämisches ketoazidotisches Koma). Die Diagnose sollte möglichst vor Therapiebeginn durch Blutzuckermessung bestätigt werden. Bei zufällig gemessenen BZ-Werten < 70 mg/dl sollten insulinbehandelte Kinder, auch ohne Symptome, vorsorglich mit Kohlenhydraten p.o. behandelt werden (1–2 KE = 10–20 g Glukose oder andere Kohlenhydrate).

Glukoseinfusion

- 1–2 ml/kg KG Glukoselösung 5 % i.v. als Bolus oder Glukoselösung 5 % als Dauertropfinfusion
- **Keine** hypertone Glukoselösung parenteral geben! Hypertone Flüssigkeitslösungen verursachen Venenreizungen bis zur Verödung! (Seewi 2010)

7.3 Nebennierenrindenunterfunktion

Christof Land

Dieses Krankheitsbild ist durch einen partiellen oder totalen Ausfall der Produktion von Nebennierenrindenhormonen gekennzeichnet. Es werden dabei primäre Formen der Unterfunktion (Ausfall der Nebennierenrinde) von sekundären (Störungen im Hypophysenvorderlappen) oder tertiären Formen (Störungen im Hypothalamus) unterschieden, wobei primäre Erkrankungen in ihrer Häufigkeit deutlich überwiegen.

Die primäre Insuffizienz der Nebennierenrinde (NNR) ist zumeist durch einen kombinierten Mangel an Glukokortikoiden, Mineralokortikoiden und Androgenen gekennzeichnet, während sekundäre und tertiäre Krankheitsformen i.d.R. zu einer selektiven Störung der Glukokortikoidproduktion führen (Morbus Addison ➤ Box 7.1).

BOX 7.1

Morbus Addison

Der Morbus Addison wird durch akute oder chronisch verlaufende Krankheitsprozesse hervorgerufen, die zu einer dauerhaften primären NNR-Insuffizienz führen. Zahlenmäßig am häufigsten tritt die Autoimmunadrenalitis auf, die durch einen *schleichenden* Krankheitsbeginn gekennzeichnet ist (weitere Ursachen ➤ Box 7.2). In diesen Fällen wird die Diagnose oftmals erst im Rahmen einer akuten Dekompensation, d.h. bei Stress oder fieberhaften Infekten, gestellt. Eine Destruktion der Nebennieren, z.B. durch das Auftreten einer Nebennierenblutung oder Sepsis, führt hingegen zur *akut* verlaufenden NNR-Insuffizienz (Addison-Krise). Für die ätiologische Abklärung ist zu berücksichtigen, dass auch die abrupte Beendigung einer langfristigen Glukokortikoidtherapie zur akuten adrenalen Insuffizienz führen kann.

Ätiologie

In ➤ Box 7.2 sind häufigsten Ursachen für eine NNR-Unterfunktion aufgeführt.

BOX 7.2

Ursachen der Nebennierenrindeninsuffizienz

Primäre NNR-Insuffizienz

- Autoimmunerkrankung (70–80 %; isoliert oder in Kombination mit anderen endokrinen Organen, z.B. polyglanduläre Insuffizienz Typ 1 oder 2, APECED-Syndrom)
- Sepsis und Infektionen (Meningokokken, Pilze, AIDS, Tuberkulose)
- Biosynthesedefekt der Nebennierenrinde (adrenogenitales Syndrom)
- Bilaterale Metastasen
- Adrenalektomie*
- Medikamenteninduziert
- Adrenoleukodystrophie, Zellweger-Syndrom
- Kongenitale Nebennierenhypoplasie
- Familiäre Glukokortikoidresistenz

Sekundäre NNR-Insuffizienz

- Bestrahlung
- Tumor (z.B. Kraniopharyngeom)
- Hypophysenchirurgie*

7

- Schädel-Hirn-Trauma*
- Hypophysennekrose, -blutung (z. B. postpartal: Sheehan-Syndrom)
- Autoimmun bedingte, chronisch-entzündliche Erkrankungen der Hypophyse (z. B. Sarkoidose, Hypophysitis)

Tertiäre NNR-Insuffizienz

- Abrupte Unterbrechung einer langfristigen Glukokortikoidtherapie*
- Tumoren

*NNR-Insuffizienz mit erhöhtem Risiko für eine Erstmanifestation als Addison-Krise

Symptome

Eine NNR-Insuffizienz entwickelt sich zumeist schleichend. Betroffene Patienten klagen über chronische Müdigkeit, Schwäche und Lethargie, Gewichtsverlust und abdominale Beschwerden in Form von Übelkeit, Erbrechen und Abdominalschmerzen. Es entwickelt sich eine kutane Hyperpigmentierung (primäre Form), insbesondere in den nicht lichtexponierten Körperarealen und in den Beugefalten der Hand. Nicht selten kommt es zu einem Verlust der Sekundärbehaarung. Deutlich veränderte Serum-Elektrolytkonzentrationen – insbesondere die Kombination aus erniedrigtem Natrium und erhöhtem Kalium – sollten stets an eine NNR-Insuffizienz denken lassen.

Die akut auftretende **Addison-Krise** stellt ein lebensbedrohliches Zustandsbild dar. Die Symptome werden dabei im Wesentlichen durch den Mangel an Mineralokortikoiden bestimmt, mit den Folgen einer Hypotension, die das Ausmaß eines fulminant verlaufenden Kreislaufschocks annehmen kann. Laborchemisch fällt neben den bereits genannten Elektrolytstörungen eine metabolische Azidose auf.

MERKE

Bei Neugeborenen und jungen Säuglingen mit Symptomen einer schweren Dehydratation in Kombination mit einer Hyponatriämie und Hyperkaliämie immer an das mögliche Vorliegen einer akuten NNR-Insuffizienz denken. Notfallsituation! Stets Serum-Elektrolyte, pH-Wert und HCO_3^- bestimmen. Bei V. a. eine NNR-Insuffizienz sofort mit Flüssigkeitsersatztherapie und Hydrokortison-Gabe beginnen.

Diagnose

In Anbetracht des weiten Spektrums möglicher klinischer Symptome einer chronischen NNR-Insuffizienz erscheint eine Screeningstrategie zur Diagnosestellung zweckmäßig, wobei sich die in ➤ Box 7.3 dargestellte Vorgehensweise bewährt hat.

BOX 7.3

Diagnostik bei V. a. eine Nebennierenrinden-insuffizienz (NNR-I)

Screening (morgendliche Blutentnahme)

- Morgendliche Bestimmung von Serum-Kortisol:
  - S-Kortisol < 36 ng/ml (100 nmol/l): spricht für NNR-I
  - S-Kortisol > 180 ng/ml (500 nmol/l): spricht gegen NNR-I
  - S-Kortisol niedrig und P-ACTH stark erhöht: primäre NNR-I
  - S-Kortisol niedrig und P-ACTH niedrig oder normal: V. a. sekundäre NNR-I
- Plasma-Aldosteron erniedrigt und Reninaktivität erhöht
- Freie Kortisolausscheidung im Urin (Sammelurin) erniedrigt

Stimulationstest

- Nachweis einer primären NNR-Insuffizienz:
  - ACTH-Kurztest (250 µg Synacthen®, Säuglinge bis 12 Monate 125 µg): S-Kortisol < 180 ng/ml (500 nmol/l) und P-ACTH erhöht
  - Messung von S-Kortisol zum Zeitpunkt 0, 30 und 60 min
- Nachweis einer sekundären NNR-Insuffizienz:
  - Insulin-Hypoglykämie-Test (0,05–0.075 IE Insulin als Bolus): S-Kortisol < 180 ng/ml und P-ACTH normal oder erniedrigt
  - Alternativ Corticotropin-Releasing-Hormon-Test (CRH-Test) bei Kontraindikation für Insulintest; CRH-Test eignet sich zur Differenzierung zwischen sekundärer und tertiärer Insuffizienz (Dosis 100 µg CRH)

Bei Verdacht auf eine Addison-Krise verbleibt vor Beginn der Substitutionsbehandlung kaum Zeit für eine ausführliche Labordiagnostik. Nach Durchführung eines „Notfall-Screenings“ (➤ Box 7.4) sollte unverzüglich mit einer medikamentösen Therapie begonnen werden. Im Zweifelsfall muss die medikamentöse Substitutionstherapie auch ohne Durchführung des Notfall-Screenings eingeleitet werden.

BOX 7.4

„Notfall-Screening" bei Verdacht auf eine akute Nebennierenrindeninsuffizienz (Addison-Krise)

- **Laboranalysen:**
  - S-Natrium, S-Kalium, HCO_3^- (BGA)
  - S-Kortisol
  - Bestimmung von Plasma-ACTH, Plasma-Renin-Aktivität, Aldosteron
- ACTH-Kurztest (nach Stabilisierung des Patienten, ➢ Box 7.3)
- **Interpretation:**
  Bei S-Kortisol basal > 180 ng / ml (500 nmol / l) ist eine Addison-Krise unwahrscheinlich.

Therapie

Bei Verdacht auf eine akute NNR-Insuffizienz muss ohne Zeitverzug, d. h. am besten schon in der Notaufnahme einer Klinik, eine Elektrolyt- und Flüssigkeitsersatztherapie zusammen mit der Substitution von Hydrokortison eingeleitet werden. Die notwendigen Sofortmaßnahmen sind in ➢ Box 7.5 zusammengefasst. Für die Substitution mit Hydrokortison gilt, dass eine Überdosierung im akuten Notfall dem Kind auf Dauer sicher nicht schadet, eine Unterdosierung des Medikaments jedoch das Leben des Kindes gefährden kann.

BOX 7.5

Therapie bei Nebennierenrindeninsuffizienz

Akuttherapie

- Flüssigkeitsersatz mit NaCl 0,9 % (oder Vollelektrolytlösung, 10–20 ml / kg KG in der ersten Stunde)
- Hydrokortison-Bolus (i. v.) 10 mg / kg KG
- Danach Beginn mit Hydrokortison i. v. 100 mg / m² / d in 4 ED bis zur vollständigen klinischen Stabilisierung

Dauertherapie

- Hydrokortison
  - Anfangsdosis 15–20 mg / m² / d p. o. in 3 ED
  - Dauertherapie 7,5–10(– 15) mg / m² / d p. o.
  - Aufteilung der Dosis: 50 % morgens, 25 % mittags, 25 % abends
- Mineralokortikoid: bei primärer NNR-Insuffizienz Substitution stets erforderlich
  - 9α-Fluoro-Hydrokortison (Astonin H®; Florinef®); Tagesdosis 0,05–0,20 mg p. o. in 3 ED
  - (Dosis nach Plasma-Reninaktivität titrieren; Ziel: normale Werte)

MERKE

Jede Stresssituation (z. B. ein fieberhafter Infekt) erfordert eine Anhebung des Hydrokortisons auf die 3- bis 5-fache Tagesdosis.
Bei Erbrechen und Diarrhö ist eine stationäre Einweisung des Kindes großzügig zu veranlassen, um die Glukokortikoidtherapie parenteral fortzuführen.
Dem Patienten ist bei Diagnosestellung ein Notfallpass auszuhändigen!

Perioperatives Management

Neuere Empfehlungen zum perioperativen Management bei NNR-Insuffizienz basieren auf deutlich vereinfachten Therapieschemata. Bei kleineren Eingriffen (Adenotomie, Tonsillektomie, unkomplizierte Appendektomie u. a.) sollte das folgende Schema einer perioperativen Therapie (Tag der Operation 24 h) angewendet werden:

- Hydrokortison i. v. (50 mg / m² / d) in 4 ED
- Halbierung der perioperativen Dosis am 2. postoperativen Tag
- Übergang zur oralen Dauertherapie am 3. bis 4. postoperativen Tag
- Monitoring: Elektrolyt- und Blutzuckerkontrollen, pH-Wert und HCO_3^-

7.4 Diabetes insipidus

Christof Land

Ein Diabetes insipidus ist meistens durch eine verminderte Sekretion von Vasopressin (antidiuretisches Hormon, ADH) verursacht. Diese Form der Erkrankung wird deshalb auch als zentraler Diabetes insipidus bezeichnet. Neben idiopathischen Ursachen kommen insbesondere bei intensivmedizinisch betreuten Patienten auch postentzündliche, operative (Neurochirurgie, z. B. Hypophysenchirurgie) oder traumatische Ursachen sowie Hirntumoren in Betracht. Der zentrale Diabetes insipidus ist häufig das erste Symptom eines sich entwickelnden Panhypopituitarismus.

Symptome

Die Symptome eines Diabetes insipidus sind durch eine ständige Polyurie einschl. einer Nykturie gekennzeichnet, wobei Diuresemengen zwischen 5 und 10 Liter / Tag nicht selten sind. Die Polyurie wird von exzessivem Durst und entsprechender Polydipsie (kompensatorische nächtliche Trinkmenge!) begleitet. Die chronische Dehydratation führt zu Abgeschlagenheit, Fieber, Gedeihstörung und Erbrechen. Insbesondere bei Säuglingen und Kleinkindern besteht die Gefahr einer hypernatriämischen Dehydratation.

Diagnose

Labordiagnostisch fällt eine erniedrigte Urin-Osmolalität auf; Werte > 750 mosmol / kg H_2O bzw. ein spezifisches Gewicht > 1,015 schließen einen Diabetes insipidus aus. Serum-Osmolalität und Serum-Natrium sind zumeist erhöht (z. T. dramatische Erhöhungen mit Serumwerten > 170 mmol / l).

Die Diagnose eines Diabetes insipidus kann über einen Durstversuch bestätigt werden, der jedoch aufgrund der Gefahr einer bedrohlichen Dehydratation stets unter stationären Bedingungen durchgeführt werden sollte. Bei zentralen Formen eines Diabetes insipidus sollte stets eine neuroradiologische Diagnostik (MRT) angeschlossen werden.

7

Therapie

Ein zentraler Diabetes insipidus lässt sich i. d. R. mit zwei täglichen Dosen von 2,5–20 µg DDAVP (Minirin®; z. B. nasale Applikation per Rhinyle) gut behandeln. Die individuelle Dosis muss anhand von Diurese sowie Serum- und Elektrolytkontrollen festgelegt werden, die zu Beginn der Therapie 8- bis 12-stündlich, später dann einmal täglich durchgeführt werden sollten. In Einzelfällen kann eine intravenöse oder eine orale Verabreichung der Medikation zweckmäßig sein.

Wegen der Gefahr eines Hirnödems darf die Infusionstherapie nicht zu rasch erfolgen. Bei reduziertem Extrazellularvolumen (EZV) sollte die Infusion mit einer Vollelektrolytlösung begonnen werden. Nach Erreichen eines normalen EZV erfolgt der Flüssigkeitsersatz mit NaCl 0,9 % und Glukose 5 % im Verhältnis 1 : 1. Die Korrektur des Serum-Natriums sollte dabei sehr behutsam erfolgen (< 0,5 mmol / h).

7.5 Syndrom der inadäquaten ADH-Sekretion (SIADH)

Christof Land

Beim SIADH besteht eine in Bezug auf die Plasma-Osmolalität unangemessen hohe ADH-Sekretion. Dieser Zustand ist durch eine hypotone Hyperhydratation geprägt, mit den Folgen einer Hyponatriämie und der Ausscheidung eines hyperosmolaren Urins (> 150 mosmol / kg).

Ein SIADH tritt gehäuft nach einem Schädel-Hirn-Trauma oder bei Meningitis / Enzephalitis (tuberkulöse Meningitis!) auf. Darüber hinaus entwickelt es sich nicht selten in der Folge von neurochirurgischen Eingriffen, Verbrennungen oder Hirntumoren. Auch Medikamente können ein SIADH auslösen (v. a. Zytostatika und Antidepressiva).

Symptome

Als Folge der Hyperhydratation lassen sich häufig Kopfschmerzen, Reizbarkeit, Lethargie, Übelkeit und Erbrechen nachweisen. Bewusstseinsstörungen, Koma, Muskelkrämpfe und epileptische Anfälle sind möglich.

Diagnose

- Hyponatriämie (Na < 135 mol / l)
- Plasma: inadäquat niedrige Osmolalität
- Erhöhter ZVD
- Fehlender Nachweis von Ödemen oder Aszites
- Oligurie
- Urin: inadäquat hohe Osmolalität und Natriumkonzentration

Therapie

Zunächst muss der Auslöser des SIADH erkannt und adäquat behandelt werden. Im Vordergrund der therapeutischen Maßnahmen steht die Flüssigkeitsrestriktion. Furosemid kann als medikamentöse Option eingesetzt werden, da es als partieller Antagonist von ADH an den Nierentubuli agiert. Bei schweren Verläufen sollte eine langsame Infusion isotoner (0,9 %) oder hypertoner (5,85 %) Natriumchloridlösungen erfolgen. Serum-Elektrolytkontrollen sollten alle 4–8 h durchgeführt werden, um einen zu raschen Elektrolytausgleich zu vermeiden.

7.6 Störungen der Schilddrüsenfunktion

Christof Land

7.6.1 Hyperthyreose

Eine Hyperthyreose manifestiert sich im Kindes- und Jugendalter zumeist in Form einer Thyreotoxikose im Rahmen eines Morbus Basedow. Nur selten sind andere Ursachen feststellbar, wobei insbesondere eine passagere Schilddrüsenüberfunktion bei Hashimoto-Thyreoiditis (sog. Hashitoxikose) und das toxische Schilddrüsenadenom zu nennen sind.

Symptome

Im Vordergrund des Beschwerdebilds stehen vermehrte Unruhe und Nervosität. Diese Symptome werden häufig von Gewichtsverlust, Muskelschwäche, vermehrtem Schwitzen und Wasserlassen, Diarrhö, Schlafstörungen und einem deutlichen Leistungsabfall in der Schule begleitet. Bei Morbus Basedow zeigt sich zumeist als deutliche Vergrößerung der Schilddrüse; sehr häufig ist auch eine endokrine Orbitopathie nachweisbar. Nicht selten bestehen eine Tachykardie und eine Blutdruckerhöhung mit vergrößerter Blutdruckamplitude.

MERKE

Bei Neugeborenen können Unruhe, vermehrte Irritabilität und mangelnde Gewichtszunahme Ausdruck einer angeborenen Hyperthyreose sein. Stets ist an das mögliche Vorliegen einer autoantikörpervermittelten Hyperthyreose bei bekanntem Morbus Basedow der Mutter denken.

Diagnose

Die Bestimmung der Schilddrüsenhormone im Serum ergibt deutlich erhöhte Werte. Der Morbus Basedow ist durch den Nachweis von TSH-Rezeptor-Antikörpern (TSI, TBII oder TRAK) gekennzeichnet. Die Bestimmung von Autoantikörpern gegen die Schilddrüsenperoxidase (TPO) und Thyreoglobulin kann hilfreich sein, um eine Thyreotoxikose gegen eine Hashitoxikose bei bestehender Hashimoto-Thyreoiditis abzugrenzen. Die Schilddrüsensonografie mit Doppler-Untersuchung zeigt beim Morbus Basedow eine inhomogene Echotextur der vergrößerten Schilddrüse mit Nachweis einer vermehrten Perfusion.

Therapie

Die Therapie der Wahl beim Morbus Basedow ist die thyreostatische Behandlung. Es erfolgt die tägliche Gabe von Carbimazol (0,2–0,5 mg / kg KG; max. Dosis 40 mg) oder Thiamazol (0,1–0,3 mg / kg KG; max. Dosis 30 mg), aufgeteilt in 1 oder 2 ED. In Einzelfällen, insbesondere bei der thyreotoxischen Krise, kann eine zusätzliche symptomatische Therapie mit Betablockern (z. B. Propranolol) hilfreich sein, um eine Tachykardie und Rhythmusstörungen zu behandeln. Unter der thyreostatischen Therapie sinken die Schilddrüsenhormonwerte innerhalb weniger Wochen in den Normalbereich ab, während die Sekretion von TSH häufig noch über einen längeren Zeitraum supprimiert bleibt. Eine langsame Reduktion des Thyreostatikums sollte nach Erreichen einer Euthyreose begonnen werden (Ziel: Normalisierung von T_4 und TSH).

Alternativ kann das „Block-and-replace"-Verfahren angewendet werden. Hierbei wird die thyreostatische Medikation zunächst beibehalten, wobei die hierdurch induzierte Unterfunktion der Schilddrüse durch Gabe von L-Thyroxin (einschleichende Dosierung von 75–200 µg / m^2; Ziel: Euthyreose) ausgeglichen wird. Dieses Verfahren führt möglicherweise häufiger zum Erreichen einer vollständigen Remission der Erkrankung. Eine Orbitopathie sollte stets durch einen Augenarzt mitbetreut werden.

Die thyreostatische Therapie sollte mindestens für 2–3 Jahre durchgeführt werden. Die Remissionsrate liegt bei Kindern und Jugendlichen nach 2 Jahren bei 30 %, zu Rezidiven kommt es in etwa der Hälfte der Fälle. Möglicherweise kann die Remissionsrate durch eine länger dauernde Therapie verbessert werden. Als prognostisch ungünstiges Zeichen gilt die Persistenz stark erhöhter TSH-Rezeptor-Antikörper. Wird das Ziel einer vollständigen Remission auf Dauer nicht erreicht, sollte über eine Radiojodbehandlung oder eine Schilddrüsenresektion auch schon bei jugendlichen Patienten nachgedacht werden.

7.6.2 Low-T_3-Syndrom

Das Low-T_3-Syndrom, das durch eine Erniedrigung von T_3 bei zugleich normalem TSH gekennzeichnet ist, ist i.d.R. Ausdruck einer Reaktion auf eine schwere nichtthyreoidale Erkrankung des Kindes. Auch bei Früh- und Neugeborenen, die einer intensivmedizinischen Behandlung bedürfen, ist das Low-T_3-Syndrom gelegentlich nachweisbar. Darüber hinaus lässt sich diese Laborkonstellation nach schweren kardiochirurgischen Eingriffen feststellen. Deshalb sollten bei diesen Patientengruppen regelmäßig entsprechende Laborkontrollen durchgeführt werden.

Die zu erwartenden negativ inotropen Auswirkungen am Herzen haben in den letzten Jahren zu einer Diskussion bezüglich der Notwendigkeit einer Substitutionstherapie mit Trijodthyronin geführt. Der positiv inotrope Effekt einer solchen Therapie ist für Kinder, die schweren kardiochirurgischen Eingriffen unterzogen wurden, inzwischen gut belegt. Aus diesem Grund sollte für intensivmedizinisch betreute Kinder mit Low-T_3-Syndrom eine entsprechende Substitutionstherapie erwogen werden.

Therapie

Die Substitution erfolgt mittels Infusion einer Einzeldosis von 2 µg / kg KG Trijodthyronin am ersten Behandlungstag, gefolgt von 1 µg / kg KG an den Folgetagen.

LITERATUR

Aman J, Wranne L (1988). Hypoglycemia in childhood diabetes. II: Eff14 DSect of subcutaneous or intramuscular injection of different doses of Glukagon. Acta Paediatr Scand 77: 548–553.

Anonymous (1989). Brain damage by neonatal hypoglycaemia. Lancet 333: 882–883.

Bello FA, Sotos JF (1990). Cerebral oedema in diabetic ketoacidosis in children. Letter. Lancet 336: 64.

Bettendorf M, Schmidt KG, Grulich-Henn J, Ulmer HE, Heinrich U (2000). Tri-iodothyronine treatment in children after cardiac surgery: a double-blind, randomized, placebo-controlled study. Lancet 356: 529–534.

Bosnak M, Dikici B, Dogru O, Davutoglu M, Haspolat K (2002). Somatostatin therapy in the management of resistant diabetic ketoacidosis. Diabetes Care 25: 629–630.

Brabant G, Schöfl C, von zur Mühlen A (1998). Hypoglykämien beim Erwachsenen. Dtsch Arztebl 95: B826–B830.

Charmandari E, Nicolaides NC, Chrousos GP (2014). Adrenal Insufficiency. Lancet 383: 2152–2167.

Dabrowski E, Kadakia R, Zimmermann D (2016). Diabetes insipidus in infants and children. Best Pract Res Clin Endocrinol Metabol 30(2): 317–328.

Diederich S (2015). Nebennierenrindeninsuffizienz. In: Manfras B, Diederich S, Mann WA, Land C, Keck C (Hrsg.). Praxishandbuch Endokrinologie. 1. A. Berlin: Medizinisch Wissenschaftliche Verlagsgesellschaft, S. 267–276.

Glaser EW, Goldstein S, Phillips LS (1987). Nutrition and somatomedin. XVII. Circulating somatomedin C during treatment of diabetic ketoacidosis. Diabetes 36: 1152–1160.

Goldberg PA, Kedves A, Walter K, et al. (2006). Waste not, want not: determining the optimal priming volume for intravenous insulin infusion. Diabetes Technol Ther 8(5): 598–601.

Jakober B, Overkamp D, Lingenfelser T, Müller PH, Metzinger E, Schmülling RM, Eggstein M (1985). Wie sehr vermindert die Leber die Wirkung einer oral verabreichten Hypoglykämie-Prophylaxe? Abstrakt Akt Endokrin Stoffw 6: 90.

Khan ASA, Siddals KW, Gardener EA, Kaushal K, Tieszen KL, New JP, Gibson JM (2003). Marked changes in insulin-like growth factor (IGF) system and the phosphorylation of insulin-like growth factor binding protein-1 (IGFBP-1) during recovery from diabetic ketoacidosis(DKA). Abstract. Diabetologia 46 (Suppl 2): A 242.

Krassas GE (2004). Treatment of juvenile Graves' disease and its ophthalmic complication: the „European way". Eur J Endocrinol 150: 407–414.

Krude H (2015). Schilddrüsenerkrankungen im Kindes- und Jugendalter. Monatsschr Kinderheilkd 163(6): 601–615.

Pramming S, Thorsteinsson B, Binder C (1985). Nocturnal hypoglycaemia in patients receiving conventional treatment with insulin. Letter. BMJ 291: 1047.

Pramming S, Thorsteinsson B, Theilgaard A, Pinner EM, Binder C (1986). Cognitive function during hypoglycaemia in type-1 diabetes mellitus. BMJ 292: 647–650.

Pramming S, Thorsteinsson B, Stigsby B, Binder C (1988). Glycaemic threshold for changes in electroencephalograms during hypoglycaemia in patients with insulin dependent diabetes. BMJ 296: 665–667.

Riepe FG (2010). Nebenniere. In: Hiort O, Danne T, Wabitsch M (Hrsg.). Pädiatrische Endokrinologie und Diabetologie. Berlin, Heidelberg: Springer, S. 365–390.

Schoch HJ, Fischer S, Marti HH (2002). Hypoxia-induced vascular endothelial growth factor expression causes vascular leakage in the brain. Brain 125: 2549–2557.
Seewi O (2010). Isotonic is better. Letter. Dtsch Arztebl 107(17): 302–303.
Stewart PM (2016). The adrenal cortex. In: Melmed S, Polonsky KS, Larsen PR, Kronenberg HM (eds.). William Textbook of Endocrinology. 13th ed. Philadelphia: Elsevier Saunders, pp. 489–555.
Winrow AP, Adler B, Rivers RPA (1993). Don't use 50 % dextrose. Letter. BMJ 306: 1612.
Wolfsdorf J, Craig ME, Daneman D, et al. (2014). Diabetic ketoacidosis. ISPAD Clinical Practice Consensus Guidelines 2014. Pediatr Diabetes 15: 154–179.

KAPITEL

8 Akutes Leberversagen

Burkhard Rodeck

8.1 Definition

Wenn eine akute Leberkrankheit bei einem vorher lebergesunden Erwachsenen innerhalb von 8 Wochen zu einer hepatischen Enzephalopathie (HE) führt, liegt ein akutes Leberversagen vor. Im Kindes- und Jugendalter (von Geburt bis zum vollendeten 18. Lj.) müssen nach Definition der *Pediatric Acute Liver Failure Group* (PALF-Gruppe) biochemische Zeichen einer Lebererkrankung und eine Gerinnungsstörung vorliegen, die durch Vitamin-K-Gabe nicht zu korrigieren ist. Als Koagulopathie im Sinne der Definition gilt eine INR zwischen 1,5 und 2,0 (Prothrombinzeit zwischen 15 und 20 s) bei Vorliegen einer HE oder einer INR ≥ 2,0 (Prothrombinzeit ≥ 20 s) auch ohne HE. Die HE ist somit keine Vorbedingung. Sie ist insbesondere bei Kindern unter 3 Jahren schwer zu diagnostizieren bzw. quantifizieren und tritt oft erst spät im Rahmen des Leberversagens auf. Das akute Leberversagen ist eine potenziell reversible Erkrankung.

8.2 Epidemiologie

Die Erkrankung ist selten, im Erwachsenenalter liegt die Inzidenz bei 1–5 Fällen auf 1 Mio. Genauere Angaben über die Häufigkeit des akuten Leberversagens im Kindesalter liegen nicht vor.

8.3 Ätiologie

Bei Kindern und Jugendlichen ist die Ursache altersabhängig. In ➤ Tab. 8.1 sind die Ursachen für Säuglinge bis zu einem Alter von 7 Monaten und für ältere Kinder und Jugendliche aufgeführt, die in der PALF-Gruppe erfasst wurden.

8.4 Pathogenese und Pathologie

Primär kommt es zu einer hepatozellulären Schädigung. Bei Infektionen spielt u. a. das Alter, bei der Bewältigung der Infektionen der Immunstatus und bei Intoxikationen ein genetisch-biochemischer Polymorphismus eine wesentliche Rolle. Histologisch liegt meist eine Leberzellnekrose vor. Bei Virusinfektionen wirkt entweder das Virus selbst zytotoxisch, oder es induziert eine zytopathogene Immunantwort. Das toxische Agens bei Intoxikationen oder Stoffwechselkrankheiten kann meist identifiziert werden.

Als Ausdruck der hohen Regenerationskapazität der Leber werden beim akuten Leberversagen erhöhte Spiegel des humanen Hepatozytenwachstumsfaktors (hHGF) gemessen. Auf der anderen Seite werden auch Inhibitoren der Zellregeneration aus den nekrotischen Hepatozyten freigesetzt. Der Ausgang eines akuten Leberversagen nach der Elimination des auslösenden Agens wird deshalb durch das Überwiegen der regenerativen oder der inhibierenden Faktoren bestimmt. Überwiegen die regenerativen Faktoren, kommt es zu einer Restitutio ad integrum; überwiegen die inhibierenden Faktoren, kommt es zum kompletten Leberausfall.

8.5 Symptome

Das erste spezifische Krankheitszeichen ist ein Ikterus. Selten zeigt sich eine Enzephalopathie schon vorher. Der Ikterus sowie Anorexie, Erbrechen, Blutungen, später Foetor hepaticus, Aszites und die Zeichen der hepatischen Enzephalopathie führen zur klinischen Diagnose. Sinkende oder niedrige Transaminasen sind insbesondere bei

Tab. 8.1 Ätiologie des akuten Leberversagens im Kindesalter (n = 703) (nach Narkewicz et al. 2009)

Diagnose	Patienten (n = 703) [%]	< 7 Monate (n = 149) [%]	7 Monate bis 18 Jahre (n = 554) [%]
Unklare Ursache	**46,8**	**40,9**	**48,4**
Intoxikation	**15,8**	**2,0**	**19,5**
• Paracetamol	• 12,5	• 1,3	• 15,5
• andere	• 3,3	• 0,7	• 4,0
Autoimmunhepatitis	**6,8**	**0,0**	**8,7**
Stoffwechselerkrankung	**9,7**	**18,1**	**7,4**
• Fettsäure-Oxidationsdefekt	• 0,3	• 0,0	• 0,4
• Tyrosinämie	• 1,1	• 3,4	• 0,5
• Morbus Wilson	• 3,3	• 0,0	• 4,2
• Andere	• 5,0	• 14,7	• 2,3
Infektionen	**6,4**	**13,4**	**4,5**
• Hepatitis A	• 0,7	• 0,0	• 0,9
• Hepatitis B	• 0,3	• 0,0	• 0,4
• EBV	• 1,1	• 0,0	• 1,4
• Andere	• 4,3	• 13,4	• 1,8
Andere Diagnosen	**14,5**	**25,5**	**11,6**

abnehmender Lebergröße (Sonografie) ein Zeichen der bereits abgelaufenen massiven Leberzellnekrose und können daher prognostisch ungünstig sein. Die schlechte Lebersyntheseleistung lässt sich an der niedrigen Synthese der Cholinesterase und der Gerinnungsfaktoren erkennen. Die Hyperammonämie ist Ausdruck der beeinträchtigten Entgiftungsfunktion der Leber, korreliert aber nicht immer mit den klinischen Zeichen der Enzephalopathie. Die Blutgasanalyse (BGA) zeigt ein breites Spektrum von einer metabolischen Azidose bis zu einer respiratorischen Alkalose. Elektrolytimbalancen sind häufig, ebenfalls Hypoglykämien.

Unter anderen Diagnosen sind ischämische Erkrankungen (angeborene Herzfehler, herzchirurgische Eingriffe, Myokarditis, schwere Asphyxie, Budd-Chiari-Syndrom, „veno-occlusive disease") zu nennen, zudem maligne Erkrankungen (➤ Kap. 8.6).

8.5.1 Nierenfunktionsstörung und hepatorenales Syndrom

Im Verlauf entwickelt sich häufig eine prognostisch ungünstige Niereninsuffizienz (Ursachen u. a.: akute Tubulusnekrose, Sepsis, nephrotoxische Medikamente). Komplikationen ergeben sich durch ein funktionelles Nierenversagen auf der Basis intrarenaler Vasokonstriktionen (hepatorenales Syndrom). Charakteristisch ist eine Natriumausscheidung im Urin von < 20 mmol/l. Bei der selteneren akuten Tubulusnekrose ohne hepatorenales Syndrom liegt die Na-Ausscheidung meist > 20 mmol/l.

Neben einer sorgfältigen Flüssigkeitsbilanzierung, dem Einsatz von Diuretika unter Überwachung des Elektrolythaushalts, Beachtung der potenziellen Nephrotoxizität der eingesetzten Medikamente und Dopamin ist die Niereninsuffizienz letztlich nur mit einer kontinuierlichen Hämofiltration effektiv zu behandeln.

8.5.2 Hepatische Enzephalopathie und Hirnödem

Es werden verschiedene Hypothesen als pathogenetischer Hintergrund der Enzephalopathie diskutiert: Veränderung der Blut-Hirn-Schranke, Akkumulation und/oder Synergismus von

Neurotoxinen (Ammoniakhypothese), Beeinträchtigung der Neurotransmission (GABA-Hypothese, falsche Neurotransmitter) und mögliche Verschlechterung des Energiestoffwechsels des Gehirns durch unzureichende Bereitstellung von Substraten (z. B. Glukose). Zudem kommt es zur Ausschüttung von proinflammatorischen Zytokinen (z. B. IL-1β, IL-6, TNF-α), denen zumindest eine partielle Rolle in der Genese zugeschrieben wird.

Klinisch wird die Enzephalopathie in vier Stadien eingeteilt, beginnend mit leichten neuropsychiatrischen Auffälligkeiten (I) über Somnolenz (II), Stupor (III) bis zum Koma (IV). Die hohe Letalität des akuten Leberversagens wird maßgeblich durch die Entwicklung eines Hirnödems bestimmt. Als Ursache gelten zum einen ein vasogenes Ödem, bei dem die geschädigte Blut-Hirn-Schranke proteinreiche Flüssigkeit in den Extrazellulärraum entweichen lässt, zum anderen ein intrazelluläres zytotoxisches Ödem.

CAVE

Iatrogene Faktoren können zur raschen Entwicklung eines Hirnödems beitragen (Flüssigkeitsüberladung, anaerober Gehirnstoffwechsel durch nicht korrigierte Hypoglykämie, zerebrale Ischämie durch Hypotension).

Die Behandlung beruht auf Osmotherapie, Sedierung und Analgesie. Die Darmsterilisation hat in Studien kaum Effekte gezeigt, die Applikation von Ornithin-Phenylacetat scheint bei Erwachsenen erfolgreich zu sein.

8.5.3 Koagulopathie und Blutung

Die verminderte Syntheseleistung von Gerinnungs- und Fibrinolysefaktoren (Faktor I, II, V, VII, IX, X, AT III) in der Leber führt zur Koagulopathie. Neben einer Thrombopenie sind auch Veränderungen der Thrombozytenmorphologie und -funktion beschrieben. Quick, PTT, Fibrinogen, Faktor V und Faktor VII sollten auch nach parenteraler Substitution von Vitamin K regelmäßig kontrolliert werden. Der Nachweis von Fibrinspaltprodukten ohne Plasminogenaktivator ist Zeichen einer disseminierten intravasalen Gerinnung (DIC).

Der Ersatz von Gerinnungs- / Fibrinolysefaktoren sollte in Form von Frischplasma (FFP) nur bei klinischen Blutungszeichen oder bevorstehenden invasiven Maßnahmen (z. B. Anlage eines ZVK) durchgeführt werden.

MERKE

Nach FFP-Gabe muss beachtet werden, dass auch Cholinesterase (ChE) transfundiert wird und somit als Lebersyntheseparameter nicht mehr interpretiert werden darf.

8.6 Diagnostik und Differenzialdiagnostik

8.6.1 Basisdiagnostik

Die Basisdiagnostik zur Evaluation des Leberschadens umfasst folgende Parameter:

- Gerinnung (PT, PTT, INR, Fibrinogen, Faktor V, Faktor VII, Faktor VIII)
- Leberfunktion (AST, ALT, GGT, AP, Bilirubin, Albumin, Protein, ChE)
- Stoffwechsel (Elektrolyte, Ca, PO_4, Magnesium, Harnstoff, Glukose, Ammoniak, BGA)
- Blutbild mit Differenzierung

8.6.2 Infektionen

Virusinfektionen sind eine der häufigsten Ursachen eines akuten Leberversagens im Alter unter 7 Monaten. Herpes-simplex-Viren sind dabei führend. Die Diagnostik beinhaltet die serologische Analytik der klassischen Hepatitisviren (anti-HAV-IgM, HBsAg, anti-Hbc-IgM und -IgG, anti-HCV, anti-HEV) zusätzlich (inkl. PCR-Analytik) EBV, CMV, Enterovirus, Adenovirus, humanes Herpesvirus Typ 6, Herpes simplex Typ 1 und 2, Parvovirus.

Die hohe Zahl ätiologisch unklarer Fälle ist wahrscheinlich seronegativen Virushepatitiden zuzuordnen. Die spontane Prognose ist im Vergleich mit anderen Ursachen ungünstig. Auch nach einer erfolgreichen Lebertransplantation tragen die Patienten ein erhöhtes Risiko, an einer durch die Virusinfektion induzierten Anämie / Thrombopenie zu erkranken.

8.6.3 Stoffwechselstörungen

Stoffwechselerkrankungen sind insbesondere bei Kindern unter 1 Jahr zu bedenken. Zur Stoffwechseldiagnostik gehören: Laktat, Pyruvat, Aminosäuren im Serum und im Urin, organische Säuren im Urin, Succinylaceton im Urin, reduzierende Substanzen im Urin (Galaktose, Fruktose), Ferritin, Eisen, Eisenbindungskapazität, Carnitin und Acylcarnitin-Profil, Coeruloplasmin, freies Kupfer, Kupferausscheidung im 24-h-Sammelurin.

Die Definition des akuten Leberversagens bei Neugeborenen und jungen Säuglingen ist bei Stoffwechselerkrankungen nicht exakt erfüllt, da eine prinzipiell chronische Leberkrankheit vorliegt („acute-on-chronic liver failure"). Dennoch können sich eine klassische Galaktosämie, die hereditäre Fruktoseintoleranz, die Tyrosinämie Typ 1 und seltener eine GALD („gestational alloimmune liver disease", früher: neonatale Hämochromatose) oder Atmungskettendefekte primär wie ein akutes Leberversagen manifestieren.

Frühestens ab einem Alter von 3 Jahren kann ein Morbus Wilson unter dem Bild eines akuten Leberversagens erstmals symptomatisch werden. Das Kupfer im Lebergewebe und im Serum ist charakteristischerweise hoch, das Coeruloplasmin im Serum niedrig; oft ist die alkalische Phosphatase (AP) auffallend niedrig, die AP / Bilirubin-Ratio liegt unter 4.

Der homozygote α_1-Antitrypsin-Mangel (PiZZ) führt nur selten zu einem akuten Leberversagen. Der Mangel wird im Serum nachgewiesen, mit einer Genotypisierung wird die Diagnose bestätigt.

Andere Stoffwechselkrankheiten wie Zellweger-Syndrom, Alpers-Syndrom, Störungen der Fettsäurenoxidation, Morbus Niemann-Pick Typ C und Störungen der oxidativen Phosphorylierung sind sehr seltene Ursachen eines akuten Leberversagens.

8.6.4 Intoxikationen

Die häufigste Intoxikation, die zum akuten Leberversagen führt, ist eine **Paracetamol-Überdosierung** (> Kap. 11.2.1), bei jungen Kindern meist akzidentell, bei Jugendlichen oft suizidal. Bei Verdachtsfällen sollte ein Urinscreening erfolgen, ebenso eine Bestimmung im Serum.

Eine andere wichtige Ursache eines Leberversagens ist eine **Knollenblätterpilzvergiftung** *(Amanita phalloides).*

Eine seltene Ursache der frühkindlichen Leberzirrhose, die sich auch als akutes Leberversagen präsentieren kann, ist eine **Kupferintoxikation** über das Trinkwasser im frühen Säuglingsalter. Die betroffenen Kinder werden mit Milchformula ernährt. Das Wasser für diese Milchnahrung stammt aus einer hauseigenen Brunnenanlage, ist sauer und wird durch Kupferleitungen geführt, aus denen es die Kupferionen löst. Bei dieser Krankheit wird zusätzlich ein genetischer Defekt des Kupferstoffwechsels diskutiert. Möglicherweise kommt es nur bei entsprechend prädisponierten Kindern zu einer Krankheitsmanifestation.

8.6.5 Ischämische Hepatopathie

Gegenüber einer Hypoxie ist die Leber sehr resistent. Eine akute oder chronische Herzinsuffizienz kann allerdings auch mit einem akuten Leberversagen einhergehen. Das Budd-Chiari-Syndrom kann zu einem akuten Leberversagen führen, desgleichen die Lebervenenverschlusskrankheit („veno-occlusive disease", VOD). Die farbcodierte Doppler-Sonografie ist bei ischämischen Krankheiten wegweisend.

8.6.6 Andere Ursachen des akuten Leberversagens

Primäre oder metastatische Lebertumoren können selten ein akutes Leberversagen auslösen, ebenso infiltrative lymphatische Krankheiten oder die hämophagozytotische Lymphohistiozytose (HLH). Die Diagnostik erfolgt mit der Analytik von NK-Zellfunktion, Perforin, Granzyme B, sIL2 und Triglyzeriden.

Auch eine Autoimmunhepatitis (AIH) kann sich initial als akutes Leberversagen manifestieren. Die Diagnose wird durch Bestimmung der Autoantikörper (ANA, SLA, SMA, LKM, IgG) und eine Leberbiopsie gesichert.

Auch eine GALD kann zu einem akuten Leberversagen führen (hohes Ferritin, Speicheldrüsenbiopsie mit Eisenspeicherung, MRT Leber und Pankreas).

Tab. 8.2 Ätiologiespezifische Therapie bei akutem Leberversagen (nach Lutfi 2017)

Ätiologie	Diagnostik	Therapie
Hepatitis B	Serologie	Entecavir, Tenofovir, Lamivudin
HSV 1, 2	Serologie, PCR	Aciclovir i. v.
Tyrosinämie Typ 1	Succinylaceton im Urin, AFP erhöht, Fumarylacetoacetase	Nitisinon (NTBC)
Galaktosämie	Reduzierende Substanzen Urin, Galaktose-1-Phosphat-Uridyl-Transferase-Aktivität	laktosefreie Formulaernährung
Morbus Wilson	Niedriges Coeruloplasmin, hohe Kupferausscheidung, hohe AP/Bilirubin-Ratio (> 4), hoher Kupfergehalt der Leber (Leberbiopsie)	Kupferchelate, Plasmapherese
Paracetamol	Anamnese, erhöhte Paracetamolspiegel 4 h nach Ingestion	N-Acetylcystein
Amanita-Toxin	Anamnese	Silibinin, Penicillin G
Autoimmunhepatitis	AIH-Antikörper	Methylprednisolon
HLH	➤ Kap. 8.6.6	Kortikosteroide, Chemotherapie, Knochenmarktransplantation
GALD	Ferritin erhöht, Speicheldrüsenbiopsie, MRT (Leber, Pankreas)	IgG-Gabe i. v.; ggf. Austauschtransfusion

8.7 Therapie und Prognose

Aspekte der Diagnostik und der Therapie sind ➤ Tab. 8.2 zu entnehmen.

Die **Prognose** des akuten Leberversagens im Kindesalter unter rein supportiver Therapie ist mit Überlebensraten von bis zu 50 % eher schlecht. Das „molecular adsorbent recirculating system" (MARS oder Albumindialyse) hat bei Erwachsenen keinen Effekt auf das Überleben bei akutem Leberversagen gezeigt, eine „high volume plasmapheresis" könnte Überlebensvorteile bieten. Aussagekräftige Studien bei Kindern sind rar; insgesamt wird der Einsatz eines extrakorporalen Leberersatzsystems bei Kindern aktuell nicht empfohlen.

Bei zunehmendem Koma mit Entwicklung eines Hirnödems ist allerdings die Durchführung einer **orthotopen Lebertransplantation** indiziert. Patienten mit Leberversagen sollten frühzeitig in ein Zentrum verlegt werden, welches das konservative Management beherrscht und wo v. a. auch die Möglichkeit einer Lebertransplantation gegeben ist. Mit einer Überlebenswahrscheinlichkeit von bis zu 90 % nach 4 Jahren ist die Transplantation heute bei entsprechender Indikation die Therapie der Wahl bei akutem Leberversagen im Kindesalter.

Die Festlegung des optimalen Transplantationszeitpunkts ist schwierig. Entscheidet man sich zu früh für die Transplantation, transplantiert man u. U. Patienten, die sich auch ohne Transplantation erholt hätten; entscheidet man sich zu spät, kommt es evtl. zu einer Kontraindikation (z. B. irreversibler Hirnschaden); zumindest steigen die Risiken der Transplantation erheblich an.

Die PALF-Gruppe hat die prognostische Aussage hinsichtlich eines transplantatfreien Überlebens des *Liver Injury Unit (LIU) scoring system* zeigen können. In den Score gehen ein: maximales Gesamtbilirubin, maximaler Ammoniakwert und maximale Prothrombinzeit.

LITERATUR

Bower WA, Johns M, Margolis HS, Williams IT, Bell BP (2007). Population-based surveillance for acute liver failure. Am J Gastroenterol 102: 2459–2463.

Brandsaeter B, Höckerstedt K, Friman S, Ericzon BG, Kirkegaard P, Isoniemi H, et al. (2002). Fulminant hepatic failure: outcome after listing for highly urgent liver transplantation – 12 years experience in the Nordic countries. Liver Transpl 8: 1055–1062.

Debray D, Yousef N, Durand P (2006). New management options for end-stage chronic liver disease and acute liver failure: potential for pediatric patients. Paediatr Drugs 8: 1–13.

Durand P, Debray D, Mandel R, Baujard C, Branchereau S, Gauthier F, et al. (2001). Acute liver failure in infancy: a

14-year experience of a pediatric liver transplantation center. J Pediatr 139: 871–876.
Jain V, Dhawan A (2017). Extracorporeal liver support systems in paediatric liver failure. J Pediatr Gastroenterol Nutr 64: 855–863.
Lu BR, Zhang S, Narkewicz MR, Belle SH, Squires RH, Sokol RJ; Pediatric Acute Liver Failure Study Group (2013). Evaluation of the liver injury unit scoring system to predict survival in a multinational study of pediatric acute liver failure. J Pediatr 162: 1010–1016.
Lutfi R, Abulebda K, Nitu ME, Molleston JP, Bozic MA, Subbarao G (2017). Intensive care management of pediatric acute liver failure. J Pediatr Gastroenterol Nutr 64: 660–670.
Narkewicz MR, Dell Olio D, Karpen SJ, Murray KF, Schwarz K, Yazigi N, et al.; Pediatric Acute Liver Failure Study Group (2009). Pattern of diagnostic evaluation for the causes of pediatric acute liver failure: an opportunity for quality improvement. J Pediatr 155: 801–806.
Ng VL, Li R, Loomes KM, Leonis MA, Rudnick DA, Belle SH, Squires RH; Pediatric Acute Liver Failure Study Group (PALFSG) (2016). Outcomes of children with and without hepatic encephalopathy from the Pediatric Acute Liver Failure (PALF) study group. J Pediatr Gastroenterol Nutr 63: 357–364.
Rodeck B, Melter M (2003). Fulminantes Leberversagen, akutes Leberversagen. In: Brömme W, Lietz, Bennek (Hrsg.). Kinderintensivmedizin. Stuttgart: Thieme, S. 327–337.

KAPITEL 9

Harald Köditz

Kardiologische / kardiochirurgische Intensivmedizin

9.1 Einführung

Die kinderkardiologische Intensivmedizin erfordert ein Grundverständnis der hämodynamischen Besonderheiten angeborener Herzfehler. Neben der Beurteilung des klinischen Aspekts kritisch kranker Patienten ist die konsequente Durchführung eines apparativen Monitorings, das die Parameter Atemfrequenz, Temperatur, EKG, nichtinvasiver Blutdruck, S_aO_2 und Urinproduktion erfasst, von entscheidender Bedeutung. Wenn eine hämodynamische Instabilität ein erweitertes hämodynamisches Monitoring erforderlich macht oder wenn Katecholamine, hochkonzentrierte Elektrolyt- oder Glukoselösungen zugeführt werden müssen, so muss ein zentralvenöser Katheter (ZVK) angelegt werden (➤ Tab. 9.1).

Die Anlage eines arteriellen Katheters in der A. radialis, A. tibialis posterior oder A. dorsalis pedis ermöglicht auch bei sehr kleinen Kindern ein sicheres invasives Blutdruckmonitoring und die Abnahme arterieller Blutgase (➤ Abb. 9.1).

MERKE

Auf eine Kanülierung von Gefäßen, die keine Kollateralversorgung aufweisen, sollte möglichst verzichtet werden (**cave:** Endstrombahn – A. femoralis, A. brachialis oder A. axillaris).

Eine arterielle Blutgasanalyse (BGA) hilft in der Beurteilung der respiratorischen und metabolischen Situation des Patienten. Ein erhöhter Serum-Laktatspiegel kann als sensibler, aber unspezifischer Marker aktuelle oder stattgehabte Gewebehypoxämien widerspiegeln. Isolierte Laktaterhöhungen ohne zugrunde liegende Kreislaufinsuffizienz und Gewebehypoxämie können differenzialdiagnostisch bei mitochondrialen Erkrankungen, verschiedenen Stoffwechselerkrankungen, akuten gastrointestinalen Schädigungen und im Leberversagen beobachtet werden.

Die Bestimmung der zentralvenösen Sättigung erlaubt mittels Vereinfachung durch das **Fick-Prinzip** unter der Voraussetzung eines konstanten Sauerstoffverbrauchs und eines ausreichend hohen Hämoglobingehalts des Blutes eine indirekte Abschätzung des Herzzeitvolumens (HZV):

$$\mathrm{HZV} = \frac{O_2\text{-Verbrauch}}{\text{arterieller } O_2\text{-Gehalt} - \text{gemischtvenöser } O_2\text{-Gehalt}}$$

Eine arteriovenöse Sättigungsdifferenz ($AVDO_2$) von 25 % gilt als normal, pathologisch im Sinne eines erniedrigten Herzzeitvolumens ist eine Differenz > 35 %. Dabei muss beachtet werden, dass bei Vorliegen einer intraatrialen Kommunikation mit Links-Rechts-Shunt (z. B. ASD II) falsch hohe Werte gemessen werden können.

Bei entsprechender Indikation kann das invasive hämodynamische Monitoring durch PiCCO (kontinuierliche HZV-Messung mittels Puls-

Tab. 9.1 Vorteile (+) und Nachteile (–) der ZVK für die Katheterisierung zentraler bzw. peripherer Venen

Zentrale Venen		Periphere Venen	
+	Mehr- und großlumiger Zugang	–	Eingeschränktes Monitoring von ZVD, S_vO_2
+	Monitoring von ZVD, S_vO_2	–	Rasche Bolusgabe nur eingeschränkt möglich
–	Komplikationen bei Anlage		
–	Höheres Thromboserisiko		

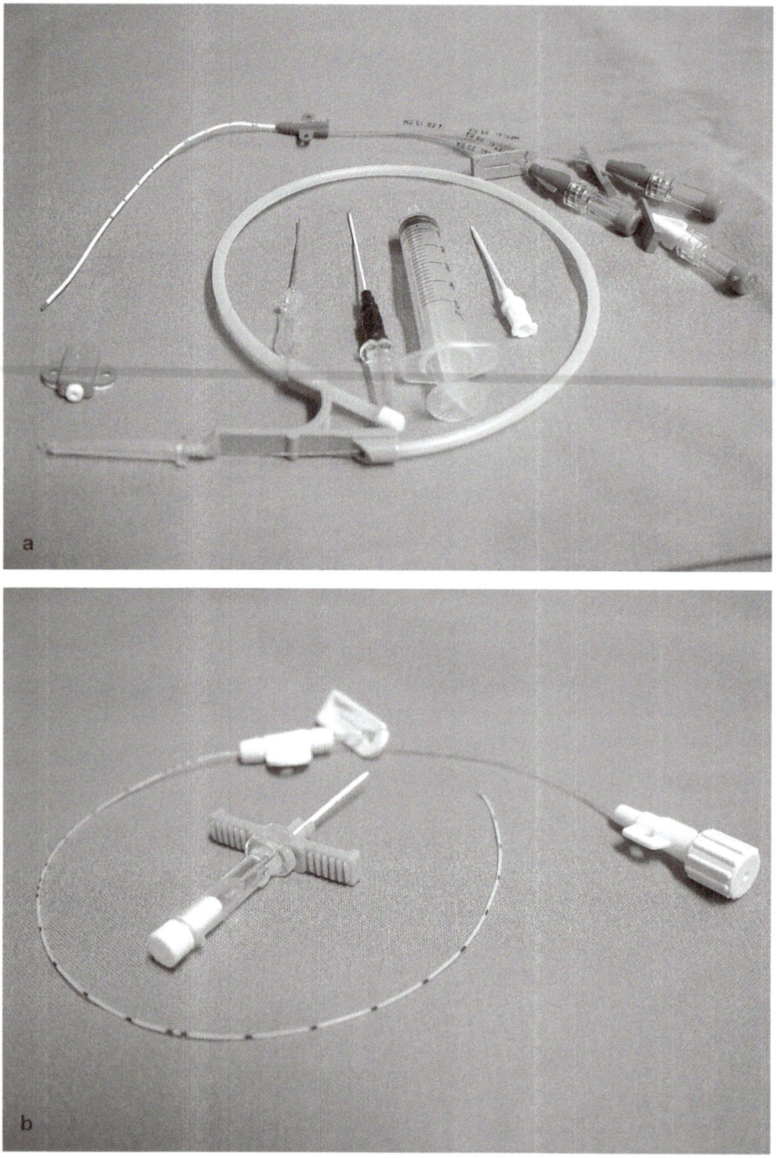

Abb. 9.1 Zentrale Venenkatheter
a) für die Katheterisierung zentraler Venen
b) für die Katheterisierung peripherer Venen [R394]

konturanalyse und Thermodilutionsmethode, ➤ Abb. 9.2), Pulmonaliskatheter (Bestimmung der pulmonalarteriellen Sättigung und Drücke sowie des pulmonalkapillären Verschlussdrucks) oder Druckmessung im linken Vorhof (postoperative Bestimmung der linksventrikulären Füllungsdrücke) erweitert werden.

In ➤ Tab. 9.2 sind die Bestandteile eines Standard- und eines erweiterten Monitorings aufgelistet.

9.2 Akute Herzinsuffizienz im Kindesalter

Eine akute Herz-Kreislauf-Insuffizienz liegt vor, wenn das Herz-Kreislauf-System plötzlich oder innerhalb kurzer Zeit nicht mehr in der Lage ist, den Sauerstoffbedarf des Körpers über eine adäquate Durchblutung zu decken. Die körpereigenen Kompensationsmechanismen, wie z. B. die Aktivierung

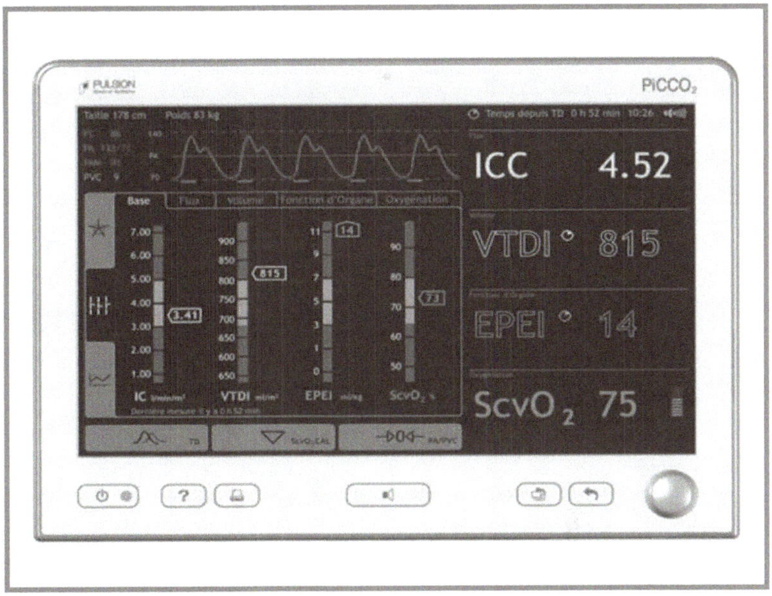

Abb. 9.2 PiCCO-2-Monitor der Fa. Pulsion [V213]

des sympathischen Nervensystems und des Renin-Angiotensin-Aldosteron-Systems, reichen für eine Kreislaufstabilisierung nicht aus. Ihre Folgen – Tachykardie und Vasokonstriktion bzw. Natrium- und Wasserretention – können ihrerseits zu einer weiteren Verschlechterung der Kreislauffunktion beitragen. Die metabolischen Folgen der Minderperfusion, eine Laktatazidose und Hyperkaliämie können die Kreislaufsituation weiter negativ beeinflussen.

Ursachen

➤ Tab. 9.3 zeigt die häufigsten Ursachen einer Herzinsuffizienz im Kindesalter.

Symptome

An Symptomen finden sich Tachydyspnoe, eingeschränkte Diurese, Blässe / Zyanose, kühle Extremitäten mit verzögerter Rekapillarisierung, abgeschwächte periphere Pulse, Tachykardie, (niedrig-) normaler Blutdruck, Hepatomegalie, Ödeme, eingeschränkte Bewusstseinslage. Diagnostisch stehen die Abklärung des Ausmaßes und der Ursache der Herzinsuffizienz im Vordergrund.

MERKE

Wegen der unmittelbaren Gefahr einer irreversiblen Schädigung des Patienten darf die notwendige Diagnostik die initiale Behandlung nicht verzögern.

Tab. 9.2 Monitoring bei kritisch kranken Patienten in der kinderkardiologischen Intensivmedizin

Standardmonitoring	Erweitertes Monitoring
• Atemfrequenz • Herzfrequenz / EKG • Nichtinvasiver Blutdruck • S_aO_2 • Temperatur zentral / peripher • Durchblutung / Rekapillarisierung • Urinproduktion	• Invasiver Blutdruck • Arterielle BGA, Laktatbestimmung • Zentralvenöser Druck (ZVD) • S_vO_2 • Herzzeitvolumen (PiCCO) • Pulmonalarterieller Druck (PAP), pulmonalkapillärer Verschlussdruck (Wedge-Druck) • Linksatrialer Druck (LA)

Tab. 9.3 Ursachen akuter/chronischer Herzinsuffizienz im Kindesalter

Angeborene Herzfehler	
Ischämie	perinatale Asphyxie, Kawasaki-Syndrom, Fehlabgang einer Koronararterie aus der Pulmonalarterie (Bland-White-Garland-Syndrom)
Medikamente bzw. Drogen	Anthrazykline, Ethanol, Kokain
Infektiöse Ursachen, Myokarditiden, Endokarditiden	v. a. virale Erreger (Enteroviren, Parvovirus B19, Adeno-, Influenza- und Mumpsviren), Staphylo- und Streptokokken
Arrhythmien	z. B. Bradykardien, Tachyarrhythmien
Autoimmunerkrankungen	Lupus erythematodes, rheumatisches Fieber, Sarkoidose, Polymyositis
Endokrine Störungen	Hypoparathyreoidismus, Hypo-/Hyperthyreose
Metabolische Erkrankungen	Glykogenspeicherkrankheiten, Carnitinmangel, mitochondriale Erkrankungen
Hereditäre Ursachen	
Muskeldystrophien	
Mangelernährung	Mangel an Vitamin B_1, Vitamin D, Selen
Toxische Ursachen	Blei, Kupfer, Eisen
Idiopathische Kardiomyopathie, „Non-compaction"-Kardiomyopathie	
Funktionelle Störungen	Herzbeuteltamponade, pulmonale Hypertension, hypertensive Krise, Hypovolämie, SIRS/Sepsis

Therapie

Oberstes Therapieziel ist die Beseitigung der Ursache (➤ Tab. 9.4).

Die Behandlung hämodynamischer Instabilität umfasst neben einer medikamentösen Therapie mit Katecholaminen und/oder anderen vasoaktiven Substanzen (➤ Kap. 9.7) die Optimierung des Flüssigkeitshaushalts, einen Ausgleich des Säure-Basen-Haushalts, eine Analgosedierung, eine kontrollierte Beatmung und den Einsatz mechanischer Kreislaufunterstützungsverfahren.

9

Tab. 9.4 Kausale Therapie der Herzinsuffizienz bei Kindern

Ätiologie	Kausale Therapie
Kongenitale/erworbene Vitien	Operation, Katheterintervention
Tachykarde Herzrhythmusstörung	Antiarrhythmika, Kardioversion, Katheterablation
Bradykarde Herzrhythmusstörung	Herzschrittmacher
Koronaranomalie	Operation, Katheterintervention
Hypertensive Krise	Antihypertensive Therapie

Sauerstofftherapie, Analgosedierung und kontrollierte Beatmung

Bei Patienten mit akuter Herzinsuffizienz ist eine Sauerstoffvorlage indiziert. Vorsicht ist jedoch bei bestimmten Vitien mit vermehrter Lungendurchblutung und zusätzlich verminderter Systemperfusion geboten (unbalancierter atrioventrikulärer Septumdefekt [AVSD], hypoplastisches Linksherzsyndrom). Die Sauerstofftoxizität spielt bei kurzzeitiger Anwendung keine Rolle. Im Zweifelsfall ist die Intubation indiziert, da durch Analgosedierung und kontrollierte Beatmung die Atemarbeit verringert und die Sauerstoffversorgung verbessert wird.

Ausgleich einer metabolischen Azidose

Der Einsatz von Natriumbikarbonat zur Korrektur einer metabolischen Azidose ist umstritten, eindeutige Empfehlungen existieren nicht. Kritisch muss u. a. abgewogen werden, dass die Gabe von Natriumbikarbonat zu einer paradoxen zerebralen Azidose führen kann (Bikarbonationen diffundieren im Vergleich zu CO_2-Molekülen sehr langsam durch die Blut-Hirn-Schranke). Die Bindung des Sauerstoffs an Hämoglobin wird durch eine Alkalisierung verstärkt;

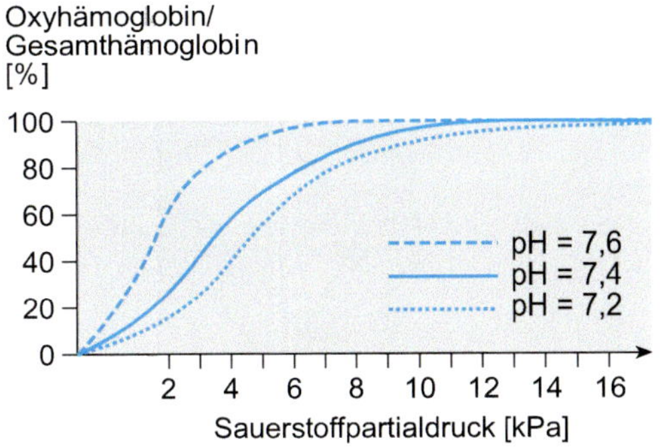

Abb. 9.3 Sauerstoffbindung an Hämoglobin in Abhängigkeit vom pH-Wert [R394]

damit kann indirekt weniger Sauerstoff in den zu versorgenden Organen freigesetzt werden (➤ Abb. 9.3).

Eine Pufferung kann deshalb erst unter einem pH von 7,2 eingeschränkt empfohlen werden, der Ausgleich sollte nur zu einem Drittel des errechneten Defizits vorgenommen werden.

$$(\mathrm{BE}_{\mathrm{soll}} - \mathrm{BE}_{\mathrm{ist}}) \times 0{,}3 \times \text{Körpergewicht}$$
$$= \text{ml Na-Bikarbonat } 8{,}4\%$$

Sedierung

Eine Sedierung oder Analgosedierung senkt den Sauerstoffbedarf und kann so die Sauerstoffversorgung verbessern. Opioide und Benzodiazepine senken den systemischen Widerstand direkt und über die Verringerung des körpereigenen Sympathikotonus. Bei geringem Herzzeitvolumen kann eine Sedierung deshalb akut zu einem kritischen Abfall des Perfusionsdrucks führen. Ketamin erzeugt eine geringe Erhöhung des Systemwiderstands und ist bei Patienten mit stark eingeschränktem Herzzeitvolumen das Mittel der Wahl zur Sedierung, zur Analgesie und auch zur Intubation.

Mechanische Kreislaufunterstützung

Bei fehlendem Ansprechen auf die konservative Therapie ist eine mechanische Kreislaufunterstützung (extrakorporale Membranoxygenierung, [ECMO], „Ventricular-Assist"-System) indiziert, sofern nicht eine infauste Prognose des Grundleidens besteht (➤ Abb. 9.4).

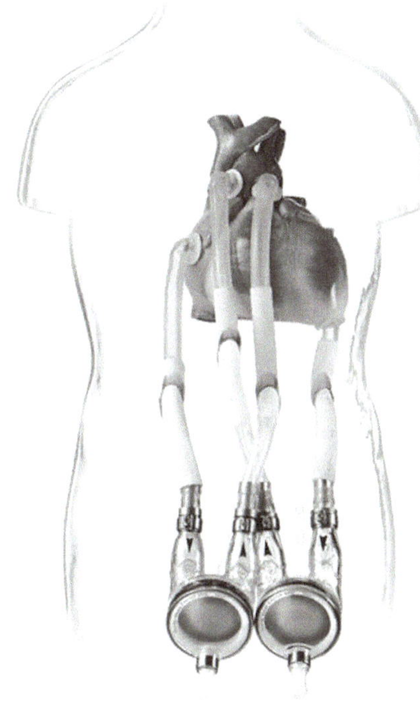

Abb. 9.4 „Ventricular-Assist"-System Medos VAD [X238]

9.3 Angeborene Herzfehler

Unter dem Begriff „angeborener Herzfehler" werden unvollendete oder fehlgebildete Anlagen des Herzens und der herznahen Gefäße zusammengefasst (➤ Abb. 9.5). Betroffen sind etwa 9 von 1.000 Kindern. Ursächlich können genetische Faktoren (z. B. Trisomien, Turner-Syndrom u. a.), Virusinfekte (z. B. Röteln) oder andere Noxen (Alkohol, Carbamazepin, Phenytoin, Valproinsäure u. a.) sein. Klinisch zeigt sich ein breites Spektrum an Symptomen; betroffene Kinder können z. B. beim Vorliegen eines isolierten Scheidewanddefekts primär asymptomatisch sein. Weisen sie einen kritischen angeborenen Herzfehler auf, so kann bereits intrauterin oder direkt postnatal eine hochgradige Kreislaufinsuffizienz vorliegen. Unter Umständen muss bereits im Neugeborenenalter eine sofortige Therapie initiiert werden.

- Primär azyanotische Herzfehler ohne Shunt (20–30 %):
  - Pulmonalklappenstenose

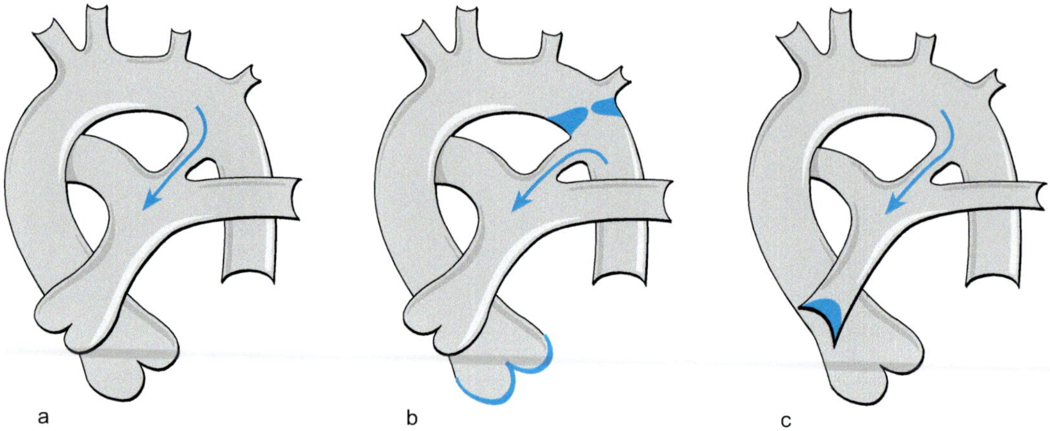

Abb. 9.5 Schematische Darstellung des Blutflusses im Bereich des Aortenbogens und der Pulmonalarterie:
a) bei normalen Verhältnissen
b) bei duktusabhängiger systemischer Zirkulation
c) bei pulmonaler Zirkulation [R394]

  - Aortenklappenstenose
  - Unterbrochener Aortenbogen / Aortenisthmusstenose
- Primär azyanotische Herzfehler mit Links-Rechts-Shunt (50 %):
  - Ventrikel- und Vorhofseptumdefekt
  - Atrioventrikulärer Septumdefekt (AVSD)
  - Persistierender Ductus arteriosus Botalli
  - Aortopulmonales Fenster
- Primär zyanotische Herzfehler mit Rechts-Links-Shunt (20–30 %):
  - Fallot-Tetralogie
  - Trikuspidalatresie
  - Pulmonalatresie
- Primär zyanotische Herzfehler, komplexe Fehlbildungen:
  - Truncus arteriosus
  - Totale Lungenvenenfehlmündung
  - Hypoplastisches Linksherzsyndrom (HLHS)
  - Transposition der großen Arterien (TGA)

9.3.1 Mit duktusabhängiger systemischer Zirkulation

Vitien mit duktusabhängiger systemischer Zirkulation (➤ Abb. 9.5b) wie z. B. eine kritische Aortenstenose, ein unterbrochener Aortenbogen, eine kritische Aortenisthmusstenose oder ein HLHS, sind durch eine Hämodynamik charakterisiert, welche die linksventrikuläre oder im Bereich des Aortenbogens gelegene Behinderung des Blutflusses durch einen weit offenen Ductus arteriosus umgeht. Der rechte Ventrikel versorgt sowohl den pulmonalen als auch den Systemkreislauf; er zeigt eine Druck- und Volumenbelastung. Aufgrund der Behinderung des Ein- und / oder Ausstroms des linken Ventrikels besteht ein Links-Rechts-Shunt auf Vorhofebene. Es finden sich relativ hohe Sauerstoffsättigungen in den Pulmonal- und Systemarterien, eine Zyanose muss nicht vorliegen.

Aufgrund eines Abfalls des pulmonalen Gefäßwiderstands und damit eines zunehmenden diastolisch pulmonalwärtigen Rückwärtsflusses oder aufgrund eines Duktusverschlusses kommt es zu einer systemischen Minderperfusion bis hin zum kardiogenen Schock. Der typische Zeitraum dafür ist der 2. bis 14. Tag postnatal. Therapeutisch muss sofort mit einer Prostaglandin-E1-Therapie begonnen werden:

MERKE

Neugeborenes 3 kg KG: 50 µg Prostaglandin E1 auf 50 ml NaCl 0,9 % = 2 ml / h, entspricht 10 ng / kg / min

Liegt ursächlich ein Duktusverschluss vor, sollte die initiale Dosierung 50–100 ng / kg / min betragen.

9

Aufgrund der Nebenwirkungen einer Prostaglandin-Infusion (Apnoen, arterielle Hypotension, Bradykardie, Hypoglykämie, Thrombozytenaggregationshemmung, Unruhe und krampfartiges Muskelzucken) ist diese nach erfolgreicher Eröffnung des Duktus rasch auf 5–20 ng/kg/min zu reduzieren. Eine Intubation und kontrollierte Beatmung ist manchmal aufgrund des vorliegenden Schockgeschehens oder aufgrund einer prostaglandininduzierten Hypopnoe notwendig. Auf eine Sauerstoffgabe und zu aggressive Ventilation sollte primär verzichtet werden, da beides den pulmonalen Gefäßwiderstand erheblich erniedrigen und damit konsekutiv die Systemdurchblutung vermindern kann (Zielgröße S_aO_2 75–85 %). Nach Stabilisierung sollte das Kind umgehend einer weiterführenden interventionellen oder operativen Behandlung zugeführt werden.

9.3.2 Mit duktusabhängiger pulmonaler Zirkulation

Vitien mit duktusabhängiger pulmonaler Zirkulation (➤ Abb. 9.5c) sind z. B. eine Fallot-Tetralogie mit hochgradiger Pulmonalstenose, eine kritische Pulmonalstenose oder -atresie mit und ohne VSD sowie komplexe Fehlbildungen mit Pulmonalstenose/-atresie. Die Durchblutung der Lungen erfolgt durch den Ductus arteriosus oder durch große aortopulmonale Kollateralgefäße.

Das klinische Bild ist durch eine zentrale Zyanose bei primär unbeeinträchtigter Vitalität gekennzeichnet. Eine kritische Untersättigung liegt vor, wenn die arterielle Sauerstoffsättigung < 60 % liegt und sich eine metabolische Azidose einstellt. Therapeutisch sollte ebenfalls sofort mit einer Prostaglandin-E1-Therapie in einer Dosierung von 30–50 ng/kg/min begonnen werden. Bei Sättigungen > 60 % kann diese zu Beginn niedriger (5–10 ng/kg/min) gewählt werden, um Nebenwirkungen zu vermeiden.

Bei Abfall des pulmonalen Gefäßwiderstands kann v. a. bei Patienten mit einer vermehrten Lungendurchblutung ein Lungenödem ausgelöst werden. Von einer generellen Flüssigkeitsrestriktion und Diuretikatherapie sollte jedoch abgesehen werden, da ein intravasaler Volumenmangel eine Zyanose verstärken kann. Des Weiteren gilt auch hier, dass das Kind nach Stabilisierung umgehend einer weiterführenden interventionellen oder operativen Behandlung zugeführt werden sollte.

Fallot-Tetralogie

Bei Patienten mit einer Fallot-Tetralogie besteht durch eine dynamische Zunahme einer rechtsventrikulären Ausstrombahnbehinderung die Gefahr des Auftretens hypoxämischer Anfälle. In der Regel werden diese durch eine kritische Verstärkung einer vorbestehenden Hypoxämie bei Anstrengung, Aufregung oder Infekt ausgelöst. Pathophysiologisch spielen überschießende sympathikotone Reaktionen und relativer intravasaler Volumenmangel eine zentrale Rolle in der muskulären Einengung des Infundibulums.

Die Akutbehandlung eines hypoxämischen Anfalls besteht in einem Drücken beider Beine gegen den Unterkörper (rasche Erhöhung von Vor- und systemischer Nachlast), in einer sofortigen Sauerstoffgabe und, falls ein venöser Zugang vorhanden ist, in einer raschen Volumengabe (10–30 ml/kg KG). Der Patient sollte vorsichtig sediert werden (Morphin 0,05–0,1 mg/kg KG i. v.). Bei Erfolglosigkeit ist ein kurz wirksamer Beta-Rezeptoren-Blocker indiziert (z. B. Esmolol 50–500 µg/kg KG als Bolus über 1 min, kontinuierliche Infusion von 50–500 µg/kg/min). Spätestens nach Auftreten eines hypoxämischen Anfalls sollte die Indikation zur operativen Korrektur gestellt werden.

Transposition der großen Arterien (TGA)

Die Besonderheiten der Kreislaufsituation bei Transpositionsstellung der großen Arterien leiten sich von einer Parallelschaltung des Lungen- und Körperkreislaufs ab. Ein Überleben ist nur mit einer Kommunikation beider Kreisläufe auf Vorhof-, Ventrikel- und/oder Gefäßebene vereinbar. Besteht eine Sättigung < 75 %, sollte auch hier eine Prostaglandin-Infusion in niedriger Dosis begonnen werden. Bei Patienten mit einer Restriktion auf Vorhofebene (persistierendes Foramen ovale

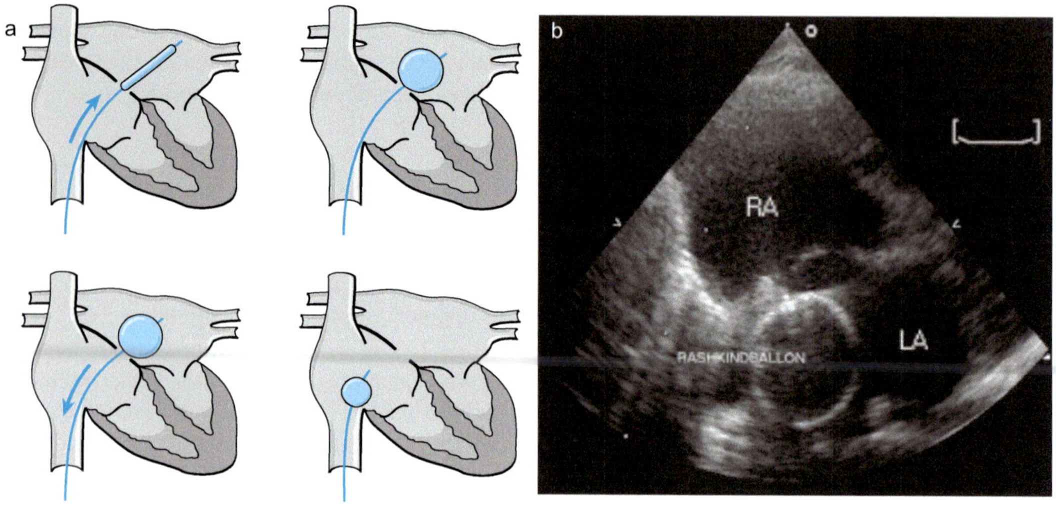

Abb. 9.6 Ballonatrioseptostomie:
a) Schematische Darstellung einer Rashkind-Prozedur
b) Echokardiografie mit Darstellung des Ballons im linken Vorhof [R394]

[PFO] < 3 mm, turbulentes Flussmuster) sollte das Kind einer interventionellen Behandlung im Sinne einer Rashkind-Prozedur (Ballonatrioseptostomie) zugeführt werden (➤ Abb. 9.6).

Die weiterführende Behandlung erfolgt chirurgisch in Abhängigkeit von begleitenden kardialen Fehlbildungen (i. e. Ventrikelseptumdefekt, Pulmonalstenose, Aortenisthmusstenose). Fehlen diese, so ist nach eindeutiger echokardiografischer Diagnosestellung einer „simplen" TGA eine arterielle Switch-Operation im Alter von 3–14 Tagen die Therapie der Wahl.

9.4 Perikarderguss

Von einem Perikarderguss spricht man, wenn sich Flüssigkeit im Herzbeutel ansammelt, welche die physiologische Menge von 15–50 ml übersteigt. Kommt es zu einer relevanten Erhöhung des intraperikardialen Drucks, so wird die Füllung des Herzens beeinträchtigt. Kann dies nicht durch eine Erhöhung der Herzfrequenz kompensiert werden, fällt das Herzzeitvolumen, und man spricht von einer Herzbeuteltamponade.

Ursachen

Ursachen für einen Perikarderguss sind ➤ Tab. 9.5 zu entnehmen.

Therapie

Die Behandlung orientiert sich an der klinischen Symptomatik. Finden sich Zeichen eines hämodynamischen Schockgeschehens (oder handelt es sich um ein infektiöses Geschehen), muss der Erguss unter Ultraschallkontrolle mittels Perikardpunktion (ggf. Anlage einer ausreichend großen Drainage > 5 F in Seldinger-Technik ➤ Kap. 2.8.5) behandelt werden (➤ Abb. 9.7). Ist der Erguss durch Punktion nicht erreichbar, muss er mittels Thorakotomie und Anlage einer Perikarddrainage (ggf. zusätzliche partielle oder komplette Perikardektomie) entlastet werden.

Supportiv kann vor Entlastung einer bestehenden Tamponade mittels intravenöser Gabe von Volumen und der Infusion von Katecholaminen (i. e. Epinephrin) behandelt werden.

CAVE
Abfall der Vorlast des Herzens durch venöses Pooling bei Narkoseeinleitung und Erhöhung des intrathorakalen Drucks unter kontrollierter Beatmung

Tab. 9.5 Ursachen perikardialer Flüssigkeitsansammlung

Kardial	• Herzinsuffizienz • Postperikardiotomiesyndrom • Postoperative Chylus- oder Blutansammlung • Akute Abstoßung nach Transplantation
Neoplastisch	• Mediastinale Lymphome • Akute Leukämien • Maligne Ergüsse bei lokal wachsenden soliden Tumoren
Infektiös	• Viral • Bakteriell • Atypisch
Autoimmun	• Rheumatoide Arthritis • Systemischer Lupus erythematodes (SLE) • Vaskulitiden, Kollagenosen
Andere	• Urämie • Trauma • Perforation eines ZVK!! • Bestrahlung • Medikamente (Hydralazin)

Die weitere Therapie beinhaltet die Behandlung der zugrunde liegenden Ursache.

Unter einem **Postperikardiotomiesyndrom** versteht man eine nichtinfektiöse Entzündungsreaktion des Perikards auf ein 2–4 Wochen zurückliegendes Trauma. Klinisch sind die Patienten mit Fieber, Leukozytose, Brustschmerzen und Abgeschlagenheit symptomatisch. Neben der etwaigen Entlastung einer Tamponade sollte medikamentös mit Acetylsalicylsäure 50–100 mg/kg/d, Ibuprofen 30–50 mg/kg/d oder Prednisolon (über 3 Wochen 2 mg/kg/d, wöchentliche Reduktion um 50 %) behandelt werden.

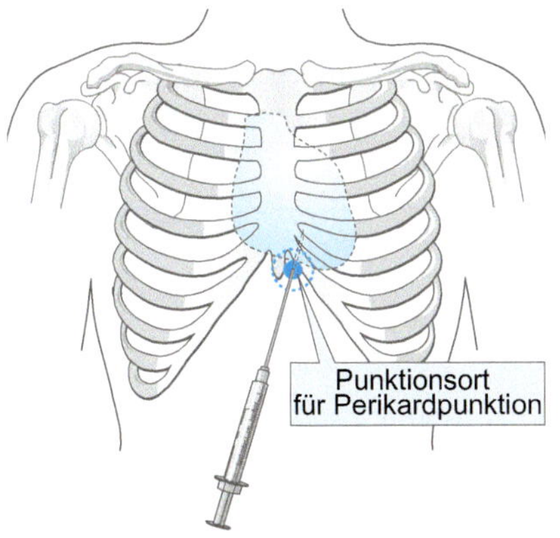

Abb. 9.7 Schematische Darstellung einer Perikardpunktion [R394]

9.5 Arrhythmien

Tachykarde Herzrhythmusstörungen sind auch im Kindesalter mit einer Prävalenz von 1–4/1.000 Kindern häufig. Vor allem die folgenden Formen tachykarder Rhythmusstörungen spielen in der Behandlung kritisch kranker Kinder eine wichtige Rolle:

- Paroxysmale supraventrikuläre Reentry-Tachykardie
- AV-Knoten-Reentry-Tachykardie
- Permanente junktionale Reentry-Tachykardie
- Junktional ektope Tachykardie
- Ventrikuläre Tachykardie

9.5.1 Paroxysmale supraventrikuläre Reentry-Tachykardie

Dies ist die häufigste Form tachykarder Rhythmusstörungen im Kindesalter. Sie entsteht auf dem Boden einer akzessorischen Leitungsbahn; beim Vorliegen einer δ-Welle im EKG spricht man von einem Wolff-Parkinson-White-Syndrom. Die Symptomatik ist – abhängig von der Tachykardiefrequenz und -dauer – initial oft mild, es besteht jedoch insbesondere bei sehr hochfrequenter Überleitung via akzessorischer Leitungsbahn das Risiko von Kammerflimmern und plötzlichem Herztod.

Therapie

Maßnahmen der 1. Wahl sind vagale Manöver (Eisbeutel bis zu 20 s auf das Gesicht halten, Valsalva-Manöver bei älteren Kindern), bei Misserfolg sollte medikamentös mit Adenosin 0,1–0,3 mg/kg KG als rasch applizierter Bolus behandelt werden. Bestehen Anzeichen eines hämodynamischen Schockgeschehens, sollte eine sofortige elektrische Kardioversion mit 1 J/kg KG durchgeführt werden. Weitere Maßnahmen zeigt ➤ Tab. 9.6.

Tab. 9.6 Therapeutische Alternativen bei Misserfolg der primären Therapie

Medikament	Dosis
Flecainid	1 mg/kg KG
Propafenon	1–2 mg/kg KG
Verapamil	0,1–0,3 mg/kg KG (Höchstdosis 5 mg, nicht bei Patienten < 1 Jahr)
Amiodaron	2,5–5 mg/kg KG
Propranolol	0,01–0,1 mg/kg KG (Höchstdosis 1–2 mg)

Grundsätzlich sollte nur unter kontinuierlichem Monitoring von EKG und Vitalparametern behandelt und bei Patienten < 1 Jahr auf Kalziumkanalblocker verzichtet werden (häufiges Auftreten von Nebenwirkungen wie Apnoen, Bradykardie und arterieller Hypotension).

Nach einer ersten Tachykardie-Episode besteht ein relevantes Wiederholungsrisiko, daher sollte zur Rezidivprophylaxe eine primär medikamentöse Therapie mit z.B. Flecainid 60–200 mg/m^2 KOF oder Propafenon 200–300 mg/m^2 KOF durchgeführt werden. Als kausale Therapie steht auf Grundlage akzessorischer Leitungsbahnen eine Katheterablation zur Verfügung, die bei häufig auftretenden symptomatischen Tachykardien für Kinder > 5–8 Jahre indiziert sein kann.

9.5.2 AV-Knoten-Reentry-Tachykardie

Bei Patienten mit AV-Knoten-Reentry-Tachykardien ist das Risiko für das Auftreten eines plötzlichen Herztods nicht erhöht. Die Therapie der oft nur mäßig hämodynamisch beeinträchtigten Patienten erfolgt medikamentös in Analogie zu ➤ Tab. 9.6, ab einem Alter von 8 Jahren wird mittels selektiver Ablation des langsam leitenden Schenkels des Reentry-Mechanismus therapiert.

9.5.3 Permanente junktionale Reentry-Tachykardie/atrial ektope Tachykardie

Hierbei liegt eine rechts posterior gelegene akzessorische atrioventrikuläre Leitungsbahn mit ausschließlich retrograder Leitung vor. Bei der permanenten junktionalen Reentry-Tachykardie (PJRT) wie auch bei der fokalen atrialen Tachykardie (FAT) handelt es sich um chronische, z.T. permanent bestehende Tachykardien. Werden diese im Falle einer fokal atrialen Tachykardie ungestört atrioventrikulär übergeleitet, so können sie unter dem Bild einer tachykardieinduzierten schweren Herzinsuffizienz symptomatisch werden.

Therapie

Die medikamentöse Behandlung ist aufgrund auch unter Therapie häufig auftretender Rezidive schwierig, sodass sich bei chronisch permanenten PJRT/FAT bei Vorliegen einer tachykardieinduzierten Kardiomyopathie bereits ab einem Gewicht von 15 kg eine Indikation zu einer ablativen Therapie ergeben kann.

Behandelt werden kann mit Digitalis, Flecainid oder Amiodaron (➤ Tab. 9.7). Es gelingt typischerweise nicht, eine PJRT/FAT mittels Adenosin, elektrischer Kardioversion oder Überstimulation zu terminieren.

9.5.4 Junktional ektope Tachykardie

Eine junktional ektope Tachykardie ist – außer unmittelbar nach einer Herzoperation – sehr selten. Sie beruht auf einem meist im Bereich des His-Bündels gelegenen ektopen Fokus und ist durch eine Tachykardie mit meist schmalen Kammerkomplexen und atrioventrikulärer Dissoziation gekennzeichnet.

Tab. 9.7 Medikamentöse Therapie der atrial ektopen Tachykardie

Medikament	Dosis
Verapamil	0,1–0,3 mg/kg KG (max. Dosis 5 mg, nicht bei Patienten < 1 Jahr)
Flecainid	Langsame Steigerung der Dosis empfohlen, initial 1–4 mg/kg KG/d
Amiodaron	2,5–5 mg/kg KG
Digoxin	Altersabhängige Empfehlungen (Bsp.: Patient 2–5 Jahre): Aufsättigung mit 25–35 µg/kg KG auf 3 Dosen verteilt, Erhaltungsdosis 6–9 µg KG/d

9

Therapie

Medikamentös ist sie ebenfalls schwer zu behandeln; therapeutisch ist neben einer kontrollierten Hypothermie zur Senkung der Tachykardiefrequenz eine Behandlung mit Amiodaron indiziert. Häufig gelingt nur eine Absenkung der Tachykardiefrequenz, durch ein atriales Pacing oberhalb der Tachykardiefrequenz kann die hämodynamisch ungünstige atrioventrikuläre Dissoziation aufgehoben werden.

9.5.5 Ventrikuläre Tachykardien

Ventrikuläre Tachykardien sind im Kindesalter selten. Treten sie dennoch auf, sind sie meist klinisch bedeutsam und behandlungsbedürftig. Die Kreislaufsituation ist meist instabil; zudem besteht die Gefahr einer Degeneration zum Kammerflattern oder -flimmern. Eine ventrikuläre Tachykardie ist durch verbreiterte QRS-Komplexe und eine atrioventrikuläre Dissoziation gekennzeichnet.

Therapie

Liegt ein hämodynamisches Schockgeschehen vor, muss sofort extern kardiovertiert werden. Von einer primären intravenösen Gabe von Antiarrhythmika ist abzuraten. Die meisten der hier anzuwendenden Antiarrhythmika wirken negativ inotrop und führen bei einer initial oft unzureichenden antitachykarden Wirkung oft zu einer weiteren hämodynamischen Verschlechterung.

Versagt die primäre Kardioversion, kommt in der Akuttherapie eine Behandlung mit Amiodaron oder Lidocain infrage, bei Torsade-de-pointes-Tachykardien auch Magnesiumsulfat (➤ Tab. 9.8).

Tab. 9.8 Medikamentöse Therapie der ventrikulären Tachykardie

Medikament	Dosis
Amiodaron	2,5–5 mg/kg KG
Lidocain	1 mg/kg KG
Magnesium	0,3 mmol/kg KG

9.6 Schrittmachertherapie

Temporäre und permanente Herzschrittmacher sind auch in der pädiatrischen Intensivmedizin unverzichtbar. In kurzer Form sollen daher hier die notwendigen Grundlagen dargestellt werden.

9.6.1 Schrittmachersysteme

Systeme zur Herzschrittmachertherapie bestehen aus einem Schrittmacheraggregat, das in der Lage ist, elektrische Impulse einer bestimmten Frequenz und Stromstärke zu generieren und die elektrische Aktivität des Herzens wahrzunehmen, sowie den zum Herzen führenden Kabeln.

Permanente Schrittmacheraggregate

Diese werden subkutan implantiert, die Kabel erreichen das Herz entweder transvenös oder werden epikardial fixiert. Die Programmierung des Aggregats erfolgt meist telemetrisch.

Externe Schrittmacher

Soll das Herz temporär oder im Rahmen einer Notfallintervention stimuliert werden, kommt ein externer Schrittmacher zum Einsatz. Dabei gibt es mehrere Möglichkeiten:

- **Transkutane Stimulation** mittels zweier großer Klebeelektroden: Dies ist eine in Akutsituationen rasch etablierbare Methode, die als lebensrettende Maßnahme die Zeit bis zur Etablierung einer definitiveren Stimulation überbrücken kann. Die anteriore Elektrode wird über dem 4./5. ICR links parasternal positioniert, die posteriore Elektrode links unterhalb der Scapula. Alternativ kann die anteriore Elektrode unterhalb der rechten Clavicula und die laterale Elektrode links seitlich am Thorax angebracht werden.
- Verwendung einer **transösophagealen Elektrode** im Bereich hinter dem Herzen für atriale und im Magenfundus für ventrikuläre Stimulation (➤ Abb. 9.8): Auch diese Methode wird

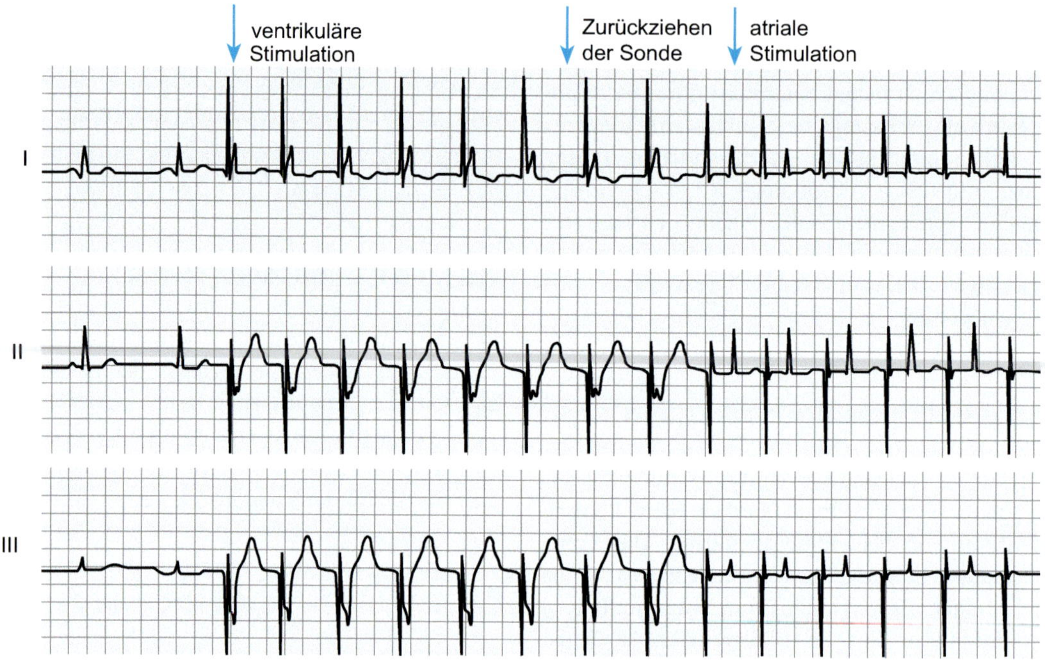

Abb. 9.8 EKG-Beispiel (transösophageale Stimulation): Rückzug der ösophagealen Sonde aus dem Magen in den mittleren Teil des Ösophagus, Stimulation mit 10 ms / 15 mA (aus: Circulation 1982; 65: 336–341) [R394]

aufgrund instabiler Sondenlage und wegen des Risikos von Schleimhautulzerationen für eine längere Anwendung nicht empfohlen.

- **Transvenöse Stimulation** mittels eines über eine Schleuse eingebrachten bipolaren Kabels, das in den rechten Ventrikel vorgeschoben wird: Gelingt es, eine stabile Elektrodenposition im Bereich der Spitze des rechten Ventrikels zu etablieren, kann das System über mehrere Tage verwendet werden.
- Verwendung **chirurgisch platzierter epikardialer Elektroden.**

9.6.2 Indikationen

Symptomatische Bradykardie

Indiziert ist der Einsatz eines primär temporären Schrittmachers bei Patienten mit hämodynamischer Beeinträchtigung durch

- Sinusknotendysfunktion,
- höhergradige AV-Blockierung sowie
- bestimmte Formen tachykarder Rhythmusstörungen, die von einer atrialen Überstimulation profitieren (> Tab. 9.9).

Insbesondere sind dies Patienten nach kardiochirurgischen oder interventionellen Eingriffen, die durch direkte myokardiale Läsionen, Elektrolytimbalance oder adrenerge Stimulation bedingte Störungen des Reizleitungssystems zeigen. Andere Erkrankungen, die ein temporäres oder

Tab. 9.9 Indikationen für ein (temporäres) Pacing

Sinusknotendysfunktion	• Asystolie • Symptomatische Sinusbradykardie
AV-Blockierungen	• AV-Block Mobitz Typ II • AV-Block III • Bifaszikulärer Block
Tachyarrhythmien	• Vorhofflimmern oder -flattern • Junktional ektope Tachykardien • Manche Formen ventrikulärer Tachykardien

permanentes Pacing notwendig machen können, sind Endokarditiden, Myokarditiden, Kardiomyopathien, Intoxikationen (Digoxin, trizyklische Antidepressiva), kardiale Traumata und fulminante septische Erkrankungen.

9.7 Medikamentöse Therapien

9.7.1 Katecholamine

Zur medikamentösen Therapie stehen die Katecholamine Dopamin, Dobutamin, Adrenalin und Noradrenalin sowie Orciprenalin zur Verfügung (➤ Tab. 9.10). Die Wirkung ist dosisabhängig und wird über eine Vielzahl adrenerger Rezeptoren vermittelt, die regulatorisch in die cAMP-Signaltransduktionskaskade eingreifen. Über die Aktivierung myokardialer β_1-Rezeptoren kommt es zu einem vermehrten Kalziumeinstrom und damit zu einer Verbesserung der Kontraktilität sowie zu einer Erhöhung der Herzfrequenz. Dies geschieht jedoch auf Kosten eines erhöhten myokardialen Sauerstoffverbrauchs.

Die Aktivierung des v.a. von Zellen der glatten Muskulatur exprimierten β_2-Rezeptors führt über eine Hemmung des transmembranösen Kalziumeinstroms zu einer Entspannung glatter Muskelzellen und damit zu einer Erniedrigung des Gefäßwiderstands („systemic vascular resistance", SVR). Demgegenüber führt eine Aktivierung endothelialer α_1-Rezeptoren zu einer Erhöhung des zytoplasmatischen Kalziumspiegels und zu einer Kontraktion glatter Muskelzellen. Der Gefäßwiderstand steigt.

Dopamin

Dopamin stimuliert dosisabhängig α_1-, β_1- und dopaminerge Rezeptoren. In niedriger Dosierung (3–5 µg/kg/min) werden v. a. dopaminerge Rezeptoren stimuliert; renaler, mesenterialer und zerebraler Blutfluss sowie glomeruläre Filtrationsrate (GFR) werden erhöht. Eine klinisch relevante Verbesserung der Nierenfunktion konnte jedoch in keiner Studie belegt werden. In Dosierungen von 5–10 µg/kg KG/min überwiegen positiv chronotrope und inotrope Effekte. Verwendet man Dosierungen > 10 µg/kg KG/min, so kommen zusätzlich α_1-adrenerge Effekte zum Tragen und der systemvaskuläre Widerstand steigt. Dopamin erhöht in Dosierungen > 10 µg/kg KG/min den pulmonalen Gefäßwiderstand.

Zu beachten ist außerdem, dass Dopamin ebenso wie Dobutamin ein im Vergleich zu Adrenalin und Noradrenalin höheres arrhythmogenes Potenzial hat (Hoffmann 2002). Die Produktion von TSH wird supprimiert. Dopamin wird in der Behandlung hämodynamischer Instabilität im Erwachsenenalter kritisch betrachtet, da einzelne Studien eine möglicherweise erhöhte Mortalität von mit Dopamin behandelten Patienten im hämodynamischen Schock aufzeigen (Sakr et al. 2006). Ob dies jedoch auf das Kindesalter übertragbar ist, lässt sich zurzeit nicht beantworten.

Dobutamin

Dobutamin ist ein synthetisches Katecholamin, das seine Wirkung v. a. über eine β_1- und β_2-Stimulation entfaltet. In der Behandlung Erwachsener mit

Tab. 9.10 Tabellarische Auflistung einiger gebräuchlicher Katecholamine

Medikament	Rezeptorspezifität	Dosis [µg/kg KG/min]	Effekt
Dopamin (Valverde 2006)	$D_1 + D_2$, β_1, α_1	5–20	HF ↑, HZV ↑, SVR ↑
Dobutamin	β_1	2–20	HF ↑, HZV ↑, SVR ↑
Adrenalin	β_1, β_2	0,01–0,08	HF ↑, HZV ↑, SVR/PVR ↓
	α_1, β_1	> 0,08	HF ↑, HZV ↑, SVR ↑
Noradrenalin	α_1, β_1	0,01–1,0	SVR ↑
Orciprenalin	β_1, β_2	0,01–1,0	HF ↑, HZV ↑

HF = Herzfrequenz, HZV = Herzzeitvolumen; SVR = systemic vascular resistance; PVR = pulmonary vascular resistance ventrikulärer Dysfunktion konnte gezeigt werden, dass Dobutamin das Herzzeitvolumen steigern kann – über eine Steigerung der Ino- und Chronotropie bei Abnahme des Gefäßwiderstands – und dass es im Gegensatz zu Dopamin zu einer Reduktion der Füllungsdrücke des Herzens führt. Die Absenkung des diastolischen Blutdrucks kann zu einer reduzierten Koronarperfusion führen.

Adrenalin

Adrenalin ist ein endogenes Katecholamin, das in niedriger Dosierung vordringlich über die Stimulation von β_1-Rezeptoren einen positiv inotropen sowie chronotropen Effekt zeigt und, vermittelt über β_2-Stimulation, den systemischen und pulmonalen Gefäßwiderstand senkt. In Dosierungen > 0,08 µg/kg/min führt eine zusätzliche α_1-Stimulation zu einer Zunahme des Gefäßwiderstands.

Vor allem in hoher Dosierung kann es zu einer Beeinträchtigung der Durchblutung von Nieren und Mesenterialgefäßen kommen, eine Erhöhung des myokardialen Sauerstoffverbrauchs kann sich negativ auswirken. In niedriger Dosierung kann Adrenalin als Mittel der 1. Wahl zur Behandlung hämodynamischer Instabilität angesehen werden.

Noradrenalin

Noradrenalin erhöht den systemischen und pulmonalen Gefäßwiderstand, eine relative α_1-Spezifität wird von einer geringen β_1-Stimulation begleitet. Es wird v. a. zur Behandlung vasodilatatorisch bedingter Schockzustände eingesetzt. Ebenso wie Adrenalin beeinträchtigt es die Durchblutung von Nieren und Mesenterialgefäßen.

Orciprenalin

Orciprenalin ist ein synthetisches Katecholamin, das v.a. chronotrope und inotrope Wirkung zeigt. Indiziert ist es insbesondere in der Therapie bradykarder Rhythmusstörungen.

9.7.2 Andere Medikamente

Neben den Katecholaminen steht eine Vielzahl anderer Medikamente zur Akutbehandlung hämodynamischer Instabilität zur Verfügung (➤ Tab. 9.11).

Milrinon

Milrinon ist ein selektiver Phosphodiesterase-III-Inhibitor. Über die Hemmung des Enzyms kommt es zu einem verzögerten Abbau von zyklischem Adenosinmonophosphat (cAMP) und zyklischem Guanosinmonophosphat (cGMP). Die Kontraktilität des Herzens wird gesteigert, es kommt zu einer Relaxation glatter Muskelzellen und damit zu einer Verringerung des systemischen und pulmonalen

Tab. 9.11 Weitere Medikamente zur Behandlung hämodynamischer Instabilität

Medikament	Rezeptorspezifität	Dosis	Effekt
Milrinon (Hoffman et al. 2003)	PDE-III	0,25–1,0 µg/kg KG/min	HZV ↑, SVR/PVR ↓
Levosimendan (Follath et al. 2002; Turanlathi et al. 2004)	Ca-Kanal	0,05–0,2 µg/kg KG/min (24 h)	HZV ↑, SVR/PVR ↓
Nesiritid (Hiramatsu et al. 1998)	ANP-Rezeptor	0,01–0,03 µg/kg KG/min	SVR/PVR ↓
Natriumnitroprussid	NO-vermittelt	0,5–5 µg/kg KG/min	SVR/PVR ↓
Nitroglycerin	NO-vermittelt	1–10 µg/kg KG/min	SVR/PVR ↓, Vorlast ↓
Urapidil	α_1 (α_2)	0,5–2 mg/kg KG/h	SVR/PVR ↓
Vasopressin (Holmes und Walley 2004)	V_1, V_2	0,0003–0,003 IE/kg KG/min	SVR/PVR ↑

Gefäßwiderstands. Die Clearance erfolgt renal, die Halbwertszeit des Medikaments von 1–3 h kann bei Niereninsuffizienz deutlich verlängert sein.

Im Kindesalter hat Milrinon in der Behandlung von „Low-Output"-Phänomenen als alleiniges (oder additiv zu Katecholaminen) verwendetes Medikament einen hohen Stellenwert. Bemerkenswert ist, dass in der Behandlung Erwachsener mit dekompensierter Herzinsuffizienz keine Verbesserung des Outcomes gezeigt werden konnte.

Natriumnitroprussid

Natriumnitroprussid wirkt über eine Freisetzung von Stickstoffmonoxid (NO) und damit über die Aktivierung der löslichen Guanylatzyklase als potenter Vasodilatator. Neben einem gering ausgeprägten venösen „Pooling" kommt es zu einer dosisabhängigen Senkung des Gefäßwiderstands in Lunge und Systemkreislauf. Eingesetzt wird es zur Therapie schwerer arterieller Hypertension, zur Senkung eines erhöhten Gefäßwiderstands postoperativ nach extrakorporaler Zirkulation und additiv zu einer bereits etablierten Katecholamintherapie im schweren „Low-Output"-Syndrom.

Eine unter Infusion auftretende arterielle Hypotonie limitiert häufig den Einsatz von Natriumnitroprussid, zudem kann es aufgrund nichtselektiver pulmonaler Vasodilatation (Unterbrechen des Euler-Liljestrand-Mechanismus [selektive pulmonale Vasokonstriktion nicht belüfteter Areale]) zu einer paradoxen Hypoxämie kommen. Zur sicheren Vermeidung einer Zyanidintoxikation ist bei jeder Natriumnitroprussid-Infusion begleitend Natriumthiosulfat zu applizieren. Bei länger dauernder Infusion und besonders bei vorliegender Niereninsuffizienz sollten die Thiozyanatspiegel kontrolliert werden (max. Thiozyanatspiegel: 10 mg / 100 ml).

Nitroglycerin

Der genaue Wirkmechanismus von Nitroglycerin ist nicht bekannt. Vermutlich wird durch eine Cytochrom-P_{450}-vermittelte Spaltung des Nitrats aus dessen Nitrogruppe Stickstoffmonoxid (NO) freigesetzt. Dieses wirkt über eine Aktivierung der löslichen Guanylatzyklase vasodilatatorisch. In moderater Dosierung (< 3 µg / kg / min) kommt es v. a. zu einer Vorlastreduktion, in Dosierungen > 3 µg / kg / min werden der systemische und der pulmonale Gefäßwiderstand gesenkt.

Urapidil

Urapidil ist ein vorwiegend peripher wirkender α_1-Rezeptor-Blocker und kann damit dosisabhängig den Gefäßwiderstand senken. Sekundär kann damit das Herzzeitvolumen gesteigert werden, die Therapie mit Urapidil wird jedoch häufig durch eine ausgeprägte arterielle Hypotonie limitiert.

Vasopressin

Vasopressin ist ein körpereigenes Hormon, das antidiuretische und blutdruckregulierende Effekte aufweist. Vermittelt über spezifische Rezeptoren (V_1, V_2) bewirkt Vasopressin dosisabhängig eine Kontraktion arterieller und venöser Gefäße v. a. in Haut, Skelettmuskel, Fettgewebe und Pankreas. Der Tonus von Mesenterial-, Koronar- und Hirngefäßen dagegen wird weniger beeinflusst.

Vasopressin wird bei der Behandlung katecholaminrefraktärer arterieller Hypotonie verwendet. Dabei wird es in Kombination mit Katecholaminen eingesetzt und zeigt sich sowohl im vasodilatatorischen als auch im kardiogenen Schock als effektiv und sicher (Holmes 2004; Rosenzweig 1999).

Levosimendan

Levosimendan ist der erste Vertreter einer neuen Medikamentengruppe, welche die Sensibilität des kardiospezifischen Troponin C für Kalzium erhöht, ohne den intrazellulären Kalziumspiegel zu beeinflussen. Es kommt zu einer Verbesserung der Kontraktilität, der periphere Gefäßwiderstand wird über die Aktivierung ATP-abhängiger Kaliumkanäle mäßig erniedrigt. Mit etwa 80 h ist die Halbwertszeit des Medikaments lang, die Behandlung erfolgt mittels kontinuierlicher Infusion und sollte nach 24 h beendet werden.

Die Therapie mit Levosimendan kann weder im Erwachsenen- noch im Kindesalter als Standardtherapie angesehen werden, eine ausreichende Datenlage rechtfertigt jedoch die Verwendung als Medikament der 2. Wahl.

LITERATUR

Apitz J (2002). Pädiatrische Kardiologie. Erkrankungen des Herzens bei Neugeborenen, Säuglingen, Kindern und Heranwachsenden. 2. A. Darmstadt: Steinkopff.

Follath F, Cleland JG, Just H, Papp JG, Scholz H, Peuhkurinen K, et al. L; Steering Committee and Investigators of the Levosimendan Infusion versus Dobutamine (LIDO) Study (2002). Efficacy and safety of intravenous levosimendan compared with dobutamin in severe low-output heart failure (the LIDO study): a randomised double-blind trial. Lancet 360(9328): 196–202.

Hausdorf G (2000). Intensivtherapie angeborener Herzfehler. Darmstadt: Steinkopff.

Hiramatsu T, Imai Y, Takanashi Y, Seo K, Terada M, Nakazawa M (1998). Hemodynamic effects of human atrial natriuretic peptide after modified Fontan procedure. Ann Thorac Surg 65(3): 761–764.

Hoffman TM, Bush DM, Wernovsky G, Cohen MI, Wieand TS, Gaynor JW, et al. (2002). Postoperative junctional ectopic tachycardia in children: incidence, risk factors, and treatment. Ann Thorac Surg 74: 1607–1611.

Hoffman TM, Wernovsky G, Atz AM, Kulik TJ, Nelson DP, Chang AC, et al. (2003). Efficacy and safety of milrinon in preventing low cardiac output syndrome in infants and children after corrective surgery for congenital heart disease. Circulation 107(7): 996–1002.

Holmes CL, Walley KR (2004). Vasopressin in the ICU. Curr Opin Crit Care 10: 442–448.

Rosenzweig EB, Starc TJ, Chen JM, Cullinane S, Timchak DM, Gersony WM, et al. (1999). Intravenous arginine-vasopressin in children with vasodilatory shock after cardiac surgery. Circulation 100 (Suppl 19): II182–II186.

Sakr Y, Reinhart K, Vincent JL, Sprung CL, Moreno R, Ranieri VM, et al. (2006). Does dopamine administration in shock influence outcome? Results of the sepsis occurrence in acutely ill patients (SOAP) study. Crit Care Med 34(3): 589–597.

AMWF-S2k-Leitlinie Pädiatrische Kardiologie: Tachykarde Herzrhythmusstörungen im Kindes- und Jugendalter, Registernummer 023/022; www.awmf.org/leitlinien/detail/ll/023-022.html (in Überarbeitung) (letzter Zugriff: 5.11.2018).

Slonim AD, Pollack MM (eds.) (2006). Pediatric Critical Care Medicine. Philadelphia: Lippincott Williams & Wilkins.

Turanlahti M, Boldt T, Palkama T, Antila S, Lehtonen L, Pesonen (2004). Pharmacokinetics of levosimendan in pediatric patients for cardiac surgery. Pediatr Crit Care Med 5(5): 457–462.

Valverde E, Pellicer A, Madero R, Elorza D, Quero J, Cabañas F (2006). Dopamine versus epinephrine for cardiovascular support in low birth weight infants: analysis of systemic effects and neonatal clinical outcomes. Pediatrics 117(6): 1213–1222.

KAPITEL

10 Anaphylaxien

Stephan Illing

Obwohl Allergien bei Kindern und Jugendlichen sehr häufig sind, kommt es doch relativ selten zu schweren anaphylaktischen Reaktionen. Neben den iatrogenen arzneimittelbedingten Reaktionen sind v. a. Nahrungsmittel und Insektengifte als Auslöser von Bedeutung.

10.1 Pathophysiologie und Ursachen

Anaphylaktische Reaktionen werden durch die Freisetzung verschiedener Mediatoren (Histamin, Prostaglandine, Leukotriene, Zytokine u. a.) verursacht. Ursache ist i. d. R. eine immunologisch vermittelte allergische Reaktion, z. B. auf Insektengift, Nahrungsmittel oder Medikamente. Bei kleinen Molekülen (v. a. Arzneistoffen) ist eine Eiweißbindung nötig, und dieser Allergen-Hapten-Komplex wirkt dann als Auslöser.

Daneben gibt es eine Reihe anderweitig verursachter, anaphylaktoider Reaktionen, bei denen die Reaktionskette im „Nebenschluss" aktiviert wird, ohne dass die klassische IgE-vermittelte Immunreaktion vorliegt, z. B.:

- **Analgetika-Intoleranz** (Acetylsalicylsäure [ASS], NSAID u. a.): direkte Leukotrienfreisetzung; bei Kindern selten, ab Jugendalter häufiger, besonders bei Asthmatikern.
- **Impfstoffe** (z. B. MMR): können selten Reaktionen auslösen, die klinisch einer Anaphylaxie entsprechen, ohne dass sich eine Sensibilisierung nachweisen lässt.
- **Jodhaltige Kontrastmittel:** unklarer Mechanismus; auch mit Provokationstestung mit kleiner Menge keine Vorhersage über künftige Verträglichkeit möglich. Bei Säuglingen anaphylaktoide Reaktion aufgrund der Osmolarität möglich.
- Anstrengung, Hitze etc.: können selten anaphylaktische Reaktionen verursachen. Der Mechanismus ist unklar. Solche Reaktionen treten oft nur unter komplexen Bedingungen auf (Anstrengung + spezifisches Nahrungsmittel) und sind daher schwierig zu reproduzieren, weil diese Zusammenhänge meist nicht offensichtlich sind.

Exakte und reproduzierbare Statistiken zur Häufigkeit anaphylaktischer Reaktionen bei Kindern gibt es nicht.

Die wichtigsten Auslöser von allergischen und nicht allergisch bedingten anaphylaktischen Reaktionen bei Kindern sind:

Allergisch:

- Insektengift: v. a. nach Wespen- und Bienenstichen. Andere Insekten spielen eine untergeordnete Rolle; bei Hornissen sowohl allergische (Kreuzreaktion zu Wespengift) als auch toxische Reaktion möglich.
- Nahrungsmittel:
  - Bei Säuglingen: fast immer Milch, Hühnerei
  - Bei Kleinkindern: vorwiegend Milch, Hühnerei, Nüsse und Hülsenfrüchte
  - Bei Schulkindern: Erdnüsse, andere Nüsse, Fisch, Schalentiere, Hühnerei; andere Nahrungsmittel selten
- Medikamente:
  - Zytostatika, v. a. Asparaginase
  - Hyposensibilisierungslösungen
  - Antibiotika (Penicilline, Cephalosporine); insgesamt selten, bei i. m. Applikation am häufigsten!
  - Lokalanästhetika
- Blut und Blutprodukte.
- Latex: v. a. bei Patienten mit mehrfachen operativen Eingriffen (Meningomyelozele, Ösophagusatresie, Gastroschisis, Omphalozele) oder urologischen Problemen; früher häufigste Ursache einer intraoperativen Anaphylaxie.

- Andere Allergene (Tierepithelien, Schimmelpilze u. a.) lösen zwar häufig Allergien, aber nur sehr selten anaphylaktische Reaktionen aus.

Nichtallergisch:
- Analgetika (ASS, NSAR u. a.)
- Jodhaltige Kontrastmittel
- Impfstoffe
- Farb- und Konservierungsstoffe nur noch extrem selten
- Unspezifische physikalische Auslöser (z. B. Anstrengung)

10.2 Symptome

Die einzelnen Organmanifestationen sind:
- **Haut:** Blässe und Urtikaria; tiefdunkle Farbe ist schlechtes Zeichen (gleichzeitige Zyanose!).
- **Gastrointestinal:** Symptome treten nie isoliert auf! Koliken, Erbrechen, Durchfall, auch blutig.
- **Respiratorisch** (häufigste direkte Todesursache): Laryngospasmus, Ödeme im Kehlkopfbereich, Bronchospasmen, Asthmaanfall bis Status asthmaticus. Dabei ist zu unterscheiden, ob primär obere (Stridor, Kloßgefühl) oder untere Atemwege (Thoraxschmerzen, Hustenreiz, abgeschwächtes Atemgeräusch, Giemen und Dyspnoe) betroffen sind.
- **Herz / Kreislauf** (zweithäufigste direkte Todesursache): Angst bis Todesangst, Tachykardie, evtl. auch Rhythmusstörungen, Blutdruckabfall und Azidose, evtl. Lungenödem.

Hinweise auf einen schweren Verlauf sind:
- Rascher zeitlicher Ablauf
- Wärmegefühl in Bauch / Rücken oder zentripetal vom Kopf ausgehend, generalisierter Juckreiz, Schwindel oder initialer starker Kopfschmerz
- Gleichzeitige Reaktion mehrerer Organsysteme
- Starke Blässe mit schnell folgender Urtikaria

CAVE

Nach dem Auftreten der ersten Symptome ist niemals genau abzuschätzen, wie schwer die Reaktion insgesamt verläuft. Daher muss immer eine schnelle und ausreichende Therapie erfolgen. Kein Zuwarten!

Folgende Symptome sind von einer Anaphylaxie zu unterscheiden:
- **Vasovagale Synkope** (z. B. Kollaps bei Injektionen): kein Juckreiz, Bradykardie, Blässe, kalte Extremitäten, keine Atemsymptome (allenfalls Hyperventilation);
- **Urtikaria über längeren Zeitraum** und ohne weitere Schockzeichen: 95–98 % der Urtikaria-Episoden sind nicht allergisch / anaphylaktisch ausgelöst, sondern z. B. durch Infekte. Charakteristisch ist der wechselnde Verlauf über mehr als 24 h mit deutlichen tageszeitlichen Schwankungen der Intensität.
- **Weitere Differenzialdiagnosen:** psychogene Reaktionen, Karzinoid, kardiogener Schock, bronchiale Obstruktion, Hypoglykämie u. a.

10.3 Erstmaßnahmen

- Allergenzufuhr stoppen: Bei Medikamenten i. v. Zufuhr unterbrechen, Schlauchsystem leeren bzw. erneuern; bei Insektenstich oder nach s. c. Injektion lokal Adrenalin 1 : 10.000, ca. 0,1–0,2 ml / kg KG unterspritzen
- Ggf. Reanimationsmaßnahmen
- Sauerstoffgabe über Maske bzw. Intubation, v. a. bei beginnendem Larynxödem
- Großvolumiger i. v. Zugang und reichlich Volumengabe: 20 ml / kg KG über 10 min, ggf. wiederholen
- Adrenalin: 1–10 µg / kg KG (entspricht 0,1–1 ml / 10 kg KG der Lösung 1 : 10.000) langsam i. v. oder bei fehlendem i. v. Zugang intratracheal; kann alle 15–20 min wiederholt oder als Dauerinfusion 0,01–0,1(–0,5) µg / kg KG / min gegeben werden. **Cave:** Herzrhythmusstörungen
- Glukokortikoid: Prednisolon 10 mg / kg KG
- Antihistaminikum i. v.
  - H_1-Blocker: Dimetinden i. v. 0,025–0,05 mg / kg KG oder Clemastin
  - **Cave:** Gabe langsam i. v., Blutdruckabfall möglich!
- Bei Bronchospasmus: Salbutamol inhalativ 2,5–5 mg; bei anhaltender bronchialer Obstruktion Salbutamol 0,1–0,2(–1,0) µg / kg / min

10

(Perfusor 0,14 ml / kg KG ad 24 ml Glukose 5 %, dann sind 1 ml / h = 0,1 µg / kg / min). Monitor! Laufende Kaliumkontrollen!
- Monitoring von Puls, S_aO_2, RR

Wenn kein i. v. Zugang möglich:
- Intratracheale Gabe von Adrenalin
- Intraossäre Infusion / Adrenalingabe
- Intramuskuläre Gabe durch Autoinjektor
- Subkutanes Adrenalin wegen schlechter Durchblutung nur im äußersten Notfall, dann möglichst zentrale Stelle (Halsregion)
- Cetirizin oder Dimetinden p. o. als Einzeldosis
- Steroid p. o. oder rektal

10.4 Klinikaufnahme

Bei stabilem Patienten ohne vorherige schwere Symptomatik ist die Aufnahme auf Normalstation verantwortbar, ansonsten muss immer die Aufnahme auf die Intensivstation erfolgen.
1. Fortsetzung bzw. Ergänzung der o. g. Therapie (➤ Kap. 10.3)
2. Überwachung von Puls, Atmung, Blutdruck (RR zunächst alle 1–2 min messen, am besten apparativ; später nach Stabilisierung in größeren Intervallen)
3. Kontrolle von Bewusstseinslage, peripheren Pulsen, Auskultation der Lunge in kurzen Abständen
4. Laborwerte: Blutbild; BGA, Elektrolyte, Glukose, ggf. Laktat, Gerinnung, Leber- und Nierenwerte
5. Restserum für etwaige allergologische oder toxikologische Untersuchungen zurückstellen

CAVE

Serologische Allergietestungen, z. B. auf Insekten, können nach einer Schockreaktion falsch negativ sein!

Bei schwerer Anaphylaxie und instabilem Zustand des Patienten:
- Maschinelle Beatmung
- Erweiterung der Therapie durch Dobutamin, Dopamin, Heparin

10.5 Intensivmedizinische Strategien

Bei der Anaphylaxie spielt die Erstbehandlung die wichtigste Rolle:
- Nach erfolgreicher Stabilisierung ist lediglich die Überwachung von Bedeutung, z. B. 12–24 h (**cave:** Rebound); die Symptomatik klingt i. d. R. schnell ab.
- Eine Ausnahme sind anaphylaktoide Reaktionen nach Schmerzmitteln, Konservierungsstoffen etc., die auch nach scheinbarer Stabilisierung noch Stunden später zu erneuten schweren Symptomen führen können.
- Bei leichteren anaphylaktischen Reaktionen ohne Schockzeichen (z. B. nur Urtikaria) und bekanntem allergischem (Typ-1-)Auslöser ist die Entlassung nach wenigen Stunden Überwachung möglich.

Anschließend nicht vergessen: Bei medikamentenausgelöster Anaphylaxie sollte ein (vorläufiger) Allergiepass bzw. Notfallausweis ausgestellt und eine allergologische Abklärung veranlasst werden.

Bei Wiederholungsrisiko (Insektengift, Nahrungsmittel) sollte der Patient eine Notfallapotheke für die Selbstbehandlung rezeptiert bekommen (➤ Box 10.1).

BOX 10.1

Notfallapotheke für die Selbstbehandlung von Patienten mit Wiederholungsrisiko der anaphylaktischen Reaktion

- **Adrenalin als Autoinjektor:** bei Kindern mit einem Körpergewicht von 15–30 kg mit 150 µg, über 30 kg mit 300 µg = Anapen®, Fastjekt®, Emerade® (auch mit 500 µg); eine i. m. Injektion in den lateralen Oberschenkel ist anzustreben; unbedingt Schulung mit Schulungsinjektor bzw. Film (CD / Internet) absolvieren
- **Antihistaminikum in flüssiger Form** (z. B. Dimetinden 1 ED, 1 Tr. / kg KG mit großzügiger Aufrundung nach oben, bzw. Cetirizin)
- **Steroid in flüssiger Form** (Okrido®, Celestamine® N 0,5 liquidum; keine Zäpfchen wegen schlechter Praktikabilität und Zuverlässigkeit)

Bei der Verordnung beachten: schriftliche Handlungsanweisung mit Angaben zur individuellen Dosierung und Hinweisen zur Lagerung

LITERATUR

Anagnostou K, Turner PJ (2019). Myths, facts and controversies in the diagnosis and management of anaphylaxis. Arch Dis Child 104: 83–90.

Anaphylaxieschulung.de: Arbeitsgemeinschaft Anaphylaxie, Training und Edukation e.V.: Schulungsprogramme für Eltern und Patienten.

AWMF-Leitlinie 061-025: Anaphylaxie, Akuttherapie und Management; www.awmf.org/leitlinien/detail/ll/061-025.html (letzter Zugriff: 10.1.2019).

Ring J (2018). Adrenaline in the acute treatment of anaphylaxis. Dtsch Arztebl Int 115(31–32): 528–534.

KAPITEL

11 Vergiftungen

Stephan Illing

11.1 Definition und Epidemiologie

Ingestion bezeichnet die Einnahme eines potenziell gefährdenden bzw. nicht für den Verzehr vorgesehenen Stoffes. **Intoxikation** steht für Vergiftungserscheinungen durch die Aufnahme des giftigen oder anderweitig ungeeigneten Stoffes.

MERKE

Nicht in allen Fällen ist wirklich mit Symptomen zu rechnen, in den meisten Fällen reichen Beratung und Überwachung aus. **Cave:** Übertherapie!

Ingestionsunfälle sind bei Kindern wesentlich häufiger als Intoxikationen. Am häufigsten sind Ingestionsunfälle bzw. Intoxikationen bei Kindern zwischen 6 Monaten und 3 Jahren, Jungen sind etwas häufiger betroffen als Mädchen. Kriminelle Intoxikationen (versuchte Kindstötung) sind äußerst selten. Zwischen dem vollendeten 3. und dem 10. Lj. sind Intoxikationen vergleichsweise selten, am häufigsten durch ungenießbare Pflanzen(teile).

Ab dem 10. Lj. nehmen Alkoholintoxikationen stark zu, oft auch in Kombination mit Unterkühlung, wenn die Jugendlichen im Freien betrunken aufgefunden werden (**cave:** Begleitverletzungen, Unterkühlung).

Bei älteren Kindern und Jugendlichen gibt es zahlreiche mehr oder weniger ernst gemeinte Suizidversuche, bei Mädchen deutlich mehr als bei Jungen.

MERKE

Beim Suizidversuch müssen neben der Vergiftung auch die sozialen Probleme erkannt und ggf. behandelt werden!

11.2 Klinische Zeichen

Vergiftungssymptome treten im Allgemeinen in engem zeitlichem Zusammenhang mit der Aufnahme des Giftes auf (Ausnahmen ➤ Box 11.1).

MERKE

Werden innerhalb von 4 h nach der Ingestion keine Symptome beobachtet, ist normalerweise allenfalls eine weitere Beobachtung, aber keine präventive Therapie indiziert.

Ausnahmen sind einige Giftstoffe, die zu einer verzögerten Reaktion führen oder einen zweiphasigen Verlauf, also ein symptomarmes Intervall, aufweisen (➤ Box 11.1).

BOX 11.1

Giftstoffe, die zu einer verzögerten Reaktion führen oder einen zweiphasigen Verlauf, also ein symptomarmes Intervall, aufweisen

- Chlorierte Kohlenwasserstoffe (Stunden)
- Eisen (Stunden)
- Schwermetalle (Intervall oft sehr lang, Tage bis Wochen)
- Ethylenglykol (Stunden)
- Methanol (Stunden)
- Paracetamol (Stunden)
- Paraquat = Schneckenkorn (Stunden)
- Knollenblätterpilze (Tage)
- Pfaffenhütchen (Stunden bis 1 Tag)

Einige Stoffe können aufgrund ihrer physikalischen Eigenschaften zu Sekundärerkrankungen führen, obwohl sie selbst eigentlich harmlos sind (z. B. Puderaspiration).

Symptome, die auf eine spezifische Intoxikation hinweisen können, sind in ➤ Tab. 11.1 zusammengefasst.

Tab. 11.1 Symptome, die auf eine spezifische Intoxikation hinweisen können

Symptom	Infrage kommende Substanz (Auswahl)
Augen / Pupillen	
Pupillenerweiterung	Atropin, Goldregen, Belladonna (Tollkirsche), Sympathomimetika, Kokain, LSD, CO, (Antihistaminika)
Kleine Pupillen	Opioide, Barbiturate, Chloralhydrat, Ethanol, Phosphorsäureester (Pflanzenschutzmittel, z. B. E 605), Cholinesterase-inhibitoren
Hautsymptome	
Schwitzen	Cholinergika, Schwermetalle, Nikotin
Trocken-warme Haut	Atropin, Belladonna
Graues Hautkolorit	Blei, Phenacetin
Zyanose	Barbiturate, Opioide, Methämoglobinämie (z. B. durch Nitrat bei Säuglingen)
Hellrotes / rosa Hautkolorit	Zyanid, CO
Ikterus	Arsen, Knollenblätterpilze
Neurologisch	
Ataxie	Alkohol, Phenytoin, Antihistaminika, Schwermetalle
Bewusstseinsstörung und Koma	Barbiturate, Benzodiazepine, Ethanol, Narkotika, Zyanid, CO, Schwermetalle, Insulin, Salicylate
Krämpfe	Insektizide, Strychnin, Amphetamine, Blei, Theophyllin, Salicylate, Antihistaminika, Phenytoin, Alkohol
Parästhesien	CO, Botulinumtoxin, Schwermetalle
Dyskinesie	Metoclopramid, Hydantoin
Gastrointestinal	
Übelkeit, Erbrechen	Eisen, Arsen, Blei, Nikotin, Methanol und Alkohol
Durchfälle	Digitalis, „Lebensmittelvergiftungen" (z. B. durch bakterielle Toxine)
Kardiologisch	
Bradykardie	Digitalis, Betablocker, Chinin, Blei, Barbiturate, Opioide
Tachykardie	Theophyllin, Koffein, Betamimetika, Amphetamine
Hypertonus	Betamimetika, Nikotin, Blei, Quecksilber
Hypotonie	Chloralhydrat, Eisen
Arrhythmien	Digitalis, Theophyllin, trizyklische Antidepressiva (Elektrolyte)
Respiratorisch	
Atemdepression	Opioide, Barbiturate, Alkohol, Benzodiazepine, CO
Tachypnoe	Atropin, Amphetamine, Zyanid, Kohlenwasserstoffe
Kußmaul-Atmung (tiefe Atemzüge)	Salicylate, andere nichtflüchtige Säuren
Vegetativ	
Fieber	Atropin, Salicylate, Theophyllin, Alkohol
Unruhe	Theophyllin, Koffein

11.2.1 Maßnahmen am Unfallort

1. **Notfallanamnese:**
   a. Name der anwesenden Personen (Wer hat die Vergiftung bemerkt?)
   b. Was wurde wahrscheinlich eingenommen?
   c. Wie viel maximal / minimal?
   d. Wann ist die Einnahme erfolgt?
   e. Was ist bisher beobachtet wurden?
   f. Was ist bisher unternommen worden?
2. **Notfalluntersuchung:**
   a. Liegen klinische Zeichen einer Vergiftung vor?
   b. Entscheidung: harmloser Ingestionsunfall oder (potenziell) gefährliche Vergiftung? Wenn diese Entscheidung nicht sicher getroffen werden kann oder über die eingenommene Substanz keine ausreichenden Informationen bzw. Kenntnisse vorliegen, sollte man sich bei einer der Giftinformationszentralen beraten lassen (Kontaktadressen ➤ Tab. 11.2). Hier kann zu jeder Tages- und Nachtzeit telefonisch Auskunft eingeholt werden, wobei alle Fragen zu Gefährdung, Erstmaßnahmen, Therapie und Überwachung beantwortet werden.

1. **Notfallversorgung:** Bei genauer Kenntnis der aufgenommenen Substanz und Verfügbarkeit der entsprechenden Mittel können Entgiftungsmaßnahmen (➤ Kap. 11.3) begonnen werden. Ansonsten erfolgen nur eine symptomatische Notfallversorgung (Behandlung etwaiger Symptome) und der unverzügliche Transport in die Klinik, möglichst mit Voranmeldung unter Angabe der Art der Vergiftung.
   - Bei potenziell gefährlichen Substanzen ggf. venösen Zugang legen
   - Monitorüberwachung während der Fahrt

Beispiel Paracetamol wird im Körper u. a. zu Benzylisochinolinen abgebaut, die wiederum bei normaler Dosierung über die körpereigene Glutathionreserve abgebaut werden (➤ Abb. 11.1). Bei einer Überdosierung wird diese Glutathionreserve aufgebraucht – die toxischen Abbauprodukte können nicht mehr eliminiert werden und schädigen die Leber. Dies kann nach einem symptomlosen Intervall zu einer schweren Leberinsuffizienz führen. Gibt man in diesem Intervall N-Acetylcystein, dann werden die toxischen Metaboliten dadurch entgiftet, und eine Leberinsuffizienz wird verhindert.

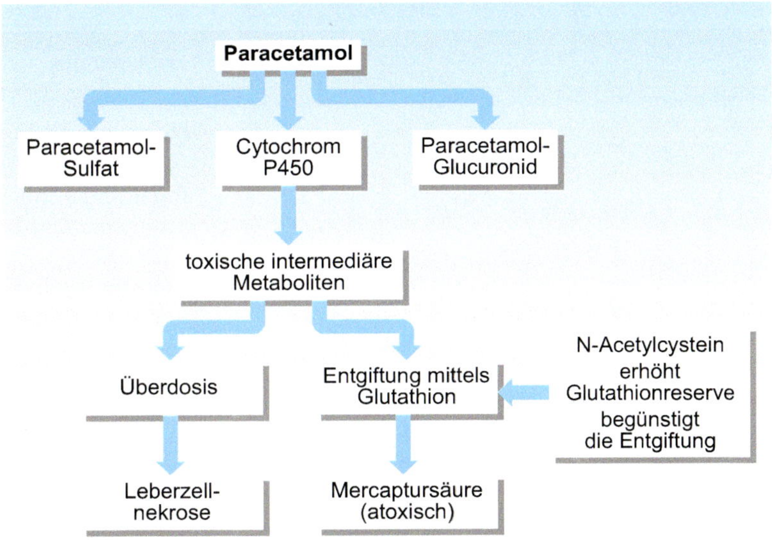

Abb. 11.1 Abbau von Paracetamol im Körper [L231]

11.2.2 Giftinformationszentralen

Tab. 11.2 Informations- und Behandlungszentren für Vergiftungen im deutschsprachigen Raum

Vergiftungszentrale	Tel.	Fax
Berlin, Giftnotruf (www.giftnotruf.de)	030/19 24 0	030/30 68 67 21
Bonn, Zentrum für Kinderheilkunde	0228/19 24 0	0228/287 33 14
Erfurt, Giftinformationszentrum	0361/73 07 30	0361/7 30 73 17
Freiburg, Universitätskinderklinik	0761/19 24 0	0761/2 70 44 57
Göttingen, Zentrum für Toxikologie	0551/19 24 0	0551/3 83 18 81
Homburg/Saar, Universitätsklinik	06841/19 24 0	06841/16 83 14
Mainz, Universitätsklinik	06131/19 24 0	06131/17 66 05
München, II. Medizinische Klinik	089/19 24 0	089/41 40 24 67
Wien AKH, Vergiftungsinformationszentrale (viz@meduniwien.ac.at)	(+43) (0)1/406 43 43	(+43) (0)1/406 6898-21
Zürich, Toxikologisches Informationszentrum (www.toxi.ch) (innerhalb der Schweiz auch Notruf 145)	(+41) (0)44/251 51 51	

11.3 Sofortmaßnahmen in der Klinik

MERKE
- Es muss schnell eine Entscheidung über das weitere Prozedere getroffen werden!
- Vor der Frage der Giftentfernung immer klären, ob überhaupt eine Therapie nötig ist. Todesfälle durch Übertherapie bei vermeintlicher Vergiftung kommen auch vor!

11.3.1 Primäre Giftentfernung

Aktivkohle

Die Gabe von **Aktivkohle** ist die wichtigste Maßnahme der Giftabsorption. Viele toxische Substanzen sind durch Aktivkohle gut zu binden, die Wirkung ist oft besser als Erbrechen und/oder Magenspülung.

Durchführung Mindestens 1 g/kg KG in Wasser aufschwemmen und trinken lassen bzw. über Magensonde verabreichen. Eine Überdosierung ist praktisch nicht möglich.

Indikationen Vor allem Intoxikationen mit Tensiden, Pilzgiften, Endotoxinen, zahlreichen Arzneimitteln und Paraquat (Bentonit adsorbiert dabei noch besser). Alkohol, Schwermetalle und organische Lösungsmittel lassen sich durch Aktivkohle nicht binden.

Glaubersalz

Glaubersalz allein oder in Kombination mit Aktivkohle ist obsolet; es kann die Resorption mancher Substanzen sogar beschleunigen.

Induziertes Erbrechen mit Ipecacuanha-Sirup

CAVE
Verwechslung mit Ipecacuanha-Fluidextrakt!

Durchführung 9–12 Monate: 10 ml; 12 Monate bis 2 Jahre: 15 ml; > 2 Jahre: 15–30 ml. Besser wirksam als Magenspülung, aber eher obsolet (anhaltendes Erbrechen verhindert Gabe von Aktivkohle). Induziertes Erbrechen ist nur sinnvoll innerhalb

11

der ersten Stunde nach Ingestion. Die Wirkung ist bei vollem Magen besser, deshalb Tee etc. trinken lassen.

Kontraindikationen Folgende Kontraindikationen sind zu beachten:

- Bewusstlosigkeit bzw. zunehmende Somnolenz
- Junge Säuglinge (toxisch, unsichere Wirkung)
- Verätzungen mit Säuren oder Laugen (Vergrößerung des Schadens)
- Schäumende Substanzen wie Spülmittel (Aspirationsgefahr steigt)
- Kohlenwasserstoffe (Inhalation)
- Krampfanfälle

Magenspülung

Indikationen Die Magenspülung ist in der Pädiatrie nur in Ausnahmefällen indiziert:

- Bei größeren Kindern und Jugendlichen mit potenziell lebensbedrohlicher Indikation (meist suizidale Einnahme großer Medikamentenmengen)
- Sinnvoll nur innerhalb der ersten Stunden nach Ingestion
- Bei somnolenten / bewusstlosen Patienten vorher Intubation
- Großer Schlauchdurchmesser, damit Tabletten / Nahrungsreste etc. durchgehen

Durchführung Aspiration des Magensafts, Spülung mit 0,9 % Kochsalzlösung 5–10 ml / kg / Spülgang, am Ende Aktivkohle geben.

CAVE

Wasserintoxikation, v. a. bei kleineren Kindern. Akzidentelle Todesfälle durch Hyperhydratation sind beschrieben, nicht nur bei Kleinkindern! Bilanzierung!

Orthograde Darmspülung

Bei lebensbedrohlicher Intoxikation und Substanzen, die nicht an Aktivkohle binden:

- Polyethylenglykol-Elektrolyt-Lösung, Prozedere ähnlich wie vor Koloskopie
- Nur nach Rücksprache mit der Vergiftungszentrale (➤ Tab. 11.2)

11.3.2 Sekundäre Giftentfernung

- **Forcierte Diurese:** Die massive Infusion mit gleichzeitiger Diuretikagabe ist bei Kindern fast nie indiziert, es besteht auch die Gefahr der Elektrolytentgleisung bzw. Überwässerung.
- **Dialyse, Hämofiltration oder Austauschtransfusion:** Sie sind nur dann sinnvoll, wenn die Giftentfernung auf den üblichen Wegen nicht gelingt und die aufgenommenen Substanzen gut dialysierbar, d. h. wasserlöslich sind. Diese Maßnahmen sind bei Kindern sehr selten indiziert, Rücksprache mit einer Vergiftungszentrale.
- **Antidote:** Antidote sind spezifisch wirksame Substanzen, die bei bestimmten Vergiftungen verwendet werden, weil sie entweder das Gift binden (durch Absorption, z. B. Kohle; immunologisch, z. B. Digitalis-Antikörper; durch Komplexbildung, z. B. EDTA bei Schwermetallen) oder eine physiologische oder chemisch definierte Gegenwirkung entfalten. Beispiele: Naloxon (Narcanti®) bei Opioidintoxikation, Flumazenil (Anexate®) bei Benzodiazepinintoxikation.

11.3.3 Überwachung

Je nach Art des Giftes und Zustand des Patienten ist eine intensivmedizinische Überwachung erforderlich. In der Praxis zeigt sich, dass nur bei einem kleinen Bruchteil der klinisch behandelten Vergiftungen eine Monitor- oder gar Intensivüberwachung nötig ist.

11.4 Die wichtigsten Vergiftungen und Ingestionsunfälle im Kindesalter

➤ Tab. 11.3 enthält kurze Hinweise zu mindestens 90 % der anfallenden echten und vermeintlichen Notfälle.

Tab. 11.3 Übersicht über die wichtigsten Vergiftungen und Ingestionsunfälle

Substanz	Toxizitätsgrenze	Primäre Giftentfernung indiziert?	Weitere Angaben
Pharmaka			
Acetylsalicylsäure**	150 mg/kg KG	+	**Cave:** Azidose, deshalb ITS
Antihistaminika*	wenig toxisch	+	Überwachung, selten Krampfanfälle
Antirheumatika	je nach Substanz	+	ab doppelter Tagesdosis Giftberatung
Atropin**	ca. 0,02 mg/kg KG	+	**Cave:** Säuglinge! Antidot: Physostigmin
Barbiturate**	je nach Substanz	(+)	Aspirationsgefahr, deshalb ITS!
Benzodiazepine	wenig toxisch	+	lange HWZ; relativ harmlos
Betamimetika	10-fache Dosis	+	bei hohen Dosen Monitorüberwachung, Kaliumkontrolle
Codein**	5 mg/kg KG	–	bei Atemdepression Naloxon 10 µg/kg KG i.v.
Digoxin**	0,07 mg/kg KG	+	EKG-Monitor; Therapie mit Digitalis-Antikörpern
Pharmaka			
Eisenpräparate*	50 mg/kg KG	+	bei hoher Dosis Desferrioxamin-Magenspülung
Fluortabletten*	3 mg/kg KG	(+)	bei < 100 mg reicht Milch als Antidot
Homöopathika	**(cave** Alkohol)	–	
Hustenmittel	meist harmlos (Codein s.o.)	–	
Kalziumtabletten	kaum toxisch	–	
Ovulationshemmer	harmlos	–	
Paracetamol**	140 mg/kg KG	+	Acetylcystein als spezifisches Antidot
Theophyllin**	evtl. ab 8 mg/kg KG	+	bei hoher Dosis Hämodialyse/-perfusion
Trizyklische Antidepressiva**	1,5 mg/kg KG	+	Monitor; bei Koma Physostigmin
Pflanzen			
Blattteile	harmlos (bis auf Eibe)	–	
Blumenwasser	harmlos	–	
Cotoneaster	30–50 Beeren	(+)	
Efeu	5 Beeren	+	
Eibe*	Kerne (zerbissen), Blätter	+	
Goldregen**	< 1 Schote	+	ggf. stationäre Überwachung
Knollenblätterpilz**	kleinste Mengen	+	immer Rücksprache mit Giftinformationszentrale **(cave:** Leberversagen)
Liguster	5 Beeren	(+)	

Tab. 11.3 Übersicht über die wichtigsten Vergiftungen und Ingestionsunfälle (*Forts.*)

Substanz	Toxizitätsgrenze	Primäre Giftentfernung indiziert?	Weitere Angaben
Pflanzen			
Maiglöckchen*	2 Beeren	+	
Mistel	5 Beeren	(+)	
Tollkirsche**	1 Beere	+	wie Atropinvergiftung behandeln
Vogelbeere	50 Beeren	–	
Haushaltsmittel, Chemikalien u. a.			
Abflussreiniger**	kleinste Mengen	– (!)	Laugenverätzung! Sofort Ösophagoskopie! Kein Erbrechen induzieren!
Ethanol („Alkohol")*	0,2 g / kg KG (Säuglinge)	+	Intensivtherapie; Glukose 10 % (**cave:** Hypoglykämie)
Alkylphosphate**	unterschiedlich	+	Atropin oder Obidoxim als spezifisches Antidot
Benzin**	1 ml / kg KG	– (!)	stationäre Überwachung; Pneumonie erst nach 6 h
Buntstifte	ungiftig	–	
Düngemittel	0,5 g / kg KG	–	
Fieberthermometer	atoxisch	–	(**cave:** Splitter bei Glasthermometer)
Filzstifte	ungiftig	–	
Fleckenentferner**	Vergiftungsinformationszentrale	(+)	immer Giftberatung (viele Substanzen!)
Kosmetika	toxisch, **cave:** Alkohol	–	
Nikotin*	1 Zigarette / Kippe	(+)	meist überschätzt
Schneckenkorn**	> 1 Korn	(–)	wegen komplizierter Therapie Giftinformationszentrale
Spülmittel	relativ untoxisch	– (!)	Aspiration bei Erbrechen!
Spülmaschinenreiniger**	stark ätzend	– (!)	Laugenverätzung! Sofort Ösophagoskopie!
Waschmittel	wie Spülmittel	– (!)	
WC-Reiniger**	stark ätzend	– (!)	meist stark ätzend, Ösophagoskopie

** = sehr toxisch, * = mäßig toxisch, ohne * = harmlos

KAPITEL

12 Drogennotfälle

Karl-Heinz Mücke, Christoph Möller

12.1 Einleitung

Die sogenannten „legalen" Drogen Nikotin und Alkohol sind vielfach akzeptierter Bestandteil unseres Gesellschaftslebens. Unter den 12- bis 17-Jährigen rauchen 7,8 %. Die Aufnahmerate alkoholintoxikierter Jugendlicher in Kinderkliniken war jahrelang ansteigend und auf hohem Niveau stabil. In den letzten Jahren ist ein leichter Rückgang zu beobachten. Trotz hoher Mortalitätsrate (100.000–120.000 Todesfälle pro Jahr aufgrund von Nikotinfolgeschäden, 40.000 Todesfälle als Folge meist chronischen Alkoholkonsums) darf für Tabak und Alkohol geworben werden. Ein Werbeverbot für Tabak gilt ab 2020. Feiern und Ausgelassensein sind häufig gleichbedeutend mit Alkoholgenuss. Wenn wir von „Einstiegsdrogen" sprechen, sind es Nikotin und Alkohol, die gegenüber Kindern und Jugendlichen nicht verharmlost werden sollten. Die am häufigsten konsumierte illegale Droge ist Cannabis. Lang anhaltender hoch dosierter Konsum von Drogen bremst die psychosoziale Entwicklung nachhaltig aus. Einerseits ist eine Akzeleration zu beobachten (das sich Allein-zurechtfinden-in-der-Szene, frühe sexuelle Entwicklung), andererseits werden die seelische und soziale Entwicklung ausgebremst (wer intoxikiert ist, kann sich mit seinem Gegenüber nicht auseinandersetzen). Ein zunehmendes Problem ist die Internet- und Computersucht. Für betroffene Jugendliche wurden 2010 auf der Station Teen Spirit Island die bundesweit ersten Behandlungsplätze eröffnet (Möller 2015).

Wie kommt es zur Abhängigkeit?

Der Drogenmissbrauch ist im Lebenslauf meist ein passageres Phänomen, das nach einer Phase des Experimentierens wieder verschwindet. Wenn ein Jugendlicher merkt, dass es ihm unter Drogen besser geht, dass seelische Schmerzen gelindert werden, unangenehme Erinnerungen vorübergehend verblassen, er sich in der Gruppe der Mitkonsumenten anerkannt und akzeptiert fühlt, sein Selbstwertgefühl und seine Selbstwirksamkeit zunehmen und all diese positiven Erlebnisse ohne Drogen nicht möglich sind, so ist die Versuchung groß, die Substanz weiter zu nehmen. Vielfach werden die Drogen im Sinne einer Selbstmedikation, als Selbstheilungs- und Selbstregulationsversuch genommen. Traumatische Erfahrungen, Selbstzweifel und Stress sind zumindest vorübergehend rauschmittellöslich. Umso wichtiger ist es, auch in Notfallsituationen Zugang zu dem Menschen mit seinen Nöten und Schwierigkeiten zu bekommen, um entsprechende Hilfen anbahnen zu können (Möller 2019).

Die notfallmedizinische Diagnostik und Behandlung bleiben gleich, unabhängig davon, ob Jugendliche oder Erwachsene den Notfall erleiden. Die allgemeine Notfallbehandlung wird auch bei allen sogenannten Drogennotfällen angewandt. Beabsichtigte oder unbeabsichtigte Überdosierungen mit psychotropen Substanzen können zum Atem- und Kreislaufstillstand führen.

TIPP

Jeder Notfall beinhaltet die Möglichkeit der empathischen Kontaktaufnahme und das Hereinholen gerade eines jungen Abhängigen in das Suchthilfesystem. Diese Chancen sind durch Gespräche auf der Intensivstation und anschließend auf der Station zu ergreifen.

12.2 Alkoholintoxikation

Exemplarisch für die Gefährlichkeit des Alkohols gerade bei Kindern und Jugendlichen wird auf die Aufnahmen im Kinderkrankenhaus Auf der Bult in Hannover mit der Diagnose Alkoholintoxikation verwiesen: Im Jahr 1999 waren es 5 Fälle, 57 Fälle in 2002, 304 Fälle (ambulant und stationär) in 2012 und 198 Fälle (ambulant und stationär) im Jahr 2016. Nach einem bundesweiten Anstieg ist der Trend in den letzten Jahren wieder rückläufig (Drogen- und Suchtbericht 2018). Das sog. Binge-Drinking (Rauschtrinken) ist unter Kinder und Jugendlichen zwar rückläufig, aber nach wie vor beliebt.

12.2.1 Klinik

Schematisch werden vier verschiedenen Blut-Alkoholkonzentrationsbereichen klinische Symptome zugeschrieben, die allerdings aufgrund der individuellen Alkoholtoleranz insbesondere bei Kindern und Jugendlichen nicht verlässlich sind.

MERKE
Anders als bei Erwachsenen gilt folgende Faustregel: Werden bei Kindern oder Jugendlichen Vergiftungssymptome wahrgenommen, die im Zusammenhang mit einer Alkoholeinnahme stehen könnten, so sollten die Betroffenen stationär überwacht werden.

- Der Nichttolerante beginnt bereits bei einer Blut-Alkoholkonzentration (BAK) von 0,5 ‰ verwaschen und mehr als sonst zu reden. Teilweise wirkt er distanzlos und benommen. Der Gang kann unsicher und ataktisch sein.
  Oft sind die Menschen in diesem **Stadium 1 (BAK 0,5–1,5 ‰)** leicht reizbar und aggressiv.
- Ab **Stadium 2 (BAK 1,5–2,5 ‰)** wird überwiegend zusätzlich zur eben beschriebenen Symptomatik ein Glücksgefühl empfunden. Allerdings kann die Stimmung auch sehr gereizt-aggressiv werden. Gehen ist nur noch mühsam, schwankend möglich.
- **Stadium 3** wird einer **BAK von 2,5–3,5 ‰** zugeschrieben. Die Intoxikierten benötigen dringend medizinische Hilfe. Im Vordergrund stehen Verwirrtheit, Somnolenz oder Bewusstlosigkeit. Es werden keine Schmerzen mehr empfunden, und es besteht jetzt eine vitale Bedrohung.
  In diesem Stadium ist immer eine Blutzuckerkontrolle erforderlich. Hypoglykämie kann nicht nur die genannte zerebrale Symptomatik begleiten, Hypoglykämie kann sie hervorrufen. Dann ist eine kausale sofortige Behandlung möglich. Befinden sich die Intoxikierten im Freien, sind sie von Unterkühlung und Tod durch Erfrieren bedroht. Im Stadium 3 treten auch lebensbedrohliche Hypoglykämien auf. Koordination und Gang, falls überhaupt noch möglich, sind schwer gestört.
- Bei einer **BAK > 3,5 ‰** ist der Nichttolerante komatös und in höchster Lebensgefahr. Die Reflexe sind erloschen, auch auf Schmerzreize ist der Betroffene nicht mehr erweckbar. Der Tod kann auch durch Erbrechen und Aspiration eintreten. Besonders Kinder und Jugendliche in intoxikiertem Zustand sind auch in niedrigeren Stadien der Intoxikation durch Erbrechen und Aspiration bedroht. Im **Stadium 4** kann die flache, hochfrequente Atmung in eine Cheyne-Stokes-Atmung und eine Atemlähmung mit konsekutivem Kreislaufstillstand übergehen;

12.2.2 Therapie

MERKE
Durch die Gefahr der sich noch entwickelnden lebensbedrohlichen Intoxikation aufgrund des Sturztrinkens und der daraus resultierenden schnellen Aufnahme des Alkohols sollte jede Gelegenheit genutzt werden, die hinter dem Alkoholtrinken liegende Problematik zu erfassen und ggf. weitere Hilfen einzuleiten. Wichtig für die Risikoeinschätzung der einmaligen Intoxikation ist die Alkohol-Familienanamnese, da Kinder alkoholabhängiger Eltern ein 4- bis 10-fach erhöhtes Risiko haben, selbst Alkoholiker zu werden.

Bei Intoxikation mit Alkohol wird das in ➤ Tab. 12.1 beschriebene Vorgehen empfohlen.

12.3 Benzodiazepinintoxikation

Benzodiazepine werden von Ärzten sehr häufig verschrieben, auch an Kinder und Jugendliche. Grund hierfür sind die unmittelbaren Wirkungen nach Einnahme, insbesondere die angstlösende Wirkung. Die vorher noch bedrückenden Probleme werden

Tab. 12.1 Empfohlenes Vorgehen bei Alkoholintoxikation

Situation und Symptome	Diagnostik und Therapie
Benommenheit, Verwirrtheit	• Venenverweilkanüle legen • Blutzuckerbestimmung
Somnolenz, Koma bei erhaltenen Vitalfunktionen	• Vollelektrolytlösung infundieren • RR und SaO_2 messen, Pupillenkontrolle • Stabile Seitenlage • Evtl. Guedel-Tubus • Sauerstoffgabe 2–4 l/min über Nasensonde oder Maske
Zerebraler Anfall	• Ausschluss Hypoglykämie/Sturz und SHT • Benzodiazepin i.v., z.B. Lorazepam 1–2 mg i.v.
Bei Hinweisen für chronischen Alkoholkonsum	Multivitamine per infusionem, v.a. Vitamin B_1 und B_6
Hypoglykämie	Glukose 20–40 % i.v. applizieren (20 % = 2 ml/kg KG; 40 % = 1 ml/kg KG); dann Infusion Vollelektrolyte mit Glukose 5 % (z.B. E153G5) 3 ml/kg KG/h
Hypokaliämie	Kaliumsubstitution
Unterkühlung	Zudecken, Warm-Touch-Geräte einsetzen, Raum heizen
Ateminsuffizienz; Atemstillstand	• Versuch Guedel-Tubus • Beatmung mit Maske und Beutel (Aspiration!) • Sicherer: Intubation und Beatmung mit Sauerstoff
V. a. Schädel-Hirn-Trauma	• Frühzeitige Intubation und Beatmung • 30°-Oberkörperhochlagerung
Herz-Kreislauf-Versagen	Kardiopulmonale Reanimation
Schwere Azidose (pH < 7,0) und BAK > 4 ‰	Evtl. Hämo- oder Peritonealdialyse

als „leichter" angesehen, wie durch eine rosarote Brille. Schüchterne und kontaktscheue Jugendliche leiden oft darunter, dass sie sich nicht trauen, Schulkameraden und Gleichaltrige anzusprechen, und sind dadurch isoliert und allein. Nach der Einnahme von Benzodiazepinen spüren sie diese Angst und Scheu nicht mehr und können deshalb mit den anderen in Kontakt treten. Dadurch sind sie jedoch hochgradig gefährdet, benzodiazepinabhängig zu werden.

12.3.1 Klinik

Eine Überdosierung bei Kindern und Jugendlichen ist oft unbeabsichtigt und auf ihre Unerfahrenheit zurückzuführen. Andererseits muss immer daran gedacht werden, dass große Mengen Benzodiazepine auch in suizidaler Absicht eingenommen werden können.

Bei einer Benzodiazepinintoxikation fallen eine lallende und verwaschene Sprache, Gang-und Koordinationsstörungen auf. Es können Doppelbilder gesehen werden. Der fehlende Foetor alcoholicus sollte den Verdacht auf eine Benzodiazepinintoxikation wecken. Schließlich treten Schläfrigkeit, Somnolenz und Bewusstlosigkeit auf. Im Gegensatz zur Alkoholintoxikation bleiben Reflexe, Atemfunktion und Herzkreislauf stabil. Dies gilt jedoch nur für reine Monointoxikationen. Zusätzlicher Konsum anderer psychotroper Substanzen (insbesondere Opioide, Alkohol, GABA) kann unberechenbar zu Reflexlosigkeit, Atem- und Herzkreislaufstillstand führen. Deshalb ist bei dieser Symptomatik auch bei nachgewiesener Benzodiazepinintoxikation nach zusätzlichem Drogengebrauch zu suchen.

Außer bei Missbrauch von Midazolam ist bei reiner hoch dosierter Benzodiazepinintoxikation ein eingetrübtes Kind mit völlig intakten Vitalzeichen zu erwarten. Bei vorgeschädigten und kranken Menschen kann aber eine Benzodiazepinintoxikation auch zum Tod führen. Dies gilt insbesondere für die rasche intravenöse Applikation von Benzodiazepinen bei alten Menschen, die einen Atemstillstand auslösen kann.

12.3.2 Therapie

Das bei Intoxikation mit Benzodiazepinen empfohlene Vorgehen ist ➤ Tab. 12.2 zu entnehmen.

Tab. 12.2 Empfohlenes Vorgehen bei Benzodiazepinintoxikation

Situation und Symptome	Diagnostik und Therapie
Somnolenz und Koma bei erhaltenen Vitalfunktionen	• Stabile Seitenlage • Evtl. Guedel-Tubus • Venenverweilkanüle legen • Vollelektrolytlösungen infundieren • Blutzucker bestimmen • Sauerstoffgabe 2–4 l/min über Nasensonde oder Maske • Evtl. vorsichtig Flumazenil (Anexate®) i. v. applizieren (Dosierung: 0,15 mg als Bolus, **cave:** Entzugssyndrom bei Benzodiazepinabhängigen)
Hypoglykämie	Glukose 20–40 % i. v. applizieren (➤ Tab. 12.1)
Ateminsuffizienz	• Flumazenil langsam i. v. applizieren: zunächst 0,2 mg i. v., nach Wirkung/60 s später weitere 0,1 mg bis zu einer Gesamtdosis von 1 mg (= 2 Ampullen) • Bei Nichtansprechen: Intubation und Beatmung mit reinem Sauerstoff zuerst kontrolliert, dann assistiert oder • Alternativ: sofort – ohne Gabe von Flumazenil – Intubation und Beatmung mit Sauerstoff

12.4 Cannabisintoxikation

Cannabis ist die von Jugendlichen am häufigsten konsumierte illegale Droge. Wird Cannabis als Joint geraucht, treten in der Regel keine Intoxikationen mit lebensbedrohlichen Zuständen auf. Durch das Trinken von Cannabistee oder das Essen von Cannabiskuchen oder -plätzchen können toxische Dosierungen aufgenommen werden, die vor allem bei vorgeschädigten Menschen zu somatisch lebensbedrohlichen Situationen führen können. Psychisch können sie bei allen zu psychotischen Syndromen mit inadäquatem und damit lebensgefährdendem Verhalten führen. Synthetische Cannabinoide sind in den herkömmlichen Drogenschnelltesten nicht nachweisbar, können klinisch aber eine stärkere Wirkung zeigen. Im Falle eines negativen Cannabistests, aber klassischer Symptomatik sind auch die Differenzialdiagnosen Hypokalzämie, Hyponatriämie, Hypoglykämie und Enzephalitis zu bedenken.

12.4.1 Klinik

Problematisch sind Angstzustände, Panikattacken sowie psychotische Syndrome mit akustischen und optischen Halluzinationen. Somatisch kann eine hypertensive Krise zu einem Angina-pectoris-Anfall führen, vor allem bei vorgeschädigten Personen (z. B. auch bei Jugendlichen mit Herzfehlern).

12.4.2 Therapie

Bei Intoxikation mit Cannabis wird das in ➤ Tab. 12.3 beschriebene Vorgehen empfohlen.

12.5 Heroinintoxikation

12.5.1 Klinik

Klassischerweise sind bei einer reinen Heroinintoxikation die drei Leitsymptome Miosis, Bewusstseinseinschränkung bis Koma und Atemdepression bis hin zum Atemstillstand zu sehen. Bei längerer Intoxikation können die Pupillen aufgrund der Hypoxie wieder weiter werden. Auch eine Speedballinjektion (Heroin plus Kokain) kann eine Miosis verhindern. Ergänzend zu den Leitsymptomen sind bei einer Heroinintoxikation die

Tab. 12.3 Empfohlenes Vorgehen bei Cannabisintoxikation

Situation und Symptome	Diagnostik und Therapie
Psychiatrische Symptome und Syndrome	
• **Unruhe** • **Anpassungsstörung**	• Kontakt herstellen • Talk-down
• **Angstzustände** • **Panikattacken** • **Optische und akustische Halluzinationen bis zum Wahn**	• Lorazepam expidet 2,5 mg bukkal • Diazepam 10 mg i.v. • Haloperidol 5–10 mg i.m.*
Somatische Symptome	
• **Hypertensive Krise** • **Angina pectoris**	• Nitrolingualspray 1–2 Hübe • Urapidil 25 mg i.v. • Nitrolingualspray 1–2 Hübe

* Wegen der Gefahr des Auftretens von Long-QT-Syndromen/Torsade-de-pointes-Tachykardien bei i.v. Injektion sollte auf diese Applikationsform verzichtet werden. Bei den meisten Haloperidol-Präparaten handelt es sich bei i.v. Gabe deswegen um einen Off-Label-Use.

Tab. 12.4 Empfohlenes Vorgehen bei Heroinintoxikation

Situation und Symptome	Diagnostik und Therapie
Bradypnoe, Atemwegsverlegung oder Atemstillstand bei noch tastbarem Karotispuls	Suffiziente Maske-Beutel-Beatmung mit 100 % Sauerstoff; evtl. Intubation und Beutelbeatmung mit 100 % Sauerstoff, dann maschinelle Beatmung
	Alternativ Versuch mit Naloxon 0,4 mg 1 : 10 mit 0,9 % NaCl 0,001 mg/kg KG verdünnt, langsam i.v. (**cave:** akutes Entzugssyndrom bei Abhängigen!); ggf. wiederholen
Bradykardie	0,5 mg Atropin i.v., bei Nichtansprechen 0,01 mg/kg KG Adrenalin i.v.
Atem- und Herz-Kreislauf-Stillstand	Kardiopulmonale Reanimation

Reflexe vermindert oder nicht auslösbar; die Patienten reagieren nicht auf Schmerzreize, die Herzfrequenz ist vermindert und der Blutdruck systolisch meist unter 100 mmHg. Auch die Körpertemperatur ist erniedrigt. Möglicherweise haben die Patienten auch durch die emetische Heroinwirkung in der Frühphase erbrochen und in der Folge aspiriert.

12.5.2 Therapie

Das bei einer Heroinintoxikation empfohlene Vorgehen ist ➤ Tab. 12.4 zusammengefasst.

12.6 Amphetamin-, Ecstasy- und Kokainintoxikation

Die Zahl erstmalig auffälliger Konsumenten von Amphetaminen, Ecstasy und Kokain ist in den letzten Jahren deutlich angestiegen. Im Vergleich zu 2003 wurden 2004 40 % mehr Amphetaminkonsumenten entdeckt, 17 % mehr Ecstasy- und 11 % mehr Kokainkonsumenten. Die Wirkungen der drei Substanzen ähneln sich sehr. Kokain hemmt die Wiederaufnahme von Dopamin, Noradrenalin und Serotonin im zentralen Nervensystem (ZNS), Amphetamin und Amphetaminderivate setzen Noradrenalin, Dopamin und Serotonin indirekt aus präsynaptischen Vesikeln frei. Alle Substanzen wirken nicht nur im ZNS, sondern auch peripher. Hier ähneln die Wirkungen denen von Noradrenalin, Adrenalin und Dopamin, z. B. Herzfrequenzsteigerung, Blutdruckerhöhung sowie Leistungssteigerung. Der Motor läuft im roten Bereich (Backmund 2007).

12.6.1 Klinik

Die führende Symptomatik kann sehr variieren. Notfallmäßig können ein manisch-aggressives Syndrom, ein zerebraler Krampfanfall bzw. ein Status epilepticus, eine hypertensive Krise mit Hirnblutung, Herzrhythmusstörungen bis zu Kammerflimmern, Angina pectoris, ein Myokardinfarkt, eine

Rhabdomyolyse oder aber auch ein Atemstillstand im Vordergrund stehen. Differenzialdiagnostisch sollte bei Kindern und Jugendlichen bei Vorliegen dieser Symptome eine Überdosierung mit in die Überlegungen einbezogen werden. Häufiger als bei anderen Intoxikationen unterliegt die Notfallsituation einer nicht berechenbaren Dynamik. So kann es sein, dass bei Eintreffen ein psychotisches Syndrom im Vordergrund steht und plötzlich ein Krampfanfall auftritt oder dass der Patient bewusstlos wird und Kammerflimmern diagnostiziert wird.

12.6.2 Therapie

Das bei Intoxikation mit Amphetaminen, Ecstasy oder Kokain empfohlene Vorgehen ist ➤ Tab. 12.5 zu entnehmen.

Tab. 12.5 Empfohlenes Vorgehen bei Amphetamin-, Ecstasy- und Kokainintoxikation

Situation und Symptome	Diagnostik und Therapie
	Grundsätzlich: Rehydratation, zentrale Agitation dämpfen
Atemstillstand, Herz-Kreislauf-Versagen	Reanimation nach Schema
Logorrhö, Verwirrtheit, Angst, Erregtheit, manisches Syndrom, paranoid-halluzinatorisches Syndrom	• Talk-down • Blutzucker bestimmen • 2–4 l/min Sauerstoff insufflieren • Diazepam 10–40 mg i.v. • Haloperidol 5–10 mg i.m. • Evtl. Levomepromazin 25–50 mg als Kurzinfusion in 100 ml 0,9 % NaCl
Hypertensive Krise	• Talk-down • Blutzucker bestimmen • 2–4 l/min Sauerstoff sufflieren • Diazepam 10 mg i.v. (zentrale Agitation!) • 2 Hübe Glyceroltrinitrat • Diazepam 10 mg i.v. • Urapidil 10–50 mg i.v. (**cave:** RR_{syst} nicht unter 200 mmHg, langsamer Wirkungseintritt, gefährlich starke Wirkung bei Dehydratation, Schockgefahr) • Diazepam 10 mg i.v. • Bei V.a. Ischämie oder Blutung Kontakt mit Stroke-Unit
Zerebraler Krampfanfall, Status epilepticus	• Blutzucker bestimmen • 10–40 mg Diazepam nach Symptomatik i.v. • Vollelektrolytlösung infundieren • Falls Status epilepticus nicht zu durchbrechen ist, erneute Blutzuckerkontrolle und Barbituratgabe i.v. (z.B. Thiopental 125 mg) • Intubation und kontrollierte Beatmung • CCT zum Ausschluss Ischämie, Blutung, Schädel-Hirn-Trauma
Angina pectoris	• Sauerstoff 2–4 l/min per Nasensonde oder Maske sufflieren • Venenverweilkanüle legen • Blutzucker bestimmen • Diazepam 10 mg i.v. • 2 Hübe Nitrolingual bei RR > 100 mmHg
Verdacht auf Myokardinfarkt	Wie bei Angina pectoris, dann • 500 mg ASS i.v. • Morphin 10–30 mg i.v. bis Schmerzfreiheit eintritt • 5.000 IE Heparin als Bolus • Verapamil 5 mg i.v. (keine Betablocker) • Notarzttransport ins Krankenhaus

MERKE

Von Jugendlichen werden jahreszeitenabhängig auch biogene Drogen wie Engelstrompeten oder halluzinogene Pilze („magic mushrooms") konsumiert, die zu psychischen und somatischen Komplikationen führen können und einer Überwachung und Therapie bedürfen (s. auch Bastigkeit 2013).

LITERATUR

Backmund M (2007). Drogennotfälle im Jugendalter. In: Möller C (Hrsg.). Sucht im Jugendalter. Göttingen, Vandenhoeck & Ruprecht, S. 168–186.

Bastigkeit M (2013). Rauschdrogen – Drogenrausch: Eigenschaften, Wirkung und Notfallbehandlung. Edewecht: Stumpf & Kossendey.

Deutsche Hauptstelle für Suchtfragen e.V. (Hrsg.) (2018). Jahrbuch Sucht. Lengerich: Pabst (www.dhs.de/informationsmaterial/jahrbuch-sucht.html; erscheint jährlich; letzter Zugriff: 19.10.2018).

Drogen- und Suchtbericht der Bundesregierung 2018; www.drogenbeauftragte.de/fileadmin/dateien-dba/Drogenbeauftragte/4_Presse/1_Pressemitteilungen/2017/2017_III_Quartal/Drogen-_und_Suchtbericht_2017_V2.pdf (erscheint jährlich; letzter Zugriff: 19.10.2018).

Julien R (2002). Drogen und Psychopharmaka. 8. A. Heidelberg: Spektrum Akademischer Verlag.

Möller C (Hrsg.) (2015). Internet- und Computersucht. 2. erw. A. Stuttgart: Kohlhammer.

Möller C (2019). JUGEND SUCHT. Ein Präventionsbuch. 5.A. Stuttgart: Kohlhammer.

Pianca TG, Sordi AO, Hartmann TC, von Diemen L (2017). Identification and initial management of intoxication by alcohol and other drugs in the pediatric emergency room J Pediatr 93 (Suppl 1): 46–52.

Velez LI, Shepherd JG, Goto CS (2017). Approach to the child with occult toxic exposure. www.uptodate.com/contents/approach-to-the-child-with-occult-toxic-exposure (letzter Zugriff: 19.10.2018).

KAPITEL

13 Sepsis

Markus Deisenberg, Walter Knirsch

13.1 Einleitung

Der Begriff Sepsis wurde erstmals 1991 als eine durch eine infektionsbedingte systemische Inflammation („systemic inflammatory response syndrome", SIRS) definiert (American College of Chest Physicians 1992) und beschreibt ein durch eine Infektion verursachtes unspezifisches akutes Syndrom, das mit dem Risiko einer unmittelbaren klinischen Dekompensation einhergeht. Die Definition von SIRS, Sepsis und septischem Schock wurde im Verlauf modifiziert, und es wurden unterschiedliche Schweregrade der Sepsis klassifiziert. In den letzten Jahren wurden die Limitationen dieser Definition im Sinne von ungenügender Sensitivität und Spezifität deutlich, und zuletzt erfolgte mit SEPSIS-3 ein Update für Sepsis und septischen Schock (Singer et al. 2016).

MERKE

- **Sepsis** wird nach den Kriterien von SEPSIS-3 als lebensbedrohliches Organversagen definiert, das durch eine dysregulierte Körperantwort auf eine Infektion hervorgerufen wird, wobei zum Zeitpunkt der Diagnosestellung eine Infektion nachgewiesen oder vermutet wird (Singer et al. 2016).
- Beim **septischen Schock** handelt es sich um eine Form der Sepsis, bei der die hämodynamische und metabolische Beeinträchtigung so schwer ist, dass die Mortalität deutlich erhöht ist (Singer et al. 2016).

In der Neuerung von SEPSIS-3 wird zur Definition der Sepsis die Organdysfunktion anhand der Kriterien des *Sequential Organ Failure Assessment Score* (SOFA-Score) und dessen verkürzter Version *quick-SOFA* (qSOFA) definiert. Dieser ist prädiktiv für die Mortalität von septischen Patienten auf der Intensivstation, bisher aber lediglich für Erwachsene validiert (Singer et al. 2016). Für die neonatologische und pädiatrische Intensivmedizin wird eine Anpassung dieser Kriterien erwartet.

Somit wird man sich bei pädiatrischen Patienten bis auf Weiteres auf die Kriterien des SIRS im Zusammenhang mit vermuteter oder nachgewiesener Infektion konzentrieren (➤ Tab. 13.1; Goldstein et al. 2005).

13.1.1 Altersabhängige SIRS-Kriterien beim Kind

Tab. 13.1 Altersabhängige SIRS-Kriterien (Goldstein et al. 2005)

Alter	Herzfrequenz [1/min]	Atemfrequenz [1/min]	RR_{syst} [mmHg]	Leukozyten [$10^3/\mu l$]
< 1 Woche	> 180 und < 100	> 50	< 65	> 34
1 Woche bis 1 Monat	> 180 und < 100	> 40	< 75	> 19,5 und < 5
1 Monat bis 1 Jahr	> 180 und < 90	> 34	< 75	> 17,5 und < 5
2–5 Jahre	> 140	> 22	< 75	> 15,5 und < 6
6–12 Jahre	> 130	> 18	< 83	> 13,5 und < 4,5
12–18 Jahre	> 110	> 18	< 90	> 11 und < 4,5

13.1.2 Pädiatrische Aspekte der Sepsis

In der pädiatrischen Intensivmedizin ist die klinische Einschätzung potenziell kritisch kranker Patienten in der Frühphase durch einen erfahrenen pädiatrischen Intensivmediziner von herausragender Bedeutung.

So kann ein Kind mit antibiotisch behandelter Pneumonie Sauerstoff brauchen, hochfebril und etwas verwirrt sein, ohne akut durch eine Sepsis lebensbedroht zu sein. Bei einem Neugeborenen reichen oligosymptomatische Verläufe bei einer Infektion wie neu aufgetretene Trinkschwäche und Temperaturinstabilität aus, um in eine Sepsis überzugehen.

Junges Patientenalter, onkologische Erkrankungen, Immundefekte, immunsuppressive Therapie sowie neuromuskuläre und pneumologische Grunderkrankungen erhöhen die Mortalität (Pound et al. 2008).

13.2 Epidemiologie der Sepsis

Die Häufigkeit der Sepsis im Kindesalter betrug trotz unterschiedlicher diagnostischer Kriterien und Definitionen des Krankheitsbildes in der Vergangenheit 0,2–5,3 ‰. Die **Mortalität** der Sepsis im Kindesalter liegt zwischen 2 und 17 %; im septischen Schock steigt sie auf 28–60 % an (Hartman et al. 2013).

Im pädiatrischen Bereich tragen Faktoren wie eine verzögerte Vorstellung beim Kinderarzt, unterschätzte oder fehlinterpretierte Frühsymptome, verzögerter Therapiebeginn inkl. intensivmedizinischer Maßnahmen zu erhöhter Sterblichkeit bei (Launay et al. 2014).

Die wesentlichen Risikofaktoren für die Entwicklung einer Sepsis sind in ➤ Tab. 13.2 aufgeführt.

13.3 Pathophysiologie der Sepsis und Organmanifestation

Der durch eine Infektion hervorgerufene mikrobiologische Stimulus aktiviert verschiedene Zellen des Immunsystems. Diese setzen bei Aktivierung durch die Freisetzung verschiedener Mediatoren wie Interleukine (IL-1, IL-6, IL-8), TNF-α, Proteasen sowie Sauerstoffradikale eine inflammatorische Kaskade in Gang.

Im Verlauf kann dies zu einer Beeinträchtigung sämtlicher Organsysteme in unterschiedlichem Ausmaß führen. Durch endotheliale Dysfunktion kommt es zu mikrovaskulären Perfusionsstörungen, die durch eine Aktivierung des Gerinnungssystems verstärkt werden. Die Kombination aus hierdurch bedingter Gewebehypoxie und Zelltod durch dys-

Tab. 13.2 Risikofaktoren für das Auftreten einer Sepsis und die häufig assoziierten Erreger

Risikofaktor	Pathogener Mikroorganismus
Frühgeburtlichkeit / Neugeborenenalter	Streptokokken der Gruppe B, *E. coli*, Listerien, Herpes-simplex-Virus
Agammaglobulinämie, angeboren	Erreger sinupulmonaler Infektionen
Defizienz des Komplementsystems, angeboren	Meningokokken
Immundefizienz, erworben	Pneumokokken, *Staphylococcus (Staph.) aureus, Haemophilus influenzae* Typ B, Salmonellen, opportunistische Keime
Malignome	*Pseudomonas aeruginosa, Staph. aureus*
Chemotherapie mit Knochenmarksuppression	*E. coli, Pseudomonas aeruginosa, Acinetobacter, Klebsiella, Enterobacter, Serratia, Candida, Aspergillus*
Sichelzellenanämie	Pneumokokken, Meningokokken
Asplenie-Syndrom	Bekapselte Bakterien (Pneumokokken)
Angeborener Herzfehler	Streptokokken, Staphylokokken, Enterokokken
Intensivmedizinisch betreuter Patient mit Fremdmaterial (ZVK, Tubus, Blasenkatheter)	*Staph. aureus, Staph. epidermidis*, Corynebakterien, *Candida* spp.
Verbrennungstrauma	*Staph. aureus, Staph. epidermidis*
Postoperative Wundinfektion	*Staph. aureus, Staph. epidermidis*

regulierte Apoptose münden in die Organdysfunktion. Eine Organdysfunktion des intestinalen Stromgebiets kann durch gestörte Barrierefunktion der Mukosa eine Translokation von Mikroorganismen und deren Toxinen in die Blutstrombahn bedingen.

Während eine lokale und beschränkte Entzündungsreaktion der Elimination der Infektion dient, kann die systemische zum Multiorganversagen führen.

Im Rahmen der Sepsis können alle Organe betroffen sein. Das Spektrum reicht von leichter Dysfunktion eines Organs bis hin zu Multiorganversagen mit der Notwendigkeit extrakorporaler Unterstützungsverfahren (Nierenersatzverfahren, extrakorporale Membranoxygenierung).

Die wichtigsten Organdysfunktionen sind in ➢ Tab. 13.3 zusammengefasst.

13.3.1 Kreislaufsystem

Für Kinder und Erwachsene gilt, dass die Sepsis zu einer komplexen Beeinflussung der Endothelfunktion mit Störung des Gefäßmuskeltonus führt, u. a. durch vermehrte Freisetzung von Stickstoffmonoxid (NO) aus dem Endothel mit konsekutiver Vasodilatation. Die hierdurch bedingte arterielle Hypotension wird durch ein Kapillarleck verstärkt, bei dem Flüssigkeit von intravasal nach interstitiell sequestriert wird, was einen intravasalen Volumenmangel bewirkt. In der Frühphase der Sepsis kann es zu einer hyperdynamen Kreislaufsituation mit erhöhtem Herzzeitvolumen kommen.

Klinisch imponiert dies in den meisten Fällen als arterielle Hypotension, verlängerte Rekapillarisierungszeit, abgeschwächte Pulse, Tachykardie, Oligurie, Laktatämie (arteriell > 2 mmol/l) als Ausdruck einer verminderten Sauerstoffutilisation auf zellulärer Ebene. Letztere ist bedingt durch eine mediatorinduzierte Störung der mitochondrialen Funktion, arteriovenöse Shunts und somit eine verminderte nutritive Kapillarperfusion, eine absolute (Kapillarleck) und eine relative Hypovolämie (venöses Pooling) mit damit unzureichendem Herzzeitvolumen und in einigen Fällen Mikrothromben mit Verlegung kleiner Gefäße. Im Kindesalter ist die arterielle Hypotension ein Spätsymptom des septischen Schocks. Ebenso kann es aber auch zu einer Vasokonstriktion mit Erhöhung des systemisch-vaskulären Widerstands kommen.

Die frühere Unterteilung in „warmen“ Schock mit peripherer Vasodilatation und „kalten“ Schock mit peripherer Vasokonstriktion sind klinische Extreme. Die hieraus abgeleiteten therapeutischen Empfehlungen im Hinblick auf die Katecholaminauswahl anhand der Hauttemperatur müssen differenziert betrachtet werden. Interessanterweise kann auch im „warmen“ Schock die Rekapillarisierungszeit als Ausdruck der ebenfalls gestörten Mikrohämodynamik deutlich verlängert sein. Somit handelt es sich um die Extreme eines klinischen Spektrums, und die Katecholaminauswahl bei arterieller Hypotension muss der hämodynamischen Situation des Patienten angepasst werden.

Aus der verfügbaren Literatur lässt sich keine klare Evidenz bzgl. der Auswahl bestimmter Vasoaktiva ableiten. Initial sollten die Medikamente zum Einsatz kommen, mit denen die Anwender die größte Erfahrung haben.

So erscheint eine Therapie mit Noradrenalin (mit Erhöhung des systemischen Gefäßwiderstands) bzw. mit Adrenalin (zur Verbesserung der myokardialen

Tab. 13.3 Kriterien zur Identifikation der Organdysfunktion in der Sepsis bei Kindern

Organsystem	Parameter
Kreislauf	• Mittlerer arterieller Druck < 5. Perzentile für Lebensalter • Systolischer arterieller Druck < 2 SD Altersnorm • RKZ > 3 s • Laktat arteriell > 2 mmol/l • Persistierende Hypotension trotz 40 ml/kg Volumengabe
Lunge	• PaO_2/F_iO_2-Ratio von < 300 (in mmHg)
Niere	• Oligurie • Serum-Kreatinin > 2 × Altersnorm
ZNS	• GCS ≤ 11 • Krampfanfall • Bewusstseinsänderungen
Leber	• Transaminasen > 2 × Altersnorm • Bilirubin > 4 mg/dl • INR > 2
Knochenmark	Thrombozytopenie < 100/nl

Pumpfunktion) ergänzt je nach klinischem Verlauf für die meisten Patienten eine sinnvolle Auswahl.

Das Myokard selbst kann durch eine sepsisinduzierte myokardiale Dysfunktion, deren multifaktorielle Ätiologie nicht ganz verstanden ist, direkt in seiner Funktion gestört werden. Echokardiografisch kann eine meist reversible Einschränkung der systolischen und diastolischen biventrikulären Funktion bestehen. Postuliert wird in der Erwachsenenmedizin ein „myokarddepressiver Faktor". Dazu wird das Zusammenspiel verschiedener Faktoren in der Pathogenese der myokardialen Dysfunktion diskutiert, an denen Zytokine (TNF-α, IL-1β via NO, Prostanoide, Endothelin-1 und NO) beteiligt sind (Merx und Weber 2007). Dabei bestehen eine β-adrenerge Dysregulation, eine Aktivierung des Gerinnungssystems (Lupia et al. 2012) sowie eine Störung des intrazellulären myokardialen Kalziumstoffwechels (Suzuki et al. 2017).

Aufgrund der besseren anatomischen Untersuchungsbedingungen bei Kindern im Vergleich zu Erwachsenen sowie der geringeren Invasivität im Vergleich mit anderen Verfahren (z. B. transpulmonale Indikatordilution) ist die Echokardiografie das bevorzugte Verfahren zum erweiterten hämodynamischen Monitoring.

13.3.2 Lunge

Durch Mediatorfreisetzung kommt es zur Inflammation der alveolokapillären Membran mit nichthydrostatischem Lungenödem und in der Folge zu einem reduzierten Gasaustausch. Durch intrapulmonale Shunts und ein resultierendes Ventilations-Perfusions-Mismatch wird eine Hypoxämie verstärkt. Das Vollbild der pulmonalen Organdysfunktion bei Sepsis entspricht einem sekundären ARDS.

13.3.3 Niere

Das akute Nierenversagen („acute kidney injury", AKI) im Rahmen der Sepsis und des septischen Schocks ist multifaktoriell bedingt. Arterielle Hypotension, vermindertes Herzzeitvolumen sowie relativer und absoluter Volumenmangel tragen zu einer prärenalen Komponente bei. Durch eine mediatorbedingt gestörte intrarenale Mikrohämodynamik kommt noch eine intrarenale Komponente hinzu (Schrier und Wang 2004).

Die quantitative renale Dysfunktion fällt klinisch durch Oligurie bzw. Anurie auf, die qualitative Dysfunktion durch einen Anstieg der Retentionsparameter (Kreatinin, Harnstoff) (➤ Tab. 13.3).

Nephrotoxische Medikamente (z. B. NSAID und Aminoglykoside) verstärken die Gefahr eines akuten Nierenversagens.

13.3.4 Nervensystem

Im Rahmen der zerebralen Beteiligung bei Sepsis kann es zu qualitativen (Verwirrtheit, Agitation) und quantitativen (Reduktion des Bewusstseins) Veränderungen kommen, was auch als septische Enzephalopathie bezeichnet wird. Krampfanfälle können in seltenen Fällen auftreten. Bei fokalen Symptomen müssen ischämische oder hämorrhagische Infarkte sowie die Sinusvenenthrombose ausgeschlossen werden (Ultraschall, CT, MRT).

Im Bereich des peripheren Nervensystems erhöht der schwere Verlauf einer Sepsis die Wahrscheinlichkeit für das Auftreten einer „ICU-acquired weakness" (ICU-AW) ganz erheblich. Weitere Risikofaktoren sind die Gabe von Steroiden und eine längere Muskelrelaxation. Elektrophysiologische Diagnostik kann dies bestätigen sowie bei der Differenzialdiagnostik anderer Ursachen akuter Muskelschwäche helfen.

13.3.5 Gerinnungssystem

Die Entwicklung einer Verbrauchskoagulopathie (DIC) stellt eine besonders gefürchtete Komplikation v. a. im Rahmen der Purpura fulminans bei Meningokokkensepsis dar. Sie geht mit einem erhöhten Umsatz an Gerinnungsfaktoren, Fibrinogen und Thrombozyten einher. In der Folge kommt es zu Mikrothromben oder Blutungen durch Verbrauch von Gerinnungsfaktoren bzw. Thrombozyten und eine gesteigerte Fibrinolyse.

13.3.6 Sonstige Organsysteme

Die Leber ist seltener als die Niere ernsthaft in ihrer Funktion gestört. Allerdings können alle Funktionen der Leber beeinträchtigt werden; klinisch kommt es zu einem Anstieg der Transaminasen als Ausdruck der gestörten hepatozellulären Integrität, einer Hyperbilirubinämie als Ausdruck einer Cholestase, einem reduzierten Spiegel an Gerinnungsfaktoren als Ausdruck der verminderten Syntheseleistung sowie in fortgeschrittenen Fällen zu einer Hypoglykämie. Eine spezifische Therapie bei Leberversagen besteht nicht. Ein Leberversagen im Rahmen eines septischen Multiorganversagens verschlechtert die Prognose deutlich.

Endokrinologische Störungen umfassen Hyper- und Hypoglykämien, relative NNR-Insuffizienz sowie ein Low-T_3-Syndrom.

13.4 Diagnostik und Monitoring bei Sepsis

13.4.1 Klinische Zeichen

Wenn bei einem Kind eine Infektion mit oder ohne septischen Verlauf vermutet wird, so muss ein möglicher Fokus durch eine sorgfältige Anamnese und körperliche Untersuchung aktiv gesucht werden.

Der Beginn einer Sepsis ist häufig schleichend; die Zeichen sind oft unspezifisch und reflektieren die Kompensationsmechanismen ungenügender Sauerstoffversorgung. Häufige Symptome sind Fieber, Tachypnoe (zur Kompensation einer metabolischen Azidose), Tachykardie (zur Kompensation eines ungenügenden Sauerstoffangebots in den Geweben und als Zeichen der vegetativen Dysregulation). Fieber ist häufig das erste Zeichen einer Infektion. Besonders Neugeborene und Säuglinge können aber auch durch Hypothermie als Ausdruck einer gestörten zentralen Temperaturregulation auffallen.

Mögliche Differenzialdiagnosen einer septischen Enzephalopathie sind Meningitis oder Enzephalitis. Eine Lumbalpunktion kann wertvolle diagnostische Hinweise liefern, darf aber nur bei fehlenden klinischen Zeichen von Hirndruck durchgeführt werden.

Durch den gestörten Gefäßmuskeltonus ist die Haut häufig minderperfundiert (graues Hautkolorit, kalte Extremitäten, aber auch warmer Verlauf mit Vasodilatation möglich, verlängerte Rekapillarisierungszeit) und erscheint marmoriert.

Zwar können Petechien und Purpura typische Zeichen einer Meningokokkensepsis sein, sie sind letztlich aber unspezifische Zeichen und können auch bei anderen Infektionen auftreten (z. B. *Haemophilus influenzae, Streptococcus pneumoniae, Staphylococcus aureus,* Enteroviren, HSV, Varizellen).

Fakultativ können Zeichen einer Infektion wie Meningitis, Pneumonie, Arthritis, Zellulitis oder Pyelonephritis bestehen und das klinische Bild dominieren. Der Verlauf ist schleichend, und manche Patienten können innerhalb weniger Stunden regelrecht „verfallen".

13.4.2 Mikrobiologische Diagnostik

Bei jedem Kind mit V. a. Sepsis sind Blutkulturen indiziert, falls möglich vor Beginn einer antibiotischen Therapie. Urinstatus, Urinkultur, Rachenabstrich bzw. Trachealsekret nach Intubation komplettieren die Diagnostik. Eine Lumbalpunktion kann eine Meningitis bestätigen oder ausschließen. Der Hauptvorteil besteht in der Möglichkeit der resistenzgerechten antibiotischen Therapie und der Bestimmung der korrekten Zeitdauer einer Therapie.

Eine Lumbalpunktion darf nicht durchgeführt werden, wenn klinisch der Verdacht auf erhöhten Hirndruck besteht (Risiko der zerebralen Einklemmung). Keine Bildgebung kann eine Erhöhung des Hirndrucks mit Sicherheit ausschließen. Eine Lumbalpunktion kann auch nach initialer Stabilisierung im Verlauf durchgeführt werden.

Ein Erregernachweis gelingt nicht immer, sollte aber immer angestrebt werden.

MERKE

Auf keinen Fall darf eine Therapie (inkl. antibiotischer Therapie) durch Diagnostik verzögert werden.

13.4.3 Labordiagnostik

Zur initialen Labordiagnostik gehören Blutgasanalyse, Serum-Elektrolyte, Blutzucker, Laktat, wenn möglich arteriell, sonst kapillär oder venös. In der Blutgasanalyse können eine metabolische Azidose sowie die respiratorische Kompensation erkannt werden.

Bei Neugeborenen und Säuglingen kann bei schwerer Erkrankung schnell eine Hypoglykämie entstehen, die sofort behandelt werden muss, um neurologische Schäden zu verhindern. Eine Hyperglykämie ist Ausdruck einer peripheren Insulinresistenz und in der Initialphase nicht behandlungsbedürftig.

Eine Erhöhung des Laktats bei Sepsis ist in der Pathogenese multifaktoriell, und die Wertigkeit einzelner physiologischer Abläufe, die zu einer Hyperlaktatämie führen, ist nicht abschließend geklärt. So tragen erhöhte Spiegel von Katecholaminen (endogen und exogen), reduziertes Herzzeitvolumen, gestörte nutritive Kapillarperfusion und wahrscheinlich v. a. Störungen auf Ebene der Mitochondrien zur Erhöhung des Laktats bei. Ein erhöhtes Laktat (definitionsgemäß arteriell gemessen > 2 mmol / l) gilt als pathologisch. Bei pädiatrischen Patienten müssen die Abnahmebedingungen beachtet werden. Bei einem konstant schreienden Kind kann eine milde Hyperlaktatämie auch dadurch erklärt werden, weshalb eine Kontrolle bei ruhigeren Verhältnissen anzuraten ist.

Generell wird ein Sinken des Laktats als Zeichen erfolgreicher Stabilisierungsmaßnahmen bei septischem Schock angesehen, allerdings ist ein erhöhtes Laktat nicht immer Zeichen einer insuffizienten Organperfusion.

MERKE

Zusammenfassend sind Laktat und zentralvenöse Sättigung immer nur im Kontext und Verlauf zu bewerten.

Blutbild Eine Leukozytose oder Leukopenie sind Hinweise für eine Infektion. Eine Linksverschiebung sowie eine erhöhte I / T-Ratio können noch vor einer absoluten Leukozytose auftreten. Eine Thrombozytopenie kann als Endorgankomplikation im Sinne einer sepsisinduzierten Myelosuppression oder als Symptom bei disseminierter intravasaler Gerinnung verstanden werden. Spezielle Veränderungen von Subpopulationen der Leukozyten (z. B. Lymphopenie) können hinweisend auf spezielle Erreger sein.

Plasmatische Gerinnung Ein erniedrigter Quick-Wert bzw. eine Erhöhung des INR-Wertes zeigen einen vermehrten Verbrauch oder eine verminderte Synthese von Gerinnungsfaktoren bei schwerer Erkrankung an. Dasselbe gilt für ein erniedrigtes Fibrinogen. Außerdem ist die Detektion pathologischer Werte für die Planung von invasiven Maßnahmen wie Punktionen oder Operationen wichtig.

Transaminasen Erhöhte Transaminasen (AST, ALT) können eine Störung der hepatozellulären Integrität anzeigen.

Renale Retentionsparameter Kreatinin und Harnstoff im Serum geben einen Anhalt über die Nierenfunktion. Ein AKI wird u. a. anhand der Veränderung des Kreatinins diagnostiziert (➤ Tab. 13.3).

Spezifische Marker systemischer Inflammation Procalcitonin (PCT), C-reaktives Protein (CRP) und Interleukin-6 (IL-6) sind Marker systemischer Inflammation und in Zusammenschau mit der entsprechenden Klinik zur Verlaufsbeurteilung einer Infektion geeignet. Die Kinetik dieser Marker ist verschieden. CRP ist der gebräuchlichste Marker in allen Altersklassen. Allerdings gibt es diverse Untersuchungen, die einen Vorteil von PCT belegen. Es steigt bei Infektion schneller an, eignet sich möglicherweise besser zur Steuerung der Dauer einer antibiotischen Therapie und ist mit relativ gut belegten Cut-off-Werten besser geeignet, zwischen unspezifischer Inflammation und Sepsis zu unterscheiden. Es gelten die altersentsprechenden Referenzwerte des entsprechenden Labors.

13.4.4 Bildgebung

Zur Suche nach dem Fokus einer Infektion, zum Nachweis bzw. Ausschluss spezifischer Organkomplikationen und auch zur Therapiesteuerung werden alle üblichen bildgebenden Verfahren eingesetzt:

- Röntgen-Thorax mit der Frage nach Infiltrat, Atelektase, Pleuraerguss, Herzgröße, Lungenödem und ARDS
- Ultraschall des Kopfes bei offener Fontanelle (Neugeborenes, junger Säugling) bei V. a. intrakranielle Blutung, Abszess und Sinusvenenthrombose

- Abdomensonografie z. A. von Pneumatosis intestinalis, freier intraabdominaler Luft und Aeroportie als Zeichen einer nekrotisierenden Enterokolitis bzw. ischämischen Darmerkrankung bei entsprechendem klinischem Verdacht sowie Nierenparenchym, Nierenbeckenkelchsystem, Ausschluss von freier Flüssigkeit und Abszess, Beurteilung der Blasenfüllung, Leberparenchym, Gallenblase und Pankreas
- Echokardiografie bei Hinweisen für eine Endokarditis
- CT, MRT, PET und Szintigrafie bei speziellen Fragenstellungen

13.5 Therapie

13.5.1 Initiales Management

Die drei wichtigsten Säulen des initialen Managements sind die frühzeitige (1 h) antibiotische Therapie, die hämodynamische Stabilisierung durch Volumen und frühzeitigen Einsatz von Katecholaminen und, falls möglich, die Sanierung eines Fokus.

Das initiale Management folgt den allgemeinen ABC-Kriterien (> Abb. 13.1). Schnellstmöglich müssen periphere intravenöse Zugänge gelegt werden,

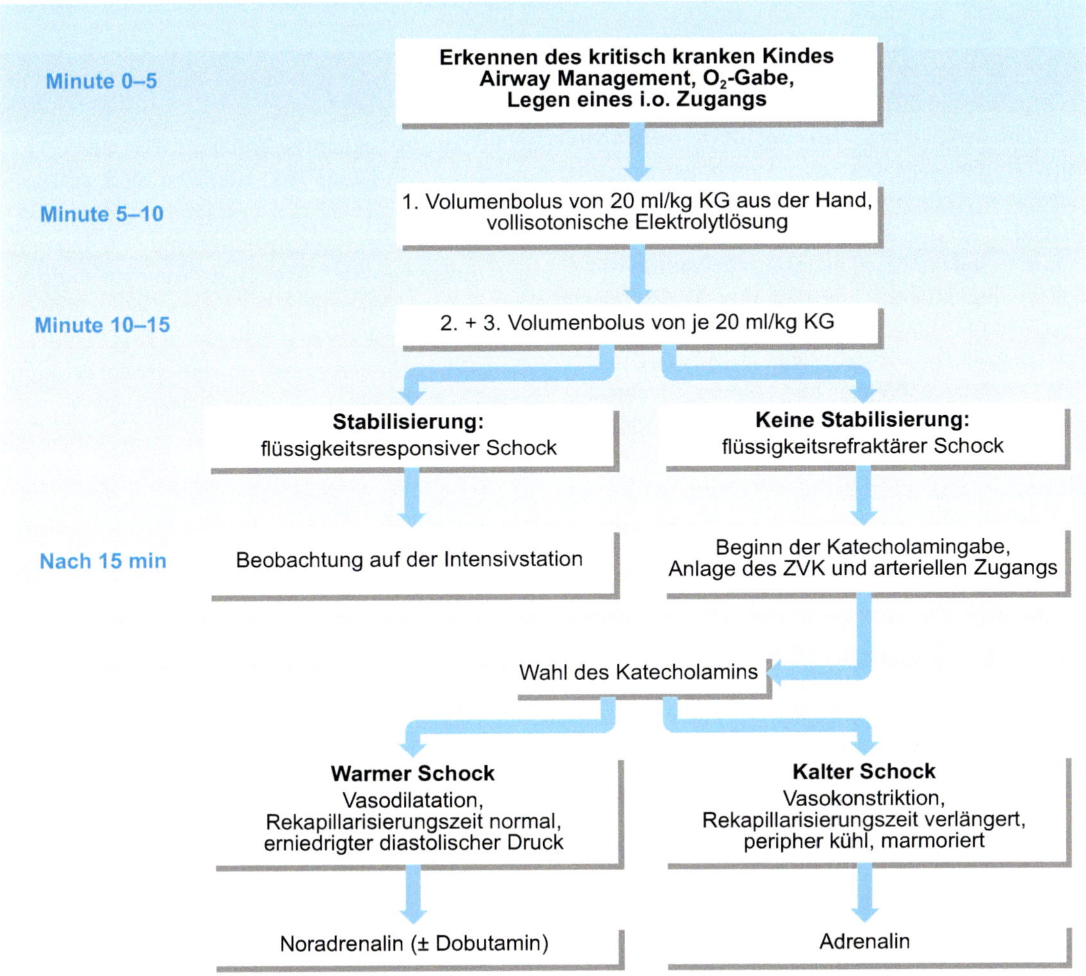

Abb. 13.1 Maßnahmen in den ersten Minuten zur initialen Stabilisierung [L231]

um mit einer Volumentherapie beginnen zu können. Sollte dies nicht zügig (binnen Minuten) gelingen, so muss ohne Verzögerung die Anlage von (evtl. auch mehreren) intraossären Zugängen erfolgen.

Ein arterieller Gefäßzugang ermöglicht eine kontinuierliche invasive Blutdruckmessung und vereinfacht Blutentnahmen. Ein ZVK erleichtert die sichere langfristige Gabe von hoch dosierten vasoaktiven Medikamenten und erlaubt, die zentralvenöse Sauerstoffsättigung als Verlaufsparameter zu beurteilen.

In der Initialphase können sämtliche Medikamente inkl. Vasoaktiva vorübergehend periphervenös oder intraossär verabreicht werden (Patregnani et al. 2017; Seidemann 2018).

13.5.2 Antibiotische Behandlung

So früh wie möglich erfolgt eine intravenöse antibiotische Behandlung. Idealerweise werden vorher Blutkulturen abgenommen. Allerdings darf die Gabe von Antibiotika hierdurch nicht verzögert werden.

Initial soll eine möglichst breite antibiotische Behandlung erfolgen, die dann im Verlauf nach Antibiogramm angepasst werden kann. Die Wahl der Antibiotika richtet sich idealerweise nach dem erwarteten Keim- und Resistenzspektrum. ➤ Tab. 13.4 und ➤ Tab. 13.5 geben Empfehlungen für die initiale antibiotische Therapie. Es ist immer die Höchstdosis, die initial auch Verwendung finden sollte, angegeben. Eine Anpassung im Verlauf ist möglich.

Es ist ein bekanntes Problem, dass in der Intensivmedizin häufig eine relativ zu niedrige Dosis verwendet wird. Ödeme und somit erhöhtes Verteilungsvolumen sowie hyperdyname Zirkulation in der Initialphase der Sepsis mit erhöhtem Blutfluss in Leber und Niere führen zu erniedrigtem Plasmaspiegel im Vergleich zu nicht kritisch Kranken. Auch lässt sich bei höherer Dosis oft eine bessere Wirkung erzielen.

Tab. 13.4 Auszug aus den Empfehlungen der DGPI zur Auswahl der Antibiotika bei Sepsis im Kindesalter

Situation	Antibiotika
Ambulant erworben ohne sonstige Grunderkrankung	Cefotaxim oder Ceftriaxon (jeweils evtl. kombiniert mit Aminoglykosid) oder Piperacillin-Tazobactam
Ambulant erworben, abdominaler Fokus	Ceftriaxon plus Metronidazol, Piperacillin-Tazobactam oder Meropenem
Ambulant erworben, V. a. Urosepsis	Cefotaxim oder Ceftriaxon (jeweils plus Aminoglykosid) oder Piperacillin-Tazobactam
Nosokomial erworben oder Immunsuppression	Piperacillin-Tazobactam plus Aminoglykosid oder Meropenem (ggf. plus Vancomycin oder Teicoplanin)

Tab. 13.5 Auszug aus den Empfehlungen der DGPI zur Dosis von Antibiotika bei Sepsis im Kindesalter (modifiziert)

Substanz	Dosis
Cefotaxim	200 mg / kg KG / d in 3 ED
Ceftriaxon	100 mg / kg KG / d in 1 Einzelgabe
Piperacillin-Tazobactam	300 mg / kg KG / d (bezogen auf den Piperacillin-Anteil) in 3–4 Einzelgaben
Meropenem	120 mg / kg KG / d in 3 Einzelgaben
Vancomycin	60 mg / kg KG / d in 2 Einzelgaben, Spiegelkontrolle
Teicoplanin	45 mg / kg KG / d in 3 Einzelgaben für 3 Gaben, dann 15 mg / kg / d in 1 ED
Amikacin	20 mg / kg KG / d in 1 Einzelgabe, max. 1,5 g, Spiegelkontrolle

TIPP

Bezüglich Auswahl und Dosis der Antibiotika wird auf die aktuellen Empfehlungen der Deutschen Gesellschaft für Pädiatrische Infektiologie (DGPI) verwiesen (https://dgpi.de/publikationen/awmf/).

13.5.3 Volumentherapie und Transfusionstherapie

Die initiale Volumentherapie sollte mit balancierten kristalloiden Vollelektrolytlösungen erfolgen.

Die Verbesserung von Rekapillarisierungszeit, Herzfrequenz, Vigilanz, Urinausscheidung, arteriellem Blutdruck sowie Laktat und eine sich zurückbildende metabolische Azidose sind Zeichen einer adäquaten Flüssigkeitstherapie.

Generell wird auch in der Sepsis eine restriktive Strategie für die Transfusion von Erythrozytenkonzentraten empfohlen. Ein Hb von 7 g/dl stellt eine sinnvolle Grenze dar (Holst et al. 2014). Wenn keine aktive Blutung vorliegt und keine invasiven Prozeduren geplant sind, kann auch eine Thrombozytenzahl von 20.000–50.000 G/l akzeptiert werden.

13.5.4 Kardiovaskuläre Pharmakotherapie

Wenn sich der Kreislauf nicht allein durch Volumentherapie stabilisieren lässt, soll frühzeitig mit Noradrenalin therapiert werden. Falls zusätzlich eine Bradykardie besteht, ist Adrenalin das Mittel der Wahl. In höheren Dosen kann Adrenalin die endogene Laktatproduktion erhöhen.

In der Sepsis wird häufig eine hohe Katecholamindosis nötig. Üblicherweise beginnt man mit 0,1 µg/kg/min und eskaliert bzw. deeskaliert dann. Eine Dosisbegrenzung nach oben gibt es nicht, allerdings sollte man oberhalb von 0,5 µg/kg/min weitere pharmakologische Optionen in Betracht ziehen. Serielle Echokardiografien können helfen, den Volumenstatus und die kardiale Funktion im Verlauf zu beurteilen.

Durch verschiedene Mechanismen auf endothelialer Ebene kann niedrig dosiertes Hydrocortison (2 mg/kg KG/Dosis 3- bis 4-mal/d) zu einem besseren Ansprechen der Katecholamine und damit zu einer Dosisreduktion führen.

Traditionell kam Vasopressin als letzte Maßnahme zur Anwendung, wenn sich mit Adrenalin und Noradrenalin keine Kreislaufstabilisierung erzielen ließ. Mittlerweile wird Vasopressin vielerorts frühzeitiger eingesetzt. Es wirkt additiv zu den Katecholaminen und hat den Vorteil, dass es eine Tachykardie nicht verstärkt. Die übliche Dosis von Vasopressin beträgt 0,02–0,04 IE/kg/h.

Zum Teil als experimentell angesehen, aber evtl. letzte Möglichkeit zur Behandlung einer Vasoplegie ist die intravenöse Verabreichung von Methylenblau (ElAdawy und Omran 2016) oder Angiotensin (Corrêa et al. 2015; Khanna et al. 2017).

TIPP

Serielle Echokardiografien können die Steuerung von Volumentherapie und kardiovaskulärer Pharmakotherapie deutlich erleichtern.

13.5.5 Atemwegsmanagement und Beatmung

Eine Narkoseeinleitung und Intubation sollten nach hämodynamischer Stabilisierung und immer als „controlled rapid sequence induction" (RSI, ➤ Kap. 2.8).) durchgeführt werden. Die Narkosemedikamente werden nach Wirkung titriert; es wird eine volle RSI-Dosis eines nichtdepolarisierenden Muskelrelaxans verabreicht und nach kurzer Zwischenbeatmung intubiert. Bei schwer kranken Patienten ist es empfehlenswert, vor Narkoseeinleitung mit einer Katecholamintherapie zu beginnen.

Eine nichtinvasive Atemunterstützung (High-Flow-Therapie, CPAP, BiPAP) ist möglich, solange damit ein ausreichender Gasaustausch erzielt wird. Bei anhaltender Verschlechterung und falls keine sicheren Schutzreflexe vorhanden sind, sollte vor weiterer Dekompensation frühzeitig intubiert werden.

Die Beatmung folgt den allgemeinen Prinzipien der intensivmedizinischen Beatmungstherapie. Auch wenn primär keine Pneumonie vorliegt, so besteht bei Sepsis ein Risiko für ein sekundäres ARDS, weshalb immer eine lungenprotektive Ventilation durchgeführt werden sollte.

Als Folge von Sepsis kann es insbesondere bei Neugeborenen zu pulmonal-arterieller Hypertension kommen; dann sind eine höhere F_iO_2 sowie inhalative Vasodilatatoren wie NO oder Prostazyklin mögliche Optionen.

13.5.6 ECMO

Wenn durch die konservativen Maßnahmen, bestehend aus Volumentherapie, kardiovaskulärer Pharmakotherapie und Beatmung, keine Stabilisierung gelingt, so ist eine ECMO-Therapie (extrakorporale Membranoxygenierung) erforderlich, um vorübergehend Herz-, Kreislauf- und Lungenfunktion zu ersetzen. Wesentlich ist, frühzeitig Kontakt mit einem pädiatrischen ECMO-Zentrum aufzunehmen, um Indikation, Durchführung und Verlegung zu planen. Im septischen Schock sind häufig hohe Blutflussraten erforderlich. Ob eine Kanülierung zentral über eine Sternotomie oder peripher erfolgt, richtet sich nach der Präferenz des jeweiligen ECMO-Zentrums.

MERKE

Generell gilt auch bei ECMO, dass eine frühzeitige Planung ein besseres Outcome wahrscheinlich macht als eine Kanülierung des vollständig dekompensierten Patienten unter Reanimation.

13.5.7 Niere

Ein akutes Nierenversagen ist bei schwerem Verlauf einer Sepsis relativ häufig. Dennoch benötigen pädiatrische Patienten nur sehr selten eine Nierenersatztherapie. Wie sonst auch führen Diuretika nicht zu einer Besserung des Nierenversagens, können aber nach abgeschlossener Stabilisierungsphase, d. h. nach mehreren Tagen, das Flüssigkeitsmanagement im oligurischen Nierenversagen erleichtern. Einige Antibiotika (z. B. Aminoglykoside) müssen bei Nierenversagen in ihrer Dosis entsprechend angepasst werden.

Sollte ein Nierenersatzverfahren erforderlich werden, so stehen je nach Altersklasse, Indikation und örtlicher Expertise die Peritonealdialyse und extrakorporale Verfahren zur Verfügung.

13.5.8 Abdomen

Die Inflammation bei Sepsis führt zu Gastroparese sowie reduzierter Darmperistaltik. Hierdurch wird eine enterale Ernährung schwieriger. Ebenso führt die gestörte Perfusion der intestinalen Mukosa zur Störung der Barrierefunktion mit dem Risiko der Translokation von Mikroorganismen und deren Toxinen in die Blutbahn. Eine frühe enterale Ernährung wirkt protektiv.

Für eine selektive Darmdekontamination mittels Antibiotika gibt es im pädiatrischen Patientengut keine klare Evidenz. Der Einsatz von „Magenschutz" (Protonenpumpenhemmer, H_2-Antagonisten) soll sehr zurückhaltend erfolgen. Pharmakologische Interaktionen sind häufig, und das Risiko für eine ventilatorassoziierte Pneumonie ist erhöht.

Ein relevantes Leberversagen in der Sepsis ist selten, aber dann oftmals im Rahmen eines Multiorganversagens limitierend. Kapillarleck und Volumentherapie prädisponieren zum intraabdominalen Ödem mit intraabdominaler Hypertension. Führt der erhöhte intraabdominale Druck zu einer Organfunktionsstörung (z. B. Nierenversagen), so liegt ein intraabdominales Kompartmentsyndrom vor, das die Mortalität steigert.

13.5.9 Blutzuckermanagement

Im Verlauf einer Sepsis ist eine Hyperglykämie häufig. Es gibt keine Evidenz bezüglich der Behandlungsgrenzen, aber üblicherweise wird mit einer Insulintherapie begonnen, wenn wiederholt Werte > 10 mmol / l (165 mg / dl) gemessen werden. Wichtig ist eine engmaschige Blutzuckerkontrolle, um Hypoglykämien zu vermeiden.

13.5.10 Temperaturmanagement

Es liegt keine Evidenz vor, dass die Senkung einer erhöhten Körpertemperatur in der Sepsis einen Überlebensvorteil bringt. Es gibt sogar Hinweise darauf, dass die initiale Abwesenheit von Fieber mit erhöhter Sterblichkeit einhergeht.

Da jedes Medikament Nebenwirkungen hat und eine erhöhte Temperatur möglicherweise einen Vorteil im Sinne eines natürlichen Abwehrmechanismus darstellt, ist die Indikation für eine Antipyrese sehr streng zu stellen (Young und Bellomo 2014; Young und Saxena 2014). Mögliche Indikationen sind schwere Herzinsuffizienz sowie kritische Hypoxämie oder Hyperkapnie. Bei erhöhtem Hirndruck sowie nach Reanimation ist eine Hyperthermie zu vermeiden.

13.5.11 Fokussanierung

Um die Infektionsquelle der Sepsis und damit die Aufrechterhaltung der Bakteriämie zu unterbinden, ist eine unverzügliche Sanierung des Infektfokus erforderlich. Dazu kann die Entfernung eines intravenösen Verweilkatheters bei entsprechendem Verdacht auf eine nicht zu sanierende Kathetersepsis mit der qualitativen und quantitativen Bestimmung der Keimzahl an der Katheterspitze erforderlich werden.

Ebenso sollte der Wechsel von Blasenkatheter, Peritonealdialysekatheter, arteriellem Zugang und Liquorableitungssystem erwogen werden. Es sollte gezielt nach Abszessen gesucht und eine entsprechende chirurgische Herdsanierung (Abszess, Empyem, Wundinfektion, Hohlorganperforation, Peritonitis) durchgeführt werden. Prinzipiell ist bei allen genannten Maßnahmen eine Risiko-Nutzen-Abwägung vonnöten, da sie für kritisch kranke Patienten ein nicht unerhebliches Risiko darstellen.

13.6 Besondere Situationen

13.6.1 Neonatale Sepsis

Die Sepsis beim Früh- und Neugeborenen weist gegenüber der Sepsis bei älteren Kindern einige Besonderheiten auf. Bei klinischem Verdacht erfolgt eine Diagnostik mit Blutkulturen sowie mit biochemischen Markern wie PCT, CRP oder IL-6 und Blutbild.

Initial wird üblicherweise mit einer Kombination aus Ampicillin mit Gentamicin therapiert. Bei vermuteter Meningitis sollte eine Kombination aus Ampicillin mit Gentamicin und Cefotaxim gegeben werden (Gilbert et al. 2018; ➤ Tab. 13.6).

Bei positiven Blutkulturen wird i. d. R. 10–14 Tage behandelt, bei nachgewiesener Meningitis 21 Tage. Bei negativen Blutkulturen und gebesserter klinischer Situation kann die Antibiose meistens nach 48–72 h gestoppt werden.

Fieber fehlt in den meisten Fällen bei Neugeborenen. In dieser Altersgruppe stehen unspezifische Symptome wie Apnoen, Bradykardien, Irritabilität, Erbrechen, Diarrhö, Lethargie, Temperaturinstabilität und u. U. Zeichen einer Pneumonie im Vordergrund.

Tab. 13.6 Dosisempfehlung (mod. nach Gilbert et al. 2018)

Antibiotikum	Dosis
Ampicillin	200 mg / kg KG / d in 3 ED
Gentamicin	5 mg / kg KG / d als ED
Cefotaxim	150 mg / kg KG / d in 3 ED

MERKE
Anamnestische Warnhinweise für ein erhöhtes Risiko bzgl. einer Neugeborenensepsis sind ein Amnioninfektionssyndrom, Fieber der Mutter unter der Geburt, vorzeitiger Blasensprung und Frühgeburtlichkeit.

Early-Onset-Sepsis

Die Early-Onset-Sepsis beginnt innerhalb der ersten 72 Lebensstunden. Die Erreger werden i. d. R. intrauterin oder unter der Geburt erworben. Demzufolge repräsentiert das Keimspektrum häufig die Besiedelung des maternalen Urogenitalbereichs. Die meisten Fälle werden durch Streptokokken der Gruppe B, *Escherichia coli* sowie gramnegative Stäbchen oder Enteroviren, Parechoviren und Herpes-simplex-Viren verursacht (Simonsen et al. 2014).

Late-Onset-Sepsis

Die Late-Onset-Sepsis beginnt nach 72 Lebensstunden. Die Erreger sind üblicherweise postnatal erworben, das Keimspektrum besteht aus koagulasenegativen Staphylokokken, gramnegativen Bakterien und Pilzen.

Risikofaktoren sind Frühgeburtlichkeit, Beatmung, intravaskuläre Katheter, respiratorische Erkrankungen, angeborene Herzfehler sowie parenterale Ernährung (Dong und Speer 2015).

13.7 Toxic-Shock-Syndrom

Das Toxic-Shock-Syndrom (TSS) ist eine akute, toxinverursachte Erkrankung. Symptome sind Fieber, Exanthem, arterielle Hypotension, Multiorganversagen und Desquamation besonders der Handinnenseiten und Fußsohlen. Es wird durch toxinproduzierende Stämme von *Staphylococcus aureus* oder Streptokokken der Serogruppe A verursacht. Klinisch kann oft nicht zwischen den Erregern des TSS unterschieden werden, sodass die initiale antibiotische Therapie beide Erreger abdecken muss.

Das Toxin fungiert als ein Superantigen, aktiviert das Immunsystem und führt zu massiver Freisetzung von Zytokinen.

Die Prinzipien der frühzeitigen Erkennung, adäquaten Antibiose, Fokussanierung und supportiven Intensivtherapie unterscheiden sich nicht von der Behandlung des septischen Schocks. Durch die zusätzliche Gabe von Clindamycin wird die Toxinproduktion unterdrückt. Bei therapierefraktären Verläufen kann die intravenöse Gabe von Immunglobulinen (IVIG) durch Blockierung der toxininduzierten T-Zell-Aktivierung mit geringerer Toxinproduktion in der Folge einen Vorteil bringen. Die Dosis beträgt 1–2 g / kg KG (Chuang und Huang 2014).

13.8 Differenzialdiagnosen

Eine frühe Diagnosestellung ist essenziell, um frühzeitig zielgerichtet zu behandeln. Allerdings müssen Krankheitsbilder, die durch klinisch ähnliche Symptome auffallen und mit der Sepsis verwechselt werden können, als Differenzialdiagnose in Betracht gezogen werden. Diese umfassen das Makrophagenaktivierungssyndrom (hämophagozytotische Lymphohistiozytose), diabetische Ketoazidose, akute NNR-Insuffizienz oder andere Schockformen wie anaphylaktischen oder kardiogenen Schock sowie seltene Stoffwechseldefekte.

13.9 Zusammenfassung

Sepsis und septischer Schock stellen akut lebensbedrohliche Krankheitsbilder dar und müssen mit höchster Priorität behandelt werden.

Durch eine frühzeitige und zielgerichtete Therapie ist häufig ein gutes Outcome zu erzielen. Im Einzelfall kann eine stabile Situation durch ein fulminantes Geschehen sehr schnell in einem instabilen Zustand enden und auch den Einsatz invasiver Verfahren wie ECMO nötig machen.

Die Erfahrung des Behandlungsteams bleibt die entscheidende Determinante für ein gutes Behandlungsergebnis. Aufgrund der Altersspanne der Patienten, mit der sich der pädiatrische Intensivmediziner konfrontiert sieht (vom Frühgeborenen bis zum Jugendlichen), ist ein standardisiertes Vorgehen wichtig, aber in den meisten Fällen wird man individuelle Therapieentscheidungen treffen müssen. Es ist als positive Herausforderung anzusehen, dass man sich auf die Kernaufgaben, nämlich angewandte Physiologie und Pharmakologie, konzentrieren darf und soll.

TIPP

Es ist dringend zu empfehlen, zeitnah mit der pädiatrischen Intensivstation eines Zentrums Kontakt aufzunehmen und, falls nötig, den Patienten nach Stabilisierung vor Ort ins Zentrum zu verlegen.

LITERATUR

American College of Chest Physicians, Society of Critical Care Medicine Consensus Conference (1992). Definitions for sepsis and organ failure and guidelines for the use of innovative therapies in sepsis. Crit Care Med 20(6): 864–874.

AWMF-S2k-Leitlinie Sepsis bei Kindern jenseits der Neonatalperiode; Stand 12/2015; www.awmf.org/uploads/tx_szleitlinien/024-025l_S2k_Sepsis_nach_Neonatalperiode_2016-04.pdf (letzter Zugriff: 5.3.2019).

Chuang Y-Y, Huang Y-C (2014). Toxic shock syndrome in children. In: Wheeler D, Wong HR, Shanley TP (eds.). Pediatric Critical Care Medicine. 27th ed. London: Springer, pp. 493–508.

Corrêa TD, Takala J, Jakob SM (2015). Angiotensin II in septic shock. In: Annual Update in Intensive Care and Emergency Medicine. Cham: Springer International Publishing, pp. 129–137.

Dong Y, Speer CP (2015). Late-onset neonatal sepsis: recent developments. Arch Dis Child Fetal Neonatal 100(3): F257–263.

ElAdawy M, Omran A (2016). Methylene blue versus vasopressin in sepsis-induced vasoplegia. Ain-Shams J Anaesthesiol 9(3): 319.

Gilbert DN, Eliopoulos GM, Chambers HF, Saag MS, Pavia AT(eds.) (2018). The Sanford Guide to Antimicrobial Therapy 2018. 48th ed. Sperryville, VA: Antimicrobial Therapy, Inc.

Goldstein B, Giroir B, Randolph A (2005). International Consensus Conference on Pediatric Sepsis. International pediatric sepsis consensus conference: definitions for sepsis and organ dysfunction in pediatrics. Pediatr Crit Care 6(1): 2–8.

Hartman ME, Linde-Zwirble WT, Angus DC, Watson RS (2013). Trends in the epidemiology of pediatric severe sepsis. Pediatr Crit Care Med 14(7): 686–693.

Holst LB, Haase N, Wetterslev J, Wernerman J, Guttormsen AB, Karlsson S, et al. (2014). Lower versus higher

hemoglobin threshold for transfusion in septic shock. N Engl J Med 371(15): 1381–1391.
Khanna A, English SW, Wang XS, Ham K, Tumlin J, Szerlip H, et al. (2017). Angiotensin II for the treatment of vasodilatory shock. N Engl J Med 377(5): 419–430.
Launay E, Gras-Le Guen C, Martinot A, Assathiany R, Martin E, Blanchais T, et al. (2014). Why children with severe bacterial infection die: a population-based study of determinants and consequences of suboptimal care with a special emphasis on methodological issues. PLoS One 9(9): e107286.
Lupia E, Goffi A, Bosco O, Montrucchio G (2012). Thrombopoietin as biomarker and mediator of cardiovascular damage in critical diseases. Mediators Inflamm 2012: 390892.
Merx MW, Weber C (2007). Sepsis and the heart. Circulation 116(7): 793–802.
Patregnani JT, Sochet AA, Klugman D (2017). Short-term peripheral vasoactive infusions in pediatrics: Where is the harm? Pediatr Crit Care Med 18(8): e378–81.
Pound CM, Johnston DL, Armstrong R, Gaboury I, Menon K (2008). The morbidity and mortality of pediatric oncology patients presenting to the intensive care unit with septic shock. Pediatr Blood Cancer 51(5): 584–588.
Schrier RW, Wang W (2004). Acute renal failure and sepsis. New Engl J Med 351: 159–169
Seidemann K (2018). Sepsis bei Kindern. Monatsschr Kinderheilkd 1: 1–7.
Simonsen KA, Anderson-Berry AL, Delair SF, Davies HD. Early-onset neonatal sepsis. Clin Microbiol Rev 27(1): 21–47.
Singer M, Deutschman CS, Seymour CW, Shankar-Hari M, Annane D, Bauer M, et al. (2016). The Third International Consensus Definitions for Sepsis and Septic Shock (Sepsis-3). JAMA 315(8): 801–810.
Suzuki T, Suzuki Y, Okuda J, Kurazumi T, Suhara T, Ueda T, et al. (2017). Sepsis-induced cardiac dysfunction and β-adrenergic blockade therapy for sepsis. J Intensive Care 5(1): 801.
Young PJ, Bellomo R (2014). Fever in sepsis: Is it cool to be hot? Crit Care 18(1): 109.
Young PJ, Saxena M (2014). Fever management in intensive care patients with infections. Crit Care 18(2): 206.

C

Pädiatrisch-operative Notfall- und Intensivmedizin

C

KAPITEL

14 Perioperative Intensivmedizin

Carmen Dingemann, Benno M. Ure, Robert Sümpelmann

14.1 Allgemeine perioperative Therapieempfehlungen

14.1.1 Perioperative Volumensubstitution und Ernährung

Die postoperative Substitution wird in Abhängigkeit von der Art des operativen Eingriffs und der speziellen und altersabhängigen metabolischen Antwort des Organismus auf das chirurgische Trauma vorgenommen. Grundsätzlich ist so rasch wie möglich eine vollständige enterale Ernährung anzustreben. Auch nach Eingriffen am Darm kann der Nahrungsaufbau häufig bereits am Operations- oder Folgetag begonnen und rasch gesteigert werden.

MERKE

Grundsätzlich ist so rasch wie möglich die enterale Ernährung anzustreben.

Dauert die Nahrungskarenz weniger als 3 Tage, reicht i. d. R. die intravenöse Substitution von Wasser, Glukose und Elektrolyten aus. Bei länger dauernder Nahrungskarenz ist eine totale parenterale Ernährung indiziert, die aufgrund der hohen Osmolarität über einen zentralvenösen Zugang erfolgt. Die Modalitäten der perioperativen parenteralen Ernährung und Substitution unterscheiden sich, abgesehen von der Berücksichtigung der Stress-Korrekturfaktoren für den Grundumsatz (➤ Tab. 14.1), nicht von den allgemeinen Konzepten der parenteralen Ernährung.

Bei **Kindern jenseits der Neugeborenenperiode** ist unmittelbar postoperativ der Stoffwechsel kurzzeitig katabol und geht mit einer eingeschränkten Energieverwertung einher. Die postoperative Kalorienzufuhr ist deshalb an die besondere metabolische Situation anzupassen. In der Postaggressionsphase besteht zudem eine Insulinresistenz mit Überwiegen antiinsulinärer Hormone und einer konsekutiven Glukoseverwertungsstörung. Gleichzeitig wird die Bereitstellung von Glukose forciert. Imbalancen des Glukosestoffwechsels normalisieren sich i. d. R. innerhalb von 24 h postoperativ.

Tab. 14.1 Stress-Korrekturfaktoren für den Grundenergieumsatz (für Kinder > 6 Jahre bzw. > 25 kg)

Bewusstlosigkeit	1
Postoperativ	1,1–1,5
Sepsis	1,3
Multiple Traumata	1,5–1,6
Verbrennung	1,2–2,0

Deshalb sollte, solange bei einer Glukosezufuhr von 5 g/kg Körpergewicht (KG) über 24 h der Blutzuckerspiegel über 150–200 mg/dl liegt, zunächst keine parenterale Ernährung mit Verwendung höherprozentiger Glukoselösungen erfolgen.

Der postoperative Stoffwechsel des **Neugeborenen** unterscheidet sich wesentlich von dem älterer Kinder. Nach großen Eingriffen ist der Ruheenergieumsatz über 4–6 h erhöht und fällt nach ca. 12 h auf seinen Basiswert zurück.

Für die postoperative Flüssigkeitszufuhr bei Neugeborenen gelten die in ➤ Tab. 14.2 angegebenen Anhaltswerte; dabei beziehen sich die genannten Zahlen auf Lebenstage. Die Angaben sind Zielwerte, im Einzelfall sollte davon abgewichen werden. Therapeutische Volumenzufuhr und Blutprodukte werden nicht mitgerechnet.

Bei Neugeborenen mit einem Gewicht von > 1.500 g mit stabilen Blutzuckerwerten kann der orale Nahrungsaufbau rascher gesteigert werden, wenn sich dadurch ein Venenverweilkatheter vermeiden lässt. Die Flüssigkeitszufuhr sollte dabei nicht unter ¾ der in ➤ Tab. 14.2 angegebenen Gesamteinfuhr liegen.

Tab. 14.2 Postoperative Gesamtflüssigkeitszufuhr (p. o. + i. v.) in ml / kg KG / d bei Neugeborenen

Geburtsgewicht [g]	Tag 1 + 2	Tag 3 + 4	ab Tag 5	Max. Gesamteinfuhr
< 500	100–140	120–140	140–160	Steigerung um ca. 20 ml / kg KG / d (Bereich 15–30), max. 150–180 ml / kg KG / d
500–1.000	100–120	120–140	140–160	
1.000–1.500	80–100	120–140	140–160	
1.500–2.500	60–70	80–120	120–140	
> 2.500	60–70	80–120	100	
„Gesunde" Reifgeborene	Start 6 × 10 ml / MZ p. o. oder ad libitum, täglich um 10 ml / MZ steigern (6 × 20 ml, 6 × 30 ml usw.)			

TIPP

Bei Operationen jenseits der ersten Lebenstage sind individuellere Entscheidungen je nach intraoperativem Verlauf und postoperativen Kreislaufparametern sinnvoll.

14.1.2 Perioperative Schmerztherapie

Ziel der perioperativen Schmerztherapie ist Schmerzfreiheit in Ruhe und in Bewegung bei gleichzeitig geringer Beeinträchtigung der Vitalparameter und Organfunktionen. Die Schmerztherapie ist stets an der subjektiv empfundenen Schmerzintensität und erst in zweiter Linie an anderen objektivierbaren Parametern zu orientieren.

Für die Anpassung der Schmerztherapie im Verlauf sind sowohl die Routineschmerzmessung mit für das jeweilige Patientenalter geeigneten Instrumenten als auch die Erfassung klinischer Parameter essenziell.

MERKE

Die vom Patienten geäußerten Schmerzen sind immer ernst zu nehmen.

Schmerzmessung

Die routinemäßige perioperative Schmerzmessung findet in festgelegten Intervallen (z. B. 4-stündlich) durch das Pflegepersonal statt. Bei Kindern unter 4 Jahren kommen Fremdbeurteilungsskalen zur Anwendung (z. B. Kindliche-Unbehagens-Skala, ➤ Tab. 14.3). Kinder können ab dem 4. Lj. Schmerzen z. B. mit der Smiley-Skala (➤ Abb. 14.1) und ab dem 10. Lj. beispielsweise mit einer visuellen Analogskala (➤ Tab. 14.4) selbst angeben. Der analgetische Therapiebedarf beginnt bei 4 Punkten.

Tab. 14.3 Kindliche-Unbehagens-Skala (KUSS) für Kinder unter 4 Jahren

Beobachtung	Bewertung	Punkte
Weinen	nicht	0
	Stöhnen, Jammern, Wimmern	1
	Schreien	2
Gesichtsausdruck	entspannt, lächelt	0
	Mund verzerrt	1
	Mund und Augen grimassieren	2
Rumpfhaltung	neutral	0
	unstet	1
	Aufbäumen, Krümmen	2
Beinhaltung	neutral	0
	strampelnd, tretend	1
	an den Körper gezogen	2
Motorische Unruhe	nicht vorhanden	0
	mäßig	1
	ruhelos	2
Summe		0–10

MERKE

Für eine effektive perioperative Schmerztherapie ist die Routineschmerzmessung unerlässlich (➤ Kap. 2.6.2).

Konzepte der Schmerztherapie

Vorzugsweise kommt ein multimodales Konzept mit drei Wirkstoffgruppen (Nichtopioid-Analgetika,

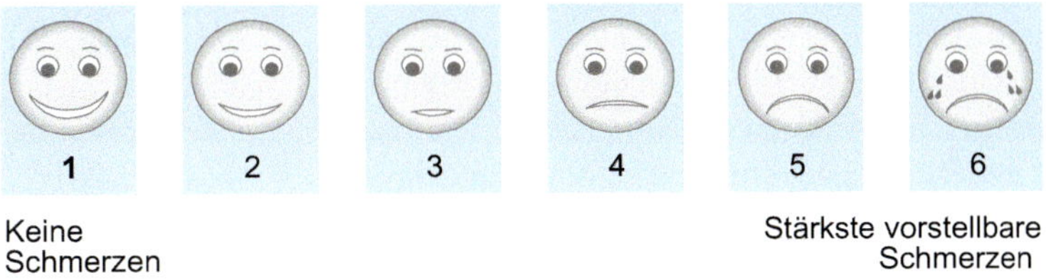

Abb. 14.1 Gesichterskala für Kinder im Alter von 4–10 Jahren [L231]

Tab. 14.4 Visuelle Analogskala für Kinder im Alter ab 10 Jahren

1	2	3	4	5	6	7	8	9	10
kein Schmerz									stärkster Schmerz

Tab. 14.5 Stufenmodell der multimodalen Schmerztherapie

Stufe 1	Nichtopioid-Analgetika			
Stufe 2	Nichtopioid-Analgetika	schwache Opioide		
Stufe 3	(±)		starke Opioide	
Stufe 4	(±)		(±)	invasive Schmerztherapie

Opioide und Lokalanästhetika) zur Anwendung (➤ Tab. 14.5).

Nichtopioid-Analgetika

Nichtopioid-Analgetika stellen dabei die Basis der Schmerztherapie dar. Diese wird durch niedrig- oder hochpotente Opioide ergänzt. Koanalgetika (z. B. Clonidin) und Adjuvanzien (z. B. Dimenhydrinat) können zusätzlich eingesetzt werden. In der perioperativen Intensivmedizin sind Nichtopioid-Analgetika meist nicht ausreichend wirksam. Aus diesem Grund werden sie adjuvant zu Opioiden oder Verfahren der Regionalanästhesie eingesetzt (➤ Tab. 14.6).

Opioidanalgetika

Opioidanalgetika werden bei Kindern vorzugsweise bedarfsadaptiert, d. h. pflege- oder patientenkontrolliert verabreicht. Die Auswahl der Präparate ist indikations- und situationsabhängig. Zur Anwendung kommen z. B. Morphin, Piritramid, Codein, Methadon (zur Schmerztherapie), Fentanyl, Sufentanil, Remifentanil (zur Analgosedierung bei beatmeten Patienten) und Tramadol. Nachteilig ist eine hohe Nebenwirkungsrate; insbesondere wird dabei im perioperativen Verlauf zum einen der Nahrungsabbau durch die intestinale Motilitätsstörung und zum anderen die Mobilisation durch die Sedierung beeinträchtigt.

Tab. 14.6 Dosierungsbeispiele für perioperative Nichtopioid-Analgetika bei Kindern (**cave:** Diese Beispiele gelten nicht für Neugeborene!)

Ibuprofen[1]	10 mg / kg KG p. o. / rektal (max. 60 mg / kg KG / d)
Paracetamol[2]	15 mg / kg KG i. v. / p. o. / rektal (max. 90 mg / kg KG / d)
Metamizol[3]	10 mg / kg KG i. v. / p. o. (max. 60 mg / kg KG / d)
Diclofenac	1–2 mg / kg KG p. o. / rektal
Clonidin	4 µg / kg KG oral oder 2–3 µg / kg KG i. v. / kaudal
(S)-Ketamin	0,25–0,5 mg / kg KG i. v.

[1] **Cave:** kein Ibuprofen bei Pat. < 6 kg KG oder mit Niereninsuffizienz

[2] **Cave:** kein Paracetamol bei Patienten mit vorbestehender Leberschädigung

[3] Metamizol wirkt besonders gut bei viszeralen Schmerzen; **cave:** Agranulozytose- und Anaphylaxierisiko. Gute Kombination mit Nalbuphin (Nubain®) möglich: 0,1 mg / kg KG i. v. (max. ED 10 mg, max. 3-stündlich). **Cave:** Nicht mehr als zwei Medikamente + Nalbuphin kombinieren (um potenzielle Nebenwirkungen zu vermeiden).

MERKE

Die Nebenwirkungen der Opioide können eine rasche Mobilisierung und einen raschen Nahrungsaufbau postoperativ behindern.

Opioide sollten titrierend verabreicht werden, um einer Atemdepression vorzubeugen. Hierbei kann das Opioid nach einem Initialbolus in 5-minütigen Abständen in kleinen Dosierungen i. v. nachappliziert werden. Unterdessen sind die Schmerzintensität und die Atmung zu überwachen. Die sedierende Nebenwirkung der Opioide kann besonders in der frühpostoperativen Phase vorteilhaft sein.

Morphin (Dosierung 0,15 mg / kg KG) wird als perioperatives Analgetikum bei Kindern und insbesondere bei Neugeborenen weltweit am häufigsten eingesetzt. Das im deutschsprachigen Raum am häufigsten verwendete Opioid ist Piritramid (Dipidolor®). Die postoperative Initialdosierung beträgt 0,05–0,1 mg / kg KG, sie kann in 0,01–0,03 mg / kg-KG-Schritten gesteigert werden, bis ein ausreichend analgetischer Effekt eintritt (Wirkdauer 4–6 h). Nalbuphin (Nubain®; Dosierung 0,1 mg / kg KG) weist als partieller Agonist / Antagonist ein deutlich geringeres Risiko einer Atemdepression auf. Hämodynamische Effekte sind seltener, die Inzidenz von Erbrechen ist erheblich niedriger und der hemmende Einfluss auf die Darmmotilität klinisch kaum relevant.

MERKE

Der Opioid-Partialantagonist Nalbuphin (Nubain®) ist als potentes Analgetikum mit geringer Gefahr einer Atemdepression perioperativ einsetzbar.

Die **patientenkontrollierte Analgesie (PCA)** ermöglicht eine kontinuierliche und sichere Anpassung der Schmerztherapie an den Bedarf. Die PCA mit Opioiden ist bei wachen Patienten im Alter > 6 Jahren und unzureichender Wirkung von Nichtopioid-Analgetika indiziert. Bei jüngeren Kindern kann sie eltern- oder pflegegesteuert angewandt werden. Indikationen sind zu erwartende starke postoperative Schmerzen, z. B. nach großen abdominalen oder thorakalen Eingriffen. Darüber hinaus kommt die PCA zum Einsatz, wenn eine Regionalanästhesie kontraindiziert ist.

Stellgrößen der PCA sind folgende Parameter (➤ Tab. 14.7):

- **Bolusdosierung** (z. B. bei Piritramid 30 µg / kg KG pro Bolus).
- **Sperrzeit:** Innerhalb dieser Zeit kann der Patient den Auslöser betätigen, das Gerät gibt jedoch keinen Bolus ab (z. B. 10–20 min).
- **Begrenzungen der Boluszahl:** als zusätzlicher Sicherheitsfaktor bezogen auf eine längere Zeitspanne (z. B. 10 Boli in 4 h).
- **Ggf. Basalrate:** gibt kontinuierlich eine festgelegte Dosis des Analgetikums vor. Hierbei besteht die Gefahr einer Akkumulation und daraus resultierender Atemdepression. Dies ist mit einer Gefährdung des Patienten verbunden, sodass die Indikation hier streng zu stellen und die PCA mit Basalrate nur unter intensivmedizinischer Überwachung anzuwenden ist. Zusätzlich kann der Patient nach eigenem Bedarf Boli bis zur vorgegebenen Maximaldosis anfordern.

Regionalanästhesie

Die Regionalanästhesie vermindert bereits intraoperativ den Bedarf an systemischen Analgetika und Muskelrelaxanzien. Auch hier greift das Konzept der multimodalen Schmerzbehandlung, indem durch eine Kombination von verschiedenen Wirkstoffen analgetische Wirkungen optimiert und unerwünschte Wirkungen minimiert werden.

Zu den gängigen Verfahren zählen:

- **Oberflächenanästhesie:** z. B. Lidocain als Spray oder Gel; sog. EMLA-Pflaster („eutektische Mischung von Lokalanästhetika" = Lidocain + Prilocain je 2,5 %; Zulassung ab 37 + 0 Gestationswochen), kontraindiziert bei geschädigter Haut.

Tab. 14.7 Beispiele von Standardeinstellungen der patientenkontrollierten Analgesie bei Kindern

Wirkstoff	Bolus [µg / kg KG]	Sperrzeit [min]	4-h-Maximaldosis [µg / kg KG / 4 h]	Infusion [µg / kg KG / h]
Morphin	20	10	350	keine oder 4–20
Piritramid	30	10	500	keine oder 6–30
Nalbuphin	20	10	keine	keine oder 20

- **Infiltrations- / Lokalanästhesie:** fächerförmige Infiltration um den zu anästhesierenden Operationsbereich mit dünner Nadel (z. B. mit Mepivacain 1 %, Bupivacain 0,5 %); Wundinfiltration z. B. bei Leistenherniotomie. **Cave:** Bei Früh- und Neugeborenen kann es unter der Anwendung von Lokalanästhetika zu einer toxischen Methämoglobinämie kommen.
- **Periphere Nervenblockade:** z. B. Peniswurzelblock, Oberst-Leitungsanästhesie an Fingern und Zehen, perineurale Injektion am Finger- / Zehenursprung.
- **Kaudalanästhesie:** das am häufigsten bei Kindern eingesetzte effektive und sichere regionale Blockadeverfahren für die Analgesie unterhalb des Bauchnabels.
- **Plexusblockade:** Infiltration im Bereich des Plexus brachialis (z. B. mit Bupivacain 0,5 %).
- **Spinalanästhesie:** Lokalanästhetikum im Subarachnoidalraum (z. B. mit Mepivacain 4 %, Bupivacain 0,5 %, Ropivacain 0,5 %).
- **Periduralanästhesie:** Ausschaltung der Signalweitergabe der Nervenwurzeln über einen Katheter im Epiduralraum; Vorteil: auch als kontinuierliche Technik mit PCEA (= patientenkontrollierte epidurale Analgesie) anwendbar. **Cave:** In Endstromgebieten kein Zusatz von Adrenalin wegen der Gefahr von Ischämien.
- Bei Einmalblockaden kann der Zusatz von Clonidin (max. 2 µg / kg KG) erwogen werden, um die Wirkungszeit zu verlängern. **Cave:** Bei Neugeborenen besteht Apnoe-Gefahr.

MERKE
Vor der Applikation von Lokalanästhetika zunächst immer nach Überempfindlichkeitsreaktionen fragen bzw. eine Allergieanamnese erheben.

14.1.3 Thromboseprophylaxe

Notwendigkeit einer Thromboseprophylaxe

Grundsätzlich besteht in Abhängigkeit vom Alter des Patienten sowie von der Art und vom Umfang eines operativen Eingriffs / einer Verletzung und der dadurch bedingten Immobilisation ein Thrombembolierisiko. Für jeden immobilisierten Patienten ist deshalb unter dem Aspekt „Nutzen“ (Thromboseschutz) und „Risiko“ (Blutung) individuell die Notwendigkeit prophylaktischer Maßnahmen festzulegen. Neben expositionellen operations-, verletzungs- oder immobilisationsbedingten Risiken sind dispositionelle Risikofaktoren des Patienten wie Thrombophilie, Malignom, schwere Infektion, Adipositas, Herzinsuffizienz oder nephrotisches Syndrom zu berücksichtigen (➤ Box 14.1).

BOX 14.1
Absolute perioperative Indikation einer Thromboseprophylaxe

- Kinder mit hohem expositionellem und / oder dispositionellem Thrombembolierisiko
- Kinder mit Pubertätszeichen
- Kinder mit einem Körpergewicht von ≥ 40 kg
- Adoleszente

MERKE
Bei jedem immobilisierten Patienten sind „Nutzen“ und „Risiken“ einer Thromboseprophylaxe individuell abzuwägen.

Physikalische Maßnahmen

Die rasche Mobilisation ist die wirksamste Thromboseprophylaxe. Krankengymnastik, Frühmobilisation und graduierte Kompressionsstümpfe sind essenzielle Maßnahmen, die aber eine indizierte medikamentöse Thromboseprophylaxe nicht ersetzen können. Umgekehrt darf bei einer medikamentösen Thromboseprophylaxe nicht auf die Basismaßnahmen verzichtet werden.

MERKE
Eine rasche Mobilisation ist die wirksamste Form einer Thromboseprophylaxe.

Medikamentöse Thromboseprophylaxe

Zur perioperativen medikamentösen Thromboseprophylaxe kommen zahlreiche Präparate zum Einsatz:

- Heparine:
  - unfraktioniertes Heparin (UFH)

Tab. 14.8 Dosierungen und Zielspiegel der Therapie mit NMH

	Zielspiegel Anti-FXa / E / ml	Enoxaparin (Clexane®)	Dalteparin (Fragmin®)
Prophylaxe	0,2–0,4	• < 2 Monate: 1,5 mg* / kg KG / 24 h • > 2 Monate: 1 mg / kg KG / 24 h	50–100 E* / kg KG / 24 h [ED]
Therapie	0,4–0,8 (– 1,0)	2 mg / kg KG / 24 h	120–200 E / kg KG / 24 h [1–2 ED]

* E = Anti FXa-Einheiten (Clexane®: 1 mg = 110 E)

  - niedermolekulare Heparine (NMH, z. B. Clexane®, Fragmin®, Mono-Embolex®, Innohep®) (➤ Tab. 14.8)
- Danaparoid
- Fondaparinux
- Thrombininhibitoren: Hirudin
- Vitamin-K-Antagonisten (Cumarine)

Bei Kindern sind NMH am gebräuchlichsten.

MERKE

Mittel der Wahl zur perioperativen Thromboseprophylaxe sind niedermolekulare Heparine.

Das Monitoring einer Therapie mit NMH erfolgt mittels Anti-Faktor-(F)-Xa-Messung:

- Kontrolle 4 h nach der zweiten / dritten s. c. Gabe.
- Optional kann entsprechend der Dosisänderung (in etwa 20–30 E / kg KG / Gabe) eine erneute Kontrolle nach 4 h sinnvoll sein.
- Bei stabilen Werten: Kontrolle 1(– 2) × pro Woche in den ersten 4 Wochen, dann 1 × pro Monat.

Häufigste Nebenwirkungen der Heparinprophylaxe sind Blutungen, wobei die Blutungsgefahr mit zunehmender Tagesdosis und Verlängerung der Blutgerinnungsparameter PTT und TZ steigt. Die heparininduzierte Thrombozytopenie stellt eine weitere Nebenwirkung dar; sie ist die häufigste unter den medikamentös induzierten Thrombozytopenien.

NMH haben eine Halbwertszeit von 6–8 h und sind deshalb mindestens 12 h vor einem chirurgischen Eingriff abzusetzen.

Thrombozytenfunktionshemmer (z. B. ASS, Dosierung 1–2 mg / kg KG / d, als Tablette, Brausetablette oder Injektionslösung) können zur Prophylaxe arterieller Thrombosen eingesetzt werden, sind jedoch zur venösen Thromboseprophylaxe unzureichend und erhöhen das perioperative Blutungsrisiko.

14.2 Erkrankungen des Neugeborenen

14.2.1 Fehlbildungen

Zwerchfellhernie

Die kongenitale Zwerchfellhernie ist eine Hemmungsfehlbildung der 8. bis 10. SSW (Inzidenz 1 : 2.000–5.000 Lebendgeburten). Der Defekt ist meist linksseitig posterolateral lokalisiert und dadurch gekennzeichnet, dass Abdominalorgane wie Darm, Leber-, Milz- oder Magenanteile bereits intrauterin in den Thoraxraum verlagert sind. Die kongenitale Zwerchfellhernie geht typischerweise mit einer Lungenhypoplasie einher. In bis zu 50 % der Fälle liegen assoziierte Malformationen wie Neuralrohrdefekte, Herzfehler oder eine Malrotation vor.

MERKE

Die kongenitale Zwerchfellhernie geht mit einer bereits intrauterin erkennbaren Verlagerung von Abdominalorganen in den Thoraxraum und einer Lungenhypoplasie einher.

Diagnose

Die Diagnose wird meist pränatal gestellt, da häufig ein Polyhydramnion, ein Mediastinalshift und ein Hydrops fetalis sonografisch auffällig sind. Postnatal zeigt die Röntgen-Thoraxaufnahme in zwei Ebenen die verlagerten Abdominalorgane. Eine weitere Schnittbilddiagnostik ist nicht indiziert.

Klinik

Die Zwerchfellhernie imponiert klinisch durch die Entwicklung eines schweren Atemnotsyndroms, meist innerhalb der ersten 24 Lebensstunden.

Typische Symptome der kongenitalen Zwerchfellhernie:
- Dyspnoe
- Paradoxe Atmung
- Zyanose
- Eingefallenes Abdomen
- Abgeschwächtes Atemgeräusch auf der betroffenen Seite, verlagerte Herztöne
- Ggf. Darmgeräusche im Thorax
- Persistierende pulmonale Hypertension des Neugeborenen

Perioperatives Management

Die Zwerchfellhernie stellt keine Indikation zu einer Notfalloperation dar. Zunächst stehen die Stabilisierung des Neugeborenen und die Abschätzung der klinischen Relevanz der Lungenhypoplasie im Vordergrund. Essenziell sind die Behandlung der Schocksymptomatik und der Azidoseausgleich.

MERKE
Die kongenitale Zwerchfellhernie ist keine Indikation zur Notfalloperation. Sie wird frühestens 24–48 h nach der Geburt operiert.

Erstmaßnahmen bei kongenitaler Zwerchfellhernie beinhalten das Einbringen einer großlumigen Magensonde und die Vermeidung einer Maskenbeatmung, da Letztere zu einer Überblähung des thorakal gelegenen Magens führen kann. Eine frühzeitige Intubation ist anzustreben, wobei möglichst der Beatmungsdruck unter 25 cmH_2O und die präduktale Sauerstoffsättigung bei 80–95 % gehalten werden sollte. Eine Hyperkapnie mit einem P_aCO_2 von 45–60 mmHg kann toleriert werden. Die Gabe von NO wird häufig als vorteilhaft angesehen. Hinsichtlich der Indikation für eine extrakorporale Membranoxygenierung (ECMO) wird auf einschlägige Literatur und Empfehlungen hingewiesen.

MERKE
Bei einer Zwerchfellhernie sollte eine Maskenbeatmung vermieden werden.

Der operative Verschluss der Hernie nach Rückverlagerung der Abdominalorgane erfolgt nach Stabilisierung des Neugeborenen über einen transabdominalen Zugang oder auch thorakoskopisch. Die Operation sollte i. d. R. nicht früher als 24–48 h postnatal durchgeführt werden. Für das postoperative Management ist von Bedeutung, dass die Operation die Gasaustauschprobleme nicht umgehend, sondern erst nach Tagen verbessert.

Ösophagusatresie

Bei der Ösophagusatresie handelt es sich um eine kongenitale Fehlbildung, der eine Störung der Differenzierung von Trachea und Ösophagus aus dem Vorderdarm in der 3. bis 6. Embryonalwoche zugrunde liegt. Es resultiert eine Kontinuitätsunterbrechung variabler Länge des Ösophagus mit / ohne Vorhandensein einer tracheoösophagealen Fistel (➤ Abb. 14.2 und ➤ Tab. 14.9). Die Inzidenz beträgt 1 : 2.500–4.000 Lebendgeburten. Die Ösophagusatresie geht häufig mit assoziierten Fehlbildungen einher. Die Kombination mehrerer Begleitfehlbildungen wird als VACTERL-Assoziation (= „vertebral anal cardial tracheo-oesphageal renal limb defect") bezeichnet. Am häufigsten bestehen kardiale (35 %) und intestinale (15 %) Fehlbildungen.

MERKE
Als VACTERL-Assoziation wird eine Kombination verschiedener Fehlbildungen bei Neugeborenen bezeichnet, bei der u. a. eine Ösophagusatresie vorliegt.

Klinik / Diagnostik

Pränatal kann ein Polyhydramnion auffallen, sonografisch wird bisweilen der obere Blindsack dargestellt. Nach der Geburt kommt es meist innerhalb der ersten Lebensstunden zu schaumigem Speicheln, Husten und Anzeichen einer aspirationsbedingten respiratorischen Insuffizienz, insbesondere nach Fütterungsversuchen. Das Abdomen ist durch die Luftfüllung des Magens bei distaler tracheoösophagealer Fistel gebläht. Diagnostisch hinweisend ist ein federnder Widerstand beim Vorschieben einer rigiden Magensonde (**cave:** Perforation).

Typische Symptome einer Ösophagusatresie:
- Pränatal: Polyhydramnion
- Schaumiges Speicheln nasal / oral

14

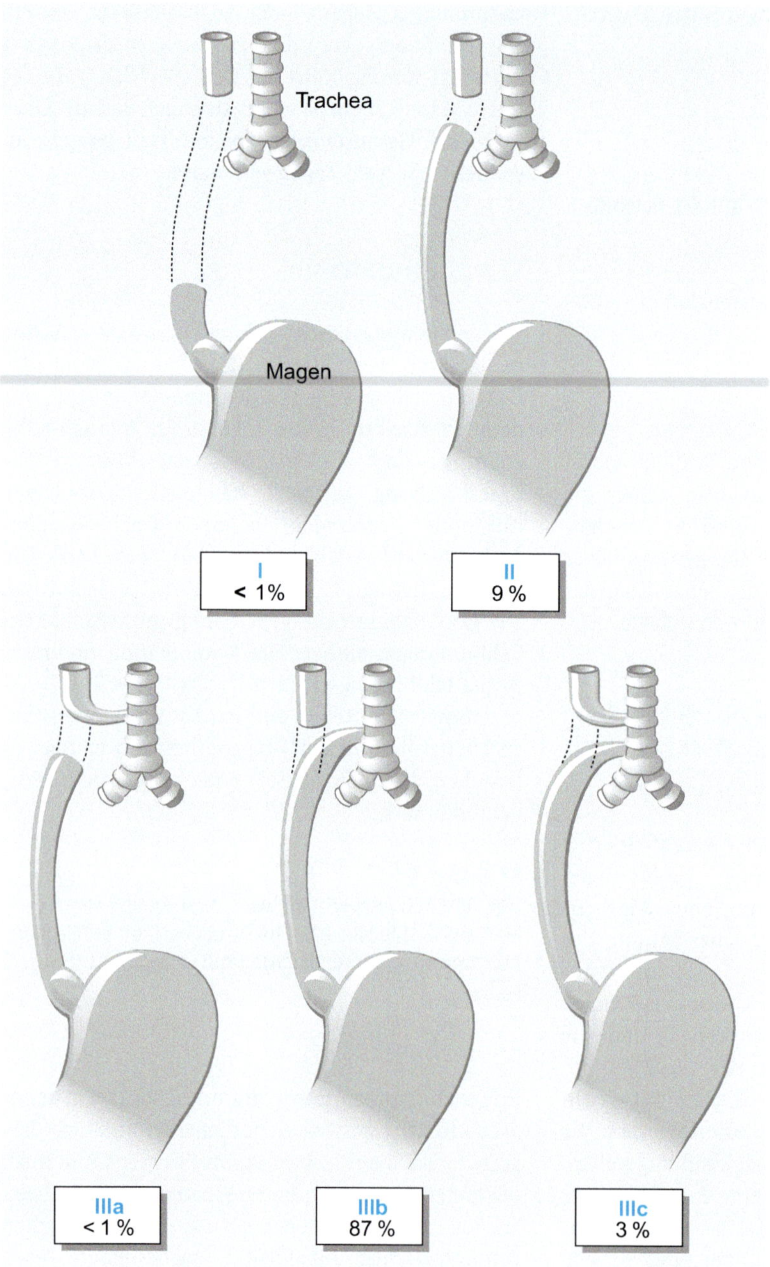

Abb. 14.2 Ösophagusatresien der Typen I–III [L106]

- Regurgitation, Probleme bei der Nahrungsapplikation
- Hustenanfälle, Zyanose
- Frustranes Einbringen einer Magensonde
- Geblähtes Abdomen bei distaler tracheoösophagealer Fistel
- Eingefallenes, luftleeres Abdomen, wenn keine tracheoösophageale Fistel besteht

Die Diagnose wird radiologisch anhand einer Röntgen-Übersichtsaufnahme (Thorax/Abdomen) gestellt, welche die vorgeschobene Magensonde im Blindsack zeigt. Eine Kontrastmitteldarstellung

Tab. 14.9 Formen der Ösophagusatresie (nach Vogt)

Typ	Vorkommen [%]	Form	Fistel
I	< 1	Atresie des Ösophagus mit oberem Blindsack	–
II	ca. 5	Komplette Atresie des Ösophagus	–
III A	< 1	Atresie des Ösophagus mit oberer Fistel	+
III B	ca. 90	Atresie des Ösophagus mit unterer Fistel	+
III C	ca. 5	Atresie des Ösophagus mit oberer und unterer Fistel	+
H-Fistel	< 1	Tracheoösophageale Fistel mit durchgängigem Ösophagus	+

ist nicht indiziert. Der Nachweis einer distalen tracheoösophagealen Fistel erfolgt indirekt durch die Luftfüllung des Magens. Obligat ist eine Echokardiografie zum Ausschluss kardialer Fehlbildungen und einer rechtsseitig deszendierenden Aorta, die in etwa 2 % der Fälle vorliegt. Die Abdominal- und Urogenitalorgane sind sonografisch hinsichtlich assoziierter Fehlbildungen zu beurteilen. Der Ausschluss assoziierter Fehlbildungen des Skelettsystems, insbesondere der Wirbelsäule und der Rippen, gelingt anhand gezielter Röntgenaufnahmen.

Therapie und perioperatives Management

Das unmittelbar postnatale Management umfasst das Legen einer großlumigen Schlürfsonde mit einem kontinuierlichen Sog von 10–15 cmH_2O, die Oberkörperhochlagerung des Patienten und stabilisierende Maßnahmen bis zur geplanten Operation (venöser Zugang, Wärme, Flüssigkeitssubstitution, Antibiotika). Routinemäßige Intubation und Beatmung sind nicht indiziert, bei Frühgeborenen mit respiratorischer Insuffizienz jedoch frühzeitig einzuleiten.

Die operative Korrektur ist in den ersten 24 Lebensstunden anzustreben, eine Notfallindikation besteht i. d. R. nicht. Beim häufigsten Typ III B (nach Vogt) wird die tracheoösophageale Fistel über eine Thorakotomie oder thorakoskopisch ligiert und der Ösophagus über eine Magensonde anastomosiert. Die Anlage einer Thoraxdrainage ist nicht obligat. Bei langstreckiger Atresie ohne Fistel wird initial lediglich eine Gastrostomie angelegt und der Ösophagus später – frühestens im Alter von 3 Monaten – rekonstruiert.

MERKE

Eine Ösophagusatresie sollte innerhalb der ersten 24 Lebensstunden operativ versorgt werden. Eine Notfallindikation besteht i. d. R. nicht.

Die Extubation ist am Operationstag möglich, doch können bei großer Spannung der Anastomose eine Relaxation und Beatmung über mehrere Tage erforderlich sein.

In der Regel wird mit der Nahrungsapplikation über die Magensonde ab dem 2. bis 3. postoperativen Tag begonnen. Der orale Nahrungsaufbau kann bei liegender Sonde ab dem 5. bis 7. Tag eingeleitet, die transanastomotische Sonde ab dem 8. Tag entfernt werden. Perioperativ sollten stets Antibiotika appliziert werden. Die Gabe von Protonenpumpenhemmern über die ersten Monate als Prophylaxe einer möglichen Anastomosenstenose wird zwar kontrovers diskutiert, aber grundsätzlich empfohlen.

Die **Komplikationsmöglichkeiten** im unmittelbar postoperativen Verlauf sind vielfältig und umfassen Anastomoseninsuffizienz, Pneumonie / Atelektase, tracheoösophageale Rezidivfistel und Anastomosenstenose. Im postoperativen Verlauf ist jeder Pneumothorax verdächtig auf eine Ösophagusleckage.

Duodenalatresie

Die Duodenalatresie tritt mit einer Inzidenz von ca. 1 : 2.500 Lebendgeburten auf und ist gehäuft mit einer Trisomie 21 (30 %) assoziiert. Meist handelt es sich um einen kompletten Verschluss des Duodenums mit oder ohne Pancreas anulare, doch kann in seltenen Fällen eine unvollständige Atresie oder eine Membran im Sinne einer Windhose das Duodenum inkomplett obstruieren und zu einer weniger eindeutigen Symptomatik führen.

MERKE

Die Duodenalatresie ist häufig mit einer Trisomie 21 assoziiert.

Klinik

Neugeborene mit einer Duodenalatresie sind meist reif geboren. Wird die Diagnose nicht bereits pränatal sonografisch durch Darstellung einer „double bubble“ (Magen und oberes Duodenum) gestellt, fallen Kinder mit einer Duodenalatresie postnatal durch zunehmendes Erbrechen auf.

Typische Symptome der Duodenalatresie:

- Galliges Erbrechen bei Verschluss distal der Papilla duodeni major (80 %)
- Nichtgalliges Erbrechen bei Verschluss proximal der Papilla duodeni major (20 %)
- Distension des Oberbauchs, übriges Abdomen eingefallen
- Evtl. normaler Mekoniumabgang
- Bei Pancreas anulare evtl. Ikterus

Diagnostik

Die Diagnose wird anhand einer radiologischen Übersichtsaufnahme des Abdomens gestellt. Das „Double-bubble“-Zeichen ist beweisend, sodass keine Kontrastmittelgabe erforderlich ist. Zum Ausschluss von Begleitfehlbildungen sollten eine Sonografie der Abdominal- und Retroperitonealorgane und eine Echokardiografie durchgeführt werden. Bei Verdacht auf Trisomie 21 ist an eine Chromosomenanalyse zu denken.

MERKE

Das „Double-bubble“-Zeichen ist ein typisches sonografisches und radiologisches Merkmal einer Duodenalatresie.

Therapie und perioperatives Management

Initial erfolgt die Einlage einer Magenablaufsonde zur Entlastung bereits im Rahmen der Erstversorgung, die Einleitung einer parenteralen Ernährung über einen zentralvenösen Zugang und die Applikation von Antibiotika. Die operative Korrektur (Duodeno-Duodenostomie oder Membranresektion) kann elektiv innerhalb der ersten Lebenstage stattfinden. Eine transanastomotische Sonde ist nicht erforderlich, sodass der Nahrungsaufbau oral oder über die perioperativ zu belassende Magensonde ab dem 2. postoperativen Tag eingeleitet werden kann. Der Nahrungsaufbau kann aufgrund der Motilitätsstörung des Duodenums und Magens verzögert sein und mehrere Wochen beanspruchen.

Dünndarmatresie

Die Dünndarmatresie (Inzidenz 1 : 750–3.000 Lebendgeburten) wird ursächlich auf eine intrauterine Minderdurchblutung eines Darmabschnitts durch Volvulus, Invagination oder Infarzierung von Mesenterialgefäßen zurückgeführt. Pränatal fällt im Ultraschall i. d. R. eine Aufweitung des Darms proximal der Atresie auf. Innerhalb der ersten Tage nach der Geburt kommt es zu aufgetriebenem Abdomen, Erbrechen und verzögertem Mekoniumabgang. Die Diagnose wird analog zur Duodenalatresie durch eine Röntgenübersichtsaufnahme gestellt, das initiale Management ist ebenfalls analog.

MERKE

Die Dünndarmatresie ist meist auf eine intrauterine Minderdurchblutung eines Darmabschnitts zurückzuführen.

Die elektiv durchgeführte operative Therapie richtet sich nach der Länge des verbleibenden Darms und dem Ausmaß der Distension des proximalen Darmabschnitts. Hinsichtlich der chirurgischen Korrektur wird grundsätzlich eine primäre Anastomose favorisiert und ein Enterostoma lediglich in Ausnahmefällen angelegt. Auch das postoperative Management ist abhängig von der Länge des verbleibenden Darms und der Funktion des dilatierten proximalen Anteils. Der Nahrungsaufbau ist häufig verzögert und kann mehrere Wochen dauern, sodass stets eine parenterale Substitution über einen zentralvenösen Zugang erfolgt.

MERKE

Therapie und postoperatives Management der Dünndarmatresie sind abhängig von der Länge des verbliebenen Darms.

Anorektale Malformationen

Fehlbildungen des Analkanals und des distalen Rektums können mit oder ohne Fistelbildung zu Perineum, Vestibulum, Vagina oder Harntrakt einhergehen. Aufgrund des partiellen oder vollständigen Anusverschlusses kommt es innerhalb der ersten 24 Lebensstunden zunehmend zu einem Ileus, weshalb innerhalb dieser Zeit die Diagnostik abzuschließen und eine adäquate Therapie einzuleiten ist. Wesentlich ist die Entscheidung, ob eine primäre Rekonstruktion oder die Anlage eines Enterostomas mit späterer Rekonstruktion erfolgen muss.

MERKE
Anorektale Malformationen können mit oder ohne Fistelbildung einhergehen.

Klinik

Leitbefund ist die fehlende Analöffnung mit oder ohne an abnormaler Stelle mündende Fistel. Bei vollständiger Atresie fehlt der Mekoniumabgang, ansonsten ist der Abgang von Mekonium aus einer perinealen, skrotalen oder vestibulären Fistel, der Harnröhre oder Vagina zu beobachten (➤ Tab. 14.10).

Diagnose

Die Diagnostik wird klinisch, sonografisch und – wenn erforderlich – durch eine Röntgen-Abdomenaufnahme im seitlichen Strahlengang in Kopftieflage mit Bleimarkierung im Alter von ca. 24 h vorgenommen. Besteht eine perineale Fistel oder ein Blindsack-Haut-Abstand von < 1 cm, liegt eine tiefe Form vor, die primär rekonstruiert werden kann. Bei einem Abstand von > 1 cm und / oder einer von außen nicht erkennbaren Fistel ist ein Kolostoma anzulegen. Die Distanz zwischen Haut und Rektumstumpf kann auch sonografisch erfasst werden. Eine Sonografie der Wirbelsäule bzw. des Myelons, der Nieren und ableitenden Harnwege sowie eine Echokardiografie sind obligat.

Tab. 14.10 Einteilung der anorektalen Malformationen (nach Krickenbeck 2006)

Hauptgruppe Jungen	Hauptgruppe Mädchen
Perineale (kutane) Fistel	Perineale (kutane) Fistel
Rektourethrale Fistel • prostatisch • bulbär	Vestibuläre Fistel
Rektovesikale Fistel	Kloake
Keine Fistel	Keine Fistel
Analstenose	Analstenose
Sehr seltene Formen: Pouch-Kolon, Rektumatresie, rektovaginale Fistel, H-Fistel	

Therapie und Management

Das initiale Management bis zur definitiven Versorgung oder Anlage einer Kolostomie beinhaltet Nahrungskarenz und eine intravenöse Antibiose. Postoperativ kann nach der definitiven Rekonstruktion ab dem 1. Tag mit dem Nahrungsaufbau begonnen werden. Gleiches gilt für die Anlage einer Kolostomie.

Malrotation / Volvulus

Bei der **Malrotation** besteht kongenital eine unvollständige Rotation des Darms (Inzidenz 1:6.000 Lebendgeburten). Zu beachten ist, dass der **Volvulus** ohne Malrotation beim sehr kleinen Frühgeborenen eine nicht seltene Entität ist. Meist liegt der gesamte Dünndarm im rechten Abdomen, das Kolon liegt links und das Zökum im Oberbauch. Aufgrund der Mobilität von Darm und Mesenterialstiel kann es zum Volvulus mit partieller oder totaler Verdrehung des Darms mit Obstruktion, Durchblutungsverminderung und Nekrose kommen. Der Volvulus ist eine häufige Ursache des Kurzdarmsyndroms. Die Malrotation kann isoliert auftreten oder mit folgenden Malformationen assoziiert sein:

- Intestinale Atresien (Duodenal-, Jejunal-, Analatresie)
- Kardiale Anomalien
- Meckel-Divertikel
- Zwerchfellhernie und Bauchwanddefekte
- Trisomie 21
- Selten: Ösophagusatresie, Gallengangsatresie, Morbus Hirschsprung, Kraniosynostose etc.

Klinik

Eine Malrotation ist meist initial asymptomatisch und fällt im Verlauf durch Anzeichen einer intermittierenden oder hochakuten Obstruktion des

Duodenums mit Erbrechen meist galligen Mageninhalts auf. Klassisches Symptom des Volvulus in der Neonatalperiode ist das gallige Erbrechen aus dem Wohlbefinden heraus („the deadly vomit"). Bei älteren Kindern können intermittierende Abdominalschmerzen, Erbrechen und Dystrophie hinweisend sein.

Typische Symptome des Volvulus:

- Erbrechen aus dem Wohlbefinden heraus, meist gallig
- Abdominalschmerzen
- Blutiger Stuhl
- Evtl. Diarrhö
- Uncharakteristischer klinischer Abdominalbefund
- Kardiozirkulatorische Instabilität, Laktaterhöhung

Diagnostik

Bei jeglichem galligem Erbrechen und Verdacht auf einen Volvulus ist unverzüglich eine Diagnostik einzuleiten. Die Röntgenübersichtsaufnahme des Abdomens zeigt meist eine große Magenblase und abnormale Darmgasverteilung, kann aber auch uncharakteristisch sein. Eine Kontrastdarstellung des Dünndarms belegt die Obstruktion und / oder die Malrotation mit einem rechts der Wirbelsäule deszendierenden Duodenum. Eine bogenförmige Einengung des distalen Duodenums kann hinweisend sein. Die Kolonkontrastdarstellung zeigt das Zökum im mittleren Oberbauch mit einem links gelegenen Kolonrahmen, doch ist diese Untersuchung zur Diagnosestellung weniger zuverlässig. Hinweisend ist zudem die Sonografie, die eine Positionsanomalie der Mesenterialgefäße und / oder das sog. Whirlpool-Zeichen zeigen kann. In der Blutgasanalyse findet sich typischerweise eine (bisweilen temporäre) drastische Laktaterhöhung.

MERKE
Der Volvulus ist ein absoluter chirurgischer Notfall.

Therapie

Bei Nachweis einer Malrotation mit Darmobstruktion besteht stets die Indikation zur Laparotomie (➤ Box 14.2). Diese sollte bei jeglichem Verdacht auf einen Volvulus notfallmäßig erfolgen, um einer Darmnekrose zuvorzukommen. Perioperativ erfolgen die Anlage einer großlumigen Magensonde, eine adäquate Flüssigkeits- und Elektrolytsubstitution, Analgesie und Antibiotikatherapie.

BOX 14.2
Prinzipien der operativen Korrektur der Malrotation / des Volvulus

- Detorsion entgegen dem Uhrzeigersinn
- Durchtrennung der Ladd-Bänder
- Weitung des Mesenteriums
- Appendektomie (umstritten)
- Bei Darmnekrosen evtl. „Second-look"-Operation

MERKE
Bei Nachweis einer Malrotation ist die Indikation zur sofortigen Laparotomie gegeben.

Omphalozele

Beide Formen von Bauchwanddefekten, die Omphalozele und die Gastroschisis, sind Fehlbildungen des Nabelbereichs, die sich aber hinsichtlich ihrer Charakteristika und ihres Managements erheblich unterscheiden.

Bei der Omphalozele (Inzidenz 1:4.000 Lebendgeburten) besteht ein Defekt im Bereich des Nabels mit Hernierung von Darm und häufig auch Anteilen der Leber und Milz. Die hernierten Abdominalorgane sind bei der Omphalozele vollständig von einer Membran aus Amnionepithel und Peritoneum umkleidet (➤ Abb. 14.3). Bei etwa 70 % der Neugeborenen bestehen assoziierte Fehlbildungen (z. B. Chromosomenaberrationen, Wiedemann-Beckwith-Syndrom, kardiale Anomalien), die prognostisch als ungünstig zu bewerten sind. Die Diagnose wird i. d. R. intrauterin gestellt (ab 10. SSW möglich). Große Bauchwanddefekte mit Beteiligung parenchymatöser Organe und einer Rupturgefahr der Omphalozele können eine Indikation für die elektive Sectio sein, doch besteht für die vaginale Geburt kein nachgewiesener Nachteil.

MERKE
Bei der Omphalozele sind die hernierten Abdominalorgane vollständig von einer Membran umkleidet.

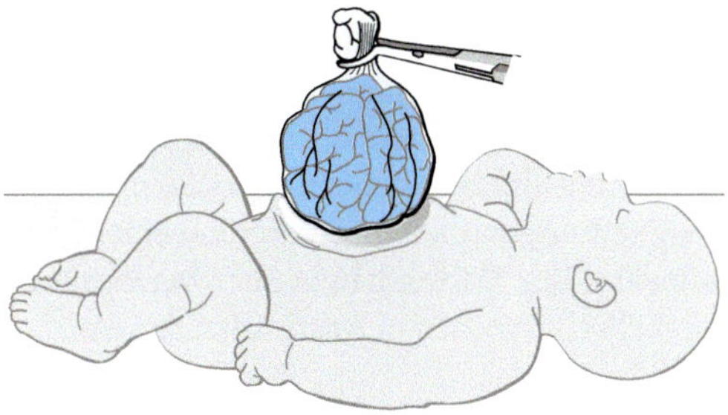

Abb. 14.3 Omphalozele [R394]

Perioperatives Management

Die Membran der Omphalozele verschließt die Bauchhöhle, sodass bis zur chirurgischen Versorgung abgesehen von einem sterilen Verband keine Abdeckung erforderlich ist. Bei Ruptur der Membran erfolgt eine sterile Abdeckung oder Lagerung des unteren Neugeborenenkörpers in einem sterilen Plastikbeutel (➤ Box 14.3). Bereits im Rahmen der Erstversorgung sollte eine Magenablaufsonde etabliert werden. Die initiale Diagnostik umfasst Röntgen-Thorax-Aufnahme, Echokardiografie und Sonografie von Schädel, Abdomen und Retroperitoneum.

BOX 14.3

Präoperatives Management bei Omphalozele

- Maskenbeatmung möglichst vermeiden; dennoch gilt das ABC der Erstversorgung
- Ggf. Abdecken der Omphalozele mit steriler Plastikfolie / sterilem Plastiksack
- Rücken- oder Rechtsseitenlagerung (**cave:** Vena-cava-Verlagerung / -Kompression)
- Großlumige Magensonde bereits im Rahmen der Erstversorgung, Patient bleibt nüchtern
- Abstriche (z.A. primärer Kontamination)
- Flüssigkeits- und Elektrolytbilanzierung / Ausgleich hoher Verluste!
- Antibiotika
- Schutz vor Auskühlung
- Verschluss elektiv binnen 24–48 h, große Omphalozele evtl. konservativ

Bei Ruptur des Omphalozelensacks ist unverzüglich zu operieren. Ansonsten kann die operative Versorgung einer Omphalozele innerhalb der ersten 24–48 Lebensstunden erfolgen. Ist ein Primärverschluss nicht möglich, können mehrzeitige Verschlusstechniken mit Raffung zur Anwendung kommen. Alternativ kann bei großen Omphalozelen konservativ vorgegangen und eine sekundäre Bauchwandrekonstruktion nach narbiger Überhäutung mehrere Monate später durchgeführt werden.

Das postoperative Management beinhaltet eine in Abhängigkeit vom Befund prolongierte Nachbeatmung, Sedierung, adäquate Schmerztherapie und eine parenterale Ernährung. Im Rahmen des Monitorings ist besonders auf den intraabdominalen Druck zu achten, da ein Kompartmentsyndrom mit Kompromittierung der Nieren- und Darmdurchblutung und des venösen Rückflusses rechtzeitig erkannt werden muss.

Eine engmaschige Überwachung der Urinausscheidung und des Harnblasendrucks (< 20 mmHg; **cave:** Gefahr eines Kompartmentsyndroms) über einen transurethralen Blasenkatheter ist sinnvoll.

Der Nahrungsaufbau kann mit Beginn der Darmtätigkeit eingeleitet werden und gestaltet sich häufig verzögert.

Gastroschisis

Bei der Gastroschisis (Inzidenz 4–5 : 10.000 Lebendgeburten) besteht ein paramedianer, meist kleiner Bauchwanddefekt unmittelbar neben (meist rechts) der normal angelegten Nabelschnur (➤ Abb. 14.4). Es liegt kein Bruchsack vor, sodass die Bauchorgane unbedeckt imponieren. In der Regel besteht bei der Gastroschisis lediglich ein Vorfall von Darm, der häufig ödematös aufgetrieben und fibrinbelegt

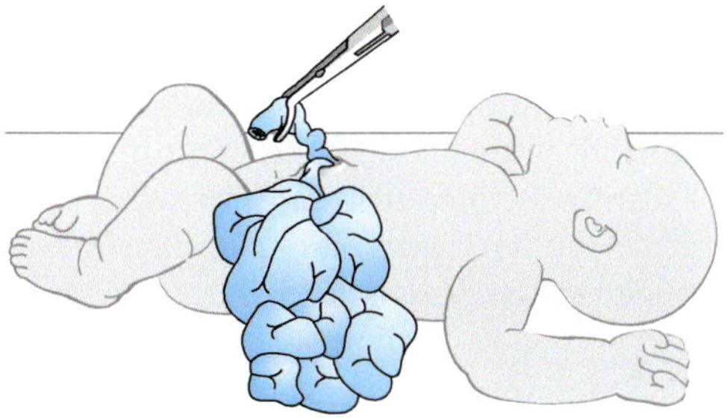

Abb. 14.4 Gastroschisis [R394]

14

ist. Begleitfehlbildungen sind selten, doch kann es sekundär zu Stenosen und Atresien des Darms kommen. Obligat ist eine Malrotation.

MERKE
Bei der Gastroschisis sind die Bauchorgane **nicht** durch eine Membran bedeckt. Es gibt keinen Bruchsack.

Perioperatives Management

Das ungeschützte Darmkonvolut wird bis zur chirurgischen Versorgung mit einer sterilen Folie abgedeckt. Alternativ kann der untere Körperanteil inkl. des Abdomens in einem sterilen Beutel gesichert werden (➤ Box 14.4). Auch bei der Gastroschisis umfasst die initiale Diagnostik eine Röntgen-Thorax-Aufnahme, Echokardiografie und Sonografie des Schädels, Abdomens und Retroperitoneums.

BOX 14.4
Präoperatives Management bei Gastroschisis

- Maskenbeatmung möglichst vermeiden; dennoch gilt das ABC der Erstversorgung
- Abdecken des Defekts mit steriler/m Plastikfolie/-sack
- Großlumige Magensonde bereits im Rahmen der Erstversorgung, Patient bleibt nüchtern
- Rechtsseitenlagerung
- Abstriche (z.A. primärer Kontamination)
- Flüssigkeits- und Elektrolytbilanzierung/Ausgleich hoher Verluste!
- Antibiotika
- Schutz vor Auskühlung
- Verschluss innerhalb der ersten Lebensstunden obligat

Die operative Versorgung der Gastroschisis muss aufgrund der Infektionsgefahr und des Flüssigkeitsverlustes in den ersten Stunden nach der Geburt erfolgen. Ist ein primärer Verschluss nicht möglich, können unterschiedliche Techniken des schrittweisen Verschlusses, z. B. mit Verwendung von Silastic-Folie, zur Anwendung kommen. Hierbei wird das „Silastic-Silo“ schrittweise aufgerollt, um den Darm in die Bauchhöhle zu verbringen, bis nach mehreren Tagen ein definitiver Verschluss möglich ist.

MERKE
Die operative Versorgung der Gastroschisis erfolgt in den ersten Lebensstunden.

Postoperativ ist auch bei der Gastroschisis in Abhängigkeit vom Befund eine Nachbeatmung notwendig. Insbesondere sollte auf den intraabdominalen Druck geachtet werden (ausreichende Urinausscheidung und Harnblasendruck < 20 mmHg).

Der Nahrungsaufbau wird aufgrund einer Motilitätsstörung des Darms häufig sehr verzögert und kann mehrere Wochen in Anspruch nehmen.

14.2.2 Nekrotisierende Enterokolitis (NEC)

Die nekrotisierende Enterokolitis ist der häufigste gastrointestinale Notfall des Neugeborenen (Inzidenz ca. 3 : 1.000). In 90 % der Fälle betrifft die NEC Frühgeborene, bei Reifgeborenen ist sie selten.

MERKE
Die NEC ist der häufigste gastrointestinale Notfall des Neugeborenen.

Klinik und Diagnostik

Bei jedem Neu- und insbesondere Frühgeborenen mit einem auffälligen Abdominalbefund und/oder Anzeichen einer Sepsis ist eine NEC anzunehmen bzw. auszuschließen. Die NEC wird anhand physiologischer, klinischer und radiologischer Parameter nach Bell in drei Stadien eingeteilt, weshalb neben einer klinischen und laborchemischen Diagnostik eine Röntgenuntersuchung des Abdomens erfolgt (➤ Tab. 14.11). Bei jedem Kind mit Verdacht auf eine NEC ist von Anfang an ein Kinderchirurg hinzuzuziehen, da Verlaufsbeurteilungen und Entscheidungen zur Diagnostik und Therapie stets von Neonatologen und Kinderchirurgen gemeinsam vorgenommen werden.

Initial kann die obligate Röntgenübersichtsdiagnostik des Abdomens (ggf. in 2. Ebene in Linksseitenlage) uncharakteristisch sein und lediglich einen diskreten Ileus zeigen. Engmaschige klinische und radiologische Kontrolluntersuchungen im Abstand von Stunden sind essenziell, da sich häufig erst im Verlauf die typischen klinischen und radiologischen Zeichen der NEC einstellen können und ein rasches Handeln erforderlich machen (➤ Abb. 14.5).

Tab. 14.11 Klassifikation der NEC nach Bell

	Stadium 1	Stadium 2	Stadium 3
Physiologische Parameter	Temperaturinstabilität, Apnoe, Bradykardie, Lethargie	Metabolische Azidose, Thrombozytopenie	Neutropenie, DIC*, Sepsis, kardiovaskuläre Insuffizienz
Klinische Parameter	Nahrungsintoleranz, abdominale Distension, galliges Erbrechen	Blutige Stühle, abdominale Distension, tastbare Resistenz	Diffuse Peritonitis, deutliche abdominale Distension / Verfärbung, tastbare Resistenz
Radiologische Parameter	Diskrete Ileuszeichen	Mäßige Ileuszeichen, fixierte Darmschlingen, Pneumatosis intestinalis, Gas in der Pfortader	Pneumoperitoneum

* DIC = disseminierte intravasale Gerinnung

Konservative Therapie

Bei jedem Verdacht auf eine NEC sind konservative Therapiemaßnahmen einzuleiten, die durchaus zum Erfolg führen können. Prinzipiell können auch Kinder mit einer NEC im Stadium III konservativ behandelt werden, sofern kein Anhalt für eine Darmperforation besteht (➤ Box 14.5).

BOX 14.5

Konservative Therapie der NEC

- Patient bleibt nüchtern, totale parenterale Ernährung
- Großlumige nasogastrale Sonde auf Ablauf
- Antibiotische Behandlung entsprechend der klinikinternen Leitlinie zur Sepsistherapie
- Zentralvenöser Katheter
- Invasives Monitoring
- Ggf. Intubation, Kreislauftherapie (ggf. Katecholamine, Volumen, Blutprodukte)
- „Minimal handling"

Bei Vorliegen spezieller bakteriologischer Befunde und entsprechend dem klinischen Verlauf ist die antibiotische Therapie zu adaptieren.

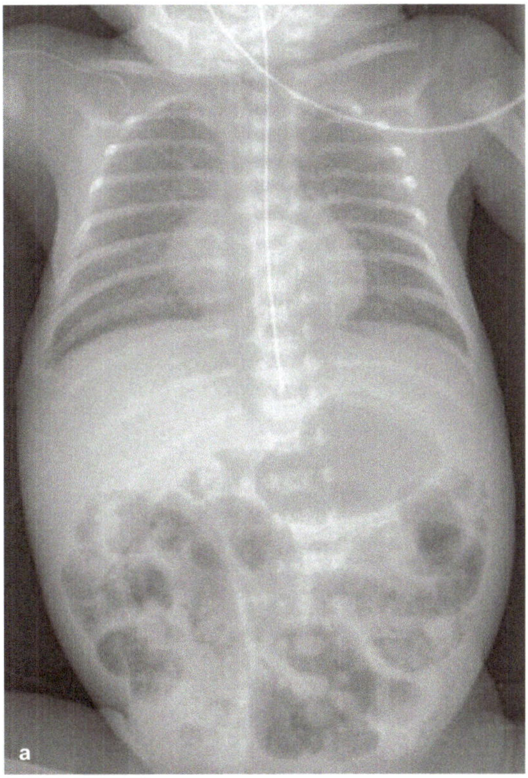

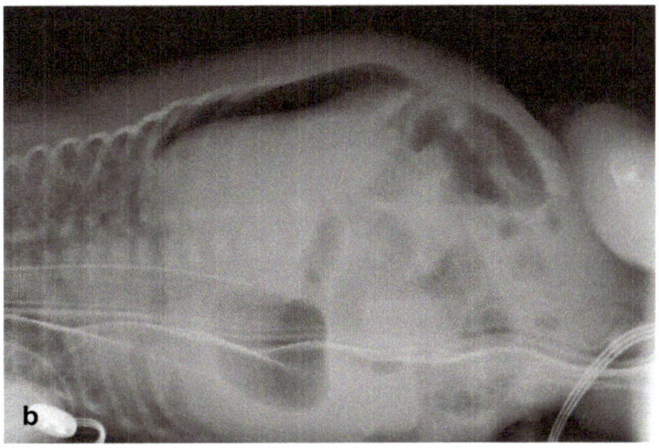

Abb. 14.5 Nekrotisierende Enterokolitis
a) mit Pneumatosis intestinalis
b) mit freier Luft als Zeichen für eine Perforation, in Linksseitenlage [P540]

Bei erfolgreicher konservativer Therapie kann der Nahrungsaufbau begonnen werden, wenn sich die klinische Symptomatik über 3 Tage zurückgebildet hat und keine Luft in der Pfortader nachweisbar ist. Der Nahrungsaufbau wird stufenweise durchgeführt, z.B. Muttermilch bzw. Formulanahrung (20 ml / kg KG / d), verteilt auf 8–12 Mahlzeiten, danach Steigerung täglich um 20 ml / kg KG. Während der ersten 3 Tage des Nahrungsaufbaus sollte täglich eine sonografische Kontrolle der Leber- und Pfortaderverhältnisse durchgeführt werden (Früherkennung eines Rezidivs).

Chirurgische Therapie

Absolute Operationsindikationen sind die gesicherte freie und gedeckte Perforation mit oder ohne Pneumoperitoneum und/oder eine progressive klinische Verschlechterung unter konservativer Therapie. Relative Indikationen sind z. B. atone dilatierte Darmschlingen, palpable abdominale Resistenzen oder eine umschriebene abdominale Induration.

MERKE

Das Pneumoperitoneum und/oder eine rasche klinische Verschlechterung des Patienten sind Indikationen zur chirurgischen Intervention.

Grundsätzlich gilt für die operative Therapie, möglichst wenig Darm zu resezieren, um ein Kurzdarmsyndrom zu verhindern. Die klassische chirurgische Therapie beinhaltet die Laparotomie, die Resektion nekrotischer Darmanteile sowie die Anlage eines Enterostomas oder, falls erforderlich, mehrerer Enterostomata (> Box 14.6). Problematisch ist hierbei, dass die Vitalität des Darms häufig nicht zuverlässig beurteilt werden kann. Daher besteht das Risiko, Darm zu resezieren, der sich möglicherweise später erholen würde. Deshalb kann avital erscheinender Darm auch belassen und im Rahmen einer „Second-look"-Operation erneut beurteilt und ggf. nachreseziert werden. Die primäre Anastomose nach Resektion avitaler Darmanteile kann bei Kindern mit lokal begrenzten Befunden und weitgehend stabilem Allgemeinzustand erfolgen.

BOX 14.6

Optionen der chirurgischen Therapie der NEC

- Laparotomie, Resektion nekrotischer Darmanteile, Enterostoma
- Laparotomie, Belassen nekrotischer Darmanteile, Enterostoma (ggf. „Second-look"-Operation)
- Laparotomie, Resektion nekrotischer Darmanteile, primäre Anastomose (bei lokalisiertem Befund und stabilem Allgemeinzustand)
- Drainage, bei weiterer Verschlechterung Laparotomie

Bei extrem unreifen Frühgeborenen kann die alleinige Drainage der Abdominalhöhle ohne weitere chirurgische Maßnahmen als weniger belastender Eingriff mit einer der Laparotomie vergleichbaren Überlebensrate angewandt werden. Kommt es trotz Drainage zu einer weiteren Zustandsverschlechterung, sollte innerhalb der nachfolgenden Stunden eine Laparotomie diskutiert werden.

Nach Anlage eines Enterostomas kann der Nahrungsaufbau erfolgen, sobald sich der Allgemeinzustand des Kindes verbessert hat, die Sepsis kontrolliert und das Stoma produktiv ist. Prinzipiell kann nach jeder NEC eine nekrosebedingte Stenosierung oder Atresie des Darms auftreten, sodass bei Problemen mit dem Nahrungsaufbau eine Röntgenkontrastdarstellung des proximalen Darms und vor jeder Rückverlagerung eines Enterostomas eine Kontrastdarstellung der distalen Darmabschnitte zu erfolgen hat. Bei der alleinigen Drainagetherapie kann ein verzögerter Nahrungsaufbau mit Magenrückstau auf eine Stenose hinweisen. Im weiteren Verlauf sind – neben der Stenose – eine verzögert beginnende Darmmotilität, Verwachsungen und das Kurzdarmsyndrom von Bedeutung.

14.2.3 Neugeborenenileus

Der Neugeborenenileus ist meist Symptom eines Mekoniumileus oder einer Innervationsstörung des Darms. Bei extrem unreifen Frühgeborenen kann es zudem infolge der Unreife des Darms zu einer Transportstörung mit konsekutivem Ileus ohne fassbares Korrelat kommen.

MERKE

Der Neugeborenenileus ist meist Symptom eines Mekoniumileus oder einer Innervationsstörung des Darms.

Mekoniumileus

Der Mekoniumileus ist die Folge einer Obstruktion des Darmlumens durch zähes Mekonium. In seltenen Fällen kommt es bereits intrauterin zu einer Darmperforation mit Austritt von sterilem Mekonium in die Bauchhöhle. Meist, aber nicht regelhaft handelt es sich um die frühe Manifestation einer zystischen Fibrose (CF; Syn.: Mukoviszidose).

MERKE

Beim Mekoniumileus liegt eine Obstruktion des Darmlumens durch zähes Mekonium vor.

Klinik

Bisweilen fallen bereits in der pränatalen Sonografie eine Auftreibung des Abdomens und die Stase von Mekonium auf. Nach der Geburt kommt es innerhalb der ersten Lebensstunden/-tage zu einer zunehmenden Auftreibung des Abdomens und galligem Erbrechen, ohne dass Stuhl abgesetzt wird.

Diagnostik

Bei der Untersuchung imponiert ein normal konfigurierter und durchgängiger Anus mit fehlendem Stuhl im Enddarm. Klinisch bestehen Zeichen einer tiefen Dünndarmobstruktion mit geblähtem, zunächst nicht wesentlich druckdolentem Abdomen. In der Röntgenübersichtaufnahme des Abdomens im Hängen imponiert ein geblähtes Jejunum, häufig mit fleckiger Verschattung und Luftbläschen. Aus diagnostischen und therapeutischen Gründen kann eine Kolondarstellung von rektal mit wasserlöslichem Kontrastmittel indiziert sein, die ein „Mikrokolon" darstellt.

Therapie

In unkomplizierten Fällen kann die konservative Therapie mittels Kontrastmitteleinlauf erfolgreich sein. Bei zunehmendem Ileus besteht die Indikation zur explorativen Laparotomie mit Anlage einer distalen Ileostomie, die meist doppelläufig ausgeführt wird. Inwiefern eine Anastomose nach Bishop-Koop (endständige Ausleitung des aboralen Schenkels zur regelmäßigen Spülbehandlung und End-zu-Seit-Anastomose des oralen Schenkels) Vorteile bietet, ist nicht belegt. Mögliche Komplikationen des Mekoniumileus sind die Peritonitis durch Nekrose und Perforation der Darmwand, der Mekoniumvolvulus und sekundäre Stenosen.

Die Resektion des maximal überdehnten, mekoniumgefüllten unteren Ileums erfolgt unter Erhalt des Teils vor der Bauhin-Klappe, der durch Bildung einer äußeren Bauchfistel (Enterostoma) in die Bauchdecke eingenäht wird (und der täglichen Spülbehandlung dient); die Darmkontinuität wird durch End-zu-Seit-Anastomose zwischen dem zuführenden Dünndarmschlingenschenkel und dem Ileum terminale hergestellt.

Vor der Rückverlagerung des Ileostomas ist eine zystische Fibrose auszuschließen und die Durchgängigkeit des distalen Darms mittels Kontrastmittel zu sichern.

MERKE

Bei Kindern mit einem Mekoniumileus ist eine zystische Fibrose auszuschließen.

Morbus Hirschsprung (Megacolon congenitum)

Als Morbus Hirschsprung (Inzidenz 1 : 5.000 Lebendgeburten) bezeichnet man eine Innervationsstörung des Dickdarms, die durch einen Ruhehypertonus (Sphinkterachalasie) mit ungeordneter Peristaltik zu einer funktionellen Stenose des Rektums und evtl. höherer Kolonabschnitte führt. Proximal des aganglionären Abschnitts dilatiert der Darm und imponiert als Megakolon. In 90 % der Fälle betrifft die Aganglionose lediglich Rektum und Sigma, in weniger als 10 % ist das gesamte Kolon betroffen. Neben einem mechanischen Ileus kann es zur gefürchteten Enterokolitis mit lebensbedrohlichem Verlauf kommen.

MERKE

Beim Morbus Hirschsprung handelt es sich um eine Innervationsstörung mit Aganglionose des Dickdarms.

Klinik

Neugeborene mit einem Morbus Hirschsprung haben einen verzögerten Mekoniumabgang, meist jenseits der ersten 24 Lebensstunden. Das Abdomen ist zunehmend aufgetrieben und meteoristisch gebläht, eine spontane Stuhlentleerung erfolgt nicht oder nur sehr spärlich. Während oder nach der rektalen Untersuchung (z. B. mit einem Fieberthermometer) kann es typischerweise zu einer spritzenden Entleerung von Stuhl kommen. Ältere Kinder fallen durch eine chronische Obstipation auf.

Typische Symptome des Morbus Hirschsprung beim Neugeborenen:
- Aufgetriebenes Abdomen, sichtbare Peristaltik
- Mekonium- / Stuhlverhalt
- Erbrechen
- Dehydratation
- Toxisches Megakolon / Schock

Eine Enterokolitis kann in jedem Alter auftreten und führt zu einer Verschlechterung des Allgemeinzustands infolge einer bakteriellen Überwucherung des Darminhalts mit Translokation. Das toxische Megakolon geht mit einer massiven Entzündung der Darmwand und der Einschwemmung von Bakterientoxinen in die Blutbahn einher und führt innerhalb von Stunden zu einem klinischen Verfall bis hin zum Multiorganversagen.

MERKE

Das toxische Megakolon ist eine gefürchtete Komplikation des Morbus Hirschsprung und ein absoluter Notfall.

Diagnose

Eine Röntgenübersichtsaufnahme des Abdomens zeigt dilatierte Dünn- und Dickdarmabschnitte mit Ileuszeichen. Im Rahmen eines Kolon-Kontrasteinlaufs ist ein eng gestelltes Rektum mit einer nach proximal trichterförmigen Erweiterung und deutlicher Dilatation des proximalen Darmabschnitts zu erkennen. Bei jeglichem Verdacht auf einen Morbus Hirschsprung ist eine histopathologische Untersuchung von Rektumschleimhaut-Biopsien indiziert. Eine gesteigerte Acetylcholinesterase-Aktivität und ein verminderter Ganglienzellbesatz sind pathognomonisch.

MERKE

Pathognomonisch für den Morbus Hirschsprung sind eine gesteigerte Acetylcholinesterase-Aktivität und ein verminderter Ganglienzellbesatz des Rektums und evtl. höherer Darmabschnitte.

Therapie

Die initialen therapeutischen Maßnahmen sind an der Klinik zu orientieren (➤ Box 14.7). Bei Kindern ohne Enterokolitis ist zunächst die Stuhlentleerung von rektal anzustreben. Dies geschieht mittels Spülungen über ein Darmrohr und ggf. gleichzeitiger manueller Kompression des Abdomens. Häufig lässt sich durch tägliche Spülungen eine ausreichende Entleerung des Darms bis zur definitiven Versorgung im Alter von ca. 3 Monaten erzielen.

BOX 14.7

Therapie der mit Morbus Hirschsprung assoziierten Enterokolitis

- Nahrungskarenz
- Flüssigkeits- und Elektrolytbilanzierung
- Breitbandantibiotikatherapie
- Bei klinischer Verschlechterung Enterostoma (meist Kolostoma)

Kann durch konservative Maßnahmen keine ausreichende Darmentleerung erreicht werden, ist die Anlage eines Kolostomas indiziert. Bei Kindern mit Anzeichen einer Enterokolitis und rascher Verschlechterung des Allgemeinzustands ist frühzeitig ein Stoma anzulegen, um ein toxisches Megakolon zu verhindern.

Die definitive Therapie des Morbus Hirschsprung erfolgt i. d. R. im Alter von 3 Monaten und beinhaltet die Resektion des aganglionären Darmanteils mit Belassen des nicht innervierten, für die Kontinenz essenziellen inneren Analsphinkters. Bei der Resektion kommen unterschiedliche Techniken zur Anwendung, die transabdominal über eine Laparotomie, laparoskopisch oder ausschließlich von anal ausgeführt werden können. Letzteres Vorgehen hat sich zunehmend für Patienten mit Befall des Rektosigmoids durchgesetzt (➤ Box 14.8).

BOX 14.8

Definitive Resektionsverfahren bei Morbus Hirschsprung

- Anteriore Resektion, tiefe kolorektale End-zu-End-Anastomose nach Rehbein
- Retrorektaler transanaler Durchzug mit End-zu-Seit-Anastomose nach Duhamel
- Endorektaler Durchzug nach Soave
- Invaginierender Durchzug nach Swenson
- Transanaler Durchzug nach de la Torre

14.3 Erkrankungen des Kindes

14.3.1 Ösophagusperforation

Eine Ösophagusperforation wird in 80 % der Fälle iatrogen, meist instrumentell im Rahmen einer Endoskopie, Biopsie, Bougierung oder Applikation von Sonden verursacht. Ursächlich sind zudem Fremdkörperpenetrationen, chemische Verletzungen (z. B. Laugenverätzung) und Thorax- oder Halstraumata von Bedeutung. Selten führt bei Neugeborenen, Säuglingen oder Kleinkindern heftiges Erbrechen zu einer Ösophagusruptur (Boerhaave-Syndrom).

MERKE
Eine Ösophagusperforation wird in den meisten Fällen iatrogen verursacht.

Klinik und Diagnostik

Durch die Perforation oder Ruptur des Ösophagus kommt es zur Leckage von Speichel und Nahrungsbestandteilen in das Mediastinum und den Thorax. Initial imponieren respiratorische Symptome wie Husten und Luftnot, die bei Nahrungsaufnahme zunehmen. Rasch stellen sich Fieber und ein septisches Krankheitsbild als Zeichen einer Mediastinitis, evtl. mit einem Hautemphysem, ein.

Typische Symptome der Ösophagusperforation / -ruptur:

- Mediastinal- / Hautemphysem
- Dysphagie
- Dyspnoe, Zyanose
- Hämatemesis
- Fieber
- Seropneumothorax (Sepsis)

Radiologisch fallen in der Übersichtsaufnahme in Abhängigkeit von der Lokalisation ein verbreitertes Mediastinum, ein Pneumomediastinum und / oder ein meist rechtsseitiger Pneumothorax auf. Bei der spontanen Ösophagusperforation des Neugeborenen besteht dagegen meist eine Leckage in den linken Thorax. Die Diagnose wird durch Applikation wasserlöslichen Kontrastmittels in den Ösophagus (➤ Abb. 14.6), bei Neugeborenen und Kleinkindern über eine in den oberen Ösophagus platzierte Sonde gesichert. Allerdings gelingt in bis zu 10 % der Fälle die Diagnosestellung radiologisch nicht, weshalb in diesen Fällen eine Ösophagoskopie indiziert ist.

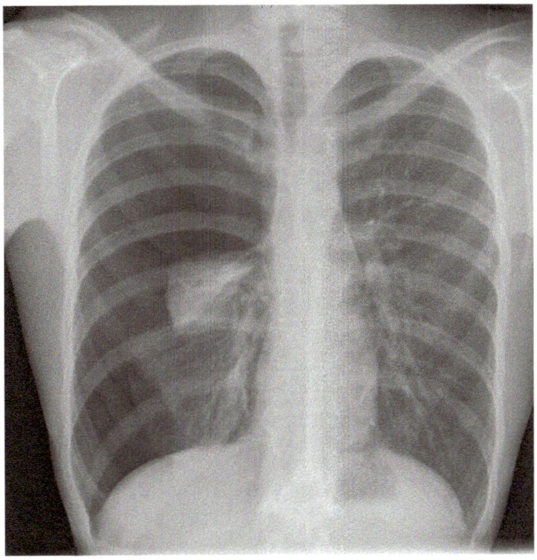

Abb. 14.6 Kontrastmitteldarstellung des oberen Gastrointestinaltrakts mit wasserlöslichem Kontrastmittel (Imeron 150): iatrogene Ösophagusperforation durch Bougierung einer Anastomosenstenose nach Korrektur einer Ösophagusatresie [P540]

MERKE
Bei V. a. eine Ösophagusperforation haben eine Röntgenuntersuchung des Thorax in 2 Ebenen und eine Kontrastmitteldarstellung der Speiseröhre zu erfolgen.

Therapie

Die Perforation oder Ruptur des Ösophagus bedarf i. d. R. einer intensivmedizinischen Überwachung und Behandlung. Das Behandlungskonzept ist konservativ ohne Rekonstruktion oder operativ durch Übernähung der Speiseröhre, insbesondere bei Patienten mit zeitlichem Abstand zur Verletzung.

MERKE
Bei der Ösophagusperforation wird i. d. R. eine konservative Therapie durchgeführt.

Initial erfolgen die parenterale Ernährung sowie die Applikation von Antibiotika und

Protonenpumpeninhibitoren über einen zentralvenösen Zugang. Bei kleinen Defekten wird die enterale Ernährung frühzeitig über eine vorsichtig eingelegte Magensonde eingeleitet. Bei einer Leckage in die Thoraxhöhle oder einem Pleuraempyem ist eine Thoraxdrainage einzubringen, vorzugsweise gezielt thorakoskopisch. Lediglich für die Ösophagusruptur des Neugeborenen, insbesondere bei großem Defekt, wird ein sofortiges chirurgisches Vorgehen mit Übernähung der Speiseröhre empfohlen.

Postoperatives Management

Nach Rückbildung der Mediastinitis und des Thoraxempyems kommt es innerhalb von 1–3 Wochen zum spontanen Verschluss. Nach radiologischer Sicherung der Dichtigkeit kann mit der oralen Nahrungszufuhr begonnen werden.

MERKE

Entscheidend für die Prognose der Ösophagusruptur sind die frühe Diagnosestellung und Therapie.

14.3.2 Akute Pankreatitis

Die akute Pankreatitis kann primär oder als Exazerbation einer chronischen Pankreatitis auftreten. Sie geht mit starken Oberbauchschmerzen und einer gleichzeitig signifikanten (> 3-fachen) Erhöhung der Pankreasenzyme (α-Amylase, Lipase) im Serum einher. Aufgrund der Schwere des Krankheitsbildes und des potenziell fulminanten Verlaufs besteht nahezu immer eine Indikation zur intensivmedizinischen Überwachung und Behandlung.

Ätiologie

- Infektionen (z. B. Mumps-, Coxsackie-, Adenovirus)
- Mechanische Faktoren (z. B. Anomalien wie Pancreas anulare, Gallensteine, Choledochuszyste, ERCP, Trauma, OP)
- Idiopathische Pankreatitis
- Toxische und metabolische Ursachen (Medikamente wie z. B. Azathioprin, Furosemid, Sulfonamide)
- Vaskuläre Faktoren (z. B. Periarteriitis nodosa, Zirkulationsschock, maligne Hyperthermie)

Klinik

Initiale Symptome der akuten Pankreatitis sind Abdominalschmerzen, Übelkeit, Erbrechen und ein lokaler Druckschmerz. Der Allgemeinzustand kann sich rasch verschlechtern mit Ausbildung eines septischen Erscheinungsbildes, Lungen- und Nierenversagen, gastrointestinalen Blutungen, Pleuraergüssen und Aszites.

Diagnose

Laborchemisch bestehen allgemeine Entzündungszeichen und eine Erhöhung der Pankreasenzyme α-Amylase und Lipase im Serum, ohne dass die Werte mit dem Ausmaß der Pankreatitis korrelieren. Weitere Indikatoren können eine Hyperglykämie, Hypokalzämie und eine Erhöhung von Cholestaseparametern sein.

In der Diagnostik der Pankreatitis weist die Sonografie eine Sensitivität von 70 % auf, wobei v. a. zystische Veränderungen und die Struktur des Pankreas erfasst werden. Die computertomografische Diagnostik (dynamisch, kontrastmittelverstärkt) hat eine Sensitivität von 80 % (für Nekrosen 95 %). Im Rahmen der konventionellen Röntgendiagnostik sind thorakale Infiltrate und Atelektasen auszuschließen. Bei Verdacht auf Fehlbildungen des Gallenwegsystems oder auf eine Cholelithiasis mit biliärer Pankreatitis kann eine endoskopische Untersuchung mittels ERCP indiziert sein.

Therapie

Grundsätzlich wird ein konservatives Behandlungskonzept mit initialer Nahrungskarenz für mindestens 3 Tage und intravenöser Flüssigkeitssubstitution inkl. parenteraler Ernährung angestrebt (keine hyperkalorische Ernährung). In Abhängigkeit von der Schwere des Krankheitsbildes erfolgen zunächst die Einlage einer nasogastralen Sonde und eine Analgesie mittels PCA-Pumpe, Opioiden und / oder Periduralanästhesie. Eine antibiotische Therapie ist bei nekrotisierenden, nicht aber bei ödematösen Formen der Pankreatitis indiziert.

MERKE

Die akute Pankreatitis wird möglichst konservativ behandelt.

Lediglich bei konservativ nicht beherrschbaren Komplikationen wie der Ausbildung von Abszessen, großen Pseudozysten und infizierten Nekrosen sowie bei Kindern mit einer biliären Pankreatitis ist eine Intervention indiziert. Die ERCP ermöglicht die Bergung von Steinen und die Optimierung des Abflusses durch eine Papillotomie. In seltenen Fällen sind Nekrosen des Pankreas per Laparotomie auszuräumen, ggf. mit postoperativer Drainage und Lavagen. Zysten können sonografisch gesteuert nach extern, endoskopisch-transgastral oder über eine Zystojejunostomie drainiert werden.

Initial besteht bei der akuten Pankreatitis eine vasoaktiv-toxische Phase, in der ein besonders hoher Flüssigkeitsbedarf von bis zu 150–200 ml / kg KG / d bestehen kann. Diese geht in eine septische Phase mit möglichem Multiorganversagen, Störungen der Blutgerinnung und des Elektrolythaushalts über. Insbesondere bei chronischen Formen kann sich eine exokrine und / oder endokrine Pankreasinsuffizienz einstellen.

14.3.3 Pneumothorax / Spannungspneumothorax

Der Pneumothorax ist definiert als eine Ansammlung von Luft im Interpleuralraum. Beim Spannungspneumothorax gelangt aufgrund eines Ventilmechanismus bei der Inspiration Luft in den Pleuraraum, ohne bei der Exspiration zu entweichen. Daraus resultieren eine Verdrängung und Verlagerung der Thoraxorgane zur gesunden Seite. Dies führt zu einem lebensbedrohlichen Krankheitsbild mit Kompromittierung der Herzleistung. Der Pneumothorax kann idiopathisch, durch eine spontan eröffnete Bulla, Traumata oder im Rahmen von Grunderkrankungen wie der zystischen Fibrose auftreten.

MERKE
Beim Pneumo- / Spannungspneumothorax werden die Thoraxorgane zur gesunden Seite hin verlagert.

Typische Symptome und Befunde des Pneumothorax:

- Plötzliche Dyspnoe, Tachypnoe
- Thorakale Schmerzen
- Reduziertes bis aufgehobenes Atemgeräusch
- Hypersonorer Klopfschall

Diagnostik

Neben der typischen Anamnese und den typischen klinischen Befunden sichert die Röntgen-Thoraxaufnahme die Diagnose (Kollaps der Lunge mit Pneumothoraxsaum oder „leerem Thorax") (➤ Abb. 14.7). Beim Spannungspneumothorax mit radiologisch erkennbarer Verlagerung des Mediastinums zur gesunden Seite kann es zur Aufhebung der Atemexkursionen, Zyanose, oberen Einflussstauung und zum Herz-Kreislauf-Versagen kommen.

Therapie

Beim traumatisch bedingten offenen Pneumothorax hat ein sofortiger Verschluss der Eintrittspforte mittels eines luftdichten Verbandes zu erfolgen. Der Spannungspneumothorax erfordert unverzüglich eine Entlastungspunktion, vorzugsweise im 2. bis 3. ICR ventral bzw. in der Medioklavikularlinie, sowie die Einlage einer Thoraxdrainage. Ansonsten erfolgt bei jedem relevanten Pneumothorax die Ein-

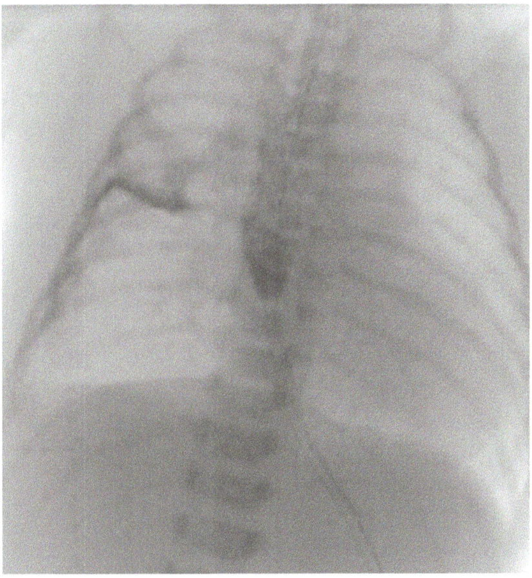

Abb. 14.7 Pneumothorax rechts mit deutlicher apikaler und lateraler Wanddehiszenz mit konsekutiver Mediastinalverlagerung nach links [P540]

lage einer großlumigen Thoraxdrainage (z. B. Ch 14 bei Kleinkindern oder Ch 20 bei Schulkindern) im 5. ICR in der vorderen / mittleren Axillarlinie. Für 3–5 Tage bzw. bis zum Sistieren der Luftleckage wird ein Sog mit bis zu 20 cmH_2O angelegt.

Eine Indikation zur operativen Sanierung, vorzugsweise via Thorakoskopie oder Thorakotomie, besteht bei folgenden Befunden:

- Erstereignis mit nachgewiesener Bulla
- Erstes Rezidiv nach Drainagebehandlung
- Beidseitiger, synchron aufgetretener Pneumothorax
- Spannungspneumothorax (auch Erstereignis)
- Hämatopneumothorax
- Pneumothorax bei stark reduziertem Allgemeinzustand
- Anhaltende Fistel

Die chirurgische Therapie beinhaltet in Abhängigkeit vom Befund die Bullaresektion, Pleurodese oder den Fistelverschluss.

14.4 Postoperative Komplikationen

14.4.1 Nachblutungen

Postoperative Nachblutungen sind am häufigsten auf eine chirurgische Ursache zurückzuführen (z. B. Nachblutung aus einem großen Wundgebiet oder einem Gefäßstiel). In seltenen Fällen kann eine bis dahin unbekannte primäre Blutgerinnungsstörung zugrunde liegen, sehr selten eine sekundäre Gerinnungsstörung als Folge eines Schocks mit Verbrauchskoagulopathie.

Klinik

Bei postoperativen Nachblutungen können folgende Leitsymptome Ausdruck eines Volumenmangels sein:

- Blässe
- Erhöhte Herzfrequenz
- Niedriger Blutdruck
- Verminderte Diurese

Grundsätzlich ist bei ungewöhnlich starken und zunehmenden Schmerzen im Wundgebiet eine Nachblutung auszuschließen. Gleiches gilt für Anzeichen eines Volumenmangels mit möglicher Blutung in eine Körperhöhle wie den Thorax oder das Abdomen. Hinweisend kann eine Abnahme der Temperatur in der Körperperipherie sein.

Therapie

Bei diskreten Nachblutungen aus einem Wundgebiet nach außen und normalem Blutgerinnungsstatus kann bisweilen eine lokale Kompressionsbehandlung erfolgreich sein. Hämodynamisch relevante Blutverluste erfordern i. d. R. eine operative Revision. Zusätzlich kann die Substitution von Volumen, Erythrozyten- und / oder Thrombozytenkonzentraten oder gefrorenes Frischplasma (GFP) erforderlich sein. Bei einem primären Mangel an Gerinnungsfaktoren werden Einzelfaktoren substituiert.

14.4.2 Postoperativer Ileus

Nach Eingriffen im Abdominalraum kommt es zu einem passageren paralytischen Ileus, dessen Ätiologie nicht eindeutig geklärt ist. Die Paralyse kann durch weitere Faktoren wie eine Hypokaliämie, eine Hypoproteinämie oder lokale Infektionen aggraviert und prolongiert werden. Besondere Bedeutung kommt der Applikation von Opioiden zur Schmerztherapie zu, da diese das In-Gang-Kommen der Darmtätigkeit nach einer Laparotomie deutlich verzögern können. Dennoch wird man auf die Gabe von Opioiden nicht immer verzichten können, um die Schmerzen der Kinder zu lindern. Peridural- und Kaudalanästhesie sollten dabei immer bevorzugt eingesetzt werden.

Pathophysiologisch bedeutsam ist, dass die Stase von Darminhalt zu einer pathologischen Keimbesiedlung und Freisetzung von Endotoxinen und anderen Mediatoren mit konsekutiver Schrankenstörung, Darmwandödem und weiterem Flüssigkeits- und Elektrolytverlust führen kann. Wesentlich ist die Unterscheidung eines paralytischen von einem mechanischen Ileus, da Letzterer einer operativen Revision bedarf.

Auskultationsbefund des Ileus:

- Paralytischer Ileus: verminderte / keine Darmgeräusche
- Mechanischer Ileus: klingende / hochstehende Darmgeräusche

Der postoperative paralytische Ileus wird konservativ behandelt. Folgende unterstützende Maßnahmen sind im Einzelfall zu diskutieren:

- Dekompression / Entlastung durch Magensonde (auf Ablauf)
- Bilanzierung des Flüssigkeits- und Elektrolythaushalts
- insb. Kaliumsubstitution bei Hypokaliämie
- Plasmasubstitution bei Hypoproteinämie
- Antibiotikatherapie bei Peritonitis (z. B. Tazobactam oder Ceftriaxon / Metronidazol, wenn noch kein Keimnachweis vorliegt)
- Medikamentöse Unterstützung mit ungesicherter Wirksamkeit (z. B. Neostigmin, Pyridostigminbromid, Ceruletid, Röntgenkontrastmittel Gastrografin, Erythromycin)

MERKE
Ein mechanischer Ileus erfordert meist eine operative Therapie, ein paralytischer Ileus wird i.d.R. konservativ behandelt. Wenn Zweifel hinsichtlich der Genese des Ileus bestehen und eine konservative Therapie nicht erfolgreich ist, kann auch bei einem vermeintlich paralytischen Ileus eine Laparotomie notwendig werden.

14.4.3 Peritonitis

Als Peritonitis bezeichnet man eine Entzündung des Peritoneums, die bei Kindern am häufigsten durch eine entzündliche oder posttraumatische Hohlorganperforation bedingt ist (z. B. Appendizitis, Bauchtrauma).

MERKE
Zu unterscheiden sind die primäre, sekundäre, tertiäre und chemische Form der Peritonitis.

Bei Neugeborenen kommt es am häufigsten im Rahmen eines mechanischen Ileus zu einer Durchwanderungsperitonitis. Bei jüngeren Kindern ist das Omentum als „Peritonitisbarriere“ weniger effektiv, sodass rascher eine diffuse Peritonitis eintritt.

Typische Symptome der Peritonitis:

- Diffuse Druckschmerzhaftigkeit des Abdomens
- Diffuse Abwehrspannung / „bretthartes“ Abdomen
- Aufgetriebenes Abdomen und fehlende Peristaltik
- Ängstlicher verfallener Gesichtsausdruck („Facies abdominalis“)
- Schonhaltung
- Fieber, Übelkeit und Erbrechen, Stuhlverhalt
- Hyperventilation, Unruhe, Zentralisation als Schocksymptome (bei Bakteriämie)

Formen

Primäre Peritonitis

Die primäre oder spontane Peritonitis ist bedingt durch eine bakterielle Entzündung des Peritoneums ohne Darmperforation und betrifft ältere Kinder. Meist handelt es sich um Keime der Darmflora. Bei Mädchen können Bakterien aus dem Genitaltrakt zur Infektion der Abdominalhöhle führen. Besondere Bedeutung kommt dabei Kathetern zur Peritonealdialyse oder Ableitung eines Hydrozephalus zu.

Kinder mit primärer Peritonitis entwickeln initial meist kein fulminantes Krankheitsbild, sondern unspezifische Symptome wie Fieber, Nahrungsverweigerung, Diarrhö und Erbrechen. Später kommt es zum typischen peritonitischen Befund mit abdominalem Druckschmerz und Abwehrspannung sowie einem bisweilen fulminanten Verlauf.

Die Therapie beinhaltet die intravenöse Applikation von Antibiotika (z. B. Tazobactam oder Ceftriaxon / Metronidazol, wenn noch kein Keimnachweis vorliegt) und ggf. die Entfernung von Dialyse- oder Shuntkathetern. In Zweifelsfällen ist frühzeitig eine Laparoskopie zum Ausschluss einer Appendizitis oder anderer Ursachen indiziert.

Sekundäre Peritonitis

Häufigste Ursache der sekundären Peritonitis ist die perforierte Appendizitis. Weitere Ursachen sind Darmwandnekrosen, perforierte Meckel-Divertikel, Traumata, iatrogene Verletzungen oder postoperative Nahtleckagen mit einem klinisch fulminanten Befund und Verlauf. Im Vordergrund stehen Abdominalschmerzen, Symptome eines Ileus und eine Sepsis. Das Abdomen ist lokal oder diffus druckschmerzhaft mit Abwehrspannung und fehlender Peristaltik. Die sekundäre Peritonitis bedarf einer chirurgischen Sanierung und antibiotischen Therapie.

Tertiäre Peritonitis

Bei der seltenen tertiären Peritonitis handelt es sich um rekurrente Infektionen mit lokalen und systemischen Entzündungszeichen, meist bedingt durch nosokomiale multiresistente Erreger, deren Behandlung resistenzgerecht erfolgt.

Sonderformen / chemische Peritonitis

Eine chemische Peritonitis kann durch Austritt von Urin, Galle oder Pankreassekret in das Abdomen verursacht werden. Bei jeglichem Verdacht einer derartigen Leckage, insbesondere im postoperativen Verlauf, ist eine gezielte Diagnostik einzuleiten.

Eine intrauterine Darmperforation führt zur „Mekoniumperitonitis" durch Anwesenheit von Mekonium in der Bauchhöhle. Ursächlich kommen meist intestinale Obstruktionen, ein Meckel-Divertikel oder die zystische Fibrose infrage. Typisch sind radiologisch nachweisbare peritoneale Kalkeinlagerungen.

Therapie

Die Therapie der Peritonitis orientiert sich an der Ursache und am klinischen Verlauf. Konservative Maßnahmen beinhalten eine systemische Antibiotikagabe, Nahrungskarenz bzw. parenterale Ernährung, intensivmedizinische Überwachung und Stabilisierung durch Volumensubstitution. Bei respiratorischer Verschlechterung sind eine frühzeitige Intubation und Beatmung indiziert.

Im Fall einer chirurgischen Sanierung, insbesondere nach multiplen abdominalen Revisionen, kann zur Verhinderung eines abdominalen Kompartmentsyndroms ein Offenlassen der Bauchdecke erforderlich werden. Hierbei wird die Abdominalhöhle mit sterilen Tüchern und Folien temporär verschlossen und ein schrittweiser Verschluss mit Revisionen im Abstand von 2–3 Tagen angestrebt.

KAPITEL

15 Larynx- und Trachealchirurgie bei Kindern

Diana Di Dio, Christian Sittel, Anna Magdalena Schill, Franz-Josef Kretz

15.1 Laryngotracheale Pathologien

Laryngotracheale Pathologien im Kindesalter sind insgesamt selten und stellen behandelnde HNO-Ärzte, Anästhesisten, Intensivmediziner und Pflegepersonal perioperativ, aber insbesondere in der postoperativen intensivmedizinischen Phase vor einige Herausforderungen.

Ziel der operativen Therapie ist immer, eine drohende Tracheotomie zu verhindern oder ein bestehendes Tracheostoma zu verschließen. Eingehende Kenntnis der Krankheitsbilder, enge Kooperation unter den einzelnen Berufsgruppen und Souveränität in der Beherrschung lebensbedrohlicher Komplikationen sind hierbei unerlässlich. Aus diesen Gründen sollte die Betreuung von Kindern mit laryngotrachealen Pathologien nur in spezialisierten Zentren mit ausreichender Erfahrung erfolgen.

15.1.1 Supraglottische Stenosen/ Laryngomalazie

Unter Laryngomalazie versteht man einen Kollaps der supraglottischen Strukturen während der Inspiration (➤ Abb. 15.1). Daraus resultiert eine Atemwegsobstruktion mit Stridor. Je nach Schwere der Erkrankung können juguläre und thorakale Einziehungen, Fütterungsprobleme mit Gedeihstörungen und bedrohliche obstruktive Apnoen auftreten.

Auch wenn das Krankheitsbild der Laryngomalazie prognostisch günstig ist, da sie zumeist im Alter von 18–24 Monaten selbstlimitierend ist, sollte die Indikation zur diagnostischen Endoskopie großzügig gestellt werden. Denn die Laryngomalazie ist zwar die häufigste Ursache für kindlichen Stridor in den ersten Lebensmonaten, es müssen jedoch verschiedene Differenzialdiagnosen ausgeschlossen werden, z. B. Zungengrundzysten, Hämangiome, Larynxspalten, Stimmbandparesen, subglottische Stenosen etc.

Therapie Die Therapie der Wahl stellt die Supraglottoplastik dar. Hierunter versteht man die Durchtrennung der verkürzten aryepiglottischen Falten und bei Bedarf die schonende Abtragung hypertropher Schleimhaut im Bereich der Aryregion.

Der Eingriff kann mittels CO_2-Laser, aber auch mit kalten Instrumenten erfolgen. In seltenen Fällen ist es notwendig, eine Epiglottopexie durchzuführen; hierbei wird die Epiglottis durch eine Naht am Zungengrund fixiert.

Um eine gute Exposition zu erreichen, wird der Eingriff zumeist in Jet-Ventilation durchgeführt. Postoperativ werden die Kinder spontan atmend für eine Nacht auf der Intensivstation überwacht. Bei Kindern mit assoziierten Grunderkrankungen ist sowohl die ansonsten sehr hohe Erfolgsrate (> 90 %) reduziert als auch die postoperative Phase erschwert. Nicht selten müssen diese Kinder nachbeatmet oder mittels High-Flow oder NIV unterstützt werden. Darauf sollte das gesamte Team immer, jedoch

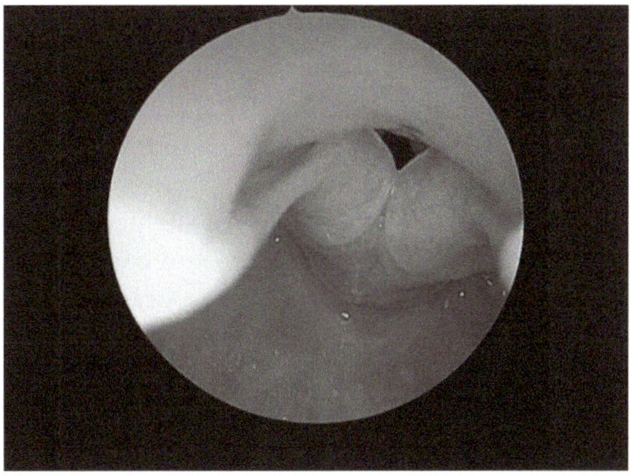

Abb. 15.1 Laryngomalazie Typ I nach Olney-Prolaps der Mukosa in der Regio arytenoidea (Di Dio et al. 2016) [P538]

besonders bei Kindern mit assoziierten Grunderkrankungen, vorbereitet sein.

15.1.2 Glottische Stenosen

Unter Stenosen auf Glottisniveau versteht man mehrere sehr unterschiedliche Krankheitsbilder, die im Bereich der Stimmbandebene zu einer Obstruktion des Atemweges führen. Die wichtigsten sind:

- beidseitige Stimmbandparese,
- Interarytenoidfibrose,
- konnatales Web und
- rezidivierende respiratorische Papillomatose.

Beidseitige Stimmbandparese

Einer beidseitigen Stimmbandparese im Säuglings- und Kleinkindalter liegt eine neurologische, traumatische oder idiopathische Ursache zugrunde. Typisch sind ein ausgeprägter Stridor, Dyspnoe und Sättigungsabfälle bei unbeeinträchtigter Stimmfunktion. Differenzialdiagnostisch muss v.a. die Interarytenoidfibrose abgegrenzt werden, da diese sowohl von den Symptomen als auch vom Befund her in der flexiblen Endoskopie am wachen Kind der beidseitigen Stimmbandparese entspricht.

TIPP

Auch für den erfahrenen Untersucher kann die Beurteilung der Stimmbandmobilität beim Neugeborenen sehr schwierig sein. Deshalb sollte immer eine Videoaufnahme der flexiblen Endoskopie am wachen Kind angefertigt werden, um diese dann in Ruhe und im Team analysieren zu können.

Therapie Die Therapie ist zunächst zurückhaltend bezüglich einer operativen Glottiserweiterung, da diese immer mit einer Stimmverschlechterung einhergeht, die nicht reversibel ist. Zudem kommt es in ca. 50 % der idiopathischen Fälle zu einer spontanen Erholung der Stimmbandfunktion in den ersten 1–2 Jahren (Brigger und Hartnick 2002; Berkowitz 2007).

Bis zu diesem Zeitpunkt kommen je nach Schwere der Symptomatik folgende Verfahren in Betracht.

1. Supportive Maßnahmen (High-Flow, NIV, Ernährung über Magensonde etc.)
2. Anteriorer und posteriorer Krikoidsplit mit postoperativer Intubation für 10–14 Tage
3. Tracheotomie
4. Reinnervation des M. cricoarytenoideus posterior (noch nicht routinemäßig verfügbar)

Bei ausbleibender spontaner Erholung der Stimmbandfunktion kommen eine laserchirurgische Glottiserweiterung, die Laterofixation nach Lichtenberger oder die posteriore laryngotracheale Rekonstruktion mit Rippenknorpel als Therapieoptionen in Betracht.

Interarytenoidfibrose

Eine Interarytenoidfibrose ist eine typische, aber von einer beidseitigen Stimmbandparese schwer zu unterscheidende Komplikation nach Langzeitintubation (> Abb. 15.2). Die Narbenbildung in der hinteren Kommissur führt zu einer Fixierung der Arytenoidknorpel und zu einem nichtneurogenen Stimmbandstillstand. Nur im Rahmen einer Mikrolaryngoskopie gelingt durch Palpation die Abgrenzung zur beidseitigen Stimmbandparese.

Therapie Die Interarytenoidfibrose ist im Unterschied zur neurogenen Stimmlippenlähmung nicht potenziell reversibel. Glottiserweiternde Eingriffe sind somit ab Diagnosestellung möglich. Natürlich richtet sich der Umfang der Therapie nach der Ausprägung der Symptome und dem Alter des Kindes. Jede Art der operativen Glottiserweiterung geht immer mit einer Stimmverschlechterung einher.

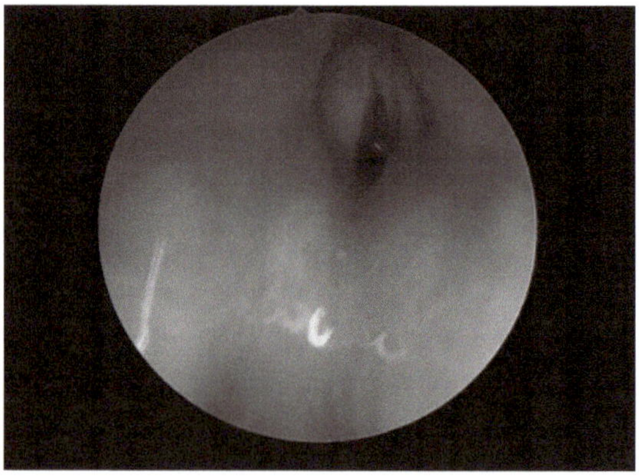

Abb. 15.2 Interarytenoidfibrose während Inspiration [P538]

Die Alternative ist eine Tracheotomie, jedoch sind die damit verbundenen Einschränkungen so massiv, dass eine Stimmverschlechterung als Preis einer Tracheostomavermeidung von nahezu allen Eltern in Kauf genommen wird.

Folgende Eingriffe kommen in Betracht:

- Laserchirurgische Glottiserweiterung
- Posteriore laryngotracheale Rekonstruktion mit Rippenknorpel
- Laserchirurgische Narbentrennung; kombiniert mit passagerer Laterofixation eines Stimmbandes (nur in milden Fällen möglich)

Konnatales Web

Unter einem konnatalen Web versteht man eine unterschiedlich stark ausgeprägte Synechie des vorderen Anteils beider Stimmlippen (➤ Abb. 15.3). Die Ausprägung reicht von einem kurzstreckigen anterioren Web bis hin zu einer vollständigen Atresie der Glottisebene. Häufig erreicht und involviert ein Web den anterioren Bereich des Ringknorpels.

Klassischerweise ist die Stimmbildung proportional zur Ausprägung des Webs beeinträchtigt und reicht von leichter Heiserkeit bis zur Aphonie. In einigen Fällen besteht eine Assoziation mit der Mikrodeletion 22q11. Somit sollte eine genetische Beratung erfolgen.

Therapie Die Therapie richtet sich nach der Ausprägung und reicht von endoskopisch bis offen:

- Bei kurzstreckigen Webs kann eine endoskopische Inzision des Webs in der Mittellinie erfolgen. Zur Vermeidung eines Rezidivs erfolgt das Einschwenken eines kaudal gestielten Schleimhautläppchens.
- Bei mittlerer Ausprägung ist die endoskopische Inzision des Webs mit passagerer Einlage eines Platzhalters möglich.
- Bei ausgeprägten Befunden mit subglottischer Komponente erfolgt die offene laryngotracheale Rekonstruktion mit Rippenknorpel und Einlage eines Stents.

Rezidivierende respiratorische Papillomatose

Die rezidivierende respiratorische Papillomatose ist nach den Stimmlippenknötchen die häufigste Ursache für Heiserkeit im Kindesalter. Sie kann im gesamten Atemweg auftreten, die Stimmlippen sind aber besonders häufig betroffen. Verursacht wird sie durch das humane Papillomavirus, v. a. HPV 6 und 11 (➤ Abb. 15.4). Besonders gefürchtet ist die potenzielle Ausbreitung ins Bronchialsystem.

Therapie Die Therapie besteht in einer mikrochirurgischen Abtragung. Die meisten Zentren favorisieren eine Abtragung der Papillome mithilfe des laryngealen Microdebriders („Shaver"). Dieser ermöglicht eine schonende Abtragung ohne thermische Schäden, wie sie bei der Anwendung eines Lasers auftreten. Ziel ist hierbei nicht die radikale

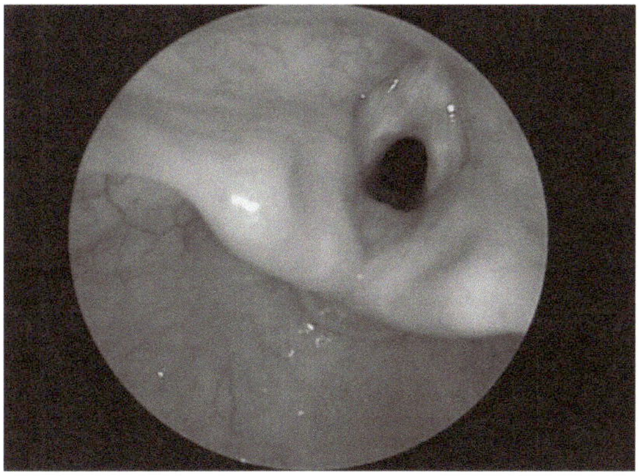

Abb. 15.3 Konnatales Web [P538]

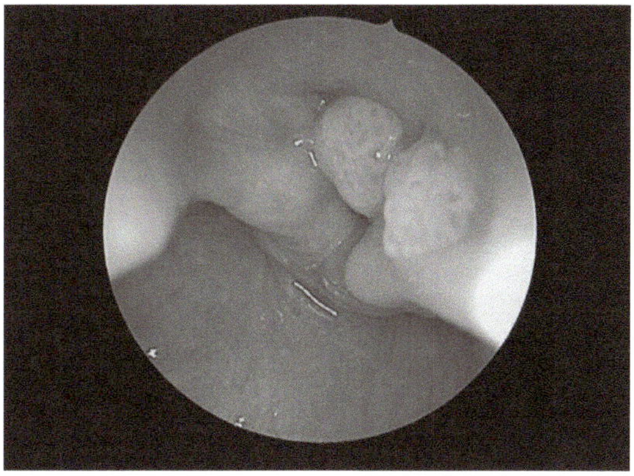

Abb. 15.4 Laryngeale Papillomherde [P538]

Resektion der Papillome, sondern die funktionserhaltende Abtragung unter maximaler Schonung wichtiger Strukturen zur Stimmbildung.

15.1.3 Subglottische Stenosen

Subglottische Stenosen beziehen sich auf den Bereich unterhalb der Stimmbandebene bis zum Unterrand des Krikoids (➤ Abb. 15.5). Der weitaus größte Anteil aller erworbenen subglottischen Stenosen ist intubationsassoziiert. Dabei ist die Intubationsdauer nur ein prädisponierender Faktor. Weitere sind: multiple Intubationen, Notfallintubationen, falsche Tubusgröße, Scherkräfte durch ständige Tubusbewegungen etc. Weitere Ursachen für eine subglottische Stenose können die konnatale Krikoidstenose, konnatale Hämangiome sowie Neu- und Fehlbildungen wie z. B. Zysten sein.

Therapie

Der Goldstandard der Therapie für konnatale Hämangiome besteht in der Gabe von Propranolol. Nur bei therapierefraktären Fällen oder bei Kontraindikationen gegen Betablocker kommt ein chirurgisches Vorgehen infrage. In solchen Fällen kann das subglottische Hämangiom durch einen offenen Zugang (Laryngofissur) „herausgeschält" werden. Je nach Größe des Hämangioms und Alter des Kindes erfolgt die postoperative Nachbeatmung für einige Tage. In seltenen Fällen muss zur Sicherung des Atemwegs ein passageres Tracheostoma angelegt werden.

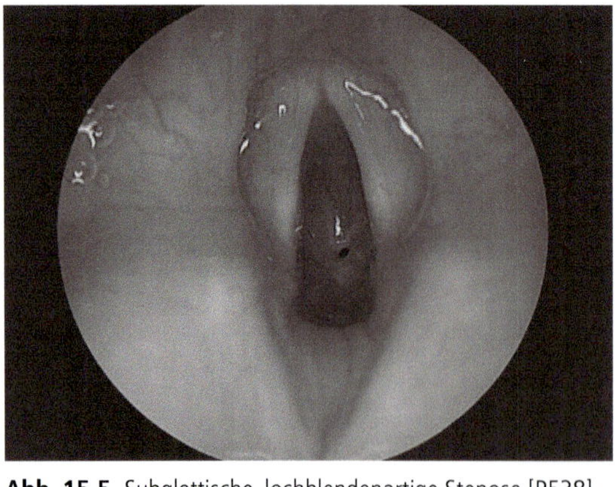

Abb. 15.5 Subglottische, lochblendenartige Stenose [P538]

Symptomatische subglottische Zysten oder andere Fehlbildungen werden in erster Linie endoskopisch, mikrochirurgisch und mithilfe des Lasers entfernt. Dabei ist auf ein zurückhaltendes und schleimhauterhaltendes Vorgehen zu achten, um konsekutive Vernarbungen und damit Stenosen zu vermeiden.

MERKE

Die Tracheotomie sollte grundsätzlich bei allen Stenosen nur als Ultima Ratio erfolgen.

Zum einen bedeutet ein Tracheostoma im Säuglings- und Kleinkindalter keineswegs immer einen sicheren Atemweg, Todesfälle werden immer wieder durch Kanülendislokationen verursacht; zum anderen bedeutet ein Tracheostoma für das Kind und das gesamte Umfeld eine enorme psychosoziale Belastung. Um dies dem Kind und der Familie zu ersparen oder um die Zeit mit Tracheostoma möglichst zu verkürzen, sollten selbst aufwendig erscheinende Therapieverfahren frühzeitig angewandt werden.

Zu den wichtigsten Verfahren gehören die krikotracheale Resektion, laryngotracheale Rekonstruktionen und als primäre Therapie, aber auch komplementär die Hochdruck-Ballondilatation.

Krikotracheale Resektion

Das Prinzip der krikotrachealen Resektion (CTR) besteht in der vollständigen Resektion des pathologischen Areals. Sie kann grundsätzlich bei allen hochgradigen subglottischen Stenosen durchgeführt werden, die die Glottisebene nicht involvieren (➤ Abb. 15.6).

Der anteriore Anteil des Krikoids wird mitsamt der Stenose und dem Tracheostoma entfernt. Im Anschluss erfolgt die Adaptation der Trachea an den Unterrand des Thyroids. Die wesentlichen Vorteile im Vergleich zur laryngotrachealen Rekonstruktion bestehen in der höheren Erfolgsrate und der kürzeren Behandlungsdauer.

Nicht unerwähnt darf allerdings bleiben, dass die CTR technisch anspruchsvoll ist und mögliche Komplikationen wie Infektionen im Bereich der Anastomose, Luftemphyseme, Anastomosendehiszenzen oder Rekurrensläsionen zwar selten,

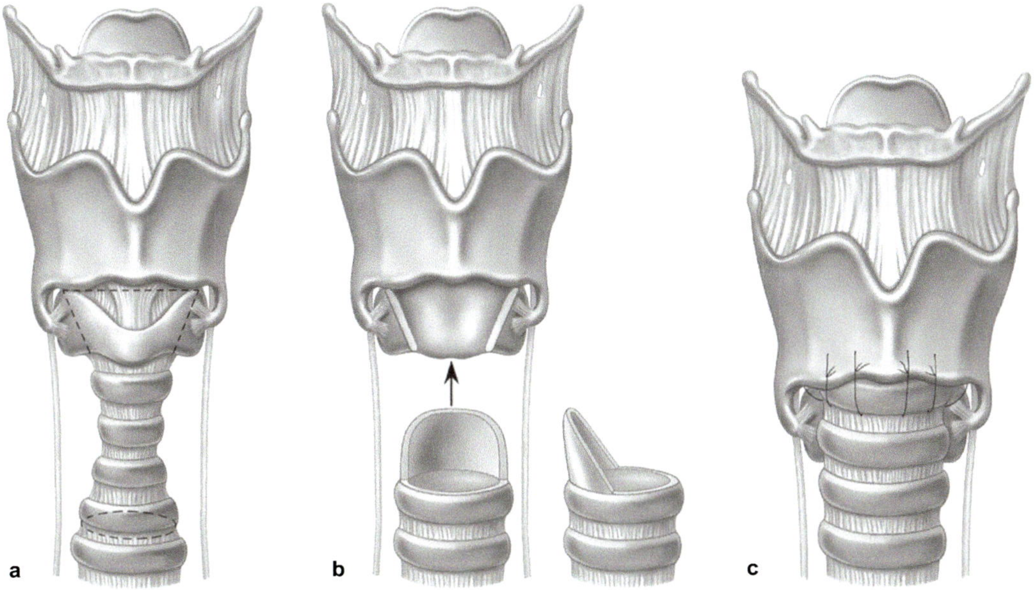

Abb. 15.6 Prinzip der CTR [T1023]

aber schwerwiegend sind. Außerdem kann die postoperative Extubationsphase erschwert sein (➤ Kap. 15.4).

Die Gründe dafür sind vielfältig. Zum einen können Pressen und starkes Husten zu einem Emphysem und konsekutiv zu einer Infektion und Dehiszenz im Anastomosenbereich führen. Die Kunst liegt also darin, das Kind nach Extubation ausreichend, aber nicht zu stark zu sedieren. Denn Sekret muss abgehustet und geschluckt werden, um pulmonale Probleme zu vermeiden. Die fehlende Compliance, aber auch eine mögliche Entzugsproblematik kommt erschwerend hinzu. Zudem bedeuten die gleichzeitige Resektion des Tracheostomas und die jetzt nötige transglottische Atmung eine für das Kind ungewohnte Atemanstrengung. Kurzzeitige NIV- oder High-Flow-Therapie kann hilfreich sein. Des Weiteren können Schwellungen, aber auch Fibrinbeläge und im schlimmsten Fall eine Anastomosendehiszenz sehr kurzfristig zu einer ausgeprägten Symptomatik führen. Darum sollte die Indikation zur Kontrollendoskopie großzügig gestellt werden. Die Re-Intubation eines symptomatischen Kindes nach CTR sollte nach Möglichkeit im Team (Anästhesie und HNO) und „unter Sicht" im OP erfolgen. Praktisch bedeutet dies, der HNO-Kollege endoskopiert mithilfe einer dünnen Optik den Anastomosenbereich. Der Tubus kann dann über die Optik geschoben werden, sodass in Seldinger-Technik unter Sicht intubiert werden kann. Liegt eine partielle Dehiszenz vor, muss unbedingt vermieden werden, dass mit der Tubusspitze die Trachea weiter abgerissen wird. Eine komplette Dehiszenz stellt eine schwerwiegende Komplikation da, selbst für den geübten und erfahrenen Chirurgen oder Anästhesisten kann es nur schwer oder nicht möglich sein, den kaudalen Trachealstumpf zu intubieren. In dieser Situation muss der sofortige Zugang von außen erfolgen.

Laryngotracheale Rekonstruktion

Die laryngotracheale Rekonstruktion (LTR) unterscheidet sich grundlegend von der CTR. Während bei der CTR der stenotische Bereich reseziert wird, wird dieser bei der LTR erweitert. Dies erfolgt durch Interposition von Schild- (➤ Abb. 15.7) oder Rippenknorpel (➤ Abb. 15.8).

Dabei kann Schildknorpel nur anterior und nur im 1. Lj. eingesetzt werden, während Rippenknorpel sowohl anterior als auch posterior eingebracht

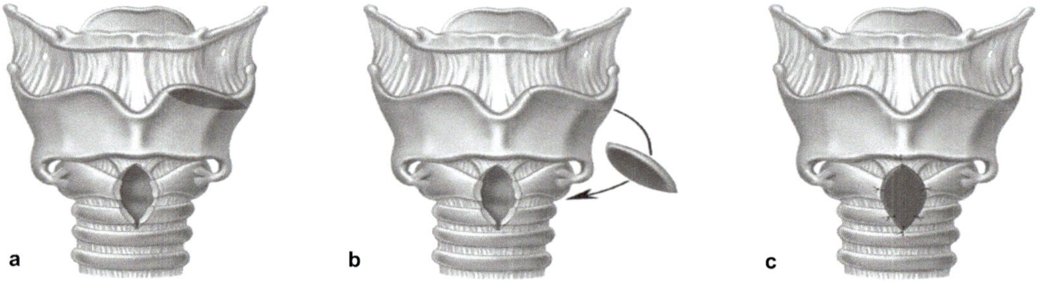

Abb. 15.7 Prinzip der LTR mit Schildknorpel [T1023]

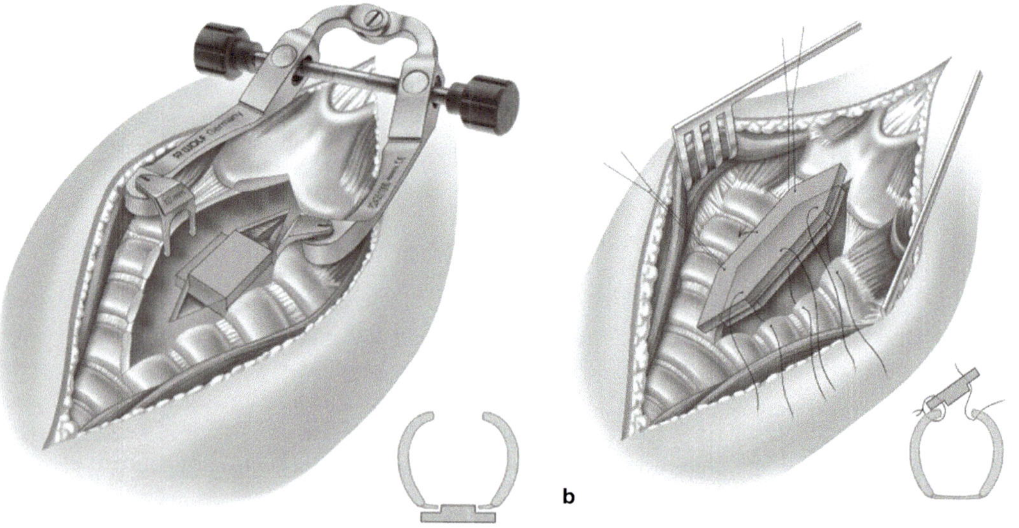

Abb. 15.8 Prinzip der LTR mit Rippenknorpel [T1023]

werden kann. Die anteriore und posteriore LTR mit Rippenknorpel ist Mittel der Wahl bei komplexen Stenosen mit Glottisbeteiligung. Sie ist ca. ab dem 3. Lj. möglich. Im Unterschied zur LTR mit Schildknorpel und der CTR erfolgt die LTR mit Rippenknorpel unter Beibehaltung des Tracheostomas, da hier eine postoperative Schienung des Larynx mittels Platzhalter erfolgt (Rutter-Stent, LT-Mold oder Fingerling-Tamponade). Somit müssen Kinder nach LTR mit Rippenknorpel im Gegensatz zu Kindern nach LTR mit Schildknorpel oder CTR nicht nachbeatmet werden. Wichtig ist, dass alle Nachbetreuenden über das Vorhandensein eines Platzhalters informiert sind, sodass bei plötzlicher Atemnot sofort über das Tracheostoma tracheoskopiert und der potenziell in die Trachea dislozierte Platzhalter entfernt wird.

Eine Kombination aus CTR und LTR findet in der Therapie komplexer Multilevel-Stenosen Anwendung und bedeutet ebenfalls die Einlage eines Platzhalters und die Beibehaltung des Tracheostomas.

Hochdruck-Ballondilatation

Die Anwendung der Hochdruck-Ballondilatation erfolgt sowohl primär zur Behandlung einer frischen, kurzstreckigen und membranösen Stenose als auch sekundär im Fall von ödematösen Schwellungen oder bei narbiger Restenosierungstendenz nach erfolgter Rekonstruktion.

Hochdruckballons stehen in verschiedenen Durchmessern und Längen zur Verfügung. Sie werden im Rahmen einer Mikrolaryngoskopie im Bereich der Stenose platziert und entfaltet und verbleiben für ca. 1–2 min. Dies erfolgt in Apnoe und macht eine ausgiebige Präoxygenierung unerlässlich. Außerdem muss in der Narkoseführung beachtet werden, dass die Dilatation einen enormen trachealen Reiz verursacht und ein Husten während der Prozedur unbedingt vermieden werden muss.

15.2 Tracheostomaverschluss

Ein Tracheostomaverschluss bei Kindern sollte niemals ohne vorherige gründliche Endoskopie erfolgen. Diese muss unbedingt auch in Spontanatmung durchgeführt werden, um mögliche relevante starre, aber auch dynamische Engstellen (z. B. suprastomaler Kollaps, Tracheomalazie) auszuschließen. Erst dann sollte ein langsames Downsizing der Trachealkanüle erfolgen. Der Sinn des Downsizings besteht darin, zunehmend die transglottische Atmung an der Kanüle vorbei zu ermöglichen, aber zugleich das Tracheostoma zur Sicherung des Atemwegs offen zu halten. Ist die kleinste Größe erreicht, erfolgt der Verschluss der Trachealkanüle mit einer Kappe: zunächst tagsüber und, wenn dies gut toleriert wird, auch nachts. Zu beachten ist, dass der erste Versuch des Verschlusses der Kanüle unter engmaschiger Überwachung erfolgen muss, der nächtliche Verschluss der Kanüle darf nur unter Monitorüberwachung stattfinden. Im weiteren Verlauf erfolgt dann unter stationären Bedingungen ein Abklebeversuch des Tracheostomas. Insbesondere bei kleinen Kindern zeigt sich oft eine schnelle Schrumpfung des Tracheostomas, sodass ein operativer Verschluss nicht mehr nötig ist.

MERKE

Im Falle eines primären chirurgischen Tracheostomaverschlusses oder bei operativem Verschluss einer Restfistel muss das gesamte Team auf mögliche postoperative Komplikationen vorbereitet sein. Die Überwachung auf Intensivstation ist obligat.

Insbesondere kann es bei heftigem Weinen und Husten zu einem Emphysem der Halsweichteile kommen und konsekutiv zu Stridor sowie Atemnot. Je nach Alter des Kindes können zur Prävention ein frühzeitiges Hinzuziehen der Eltern sowie eine balancierte Sedierung hilfreich sein.

In kritischen Situationen, in denen sich das Kind auch durch Sedierung nicht beruhigen lässt und es zu einer Hypoxie kommt, muss das gerade verschlossene Tracheostoma dann notfallmäßig wiedereröffnet werden. Zum Ausschluss eines Pneumothorax oder Unterdrucklungenödems sollte ein Röntgen-Thorax erfolgen. Ein weiterer Versuch sollte erst in entsprechendem Abstand unternommen werden.

15.3 Narkosen zu Diagnostik und operativem Eingriff

Die Narkosen bei Kindern mit Atemwegsproblemen verlangen ein hohes Maß an Erfahrung und eine enge Abstimmung mit dem HNO-Kollegen, der den diagnostischen oder therapeutischen Eingriff durchführt.

15.3.1 Narkosevorbereitung

Die Kinder haben häufig schon eine Vielzahl von Narkosen hinter sich gebracht und sind meist erheblich sensibilisiert. Ein hohes Maß an Einfühlungsvermögen ist erforderlich. Darüber hinaus haben die Kinder i. d. R. eine schwerwiegende Grunderkrankung (z. B. schwerer Herzfehler, Z. n. Langzeitbeatmung bei extremer Frühgeburtlichkeit, schwieriger Atemweg), die auch unter anderen Aspekten gewürdigt werden muss.

Gegen eine sedierende Prämedikation mit Midazolam in den bekannten Dosierungen (oral 0,5 mg / kg KG, 0,5–1 mg / kg KG rektal oder 0,2 mg / kg KG nasal) spricht i. d. R. nichts, es sei denn, es wäre bei früheren Narkosen zu einer paradoxen Reaktion gekommen oder es läge eine Muskelerkrankung vor.

CAVE

Midazolam wirkt in geringem Maße muskelrelaxierend, was bei Atemwegsanomalien oder Muskelerkrankungen jedoch ausreicht, dass es durch die zurückfallende Zunge zu einer Atemwegsverlegung mit der Gefahr einer Hypoxie kommen kann! Hier sollte die Dosis halbiert werden.

Bei Kindern mit Tracheostoma kann eine Prämedikation auch entfallen; die Narkose kann hier über das Tracheostoma inhalativ eingeleitet werden, sofern keine Kontraindikationen vorliegen (z. B. Muskelerkrankung mit der Disposition zur malignen Hyperthermie).

15.3.2 Narkoseführung

Wird die Narkose inhalativ mit Sevofluran über die Maske oder über das Tracheostoma eingeleitet, so ist zügig ein venöser Zugang zu legen, über den die Narkose intravenös mit Propofol und einem Opioid (z. B. Remifentanil 0,1–0,2 µg/kg/min) weitergeführt wird.

Die i. v. Narkose ist die Narkose der Wahl bei diesen Eingriffen, weil

- bei den häufigen Umintubationen, dem Einführen des Bronchoskops und dann der erneuten Umintubation, wenn das Bronchoskop wieder aus der Trachea herausgezogen wird, eine kontinuierliche Zufuhr des Narkosegases nicht gegeben ist und die Kinder keine adäquate tiefe Narkose bekommen können;
- die HNO-Kollegen belastet würden, die bei der Diagnostik und bei der Operation sehr häufig einer sehr hohen Narkosegaskonzentration ausgesetzt wären, weil die Bronchoskope nicht genug abgedichtet sind und deshalb sehr viel Sevofluran aus den Atemwegen entweichen könnte; dies würde auch zu einer Kontamination der weiteren Umgebung im OP mit Narkosegasen führen.

Das Monitoring umfasst bei den diagnostischen und operativen Eingriffen über das Standardmonitoring (EKG, S_aO_2, Blutdruckmessung etc.) hinaus die transkutane CO_2-Messung, da eine akkurate Einschätzung des arteriellen CO_2 über das endexspiratorische CO_2 bei den häufigen Wechseln von Tubus und Bronchoskop nicht möglich ist.

Bei kleinen Patienten sollte die zerebrale Sauerstoffversorgung des Kindes auch über die Nahinfrarotspektroskopie (NIRS) überwacht werden.

Wichtig ist, die Narkose bei Bronchoskopien so zu führen, dass zu Beginn eine Spontanatmung vorhanden bleibt, um die Stimmbandfunktionen prüfen zu können. Wenn diese Prüfungen abgeschlossen sind, kann das Kind dann zu den weiteren tracheobronchoskopischen Maßnahmen relaxiert werden.

Bei der Auswahl des Tubus sollte auf eine adäquate Länge geachtet werden. Der Tubus wird bei den resezierenden Verfahren über die Anastomose hinweggeschoben; der Tubuscuff muss auf jeden Fall distal der Anastomose zu liegen kommen. Darüber hinaus sollte er so lang sein, dass er sich sicher an der Nase fixieren lässt.

Die akzidentelle Extubation ist für das Kind lebensbedrohend. Deshalb muss eine sichere Fixierung des Tubus gewährleistet sei. Aus diesem Grund sollte der Tubus 2–3 cm aus der Nase herausragen. Die Fixierung muss mit stabilen Pflastern erfolgen. Wichtig ist, dass die Pflaster nicht nass und damit aufgeweicht werden, weshalb die Umgebung der Pflaster trocken gehalten werden muss.

Ob zur Intubation des Kindes ein Tubus mit oder ohne Cuff eingesetzt wird, muss im Einzelfall entschieden werden. Wird ein Tubus mit Block gewählt, muss auf jeden Fall verhindert werden, dass der Tubuscuff im Bereich der Anastomose liegt; er ist distal zu platzieren.

Darüber hinaus sollte bei den Narkosen zu operativen Eingriffen auch eine arterielle Kanüle gelegt werden, um online die Blutdrücke beobachten und Blut zu Laboruntersuchungen abnehmen zu können.

In der Regel wird eine Antibiotikaprophylaxe durchgeführt.

15.4 Intensivmedizinische Probleme

Die postoperative Phase wird geprägt durch die Notwendigkeit zur Nachbeatmung bei bestimmten Indikationen, die dazu notwendige Langzeitsedierung sowie die Antibiotikatherapie. Die Ernährung erfolgt enteral über eine intraoperativ gelegte Magensonde.

15.4.1 Indikationen zur Aufnahme auf die Intensivstation und Nachbeatmungsindikationen

- **Diagnostische Maßnahmen:** Tracheobronchoskopien sind i. d. R. keine Indikation zur Aufnahme

auf die Intensivstation, insbesondere auch dann nicht, wenn ein Tracheostoma vorhanden ist. Aufnahmeindikationen nach Tracheobronchoskopien sind v. a. Verletzungen, die sich bei der Tracheobronchoskopie ergeben haben (sehr selten) oder überraschsende Befunde, die sich möglicherweise in der postoperativen Phase nach der Bronchoskopie noch aggravieren könnten.
- **Tracheostomaverschluss:** Hier empfiehlt sich wegen des möglichen Unterdrucklungenödems (➤ Kap. 15.2) eine Überwachung auf der Intensivstation.
- Kinder mit einer Supraglottoplastik oder laserchirurgischer Abtragung von Zysten sollten für eine Nacht auf die Intensivstation verlegt werden, da es zu einer Schwellung im Wundgebiet und damit zu einer Verlegung der Atemwege kommen kann.
- Kinder nach einer CTR oder LTR mit Schildknorpel (Kinder ohne Tracheostoma) werden erst nach 2–4 Tagen extubiert und müssen so lange langzeitsediert und nachbeatmet werden. Zeigt sich nach der Extubation ein Stridor, muss das Kind erneut tracheobronchoskopiert werden.

15.4.2 Langzeitsedierung

Wenn das Kind nachbeatmet werden muss, so muss es auch langzeitsediert werden. Mittel der Wahl ist die Kombination von Midazolam und Sufentanil. Nicht selten ist anfänglich auch eine Muskelrelaxation (z. B. Atracurium / Pancuronium) erforderlich. Häufig kommt es wie bei anderen langzeitsedierten Kindern auch schnell zu einer Tachyphylaxie, sodass als weitere Komponente Clonidin hinzugefügt werden muss.

6 Stunden vor der Extubation kann auf Propofol und Remifentanil umgestellt werden. Ansonsten besteht bekanntermaßen bei Propofol eine Kontraindikation zur Langzeitsedierung. Die Midazolam- / Sufentanil-Wirkung kann dann in der Zeit, in der Propofol und Remifentanil vor der Extubation gegeben werden, abklingen. Das Kind ist dann nach Abstellen des kurz wirksamen Propofols und Remifentanils schneller und besser wach, sodass kurzfristige Reintubationen aufgrund eines Sedierungsüberhangs selten sind.

Nicht selten kommt es in der Phase danach dennoch zu Unruhezuständen im Sinne eines Entzugsdelirs. Hilfreich sind hier die Gabe von Clonidin kontinuierlich über Perfusor oder Einzelgaben von Morphin, die dann über mehrere Tage ausgeschlichen werden müssen.

15.4.3 Antibiotika

Die Antibiotikagabe erfolgt nach Maßgabe des Operateurs. Bei entsprechenden Symptomen (Fieber, CRP- und PCT-Anstieg) wird das Antibiotikum kalkuliert gegeben oder nach Resistogramm modifiziert.

15

15.5 Intensivmedizinische Komplikationen

15.5.1 Tubusdislokation

CAVE

Extubiert sich das Kind selbst oder kommt es artifiziell zu einer Tubusdislokation, entsteht eine akute Notfallsituation: S_aO_2 ↓, in der Folge Herzfrequenz ↓↓; Reanimationssituation!

Durch sorgfältige Fixierung, Vermeidung von Nässe am Pflaster und adäquate Sedierung sowie möglicherweise Relaxation muss eine Tubusdislokation auf jeden Fall vermieden werden.

Ist es zu diesem Notfall gekommen, Ruhe bewahren (was leichter gesagt als getan ist), über die Maske beatmen; falls dies bei Atemwegsanomalien nur unter Schwierigkeiten möglich ist: Larynxmaske einbringen und das Kind über die Larynxmaske beatmen. Die HNO-Kollegen informieren (➤ Kap. 15.1.3).

Dann sorgfältige und atraumatische Reintubation unter Sicht durch den HNO-Kollegen oder auch mithilfe eines Videolaryngoskops (C-MAC, GlideScope).

Bei Tuben mit Cuff muss der Cuff distal der Anastomose liegen; fiberoptische Kontrolle! Dann erneut sichere Fixierung des Tubus!

15.5.2 Bronchospastik

Bei zu flacher Sedierung kann es wie bei anderen Kindern auch zu einer Bronchospastik mit konsekutivem Sättigungsabfall kommen.

Therapie F_iO_2 1,0, Sedierung vertiefen, bis wieder ein adäquater Gasaustausch möglich ist.

LITERATUR

Berkowitz RG (2007). Natural history of tracheostomy-dependent idiopathic congenital bilateral vocal fold paralysis. Otolaryngol Head Neck Surg 136: 649–652.

Brigger MT, Hartnick CJ (2002). Surgery for pediatric vocal cord paralysis: a meta-analysis. Otolaryngol Head Neck Surg 126: 349–355.

Di Dio D, Amrhein P, Koitschev A, Sittel C (2016). Supraglottoplastik bei kindlicher Laryngomalazie. HNO 64(12): 905–908.

KAPITEL

16 Lebensbedrohliche Traumata

Jörg Beneker, Stephan David

Schwere Traumata spielen eine herausragende Rolle bei den lebensbedrohlichen Notfällen im Kindesalter: Auch heute noch ist ein Trauma in Deutschland, wie auch in den meisten anderen europäischen Ländern, die häufigste Todesursache im Alter zwischen 1 und 15 Jahren. Die Ursachen lebensbedrohlicher Traumata zeigen dabei deutliche Altersunterschiede:

- Im Säuglingsalter bis zu 1 Jahr dominieren häusliche Unfälle wie der Sturz vom Wickeltisch.
- Im frühen Kleinkind- bzw. Kletteralter folgen Stürze aus großer Höhe, zumeist Fensterstürze.
- Im späteren Kleinkindalter sind Verkehrsunfälle mit einem relativ kontinuierlichen Anstieg der Inzidenz über das Schulalter bis zum Jugendalter vorherrschend.

Allein bei Verkehrsunfällen verunglücken jährlich über 28.000 Kinder in Deutschland, seit Anfang des 21. Jahrhunderts endlich mit sinkender Tendenz (Statistisches Bundesamt 2016). Korrigiert werden muss allerdings das Bild der Verkehrsunerfahrenheit des Kindes als Hauptgrund für die Unfallbeteiligung: Die größte Gruppe der getöteten Kinder erleidet ihre Verletzungen als passiver Verkehrsteilnehmer auf dem Rücksitz von Pkws. Die alleinige Zielgruppe Kind in den derzeitigen Verkehrserziehungsmaßnahmen erscheint vor diesem Hintergrund überprüfenswert.

So erschreckend hoch die Gesamtzahl der verletzten Kinder auch ist – für den einzelnen Notarztstandort und die einzelne Krankenhausaufnahmestation sind lebensbedrohliche Kindernotfälle eher die Ausnahme (➤ Tab. 16.1). Unter den ernsten Kindernotfällen spielt das Trauma weiterhin eine herausragende Rolle. Die vitale Bedrohung nach einem Trauma ist in den meisten Fällen durch die Kombination mehrerer Verletzungen bedingt, was sich auch in der heute allgemein akzeptierten Definition (nach Tscherne) des Begriffs Polytrauma niederschlägt:

MERKE

Das Polytrauma ist eine gleichzeitig entstandene Verletzung mehrerer Körperregionen oder Organsysteme, wobei wenigstens eine Verletzung oder die Kombination mehrerer Verletzungen lebensbedrohlich ist.

Gerade für die präklinische und erste klinische Versorgungsstrategie ist von entscheidender Bedeutung, aus welchen Verletzungen sich eine solche lebensbedrohliche Mehrfachverletzung zusammensetzt (➤ Tab. 16.2).

Das Schädel-Hirn-Trauma ist die häufigste Einzelverletzung im Rahmen des Polytraumas, auch bei Kindern. Die Inzidenz ist dabei im frühen Kindesalter am höchsten und nimmt dann langsam ab. Dagegen ist eine altersabhängige Zunahme der

Tab. 16.1 Inzidenz bedrohlicher Notfälle im Kindesalter

	Nagele und Kroesen (2000)	Tiesmeier et al. (2016)
Notarzteinsätze	n = 7.324	n = 9.456
Anteil der Kinder an allen Einsätzen, davon	5,1 %	3,4 %
• Verletzung	30,4 %	28,3 %
• Neurologie / ZNS / Krampfanfall	33,6 % (zusammengefasst)	30,8 % (zusammengefasst)
• Ventilationsstörung	23,9 %	20,9 %
• SIDS / Reanimation	2,2 %	0,9 %

Tab. 16.2 Verletzungsmuster beim kindlichen Polytrauma

Verletzung	Verletzungsverteilung bei schwerverletzten Kindern
Schädel-Hirn-Trauma	ca. 40 %
Abdominalverletzungen	ca. 15 %
Thoraxverletzungen	ca. 15 %
Extremitätenverletzungen	ca. 20 %
Beckenfrakturen	ca. 5 %
Wirbelsäulenverletzungen	ca. 10 %

schweren Verletzungen anderer Körperregionen nachweisbar, insbesondere der Extremitätenverletzungen, die in den meisten Untersuchungen im Jugendalter anteilig das SHT übersteigen. Die Aufenthaltsdauer auf Intensivstationen und die Beatmungszeit steigt proportional dem Lebensalter an, was als Indiz für steigende Schweregrade der Verletzungen gewertet werden kann.

16.1 Schädel-Hirn-Trauma

Pathophysiologie

Bei jedem schweren Schädel-Hirn-Trauma (SHT) kommt es unmittelbar zum Unfallzeitpunkt zur „Primärläsion". Durch die Aufprallenergie entstehen Frakturen der Kalotte und der Schädelbasis sowie intrakranielle Verletzungen:

- Scherkräfte und Druckeinwirkungen führen zu diffusen axonalen Schädigungen und Unterbrechungen der Mikrozirkulation.
- Verletzungen kleinerer intrakranieller Gefäße bewirken Einblutungen in Kontusionsherde.
- Lazerationen größerer Hirngefäße verursachen epidurale, subdurale oder intrazerebrale Hämatome.

Epidurale Hämatome, also Blutungen zwischen Dura und Kalotte, sind meist arteriellen Ursprungs; sie stammen aus der A. meningea media und entstehen häufig durch Temporalschuppenfrakturen. Subdurale Hämatome entstehen zwischen der Innenseite der Dura und der Arachnoidea, meist durch Abscherung von Brückenvenen.

Diese Primärläsion führt zu einem mehr oder weniger stark ausgeprägten lokalen Hirnödem, das allein oder potenziert durch die genannten Hämatome zu einer Erhöhung des Drucks im Inneren des fast geschlossenen knöchernen Schädels führt.

Zentrale Bedeutung hat die Sauerstoffversorgung des Gehirns, die gerade beim Mehrfachverletzten durch weitere Faktoren verschlechtert wird:

- Thoraxverletzungen wie ein Pneumo- oder Hämatothorax, Lungengewebsverletzungen oder auch mechanische Instabilität durch Rippenserienfrakturen verschlechtern die Sauerstoffaufnahme.
- Blutverluste durch innere oder äußere Blutungsquellen vermindern durch Hb-Abfall und Volumenverluste die Sauerstofftransportkapazität.
- Schmerz, Stress, Angst und Auskühlung erhöhen den Sauerstoffverbrauch.

Auch die Bewusstseinstrübung mit der Folge einer Hypoventilation trägt über eine Hyperkapnie zu einer Erhöhung des intrakraniellen Drucks bei (➤ Kap. 6.4). Der Perfusionsdruck sinkt und mit ihm der nutritive Blutfluss des Gehirns, die durchblutungsregulierenden Mechanismen sind lokal oder global aufgehoben, ein generalisiertes Hirnödem entsteht. Alle genannten Faktoren bedingen eine Perpetuierung der pathophysiologischen Abläufe – es entsteht ein Circulus vitiosus (➤ Abb. 16.1).

Diese Mechanismen gelten gleichermaßen für Erwachsene wie für Kinder. Dennoch sind unterschiedliche Verletzungsmuster in den verschiedenen Altersgruppen der Schädel-Hirn-Traumatisierten festzustellen: Bei Kindern finden sich deutlich weniger zerebrale Gewebsläsionen, nämlich nur in ca. 30 % der Fälle. Bei Erwachsenen liegt der Anteil bei etwa 50 %. Umgekehrt ist das Verhältnis bei den Steigerungen des intrakraniellen Drucks, was ganz erhebliche Bedeutung für die präklinische Versorgung hat: 80 % der Schädel-Hirn-verletzten Kinder weisen eine signifikante Erhöhung des intrakraniellen Drucks auf Werte über 20 mmHg auf, während solche Befunde bei nur 50 % der Erwachsenen beobachtet werden.

MERKE

Der intrakranielle Druck ist eine ganz wesentliche Zielgröße der therapeutischen Strategien in der Notfallmedizin, denn gerade hier ist der frühzeitige und intensive Therapiebeginn von großem Einfluss auf den Krankheitsverlauf.

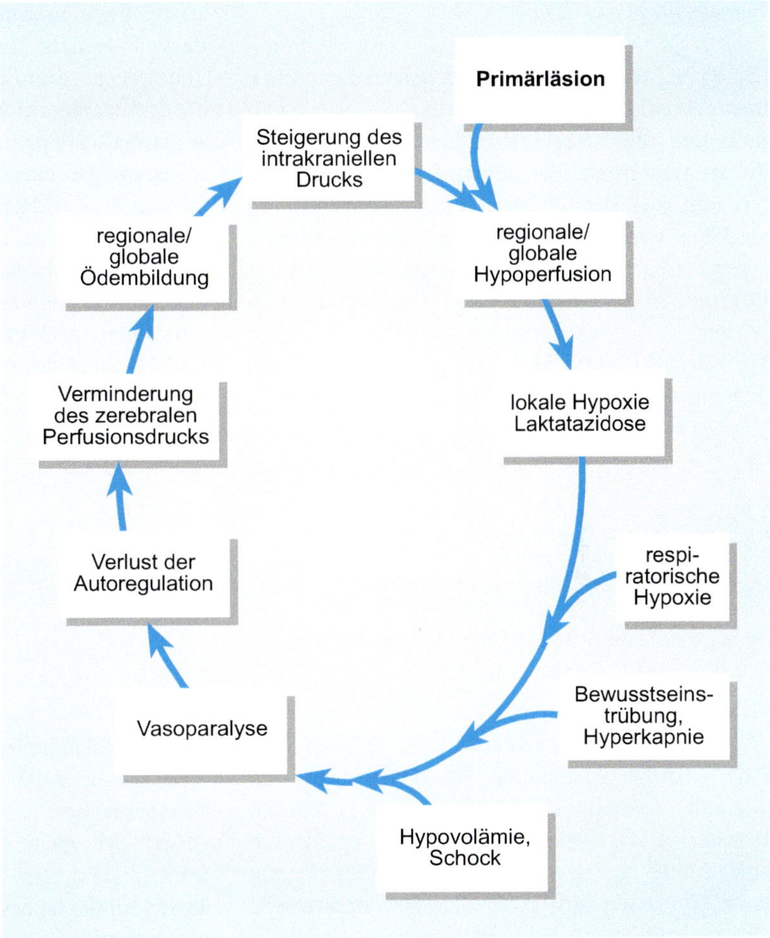

Abb. 16.1 Pathophysiologie beim Schädel-Hirn-Trauma [R394]

Diagnostik

Die präklinische Diagnostik sollte sich auf die Erkenntnisse beschränken, die auch unmittelbare therapeutische oder organisatorische Konsequenzen haben. Beim SHT bedeutet das v. a. die Einschätzung des Schweregrades.

Der Schweregrad bedingt das Ausmaß der folgenden therapeutischen Entscheidungen und ist Grundlage für die wichtigste, weil folgenschwerste präklinische Entscheidung: Muss direkt ein Krankenhaus der Maximalversorgung (inkl. anästhesiologisch-postoperativer Intensivmedizin, CT, MRT und Neurochirurgie) angefahren werden, oder reicht – nämlich nur im Falle des Ausschlusses eines wirklichen SHT – eine möglicherweise näher gelegene Klinik mit neurologischer Überwachungsmöglichkeit? Eine spätere Weiterverlegung in eine spezialisierte Klinik bedeutet für den Verletzten immer einen erheblichen und oft entscheidenden Zeitverlust, denn die Entscheidungsfindung zur Verlegung wird in jedem Krankenhaus von vielen Faktoren bestimmt; der Entschluss fast immer zu spät getroffen.

Um den Schweregrad eines SHT präklinisch richtig einschätzen zu können, ist die Erfahrung in der klinischen intensivmedizinischen Versorgung dieser Patienten wichtig. Als Hilfe bei der Einschätzung haben sich verschiedene Scoring-Systeme, v. a. der Glasgow Coma Score (GCS, ➤ Tab. 6.3), bewährt. Anhand weniger Daten, die einfach und schnell zu erheben sind, lässt sich eine Aussage über den Schweregrad und damit auch die Prognose treffen.

Therapie

Sämtliche präklinischen und intensivmedizinischen therapeutischen Strategien zielen auf eine Optimierung der zerebralen Sauerstoffversorgung, die vom zerebralen Perfusionsdruck abhängig ist (➤ Kap. 6.4). Der zerebrale Perfusionsdruck (CPP) wird über weite Strecken durch eine Autoregulation geregelt, die jedoch beim schweren SHT in ihrer Funktion eingeschränkt oder aufgehoben ist. Dann ist der CPP direkt proportional dem arteriellen Mitteldruck (MAD), aber umgekehrt proportional dem intrakraniellen Druck (ICP):

$$CPP = MAD - ICP$$

MERKE

Ziele der Therapie sind deshalb:

- Vermeidung eines pathologischen Anstiegs des intrakraniellen Drucks
- Sicherung eines adäquaten arteriellen Mitteldrucks

Lagerung

Eine effektive Maßnahme zur Prophylaxe und Therapie des pathologisch hohen intrakraniellen Drucks ist die Oberkörperhochlagerung. Durch eine Anhebung des gesamten Oberkörpers um etwa 15° lassen sich pathologische intrakranielle Drücke messbar senken. Bei instabilen Kreislaufverhältnissen sollte jedoch zugunsten eines höheren arteriellen Drucks als entscheidendem Faktor für einen guten Perfusionsdruck flach gelagert werden.

Auf eine gerade Kopflagerung ist hierbei konsequent zu achten; seitlich abgewinkelte Kopfhaltungen können den intrakraniellen Druck erhöhen, weil sie den venösen Abfluss behindern.

Analgesie und Sedierung

Der therapeutische Nutzen von Analgesie und Sedierung beim Polytrauma ist heute unstrittig. Doch auch beim isolierten SHT kann hierdurch zumindest ein Glied der pathophysiologischen Kette, nämlich der vermehrte Sauerstoffverbrauch unter Schmerzen, positiv beeinflusst werden.

Traditionelle Vorstellungen, dass man einen sedierten und analgesierten SHT-Patienten nicht ausreichend neurologisch beurteilen könne und deshalb jegliche das Bewusstsein beeinflussende Therapie kontraindiziert sei, gehören tatsächlich in die Medizingeschichte. Entscheidungen über konservative oder operative Therapieschritte müssen in jedem Fall durch moderne diagnostische Verfahren (CT, MRT, ICP-Messung) abgesichert werden.

Der – unverändert wichtige – klinische Blick bei der Klinikaufnahme muss zugunsten einer frühestmöglichen präklinischen intensiven Prophylaxe und Therapie des erhöhten intrakraniellen Drucks zurückstehen.

Intubation und Beatmung

MERKE

Die frühzeitige präklinische Intubation und Beatmung zur Sicherung einer adäquaten Sauerstoffversorgung und einer suffizienten Kohlendioxidabatmung ist der zentrale, wichtigste therapeutische Schritt in der Versorgung des SHT, besonders beim Kind.

Normoventilation mit einem hohen inspiratorischen Sauerstoffangebot ist von erheblichem therapeutischem Einfluss auf den intrakraniellen Druck, der allein hierdurch wirkungsvoll gesenkt werden kann. Bei der Beatmung des schwerverletzten Kindes ist deshalb ein lückenloses Monitoring von Oxygenierung und Kohlendioxidspannung von wesentlicher Bedeutung. Die Pulsoxymetrie ermöglicht meistens eine kontinuierliche Überwachung des Oxygenierungsstatus. Ist z. B. aufgrund einer Kreislaufzentralisierung keine sichere pulsoxymetrische Messung durchführbar, sollte man beim SHT bis zur Sicherung des arteriellen Sauerstoffangebots mittels Blutgasanalyse (BGA) als inspiratorische Sauerstoffkonzentration immer 100 % O_2 wählen. Bei der Ersteinstellung des Beatmungsvolumens als Parameter zur Erzielung einer normalen Kohlendioxidspannung im Blut orientiert man sich zunächst am altersentsprechend normalen Atemminutenvolumen (Kinder bis 20 kg: ca. 200 ml / kg KG, Erwachsene: ca. 80–100 ml / kg KG). Anschließend wird das Atemminutenvolumen unter sofortiger und kontinuierlich aufrechterhaltener Messung des exspiratorischen CO_2 angepasst. Zielgröße ist eine Normoventilation mit physiologischem Kohlendioxidspiegel.

Nur hierdurch lässt sich der eingangs beschriebene pathophysiologische Circulus vitiosus wirksam unterbrechen. Flankierende Therapiemöglichkeiten wie z. B. eine suffiziente Analgesie und Sedierung sind zudem auch nur beim intubierten, beatmeten Kind möglich.

MERKE
Angestrebt werden sollte ein arterieller pCO_2 von ca. 35 mmHg (ca. 4,5 kPa) und eine pulsoxymetrisch gemessene Sauerstoffsättigung von > 97 %.

Die rechtzeitige aktive Behandlung bzw. Prophylaxe eines generalisierten Hirnödems hat wegen der im Verhältnis zum Erwachsenen noch größeren Gefahr der Entwicklung einer intrakraniellen Drucksteigerung eine entscheidende Bedeutung für die Prognose des Kindes. Es ist eine sehr wichtige und kritische Rolle, die dem Notarzt gerade beim kindlichen SHT ohne Gewebsschädigung zukommt.

Volumenersatz

Die Aufrechterhaltung eines adäquaten zirkulierenden Volumens hat über die Wahrung eines normalen arteriellen Mitteldrucks direkten Einfluss auf den zerebralen Perfusionsdruck. Da Schädel-Hirn-Traumata auch im Kindesalter selten als isolierte Verletzung imponieren, kommt dem frühzeitigen und entschlossenen Volumenersatz große therapeutische Bedeutung zu.

Spezifische medikamentöse Therapie

MERKE
Eine spezifische medikamentöse Therapie des SHT in der präklinischen Phase gibt es noch nicht.

Analgetika und Sedativa mit z. T. positivem, senkendem Effekt auf den intrakraniellen Druck werden in ➤ Kap. 16.6 beschrieben. Spezifisch das generalisierte Hirnödem positiv beeinflussende Präparate wie Osmodiuretika gehören in die frühe intensivmedizinische Phase nach der Erstdiagnostik und damit in die Klinik. Eine Ausnahme bildet hier der Intensivtransport, bei dem fast alle in der Intensivmedizin üblichen Therapien schon auf dem Weg zur höherwertigen therapeutischen Einrichtung begonnen werden können.

Jahrelang diskutiert wurde der präklinische Nutzen einer Kortikoidtherapie auf das SHT. In zusammenfassenden Metaanalysen konnte bislang kein Nutzen der Kortikoide für diese Indikation nachgewiesen werden, sodass die Anwendung heute obsolet ist. Wahrscheinlich sind die Auswirkungen dieser adjuvanten medikamentösen Therapie, seien sie positiv oder negativ, minimal im Verhältnis zu denen der genannten entscheidenden therapeutischen Schritte: Analgesie und Sedierung, korrekte Lagerung und gute Oxygenierung, Normoventilation und adäquater Volumenersatz. Diese Therapie muss konsequent und suffizient, v. a. aber möglichst frühzeitig begonnen werden.

16.2 Wirbelsäulenverletzungen

Wirbelsäulenverletzungen spielen mit etwa 10 % zahlenmäßig eine eher untergeordnete Rolle im Rahmen lebensbedrohlicher Verletzungen des Kindes, dennoch haben sie eine erhebliche Bedeutung für die spätere Lebensqualität.

Diagnostik

Die präklinische Diagnosestellung ist problematisch; bei Kindern gilt es stärker noch als beim Erwachsenen, den Unfallmechanismus auf eine mögliche Wirbelsäulenverletzung hin zu evaluieren. Dabei gibt es typische Gefährdungen:

- Säuglinge erleiden Halswirbelsäulenverletzungen als Dezelerationstraumata, wenn sie im Pkw mittels Vierpunktgurten in Fahrtrichtung gesichert sind.
- Kleinkinder und Schulkinder sind hinsichtlich Wirbelsäulentraumata durch die Unfallmechanismen „Sturz aus großer Höhe“ und „Kraftfahrzeug gegen Fußgänger / Fahrradfahrer“ gefährdet.
- Ab dem Schulalter stellt der Sprung in flaches Wasser nach wie vor einen häufigen Unfallmechanismus dar.

Bei wachen Kindern gehört eine orientierende Untersuchung hinsichtlich motorischer und sensibler Funktionsausfälle zur obligaten Erstuntersuchung.

MERKE

Bei schwer verletzten Kindern gelten die gleichen Grundsätze wie für Erwachsene: Jedem bewusstseinsgetrübten Traumapatienten ist bis zum Beweis des Gegenteils eine Wirbelsäulenverletzung zu unterstellen, denn Ausfälle von motorischen oder sensiblen Funktionen sind nicht sicher feststellbar. Für den Verletzten jedoch ist eine sorgfältige Protektion vor etwaiger späterer Querschnittlähmung essenziell.

16

Therapie am Notfallort

Bei jedem Traumapatienten, auch bei Kindern, ist die initiale Anlage eines HWS-Stabilisierungskragens (Zervikalstütze) obligat. Ist eine Intubation notwendig, wird der Kragen nach dem Anlegen in situ belassen und geöffnet. Mittels überbrückender manueller Stabilisierung durch weitere Helfer ist eine sichere Intubation realisierbar. Nach der Erstversorgung, also auch nach der ggf. notwendigen Intubation, wird jeder Verletzte mithilfe der Schaufeltrage auf die Vakuummatratze gelagert oder auch ggf. auf einem Spineboard aus ungünstiger Lage befreit. Sind diese Hilfsmittel nicht einsetzbar, kann auch nach der „Tausendfüßler"-Methode mit möglichst vielen Händen zur Stabilisierung der Wirbelsäule umgelagert werden.

MERKE

Das leicht beherrschbare Gewicht des Kindes verführt immer wieder zu wirbelsäulengefährdenden Umlagerungen durch einen einzelnen Helfer!

Die durch Zervikalstütze und Vakuummatratze bedingte gute Schienung muss bis in die diagnostische Phase in der Klinik ausgenutzt werden.

Für Wirbelsäulenverletzungen bei Erwachsenen haben einige Studien einen positiven therapeutischen Effekt bei einer hoch dosierten Therapie mit Glukokortikoiden gezeigt; Metaanalysen konnten diesen Effekt jedoch nicht bestätigen. Für die Anwendung bei Kindern liegen keine Empfehlungen für eine spezifische medikamentöse Therapie bei Wirbelsäulenverletzungen vor.

16.3 Thoraxtrauma

Diagnostik der respiratorischen Insuffizienz

Ein wesentliches Problem bei der Diagnostik der respiratorischen Insuffizienz beim kleinen Kind besteht schon in der Erkennung. Das Neugeborene und der Säugling sind obligate Nasenatmer; ihr Hypopharynx wird wegen der hochsitzenden Glottis und der großen Zunge schon bei geringgradiger Bewusstseinstrübung besonders leicht verschlossen. In diesem Stadium sind noch deutliche Thorax- und Zwerchfellbewegungen erkennbar, die leicht zu Fehlschlüssen verleiten können. Wegen des erhöhten Stoffwechsels und des erhöhten Sauerstoffbedarfs kommt es bei Kindern schon bei nur geringer Einschränkung des Atemwegslumens besonders schnell zu frustranen Steigerungen der Atemfrequenz.

Intensive Zwerchfellbewegungen steigern weiter die Atemarbeit; es kommt zum typischen Bild der Schaukel- oder Pendelatmung mit gegenläufigen Bewegungen von Sternum und Abdomen. Diagnostische Hilfsmittel braucht man zum Erkennen einer solchen respiratorischen Insuffizienz nicht – der fast fehlende Luftstrom aus der Nase und das typische Bild erübrigen das Stethoskop fast, und unter Straßenbedingungen sind der Auskultation sowieso enge Grenzen gesetzt. Stattdessen kommen optischer und taktiler Diagnostik große Bedeutung zu, also visuelle Beobachtung des entkleideten Kindes und Handauflegen auf Thorax und Abdomen.

Im Initialstadium einer respiratorischen Insuffizienz imponieren auch „Nasenflügeln" und seitliche thorakale Einziehungen, im ausgeprägten Bild kann beim kleinen Kind die Lippenzyanose fehlen. Hypoxische und hyperkapnische Kinder sind eher graublass.

Inzidenz und Pathophysiologie

Während beim Erwachsenen häufig knöcherne Thoraxverletzungen wie Rippenserienfrakturen imponieren und durch eine Thoraxinstabilität zur respiratorischen Insuffizienz führen, scheint die höhere Elastizität des kindlichen Thorax einen besseren Schutz vor Frakturen zu bieten. Die in der Literatur oft unterschiedlichen Statistiken zur Inzidenz von Thorax- und Abdominaltraumata beim Kind lassen sich am ehesten durch die Größenverhältnisse und die unmittelbare anatomische Nachbarschaft beider Körperregionen erklären; der Begriff des Torsotraumas beschreibt diese Verletzungen am zutreffendsten.

CAVE

Es ist dringlich zu beachten, dass beim kindlichen Thoraxtrauma vital bedrohliche Verletzungen wie Hämato- oder Pneumothorax oder Lungenkontusion häufiger als beim Erwachsenen auch ohne knöcherne Verletzungen vorkommen.

Therapie am Notfallort und bei Klinikaufnahme

Die Auswirkungen eines Pneumo- oder Hämatothorax sind gravierend. Bei einseitiger thorakaler Druckerhöhung kommt es bei Kindern mit ihrem verschieblichen Mediastinum leichter noch als beim Erwachsenen zur Cava-Kompression und auch zu einer mechanischen Behinderung der kardialen Auswurfleistung. Thoraxdrainagen am Unfallort sind daher häufiger unumgänglich. Die Technik sollte sich zugunsten der Sicherheit am chirurgischen Vorgehen orientieren (➤ Kap. 2.8.4). Im Handel gibt es größenadaptiert spezielle Kinderdrainagen.

Die Entlastung eines **Pneumothorax** erfolgt am einfachsten zunächst in Form einer Probepunktion entweder im zweiten Interkostalraum (ICR) medioklavikulär oder auf Mamillenhöhe in der mittleren Axillarlinie mit einer Stahlnadel (z. B. 18-G-Venenverweilkanüle) und aufgesetzter Spritze. Ein **Spannungspneumothorax** lässt sich auf diese Weise in einigen Fällen bereits beheben. Dennoch ist es bei einer Befundbestätigung der sicherere Weg, eine Thoraxdrainage einzulegen. Beim **Hämatothorax** ist sie unverzichtbar.

Da bei einem so gravierenden Thoraxtrauma intubiert und beatmet werden muss, erübrigt sich beim Pneumothorax zunächst auch eine Absaugung, da bei Beatmung mit intermittierend positivem Atemwegsdruck die Luft aus dem Interkostalraum verdrängt wird. Erst in der Klinik ist ein kontrollierter Unterdruck über ein Wasserschloss notwendig. Beim Hämatothorax reicht in der Erstversorgung eine intermittierende Absaugung aus.

16.4 Abdominaltrauma

Inzidenz und Pathophysiologie

Die relativ hohe Inzidenz schwerer Verletzungen der Abdominalregion bei Kindern wird in der Literatur mit dem physiologischen Zwerchfelltiefstand und der dadurch exponierten Lage der großen Bauchorgane erklärt. Hinzu kommt der geringere Schutz durch den im Verhältnis zum Erwachsenen schwächeren Muskelmantel.

Verletzungen der großen Bauchorgane Leber und Milz sowie der Niere sind immer als potenziell lebensbedrohlich anzusehen. Der Blutverlust bei Verletzungen jedes dieser Organe kann schon in der Initialphase bis zu 40 % des Blutvolumens des Kindes betragen.

Diagnostik am Notfallort

Das Eruieren des Unfallmechanismus kann wichtige Hinweise auf die in der Initialphase oft schlecht zu erkennenden Abdominalverletzungen bringen:

- Lenkstangenverletzungen bei Fahrradfahrern und Gurtverletzungen im Pkw gehören zu den typischen Ursachen abdominaler Verletzungen.
- Bei Stürzen im Sport bewirken stumpfe Einwirkungen durch Sportgeräte (z. B. Skistöcke, Turngeräte) Rupturen von Leber und Milz.
- Dezelerationstraumata (Sturz aus großer Höhe, Fahrradunfälle, Skiunfälle) verursachen Nierenrupturen und Gefäßabrisse.

Bei der Erstuntersuchung muss neben den Schmerzangaben auf Prellmarken geachtet und möglichst frühzeitig die Spannung der Bauchdecken registriert werden; bei massiven Blutungen in die Bauchhöhle nimmt diese schnell zu.

Therapie am Notfallort

Präklinisch und in der Krankenhausaufnahme ist oft keine kurative Therapie möglich.

Abdominalverletzungen stellen eine relativ häufige Indikation für Notoperationen dar.

Da präklinisch keine Blutstillung durchgeführt werden kann, sind die Maßnahmen symptomatischer Natur:

1. Effizienter und schneller Volumenersatz
2. Analgesie im Anschluss an klinische Befunderhebung (Art und Dosierung)
3. Schonende Lagerung: Rückenlage, bei stabilem Kreislauf mit angewinkelten Knien zur Entspannung der Bauchdecke
4. Erschütterungsarmer, zügiger Transport mit Vorankündigung in ein Zentrum mit unmittelbarer operativer Interventionsmöglichkeit

16.5 Skelettverletzungen

Pathophysiologie

Im Vergleich zum Erwachsenen erleiden Kinder im Rahmen von lebensbedrohlichen Mehrfachverletzungen eine deutlich höhere Anzahl von Skelettverletzungen. Beim Erwachsenen, der als Fußgänger oder Fahrradfahrer mit einem Pkw kollidiert, kommt es zu einem Aufprall auf Unterschenkelhöhe; er wird hochgehebelt, an Fronthaube und Windschutzscheibe abgestoßen und prallt mit Kopf und Thorax auf der Straße auf. Bei Kindern ist mit einer rumpfnäheren initialen Aufprallstelle zu rechnen; sie erleiden doppelt so häufig Femurfrakturen wie Erwachsene, dafür nur zu einem Drittel Tibiafrakturen. Wegen der Gefährdung der Epiphysenfuge haben diese Frakturen auch prognostisch eine größere Bedeutung als beim Erwachsenen. Beckenfrakturen dagegen, beim Erwachsenen bekanntlich eine der ganz großen Blutungsquellen, sind beim polytraumatisierten Kind eher die Ausnahme.

Therapie am Notfallort und in der Klinikaufnahme

Blutungsstillung

Blutverluste nach außen lassen sich i. Allg. durch Abdrücken mittels Druckverband unproblematisch zum Stehen bringen. Traumatische Amputationen können in Ausnahmefällen eine Indikation zum Abbinden mittels Tourniquets darstellen Bei ausreichend kurzen Eintreffzeiten der Rettungsmittel werden die Unfallopfer jedoch meist noch in der Phase der initialen Vasokonstriktion erreicht, in der auch bei Amputationsverletzungen nur geringe externe Blutungen beobachtet werden.

Dennoch ist der frühzeitige und gezielte Volumenersatz bei Skelettverletzungen zur Prävention des hämorrhagischen Schocks indiziert, da die Blutverluste in das Gewebe von erheblichem Ausmaß sein können; allein eine geschlossene Oberschenkelfraktur kann auch beim Kind einen Blutverlust von mehr als 25 % des Gesamtblutvolumens bedeuten.

Erstversorgung von Frakturen

Extremitäten in Fehlstellung sollten grundsätzlich reponiert werden. Unter guter Analgesie wird ein achsengerechter Längszug auf die Extremität ausgeübt, wodurch unter dem Einfluss der muskulären Strukturen fast immer eine korrekte Reposition gelingt. Kontrovers diskutiert wird der Umfang von Repositionsversuchen bei komplizierten Verletzungen, Gelenkbeteiligung etc. Eine zweifelsfreie Indikation besteht in jedem Fall, wenn:

- die schonende Rettung und Befreiung aus der Unfallsituation eine Reposition erfordert,
- die Durchblutung der distalen Extremität gefährdet ist,
- neurologische Folgeschäden zu befürchten sind oder Sensibilitätsstörungen vorliegen,
- lange Transportzeiten unvermeidlich sind.

Nach Reposition muss die Extremität unter sicherer, achsengerechter Fixierung ruhiggestellt werden. Geschlossene Frakturen werden bevorzugt in Vakuumschienen, ggf. auch in Luftkammerschienen stabilisiert; offene Frakturen werden steril verbunden und in Vakuumschienen oder gepolsterten Schienen ruhiggestellt.

16.6 Polytrauma

Nicht nur die Lebensbedrohlichkeit von Traumata, auch die Dauer des Krankenhausaufenthalts und das Ausmaß der Beeinträchtigung der späteren in Anspruch nimmt. Esketamin beeinträchtigt in analgetischer Dosierung praktisch nicht die Spontanatmung, und es kann intramuskulär appliziert werden. Esketamin muss zur Vermeidung unerwünschter psychischer Wirkungen (Albträume, Horrortrips) mit niedrig dosierten Benzodiazepinen kombiniert werden.

Kontrovers diskutiert wurde der Einsatz von Esketamin bzw. seinem Vorgänger Ketamin beim SHT, da es zu Steigerungen des intrakraniellen Drucks kommen kann. Diese unerwünschte Wirkung wird verhindert, wenn eine Hypoventilation vermieden wird. Deshalb ist, sobald die räumlichen Möglichkeiten es sicher zulassen bzw. nach der Befreiung, auch unter Esketamin die Beatmungsindikation großzügig zu stellen.

Initiale Dosierung von Esketamin

- Zur Analgesie: Esketamin 0,125–0,25 mg/kg KG i.v., dann nach Wirkung titrieren
- Zur Narkoseführung: Esketamin 1 mg/kg KG i.v.
- Kombination mit Midazolam:
  - Zur Sedierung: 0,05 mg/kg KG (titrieren!)
  - Zur Narkoseführung: 0,1–0,2 mg/kg KG

Intubation und Beatmung (➤ Kap. 2.8.1)

Unter Notfallbedingungen zu intubieren, erfordert schon beim Erwachsenen viel Erfahrung: Erbrochenes, Blut und Gesichtsverletzungen, aber auch Lärm und Sonnenlicht erschweren die Arbeit. Wichtig ist, die anatomischen Besonderheiten bei Kindern zu beachten; spezielle Kindertuben sind zu verwenden. Wegen der leichten Verletzlichkeit und Druckempfindlichkeit der Schleimhaut muss auch am Notfallort bei Nutzung geblockter Tuben eine Cuffdruckmessung durchgeführt oder ein Cuffdruck-Begrenzungsgerät eingesetzt werden. Nach erfolgter Intubation ist die Anlage einer Magensonde indiziert.

Probleme bereitet immer wieder die Auswahl der Tubusgröße: Neben den bekannten Tabellen kann man sich nach dem äußeren Nasenloch richten, dessen Lumen entspricht etwa dem subglottischen Trachealdurchmesser bei Kindern unter 8 Jahren. Auch die Größe des Endglieds des kleinen Fingers des Kindes bietet einen guten Anhaltspunkt (Kleinfingerregel).

Wichtig ist, die Intubation unter guter Sedierung bzw. Hypnose durchzuführen, denn es kommt sonst zu intrakraniellen Druckspitzen, die fatale Auswirkungen haben können. Relaxanzien erleichtern die Technik.

Indikationen zur Intubation

- **Polytrauma:** Bei Mehrfachverletzungen ist die Indikation zur Intubation und Beatmung sehr großzügig zu stellen. Rettung, Lagerung und Transport tragen potenzierend zum eigentlichen Verletzungsschmerz bei; eine adäquate Analgesie und Sedierung ist bei schweren Verletzungen nur unter Inkaufnahme einer Atemdepression zu gewährleisten, was die Beatmung unumgänglich macht.
- **Schädel-Hirn-Trauma:** Bei einem GCS < 9 ist die Indikation unumstritten. Aber auch beim mittelschweren SHT (GCS 9–12) ist es das sicherere Prozedere bei schweren Verletzungen, endotracheal zu intubieren und zu beatmen. Bei verletzten Kindern ist die spätere Diagnostik (cCT) ohnehin fast nur in Narkose möglich; dann können die Vorteile, welche die Intubation mit sich bringt (Aspirationsschutz, schonende Rettung und schmerzfreier Transport, größere therapeutische Breite bei der Analgesie) auch von Beginn der Versorgung an genutzt werden.
- Auch bei Patienten mit **Thorax- oder Abdominaltraumata,** bei denen die Atmung mechanisch oder schmerzbedingt eingeschränkt ist, ist eine Intubation unumgänglich.

Volumenersatz

Die Kompensationsmechanismen des Kindes auf Blutverluste sind weitaus schwerer zu erkennen als beim Erwachsenen. Dort ist man an die typische, fast lineare Beziehung zwischen Höhe des Blutverlustes, Steigerung der Herzfrequenz und Absinken des Blutdrucks gewöhnt (➤ Kap. 2.2.5).

MERKE

Bei Kindern gibt es das Phänomen der langen Kompensation mit tabellarisch „normalen" Werten, bis dann bei einem Blutverlust von ca. 25 % plötzlich das manifeste und schwer beherrschbare Vollbild des Volumenmangelschocks eintritt.

16

Der traumatisch-hämorrhagische Schock nach einer schweren Verletzung führt mit Verminderung des zirkulierenden Blutvolumens und des arteriellen Blutdrucks frühzeitig zu einer Fehlverteilung des Blutflusses in der Endstrombahn. Durch Störungen der Mikrozirkulation kommt es unmittelbar zu örtlicher Minderperfusion; Sauerstoff- und Substratversorgung sind unzureichend, Stoffwechselendprodukte werden ungenügend abtransportiert.

Betroffen sind alle Organe und Organsysteme, beginnend mit Lunge und Leber, Nieren und ZNS. Schon in dieser Initialphase wird der Grundstein für ein späteres Multiorganversagen gelegt. Doch nicht nur die Prophylaxe solcher in der späteren intensivmedizinischen Phase auftretenden Komplikationen ist Zielgröße einer „aggressiven" Volumentherapie: Bei bestimmten Verletzungsmustern, z.B. SHT, perpetuiert sich der pathophysiologische Ablauf schon in den ersten Minuten, wenn nicht sofort ausreichend Volumen substituiert wird.

Besonders die nicht sichtbaren Volumenverluste in die Gewebe dürfen nicht unterschätzt werden: Eine Oberschenkelfraktur kann leicht einen Verlust von 25 % des Blutvolumens bedingen, eine Beckenringfraktur von bis zu 70 %, Milz- oder Leberrupturen schon in der Initialphase jeweils mehr als 40 %.

MERKE

Ziel in der Versorgung ist es deshalb, durch einen konsequenten und frühzeitigen Volumenersatz für ein adäquates zirkulierendes Volumen zu sorgen.

Zugangswege Menge und Geschwindigkeit des Volumenersatzes sind entscheidend. Peripher angelegte, möglichst großlumige Kanülen sind der effektivste Zugangsweg.

Zentrale Venenkatheter (ZVK) haben ihre Indikation in der Notfallmedizin nur dort, wo das Anlegen peripherer Zugänge unmöglich ist. Das gilt gleichermaßen für Erwachsene wie für Kinder. Die Vorteile von ZVKs, wie die Möglichkeit der Messung des ZVD oder die Zufuhr hochprozentiger Lösungen zur parenteralen Ernährung, sind hier nicht relevant.

Da das Finden eines Zugangs bei kleinen Kindern oft ein Problem darstellt, wird bei Kindern in lebensbedrohlichen Situationen (drohender hämorrhagischer Schock, Kreislaufstillstand) bei Problemen mit der Anlage peripherer Zugänge für die frühzeitige Knochenpunktion und Medikamentenzufuhr oder Infusion mittels spezieller Knochenpunktionsnadeln plädiert.

Am besten bewährt als sehr sichere und schnelle Methode hat sich die Platzierung der Knochennadeln mittels spezieller kleiner Handbohrmaschinen. Ab Hautniveau sollte die Eindringtiefe der Kanülenspitze 1 cm bei kleinen Kindern und 1,5 cm bei Schulkindern betragen. Punktionsorte der Wahl bei Kindern sind das distale Femur proximal der Epiphysenfuge und die proximale Tibia medial etwas unterhalb der Tuberositas tibiae (und damit distal der Epiphysenfuge).

Die *American Heart Association* räumt der Knochenpunktion einen frühen Platz im Reanimationsalgorithmus für Kinder ein. Unbedingt zu beachten ist eine suffiziente Desinfektion des Punktionsortes, denn mit zunehmender Anwendung der Knochenpunktionsnadeln mehren sich Berichte über infektiöse Komplikationen, die potenziell vermeidbar gewesen wären.

Volumenersatzmittel beim lebensbedrohlich verletzten Kind Die extrazelluläre Wassermenge beim kleinen Kind ist relativ groß. Für die Erhaltung des kolloidosmotischen Drucks ist das kleine Kind stärker auf die Albumine angewiesen als der Erwachsene. Dennoch ist die früher übliche Therapie des Volumenmangels mit Humanalbumin wegen der potenziellen unerwünschten Wirkungen (selten Infektionsgefahr, selten allergische Reaktion) inzwischen kontraindiziert.

Präklinisch gibt es drei therapeutische Ansätze:

- Volumenersatz durch kristalline Infusionslösungen: Vollelektrolytlösungen, physiologische Kochsalzlösung oder Ringer-Laktat
- Volumenersatz durch kolloidale Infusionslösungen: Hydroxyethylstärke- oder Gelatinepräparate
- Volumenersatz durch hypertone Infusionslösungen: hochprozentiges Kochsalz in kolloidaler Lösung

Der Volumenersatz durch **kristalline Lösungen** ist beim Polytrauma nicht unproblematisch: Es müssen mindestens 200 % des verlorenen Blutvolumens ersetzt werden. Das kommt zwar einem physiologischen Ersatz sehr nahe, erfordert durch die hohen Volumina aber viel Zeit und bindet mehr Arbeitskräfte. Für einen Einsatz in der ersten Versorgungsphase beim instabilen Polytrauma mit hohen Blutverlusten kann kolloider Volumenersatz erwogen werden.

MERKE
Isotone Vollelektrolytlösungen sind Mittel der Wahl zum Volumenersatz bei schweren Verletzungen auch beim Kind.

Ringer-Laktat ist mit 276 mosm / l deutlich hypoton und damit bei Patienten mit SHT kontraindiziert.

In Europa wurde der **kolloidale Volumenersatz** zur Therapie des hämorrhagischen Schocks auch bei der Erstversorgung schwerverletzter Kinder viele Jahre bevorzugt. Mit niedrigprozentigeren Präparaten ist ein etwa gleichvolumiger Ersatz des Blutverlustes erzielbar; höherprozentige kolloidale Präparate weisen einen volumenexpandierenden Effekt auf, d. h., die zuzuführende Infusionsmenge ist geringer als der Volumenverlust.

MERKE
Entscheidender Nachteil der Kolloide ist die negative Wirkung auf die Blutgerinnung, was beim Polytrauma erhebliche Probleme verursacht. Deshalb wird kolloidaler Volumenersatz nur bei nicht stabilisierbarer Kreislaufsituation als indiziert betrachtet.

Hydroxyethylstärke (HES) weist mit ihren weiterentwickelten Zubereitungen die günstigsten therapeutischen Optionen auf. Das hinsichtlich der gerinnungshemmenden Nebenwirkung günstigste 6 % HES 130 / 0,4 (Substitutionsgrad 40 %, Substitutionsmuster 9 : 1) weist eine maximale Volumenwirkung von 120 % auf, die Volumenwirkdauer beträgt 4 h bei einer Halbwertszeit der Volumenwirkung von 7 h.

Zielgrößen der präklinischen Volumenersatztherapie

- Warme und offene Peripherie
- Normaler Blutdruck
- Abnahme der Tachykardie

Klinikwahl

Die Häufigkeit von Schädel-Hirn-Traumata im Rahmen von lebensbedrohlichen Mehrfachverletzungen und die Tatsache, dass intrakranielle Hämatome ein wichtiger Grund für eine sofortige operative Intervention sind, unterstreicht die Bedeutung der Krankenhauswahl.

MERKE
Es bleibt nach adäquater, präklinisch begonnener Intensivtherapie genug Zeit, primär oder unmittelbar sekundär eine Klinik auszuwählen, die dem gesamten Verletzungsmuster des schwerverletzten Kindes diagnostisch und therapeutisch gewachsen ist. Grundsätzlich ist immer der Einsatz der Luftrettung bei allen potenziell schweren Verletzungen zu erwägen!

Auf Basis valider wissenschaftlicher Begründungen stellt das „Merkblatt zur Zusammenarbeit von Feuerwehren und Luftrettung" klare Richtlinien zur Disposition der Einsatzmittel bei schweren Unfällen auf. Danach ist ein frühzeitiger Einsatz der Luftrettung bei potenziell bedrohlichen Verletzungen, auch bei Kindern, ebenso festgelegt wie bei größeren Entfernungen zum geeigneten Schwerpunktkrankenhaus. Ein primärer Transport in ein überregionales Traumazentrum wird auch in der Leitlinie zur Polytraumaversorgung gefordert. Ist wegen langer Transportwege oder instabiler Kreislaufverhältnisse primär ein Zentrum der Grundversorgung unvermeidbares Primärziel und keine sofortige Verfügbarkeit eines Rettungshubschraubers gegeben, so sollte tags und nachts schon vom Unfallort ein Luftrettungsmittel zum Erstversorgungskrankenhaus alarmiert werden. Mit der Indienststellung von Intensivtransporthubschraubern in Deutschland ist seit Mitte der 1990er-Jahre eine Vernetzung von Kliniken der Grund- und Regelversorgung mit Unfallschwerpunktkrankenhäusern gelungen.

Intensivtransporthubschrauber verfügen über eine umfassende medizinische Ausrüstung und eine hohe personelle Kompetenz zur Primärrettung; darüber hinaus sind sie spezialisiert auf den Interhospitaltransfer auch instabiler Intensivpatienten. Die fliegerisch-personelle und flugtechnische Ausstattung mit der Möglichkeit des Fliegens nach Instrumentenflugregeln (IFR) gewährleistet die Einsatzbereitschaft auch bei deutlich ungünstigeren Witterungsbedingungen als bei Rettungshubschraubern; ein routinemäßiger 24-h-Betrieb ist hierdurch gewährleistet. Hubschrauber im 24-h-Einsatzdienst werden deshalb inzwischen als

„Dual-use"-Hubschrauber sowohl im Intensivtransport als auch in der Primärrettung eingesetzt.

16.7 Schockraummanagement des polytraumatisierten Kindes und chirurgische Erstversorgung

Wie beim Erwachsenen steht die Sicherung der Vitalfunktionen nach dem ATLS®-Schema (Advanced Trauma Life Support) vor der Diagnostik des Verletzungsausmaßes im Mittelpunkt. Auch wenn die verletzungsbedingten primären pathophysiologischen und immunologischen Reaktionen des Kindes denen des Erwachsenen gleichen, sind die Unterschiede jedoch umso größer, je jünger das Kind ist. Einerseits verfügt der kindliche Organismus über sehr schnelle und potente Kompensationsmechanismen, andererseits sind diese mit darauf folgenden metabolischen Veränderungen sehr viel schneller erschöpft! Aus diesem Grund kommt dem primären Traumamanagement der ersten 24 h gerade in dieser Altersgruppe eine noch größere Bedeutung zu. Maßnahmen und Hilfsmittel müssen kindangepasst angewendet werden und vorhanden sein.

MERKE

Nach dem ATLS®-Schema sind folgende Vitalfunktionen zu sichern:
- Airway / C-Spine (Zervikalstütze)
- Breathing
- Circulation
- Disability (neurologischer Status)
- Exposure / Environment (vollständige Entkleidung)

Die Diagnostik beginnt bereits bei der Übernahme des verletzten Kindes von den Rettungskräften im Schockraum. Informationen über Unfallhergang, Rasanz, klinische Befunde bei Eintreffen am Unfallort etc. geben wichtige Hinweise auf das zu erwartende Verletzungsausmaß. Nach sachgerechter Umlagerung beginnen sofort die Sicherung der Vitalparameter und die Untersuchung unter Leitung des Traumaleaders (erfahrener Unfallchirurg / Chirurg) **parallel** mit dem **Anästhesisten / Pädiater.**

Bewährt hat sich folgende Arbeitsteilung:
- **Traumaleader:** klinische Untersuchung von „Kopf bis Fuß": Abtasten des Kopfes (Frakturen? Platzwunden?), Pupillengröße / -gleichheit, Kontrolle Zervikalstütze, Stabilitätskontrolle von Thorax / Becken, klinische Untersuchung des Abdomens, Durchbewegen der Extremitäten, eFAST-Sonografie (Thorax, Perikard, Abdomen)
- **Anästhesist / Pädiater:** Fortführung der bereits am Unfallort begonnenen Analgosedierung bzw. Narkose, RR-Messung / Pulsoxymetrie, ggf. Korrektur des Tubus, BGA, Kontrolle der intravenösen Zugänge, Legen eines zentralen Zugangs, arterielle Blutdruckmessung, Volumenersatztherapie, Blutentnahmen für Akutlabor, Bereitstellung von Blutkonserven

Gemeinsam wird nach Umlagerung im Block in Seitenlage die Wirbelsäule exploriert.

Bei Kreislaufinstabilität und freier intraabdominaler Flüssigkeit erfolgt die sofortige Vorbereitung auf eine Laparotomie und Verlegung in den Operationssaal. Hier werden Blutungen aus großen Gefäßen versorgt; bei Leberverletzungen erfolgt das Packing. Bei schweren Milzblutungen sollte bei Kindern, wenn möglich, organerhaltend operiert werden (s. u.).

Bei Kreislaufinstabilität und schwieriger Ventilation sowie klinisch / sonografisch eindeutigem Spannungspneumothorax / Hämatothorax werden Thoraxdrainagen über eine Minithorakotomie (5. ICR vordere Axillarlinie, immer kranial der Mamillen!) gelegt. Bei Perikardtamponaden ist eine Punktion / Drainage oder Perikardiotomie über eine anterolaterale Thorakotomie notwendig.

Grob dislozierte Frakturen oder klinisch eindeutige Verrenkungen von Ellenbogen, Handgelenk, Fingern, Kniegelenk, Patella, Sprunggelenk und Zehen werden reponiert, die Extremität wird in Schaumstoffschienen oder Vakuumschienen ruhiggestellt.

Als nächste Entscheidung ist die Indikation zum Spiral-CT mit i. v. Kontrastmittelgabe oder alternativ zur sofortigen radiologischen Röntgenbasisdiagnostik zu stellen. **Die geeignete Bildgebung wird wegen des mit hohen Röntgenstrahlenbelastungen einhergehenden Malignomrisikos kontrovers diskutiert.**

TIPP

Generell sollte nach dem ALARA-Prinzip („as low as reasonably achievable") verfahren werden!

Röntgen-Thorax und Beckenübersicht gehören jedoch zum Standard.

Das Spiral-CT mit Kontrastmittel umfasst Schädel, Hals und Thorax / Abdomen / Becken, bei klinischem Verdacht auch das Mittelgesicht.

Je nach Verletzungsmuster werden Kollegen der Fachrichtungen Neurochirurgie, Mund-Kiefer-Gesichtschirurgie, Urologie, HNO- oder Augenheilkunde hinzugezogen; gemeinsam wird über Sofortmaßnahmen und ggf. Unterbrechung der weiteren CT-Diagnostik beraten.

Besteht eine raumfordernde intrakranielle Blutung, wird die weitere CT-Diagnostik unterbrochen und das Kind zur Kraniotomie oder ggf. zum Legen einer Hirndrucksonde in den Operationsraum verlegt. Die Diagnostik wird dann nach dem Eingriff inkl. einer postoperativen Kontrolle des kraniellen Befundes beendet.

Bei Kreislaufstabilität wird die CT beendet. Daran schließt sich die konventionelle Röntgendiagnostik der Extremitätenverletzungen an. Durch mehrdimensionale Rekonstruktionen des CT-Datensatzes kann das Verletzungsausmaß genauer bestimmt werden.

Im CT erkannte Luxationen (Schulter-, Hüftgelenkluxation) werden sofort reponiert. Im Anschluss erfolgt dann die radiologische Skelettdiagnostik zur Kontrolle der regelrechten Gelenkstellung und des Extremitätenskeletts auf der Grundlage der klinischen Verdachtsbefunde.

Schematisch fasst ➤ Abb. 16.2 alle Überlegungen zum Vorgehen bei einem Polytrauma zusammen.

MERKE

Innerhalb der ersten Stunde sollten alle relevanten Verletzungen diagnostiziert sein! Symbolisch wird von der „golden hour of trauma" gesprochen.

Bezüglich der operativen Versorgung wird zwischen lebensrettenden Sofortoperationen innerhalb der ersten Stunde (s. o.), lebens-, organ- und extremitätenerhaltenden Frühoperationen innerhalb der ersten 24 h und sekundären Spätoperationen nach Tagen unterschieden.

Durchgesetzt hat sich bei der Versorgung von Extremitätenverletzungen das „Damage-Control-Orthopedics"-Prinzip (verletzungsadaptierte Behandlungsstrategie). Bei Kindern lässt sich durch die Anlage eines Fixateur externe in bestimmten Situationen (Femurschaft-, Unterschenkelschaftfraktur) bereits eine definitive Versorgung erreichen.

Indikationen zur Sofortoperation

Folgende Verletzungen sind sofort zu behandeln:

- Verletzung großer Stammgefäße: OP, ggf. Stenting
- Intrakranielle Raumforderungen: OP, ggf. Drucksonde / CT-Kontrollen
- Offene Hirnverletzungen: OP
- Verletzung parenchymatöser Organe (Thorax): Thoraxdrainage, ggf. Thorakotomie
- Verletzung parenchymatöser Organe (Abdomen): Laparotomie, ggf. Kontrollen (Ultraschall / CT!)
- Rupturen von Hohlorganen: Laparotomie
- Hämodynamisch instabile Beckenverletzung: Beckenzwinge, ggf. Fixateur externe
- Kompartmentsyndrom: Kompartmentspaltung
- Höhergradig offene Frakturen bzw. Frakturen mit schwerem Weichteilschaden: Fixateur externe
- Femurfraktur: Fixateur externe
- Frakturen mit Gefäßschaden: Revaskularisierung, Fixateur externe
- Wirbelsäulenverletzungen mit Neurologie / Querschnittsymptomatik: dorsale Stabilisierung, Laminektomie
- Offene Augenverletzung: OP
- Stark blutende Mittelgesichtsverletzungen: Tamponade, ggf. OP

Welche Besonderheiten sind bei verletzten Kindern im Vergleich zum Erwachsenen zu beachten?

Region Schädel Die Toleranz von Kindern gegen eine Hypoxie und Hyperkapnie ist deutlich geringer, die Ödemneigung wesentlich ausgeprägter. Die Vermeidung und Behebung von Oxygenierungs- und Perfusionsstörungen haben deshalb eine entscheidende

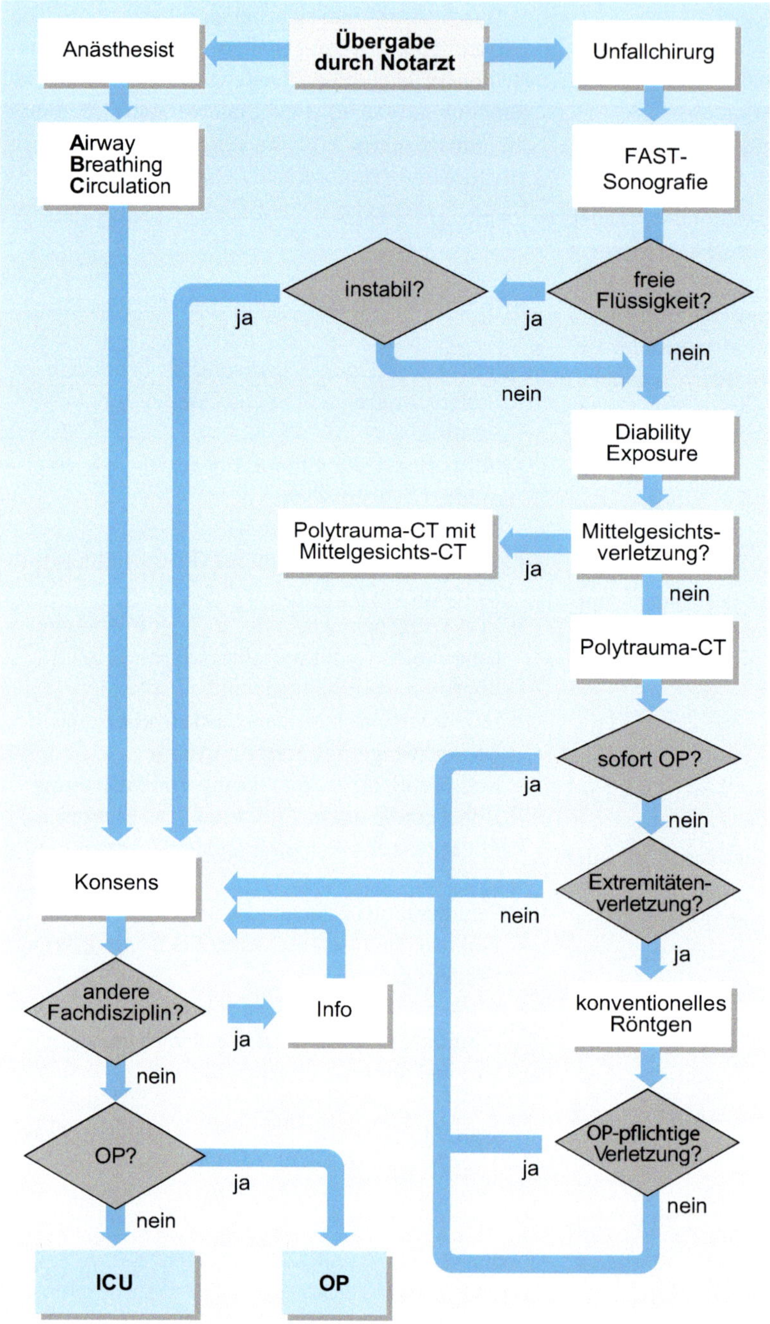

Abb. 16.2 Vorgehen bei einem Polytrauma (nach Matthes et al. 2004, persönl. Mitteilung) [L106]

Bedeutung. Bei isolierten intrazerebralen, wichtige Hirnareale komprimierenden Läsionen ist im Einzelfall die Indikation zur operativen Entlastung eher zu stellen.

Region Thorax Intrathorakale Verletzungen kommen bei Kindern wegen des elastischeren Thoraxskeletts häufig ohne knöcherne Verletzungen vor! Demzufolge ist bei knöchernen Verletzungen noch eher als bei Erwachsenen von einer sehr hohen Rasanz des Traumas auszugehen, und entsprechend müssen die klinischen oder apparativen Kontrollen angepasst werden. Die Dimension von Thoraxdrainagen muss dem kindlichen Skelett entsprechen (➤ Kap. 2.8.4). Sehr selten sind die bei Erwachsenen eher zu beobachtenden Aortendissektionen zu finden.

MERKE

Das Thoraxtrauma ist Indikator für eine hohe Verletzungsschwere!

Region Abdomen Aufgrund des physiologischen Zwerchfelltiefstands und der schwächer ausgebildeten Bauchdeckenmuskulatur sind die größer ausgebildeten Oberbauchorgane weniger als beim Erwachsenen durch die untere Thorax- und Bauchwand geschützt. Bei stabilen Kreislaufverhältnissen werden nach Leber- oder Milzverletzungen unter regelmäßiger Ultraschall- und ggf. CT-Kontrolle auch größere intraabdominale Flüssigkeitsmengen im Rahmen der konservativen Therapie akzeptiert. Ähnliches gilt für Nierenparenchymverletzungen. Im Fall einer notwendigen Operation sollte bei schweren Milzblutungen, wenn möglich, organerhaltend (Klebung, Netzversorgung, ggf. Teilerhalt) operiert werden.

MERKE

Ist eine Milzexstirpation unumgänglich, muss obligat im Anschluss eine Impfung gegen Pneumokokken erfolgen.

Hohlorganverletzungen werden seltener als bei Erwachsenen gesehen. Das Gleiche gilt für Verletzungen des Zwerchfells.

Region Extremitäten Bei der operativen Versorgung sind die Wachstumsfugen zu respektieren. Bei Frakturen mit schwerem Weichteilschaden oder offenen Frakturen muss großzügiger an eine Kompartmentspaltung gedacht werden. Grund sind die rigideren Faszienlogen und die schnellere Dekompensation mit Gefahr eines Kompartmentsyndroms.

Region Becken Beckenfrakturen sind Folge erheblicher Gewalteinwirkungen, Begleitverletzungen (Blasenruptur!) sind auszuschließen.

Region Wirbelsäule Es dominieren Verletzungen thorakal (Kleinkinder) und thorakolumbal (Adoleszente). Je älter das Kind ist, umso eher sollten die Versorgungskriterien für Erwachsene angewandt werden.

16.8 Erste intensivmedizinische Strategien

Notfallmedizin muss gerade beim lebensbedrohlich verletzten Kind als vorgezogene, präklinische Intensivmedizin aufgefasst werden. Eine strikte Trennung zwischen präklinischer und intensivmedizinischer Therapie ist deshalb nicht möglich, und die genannten therapeutischen Strategien am Notfallort und in der Krankenhausaufnahme bzw. im Schockraum gelten ebenso für den weiteren intensivmedizinischen Versorgungsablauf. Mit den Möglichkeiten eines Unfallschwerpunktkrankenhauses ergeben sich dennoch die nachfolgenden zusätzlichen Gesichtspunkte. In der Klinik kann die vorgezogene Intensivtherapie durch intensivmedizinisches Monitoring und die Erfassung von Laborwerten auf eine kontrollierte Basis gestellt werden.

Neurologie

Bei der initialen und zunächst halbstündlich, auf der Intensivstation mindestens stündlich wiederholten neurologischen Untersuchung werden Vigilanzstatus, Pupillengröße und -motorik sowie die verbalen und motorischen Reaktionen verfolgt und dokumentiert (➤ Kap. 6). Bei Anzeichen eines erhöhten intrakraniellen Drucks gehört die kontinuierliche intrakranielle Druckmessung schon in einer frühen Phase zu den wichtigsten erweiterten Monitoringmethoden (➤ Kap. 1.4).

Kardiozirkulatorisches System

Der Volumenersatz erfolgt kontrolliert nach Erfassung der notwendigen Kreislaufparameter

Blutdruck, Herzfrequenz und ZVD. Die Indikation zur arteriellen Blutdruckmessung sollte großzügig gestellt werden: Vorteile sind die Möglichkeit einer häufigen arteriellen BGA sowie ein unmittelbares Erfassen von Blutdruckveränderungen. Die Gefahr von späteren Gefäßobliterationen wird eher überschätzt. Als Punktionsort sollte die A. radialis gewählt werden; die Kanülierung der A. femoralis sollte bei Kindern wegen des noch nicht entwickelten Profundasystems eine Ultima Ratio sein (➤ Kap. 2.8.5).

Urogenitalsystem

Ein Blasenkatheter sollte schon in der Initialphase nach Krankenhausaufnahme angelegt werden, da mit einfachen und schnellen Methoden (Stix) eine Blutung aus den ableitenden Harnwegen festgestellt werden kann. Zudem ist die stündliche Urinmenge ein wichtiger Parameter zur Steuerung der kontrollierten Volumenersatztherapie: 1 ml Urinproduktion pro kg Körpergewicht und Stunde (minimal 0,5 ml / kg KG / h) sollte erreicht werden.

Laborparameter

In der initialen Diagnostikphase werden folgende Parameter benötigt: Blutgruppe, arterielle BGA mit Säure-Basen-Status, Elektrolyte, Hb, Hkt, Laktat, Blutbild, Gerinnungsstatus und Kreatinin.

Beatmungstherapie

Unmittelbar bei Klinikaufnahme sollte das Beatmungsmuster durch Blutgasanalysen kontrolliert und ggf. angepasst werden.

Ist im Rahmen der lebensbedrohlichen Verletzung ein SHT nicht auszuschließen, sollte ein Kohlendioxidwert an der unteren Normbereichsgrenze angestrebt werden; bei Kindern mit erhöhtem intrakraniellem Druck ist zumindest in der Initialphase eine dezente Hyperventilation indiziert (p_aCO_2 ca. 35 mmHg).

Das initiale 100-prozentige Sauerstoffangebot kann nach BGA dem Bedarf angepasst werden.

Zeitgleich erfolgt die Komplettierung von Monitoring und Zugängen: Intubation, arterielle Druckmessung, ZVK oder Shaldon-Katheter, periphere Zugänge, Blasenkatheter, Magensonde, Temperatursonde.

Volumenersatz

Für den intensivmedizinischen Volumenersatz ist ein Vorgehen nach folgendem Stufenschema allgemein anerkannt:

1. Nach der initialen Volumenersatztherapie mit kristallinen und kolloiden Substanzen wird eine Substitution mit Erythrozytenkonzentrat abhängig von Hämoglobin und Hämatokrit ab etwa 20-prozentigem Ersatz des physiologischen Volumens notwendig. Grenzbereich für die Substitution mit Erythrozytenkonzentrat ist ein Hämatokrit von 30–35 % (und damit höher als bei Elektiveingriffen, da bei Notfällen stets mit einer Beeinträchtigung der O_2-Aufnahme zu rechnen ist).
2. Bevor die tatsächliche Blutgruppe des Kindes nachgewiesen ist, erfolgt der Ersatz mit Blutgruppe 0 Rh-negativ.
3. Nach etwa 30-prozentigem Ersatz des physiologischen Blutvolumens mit Erythrozytenkonzentraten muss eine Substitution v. a. der Gerinnungsfaktoren mit Fresh Frozen Plasma (FFP) begonnen werden. Im Rahmen einer Massivtransfusion müssen Thrombozytenkonzentrate unter einer Thrombozytenzahl von ca. 50 × 100 / l zugeführt werden (➤ Kap. 2.4.4).

Schädel-Hirn-Trauma

Intrakranielle Blutungen (epidurale und subdurale Hämatome) bedürfen der operativen Revision. Bei Verdacht auf intrakranielle Druckerhöhungen, also der Gefahr der Entwicklung eines generalisierten Hirnödems, ist nach Evaluierung mittels cCT die Anlage einer epiduralen oder intraventrikulären Drucksonde unumgänglich. Auch die Therapie der (drohenden) intrakraniellen Drucksteigerung erfolgt in Anlehnung an ein Stufenschema, das entsprechend dem intrakraniellen Druck ausgeweitet wird.

1. Kontrollierte mäßige Hyperventilation mit adäquater Oxygenierung: p_aCO_2 an der unteren Normbereichsgrenze (ca. 35 mmHg), O_2 im hochnormalen Bereich
2. Vegetative Abschirmung durch Analgesie und Sedierung mit Fentanyl und Midazolam
3. Kontrollierte Volumen- und Katecholamintherapie in Abhängigkeit von Blutdruck, Frequenz, ZVD
4. Oberkörperhochlagerung 15–30° bei stabilen Kreislaufverhältnissen
5. Osmodiuretika: Mannitol 0,5–1(– 2) g / kg KG alle 4–6 h unter Kontrolle der Serum-Osmolalität (Grenzwert 330 mosmol / l).
6. Kupierung von Spitzen des intrakraniellen Drucks mit Barbituraten: Thiopental 1–3 mg / kg KG als ED
7. Ultima Ratio bei nicht beherrschbaren intrakraniellen Drucksteigerungen: hypertone Kochsalzlösungen oder operative Entlastung durch temporäre Explantation der Schädeldecke

Als mögliche Erweiterung des intensivmedizinischen Monitorings sind die Messung der Sauerstoffsättigung und des Laktatspiegels im Bulbus venae jugularis zu nennen. Eine Alternative ist die *Near Infrared Spectroscopy* (NIRS), die im operativen Bereich vielfach eingesetzt wird. Beide Methoden ermöglichen eine Anpassung der Lagerungs- und Therapiemaßnahmen an die tatsächlichen intrakraniellen Sauerstoffversorgungsverhältnisse (➤ Kap. 1.4).

In der Therapie des generalisierten Hirnödems zeichnet sich ein positiver therapeutischer Effekt durch frühzeitige Hypothermiebehandlung unter konsequenter vegetativer Abschirmung ab; für eine generelle Therapieempfehlung reichen die bisherigen Daten allerdings noch nicht aus.

LITERATUR

Alderson P, Roberts I (2005). Corticosteroids for acute traumatic brain injury. Cochrane Database Syst Rev 1: CD 000196.

AWMF-S3-Leitlinie Polytrauma/Schwerverletzenversorgung. Stand: 07/2016; www.awmf.org/uploads/tx_szleitlinien/012-019l_S3_Polytrauma_Schwerverletzten-Behandlung_2017-08.pdf (letzter Zugriff: 7.11.2018).

Bracken MB (2002). Steroids for acute spinal cord injury. Cochrane Database Syst Rev 2: CD001046.

Bunn F, Trivedi D (2012). Colloid solutions for fluid resuscitation. Cochrane Database Syst Rev 6: CD001319.

European Resuscitation Council (2005). Guidelines for Resuscitation 2005. Resuscitation 67 (Suppl): S1–S189.

Interdisziplinäre Arbeitsgruppe Schock der DIVI: Zur Diagnostik und Therapie der Schockformen – Teil VII: Besonderheiten im Kindesalter. Anästh Intensivmed 46 (2005): 415–430.

Jakob H, Brand J, Marzi I (2009). Das Polytrauma im Kindesalter. Unfallchirurg112:951–958.

Ku J, Brasel K, Baker C, Rutherford E (1999).Triangle of Death: hypothermia, acidosis, and coagulopathy. New Horizons7(1): 61.

Matthes G, Seifert J, Schmucker U, Stengel D, Ekkernkamp A (2006). Schockraummanagement – Wesentliche Aspekte der klinischen Erstversorgung schwerstverletzter Patienten. Wehrmed Mschr 50:10–14.

Nagele P, Kroesen G (2000). Kindernotfälle im Notarztdienst. Eine epidemiologische Studie am Notarztwagen Innsbruck. Anaesthesist 49(8): 725–731.

Nast-Kolb D, Ruchholtz S, Waydhas C, Schmidt B, Traeger G (2005). Damage Control Orthopedics. Unfallchirurg 108: 804–811.

Roberts I, Alderson P, Bunn F, Chinnock P, Ker K, Schierhout G (2006). Colloid versus crystalloids for fluid resuscitation in critically ill patients. Cochrane Database Syst Rev 4: CD000567.

Rueger JM, Schlickewei W, Engert J, Sommerfeldt DW (2004). Das kindliche Polytrauma. Darmstadt: Steinkopff.

Siegmann S, Paris S, Matthes G, Ostermann PAW, Ekkernkamp A, Arndt H, Mutze S (2001). Primäre bildgebende Diagnostik von polytraumatisierten Patienten mittels Spiralcomputertomografie. Trauma und Berufskrankheit 3(1): 12–17.

Sommerfeld DW (2005). Das verletzte Kind. Med Welt 10: 1–7.

Statistisches Bundesamt(DESTATIS) (2017). Kinderunfälle im Straßenverkehr 2016; www.destatis.de/DE/Publikationen/Thematisch/TransportVerkehr/Verkehrsunfaelle/Unfaelle-Kinder5462405167004.pdf?__blob=publicationFile (letzter Zugriff: 7.11.2018).

Tiesmeier J, Hilgefort S, Ueckermann FD, Jakob T, Emmerich M, Henzler (2016). Mit welchem Spektrum und Maßnahmen muss der Notarzt bei präklinischen Kindernotfällen rechnen? Eine retrospektive Analyse der Einsatzdaten eines Notarztstandorts. Notarzt 32(5): 222–227.

Vereinigung zur Förderung des deutschen Brandschutzes (2014). vfdb Merkblatt 06–02 Zusammenarbeit Feuerwehr-Luftrettung; www.vfdb.de/ (letzter Zugriff: 7.11.2018).

Walz M, Kälicke T, Muhr G (2006). Das polytraumatisierte Kind. In: Weinberg A-M, Tscherne H (Hrsg.). Tscherne Unfallchirurgie. Unfallchirurgie im Kindesalter Teil 2. Berlin, Heidelberg: Springer, S. 920–933.

Zimmermann M, Arlt M, Drescher J, Neumann C (2008). Luftrettung in der Nacht. Teil 1 und 2. Notfall Rettungsmed 11: 37–45 und 117–126.

KAPITEL

17 Thermische Verletzungen

Karl-Heinz Mücke, Monika Glowacka

17.1 Verbrennung / Verbrühung

Der weitaus größte Teil thermischer Verletzungen im Kindesalter sind Verbrennungen und Verbrühungen, bei Klein- und Vorschulkindern verursacht durch häusliche Unfälle mit heißen Flüssigkeiten, Verpuffungen, durch unsachgemäßen Gebrauch von Brandbeschleunigern beim Grillen etc. Ältere Kinder und Jugendliche sind durch Umgang mit Feuerwerkskörpern oder Zündeln u. a. mit leicht brennbaren Flüssigkeiten gefährdet. Starkstromverletzungen sieht man bei Jugendlichen, die den Oberleitungen der Bahn oder Starkstrommasten bei „Mutproben" zu nahe kommen.

Der Wechselstromkontakt der Kleinkinder (220-Volt-Steckdose) führt fast nie zu Hautverletzungen. Thermische Verletzungen durch Hausbrand sind selten, meist steht ein Inhalationstrauma im Vordergrund.

Intensivbehandlungsbedürftige Erfrierungen sind in Deutschland glücklicherweise eine Rarität.

Die Initialbehandlung und Stabilisation thermisch verletzter Kinder sollte von jeder Kinderklinik oder chirurgischen Abteilung geleistet werden können, da keine Spezialausrüstung notwendig ist.

MERKE

Die Verlegung in eine spezialisierte Abteilung erfolgt sekundär nach Stabilisierung des Patienten.

17.1.1 Pathophysiologie

Je nach Temperatur und Einwirkdauer des schädigenden Agens sind die verschiedenen Hautschichten und das darunter liegende Gewebe betroffen. Man unterscheidet drei Verbrennungsgrade (die Verkohlung tieferer Gewebe wird oft als Grad IV bezeichnet):

- **Grad I:** betrifft nur die Epidermis, ist gekennzeichnet durch Erythem und mäßige Schmerzen. Prototyp: Sonnenbrand; Schmerzen klingen nach 48–72 h ab.
- **Grad II oberflächlich:** betrifft Epidermis und Dermis; charakteristisch sind Blasenbildung sowie heftige Schmerzen; heilt i. d. R. nach 7–14 Tagen.
- **Grad II tief:** betrifft Epidermis und tiefere Schichten der Dermis; Schmerzen können etwas weniger ausgeprägt sein, weil weniger intakte Nervenendigungen vorhanden sind. Spontane Heilung ist noch möglich, allerdings sehr langsam. Flüssigkeitsverluste und metabolische Veränderungen sind ähnlich wie bei drittgradigen Verletzungen.
- **Grad III:** betrifft die gesamte Haut inkl. Anhangsgebilde, spontane Reepithelisierung ist deshalb nicht möglich. Heilung kann nur durch Narbenbildung mit Kontrakturen oder Hauttransplantation erfolgen.

Die Verbrennungstiefe ist initial nicht verlässlich diagnostizierbar, weil sich in der Tiefe geschädigte Haut oft erst nach 3–5 Tagen demarkiert. Durch Mikrothrombosen im Grenzgebiet thermisch geschädigter / gesunder Haut kann die Verbrennungstiefe in den ersten 48 h noch zunehmen.

Besonderheit der **Starkstromverletzung:** Trotz möglicherweise nur relativ kleiner sichtbarer Hautverletzung entstehen ausgedehnte tiefe Gewebsnekrosen entlang der Gefäßscheiden und Knochen, u. U. mit internen Verkohlungen. Bei Starkstromverletzungen ist mit Myoglobinämie zu rechnen.

Die thermische Schädigung führt zu Gewebsnekrosen, Kapillarkoagulation, Endothelschäden mit Stase und lokaler Gerinnungsstörung, die den direkten thermischen Schaden noch vergrößern. Die verletzte Haut verliert ihre Schutzfunktion gegen Infektionen, es kommt zu Flüssigkeits- und Wärmeverlust. Aus den betroffenen Hautarealen werden

Gewebsmediatoren, u.a. Bradykinin, Histamin sowie Leukotriene freigesetzt, die nicht nur ein lokales Ödem bewirken, sondern bei Verletzungen von mehr als 10–15 % der Körperoberfläche (KOF; bei Kindern < 1 Jahr ca. 5–8 %) für die metabolischen Veränderungen und „Fernwirkungen" wie z. B. ein generalisiertes Ödem verantwortlich sind. Aus einer lokalen Schädigung wird durch die freigesetzten Mediatoren ein systemisches Krankheitsbild, die sog. Verbrennungskrankheit, eine Sonderform des „systemic inflammatory response syndrome" (SIRS).

17.1.2 Maßnahmen am Unfallort

1. Patient aus der Gefahrenzone entfernen.
2. Atemwege sichern, ggf. mit Reanimationsmaßnahmen beginnen.
3. Kleidung, soweit nicht festgebrannt, entfernen.
4. Wunden mit handkühlem Leitungswasser, Infusionslösung oder einer anderen sauberen Flüssigkeit wenige Minuten kühlen. Die Auflage feuchter Kompressen ist ausreichend. Nicht abduschen, keine Spülung, kein Eis anwenden. Spezialverbände sind teuer und auf kurzen Transporten bei kleinen Flächen feuchten Kompressen und sterilen Tüchern nicht überlegen. Bei Verletzungen von > 20 % KOF ist Hypothermie unbedingt zu vermeiden. Kühlung ist gefährlich; vielmehr ist nach systemischer Analgesie eine Isolierung des Patienten zum Wärmeerhalt erforderlich.
5. Schwieriger Gefäßzugang beim hypovolämischen und schmerzgeplagten Kind: Was tun?
   - Versuch, einen i. v. Zugang zu legen
   - Bei Scheitern zuerst Esketamin nasal / rektal geben, dann den zweiten Versuch bereits mit Analgesie durchführen
   - Was tun, wenn der i. v. Zugang auch dann nicht gelingt?
     - VKOF < 10 %: erneut Ketamin nasal / rektal zur Analgesie geben, keine weiteren Versuche
     - VKOF > 20 %: intraossären (i. o.) Zugang legen
     - Bei Kreislaufinstabilität unabhängig von VKOF i. o. Nadel sofort als zweiter Versuch eines Zugangs
6. Schmerzbehandlung: Morphin / Piritramid: 0,05–0,2 mg / kg KG i. v., Esketamin: 0,5–2 mg / kg KG i. v. bzw. Esketamin nasal 4 mg / kg KG oder 5–10 mg / kg KG rektal (wirkt nach 5–10 min). Paracetamol, Ibuprofen: keine Indikation.
7. Infusionsbehandlung:
   - VKOF < 15 %: Erhaltungsbedarf (Berechnung s. u.) als Ringer-Acetat.
     VKOF > 15 %: Erhaltungsbedarf + 4 ml Ringer-Acetat / kg KG × % VKOF / oder Faustformel für Transportweg kürzer als 30 min: 20 ml / kg KG / h Ringer-Acetat.
     Zudem tritt der „Verbrennungsschock" erst auf, wenn durch generalisierte Schrankenstörung Flüssigkeit und Eiweiß aus dem Gefäßsystem abgeströmt sind. Die Latenzzeit ist abhängig vom Patientenalter und von der verbrannten Körperoberfläche (VKOF) und reicht von etwa 30 min bis zu mehreren Stunden. Infusionsgeschwindigkeit nach den Kreislaufverhältnissen (RR, HF, Pulsqualität, Mikrozirkulation) richten. Infusionsmenge dokumentieren.

MERKE

Bei kurzen Transportwegen in eine Klinik sollte nicht mit einem „Verbrennungsschema" oder „Hyperinfusionsschema" begonnen werden, da grobe Fehleinschätzungen von Patientengewicht und Verbrennungsausdehnung häufig sind!

8. Transport in die nächstgelegene geeignete chirurgische Klinik.

Anmerkungen

- Bei Bränden in geschlossenen Räumen ist **immer** ein Inhalationstrauma (thermisch-toxisch) anzunehmen und entsprechend zu (be-)handeln (s. u.).
- Bei Verpuffungen mit Gesichtsverletzung findet sich regelmäßig eine thermische Schädigung der Atemwege; eine rasche Atemwegsverlegung durch Ödem ist möglich.
- Der Transport entkleideter Kinder in Rettungsfolien führt zur Auskühlung. Isolation unter Decken oder Fleecejacken ist selbst im Sommer

notwendig. Entsprechende Kleidung stellen die Eltern meist gern; die Rettungsdienstdecken isolieren nicht ausreichend.
- Ein schmerzfreies, verbundenes und nicht narkotisiertes Kind wird am besten neben den Eltern transportiert. Sedativa sind nicht indiziert.

MERKE
- **Hypothermie** bedeutet Kreislauf- und Immunsuppression.
- **Normothermie** rangiert vor Kühlung.
- **Hypovolämischer Schock** („Verbrennungsschock") hat eine Latenz von 1–2 h.

17.1.3 Klinikaufnahme

MERKE
Höchste Priorität hat die Stabilisierung der Vitalfunktionen. Die Wundbehandlung ist dringlich, aber kein Notfalleingriff.

Aufnahme und Erstversorgung erfolgen bei 40 °C Raumtemperatur.

Sofortmaßnahmen

Bei Ankunft in der Klinik stabiler Patient

- Schmerzbehandlung komplettieren (s. o.)
- Eingehende **körperliche Untersuchung** (Begleitverletzungen? Herzvitium?)
- **Patientengewicht** feststellen. Beim wachen Kind: Patientengewicht = (Elternteil + Patient) – Elternteil
- Exaktes **Ausmaß der geschädigten Körperoberfläche** anhand von altersentsprechenden Nomogrammen feststellen und dokumentieren. (Anhaltswert: Patientenhandfläche = 1 % KOF). Fallstrick: Erstgradig verletzte Areale zählen nicht! Wie Sonnenbrand haben sie keine systemischen Folgen, heilen rasch spontan
- Adäquates **Infusionsregime** beginnen (s. u.)
- **Chirurgische Erstversorgung** (= Wundreinigung, Blasenabtragung, Verband; nur bei Kompartmentsyndrom Escharotomie). Entscheidung über Verlegung in ein Zentrum für Schwerbrandverletzte treffen
- **Routinelabor:** Hb, Hkt, kleines BB, CRP, Elektrolyte, Kreatinin, Harnstoff, Urinstatus (Myoglobinurie?)
- **Röntgen-Thorax:** Bei V. a. Inhalationstrauma sofort und nach 4–8 h sowie bei V. a. Begleitverletzungen

MERKE
Die „prophylaktische" Behandlung mit Antibiotika ist ebenso wenig indiziert wie eine „prophylaktische" Beatmung.

Bei Ankunft in der Klinik instabiler Patient

Ursache feststellen:
1. **Ateminsuffizienz:**
   - CO-Vergiftung?
   - Thermisch-toxisches Inhalationstrauma?
   - Lungenödem durch Hyperinfusion?
   - Schock?
2. **Kreislaufinsuffizienz**, z. B. durch:
   - Inadäquate Flüssigkeitszufuhr bei sehr ausgedehnter Schädigung?
   - Zu starke Analgesie mit Kreislaufdepression bei überschätzter Verletzungsschwere?
   - Übersehene Begleitverletzung bei Explosions- / Verpuffungstrauma?
   - Hämorrhagie nach Sturz, z. B. vom Leitungsmast beim Starkstromunfall?
3. **Koma:**
   - CO-Vergiftung?
   - Protrahierte Hypoxie durch Rauchgase?
   - Schädelverletzung nach Sturz?
4. Für die O_2-Gabe und die Intubation mit Respiratorbehandlung gelten die üblichen Kriterien (➤ Kap. 2.1).

Bei ausgedehnten Gesichts- und / oder Halsverletzungen kommt es fast immer zu einer ausgeprägten Ödembildung mit Atemwegsverlegung durch Mitbeteiligung von Hypopharynx und Kehlkopfeingang.

MERKE
Hier gilt: Eine frühe elektive (bevorzugt nasotracheale) Intubation ist anzustreben.

Sollte die Schwellung deutlich geringer ausfallen als primär erwartet, ist die Extubation leichter als eine

17

Notfallintubation unter u. U. extrem erschwerten Bedingungen! Die Tubusbefestigung im verletzten nässenden Gesicht gelingt durch Annaht.

Thermisch-toxisches Inhalationstrauma

1. **Intubation**
2. **Beatmung** mit $F_iO_2 = 1{,}0$
3. **CO-Bestimmung**
4. **Röntgen:** Thorax sofort und nach 4–6 h
5. Bei Bronchospasmus: Inhalation von racemischem Epinephrin (Micronefrin R) 1 : 1.000 bis 1 : 500, β_2-Agonisten etc. sowie i. v. Bronchospasmolyse (➤ Kap. 5)
6. Glukokortikoidgabe: z. B. Methylprednisolon i. v. 5 mg / kg KG / d nur bei therapieresistenter Bronchospastik

MERKE

Alle Patienten mit V. a. Inhalationstrauma, die intubiert wurden, sollten laryngotracheoskopiert werden. (Verlegung durch Ruß?)

Instabiler Kreislauf

1. Inadäquate Infusionsmenge korrigieren:
   - Bei Überinfusion: PEEP-(Be-)Atmung, Dobutamin
   - Bei Hypovolämie: mit Bolus 20 ml / kg KG Ringer-Acetat beginnen, ggf. wiederholen, korrektes Infusionsregime nach KG und VKOF
2. Weiterhin kreislaufinstabil? Dann Gelatinelösung 20 ml / kg KG als Bolus
3. Preload- und Kontraktilitätsabschätzung über transthorakale Echokardiografie. Katecholamingabe: Dobutamin 3–10 µg / kg KG / min als Dauerinfusion (α-Mimetika in den ersten 24 h vermeiden, es besteht die Gefahr des „Abtiefens" der Verletzung sowie der Organperfusion).
4. ZVK anlegen (wenn die Haut über den Zugangswegen verletzt ist, sollte initial der ZVK durch die noch „saubere" verletzte Haut angelegt werden), arterielle Blutdruckmessung, ggf. mit Thermodilutionskatheter
5. Harnableitung anlegen; Verbrennungen von > 20 % oder genitoanal primär mit suprapubischem Katheter
6. Patient stabilisiert sich nicht: nach Begleitverletzungen suchen (Klinik, Sonografie, Röntgen etc.)

Patienten, die bei der Klinikaufnahme instabil sind, müssen auf jeden Fall intensivmedizinisch überwacht werden.

MERKE

Die chirurgische Wundversorgung wird erst nach Stabilisierung des Patienten durchgeführt, da sie hier im Gegensatz zum Polytrauma nicht zur Erhaltung der Vitalfunktionen beiträgt, sondern eine zusätzliche Belastung bedeutet.

Kriterien zur Verlegung in ein Zentrum für brandverletzte Kinder

- Verletzung > 10 % KOF II° + III°
- Lebensalter < 1 Jahr
- Verletzung von Gesicht, Händen / Füßen, Anus, Genitale
- Thermisches oder thermisch-toxisches Inhalationstrauma
- Begleitverletzungen
- Stromunfall

Jedes Kriterium für sich allein rechtfertigt die Verlegung.

17.1.4 Intensivmedizinische Strategien

Da schon die mittelschwere Brandverletzung zu erheblichen Organ- und Regelkreisdysfunktionen führt, müssen fast immer mehrere Organsysteme parallel behandelt werden. Patienten im Kindesalter haben dann aber auch bei Verletzungen von > 80 % VKOF eine Überlebenschance.

Mit Eintritt der Verbrennungskrankheit (SIRS-Sonderform) werden die Vitalfunktionen des Patienten zunehmend instabiler und große blutreiche chirurgische Eingriffe wie Nekrektomien schlechter toleriert. Fernziel ist die vollständige Reepithelisierung der Wundfläche unter Funktionserhaltung der Gelenke etc. sowie die körperliche und psychosoziale Rehabilitation des Patienten.

MERKE

Das initiale Behandlungsziel ist, den Patienten so stabil zu halten, dass innerhalb der ersten 5 (bis spätestens 7) Tage der größte Teil der Wundfläche nötigenfalls nekrektomiert und definitiv mit Eigenhaut oder passager mit artifiziellem Hautersatz, Schweine- oder Leichenhaut gedeckt werden kann. Moderne semiokklusive Folien für zweitgradige Verletzungen begrenzen Flüssigkeitsverluste und Infektionsgefahr. Sterilpflege ist bei moderner geschlossener Wundbehandlung heutzutage selten erforderlich.

Probleme

- 0–72 h posttraumatisch: Schock, Schmerz, Gasaustauschstörungen (pulmonal und zellulär) mit Azidose, Niereninsuffizienz
- 72 h bis 7 Tage: Verbrennungskrankheit mit Low-Output-Syndrom, Gasaustauschstörungen, Niereninsuffizienz, zunehmender Blutverlust bei und nach Nekrektomien, Koagulopathie, Immunsuppression, Sepsis
- > 7 Tage: ARDS, Leberinsuffizienz, Ernährungsprobleme, Wundheilungsstörungen, Sepsisschübe

Infusionsbehandlung

Ziele der Infusionsbehandlung sind ein adäquater Kreislauf und die Wiederherstellung des normalen Zellmetabolismus. Ziel ist nicht die Normovolämie.

Auswahl der Infusionslösungen

- VKOF < 15 % KOF: meist keine spezielle Infusionsbehandlung notwendig
- VKOF < 40 % KOF: primär Kristalloide; Kolloide nur bei Kreislaufinstabilität oder frühem chirurgischem Vorgehen
- VKOF > 40 % KOF: Kristalloide + sofort künstliche Kolloide, da fast immer massive Hypovolämie vorhanden. Nach 16–24 h mit Kristalloiden + Proteinlösungen (HA, FFP, Lyoplasma) fortsetzen
- Patient < 1 Jahr mit VKOF > 25 %: Kristalloide + sofort Kolloide

Infusionsschema

Körpergewicht [kg]	Erhaltungsbedarf als Vollelektrolyt-G5 %-Lösung
0–10	100 ml / kg KG / d
11–20	**plus** 50 ml / kg KG / d
> 20	**plus** 20 ml / kg KG / d
Tag	**Zusatzbedarf als Vollelektrolytlösung / Ringer-Acetat**
1	ca. 5 ml / kg KG / % VKOF
2	ca. 3 ml / kg KG / % VKOF
3	ca. 1 ml / kg KG / % VKOF

Kalium wird je nach Diurese und Labor zugefügt, Bikarbonatzusatz großzügig nach BGA bei metabolischer Azidose trotz suffizienten Kreislaufs. Humanalbumin (HA) muss bei Verletzungen >> 20 % KOF nach Serumkontrollen oft zur Korrektur einer Hypalbuminämie ab dem 2. Tag eingesetzt werden.

MERKE

Wenn initial kolloidale Lösungen notwendig sind, sollten künstliche Kolloide infundiert werden. Humanalbumin hat keine Indikation mehr als Volumenersatz, da es schnell den Intravasalraum verlässt, lange im Extravasalraum verbleibt und so die Ödemrückresorption verzögert, zu einer anhaltenden Vermehrung des Lungenwassers beiträgt und die Ergebnisse bei Frühnekrektomie und -transplantation negativ beeinflusst.

Humanalbumin wird erst bei ausgeprägter Hypalbuminämie erforderlich. FFP ist primär kein Volumenersatzmittel. Nur bei ausgedehnten Verletzungen und frühem chirurgischem Vorgehen mit sinkendem Gesamteiweiß im Serum ist seine Gabe möglicherweise zum Ersatz der Gerinnungsfaktoren indiziert.

Bei schwerer systemischer Reaktion sowie Sepsis toleriert der kindliche Kreislauf nicht wie gewohnt niedrige Hb-Werte (< 10 g / dl).

Zielgrößen der Infusionsbehandlung

1. Normaler RR, normale HF: Die HF ist als Hypovolämiezeichen bei Kindern sensibler als der RR.
2. Urinproduktion > 1 ml / kg KG / h: In den ersten 24 h (Ödembildungsphase) ist Furosemid bei

17

schlechter Diurese nicht indiziert, sondern Volumengabe. Urinproduktion von > 4 ml / kg ist ein Zeichen der Überinfusion. Später ist die Urinproduktion trotz Normovolämie und Normoperfusion oft nur mit Diuretika zu normalisieren.
3. Normale Serum-Elektrolyte: Serum-Na^+ 138–155 mval / l; positiver Base Excess.
4. Normaler Cardiac Index, niedrig-normaler systemischer Widerstand und normaler ZVD (S_vO_2 von 70 %) sind keine Steuerungsparameter der Volumenzufuhr; messtechnische Normovolämie ist kein Ziel, sie führt meist zu verstärkter Ödembildung.
5. Hkt 30–40 %.
6. Serum-Protein > 30 g / l.
7. Geringe Abweichungen von Serum-Harnstoff und Kreatinin-Clearance.
8. Normale Blutzuckerwerte.

MERKE

Notwendig ist eine sorgfältige Bilanzierung mit 4-stündlicher Anpassung des Infusionsregimes.

Alle Substitutionsformeln sind nur ein Anhalt, meistens wird der Bedarf unterschätzt. Zur Aufrechterhaltung eines adäquaten intravasalen Volumens benötigen manche Patienten die dreifache Menge des korrekt (!) kalkulierten Zusatzbedarfs. Da Überinfusion und überschießende Ödembildung lebensbedrohlich sein können, ist bei VKOF > 20 % oder schwerer systemischer Reaktion eine Volumensteuerung nur mit erweitertem hämodynamischem Monitoring möglich.

Zugänge

- **ZVK:** bei VKOF > 10 % fast immer indiziert; frühzeitige Anlage vor erschwerender Ödemphase anstreben
- **Arterielle Kanüle:** klare Indikation bei Gasaustauschstörung und falls keine andere Möglichkeit zur RR-Messung vorhanden ist
- Aortenkatheter von der Leiste aus für transpulmonale Thermodilution ab 20 % VKOF
- **Harnableitung:** initial transurethraler Dauerkatheter möglich, sonst suprapubischer Blasenkatheter
- **Labor bei Zugangsanlage:** sofort Elektrolyte, Blutbild, Transaminasen, Serum-Cholinesterase, Gerinnung, Harnstoff, Kreatinin, Kreatinin-Clearance, Gesamteiweiß, Urin-Elektrolytausscheidung, Triglyzeride, Lipase, Blutgruppe; angepasste Kontrollen

Erweitertes hämodynamisches Monitoring

Transpulmonale Thermodilutionsmessungen und Pulskonturanalysen sind zur Volumenzufuhrsteuerung in den ersten 72 h nach Verletzung sowie bei Sepsis hilfreich.

Weniger invasiv sind die initiale transthorakale Echokardiografie sowie als Dauermonitoring die transösophageale Doppleranalyse der Aortenflusskurve (z. B. „Cardio QP“).

Analgesie

Brandverletzungen verursachen stärksten Hintergrundschmerz und bei vielen Maßnahmen exzessiven Behandlungsschmerz. Bei Beatmungspatienten ist eine Daueranalgosedierung selbstverständlich, aber auch spontan atmende Kinder müssen gegen den Dauerschmerz mit potenten Analgetika versorgt werden (➤ Kap. 2.6). Vor Verbandswechsel, Manipulation und Lagerung muss eine stärkere Analgesie verordnet werden (z. B. kurz wirksame Opioide, Esketamin).

Erheblichen Einfluss auf den Analgetikabedarf haben einige Formen der geschlossenen chirurgischen Wundbehandlung. Wundauflagen und temporärer Epithelersatz haben die offene Wundbehandlung von früher verdrängt und den Dauerschmerz der thermischen Wunden revolutionär reduziert. So ist besonders bei oberflächlichen II°-Wunden eine Abdeckung mit temporärem synthetischem Hautersatz möglich (resorbierbarer Epithelersatz, z. B. Suprathel®) Diese Membran reduziert nicht nur Flüssigkeits- / Eiweißverluste und die Infektionsrate, sondern auch den Dauerschmerz im verletzten Areal. Verbandwechsel werden dabei nur oberhalb des Suprathels durchgeführt und sind daher ebenfalls fast schmerzfrei möglich. Nach Abschluss der Wundheilung wird die resorbierbare Membran nicht entfernt.

Eine Variante bei fleckförmig tieferen Verletzungen in oberflächlich verletztem Areal stellt die einmalige frühe chirurgische Entfernung nekrotischer Hautbereiche auf enzymatischem Wege dar (NexoBrid®, enthält proteolytische Enzyme aus der Ananas). Sie wird vor der temporären Wundabdeckung durchgeführt, ist während der mehrstündigen Enzymeinwirkung sehr schmerzhaft und erfordert eher Anästhesie als Analgesie.

Trotz des Einsatzes der laserunterstützten Untersuchung der Verletzungstiefe kann am Verletzungstag die Tiefe der Hautverletzung nicht sicher festgestellt werden (Problem auch: „Nachtiefen" der Verletzung durch Mikrozirkulationsstörungen.) Aus diesem Grund wird initial meist nach Wundreinigung sowie Blasenabtragung lediglich ein antiseptischer und geschlossener Verband angelegt. Hier besteht noch starker Daueranalgesiebedarf. Im zweiten Schritt nach 24–36 h kann dann besser ein Verfahren der temporären Wundabdeckung gewählt werden.

Sollten die chirurgische Entfernung von untergegangenem Gewebe (Nekrektomie), ein synthetischer Dermisersatz (z. B. Integra®) sowie eine Hauttransplantation erforderlich werden, so ist eine differenzierte Schmerztherapie nach Hintergrund und Manipulationsschmerz über lange Zeit und in hohen Dosen erforderlich. Hier kann es sinnvoll sein, sich Beratung durch ein Zentrum für die Behandlung schwerbrandverletzter Kinder zu holen.

Ernährung

Schwer brandverletzte Patienten haben sofort einen stark erhöhten Grundumsatz und nach Abklingen der Postaggressionsphase auch einen erheblichen, auf das 1,5- bis 1,8-Fache des Normalen gesteigerten Energiebedarf, der enteral und parenteral gedeckt werden muss. Unter allen Umständen muss versucht werden, einen Teil enteral, z. B. über Magen- oder Dünndarmsonde, zuzuführen, weil die Zufuhr von Fremdprotein (0,5 g / d!) zur Erhaltung der Immunkompetenz des Gastrointestinaltrakts für die Patienten von vitaler Bedeutung ist (**cave:** Translokationsinfektionen).

Lagerung

Sowohl bei offener Wundpflege als auch bei geschlossenen Verbänden muss ein Sekretstau unbedingt vermieden werden. Viele Vorteile hat in der Akutphase die Verwendung von grobporigen Einmal-Schaumstoffmatratzen, die eine ausreichend feste Unterlage bei gleichzeitig guter Sekretableitung gewährleisten. Die Lagerung der Extremitäten in Funktionsstellung, Dekubitusprophylaxe etc. sind vom ersten Tag an wichtig.

Wärmekonservierung

Die Wärmeverluste bei Schwerbrandverletzten haben einen erheblichen Anteil am erhöhten Energiebedarf. Die Patienten sollten deshalb bei erhöhter Umgebungstemperatur (> 28 °C) mit kontrollierter Luftfeuchtigkeit gepflegt werden. Geschlossene Wundbehandlung ist zu bevorzugen.

Infektionsvermeidung

Alle Patienten mit offener Wundbehandlung müssen unter den Kautelen der Sterilpflege in keimreduziertem Milieu behandelt werden.

MERKE
Die prophylaktische Antibiotikabehandlung ist wertlos!

Die Wundbesiedelung lässt sich damit nicht verhindern, es wird aber die Selektion multiresistenter Keime gefördert. Neben peinlich genauer Handhygiene insbesondere bei der Wundpflege und der Bedienung von ZVK, trachealem Absaugen etc. ist eine regelmäßige bakteriologische Kontrolle notwendig.

Eine erhöhte Körpertemperatur bzw. Fieber ist als Infektionsanzeichen im Verlauf einer schweren Brandverletzung nur schwer zu beurteilen. Schwerbrandverletzte haben, bedingt durch den Hypermetabolismus, längere Zeit eine erhöhte Körpertemperatur auch im leicht febrilen Bereich bis 39 °C. Sie sind gewissermaßen physiologisch „hypertherm". Ein Absenken dieser Körpertemperatur ist nicht sinnvoll, weil die Patienten unter Energieaufwand ihr individuell erhöhtes Temperaturniveau aufrechterhalten wollen. Bei Transport und Narkose dürfen die Patienten ihr „Hyperthermieniveau" nicht verlassen. Normothermie bedeutet für Schwerbrandverletzte dann Auskühlung.

1. Regelmäßige Untersuchung von Wundabstrichen, Trachealsekret, Urinkulturen
2. Bei Fieberschüben > 0,8 °C über Hyperthermieniveau Blutkulturen

Kommt es zu einer Infektion, sind fast immer die dann bekannten Keime ursächlich beteiligt. Sie können gezielt entsprechend Antibiogramm therapiert werden.

Bei „unklaren" Fieberschüben hilft manchmal nur das Auswechseln allen Fremdmaterials (ZVK etc., Wechsel „über Draht" am gleichen Ort ist kontraindiziert).

17

17.1.5 Psychosoziale Betreuung

Eine kindgerechte Behandlung und die Einbeziehung der Eltern in die Intensivpflege, u. a. auch ausführliche Informationsgespräche mit den Behandelnden, sind in Kinderkliniken heute eine Selbstverständlichkeit. Trotzdem ist eine professionelle psychosoziale Begleitung sowohl des Patienten als auch der Familie für die spätere Akzeptanz der Verletzungsnarben und die Reintegration in Familie, Schule etc. notwendig. Die Patienten sind für ihr weiteres Leben „gezeichnet" und bedürfen häufig einer über das Akutstadium hinausgehenden Hilfe (z. B. Paulinchen e. V. Initiative für brandverletzte Kinder).

17.2 Starkstromverletzung

Wesentliche thermische Stromverletzungen werden nur durch Starkstrom hervorgerufen, während Haushalts-Wechselstrom eher für Herzrhythmusstörungen verantwortlich ist. Starkstromkontakt erleiden fast immer männliche Jugendliche, die dicht unter Eisenbahnoberleitungen spielen oder Starkstrommasten als „Mutprobe" besteigen. Häufiger Mechanismus ist die Lichtbogenbildung ohne direkten Drahtkontakt mit anschließendem Sturz aus erheblicher Höhe. Typisch sind relativ kleine sichtbare Hautverletzungen mit ausgedehnten tiefen Nekrosen entlang der Gefäß-Nerven-Scheiden.

17.2.1 Maßnahmen am Unfallort

➢ Kap. 17.1.2.

17.2.2 Mögliche Zusatzprobleme

- Herzrhythmusstörungen mit Kammerflimmern und / oder elektromechanischer Entkopplung
- Neurologische Symptome wie Krampfanfälle, Bewusstlosigkeit, Rückenmarksverletzung
- Niereninsuffizienz wegen massiver Myoglobinurie
- Begleitverletzungen mit ausgeprägter Hämorrhagie sowie SHT etc.

17.2.3 Intensivmedizinische Strategien

➢ Kap. 17.1.4.

17.2.4 Therapie

- Behandlung der Rhythmusstörungen je nach EKG (➢ Kap. 2.2). Mindestens 24 h Monitorüberwachung wegen möglicherweise verzögert auftretender Symptome.
- Abgrenzung der neurologischen Symptomatik gegen ein SHT mit intrakranieller Blutung, ggf. cCT-Untersuchung.
- Flüssigkeitsbehandlung wie bei oberflächlicher Verletzung, jedoch muss meist aufgrund der tiefen, „versteckten" Schäden deutlich mehr infundiert werden als primär erwartet (➢ Kap. 17.1.6).
- Bei Myoglobinurie forcierte Diurese mit mindestens 2 ml / kg KG / h Urinproduktion, ggf. Alkalisierung des Urins.

- In den beteiligten Extremitäten entwickelt sich rasch ein starkes Ödem mit Kompartmentsyndrom, sodass zügig fasziotomiert werden muss.

17.3 Erfrierung / Hypothermie

In der Notfall- und Intensivmedizin sind Erfrierungen bei Kindern heute eine Rarität.

Erfrierung ist definiert als direkte Gewebsschädigung durch Kälte. Kleine Erfrierungen an Nase, Wangen und Ohren treten gelegentlich auf, wenn Kleinkinder und Säuglinge zu lange tiefen Temperaturen im Freien ausgesetzt sind, z. B. lange Spaziergänge etc. Erfrierungen ganzer Extremitäten sind fast immer mit erheblicher Hypothermie verbunden, die initial die Symptomatik und Therapie bestimmt.

Definition

- Leichte Hypothermie: Körperkerntemperatur < 35 °C
- Mäßige Hypothermie: Körperkerntemperatur 34–28 °C
- Schwere Hypothermie: Körperkerntemperatur < 28 °C

17.3.1 Pathophysiologie

Während leichte Hypothermien u. a. auch durch Vergiftungen, Sepsis, Hypothyreose, Morbus Addison etc. verursacht sein können, werden Körperkerntemperaturen < 33 °C fast ausschließlich in Kombination mit Ertrinkungsunfall und niedriger Außentemperatur gesehen.

Leichte Hypothermie führt zum Anstieg von HZV, erhöhtem O_2-Bedarf mit Tachypnoe und gesteigerter Diurese, als neurologische Auffälligkeit findet sich manchmal eine Konfusion. Wenn die Körperkerntemperatur unter 32 °C fällt, zeigen die Patienten eine zunehmende ZNS-Störung bis zum Koma bei ca. 30 °C. HZV und Hirndurchblutung fallen um ca. 6 % pro °C Temperaturerniedrigung, und es kommt schließlich zur Sinusbradykardie, zum Vorhof- und evtl. auch Kammerflimmern bis hin zur Asystolie bei ca. 20 °C. Die initiale Tachypnoe führt über eine Bradypnoe zur Apnoe (parallel zur ZNS-Dämpfung). Nach anfänglich maximaler peripherer Gefäßkonstriktion kommt es nachfolgend zur inadäquaten Gefäßdilatation durch kompletten Verlust des Gefäßtonus, die zusammen mit der anfänglich gesteigerten Diurese sowie der Ödembildung in der erfrorenen Körperregion zur relativen Hypovolämie mit Hypotension und nicht mehr messbarem Blutdruck führt. Das Endokrinium ist insgesamt supprimiert. Die stark eingeschränkte Insulinsekretion erklärt die oft vorzufindende Hyperglykämie.

17.3.2 Maßnahmen am Unfallort

Schon bei der Erstuntersuchung des Patienten muss geklärt werden, ob die Symptome Koma oder Kreislaufstillstand Folge der Hypothermie sind oder ob nicht vielmehr die Hypothermie ein Todeszeichen nach Kreislaufstillstand darstellt.

MERKE

Beachte die Umgebungstemperatur! Hypothermie verlängert die Hypoxietoleranz des Gehirns nur dann, wenn sie schlagartig eintritt; dies kommt nur bei sehr kalter Umgebung bzw. bei sehr kaltem Wasser vor.

Bei indizierter **Reanimation:**

1. **Sofort** mit der **Beatmung** beginnen.
2. Karotispuls und Herztöne suchen (extreme Bradykardie!).
3. Sofort EKG-Monitor einsetzen.
4. Wenn eine Sinusbradykardie oder ein Kammerersatzrhythmus diagnostiziert wird, ist meist trotz eines etwaigen Vorhofflimmerns das HZV temperaturangepasst ausreichend. Alle weiteren Maßnahmen sollten auf den Rhythmuserhalt ausgerichtet sein. Voreilige Herzmassage initiiert relativ leicht Kammerflimmern mit erheblicher Verschlechterung der Hämodynamik. Steigerung der HF mit Atropin o. Ä. ist nicht indiziert.
5. Bei Herzstillstand und Kammerflimmern mit externer **Herzmassage** beginnen. Antiarrhythmika und Defibrillation sind bei Körperkerntemperaturen < 28 °C meist erfolglos.
6. **Intubation:** Sedierende Medikamente zur Intubation sind bei komatösen Patienten meist nicht notwendig. Spatel und Tubus sollten extrem vorsichtig eingeführt werden, um vagale Stimulation und Irritationen des Myokards zu vermeiden.

7. Die **Anlage von i. v. Zugängen** kann wegen der Vasokonstriktion sehr schwierig sein. Wenn zentrale Gefäße kanüliert werden, sollte auf zentrale Katheter zunächst verzichtet werden, weil das hypotherme Myokard durch irrtümlich zu tief eingeführte Katheter extrem arrhythmiegefährdet ist.
8. Begleitverletzungen beachten, z. B. Lawinenunglück, Sturz in eiskaltes Wasser.
9. **Schonender Transport!** Die Patienten sind sehr anfällig für orthostatische Störungen, z. B. starke Lageveränderungen der Trage, Rettungsschlinge bei Hubschrauberrettung aus dem Wasser oder aus unwegsamem Gelände.
10. Weitere Wärmeverluste vermeiden! Alu-Transportfolien allein isolieren nicht hinreichend. Unbedingt den Kopf mit Mütze oder Decke isolieren; gut isolierende Decken oder Fleecebekleidung der Eltern verwenden.

17.3.3 Klinikaufnahme

1. Reanimationsmaßnahmen fortsetzen.
2. Temperatur messen! Evtl. aus dem Labor ein Thermometer besorgen, das bis 20 °C gradiert ist.
3. Neurologische Untersuchung: evozierte Potenziale, EEG; klinische Zeichen des Hirntods sind bei T < 32 °C nicht verwertbar.
4. BGA: Auf korrekte Temperaturkompensation achten, sonst sind Fehlinterpretationen möglich.
5. EKG, RR, RKZ etc. dokumentieren.

Stellt sich unter der Reanimation keine Herzaktion ein, so ist auch bei Hypothermie nach mehr als 1 h CPR kaum noch eine erfolgreiche zerebrale Wiederbelebung zu erwarten. Trotz der forensisch schwierigen Todesfeststellung müssen Bemühungen dann limitiert werden.

Wenn ein primärer Reanimationserfolg und Kreislaufaktivität erreicht wird:

- Hämodynamisches Monitoring, möglichst transthorakal / transösophageal sonografisch
- ZVK erwägen: Anlage möglichst erst nach Erreichen einer Körperkerntemperatur von 28 °C (s. o.)
- Elektrolyte, Harnstoff, Kreatinin, Laktat, globale Gerinnungsparameter etc. bestimmen

MERKE

Alle Patienten, die hämodynamisch oder neurologisch auffällig sind oder waren, sollten auf die Intensivstation aufgenommen werden.

17.3.4 Intensivmedizinische Strategien

Im Vordergrund stehen die Wiederherstellung und Stabilisation der Vitalfunktionen, parallel dazu die **Wiedererwärmung:**

1. „Passive Wiedererwärmung“: Bei Körperkerntemperatur von > 32 °C sind Maßnahmen wie Entfernung von kalter, nasser Kleidung, Wärmelampen und Isolation meist ausreichend. Durch eine zu schnelle Vasodilatation in der Peripherie kann es zum Kreislaufkollaps kommen. Die Patienten sollten deshalb immer adäquat überwacht und langsam erwärmt werden.
2. „Aktive Wiedererwärmung“:
   - Warmluftkonvektionsgeräte
   - Warme Infusionslösungen
   - Angewärmte Atemgase
   - Wiedererwärmung über einen extrakorporalen Kreislauf

Wenngleich kontrollierte Studien fehlen, lassen theoretische und praktische Überlegungen die Erwärmung über einen extrakorporalen Kreislauf vorteilhaft erscheinen, sodass diese Maßnahme, wenn die Technik zur Verfügung steht, auf jeden Fall erwogen werden sollte.

1. Die Patienten benötigen in der Erwärmungsphase erhöhte inspiratorische O_2-Konzentrationen.
2. Metabolische Azidose fortlaufend kontrollieren und ggf. mit Natriumbikarbonat behandeln.
3. Antiarrhythmische Therapie bei Körperkerntemperatur > 28 °C mit Defibrillation oder Antiarrhythmika beginnen.
4. Bei verminderter Kontraktilität nach Erwärmung Katecholamine einsetzen (> Kap. 9).
5. Relative Hypovolämie durch adäquate Flüssigkeitszufuhr, z. B. 20 ml / kg KG Vollelektrolytlösung behandeln.
6. Urinproduktion kontrollieren, ggf. Dauerkatheter legen, nach hämodynamischer Stabilisierung Diuretika, z. B. 0,5–1 mg Furosemid / kg KG geben.

7. Nach protrahiertem Schock frühzeitig Hirnödemdiagnostik und ggf. -behandlung.

Die akzidentelle Hypothermie beim kindlichen Ertrinkungsunfall bewahrt leider nur selten vor hypoxischem Hirnödem und Zerebralparese.

17.3.5 Behandlung der erfrorenen Körperteile

1. Aktive Wiedererwärmung der betroffenen Extremitäten erst nach Anhebung der Körperkerntemperatur.
2. Warmes Bad des Körperteils bei 39–40 °C über 20–30 min oder bis die Haut über dem erfrorenen Areal rosig ist.
3. Körperteil nicht reiben, kein Gewebe entfernen, keine festen Verbände anlegen.
4. Extremität hochlagern, um die Ödembildung zu minimieren.
5. Auf Kompartmentsyndrom achten.
6. Zeitpunkt der chirurgischen Versorgung sorgfältig wählen. Eine Notfallindikation zur Frühversorgung liegt sicher nicht vor.

LITERATUR

AWMF-Leitlinie Thermische Verletzungen im Kindesalter (Verbrennung, Verbrühung), Behandlung. Register-Nr. 006–128; Stand: 30.4.2015; gültig bis 29.4.2020; www.awmf.org/leitlinien/detail/ll/006-128.html (letzter Zugriff: 19.10.2018).

Bruck JC, Müller FE, Steen M (Hrsg.) (2002). Handbuch der Verbrennungstherapie. Landsberg/Lech: ecomed.

Herndon DN (Hrsg.) (2017). Total Burn Care. 5th ed. London: Elsevier Saunders.

KAPITEL

18 Ertrinkungsunfälle

Holger Guericke, Karin Boos

18.1 Definition und Epidemiologie

Laut einer Veröffentlichung der WHO und der Weltbank gehören Ertrinkungsunfälle weltweit zu den häufigsten Todesursachen. Überlebende von Ertrinkungsunfällen haben eine hohe Folgemorbidität mit weitreichenden sozioökonomischen Konsequenzen. Wegen der immer noch unterschiedlichen Definitionen von Ertrinkungsunfällen ist die genaue Erfassung der Morbidität und Mortalität von Ertrinkungsunfällen erschwert. Auf einer von der WHO veranlassten Konsensuskonferenz wurde 2005 eine neue Definition eingeführt, die eine verbesserte Erfassungsgrundlage bietet.

MERKE

Ertrinken ist ein Vorgang, bei dem durch Eintauchen der Atemwege in Flüssigkeit eine Atemstörung hervorgerufen wird. Dieser Vorgang endet entweder mit oder ohne eine Folgemorbidität, oder er führt in den Tod.
Begriffe wie „aktives", „passives", „stilles", „feuchtes", „trockenes", „sekundäres" Ertrinken und „Beinahe-Ertrinken" sind obsolet.

Die Inzidenz von Ertrinkungsunfällen liegt international zwischen 0,2 und 14 pro 100.000 Einwohner in Abhängigkeit von den soziokulturellen und geografischen Gegebenheiten des jeweiligen Landes. In hochentwickelten Ländern findet sich die höchste Inzidenz zum einen bei Kleinkindern, zum anderen bei Personen zwischen 15 und 24 Jahren. In einigen Ländern ist das Ertrinken eine der führenden Todesursachen in diesen Risikogruppen mit einer Gesamtinzidenz für Deutschland von 0,2–0,4 pro 100.000 Einwohner.

Hauptrisikofaktoren bei Kleinkindern sind fehlende Beaufsichtigung, männliches Geschlecht und niedriger sozioökonomischer Status. Die Kinder ertrinken beim Baden in der Wanne, in Pools oder in anderen wohnortnahen Gewässern. 85 % dieser Unfälle werden als vermeidbar eingestuft. Bei Heranwachsenden stehen als Risikofaktoren die Selbstüberschätzung, Sprünge in unbekannte Gewässer sowie Alkohol- und Drogeneinfluss an der Spitze.

18.2 Pathophysiologie

Der Ertrinkungsprozess beginnt mit dem unwillkürlichen Eintauchen der Atemwege in Flüssigkeit, das initial von einer willentlichen Apnoe begleitet wird. Durch den reflexartigen Selbstrettungsversuch wird die Muskelaktivität gesteigert und eine generelle sympathoadrenerge Aktivierung mit gesteigertem Sauerstoffbedarf ausgelöst. Insbesondere bei Kleinkindern wird das Sauerstoffreservoir verkleinert, da die Immersion des Körpers zu einer Blutvolumenverschiebung in den Thorax und zu einer Abnahme der funktionellen Residualkapazität (FRC) führt. Ein fallender Sauerstoffpartialdruck und eine beginnende Hyperkapnie lösen einen sehr starken Atemantrieb aus, der durch einen zusätzlichen Hyperventilationsdrang bei Eintauchen in kalte Flüssigkeiten noch verstärkt werden kann. In dieser Phase wird regelmäßig viel Flüssigkeit geschluckt und ein Laryngospasmus ausgelöst. Dieser löst sich meist schnell, allerdings können durch die Atemanstrengungen in dieser Phase mechanische Verletzungen des Gewebes durch einen massiven Unterdruck entstehen; weitere Atemzüge nach Lösung des Glottisschlusses führen zur Flüssigkeitsaspiration und konsekutiver tiefer Hypoxie. Die folgende Bewusstlosigkeit und der eintretende Tod kennzeichnen die nächste Phase.

Es werden selten mehr als 4–7 ml Flüssigkeit pro Kilogramm Körpergewicht (kg KG) aspiriert. Die früher häufig beschriebenen Unterschiede zwischen der Aspiration von Süß- und Salzwasser sind klinisch nicht relevant. Schwere Elektrolytstörungen oder Hämolyse sind Raritäten.

Regelhaft löst die Aspiration einen Bronchospasmus aus, führt zu Alteration und Verdünnung des Surfactants mit nachfolgender Alveolitis, Lungenödem und Atelektasenbildung. Es resultiert eine kombinierte restriktive und obstruktive Ventilationsstörung mit signifikanter Reduktion der FRC. Folgen sind ein ausgeprägter pulmonaler Hypertonus und massive intrapulmonale Shunts. Im weiteren Verlauf können alle Varianten von kardialen Rhythmusstörungen auftreten, die durch die Kombination von Sympathikotonus, Störungen im Säure-Basen-Haushalt sowie der unterschiedlichen Reflexe (Tauchreflex, Kälteschock, Atem- und Kreislaufreflexe) ausgelöst werden. Die durch den sog. „autonomen Konflikt" ausgelösten Rhythmusstörungen führen i. d. R. nur dann zu fatalen Rhythmen, wenn entsprechende prädisponierende Erkrankungen (z. B. Long-QT-Syndrom, Präexzitationssyndrome, andere „channelopathies" oder ischämische Herzerkrankungen) vorliegen.

Insbesondere bei Unfällen in den heimischen Gewässern ist diese erhöhte Reflexaktivität zu erwarten, da die Wassertemperatur selten einmal die Thermoneutraltemperatur von ca. 35 °C erreicht. Die exzessive Katecholaminausschüttung führt zu einer maximalen Kreislaufzentralisation. Mit zunehmender Hypoxie und der respiratorisch-metabolischen Azidose kommt es zum progredienten Kreislaufversagen mit pulsloser elektrischer Aktivität (PEA) des Herzens oder bei tiefer Hypothermie auch zu Kammerflimmern und Asystolie. Neurologisch kommt es nach dem initialen Bewusstseinsverlust zu hypoxischen Krampfanfällen und je nach Ausmaß der Hypoxie zu einer Hirnödembildung, die auch nach einer Rettung maßgeblich die Folgemorbidität bestimmt. Je nach Ausmaß und Dauer der Hypoxämie können ein ARDS, SIRS, ein akutes Nierenversagen, eine disseminierte intravasale Gerinnung (DIC), eine Darmatonie und andere Symptome beobachtet werden.

Dem insbesondere bei Kleinkindern ausgeprägten Tauchreflex mit der Trias Apnoe, Bradykardie und selektiver regionaler Durchblutung wird ein protektiver Effekt bezüglich des Ausmaßes der Hypoxämie zugeschrieben. Protektiv wirkt auch sehr kaltes Wasser, da es über eine große Körperoberfläche, durch Aspiration und Verschlucken zu einer schnellen Abkühlung des Körpers führt.

18.3 Maßnahmen am Unfallort

MERKE

Priorität haben die rasche Rettung des Unfallopfers, die standardisierte Erstversorgung mit kardiopulmonaler Stabilisierung und ein „Bodycheck" zur Erfassung von Begleitverletzungen.

18.3.1 Häufige Probleme bei der Rettung

Selbst bei **ausreichender Überwachung eines Badegewässers** geht häufig Zeit verloren, weil es auch für Geübte nicht einfach ist, Ertrinkungsopfer zu identifizieren. Aufrecht mit seitlich ausgestreckten Armen machen sie häufig hektische Schwimmbewegungen, um an der Oberfläche zu bleiben. Wegen ihrer Atembemühungen haben sie keine Möglichkeit der Lautäußerung und werden deshalb oft als spielende Schwimmer verkannt. Während Erwachsene oft bis zu 1 min so sichtbar sind, geraten Kinder häufig innerhalb von Sekunden unter die Oberfläche. Ist ein Ertrinkender erkannt, ist neben den Sofortmaßnahmen auch der Rettungsdienst zu alarmieren.

Die **situative Sicherheit** des Retters wird während der praktischen Hilfeleistung oft vernachlässigt, sodass die Retter aufgrund mangelnder Eigensicherung, Unkenntnis des Gewässers oder fehlender Kenntnis der Rettungstechniken selbst zum Opfer werden. Laien sollten sich als Sofortmaßnahme, insbesondere dann, wenn das Ertrinkungsopfer noch ansprechbar ist, darauf beschränken, Rettungsmittel zuzureichen, zuzuwerfen oder eine Anleitung zur „Selbstrettung" zu geben.

Schon während der Wasserrettung wird ein erster Check der Vitalparameter durchgeführt und, soweit möglich und notwendig, eine **„in-water resuscitation"** mit Öffnung der Atemwege und Beatmung begonnen. Insbesondere bei Opfern mit Kreislaufschock oder ausgeprägter Hypothermie sollte zur Vermeidung des sog.

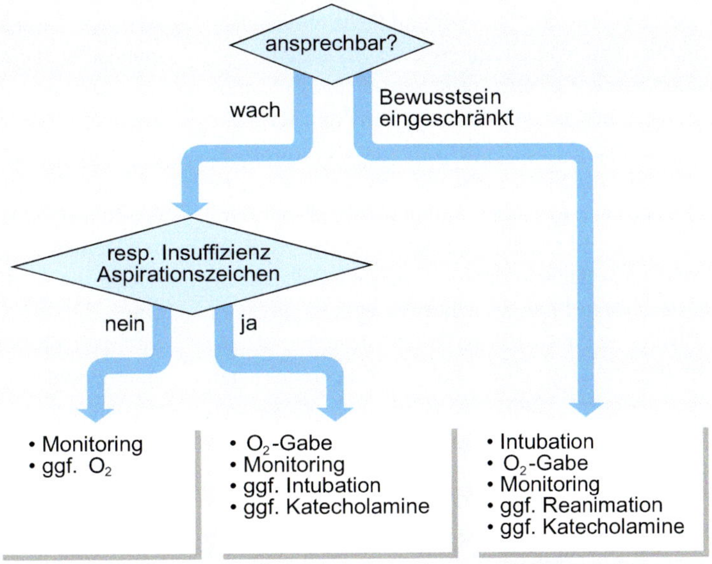

Abb. 18.1 Ablaufschema bei Ertrinkungsunfällen am Notfallort [L106]

Bergetods[1] die Rettung aus dem Wasser in horizontaler Lage erfolgen. Alle anderen Personen werden eher aufrecht aus dem Wasser gerettet, um eine Aspiration von Mageninhalt zu vermeiden.

18.3.2 Erstversorgung

MERKE

Oberste Priorität bei der Notfallbehandlung hat auch in der Wasserrettung die adäquate Sauerstoffversorgung des Gewebes durch Wiederherstellung von Atmung und Kreislauf.

Das Vorgehen wird durch einfache klinische Variable, entsprechend dem folgenden Ablaufschema, bestimmt (➤ Abb. 18.1):

- **Opfer ohne oder mit milder respiratorischer Symptomatik:** Vor dem Transport in die Klinik wird eine nichtinvasive Sauerstoffgabe begonnen sowie ein i. v. Zugang gelegt (➤ Kap. 2.8.5) und das übliche Standardmonitoring der Vitalfunktionen durchgeführt.
- **Wacher Patient mit respiratorischer Insuffizienz:** Bei deutlichen Zeichen des Lungenversagens oder Lungenödems wie Tachydyspnoe, S_aO_2-Abfall, Rasselgeräusche oder Einsatz der Atemhilfsmuskulatur ist die frühe Intubation oder nichtinvasive Beatmung mit PEEP und zusätzlicher Sauerstoffgabe zu empfehlen.
- **Patient nicht ansprechbar oder neurologisch auffällig:** Höchste Priorität haben die Sicherung der Atemwege, die Wiederherstellung einer suffizienten Sauerstoffversorgung und die Kreislaufstabilisierung. Ein kontinuierliches Monitoring ist erforderlich. Bei Kreislaufinsuffizienz erfolgt die Reanimation nach den gültigen Leitlinien nach der ABC-Sequenz (➤ Kap. 2.10).

Atemwegsmanagement

Rund zwei Drittel der Patienten erbrechen während ihrer Rettung, sodass eine Inspektion und ggf. eine Reinigung mit der Ein-bis-zwei-Finger-„Wischbewegung" unerlässlich ist. Wegen der zusätzlichen Aspirationsgefahr ist das Heimlich-Manöver bei Ertrinkungsunfällen obsolet!

[1] Engl. „rescue death": ein Kreislaufstillstand, der durch die plötzliche lage- und umgebungsdruckabhängige Umverteilung des zirkulierenden Blutvolumens mit vermindertem venösem Rückfluss, kältebedingter Abschwächung des Barorezeptorenreflexes und der Katecholaminproduktion, verminderter Herzleistung, Hypovolämie und Viskositätszunahme des Blutes bedingt ist.

Bei noch vorhandener Spontanatmung wird der Kopf in „Schnüffelposition" gebracht und eine obere Atemwegsobstruktion durch Anheben des Unterkiefers, ggf. ergänzt durch O_2-Gabe mit hohem Fluss (15 l/min), behandelt. Bei unzureichender Ventilation wird mit dem Beatmungsbeutel oder Mund-zu-Mund/Nase-Beatmung assistiert. Eine nichtinvasive assistierte Beatmung kann in solchen Situationen/Fällen bei voll orientierten und handlungsfähigen Patienten und mit modernen Notfallrespiratoren erwogen werden. Dabei gilt wie bei jeglicher Maskenbeatmung, dass auf kleine Tidalvolumina und niedrige Drücke zu achten ist. Insbesondere muss an eine ständige Absaugbereitschaft gedacht werden. Sollte die Intubation erforderlich sein, orientiert sich diese an der modifizierten Rapid Sequence Induction (RSI), wobei der Magen je nach Dringlichkeit erst nach erfolgreicher Intubation über eine großlumige Ablaufsonde entlastet wird.

Kreislauf

Wegen der massiven Zentralisation, bedingt durch Hypoxie und Hypothermie, ist die orientierende Überprüfung der Kreislauffunktion erschwert, da die peripheren Pulse, insbesondere bei einer Begleitbradykardie, kaum tastbar sind. Patienten mit vermutetem Kreislaufstillstand werden leitliniengemäß reanimiert, es sei denn, es liegen sichere Zeichen des Todes vor. Stets ist eine mögliche Hypothermie zu berücksichtigen, sodass ein Abbruch der Maßnahmen nur bei warmen Patienten und einer persistierenden Asystolie in der Klinik erfolgen sollte. Gerade bei Kindern sind Einzelfälle mit gutem Outcome nach prolongierten Reanimationen bei hypothermen Ertrinkungsunfällen bekannt (➤ Kap. 2.10). Eine Hypovolämie wird durch Volumengabe von 10–20 ml/kg KG Vollelektrolytlösung behandelt. Bleibt eine Hypotonie bestehen, kann nach wiederholter Volumengabe die posthypoxische Herzinsuffizienz mit Katecholaminen therapiert werden.

Hypothermie

Da Unfälle in Freigewässern in unseren Regionen i. d. R. Kaltwasserimmersionen sind oder aber ein längerer Aufenthalt im Wasser vorliegt, finden sich regelmäßig hypotherme Patienten. Eine frühzeitige zentrale Temperaturmessung mit Spezialthermometern ist daher indiziert. Weitere Wärmeverluste sind unbedingt zu vermeiden („Haut abtrocknen", keine Zugluft, isolieren). Bei einer Hypothermie unter 30 °C ist die Wirkung von Medikamenten schwer vorherzusagen, sodass eine medikamentöse Reanimation erst ab 30 °C mit einer Verdoppelung der Medikationsintervalle empfohlen wird. Ab 35 °C erfolgt die Medikation wie in Standardsituationen. Eine Defibrillation bei hypothermen Patienten wird erst ab der Kerntemperatur von 30 °C empfohlen. Sollte sie bei tieferen Temperaturen versucht werden, sollte spätestens nach dem dritten Versuch das Erreichen einer adäquaten Kerntemperatur abgewartet werden.

Milde Hypothermien können in jedem Kinderkrankenhaus versorgt werden. Aber ab der mäßigen Hypothermie (Stadium 2), insbesondere mit Zeichen der Kreislaufinstabilität, Rhythmusstörungen oder Temperaturen < 28 °C, sollten die Patienten in ein Zentrum mit der Möglichkeit eines „Extracorporal Life Support" (ECLS) transportiert werden.

Nach erfolgreicher Reanimation wird keine therapeutische Hypothermie empfohlen, sondern die aggressive Vermeidung einer Hyperthermie.

TIPP

Das heißt, ein aktiv kontrolliertes Temperaturmanagement im Temperaturzielbereich von 36,0–36,5 °C Körperkerntemperatur sollte mit Kühlmatten, Kältepackungen und konvektiver Oberflächenkühlung sowie einer Begleitmedikation mit Antipyretika, Sedativa und Opioiden für ca. 72 h erreicht werden.

Trauma

Opfer von Ertrinkungsunfällen können Begleittraumata aufweisen. Am häufigsten ist die Halswirbelsäule betroffen, aber auch andere Wirbelsäulenverletzungen und Schädel-Hirn-Traumata werden beobachtet. Die Inzidenz liegt zwischen 0,4 und 5 % und variiert in Deutschland sehr in Abhängigkeit von Freizeitangeboten und Gewässerart, mit einer erhöhten Prävalenz bei Poolunfällen. Anamnestische Hinweise geben Sprünge in flaches Wasser oder Boots- und Verkehrsunfälle mit Ertrinken. Bei diesen Verdachtsfällen ist die Wirbelsäulenimmobilisation

Tab. 18.1 Ursachen des Ertrinkens und Differenzialdiagnosen

Prädispositionen	Ursachen	Häufige Differenzialdiagnosen
• Nichtschwimmer • Epilepsie • Ionenkanalerkrankung • Drogen/Alkohol • Selbstüberschätzung	• Kindesmisshandlung • Suizid • Erschöpfung • Tauchunfall • Kälteschock • Hypothermie • Hyperventilation • Muskelkrämpfe	• Bewusstlosigkeit unterschiedlicher Entität • Kindesmisshandlung • Andere Kriminaldelikte • Sport- oder Verkehrsunfall

möglichst schon in der Frühphase der Rettung durchzuführen und eine gezielte klinische und technische Untersuchung zu veranlassen.

Neurologie

Nach der initialen Stabilisierung werden der Glasgow Coma Score (GCS) und der neurologische Befund erhoben. Insbesondere Pathologien wie z. B. Querschnittsyndrome werden möglichst exakt dokumentiert.

Differenzialdiagnostische Überlegungen

Mit der Erstversorgung beginnen auch die differenzialdiagnostischen Überlegungen zur Ursache des Ertrinkens sowie prädisponierender Zustände. Das Ertrinken kann die Endstrecke jeder möglichen Bewusstlosigkeit sein. Gelegentlich handelt es sich auch nicht um einen Unfall oder Erkrankung, sondern ist das Ergebnis einer kriminellen Handlung (➤ Tab. 18.1).

18.4 Krankenhausaufnahme

Wird ein Patient nach einem Ertrinkungsunfall in die Klinik eingeliefert, hat zunächst die weitere Stabilisierung der Vitalfunktionen Priorität. Aufgrund statistisch signifikanter Mortalitätsunterschiede werden Ertrinkungsunfälle in **sechs Schweregrade** eingeteilt, aus denen sich ein klinischer Algorithmus zur Diagnostik und Behandlung ableiten lässt (➤ Abb. 18.2):

- **Stufe 1:** Ist der Patient wach, ansprechbar, orientiert und warm, so wird er für weitere 6 h klinisch und mittels kontinuierlicher Pulsoxymetrie überwacht. Anschließend kann er nach Hause entlassen werden, sofern weder Fieber, Husten noch andere respiratorische Symptome beobachtet werden und die Sauerstoffsättigung bei Raumluftatmung normal ist.
- **Stufe 2:** Wenn beim Patienten in einigen Lungenfeldern Rasselgeräusche auskultierbar sind, wird er überwacht und symptomatisch mit Sauerstoff und ggf. Bronchodilatatoren behandelt. Je nach klinischem Verlauf können weitere diagnostische und therapeutische Maßnahmen nötig werden; i. d. R. bessert sich die Symptomatik aber rasch, sodass bei stabilen Vitalparametern nach einer kurzen stationären Beobachtung die Entlassung erfolgen kann.
- **Stufe 3:** Diese Patienten haben ein akutes Lungenödem und müssen engmaschig überwacht werden. Zur Vermeidung einer Hypoxie erhalten sie mindestens eine High-Flow-Sauerstoffvorlage über eine Reservoirmaske. Die weiteren Eskalationsstufen mit maschineller Beatmung werden bei Oxygenierungs- und Ventilationsproblemen, Erschöpfung des Patienten und Kreislaufinstabilität erreicht. Der frühzeitige PEEP-Einsatz und die Berücksichtigung der Behandlungsprinzipien des ARDS verkürzen die Krankenhausaufenthaltsdauer signifikant.
- **Stufe 4:** Bei diesen Patienten findet sich zusätzlich zum Lungenödem eine Hypotension bzw. ein Kreislaufschock. Die Therapie der Stufe 3

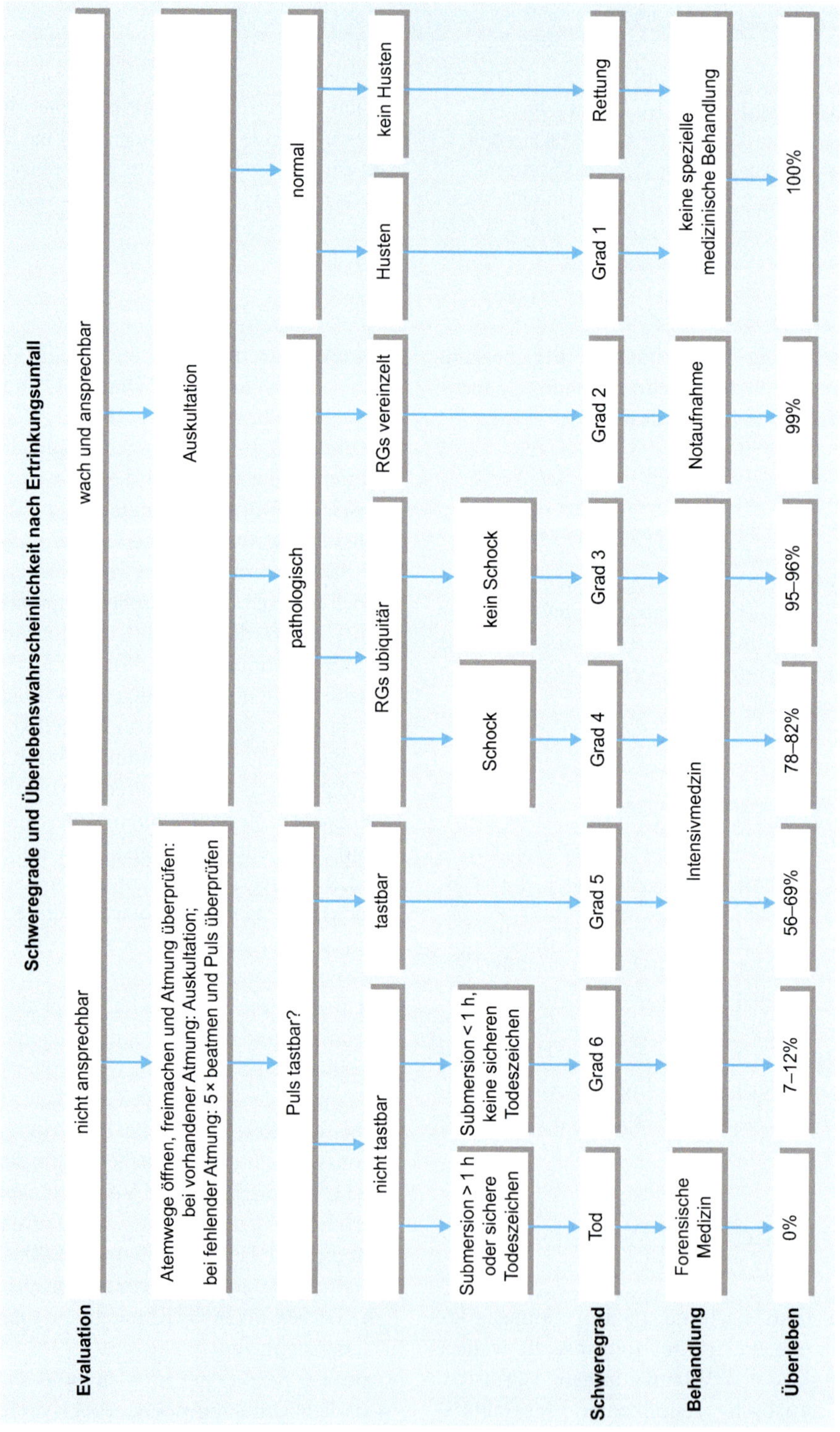

Abb. 18.2 Klinisches Ablaufschema und Einteilung der sechs Schweregrade nach Szpilman (2012) [L231]

wird durch Volumengaben und eine Therapie mit vasoaktiven und inotropen Substanzen ergänzt. Neben dem erforderlichen erweiterten Monitoring wird die Diurese fortlaufend kontrolliert und sollte mindestens 1 ml / kg KG / h betragen.

- **Stufe 5:** Patienten der Stufe 5 haben neben den bereits beschriebenen Symptomen eine Ateminsuffizienz bei noch wahrnehmbaren arteriellen Pulsen. Sie kommen i. d. R. intubiert und beatmet in die Klinik; die Therapie orientiert sich an den Behandlungsprinzipien des kardiogenen Schocks und des ARDS.
- **Stufe 6:** Es fehlen Kreislauffunktionen, sodass der Patient unter Reanimationsbedingungen mit Herzdruckmassage in die Klinik kommt (➤ Kap. 2.10).

Bleibt die Reanimation erfolglos, wird der Tod erst dann festgestellt, wenn die Körpertemperatur von hypothermen Unfallopfern durch Wärmezufuhr auf 35 °C angestiegen ist, wenn sich sichere Todeszeichen finden oder eine therapierefraktäre Asystolie besteht.

18.5 Intensivmedizinische Strategien

Die Stabilisierung des kardiorespiratorischen Systems ist das wichtigste Ziel. Gegebenenfalls bestehende Hypoxämien sind konsequent zu behandeln. Im weiteren Verlauf sind hypoxische Zustände auf jeden Fall zu vermeiden, denn für die Folgemorbidität und die Mortalität des Ertrinkungsunfalls ist die hypoxisch-ischämische Enzephalopathie von entscheidender Bedeutung.

18.5.1 Beatmung

Kommt der Patient schon intubiert und beatmet in die Klinik, wird zunächst mit F_iO_2 1,0 und PEEP von 5 cmH_2O weiter beatmet, bis die erste arterielle Blutgasanalyse vorliegt. Unter dem Aspekt der Lungenprotektion sollten die Tidalvolumina $\leq$ 6 ml / kg KG betragen, was die Inzidenz von Volu- und Barotrauma bei gleichzeitiger Begrenzung des Inspirationsdrucks reduziert. Auch das PEEP-Niveau wird optimiert, um eine ausreichende Oxygenierung zu erreichen. Dabei ist ein durch einen erhöhten PEEP eingeschränkter venöser Rückfluss zu berücksichtigen, der zu Hirndrucksteigerung oder Hypotension führen kann, was bei einer hypoxischen Enzephalopathie zu vermeiden ist. Eine Magensonde reduziert durch Absaugen der geschluckten Flüssigkeit den intraabdominalen Druck, wodurch die Ventilation verbessert wird.

Auch bei ausreichendem Gasaustausch in den ersten 24 h sollte keine vorschnelle Extubation erfolgen, da bei Ertrinkungsunfällen häufig ein Lungenödem erneut auftreten kann.

18.5.2 Herz / Kreislauf

Der Flüssigkeitsstatus des Patienten ist sorgfältig zu überwachen, da jede denkbare Volumen- und Elektrolytstörung auftreten kann. Selbst wenn der Patient bei der Aufnahme hypovolämisch wirkt, kann konsekutiv eine Hypervolämie durch massive Flüssigkeitsaufnahme über den Gastrointestinaltrakt oder die Lungen nachfolgen. Zur Überwachung des Herz-Kreislauf-Systems kommen die üblichen invasiven und nichtinvasiven Monitoringmethoden und die Echokardiografie zum Einsatz. Es gibt keine spezifischen Infusionsregime oder Behandlungsalgorithmen mit vasoaktiven und inotropen Substanzen bei Ertrinkungsunfällen. Die Behandlung folgt den allgemeinen intensivmedizinischen Behandlungsprinzipien.

18.5.3 Infusionstherapie

Zunächst kommen stets Vollelektrolytlösungen zum Einsatz, da glukosehaltige Infusionslösungen ohne plasmaanaloge Elektrolytausstattung (z. B. Glukose 5 %) häufig zu einer Hyponatriämie führen, was eine erhöhte Morbidität und Mortalität zur Folge hat.

CAVE
Hirnödem!

Im Rahmen der Intensivtherapie werden deshalb zur Aufrechterhaltung der Homöostase Elektrolyt-

Glukose-Mischlösungen verabreicht. Der Blutzuckerspiegel soll im engen Grenzbereich zwischen 4,5 und 10 mmol/l (80–150 mg/dl) gehalten werden.

18.5.4 Röntgendiagnostik

Eine Thoraxaufnahme sollte bei schwerwiegender Symptomatik sofort nach Hospitalisierung zur Diagnostik eines Lungenödems und zum Ausschluss von Begleitpathologien erfolgen.

18.5.5 Antibiotikabehandlung

Eine prophylaktische antibiotische Therapie ist kontraindiziert, insbesondere wird ein ARDS nicht verhindert. Treten Zeichen einer Infektion auf, wird eine antibiotische Therapie entsprechend der mikrobiologischen Untersuchung des Trachealsekrets begonnen und konsequent durchgeführt.

18.5.6 Labordiagnostik

Die Labordiagnostik wird im Allgemeinen von der klinischen Situation und bestehenden Differenzialdiagnosen bestimmt.

- **Blut / Serum:** BGA, Laktat, großes Blutbild, Elektrolyte, Blutzucker, Gesamteiweiß, CRP, orientierende Gerinnungsanalyse (Quick, PTT), Transaminasen, Harnstoff, Kreatinin und ggf. Drogenscreening und Alkoholspiegel; CK und CK-MB können das Spektrum vervollständigen, so auch die neuronenspezifische Enolase (NSE) und das Protein S 100 B zur Verlaufsprognose.
- **Bakteriologie:** Trachealsekret mit Gramfärbung und Kultur, ggf. ergänzt durch einen Gehörgangsabstrich.

18.6 Erweiterte Diagnostik

Als objektivierende Untersuchungen des neurologischen Status haben sich evozierte Potenziale (Medianus-SEP, AEP) als geeignet erwiesen. Bei allen Patienten mit Z. n. nach Reanimation sollten diese Parameter früh untersucht und dokumentiert werden, damit im weiteren Verlauf die Prognose besser abgeschätzt werden kann (➤ Tab. 18.2).

18.7 Behandlungsansätze ohne nachgewiesenen positiven Effekt

- Steroidgabe
- Prophylaktische Antibiotikabehandlung
- Prophylaktische PEEP-Beatmung, ohne dass eine Indikation zur Beatmung vorliegt
- „Hirnprotektives" Barbituratkoma

Obwohl diese Behandlungsansätze in kleinen Initialstudien scheinbar positive Effekte zeigten und entsprechend publiziert wurden, konnten diese Er-

Tab. 18.2 Verfahren der erweiterten Diagnostik und Differenzialdiagnostik bei Ertrinkungsunfällen

Radiologie	• Röntgen-Thorax (➤ Kap. 17.4.4) • Skelettuntersuchung, insb. von HWS und Schädel bei V. a. Begleitverletzungen
cCT / MRT	cCT obligat beim Traumapatienten. Liefert in der Initialphase, außer bei V. a. eine intrakranielle Blutung, keine relevanten Zusatzinformationen; im Verlauf zur Abschätzung des Hirnödems indiziert. Das MRT lässt das Ausmaß der hypoxischen Schäden erkennen.
EKG	Initial bei kompliziertem Verlauf hilfreich, da häufig sekundäre Rhythmusstörungen beobachtet werden, die dann besser eingeordnet werden können
EEG / BERA	Für Verlaufsbeurteilung und ggf. Hirntoddiagnostik nützlich, insb. weil am Krankenbett durchführbar
Medianus-SEP / AEP	Früh durchführen, da zur Verlaufsbeurteilung und ggf. Hirntoddiagnostik nützlich, am Krankenbett durchführbar

gebnisse an größeren, systematisch untersuchten Kollektiven nicht bestätigt werden.

18.8 Komplikationen

- **ARDS:** Meist als Aspirationsfolge nach erfolgreicher Erstbehandlung entwickeln zahlreiche Patienten ein progressives Lungenversagen. Bei Kindern hat es eine gute Prognose.
- **Infektionen:** Hierbei ist in erster Linie die Pneumonie zu beachten. Allerdings bekommen nur ca. ein Zehntel der Patienten eine Pneumonie durch die Aspiration verunreinigter Flüssigkeit. Mit andauernder Beatmungstherapie steigt dann die Inzidenz ventilationsassoziierter Pneumonien. Dies ist bei ansteigenden Infektparametern und Fieber bei der antibiotischen Therapie zu berücksichtigen.
- **Hirnödem:** Das hypoxiebedingte Hirnödem ist therapeutisch wenig beeinflussbar und hat eine schlechte Prognose. Es ist meist Folge einer langen Hypoxiedauer. Um alle therapeutischen Optionen optimal umzusetzen, ist ggf. eine Hirndruckmessung zu empfehlen.
- **Kardiale Arrhythmien:** Wenn es nach protrahiertem Schock gelingt, einen suffizienten Kreislauf wiederherzustellen, entwickeln sich häufig sekundär schwer behandelbare Arrhythmien mit sehr variablen EKG-Befunden. Sie können zu einer rasch progredienten Herzinsuffizienz führen. Bei Kindern treten die Arrhythmien typischerweise 48–72 h nach dem Ereignis auf.
- **Diabetes insipidus:** Im Rahmen eines ausgeprägten Hirnödems sind endokrinologische Fehlregulationen, z. B. ein Diabetes insipidus, häufiger zu beobachten. Neben der symptomatischen Behandlung der Volumen- und Elektrolytstörung wird DDAVP (Desamino-D-Argininvasopressin, Minirin®) i. v. oder intranasal eingesetzt.
- **Disseminierte intravasale Gerinnung (DIC):** Diese tritt seltener infolge massiver Wasser- und Elektrolytverschiebungen auf, sondern meist als Folge eines anhaltenden protrahierten Kreislaufschocks.
- **Hämolyse:** In Kombination von Hypoxie und Aspiration sehr großer Mengen von Wasser kann eine Hämolyse auftreten und zu einer DIC mit Hyperkaliämie führen.
- **Rhabdomyolyse:** Eine Rhabdomyolyse kann als Folge einer protrahierten muskulären Ischämie oder als Folge eines massiven Kältetraumas auftreten.

18.9 Prognose

Der GCS-Wert bei Aufnahme lässt relativ zuverlässige Aussagen über die Prognose eines Patienten nach Ertrinkungsunfall zu. Liegt der Wert bei Aufnahme ≥ 9, der einen nur wenig neurologisch beeinträchtigten Patienten beschreibt, besteht eine gute Chance auf eine Restitutio ad integrum, sofern vorhandene Begleiterkrankungen konsequent behandelt werden.

Patienten mit einem GCS von 5–8 bei Krankenhausaufnahme haben überwiegend gute Chancen hinsichtlich des Überlebens, jedoch ist mit einer hohen Inzidenz von neurologischen Defekten zu rechnen. Hinweise für eine **schlechte Prognose** sind:

- Lange Immersionszeit
- Bei Krankenhausaufnahme noch bestehender Herz-Kreislauf-Stillstand
- Koma bei Krankenhausaufnahme
- GCS < 4
- pH < 7 in der arteriellen BGA
- Körpertemperatur < 33 °C

Patienten, die eines oder mehrere dieser Charakteristika aufweisen, behalten, falls sie überleben, fast immer schwerste neurologische Defekte. Dabei zeigen sich in erster Linie neben Störungen der höheren Hirnfunktionen spastische und dystone Bewegungsstörungen in Kombination mit einer weiteren Einschränkung der psychomotorischen Entwicklung.

MERKE

Die Einbeziehung der Eltern in die ihr Kind betreffenden Informations- und Entscheidungsprozesse ist heute in Kinderkliniken selbstverständlich. Insbesondere nach Unfällen wie dem Ertrinken, wenn damit zu rechnen ist, dass ein primär gesundes Kind nach relativ kurzer Intensivbehandlung schwere neurologische Beeinträchtigungen zurückbehalten oder sogar sterben wird, ist die einfühlsame professionelle Begleitung der Eltern durch die behandelnden Ärzte und Pflegekräfte, unterstützt durch einen Psychologen oder Seelsorger, besonders wichtig.

18

LITERATUR

Bierens JJLM (ed.) (2006). Handbook on Drowning. Prevention, Rescue, Treatment. Berlin, Heidelberg: Springer.
Bierens JJLM, Lunettta P, Tipton M, Warner DS (2016). Physiology of drowning: a review. Physiology (Bethesda) 31(2): 147–166.
Brenner S, Eich C, Rellensmann G, Schuhmann MU, Nicolai T, Hoffmann F (2017). Empfehlung zum Temperaturmanagement nach Atem-Kreislauf-Stillstand und schwerem Schädel-Hirn-Trauma im Kindesalter jenseits der Neonatalperiode. Anaesthesist 66(2): 128–133.
Datta A, Tipton M (2006). Respiratory responses to cold water immersion. J Appl Physiol 100: 2057–2064.
Layon AJ, Modell JH (2009). Drowning. Anesthesiology 110: 1390–1401.
Mott TF, Latimer KM (2016). Prevention and treatment of drowning. Am Fam Physican 93(7): 576–582.
Muth C-M, Piepho T, Schröder S (2007). Wasserrettung. Ein notfallmedizinisches Spezialgebiet mit vielen Facetten. Anaesthesist 56(10): 1047–1057
Statistisches Bundesamt (Destatis) (2017). Unfälle, Gewalt, Selbstverletzung bei Kindern und Jugendlichen; www.destatis.de/DE/Publikationen/Thematisch/Gesundheit/Gesundheitszustand/UnfaelleGewaltKinder.html (letzter Zugriff: 4.10.2018).
Strunden MS, Tank S, Kerner T (2015). Update Ertrinkungsunfall. Präklinische und klinische Therapiestrategien. Anästhesiol Intensivmed Notfallmed Schmerzther 50: 462–469.
Szpilman D, Bierens JJLM, Handley AJ, Orlowski JP (2012). Drowning. N Engl. J Med 366: 2102–2110.
Thüner C, Sefrin P (2006). Ertrinkungsunfälle im Kindesalter. Intensivmed 43: 111–122.
van Beeck EF, Branche CM, Szpilman D, Modell JH, Bierens JJLM (2005). A new definition of drowning. Bull World Health Org 83: 853–856.

KAPITEL

19 Kindesmisshandlung

Barbara Ludwikowski

19.1 Einführung

Kindesmisshandlung – Gewalt gegen Kinder oder Jugendliche – ist eine besonders schwere Form der Verletzung des Kindeswohls. Eine Misshandlung definiert sich im Kontext der im Umfeld gültigen gesellschaftlichen und kulturellen Standards und Normen und ist einem stetigen Wandel unterzogen.

Dies spiegelt sich auch im Kinderschutzgesetz wider. Die erste Fassung trat zum 1.1.1904 in Kraft mit dem Titel: „Gesetz, betreffend Kinderarbeit in gewerblichen Betrieben". Im Verlauf wurde es mehrmals den gesellschaftlichen Veränderungen entsprechend überarbeitet. Das Gesetz zur Stärkung eines aktiven Schutzes von Kindern und Jugendlichen (Bundeskinderschutzgesetz) vom 1.1.2012 dient der weiteren Verbesserung des Kinderschutzes in Deutschland. Die präventive und intervenierende Arbeit im Kinderschutz wurde dadurch wesentlich unterstützt, indem formuliert wurde, dass auf Anzeichen einer Kindeswohlgefährdung zu achten, das Risiko einer Kindeswohlgefährdung einzuschätzen und die Eltern darauf hin anzusprechen seien. Auf die Inanspruchnahme geeigneter Hilfen ist ebenso hinwirken. Eine Offenbarungsbefugnis liegt vor, wenn die Gefahr nicht abgewendet werden kann bzw. die Eltern nicht kooperieren. Dies berechtigt u. a. Ärzte, dem Jugendamt entsprechende Daten bei einer nicht abwendbaren Gefahr für das Kind oder den Jugendlichen mitzuteilen. Die Betroffenen sind vorab auf die anstehende Information an das Jugendamt hinzuweisen, wenn durch die Mitteilung keine Gefahr für das Kind entsteht.

Formen von Kindeswohlgefährdung

Das Kindeswohl betrifft das gesamte Wohlergehen des Kindes und die Gefährdung des Kindeswohls, das gemäß § 1666 Abs. 1 BGB definiert wird. Es umfasst u. a. die Gefährdung des körperlichen, geistigen und seelischen Wohls eines Kindes. Unterschieden wird zwischen **Gewaltanwendung** gegenüber dem Kind und dem Unterlassen. **Unterlassen** ist z. B. mangelnde Gesundheitsvorsorge und Aufsicht, Mangelernährung, die eine nichtorganische Gedeihstörung hervorruft, körperliche Verwahrlosung, Vernachlässigung in Erziehung und Ausbildung sowie emotionale Vernachlässigung.

Kindeswohlgefährdung durch Gewaltanwendung betrifft die seelische und körperliche Misshandlung und den sexuellen Missbrauch (> Kap. 19.8).

Eine besondere Form der Misshandlung ist das Münchhausen-by-proxy-Syndrom (> Kap. 19.7): Psychiatrisch erkrankte Eltern fügen ihren Kindern absichtlich Schaden zu, damit die Kinder ärztlich behandelt werden, während die verursachende Person selbst dadurch einen sekundären Krankheitsgewinn erlangt.

Schädigende Einflüsse haben in unterschiedlichen Entwicklungsstadien völlig unterschiedliche Auswirkungen, sodass für eine sichere Beurteilung und Einordnung sehr gute Kenntnisse über die körperliche und seelische Entwicklung der verschiedenen Altersstufen von Kindern und Jugendlichen notwendig sind.

Notärzte und Rettungskräfte, manchmal auch Intensivmediziner sind oft die ersten Helfer, die die lebensbedrohlichen Folgen der Kindesmisshandlung behandeln. Deshalb ist es besonders wichtig, dass diese Personengruppe Hinweise auf eine mögliche Kindesmisshandlung erkennt, eine entsprechende Abklärung veranlasst oder selbst die Diagnostik nach den Grundlagen des Kinderschutzes durchführt. Es stellt sich immer die Kernfrage nach der Plausibilität des berichteten Unfallhergangs oder der Ursache des vorgefundenen Zustands des Kindes oder Jugendlichen.

19.2 Hinweise und sichtbare körperliche Schädigungen

Körperliche Verletzungen können sowohl durch aktive Handlungen wie auch durch Unterlassungen (z. B. Verletzung der Aufsichtspflicht) oder durch mangelnde gesundheitliche Fürsorge entstehen. Vernachlässigung der gesundheitlichen Fürsorge zeigt sich dadurch, dass gesundheitliche Probleme ignoriert oder nicht angemessen behandelt werden. Es ist kritisch zu hinterfragen, ob die Inanspruchnahme ärztlicher Hilfe zeitgerecht erfolgte.

TIPP

Bei der Vorstellung des Kindes ist besonders auf das Verhalten des Kindes, seine Ausdrucksweise sowie die Interaktion zwischen Kind und betreuenden Personen zu achten. Insbesondere muss der Beobachter beurteilen, ob das Verhalten und die Interaktion der Situation entsprechend stimmig sind oder ob Zweifel bestehen, dass das Kind sicher und adäquat betreut wird.

Die genaue Erstanamnese ist der Schlüssel, um zu überprüfen, ob das Verletzungsmuster zur Anamnese passt und plausibel ist (➤ Tab. 19.1). Sie sollte möglichst vom Kind, ansonsten von den Eltern oder Betreuern erhoben werden. Ein Säugling unter 6 Monaten, der sich noch nicht drehen kann, kann sich z. B. keine Hämatome oder eine Fraktur selbstständig zugefügt haben. Häufig werden im Verlauf der Behandlung von verschiedenen Familienmitgliedern neue Aspekte zur Erklärung der Verletzungen hinzugefügt. Es ist also darauf zu achten, ob die Vorgeschichte widerspruchsfrei ist und bleibt.

MERKE

Bei allen körperlichen Schädigungen ist besonderes Augenmerk auf die Lokalisation, die Art und das Alter der Verletzungen sowie das Alter und den Entwicklungsstand des Kindes zu richten.

19.3 Dokumentation

Die ausführliche und korrekte Dokumentation ist bei jedem Verdacht auf eine Misshandlung oder Missbrauch besonders wichtig. Dies erleichtert im späteren Verlauf die forensische Bearbeitung und hilft damit den Opfern oder entlastet auch falsch verdächtigte Personen. Folgendes soll dokumentiert werden:

- Namen aller Beteiligten
- Anamnese, in wörtlicher Rede wiederzugeben
- Wachstumsparameter wie Körpergröße, Gewicht, Kopfumfang und Perzentilenverlauf
- Detaillierte Befunddokumentation der vollständigen körperlichen und neurologischen Untersuchung einschl. der Anogenitalregion
- Verletzungen, Hautverfärbungen u. Ä. durch digitale Fotos mit Maßstab, Bezeichnung der Verletzung und der betroffenen Körperregion sowie ein Übersichtsbild
- Anzahl der erstellten Fotos
- Asservate: bedürfen einer genauen Bezeichnung, ihre Anzahl ist festzuhalten und ggf. ergriffene Maßnahmen sind sorgfältig zu dokumentieren
- Uhrzeit, Datum und der Name der oder des Befunderhebenden

Persönliche Eindrücke und Beobachtungen sollten getrennt von der Krankengeschichte notiert werden.

Tab. 19.1 Ersteinschätzung zur Kindeswohlgefährdung

	kein Verdacht	starker Verdacht
Wird medizinische Hilfe zeitnah in Anspruch genommen?	ja	nein
Ist die Anamnese widerspruchsfrei?	ja	nein
Entspricht das Geschehen, das zur Verletzung geführt hat, der Entwicklungsstufe des Kindes?	ja	nein
Ist die Interaktion zwischen den betroffenen Personen angemessen?	ja	nein
Stimmen die Ergebnisse der körperlichen Untersuchung mit der Anamnese überein?	ja	nein
Gibt es Anzeichen, dass die Sicherheit des Kindes oder anderer Geschwister gefährdet ist?	nein	ja

MERKE

Die Einschaltung der Rechtsmedizin ist nicht nur hilfreich, sondern oftmals zwingend erforderlich, u.a. im Hinblick auf eine sachgerechte Dokumentation und Sicherung von Beweismitteln.

Besonders Befunde bei V.a. sexuellen Missbrauch, die unter die Adams-Klassifikation II und III gehören (➤ Kap. 19.8), müssen besonders sorgfältig durch Foto oder Video dokumentiert werden.

MERKE

Eine nachlässige Dokumentation verhindert eine Verfolgung der Täter und verlängert das Leiden der Opfer!

19.4 Schütteltrauma

Eine besondere Form der körperlichen Misshandlung des Kopfes ist das sog. Schütteltrauma-Syndrom (engl. „shaken baby syndrome"), da hier äußerliche Verletzungszeichen i.d.R. fehlen. Meistens sind männliche Säuglinge zwischen 2,2 und 5,9 Monaten betroffen, selten ältere Kinder. In Deutschland schätzt man die Zahl der Betroffenen auf 100–200 Kinder pro Jahr (Matschke et al. 2009).

Das Schütteltrauma-Syndrom ist eine Form von misshandlungsbedingten Kopfverletzungen mit einer Mortalität von 11–33 %. Das Charakteristikum ist eine diffuse Hirnschädigung, die in bis zu 90 % der Fälle mit subduralen Hämatomen oder Hygromen einhergeht. Häufig finden sich auch ausgeprägte retinale Blutungen (74–92 %). Beim Schütteltrauma tritt immer eine primäre diffuse Hirnschädigung ein, die eine sofortige neurologische Symptomatik unterschiedlichen Ausmaßes nach sich zieht. Das Spektrum der Symptome reicht von Trinkstörungen, Erbrechen, Muskelhypotonie, Bradykardie, akuten Krampfanfällen bis zu Bewusstseinsstörungen mit Koma oder Tod. Infolge des Traumas tritt häufig ein erhöhter Hirndruck durch Hirnödem auf. Zwei Drittel der überlebenden Kinder haben neurologische Folgeschäden verschiedenen Grades, deren genaues Ausmaß sich häufig erst nach Jahren erfassen lässt. 65 % der Opfer haben als Traumafolge Sehstörungen.

Äußerlich finden sich häufig keine weiteren sichtbaren Verletzungen. Gelegentlich lassen sich metaphysäre Frakturen, Humerus- oder Rippenfrakturen nachweisen. Die Rippenfrakturen finden sich überwiegend posterior paravertebral. Bei einem bewusstlosen Säugling ohne Fieber und ohne Angabe einer plausiblen Krankengeschichte muss so lange von einem Schütteltrauma ausgegangen werden, bis das Gegenteil bewiesen ist. Die Diagnostik erfolgt durch Schädelsonografie, ggf. CT oder MRT, Untersuchung des Augenhintergrunds und ggf. Röntgen-Thorax. Der Röntgen-Thorax ist nach 14 Tagen zum Nachweis von Rippenfrakturen zu wiederholen.

MERKE

Da diffuse retinale Blutungen und subdurale Hämatome pathognomonisch sind, sollte der Augenhintergrund im Rahmen der klinischen (Erst-)Untersuchung immer betrachtet werden und eine Bildgebung (Schädelsonografie, -CT oder -MRT) sofort veranlasst werden. Die Sonografie ist durch eine cCT- oder MRT-Untersuchung zu ergänzen.

Die Täter, fast immer ein Elternteil oder eine Aufsichtsperson, handeln dabei meist im Affekt und nicht in der Absicht, das Kind zu töten. Allerdings ist ihnen nicht immer bewusst, dass es sich um ein inadäquates und gefährliches Verhalten handelt. Da das akute Schütteln zu Apathie und Ruhigwerden des Säuglings führt und für die Begleitpersonen keine akute Schädigung erkennbar wird, wird das Schütteln oft mehrfach wiederholt, bis es schließlich zu lebensbedrohlichen Zuständen kommt. Selten erleiden die Kinder zusätzlich lebensbedrohliche innere Verletzungen durch Wurf auf eine harte Fläche, durch Schläge oder Tritte.

19.5 Hautverletzungen

Die mit Abstand am häufigsten oberflächlichen Verletzungen bei Kindern sind Hämatome, teilweise mit Hautabschürfungen. Bis zu 90 % von körperlichen Missbrauchsopfern werden mit Verletzungen der Haut vorgestellt (Emerctan et al. 2010; Kos und Shwayder 2006; Stephenson 1995). Das bedeutet, dass Hautverletzungen bei Kindern das erste Zeichen für körperliche Gewalt sein können. Sie werden meistens durch stumpfe Gewalteinwirkung auf die Haut und das Unterhautgewebe erzeugt. Manchmal sind sie erst 1–2 Tage nach der Gewaltanwendung sichtbar. Die Farbe des Hämatoms lässt keinen Rückschluss auf den Zeitpunkt der Gewalteinwirkung zu. Hinweise für nichtakzidentelle Hämatome sind ihre Lokalisation (z. B. abseits knöcherner Vorsprünge, an gut gepolsterten Stellen wie Wangen, Gesäß oder geschützten Stellen wie das Genitale), ihre Art, ihre Häufigkeit und ein unpassendes Alter des Kindes in Bezug auf seine Mobilität. Dies ist besonders auch bei Kindern mit Behinderung zu beachten. Verdächtig sind multiple große Hämatome an ungewöhnlichen Stellen und charakteristische Formen, z. B. Doppelstriemenmuster bei Stockschlag oder Schlaufenform bei Schlägen mit Seilen. Alle Hämatome oberhalb einer gedachten Hutkrempe einschl. der Ohren sind immer sehr verdächtig (Banaschak und Madea 2007).

Differenzialdiagnostisch ist bei Hämatomen u. a. an Gerinnungserkrankungen oder infektiöse Erkrankungen (Purpura Schönlein-Henoch) zu denken. Petechien können bei Erbrechen und Husten (Pertussis) auftreten. Gelegentlich kann dies durch alternative Heilmethoden (Schröpfen) auftreten.

Akzidentelle Hämatome finden sich bei fast allen Kindern außer bei Säuglingen. Typische Stellen sind Knochenvorsprünge („leading edges"): Stirn, Schläfe, Nase, Oberlippe, Kinn, Beckenkamm, Knie Schienbeine, Knöchel, Ellenbogen.

19

CAVE

Hämatome an Unterarmrückseite und Handinnenfläche können akzidentell oder nichtakzidentell, z. B. durch eine Abwehrhaltung des Kindes, entstanden sein.

Bissverletzungen sind meist gut zu erkennen und zeigen typischerweise halbmondförmige Hämatome mit zentraler Aussparung, manchmal mit Petechien. Diese sollten rechtsmedizinisch oder durch einen forensischen Odontostomatologen mitbeurteilt werden, da dadurch die Verletzung definiert und ggf. ein Täter überführt werden kann.

Verbrühungen und Verbrennungen treten besonders häufig im Kleinkind- und Schulkindalter auf und werden mit einer Häufigkeit von 6–20 % bei allen Misshandlungsfällen angegeben (Peck und Priolo-Kapel 2002). Die Ursache ist meist mangelnde Vorsicht und Umsicht. Bei nichtakzidentellen Verbrühungsverletzungen zeigt sich häufig ein Strumpf- oder Handschuhmuster mit glatten Rändern nach Eintauchen einer Extremität in heiße Flüssigkeit. Sind das Gesäß mit dem unteren Teil des Rückens und die Rückseite der Oberschenkel betroffen, fehlt oft die Beteiligung der Beugefalten. Bilateral symmetrische Verletzungen sind immer sehr verdächtig auf Misshandlung. Bei Berührung mit heißer Flüssigkeit ziehen Kinder normalerweise reflexbedingt den betroffenen Körperteil zurück, sodass keine scharf begrenzte Verbrühung auftritt, sondern die Ränder unregelmäßig angeordnet sind mit darüber hinaus gehenden Spritzspuren.

Auf typische Verbrennungsmuster bei nichtakzidentellen Verletzungen durch brennende Zigaretten, Bügeleisen oder Lockenscheren ist zu achten. Absichtlich beigebrachte Schnittwunden oder Verletzungen durch Fesselungen sind insgesamt selten.

Typische Verbrennungsmuster für akzidentelle Verletzungen sind die Handinnenfläche, auch symmetrisch, wenn Kinder sich z. B. beim Laufenlernen an einem heißen Ofen abstützen oder auf eine Herdplatte (einseitig) greifen. Dies wurde früher zu den nichtakzidentellen Verletzungen gezählt.

19.6 Knochenverletzungen und sonstige Verletzungen

Knochenbrüche sind nach Hämatomen die häufigste Form von Verletzungen durch Misshandlung und die Ursache von 12–20 % aller Frakturen bei Kleinkindern unter 3 Jahren. Sie wurden bereits von Tardieu 1860 in den Zusammenhang mit Kindesmisshandlung gebracht. Über 50 % der diagnostizierten kindlichen Misshandlungsfälle weisen Frakturen auf, meistens sogar drei oder mehr Frakturen. Bei akzidentellen Unfällen findet man zu 80 % nur eine singuläre Fraktur. Hier gilt wieder das Gleiche wie bei den Hämatomen: Anamnese, Lokalisation, Zahl der Frakturen und Alter des Kindes geben entscheidende Hinweise. Starke Verdachtsmomente für eine Misshandlung liegen vor, wenn das Kind jünger ist als 1 Jahr; besonders gefährdet sind Säuglinge unter 4 Monaten. 80 % der nichtakzidentellen Frakturen finden sich bei Kindern unter 18 Monaten. Bei 85 % der über 5-Jährigen finden sich dagegen

Tab. 19.2 Spezifität radiologischer Befunde

hochverdächtig	mittelverdächtig	häufig, aber niedrige Spezifität
Metaphysäre Frakturen bei Kindern < 2 Jahren	Multiple Frakturen, insb. beidseitig mit unterschiedlichem Alter	Subperiostale Knochenneubildung
Posterior-mediale Rippenfrakturen	Epiphysäre Ablösungen	Claviculafraktur (Schaftmitte)
Sternumfrakturen	Wirbelkörperfrakturen und Subluxationen Fingerfrakturen	Lange Schaftfrakturen Lineare Schädelfraktur
Scapula- und Schulterfrakturen		
Frakturen der Dornfortsätze	Komplexe Schädelfrakturen	

akzidentelle Frakturen (Kemp et al. 2008). Die meisten nichtakzidentellen Frakturen zeigen allerdings keine begleitenden Weichteilverletzungen und Hämatome.

Bei Verdacht auf körperliche Misshandlung soll bei allen Kindern unter 2 Jahren das gesamte Skelett radiologisch untersucht werden (sog. Skelettstatus; ➤ Tab. 19.2). Die Indikation sollte nicht zuletzt wegen der erhöhten Strahlenexposition von einer interdisziplinären Kinderschutzgruppe bestätigt werden. Wenn eine Fraktur nachgewiesen wird, ist diese in gezielten Röntgenaufnahmen in 2 Ebenen zu dokumentieren. Bei Kopfverletzungen werden die Ultraschall- und die MRT-Untersuchung bevorzugt. Die Skelettszintigrafie hat heute keine Indikation mehr.

Verschiedene Frakturen wurden in Hinblick auf den Grad der Verdächtigkeit auf nichtakzidentelle Ursachen untersucht (Flaherty et al. 2014; ➤ Tab. 19.2).

Frische Rippenfrakturen werden allerdings häufig übersehen, sodass bei klinischem Verdacht nach 14 Tagen eine Kontrollröntgenuntersuchung erfolgen sollte. Erkrankungen des Knochenstoffwechsels (z. B. Vitamin-D-Mangel und Osteogenesis imperfecta) müssen als Ursache von pathologischen Frakturen ausgeschlossen werden.

Eine genaue Altersbestimmung einer Fraktur ist bisher nicht möglich. Bei jüngeren Kindern kommt es zu einer schnelleren Frakturheilung als bei älteren Kindern. Wiederholte Misshandlungen können eine Störung der Knochenheilung hervorrufen und wiederholte subperiostale Blutungen zu einer verstärkten Kallusbildung führen. Diese verschiedenen Faktoren machen es schwierig, das exakte Alter einer Fraktur zu bestimmen.

Zum Ausschluss innerer Verletzungen wird eine Abdomensonografie durchgeführt. Bei nachgewiesenem oder vermutetem Thoraxtrauma ist ein thorakales CT obligat, um das genaue Ausmaß der Verletzung zu erkennen.

19.7 Das Münchhausen-by-proxy-Syndrom

Beim Münchhausen-by-proxy- oder Münchhausen-Stellvertreter-Syndrom handelt es sich um eine seltene Kombination von emotionaler und körperlicher Misshandlung. Die Namensgebung geht auf das von Asher 1951 beschriebene Münchhausen-Syndrom zurück, bei dem erwachsene Personen durch vorgegebene Krankheitssymptome die Rolle eines Erkrankten mit sekundärem Krankheitsgewinn erlangen.

Beim Münchhausen-Stellvertreter-Syndrom simulieren Betreuungspersonen, häufig die Mutter, eine Krankheit des Kindes. Manchmal werden lediglich erfundene Krankheitssymptome angegeben, manchmal werden jedoch auch körperliche Symptome herbeigeführt, um eine Krankheit vorzutäuschen. Das Kind wird wiederholt zu medizinischen Untersuchungen vorgestellt, oft verbunden mit Arztwechseln, sodass zunächst kein Verdacht geschöpft wird. Die vorstellende Person ist dabei extrem fürsorgend und veranlasst Ärzte durch überzeugende Symptomschilderungen, evtl. sogar potenziell schädigende invasive Untersuchungen und Behandlungen durchzuführen. Dadurch erlebt der häufig medizinisch vorgebildete, an einer Persönlichkeitsstörung leidende Erwachsene vermehrte Aufmerksamkeit und Zuwendung. Sowie Täter und Kind getrennt werden, bilden sich die akuten Symptome beim Kind zurück.

Vergiftungen bei Kindern < 1 Jahr oder bei Kindern zwischen dem 5. und 10. Lj. sind hierfür ebenso verdächtig wie Vergiftungserscheinungen, die nicht mit den anamnestischen Angaben über die Art des Medikaments oder der chemischen Substanz übereinstimmen. **Cave** bei Vergiftungen durch mehrere Substanzen!

19.8 Sexueller Missbrauch

Als sexuellen Missbrauch wird jeder versuchte oder vollendete sexuelle Akt und Kontakt mit einem Kind oder Jugendlichen unter 14 Jahren aufgefasst, inkl. sexueller Handlungen ohne direkten Körperkontakt wie verbale sexuelle Belästigung, Ansehen sexueller Aktivitäten u. a. Genaue Daten sind wegen der hohen Dunkelziffer nicht zu erheben. Ein Forschungsbericht über Jugendliche in Deutschland als Opfer und Täter von Gewalt nennt Zahlen über die Häufigkeit von Gewalterfahrung: Jungen gaben zu 1,9 % an, in den letzten 12 Monaten Opfer von sexueller Belästigung geworden zu sein, bei Mädchen waren es 11,9 % und damit 6,3-mal so häufig wie Jungen. 0,3 % der Mädchen und 2,6 % der Jungen gaben an, bereits selbst sexuell aggressives Verhalten gegenüber anderen gezeigt zu haben (Baier et al. 2009). Eine Metaanalyse von 323 Studien mit 9,9 Mio. Betroffenen weltweit ergab eine Prävalenz von 12,7 % (Mädchen 18 %, Jungen 7,6 %) (Stoltenborgh et al. 2011).

Die Polizeiliche Kriminalstatistik (PKS) in Deutschland gibt Aufschluss über die Zahl der Anzeigen, das sog. Hellfeld. Im Jahr 2017 wurden 11.547 Fälle von sexuellem Kindesmissbrauch, 990 Fälle von Missbrauch an Jugendlichen und 403 Fälle von Missbrauch an minderjährigen Schutzbefohlenen verzeichnet (PKS Jahrbuch 2017).

Bei sexuellem Missbrauch finden sich nur in einer Minderzahl der Fälle medizinisch eindeutige Beweise für eine sexuelle Misshandlung, auch wenn anamnestische Hinweise auf einen direkten Kontakt vorliegen. Bei Mädchen finden sich genitale Verletzungsbefunde bei 5–10 % (Kaplan et al. 2011; Heger et al. 2002), bei missbrauchten Jungen (ca. 1–3 %) werden Verletzungsbefunde in Form von Fissuren, Abrasionen (Oberhaut- / Hautablösungen) des Penisschaftes, der Glans penis, Einrisse des Frenulums der Glans penis, Petechien sowie Biss- und Saugmarken erhoben (Trubner et al. 2013; Pierce 2004; Sibert et al. 2007; Herrmann et al. 2014). Dies wird dadurch erklärt, dass die Mehrheit der Fälle ohne Gewalt durchgeführt wird, sodass keine diagnostisch verwertbaren Verletzungen entstehen. Eine weitere Ursache liegt in einer verspäteten medizinischen Vorstellung, häufig erst nach 48 h. Zu diesem Zeitpunkt können oberflächliche Verletzungen schon abgeheilt sein. Die Untersuchung von Mädchen wie auch Jungen gehört in die Hand erfahrener Untersucher. Dies können Kinderärzte, Kinderchirurgen, Kinderurologen, Frauenärzte oder Rechtsmediziner sein, die über eine entsprechende Qualifikation und die technischen Voraussetzungen verfügen.

Es gehört viel Erfahrung und Einfühlungsvermögen dazu, damit die betroffenen Kinder oder Jugendlichen die Untersuchung nicht erneut traumatisierend erleben, denn die korrekte Sicherung der Spuren und die richtige Interpretation des körperlichen Befunds im Anogenitalbereich sind unverzichtbar. Allein die Untersuchung und Befundmitteilung können schon zu einer psychischen Genesung führen, wenn die Betroffenen erfahren, dass ihr Körper normal und nicht physisch geschädigt ist oder auch dass die Verletzung wieder heilen wird. Die Versicherung der Unversehrtheit ist ein wichtiger Faktor. Aus diesem Grund wird auch empfohlen, die Untersuchung i. d. R. nicht in Narkose durchzuführen, obwohl bei sehr kleinen oder sehr ängstlichen Kindern eine Untersuchung manchmal in Kurznarkose oder Sedierung erfolgen muss.

MERKE

Bei präpubertierenden Kindern sollte die Untersuchung innerhalb von 24 h nach der Tat erfolgen, bei Jugendlichen wie bei Erwachsenen nach max. 72 h, evtl. auch 24–48 h länger. Spuren sollten trocken, also nicht in Plastikbeuteln, asserviert werden. Eine dringliche Untersuchung ist auch zur postkoitalen Kontrazeption und Postexpositionsprophylaxe bei sexuell übertragbaren Infektionskrankheiten notwendig.

Anogenitale Befunde werden nach der Adams-Klassifikation von 2016 eingeteilt (➤ Tab. 19.3).

Tab. 19.3 Adams-Klassifikation 2016 (nach Hermann et al. 2016a: 164)

Klasse	Befund
Adams I	Normalbefunde und medizinisch anderweitig erklärbare Befunde bei Neugeborenen und nicht missbrauchten Kindern
Adams II	Befunde ohne Expertenkonsens der Interpretation in Bezug auf sexuellen Kontakt oder Trauma (Befunde mit unklarer Signifikanz, verdächtig auf ursächlichen Missbrauch)
Adams III	Durch Trauma oder sexuellen Kontakt verursachte Befunde (Verletzungsbefunde, die die Diagnose eines sexuellen Missbrauchs bzw. penetrierenden Traumas erlauben)

Adams et al. (2018) haben die Untersuchungsbefunde neu in die drei bekannten Klassen eingeteilt:

Zur **Klasse II** gehören folgende Befunde:

- Komplette Analdilatation mit Relaxation des inneren und äußeren Sphinkters, wenn keine Obstipation, Enkopresis, Sedierung, Narkose oder neuromuskuläre Erkrankung vorliegt
- Tiefe Kerben und Spalten im Hymenalsaum, die fast bis zur Basis des Hymens reichen und bei oder unter 3 und 9 Uhr lokalisiert sind
- Komplette Spalten oder Durchtrennungen bis zur Basis bei 3 oder 9 Uhr

Untersuchungsbefunde der Adams-**Klasse III** sind:

- Akutes Trauma der Genitalien oder des Afters: akute Lazeration, Hämatom von Labien, Penis, Skrotum, Perineum; posteriore Fourchette oder Vestibulum:
  - Lazeration der Vagina
  - perianale tief dermale Lazeration
- Residuen nach Verletzungen wie vollständige Kerben und Spalten des Hymens bis zur Basis oder ein fehlendes Segment des Hymens zwischen 3 und 9 Uhr
- Hämatom, Petechien oder Abschürfungen des Hymens; differenzialdiagnostisch kann es sich dabei auch um akzidentelle Verletzungen handeln.
- Durch sexuellen Kontakt übertragbare Infektionen wie Gonorrhö, Syphilis, HIV-, Chlamydien-, *Trichomonas*-Infektion, wenn nicht perinatal übertragen, sind hoch verdächtig auf sexuellen Missbrauch.
- Zeichen der weiblichen Genitalverstümmelung wie Verlust oder Teilverlust des Präputiums, Verlust der Klitoris, Labia minor oder Labia major oder vertikale Narben

Als beweisende Befunde bei sexueller Misshandlung zählen nur noch:

- Schwangerschaft und
- Nachweis von Spermien oder Sperma am Körper.

Bei asymptomatischen Kindern lässt sich selten in Kulturen von Vaginal- und Urethraabstrichen ein positiver Befund nachweisen. Aus diesem Grund wird ein selektives Screening empfohlen. Material kann z. B. im Urin unter der Verwendung der Nukleinsäuren-Amplifikationsmethode (NAAT) untersucht werden. Der Vorteil der Methode ist die hohe Sensitivität und Spezifität bei geringer Invasivität. Bei positivem Befund sind Bestätigungstests erforderlich. Die adäquate und optimale Entnahmetechnik und Kulturtechnik sowie das geeignete Transportmedium sollten im Vorfeld mit dem zuständigen Labor geklärt werden (Herrmann et al. 2016a: 186, 188).

In den meisten Fällen beruht die Diagnose jedoch nicht auf dem anogenitalen Befund, sondern auf der fachkundig erhobenen Aussage des Kindes. Sexuelle Misshandlung kann sich in Verhaltensveränderungen zeigen, die durch Experten untersucht und bewertet werden müssen.

19.9 Hilfe statt Strafe

Die überwiegende Mehrheit der Kindesmisshandlungen erfolgt in Deutschland innerfamiliär. Das bedeutet, dass die Täter die Eltern oder Stiefeltern bzw. neue Lebenspartner sind. Ein nachgewiesener Risikofaktor ist Armut, was aber nicht zu dem Umkehrschluss führen darf, dass die meisten Kinder und Jugendlichen aus armen Verhältnissen misshandelt werden. Wegen der fehlenden Melde- oder Anzeigepflicht ist von einer hohen Dunkelziffer auszugehen. Es wird geschätzt, dass zwischen 200.000 und 1,4 Mio. Fälle von Kindesmisshandlung pro Jahr in Deutschland auftreten.

Alle Formen von Kindesmisshandlung und schwerer Vernachlässigung sind nach dem Strafgesetzbuch Straftatbestände, auch wenn keine

Anzeigepflicht besteht. In Deutschland gilt der Grundsatz „Hilfe statt Strafe". Dies erklärt die Diskrepanz von 12.175 gemeldeten Fällen von Kindeswohlgefährdung beim Jugendamt allein in Berlin und nur 3.621 polizeilich gemeldeten Fällen körperlicher Misshandlung in ganz Deutschland. Es wurde nur ein Bruchteil der Fälle zur Anzeige gebracht, weil meistens bezweifelt wird, dass dies dem Wohle des Kindes oder Jugendlichen dient. Bei Sexualdelikten wird deutlich häufiger ermittelt.

Das **Einschalten der Polizei** ist jedoch in folgenden Situationen erforderlich:

- wenn akutes polizeiliches Eingreifen zum Schutz des Kindes nötig ist,
- wenn eine unmittelbare Gefährdung Dritter (z. B. anderer Kinder) wahrscheinlich ist,
- bei Hinweisen auf akute Suizidalität eines Elternteils im Kontext des Misshandlungsgeschehens,
- wenn die häuslichen Umstände untersucht und dokumentiert werden müssen, um die Plausibilität der Angaben der Sorgeberechtigten zu überprüfen,
- wenn Spuren gesichert werden müssen, die auf nichtakzidentelle Vergiftungen hinweisen z. B. Suchtmittel, Medikamente, toxische Substanzen,
- wenn Spuren gesichert werden müssen, die auf pornografische Ausbeutung, Menschenhandel oder Prostitution schließen lassen, z. B. Bildmaterial, elektronische Daten, Filmmaterial.

Da es sich bei Kindesmisshandlung um ein Offizialdelikt handelt, informiert die Polizei immer auch die Staatsanwaltschaft, die dann prüft, ob ein Strafverfahren eingeleitet wird und weitere Ermittlungen veranlasst werden. Eine Rücknahme der Anzeige durch die meldenden und anzeigenden Personen oder Einrichtungen zur Einstellung eines laufenden Verfahrens ist nicht möglich. Wurden die Strafverfolgungsbehörden nicht sofort eingeschaltet, ist dies jederzeit zu einem späteren Zeitpunkt möglich.

19.10 Ethisch-juristische Aspekte

Bei akuter gesundheitlicher Gefährdung des Kindes oder bei Handlungsunfähigkeit der Sorgeberechtigten muss zur Entscheidungsfindung zwischen verschiedenen Rechtsgütern und ethischen Normen abgewogen werden: z. B. Fürsorgepflicht vs. unterlassene Hilfeleistung oder Schweigepflicht vs. Behandlung ohne Einverständnis der Schutzberechtigten.

Der Schutz des Kindes und die Wahrung seines Rechts auf eine gesunde Entwicklung sowie auf körperliche und seelische Unversehrtheit sind in der UN-Kinderrechtskonvention niedergelegt. Sie sind ein höheres Rechtsgut als die ärztliche Verschwiegenheitspflicht und die Zustimmung der Sorgeberechtigten zur Informationsweitergabe. Im Hinblick auf eine bereits erkennbare Kindeswohlgefährdung besteht hier für Ärztinnen und Ärzte ausreichender individueller Handlungsspielraum, allerdings wird die Abschätzung in weniger gravierenden Fällen oder bei Vorliegen von Risiken ohne akute Gefährdung in Einzelfällen schwierig sein. Hier kann eine anonymisierte Beratung durch eine erfahrene Fachkraft der öffentlichen Jugendhilfe oder in spezialisierten Beratungszentren erfolgen. Medizinisches Fachpersonal kann sich bei Kinderschutzfragen an die kostenfreie Hotline unter 0800 / 19 21 000 wenden (www.kinderschutzhotline.de). Bei nicht anonymisierter Weiterleitung von Daten sind die Sorgeberechtigten im Vorfeld über die Weitergabe der Informationen zu unterrichten. Sollte das Kind durch die Information an die Eltern einer Gefahr ausgesetzt werden, brauchen die Eltern nicht informiert zu werden.

Eine Inobhutnahme durch das Jugendamt nach § 42 Kinder- und Jugendhilfegesetz (SGB XIII) schafft bei akuter Gefährdung des Kindes den rechtlichen Rahmen für eine stationäre Aufnahme auch gegen den Willen der Eltern. Eine Anhörung beim Familiengericht zur Klärung der Gefährdung findet vor einem neutralen Dritten statt und stellt in strittigen Situationen für Familien und Fachleute Verbindlichkeit her. Eine vorläufige Einschränkung des Aufenthaltsbestimmungsrechts für das Kind ohne Zustimmung der Eltern, z. B. für einen Klinikaufenthalt, muss beim Familiengericht beantragt und begründet werden.

Strafermittlungsverfahren sind i. d. R. bei Verfahren zum Opferschutzausgleich notwendig. Ein Strafverfahren mit einem minderjährigen Opferzeugen sollte durch ein entsprechendes unterstützendes Programm (Zeugen- / Opfer-Schutzprogramm) begleitet werden, um einer sekundären

Traumatisierung durch das Verfahren vorzubeugen. Eine baldmögliche psychotherapeutische Behandlung für das Kind und die Familie ist anzustreben. Sie sollte jedenfalls nicht verweigert werden, auch wenn dies aus forensischen Gründen vielleicht wünschenswert wäre, um Zeugenaussagen nicht zu beeinflussen, solange das Strafverfahren anhängig ist.

Die **außerfamiliären Formen von Kindesmisshandlung** wie Kinderarbeit, Kriegshandlungen sowie Handel und Verkauf von Kindern finden sich in Deutschland weniger häufig. An Fälle von Misshandlung und Missbrauch in Institutionen (z. B. Internat, Schule, Heim, kirchliche Einrichtungen) muss gedacht werden. Neue Probleme kommen durch asylsuchende Familien oder unbegleitete Jugendliche mit unterschiedlichem kulturellem Hintergrund wie Kriegs- und Krisenerfahrungen auf uns zu. In diesen Bereichen ist eine spezielle Expertise notwendig, um kulturelle und sprachliche Schwierigkeiten zu überwinden sowie präventive Maßnahmen, Hilfen und Therapien anbieten zu können.

Bei jeglichem Verdacht auf Kindesmissbrauch wird im Kinder- und Jugendkrankenhaus AUF DER BULT die Kinderschutzgruppe eingeschaltet, und die Eltern werden über den Verdacht informiert. Es wird frühzeitig Kontakt mit Mitarbeitern der zuständigen Jugendhilfe aufgenommen und eine Helferkonferenz zusammen mit den Eltern organisiert. Die Eltern sollen im Vorfeld davon in Kenntnis gesetzt werden, und die Datenweitergabe soll möglichst mit ihrem Einverständnis erfolgen. Ist dies nicht möglich, hat das Kindeswohl die höchste Priorität, sodass Daten auch ohne Entbindung von der ärztlichen Schweigepflicht weitergeleitet werden. In diesen Fällen ist eine besonders sorgfältige Dokumentation der Kommunikation mit den Beteiligten und der Entscheidungswege erforderlich.

LITERATUR

Adams JA, Farst KJ, Kellogg ND (2018). Interpretation of medical findings in suspected child sexual abuse: An update for 2018. J Pediatr Adolesc Gynecol 31(3): 225–231.

Allroggen M, Rassenhofer M, Witt A, Plener PL, Brähler E, Fegert JM (2016). The prevalence of sexual violence – results from a population-based sample. Dtsch Arztebl Int 113: 107–13.

AWMF (2017). S1-Leitlinie Verdacht auf Misshandlung – Bildgebende Diagnostik. Stand: 1.6.2017, gültig bis: 30.6.2020; Register Nr. 064/014; www.awmf.org/leitlinien/detail/II/064-014.html (letzter Zugriff: 23.10.2018).

Baier D, Pfeiffer C, Simonson J, Rabold S (2009). Jugendliche in Deutschland als Opfer und Täter von Gewalt. Erster Forschungsbericht zum gemeinsamen Forschungsprojekt des Bundesministeriums des Innern und des Kriminologischen Forschungsinstituts Niedersachsen e. V. Hannover; https://kfn.de/wp-content/uploads/Forschungsberichte/FB_107.pdf (letzter Zugriff: 23.10.2018).

Banaschak S, Madea B (2007). Kindesmisshandlung. In: Madea B (Hrsg.). Praxis Rechtsmedizin. 2. A. Berlin, Heidelberg, New York: Springer, S. 265–276.

Bundeskinderschutzgesetz (2011). Bundesgesetzblatt Jg 2011 Teil I Nr. 70, ausgegeben zu Bonn am 28.12.2011; www.bgbl.de (letzter Zugriff: 23.10.2018).

Christian CW, Committee on Child Abuse and Neglect, American Academy of Pediatrics (2015). The evaluation of suspected child physical abuse. Pediatrics 135: e1337.

Ermertcan AT, Ertan P (2010). Skin manifestations of child abuse. Indian J Dermatol Venereol Leprol 76: 317–326.

Eulgem A (2016). Handlungsleitfaden zum Kinderschutz in Flüchtlingsunterkünften (DGKIM Leitfaden); www.dgkim.de/dateien/2016_12_07_handlungsleitfaden-kinderschutz-in-fluechtlingsunterkuenften.pdf (letzter Zugriff: 23.10.2018).

ESPED-Jahresbericht 2009. www.esped.uni-duesseldorf.de.

Fegert JM, Hoffmann U, König E, Niehues J, Liebhardt H (Hrsg.) (2015). Sexueller Missbrauch von Kindern und Jugendlichen: Ein Handbuch zur Prävention und Intervention für Fachkräfte im medizinischen, psychotherapeutischen und pädagogischen Bereich. Berlin, Heidelberg: Springer.

Flaherty EG, Perez-Rossello JM, Levine MA, Hennrikus WL, and the American Academy of Pediatrics Committee on Child Abuse and Neglect, Section on Radiology, Section on Endocrinology, Section on Orthopaedics, the Society for Pediatric Radiology (2014). Evaluating children with fractures for child physical abuse. Pediatrics 133: e477–e489.

Heger A, Ticson L, Velasquez O, et al. (2002). Children referred for possible sexual abuse: Medical findings in 2,384 children. Child Abuse Negl 26: 645–659.

Herrmann B, Banaschak S, Csorba R, Navratil F, Dettmeyer R (2014). Physical examination in child sexual abuse – approaches and current evidence. Dtsch Arztebl Int 111: 692–703.

Herrmann B, Dettmeyer R, Banaschak S, Thyen U (Hrsg.) (2016a). Kindesmisshandlung. Medizinische Diagnostik, Intervention, und rechtliche Grundlagen. 3. A. Berlin, Heidelberg: Springer.

Herrmann B, von Bismarck S, Franke I, Dettmeyer R, Blume F, Frese G et al. (2016b). Vorgehen bei Kindesmisshandlung und -vernachlässigung. Empfehlungen für Kinderschutz an Kliniken Version 1.6, 11/2016; www.kindesmisshandlung.de/mediapool/32/328527/data/DGKiM-DAKJ_KSG-Leitfaden_1.61-23.12.2016.pdf (letzter Zugriff: 23.10.2018).

Kaplan R, Adams JA, Starling SP, Giardino AP (2011). Medical Response to Child Sexual Abuse. A resource for professionals working with children and families. St. Louis: STM Learning.

Kemp AM, Dunstan F, Harrison S, Morris S, Mann M, Rolfe K, Maguire S (2008). Patterns of skeletal fractures in child abuse: Systematic review. BMJ 337: a1518; www.bmj.com/content/337/bmj.a1518 (letzter Zugriff: 23.10.2018).

Kinderschutz-Zentrum Berlin (Hrsg.) (2009). Kindeswohlgefährdung. Erkennen und Helfen. 11. überarb. A. Berlin; www.kinderschutz-zentrum-berlin.de/download/Kindeswohlgefaehrdung_Aufl11b.pdf (letzter Zugriff: 23.10.2018).

Kos L, Shwayder T (2006). Cutaneous manifestations of child abuse. Pediatr Dermatol 23: 311–320.

Matschke J, Herrmann B, Sperhake J, Körber F, Bajanowski Th, Glatzel M (2009). Das Schütteltrauma-Syndrom. Eine häufige Form des nicht akzidentellen Schädel-Hirn-Traumas im Säuglings- und Kleinkindesalter. Dtsch Arztebl Int 106(13): 211–217.

Peck MD, Priolo-Kapel D (2002). Child abuse by burning: A review of the literature and an algorithm for medical investigations. J Trauma 53: 1013–1022.

Pierce AM (2004). Anal fissures and anal scars in anal abuse – Are they significant? Pediatr Surg Int 20: 334–338.

PKS Bundeskriminalamt (2017). Jahrbuch Band 4 – Einzelne Straftaten; www.bka.de/SharedDocs/Downloads/DE/Publikationen/PolizeilicheKriminalstatistik/2017/pks2017Jahrbuch4Einzelne.html (letzter Zugriff: 23.10.2018).

Shaahinfar A, Whitelaw KD, Mansour KM (2015). Update on abusive head trauma. Curr Opin Pediatr 27(3): 308–314.

Sibert J, Maguire SA, Kemp AM (2007). How good is the evidence available in child protection? Arch Dis Child 92: 107–108.

Stephenson T (1995). Bruising in children. Curr Paediatr 5: 225–229.

Stoltenborgh M, van Ijzendoorn MH, Euser EM, Bakermans-Kranenburg MJ (2011). A global perspective on child sexual abuse: Meta-analysis of prevalence around the world. Child Maltreat 16: 79–101.

Trubner K, Schubries M, Beintker M, Bajanowski T (2013). Genital findings in boys suspected for sexual abuse. Int J Legal Med 127: 967–970.

D Frührehabilitation

D

KAPITEL **20**

Paul Diesener

Frührehabilitation: Intensivmedizin unter anderem Blickwinkel

20.1 Zwischen vitaler Gefährdung und Reintegration

Die neurologisch-neurotraumatologische Frührehabilitation von Kindern und Jugendlichen schließt direkt an die akute intensivmedizinische Behandlung an. Es handelt sich um die Übergangsphase, in der Kurativ- und Rehabilitationsmedizin verzahnt sind.

Nach einer akuten Schädigung des Zentralnervensystems (ZNS) stehen die Sorge um das Überleben und die Homöostase der Organsysteme im Vordergrund. Es gilt Schaden („impairment") zu begrenzen oder durch chirurgische und medizinische Eingriffe die Voraussetzungen für eine Restitutio ad integrum zu schaffen.

20.1.1 Teilhabe als Ziel der Rehabilitation

In der Rehabilitation ist in den letzten 20 Jahren ein Paradigmenwechsel eingetreten. Auch hier stand die Schadensbegrenzung im Vordergrund. Die Behandlung der Funktionsstörung („disability") sollte den Grad der Behinderung („handicap") mindern. Sekundär- und Tertiärschäden galt es zu vermeiden. Mit der *International Classification of Functioning, Disability and Health* (ICF; WHO 2001–2012) steht ein Instrument zur Verfügung, das eine modifizierte Betrachtungsweise erlaubt.

MERKE
- Primärschaden: Verletzung, Grundkrankheit
- Sekundärschaden: Funktionsstörung (z. B. Lähmung)
- Tertiärschaden: soziale Folgen, z. B. für die schulisch-berufliche Entwicklung

Nicht der **Schaden** und seine Behandlung, Begrenzung oder Linderung stehen im Vordergrund, sondern die verbliebene oder auch eine neu hinzugetretene **Fähigkeit** („resource") der Betroffenen. Zentrales Element ist die (Wieder-)Teilhabe („participation") am familiären, schulischen, gesellschaftlichen Leben durch Nutzung alltagspraktischer Funktionalität aus eigener Kraft („activity"). Das Umfeld („context"), in dem sich Partizipation und Aktivität abspielen, ist nach dem Verständnis der ICF und der daraus abgeleiteten gesetzlichen Regelungen (Neuntes Buch Sozialgesetzbuch – Rehabilitation und Teilhabe behinderter Menschen [SGB IX] vom 19.6.2001, Bundesteilhabegesetz BTHG vom 23.12.2016) die Anpassung der Umgebungsbedingungen an die verschiedenartigen Fähigkeiten der Menschen, um eine gleichberechtigte Teilhabe zu garantieren.

20.1.2 Fähigkeiten und Komplikationen gleichermaßen erkennen

Die neurologisch-neurotraumatologische Frührehabilitation trägt beiden Aspekten Rechnung, den kurativen wie den rehabilitativen. In der noch heute gültigen Definition der Bundesarbeitsgemeinschaft Rehabilitation (BAR) und des Verbandes Deutscher Rentenversicherungsträger (VDR) von 1995 ist Frührehabilitation (= Phase B, ➤ Abb. 20.1) der Behandlungsabschnitt, in dem klassische Rehabilitationsmaßnahmen durchgeführt werden, obwohl noch intensivmedizinische Behandlungsvoraussetzungen bestehen. In der 3. Auflage dieses Buches geäußerte Befürchtungen, dass im Zuge der schrittweisen Einführung des Fallpauschalensystems auch für die Frührehabilitation einschneidende Veränderungen eintreten, haben sich nicht bewahrheitet.

Die kurativen Maßnahmen umfassen mindestens die Überwachung der Vitalparameter und den Schutz vor Selbst- und Fremdgefährdung (Exzitationsphase des hirnorganischen Psychosyndroms).

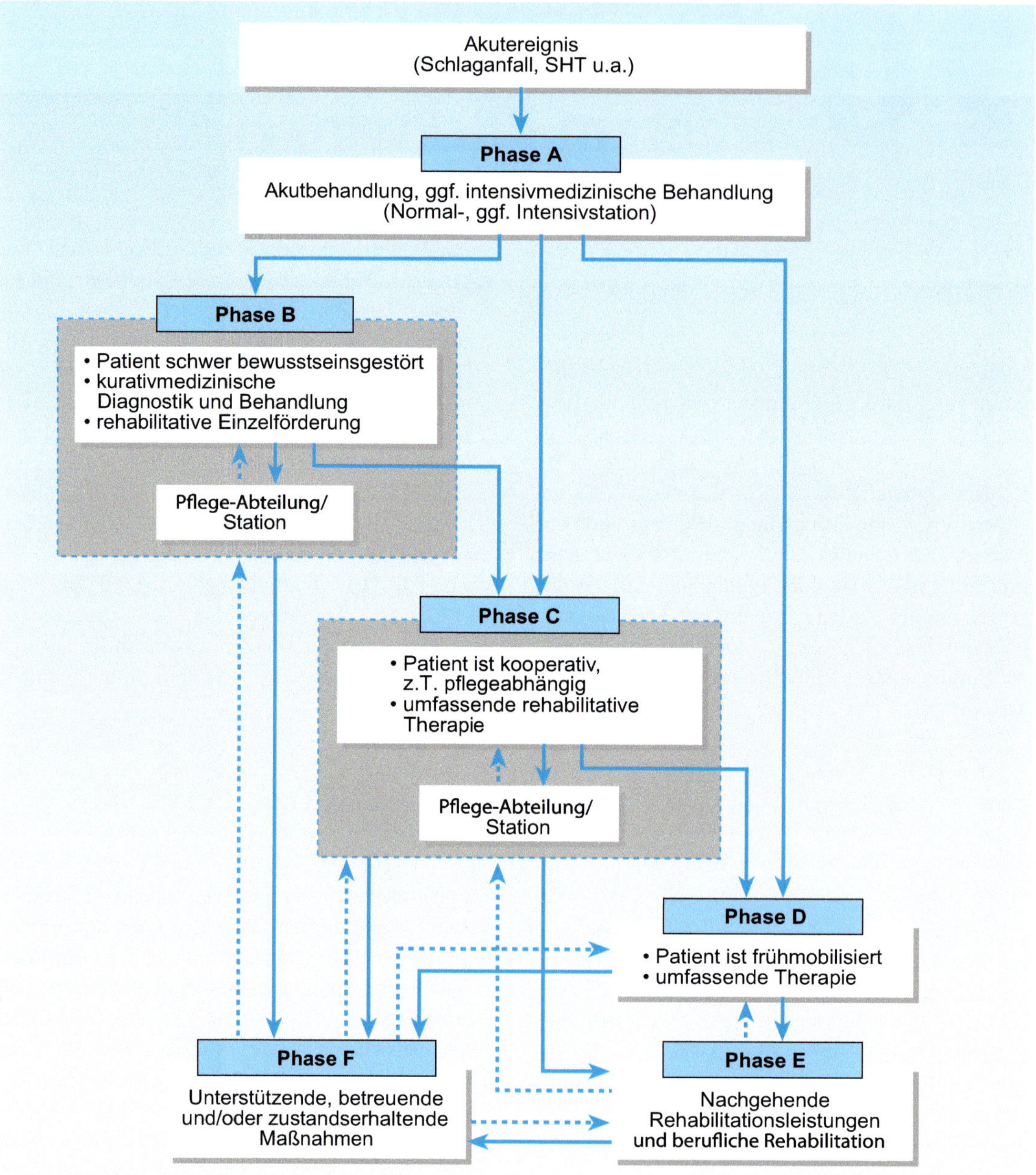

Abb. 20.1 Flussdiagramm der Behandlungs- und Reha-Phasen in der Neurologie. Bundesarbeitsgemeinschaft für Rehabilitation, Empfehlungen zur neurologischen Rehabilitation von Patienten mit schweren und schwersten Hirnschädigungen in den Phasen B und C (Ausgabe 1999, ISSN 0933–8462) [W799]

Komplikationen, die sich auch noch Wochen oder Monate nach der Akutbehandlung einstellen können, müssen rechtzeitig erkannt und im Sinne einer Akutintervention behandelt werden. Dies trifft auch auf Begleiterkrankungen oder mit dem Grundleiden nicht in Zusammenhang stehende neue Erkrankungen zu. Je nach Ausstattung und Möglichkeiten einer Frührehabilitationseinheit kann die

Behandlung vor Ort geschehen oder zur Rückverlegung in die primär behandelnde Einrichtung oder in die entsprechende Fachabteilung des nächsten Akutkrankenhauses zwingen.

20.1.3 Die neurologisch-neurotraumatologische Frührehabilitation

Indikation

Inanspruchnahme direkt im Anschluss an eine intensivmedizinische Intervention wegen einer akuten Verletzung oder Erkrankung

- Schweres Schädel-Hirn-Trauma (SHT) mit verzögertem Aufklaren oder mit Hirnstammbeteiligung
- Querschnittläsion mit SHT (Jugendliche)
- Querschnittläsion auch ohne SHT (Kinder)
- Hypoxisch-ischämische Enzephalopathien z. B. nach Wiederbelebung wegen Kreislaufstillstand unterschiedlicher Ursache, v. a. nach Beinahe-Ertrinken (➤ Kap. 18), aber auch nach perioperativen oder anästhesiologischen Komplikationen
- Erkrankungen oder Erkrankungsfolgen des zentralen oder peripheren Nervensystems (➤ Kap. 6), solange die o. g. Kriterien erfüllt sind (zerebrovaskuläre Ereignisse wie Ischämien oder Blutungen infolge von Malformationen, kongenitalen Thrombophilien, Hämophilien oder Immunopathien, Liquorzirkulationsstörungen, Z. n. chirurgischen Eingriffen am Neurokranium inkl. Tumorchirurgie, entzündliche Prozesse, Guillain-Barré-Syndrom)
- Critical-Illness-Polyneuropathie (i. d. R. nicht als isolierte Erkrankung)

Inanspruchnahme wegen der speziellen Kompetenzen und Überwachungsmöglichkeiten einer Einrichtung für Frührehabilitation

Kongenitale Erkrankungen inkl. progressiver Myopathien oder Z. n. prä- bis neonatal erworbenen zerebralen Entwicklungsstörungen, für die eine stationäre Rehabilitationsbehandlung indiziert ist, die aber wegen intensivmedizinischer Dauerintervention nicht im herkömmlichen Rehabilitationssetting durchgeführt werden kann (z. B. zentrale Hypopnoe bei Arnold-Chiari-Malformation, Muskelerkrankungen mit Beteiligung von Atem- und Schluckfunktion, kongenitale Dysphagien mit Aspirationsgefahr, künstlicher Atemweg bei Tracheomalazie).

Ausschlussgründe

Keine Übernahme in die Frührehabilitation

- Instabiler intrakranieller Druck
- Katecholaminpflichtige Kreislaufdysregulation
- Unmittelbar bevorstehender operativer Eingriff
- Kontraindikation für die Mobilisierung und andere Förderungsmaßnahmen (nicht rehabilitationsfähig)

Generell sollten Patienten nicht in die Frührehabilitation aufgenommen werden, wenn die Anwendung rehabilitativer Maßnahmen kontraindiziert ist oder auf längere Sicht unsinnig erscheint. Hierzu gehören der instabile intrakranielle Druck, die katecholaminpflichtige Kreislaufinsuffizienz sowie das Vorliegen von Kontraindikationen für eine frühe Mobilisation. Alle anderen intensivmedizinischen Maßnahmen können je nach Equipment und Know-how auch in der Frührehabilitation durchgeführt werden. Von Einrichtung zu Einrichtung kann es jedoch im Detail Unterschiede geben, die mit der Entfernung bzw. Anbindung an ein Akutkrankenhaus (z. B. im Falle einer Dialysepflichtigkeit oder kurz bevorstehender (neuro-)chirurgischer Eingriffe) oder der individuellen Ausstattung zusammenhängen. Beatmungsplätze werden in den allermeisten Einrichtungen vorgehalten. Isolierungspflichtige Keimbesiedelungen dürfen kein Grund mehr für die Zurückweisung von Patienten sein (KRINKO, Robert Koch-Institut 2014). Unterschiede bestehen in der Bereitschaft und in den Möglichkeiten, interkurrente behandlungspflichtige Komplikationen mit Unterbrechung der rehabilitativen Maßnahmen vor Ort zu behandeln, ohne die Patienten in die Akutklinik zurückverlegen zu müssen.

Schließlich soll nicht unerwähnt bleiben, dass in Einzelfällen auch die spezielle Auslegung einer Frührehabilitationseinrichtung für die rein palliative

Nachsorge bei infausten Prozessen kleiner Kinder in Anspruch genommen wird, wenn Hospize oder häusliche Pflege überfordert wären.

Beendigung der Frührehabilitationsmaßnahme

Wenn der Patient nicht mehr intensivmedizinisch überwachungs- und behandlungsbedürftig sowie zur Kontaktaufnahme fähig ist, einfachen Aufforderungen nachkommt und eine Belastungsfähigkeit erreicht, um therapeutischen Interventionen von jeweils 30 min gewachsen zu sein, schließt sich die weiterführende Rehabilitation an. Bleiben positive Entwicklungen aus oder kommt die Entwicklung zu einem (vorübergehenden) Stillstand, wird die Entlassung in die häusliche Pflege oder die Betreuung in einer geeigneten Einrichtung vorbereitet (Phase F, ➤ Abb. 20.1). Im Rahmen des § 37 SGB V (sog. Krankenhausersatzbehandlung) kann dies auch die Überwachung der Vitalparameter oder sonstiger intensivmedizinischer Maßnahmen wie Beatmung mit 24-h-Behandlungspflege umfassen. Seit dem 1.10.2017 ist das Entlassmanagement verpflichtend für alle stationären Versorgungseinrichtungen in einem Rahmenvertrag gemäß § 39 Abs. 1a S. 9 SGB V zwischen dem GKV-Spitzenverband, der Kassenärztlichen Bundesvereinigung und der Deutschen Krankenhausgesellschaft geregelt.

MERKE

Trotz psychischer Ausnahmesituation: An der Beteiligung der Eltern führt kein Weg vorbei.

Eltern und Angehörige

In zeitlicher Nähe zum schädigenden Ereignis sind die Eltern mit der psychischen Verarbeitung des Geschehenen konfrontiert, die nicht selten begründet oder unbegründet mit Selbstvorwürfen gekoppelt ist. Dieser Prozess überdauert erfahrungsgemäß auch eine mehrmonatige stationäre Behandlung und erfordert dann im häuslichen Alltag eine Fortsetzung der professionellen sozialpsychologischen Hilfestellung. Die frühzeitige aktive Beteiligung der Eltern an Pflege und Therapie fördert den Verarbeitungsvorgang. Im Idealfall sollen sie sich als Teil des Behandlungsteams fühlen. Schließlich wird mit der Einbeziehung der Eltern der Übergang in die häusliche Betreuung erleichtert, die je nach Pflege- und Behandlungsaufwand bei Entlassung mit einem unterstützenden Pflegedienst geteilt werden kann.

Kostenübernahme

Die Frührehabilitation wird in den allermeisten Fällen dem § 39 SGB V zugeordnet und ist damit leistungsrechtlich Krankenhausbehandlung. Die Übernahme aus der Akutklinik erfolgt unkompliziert als Verlegung in ein Fachkrankenhaus. Rehabilitationseinrichtungen nach § 40 SGB V haben Verträge zur Erbringung von Leistungen der Phase B (Frührehabilitation). Eine Grauzone bilden chronisch beeinträchtigte Patienten, die nicht eine Rehabilitation direkt im Anschluss an eine intensivmedizinische Akutbehandlung erhalten. Es handelt sich um Patienten, die – z. B. beatmet – mit hohem pflegerischem Aufwand in häuslicher oder Heimpflege betreut werden und zur rehabilitativen Intervallbehandlung die Ressourcen der intensivmedizinisch ausgestatteten Abteilung für Frührehabilitation benötigen. Für diese Patientengruppe sollte keinesfalls ein Antrag auf Rehabilitation gestellt, sondern nach Rücksprache mit dem Kostenträger eine Krankenhauseinweisung ausgestellt werden.

Intervallbehandlung: Wiederaufnahme in die (Früh-)Rehabilitation

- Reevaluation des Rehabilitationspotenzials
- Gezielte, intensivierte Förderung verspätet auftretender Remissionsprozesse

Säuglinge und Kleinkinder

Da die Frührehabilitation wegen der individuell recht unterschiedlichen Verläufe auch mehrmonatige Aufenthalte anbieten muss, ist bei Säuglingen und Kleinkindern die eigentliche „Re“habilitation in Richtung einer entwicklungsadaptierten Förderung verschoben. Zerebrale Remissionsprozesse werden von neuronalen Reifungsprozessen überlagert. Anders ausgedrückt: Der Säugling wird nach einer zerebralen Schädigung nicht Laufen und

Sprechen wiedererlernen, weil er es ja nie gekonnt hat, sondern unter nun veränderten Bedingungen an seine physiologische Entwicklung anknüpfen.

MERKE
Je jünger das Kind ist, desto mehr überlagern sich neuronale Remissions- und Reifeprozesse.

20.1.4 Durchführung der neurologisch-neurotraumatologischen Frührehabilitation

Falsche Erwartungen

Nachdem durch eine erfolgreiche Intensivtherapie nach Unfall, Operation, Erkrankung oder Reanimation keine unmittelbar vitale Bedrohung mehr besteht, wird von Eltern und Angehörigen große Hoffnung in die Rehabilitation gesetzt: je mehr Therapiestunden, desto schneller die Entwicklung. Ist der Effekt häufiger, repetitiver Übungen durch den motivierten, kognitiv weitgehend wiederhergestellten Patienten für die motorische Rehabilitation auch durch Studien belegt, so kann dies auf die Frührehabilitation schon definitionsgemäß nicht zutreffen. Auch das gut gemeinte Bemühen des sozialen Umfelds der Erkrankten oder Verletzten, die Erholung durch möglichst viel Zuwendung zu beschleunigen, schießt über das Ziel hinaus. Aufmerksamkeitsspanne, Wahrnehmung, Orientierung, Gedächtnis und Belastungsfähigkeit sind nur zur Verarbeitung weniger, durch Pausen unterbrochene Impulse in der Lage. Kulturell inspirierte Verhaltensweisen, den Bewusstseinsgestörten nicht nur bildlich „wachrütteln" zu müssen, sind kontraproduktiv, sodass der Elan wohlmeinender Eltern oder Angehöriger im Interesse der neuronalen Erholung und Reorganisation gebremst werden muss.

MERKE
Das Prinzip „Viel hilft viel" trifft für Hirngeschädigte in der frühen Phase der Remission nicht zu.

Phasengerechte Behandlung

Vielmehr geht es in den frühen Phasen der physiologisch einsetzenden Remission und Reintegration zerebraler Funktionen, die auch auf zellulärer Ebene belegt sind, darum, optimale Voraussetzungen zu schaffen. Insofern ist entgegen den Erwartungen die Frührehabilitation in Bezug auf die neurologischen Defizite keine kurative Behandlung.

MERKE
Frührehabilitation ist v. a. Beobachtung:
- Komplikationen erkennen und rechtzeitig behandeln (lassen)
- Krankenbeobachtung und -überwachung
- Fähigkeiten erkennen, um zum richtigen Zeitpunkt die richtigen Mittel zur Förderung anzuwenden

Medizinischer Maßnahmenkatalog und Zielsetzungen

Die Aufstellung erfolgt (mit Ausnahmen) nur in Stichworten (➤ Tab. 20.1), da die Inhalte als Gegenstand der Intensivmedizin an anderer Stelle in diesem Buch behandelt werden.
- Vegetative Stabilität (➤ Kap. 20.2.2) inkl. Thermoregulation
- Stabile Liquorzirkulation
- Epilepsiebehandlung
- Hormonsubstitution
- Antikoagulation (therapeutisch oder als Prophylaxe)
- Dekubitusprophylaxe
- Hornhautprotektion bei unzureichendem Lidschluss
- Infektkontrolle
- Schmerzkontrolle
- Spontanatmung
- Atemwegsmanagement und Aspirationskontrolle (➤ Kap. 20.2.3)
- Bedarfsdeckende enterale Hydratation und Ernährung inkl. der Substitution abnormer Verluste (Diabetes insipidus, Salzverlustsyndrom)
- Homöostase des Elektrolythaushalts, des Stoffwechsels und der Ausscheidungsfunktionen
- Restharnfreie normotone Blasenentleerung
- Unterbrechung der Frührehabilitation durch geplante oder nicht geplante, mit der Grunderkrankung im Zusammenhang stehende chirurgische Eingriffe, z. B. Anlage einer Liquorableitung

Tab. 20.1 Vorgehen bei der neurologisch-neurotraumatologischen Frührehabilitation

A.	**Überwachung der Vitalfunktionen**	Oxygenierung Rhythmuskontrolle Ausscheidungskontrolle
B.	**Erkennen und Behandeln vital bedrohlicher Komplikationen (u. U. mit Verlegung in eine Akutklinik)**	Rezidivereignis wie zerebrale Ischämie, Blutung oder Hydrozephalus Kardiovaskuläre Komplikationen, Thrombose und Lungenembolie Hypoxämie durch zentrale Hypopnoe Atemwegsverlegung durch Trachealkanülenkomplikation oder Aspiration
C.	**Prophylaxe von Sekundärschäden**	Stressgastritis oder -ulkus, Refluxösophagitis Dekubitus Kontraktur und spastikbedingte Fraktur Infekte
D.	**Beobachtung der Remissionsparameter auf gelegentliches Auftreten („inkonstant"), Zuverlässigkeit („reproduzierbar") und Ereigniskorrelation („adäquat") sowie phasenangepasste therapeutische Intervention**	*Ebene der Kontaktfähigkeit, Kognition und Kommunikation:* • Herzfrequenzmodulation (im Rahmen von Studien auch Herzratenvariabilität, Hautwiderstand, ereigniskorrelierte evozierte Potenziale, EEG-Powerspektrum) • Komaremission (Augen öffnen auf Reiz) • Tag-Nacht-Rhythmus • Blickfixierung und -verfolgen • Hinwendung zum akustischen oder optischen Reiz • Emotionen (Lächeln, Weinen) • Situationsverständnis • Sprachverständnis • Ja / Nein-Code, unterstützte Kommunikation • Phonieren, Lautieren, Artikulieren • Nachsprechen • Sprachliche Kommunikation *Ebene der motorischen Reaktion, Integration und Handlung:* • Spontanmotorik • Gerichtete oder gezielte Motorik (Abwehr) • Nachgreifen, adäquate Auswahl und Umgang mit Gegenständen • Imitation • Situationsadäquate Handlung • Befolgen verbaler Aufforderungen • Aktivität in Verrichtungen des täglichen Lebens
E.	**Einbeziehen von Eltern und Angehörigen**	Anwesenheit Rolle als Beobachter Ausstattung des Krankenzimmers mit vertrauten Gegenständen Bezugspunkt zur unterbrochenen Biografie Einarbeitung und Übernahme in die Assistenz bei anhaltender Pflegebedürftigkeit

(Shunt), Implantation einer Baclofen-Pumpe zur intrathekalen Behandlung rigid-spastischer Muskeltonusveränderungen, Metallentfernung, Knochendeckelreimplantation oder -plastik nach Kraniektomie
- Weiterführen der Behandlung vorbestehender Begleiterkrankungen, z. B. Diabetes mellitus, pulmonale Hypertension, Asthma bronchiale

Förderung zerebraler Teilleistungen

Die Behandlungsmaßnahmen für die hier nur aufgelisteten zerebralen Funktionen erstrecken sich auf pharmakologische, körperbezogene und neuropsychologische Ansätze unterschiedlicher Evidenz. Für spezielle Aspekte wird auf die weiterführende Literatur verwiesen.

- Wachheit (für Kinder noch nicht ausreichend untersuchte pharmakologische Ansätze, insbesondere Amphetamin-Derivate, Dopamin-Agonisten, trizyklische Antidepressiva)
- Bewusstsein
- Wahrnehmung
- Kontaktfähigkeit (➤ Tab. 20.1)
- Aufmerksamkeit
- Schmerzkontrolle
- Tonusregulierung
- Erhaltung oder Wiederherstellung der Gelenkbeweglichkeit
- Kopf- und Rumpfkontrolle
- Mobilisierung
- Sitzfähigkeit
- Stehfähigkeit
- Greiffunktion
- Motilität
- Mithilfe bis Übernahme der Aktivitäten des täglichen Lebens
- Handlungsplanung und alltagspraktische Umsetzung (➤ Tab. 20.1)
- Tagesstruktur, Sozialkompetenz, Freizeitgestaltung
- Kommunikation (➤ Tab. 20.1)
- Gedächtnistraining
- Sprachliche Kommunikation
- Orale Kost
- Kontinenz

MERKE

Der **Behandlungspfad** umfasst in jedem Bereich grundsätzlich folgende Aspekte:
- Klinische Beobachtung mit Fremdanamnese (Eltern, Angehörige)
- Medizinisch-therapeutische Befunderhebung, Diagnostik, Dokumentation und evtl. Scoring
- Gezielte Reizsetzung („Intervention", auch pharmakologisch)
- Interpretation vegetativer oder willkürmotorischer Reaktionen („Dialog")
- Repetition („Training")

Weiterführende Rehabilitation in der „Frührehabilitation"

Ziele der weiterführenden Rehabilitation wie schulische oder berufliche Fördermaßnahmen spielen dann in der Frührehabilitation bereits eine Rolle, wenn die Kinder oder Jugendlichen wegen anderer vital bedeutsamer Handicaps weiterhin, möglicherweise auch zeitlebens auf eine intensivmedizinische Überwachung angewiesen sind.

Kontextfaktoren

- Angebote zur Krankheitsverarbeitung für Patienten und soziales Umfeld
- Frühzeitiges Einbeziehen des späteren sozialen Umfelds (i. d. R. die Eltern)
- Vorbereitung auf nachstationäre Pflege, ambulante Weiterbehandlung und schulisch-berufliche Perspektiven
- Nachsorge und Wiederaufnahmebereitschaft zur Intervallbehandlung bei förderungswürdigen Entwicklungen im Rahmen des noch Jahre anhaltenden Remissionspotenzials

Diagnostisches Angebot

Jederzeit verfügbar:
- 24-h-Überwachungsmöglichkeit von Kreislauf und Atemtätigkeit (Monitor-EKG, nichtinvasive Blutdruckmessung, Pulsoxymetrie, endtidale CO_2-Messung / BGA)
- Flexible Tracheoskopie (Management des künstlichen Atemwegs)
- Restharnsonografie

Die übrigen speziellen Diagnostiken (zerebrale Bildgebung, Liquordruckmessung, telemetrische Kontrolle von zerebralen Shunt-Systemen oder intrathekaler Medikamentenapplikation, Neuroelektrophysiologie, Farb-Duplex, apparative Dysphagiediagnostik, Urometrie) sowie die sonstige internistisch-medizinische Diagnostik (Labor, Röntgen, Sonografie, EKG, Echokardiografie, Endoskopie, Spirometrie) und die konsiliarärztliche Betreuung müssen in einem angemessenen zeitlichen und räumlichen Rahmen verfügbar sein (z. B. durch die direkte Integration in einem Akutkrankenhaus). Jedoch ist zu berücksichtigen, dass häufig durchzuführende Maßnahmen möglichst bettseitig zur Verfügung stehen sollten, um belastende Krankentransporte so weit wie möglich zu reduzieren.

20

MERKE
Rehabilitation erfordert ein hohes Maß an Interdisziplinarität.

Therapeutisches Angebot

Die genannten therapeutischen Maßnahmen sind nicht jeweils einer speziellen Berufsgruppe zuzuordnen. Die Behandlung ist deshalb immer interdisziplinäre Teamarbeit. Dies erfordert den regelmäßigen Austausch über die Beobachtungen und ein auf den individuellen Zustand (Aufmerksamkeit, Belastungsfähigkeit) zugeschnittenes therapeutisches Angebot (sog. Case-Management). In den frühen, noch nicht stabilen Phasen kann sich die Therapieplanung noch stündlich ändern. Erst später ist ein verlässlicher, mit ausreichenden Pausen durchsetzter Plan anzustreben, der auch durch Konstanz des therapeutischen Personals für den sich in der Orientierungsphase befindlichen Patienten strukturbildend ist. In den Austausch und die Planung werden von Anfang an anwesende Personen aus dem sozialen Umfeld (i. d. R. die Eltern) mit einbezogen.

MERKE
Die Eltern sind Teil des Behandlungsteams.

An der Behandlung mitwirkende, hier alphabetisch aufgeführte Professionen:

- Ärzte verschiedener Fachdisziplinen. Die Leitung des Rehabilitationsprozesses einerseits und der intensivmedizinischen Rahmenbedingungen andererseits lässt sich i. d. R. nicht in Personalunion umsetzen. Für die hierarchische Abwicklung werden verschiedene Modelle praktiziert.
- Ergotherapie mit Selbsthilfetraining für die Alltagsverrichtungen (ATL = Aktivitäten des täglichen Lebens)
- Gesundheits- und (Kinder-)Krankenpflegekräfte, Fachgesundheits- und (Kinder-)Krankenpflegekräfte für Anästhesie und Intensivpflege oder Rehabilitation
- Krankenhaussozialdienst
- Logopädie, meist in Personalunion mit Schluck- und Esstherapie
- Musiktherapie
- Neuropsychologie
- Physiotherapie (inkl. Hilfsmittelversorgung für die Mobilität) und Balneotherapie
- Sozialpädagogik

MERKE
- Tolerantes Verhalten gegenüber komplementären Therapien nimmt die Eltern in der Suche nach jedem Strohhalm ernst.
- Selbsternannte Heiler, die mit dem Leid der Betroffenen Geschäfte machen, müssen jedoch nicht toleriert werden.

Komplementäre Behandlungsmethoden

Die Verfassungswirklichkeit und die Rechtslage verlangen von den Eltern der betroffenen Kinder in dem Moment, wo Lebensplanung und Familienleben durch ein akutes Ereignis von tektonischem Ausmaß erschüttert werden, weiterhin die Wahrnehmung von Fürsorgepflicht und Sorgerecht. Sowohl die Kurativ- als auch die Rehabilitationsmedizin bei Kindern generell sind im Falle von Erkrankungen oder Verletzungen, die vor 20–30 Jahren kaum überlebt wurden, mangels gesicherter Erkenntnisse in besonderem Maße zum Off-Label-Use oder zur Empirie gezwungen. Wenn der Gesetzgeber die Behandlungsverantwortung den völlig überforderten und in einer psychischen Ausnahmesituation befindlichen Laien (den Eltern) auferlegt, nimmt es nicht wunder, dass es zu einem Wildwuchs von komplementären Behandlungsangeboten kommt. Ob es sich dabei um das Einbeziehen von Tieren wie Meeressäugern, um fernöstliche Heilmethoden, religiös oder nicht religiös motiviertes, auch landschaftlich geprägtes Brauchtum oder den Einsatz diverser Medien von Steinen über ätherische Öle bis hin zu speziellen Ernährungsformen – die Liste ließe sich endlos ausdehnen – handelt: Viele Eltern werden in verzweifelter Lage nach jedem Strohhalm greifen.

Es kann nicht Aufgabe der Behandelnden in der Frührehabilitation sein, über Seriosität oder Scharlatanerie einzelner Methoden zu urteilen. Solange kein offensichtlicher Schaden droht, hat sich ein tolerantes Verhalten bewährt. Der Hinweis auf die zugegebene Unsicherheit der Medizin in vielen sich neu stellenden Fragen und die Konfrontation mit dem Absolutheitsanspruch selbsternannter Heiler, die sich dies auch gut bezahlen lassen, kann den Eltern selbst auch ein Beurteilungskriterium an die Hand geben. Empirische Behandlungserfolge komplementärer Behandlungsmethoden bei diversen Befindlichkeitsstörungen müssen sich daran messen lassen, dass man es in der Frührehabilitation mit Störungen zu tun hat, die bei der Entwicklung vieler dieser Methoden entweder nicht bekannt waren oder nicht überlebt wurden.

Behandlungsziel: Teilhabe mit Risikobewusstsein

Im Spannungsfeld zwischen Akutbehandlung (kurativ: Schadensbehandlung und -begrenzung) und Rehabilitation (selbstständiges Wiederteilhaben im sozialen Umfeld) muss die Frührehabilitation in allen angesprochenen Bereichen beide Aspekte berücksichtigen. In Absprache aller Beteiligten müssen im Zweifelsfall Entscheidungen darüber getroffen werden, ob zur Erlangung einer besseren Teilhabequalität auch gesundheitliche Risiken evtl. mit verkürzter Lebenserwartung in Kauf genommen werden sollen oder ob körperliche Integrität und Gesundheitsprävention mit Einschränkungen der persönlichen Entfaltung und Lebensqualität einhergehen müssen. Zwischen beiden Polen sind alle Abstufungen denkbar. In der Praxis wird sich die Risikoakzeptanz an den allgemeinen Lebensrisiken (der sich z. B. Verkehrsteilnehmer aussetzen) orientieren müssen und eine höchstmögliche Lebensqualität und Teilhabe im Wissen über die Risiken das oberste Ziel sein. Hilfreich kann in Einzelfällen die Einbeziehung eines Ethikkomitees sein.

20.2 Spezieller Teil

In diesem Kapitel können nicht alle in ➤ Kap. 20.1.4 angesprochenen Bereiche ausführlich thematisiert werden; teilweise werden sie bereits an anderer Stelle in diesem Buch besprochen. Hier soll exemplarisch auf die häufigsten Problembereiche eingegangen und das spezielle frührehabilitative Management an zwei Beispielen demonstriert werden.

20.2.1 Häufige Probleme in der neurologisch-neurotraumatologischen Frührehabilitation

Da die hier aufgeführten Bereiche immer wieder als individuelle Herausforderung für das Behandlungsteam empfunden werden, gibt es in der noch relativ jungen Fachdisziplin Frührehabilitation nur ansatzweise und auch nur auf die jeweilige Einrichtung bezogen Behandlungspfade und Standards. Die Zukunft wird auch hier sicher zur Entwicklung übergreifender Leitlinien führen. Evidenzbasiertes Vorgehen auf Grundlage kontrollierter Studien wird wegen der geringen Fallzahlen noch längere Zeit auf sich warten lassen.

Auf die Grundkrankheit oder Verletzung direkt bezogene Probleme:

- Vegetative Instabilität (Noradrenalinsturm) mit Tachykardie und Schwitzen als Leitsymptom (➤ Kap. 20.2.2)
- Temperaturregulationsstörung (Unterkühlung, zentrales Fieber)
- Hydrocephalus malresorptivus mit Shunt-Komplikation (-Dysfunktion oder -Infektion)
- Diagnose und Therapie einer primären oder sekundären (symptomatischen) Epilepsie
- Diabetes insipidus (➤ Kap. 7.4), SIADH (➤ Kap. 7.5) oder zerebrales Salzverlustsyndrom
- Rigidospastizität an Rumpf und Extremitäten mit Kontrakturbildung
- Aphasie und Apraxie
- Hirnorganisches Psychosyndrom mit Selbst- und Fremdgefährdung

Durch die Störung des ZNS ausgelöste komplexe Probleme:

- Zentrale Hypopnoe mit der Indikation für eine Sauerstoffvorlage bzw. intermittierender oder kontinuierlicher nichtinvasiver oder invasiver Beatmung
- Neurogene Schluckstörung mit systematischer Aspiration (➤ Kap. 20.2.3)
- Neurogene Blasenentleerungsstörung
- Heterotope Ossifikationen

Weitere, nicht zwingend neurologische Problemfelder:

- Beatmungsmanagement (mobil, intermittierend, invasiv über Trachealkanüle, nichtinvasiv über Masken, Weaning, Sauerstofftherapie, Anleitung der Angehörigen)

- Atemwegsmanagement (obere und untere Atemwegsobstruktion, endoskopisch kontrollierte Anpassung geeigneter Trachealkanülen, Sprechen mit Trachealkanüle, Speichel- und Sekretmanagement, Absaugtechnik, Inhalationstechnik, Notfallmanagement, Anleitung der Angehörigen)
- Beatmung zur Verbesserung der Sprechfunktion (Spezialkanülen, Spezialfunktionen von Heimrespiratoren)
- Wundbehandlung (insbesondere Dekubitus)
- Ernährungstherapie (künstlicher Nahrungsweg; ➤ Kap. 20.2.3, jejunaler Zugang bei rezidivierendem Erbrechen oder Gastroparese, bedarfsdeckende Langzeit-Sondenernährung, Sondenzusatzernährung bei unzureichender oraler Nahrungsaufnahme)
- Gastroösophagealer und gastropharyngealer Reflux, Stressgastritis, seltener Stressulkus (Diagnose, Prophylaxe und Behandlung)
- Prävention und Behandlung von Infekten; Ausbreitungshygiene gemäß Infektionsschutzgesetz (IfSG) bei multiresistenten Keimen oder für Gemeinschaftseinrichtungen relevante Erreger (§ 33 ff. IfSG), kalkulierte Antibiotikatherapie, antibiotikainduzierte Diarrhö, insbesondere *Clostridium difficile*

20.2.2 Behandlung der vegetativen Instabilität

Noradrenalinsturm

In der Frührehabilitation von Patienten v. a. nach hypoxischen Zuständen, aber auch nach Schädel-Hirn-Trauma oder Schlaganfall werden in unterschiedlicher Ausprägung Symptome beobachtet, die als vegetative Instabilität, Dysregulation oder Entgleisung bezeichnet werden können (englischsprachige Bezeichnungen in der Literatur: „sympathetic storm“, „dysautonomia“, „autonomic storming“). Bedeutsam ist diese Symptomatik v. a. deshalb, weil sie die Dauer einer stationären Rehabilitation verlängert und das Outcome verschlechtert (Kirk 2012). Es imponieren Zeichen eines prolongierten Mittelhirnsyndroms mit z. T. exzessiver Stimulierung der vegetativen Zentren. Betroffen sind, wie an den Symptomen im Einzelnen zu erkennen ist, sowohl der sympathoadrenerge als auch der parasympathisch-cholinerge Arm.

- Hyperdyname Kreislaufdysregulation mit Tachykardie und Hyper-, aber auch Normotonie bei fast immer weit gestellter peripherer Durchblutung
- Hyperthermie im Rahmen einer gesteigerten Stoffwechsellage
- Tachypnoe zur Erhaltung einer Homöostase bei erhöhter CO_2-Produktion bis zur Hyperventilation
- Teils bilanzierbar gesteigerte Bronchial- und Speichelsekretion
- Profuses Schwitzen bis zum Mehrfachen des Flüssigkeitsumsatzes über die Nieren
- Erhöhter, im Einzelfall sicher auch als schmerzhaft empfundener Muskeltonus, der in Einzelfällen zu Spontanfrakturen führen kann
- Beuge-Streck-Synergismen
- Psychomotorische Unruhe
- Gastrointestinale Symptome mit Tenesmen, Gastroparese, Aerophagie, Erbrechen, Obstipation, Diarrhö

Wurden bis zum Ende des letzten Jahrhunderts diese Zustände als epilepsieähnliche Krampfzustände („Mittelhirnkrämpfe“) betrachtet, setzten sich in den 1990er-Jahren die „Diskonnektionstheorien“ durch, deren neueste Variante, das „excitatory / inhibitory ratio model“, die traumatisch gestörte zerebrale Kontrolle exzitatorischer **spinaler** Afferenzen im Vordergrund sieht und die pharmakologische Beeinflussung GABAerger Rezeptoren auf dieser Ebene diskutiert. Dieses Modell sieht auf Rezeptorebene eine Erklärung für Parallelen zwischen der vegetativen Dysautonomie und anderen Hyperaktivitätssyndromen (Morphinentzug, malignes neuroleptisches Syndrom, maligne Hyperthermie).

Während der vegetativen Entgleisung können exzessiv hohe Noradrenalinspiegel gemessen werden. In anderen Zusammenhängen wird dies als „Noradrenalinsturm“ bezeichnet.

Phasengerechte Dämpfung der vegetativen Symptome

Kausale Therapien im Sinne einer Neuroprotektion befinden sich immer noch im experimentellen Stadium. Ein therapeutischer Imperativ hinsichtlich der Symptomkontrolle besteht dann, wenn durch die überschießende noradrenerge Reaktion insbesondere das kardiovaskuläre System vital gefährdet wird, wenn die zu substituierenden Flüssigkeitsmengen kardial nicht mehr umzusetzen sind, wenn eine andauernde Hyperthermie zu einem Hypermetabolismus führt, dessen massiver Anfall an CO_2 ventilatorisch nicht mehr bewältigt werden kann. Es sollten aber auch weniger akut bedrohliche Nebeneffekte hoher Noradrenalinspiegel wie erhöhte Plättchenaggregation, Störung der Mikrozirkulation und immundepressive Wirkungen berücksichtigt werden.

Nicht zuletzt sprechen auch subjektive Gründe für eine Dämpfung bzw. Modulation der Stressreaktion: wenn Grund zu der Annahme besteht, dass der Patient an dem Zustand leidet, sei es durch Schmerz aufgrund der Tonuserhöhung oder wegen der gastrointestinalen Symptome mit unstillbarer Übelkeit und Erbrechen.

Während in der Phase, in der die Herzfrequenz auf äußere Reize keine Modulation zeigt, nur ein pharmakologischer Ansatz zum Tragen kommen kann, wird in späteren Phasen, wenn die Stressantwort offensichtlich reizadäquat ist, vorrangig mit Lagerung und Maßnahmen spezifischer pflegerisch-therapeutischer Zuwendung und multimodaler Stimulation rezeptiver Kanäle (Sinnesorgane, taktil, propriozeptiv, vestibulär) gearbeitet. Hier spielt die Pharmakotherapie die Rolle einer On-top-Therapie.

Hilfreich ist die Abschirmung vor ungezielten, diffusen Reizen, wozu auch ein zu starkes Bemühen von Angehörigen und Besuchern um den Patienten gehören kann. Vertrautes in der Umgebung des Patienten kann orientierend, in manchen Fällen aber auch beunruhigend wirken. Die Wirkung von Lagerung und Lagerungswechsel auf den Tonus spielt für verschiedene therapeutische Konzepte eine große Rolle, wobei die Ansprechbarkeit individuell sehr unterschiedlich ist und letztlich nur durch Ausprobieren zum Erfolg führen kann. Über gute Erfahrungen wird im Zusammenhang mit der Anwendung eines neuen Lagerungskonzepts (LIN® – Lagerung in Neutralstellung; ➤ Abb. 20.2) berichtet. Im Gegensatz zum Einsatz bei Erwachsenen gibt es für Kinder noch keine evidenzbasierte Studie.

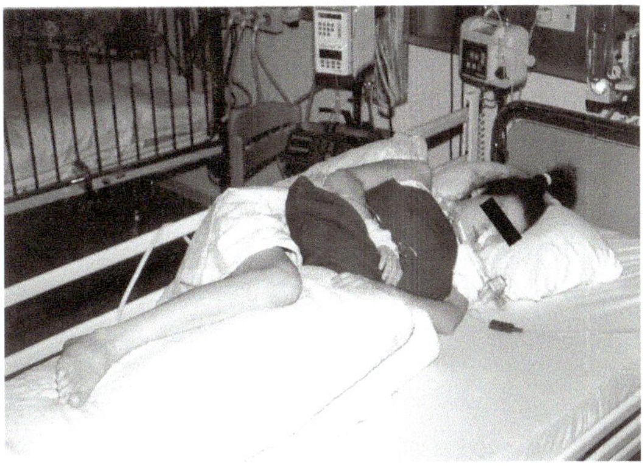

Abb. 20.2 Flexionslagerung nach LIN® [R394]

Therapeutische Einheiten müssen u. U. kürzer als üblich ausfallen. Den Pausen zwischen den Therapien oder pflegerischen Maßnahmen kommt eine große Bedeutung zu.

Symptomatische Pharmakotherapie überschießender vegetativer Symptome

Kardiovaskuläre Symptome und psychomotorische Unruhe

Tachykardie und meist auch Hypertonie bei weit gestellter peripherer Durchblutung sind Zeichen einer hyperdynamen, eher durch Noradrenalin als durch Adrenalin gesteuerten Kreislaufregulation. Anhaltend hyperdyname Zustände sollten allein wegen der kardiotoxischen Effekte nicht toleriert werden. Zur Therapie stehen mit weitgehend peripherem Ansatz zur Verfügung:

- **Betarezeptorenblocker:** Nachteil: bronchokonstriktorische Nebenwirkung, besonders bei obstruktiver Vorerkrankung, sowie verstärkte Bronchialsekretion. Außerdem ist die Mobilisierung des Patienten durch orthostatische Dysregulation behindert. Die Hyperhidrose ist durch Betablocker kaum zu beeinflussen.
- **Alpha-2-Agonisten:** von Bedeutung praktisch nur Clonidin, das in der Akutphase nach Trauma als Adjuvans für die Analgosedierung mit Opioiden und Hypnotika verwendet wird. Durch die Dämpfung der zentralen Katecholaminausschüttung können die meisten noradrenergen

Symptome der vegetativen Dysregulation, insbesondere auch die Hyperhidrose, gemildert werden. Wie bei allen kardiodepressiven Pharmaka wird die Nierendurchblutung gesenkt. Die negative Wirkung auf die Darmperistaltik ist eher erwünscht als gefürchtet, weil in der vegetativen Krise meist eine Hyperperistaltik beobachtet werden kann. In vielen Fällen reicht aber Clonidin nur als Basistherapie. Über den Einsatz des neueren Alpha-2-Agonisten Dexmedetomidin liegen im genannten Zusammenhang noch keine Erfahrungen vor.
- **Neuroleptika:** Hier haben sich v. a. niedrigpotente Neuroleptika wie Levomepromazin in der Praxis bewährt. Sie sind bei weniger schwerer Symptomatik auch allein in der Lage, die kardiovaskulären wie auch andere vegetative Symptome zu mildern. Im Gegensatz zu Haloperidol kann Levomepromazin auch gefahrlos mit Clonidin kombiniert werden.
- **Benzodiazepine und Barbiturate:** Hier steht die sedierende Wirkung im Vordergrund, was dem Ziel, Aufmerksamkeit und andere kognitive Funktionen in der Remission nach Hirnverletzung zu fördern, entgegensteht. Das kurz wirksame Midazolam kann in anxiolytischer, nicht hypnotischer Dosis on-top i. v. oder nasal (über einen Sprüh-Adapter) gegeben werden, wenn bei extrem rascher krisenhafter vegetativer Entgleisung die Basistherapeutika nicht schnell genug greifen können. Letztere können dann erheblich eingespart werden.

Flüssigkeitsverluste und Temperaturregulation

Während die Flüssigkeitsverluste über die Nieren, bei Diarrhö und Erbrechen weitgehend gemessen bzw. eingeschätzt werden können, gelingt dies nicht bei extremer Hyperhidrose und massivem Speichelverlust. Auch über die endotracheale Absaugung können sich bilanzierbare Mengen summieren. Neben der Gewichtskontrolle sind eine engmaschige klinische Beobachtung auf Exsikkosezeichen und ein laborchemisches Monitoring auf Elektrolytschwankungen und Hämokonzentration erforderlich. Mit Clonidin gelingt es i. d. R., die Hyperhidrose wie auch Bronchialsekret- und Speichelproduktion befriedigend zu steuern. Bei erhöhter Körpertemperatur muss neben der symptomatischen physikalischen oder pharmakologischen Fiebersenkung in erster Linie an Infekte gedacht werden. Die zentrale Regulationsstörung ist eine Ausschlussdiagnose und spricht meist nicht auf Antipyretika mit peripherem Ansatz an. Hier hilft dann nur die zentrale Dämpfung.

Schmerz- und Tonusregulation

In der Phase der überschießenden adäquaten Stressreaktion muss der Circulus vitiosus zwischen erhöhtem Muskeltonus, Schmerz und wiederum schmerzbedingter Tonuserhöhung durchbrochen werden. Die insgesamt unbefriedigenden Ergebnisse tonussenkender Konzepte seien hier bezogen auf die Pharmakotherapie nur aufgezählt:
- Baclofen (Lioresal®):
  - systemisch
  - intrathekal, bei frühem Einsatz wurde eine Abkürzung der Phase der vegetativen Instabilität gezeigt
- Tizanidin (Sirdalud®)
- Dantrolen (Dantamacrin®)
- Clonidin (Catapresan®, Paracefan®) (nur als Adjuvans)
- Clonazepam (Rivotril®) (bei einschießenden Myoklonien)
- Amitriptylin (Saroten®) (bei Schreckreaktion auf Berührung)

Die Schmerztherapie kommt zum Zuge, wenn die Tonusregulierung nicht ausreichend gelingt. Auch hier nur als Übersicht:
- Lokaler Ansatz: Botulinumtoxin
- Peripherer Ansatz: Ibuprofen, Paracetamol, Metamizol
- Zentraler Ansatz: Opioide (auch transdermal), Clonidin als Adjuvans

Gastrointestinale Symptome

Beobachtet werden allgemein-vegetative Symptome wie Erbrechen und Diarrhö. Ob eine prokinetische oder eher eine spasmolytische Therapie angezeigt ist, richtet sich nach den klinischen Befunden und dem Überwiegen entweder der paralytischen oder der hyperaktiven intestinalen Aktivität. Um eine enterale

Ernährung überhaupt sicherzustellen, ist in manchen Fällen die Überbrückung der Magenpassage mittels jejunaler Sonde hilfreich. Darüber hinaus gefürchtet sind das Stressulkus (bei Kindern selten) und die häufig nachgewiesene hämorrhagische Gastritis (in unserem Kulturkreis meist *Helicobacter-pylori*-negativ) sowie die Refluxösophagitis (auch bei Kindern und Jugendlichen mit nachgewiesener Barrett-Metaplasie), für die es standardisierte Therapiekonzepte gibt.

Anforderung an die Therapie der vegetativen Entgleisung

- Praktikabel
- Gut steuerbar
- Phasengerecht
- Die Remission des Vigilanzniveaus möglichst wenig beeinträchtigend

20.2.3 Umgang mit Schluckstörungen

Häufigkeit

Da die Klientel der Frührehabilitation recht heterogen ist und die Zusammensetzung von Einrichtung zu Einrichtung schwankt, gibt es keine verlässlichen Daten. Die meisten Erfahrungsberichte zeigen eine Inzidenz von 50–60 %. Nicht mit eingerechnet ist die vigilanzbedingte Unfähigkeit zur oralen Nahrungsaufnahme, weshalb der Anteil der künstlich ernährten Patienten bei Aufnahme nahe 90 % liegt.

MERKE

Der Schlund („Kopfdarm") arbeitet wie das Intestinum, ist aber als Skelettmuskulatur derselben Neuropathologie unterworfen wie Rumpf und Extremitäten.

Dysphagie nicht unterschätzen

Die Bedeutung der neurogenen Schluckstörung wird selbst in Fachkreisen unterschätzt, der Schluckvorgang meist auf seine motorische Komponente reduziert. Dadurch kann die stille Aspiration, also das Fehlen typischer Symptome des Verschluckens (Husten), übersehen werden.

Laien und somit auch die Eltern betroffener Kinder ordnen in ihrem Bewusstsein den Pharynx (Schlund) dem Verdauungssystem zu. Sie können von außen nicht erkennen, dass die Skelettmuskulatur des Rachens denselben neuropathologischen Mechanismen unterworfen ist wie die sichtbare Muskulatur von Rumpf und Extremitäten, dass sich also auch hier Atrophie, Dystrophie, Dystonie, Dyskinesie, Ataxie, Spastik, Rigidität, Parese und Plegie und neben den motorischen Dysfunktionen alle denkbaren Formen von Hyperästhesie, Dysästhesie bis zur Anästhesie abspielen. Drastische Vergleiche können aufklärend wirken. So kämen Eltern, die ihr dysphagisches Kind Löffel für Löffel zum Schlucken bringen wollen, kaum auf die Idee, ihr gelähmtes Kind auf die Füße zu stellen und loszulassen, um es zum Laufen zu bringen.

Leitsymptome für Aspirationsgefahr (Warnsymptome)

- Gurgelnde Stimme und rasselnde Atmung (erhöhte Hustenreizschwelle)
- Rezidivierende Atemwegsinfekte
- Husten bei Nahrungsaufnahme (klassisches Verschlucken bei intakter Sensibilität)

Klinische Kriterien für eine Aspirationsgefährdung

Das neurologisch beeinträchtigte Kind gilt hinsichtlich einer möglichen Schluckstörung grundsätzlich bis zum Beweis des Gegenteils als Risikopatient. Eine klinische Überprüfung durch Anbieten von hygienisch einwandfreiem Wasser, das wie auch Speichel bei Aspiration in kleinen Mengen ungefährlich ist, ist dann indiziert, wenn keine Warnsymptome vorliegen. Warnsymptome, die auf einen ungenügenden Umgang mit Speichel und Bronchialsekret hindeuten, sind eine rasselnde Atmung, gurgelnde Stimme, Speichelfluss im Liegen und Husten bei oraler Gabe von Flüssigkeit oder Nahrung (Verschlucken). Bei chronisch Erkrankten sollten rezidivierende Atemwegsinfekte auch an eine Schluckstörung denken lassen. Führen der klinische Schlucktest mit Wasser, dann der orale Kostaufbau z. B. zu Husten (Verschlucken) oder einer belegten Stimme, liegt ein Warnsymptom vor. In diesem Falle gilt für den akut neurologisch Erkrankten wie auch bei primär vorhandenen Warnsymptomen **absolute orale Nahrungskarenz.** Das Weiterfüttern bei Warnsymptomen muss als Kunstfehler, im Falle

20

einer Aspirationspneumonie als Körperverletzung betrachtet werden.

MERKE

Füttern bei Warnsymptomen ist wie Hinstellen bei Frakturverdacht!

Weiterführende Diagnostik

Besteht nach klinischen Kriterien eine Aspirationsgefährdung, kann diese durch apparative Diagnostik untermauert werden. Dies ermöglicht dann erst eine gezielte Therapie. Neben der Radiologie hat sich die ohne Strahlenbelastung arbeitende transnasale flexible Endoskopie (FEES, Langmore 1988) in der Frührehabilitation etabliert. In der Beurteilung von Sensibilitätsstörungen ist die Endoskopie im Vorteil. Beide Verfahren müssen mit einer Filmaufzeichnung gekoppelt sein, weil der Schluckvorgang zum Erfassen der komplexen Vorgänge zu schnell ist (➤ Abb. 20.3). Die Auswertung zur Erstellung eines Therapie- und Kostaufbauplans mit geringstmöglichem Aspirationsrisiko ist recht aufwendig.

Ist eine weiterführende Diagnostik nicht verfügbar, kann die natürliche Remission abgewartet und der klinische Schlucktest wiederholt werden. Sobald keine Warnsymptome mehr nachweisbar sind, kann der orale Kostaufbau erfolgen. Bei Patienten mit kongenitaler oder chronifizierter Dysphagie mit Gedeihstörung oder gelegentlichen Atemwegsinfekten wird bei V. a. Aspiration keine rigorose orale Nahrungskarenz empfohlen, weil ihre Störung so weit kompensiert ist, dass sie hinsichtlich der Komplikationen nicht lebensbedrohlich ist. Reicht die Einhaltung der Basismaßnahmen (ausreichende Aufmerksamkeit, optimierte Sitzposition, Anpassung der Nahrungskonsistenz und Fließgeschwindigkeit an die Kau- und Transportfähigkeit) zur Beseitigung der Warnsymptome nicht aus, wird nur die apparative Diagnostik für die Therapieplanung weiterhelfen können.

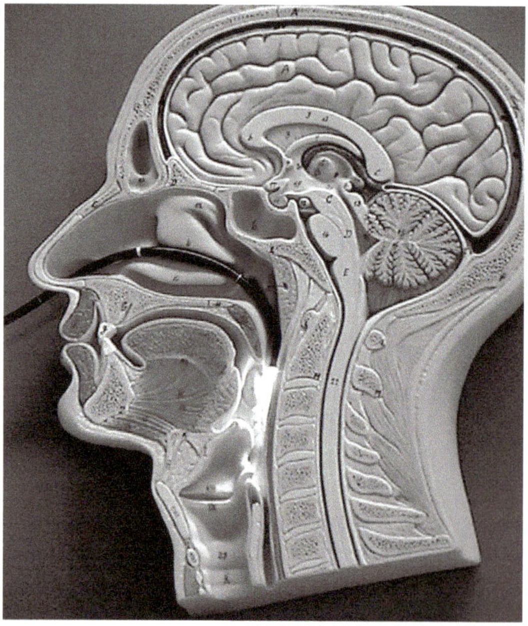

Abb. 20.3 Videoendoskopische Schluckdiagnostik [R394]

Sondenernährung und orale Kost schließen sich nicht aus

Das verbleibende Restrisiko auch mit verkürzter Lebenserwartung infolge rezidivierender Aspirationspneumonien muss individuell von informierten Eltern und, wenn möglich, auch von den Betroffenen selbst gegen den Gewinn an Lebensqualität durch befriedigende orale Nahrungsaufnahme abgewogen werden. Durch die Möglichkeit der supplementierten Sondenernährung kann die bedarfsdeckende Ernährung vom befriedigenden Esserleben entkoppelt werden und dieses wegen des nicht mehr vorhandenen Ernährungsdrucks sogar erst ermöglichen. Die Sonde, meist als perkutan-endoskopisch kontrollierte Gastrostomie (PEG; ➤ Kap. 1.6), soll als Hilfsmittel betrachtet werden, wie z. B. auch ein Rollstuhl. Trotzdem sind die Widerstände und Ängste der Eltern um die Endgültigkeit der Behinderung hier am stärksten. Ihre Teilnahme an der bildgebenden Diagnostik (v. a. der Endoskopie) hat sich als hilfreich erwiesen.

Atemwegsmanagement

In der Frührehabilitation spielt der Umgang mit Trachealkanülen sowohl bei Beatmungsindikation als auch als Teil des Dysphagiemanagements eine Rolle (➤ Abb. 20.4).

Neben der Sicherung der Atemwege im kurativen Sinne steht die Wiederherstellung der sprachlichen

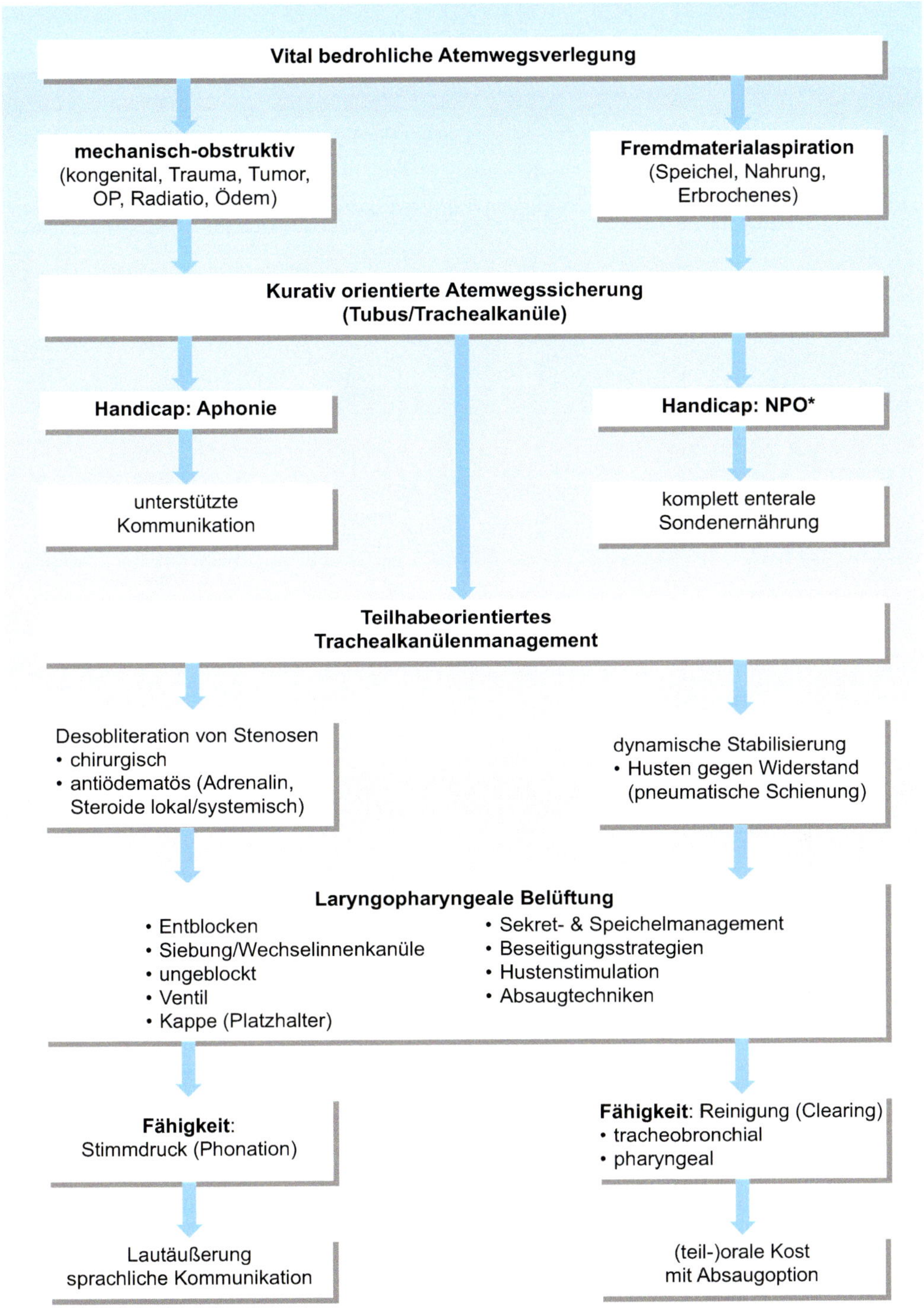

Abb. 20.4 Kuratives und teilhabeorientiertes Trachealkanülenmanagement (NPO = nihil per os = absolute Nahrungskarenz) [T1015]

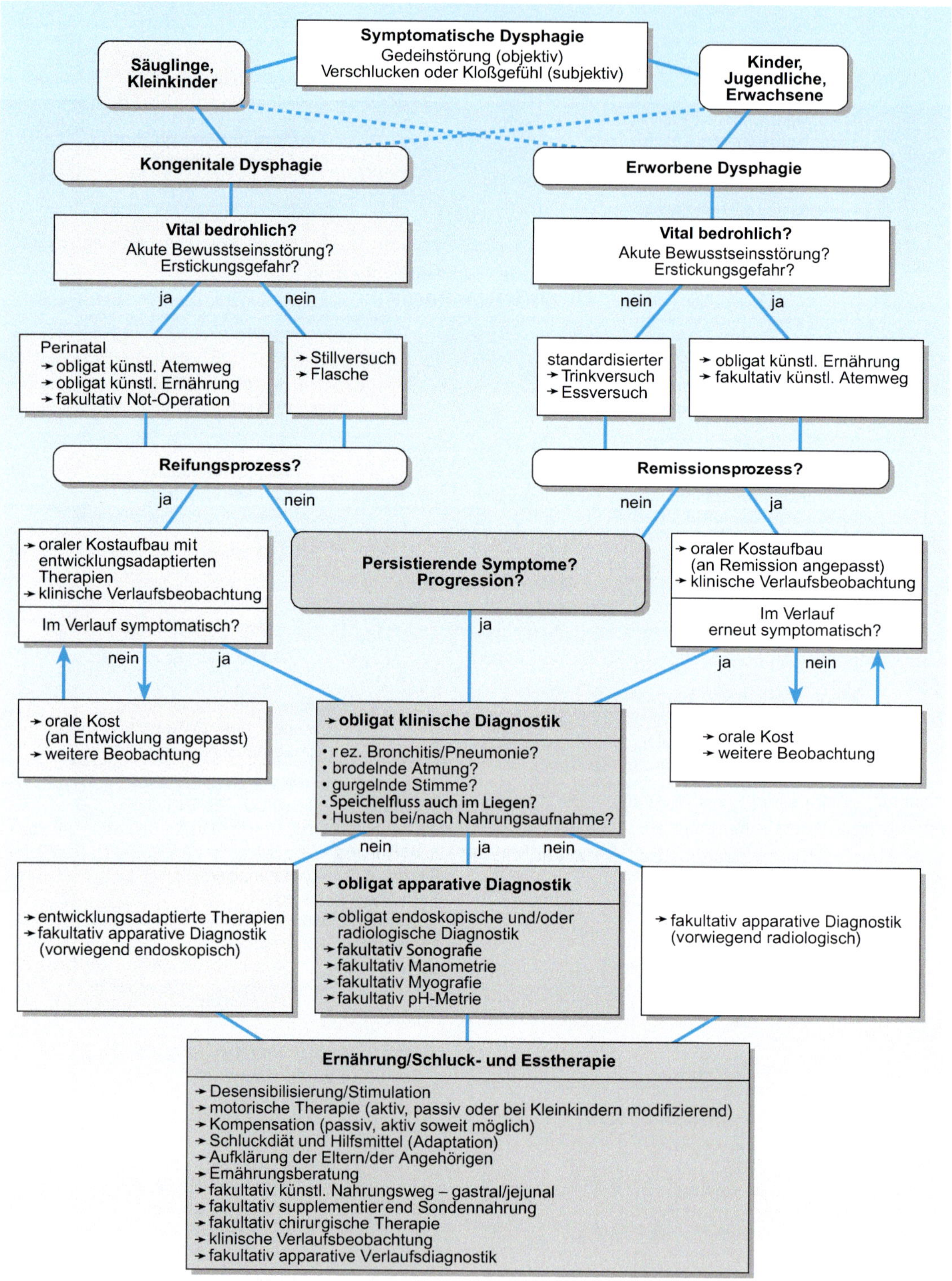

Abb. 20.5 Vom Symptom zur Dysphagietherapie [R394]

Kommunikation als Teilhabeziel im Vordergrund, in zweiter Linie der orale Kostaufbau. Wenn es die Schutzreflexe nicht anders zulassen, muss und kann beides auch mit Kanülendauerversorgung erreicht werden. Dreh- und Angelpunkt ist die endoskopische Begleitung, ohne die eine fachgerechte Kanülenversorgung bzw. -entwöhnung undenkbar ist und zu trachealen Verletzungen führen kann. Am Beginn der Behandlung steht die individuelle Kanülenanpassung an die Geometrie von Stomakanal und Trachea. Je nach Art der Aspirationsgefährdung und der Fähigkeit zur kognitiven Umsetzung von Husten- und Schlucktechniken verläuft das Weaning mithilfe einer ungeblockten Kanüle mit Sprechventil oder Kappe. Beim Sprechventil erfolgt die Inspiration über die Kanüle, die Exspiration translaryngeal in den Rachen (Sprechoption). Mit abgekappter Kanüle erfolgt die Atmung komplett via naturalis. Besteht keine endotracheale Absaugpflicht mehr, erfolgt die Dekanülierung ohne oder mit chirurgischem Verschluss des Tracheostomas. Entscheidender Eckpunkt ist die frühzeitige Belüftung des Rachens, die der Speichelretention und damit der laryngopharyngealen Ödembildung vorbeugt sowie eine Schluckstimulation befördert. Die Versorgung mit einer geblockten Trachealkanüle ist gemäß den eigenen Daten auch bei hohem Aspirationsgrad überholt. Sie ist nur noch in Fällen indiziert, in denen eine leckagefreie Beatmung indiziert ist, oder bei nicht ausreichend behandeltem rezidivierendem Erbrechen und unzureichenden Schutzreflexen.

➢ Abb. 20.5 fasst das diagnostisch-therapeutische Vorgehen bei Schluckstörungen in einem Algorithmus zusammen.

LITERATUR

Baguley IJ, Heriseanu RE, Cameron ID, Nott MT, Slewa-Younan S (2008). A critical review of the pathophysiology of dysautonomia following traumatic brain injury. Neurocrit Care 8(2): 293–300.

Bundesarbeitsgemeinschaft für Rehabilitation (2007). Arbeitshilfe für die Rehabilitation und Teilhabe schädel-hirn-verletzter Kinder und Jugendlicher. Schriftenreihe der BAR: Heft 1. ISSN 0933–8462; www.bar-frankfurt.de/fileadmin/dateiliste/publikationen/arbeitshilfen/downloads/Arbeitshilfe_Schaedel-hirn-verletzte-Kinder.pdf (letzter Zugriff: 3.12.2018).

Diesener P (1998). Behandlungsansätze bei hypoxischer Hirnschädigung. Erfahrungen mit Therapiekonzepten bei vegetativer Entgleisung. Tagungsband der Jahrestagung 1998, München, Berufsgenossenschaftlicher Verein für Heilbehandlung Murnau e. V.

ICF – Internationale Klassifikation der Funktionsfähigkeit, Behinderung und Gesundheit© 2005, unveränderter Nachdruck 2017; www.dimdi.de/dynamic/.downloads/klassifikationen/icf/icfbp2005.zip.

Kirk KA, Shoykhet M, Jeong JH, Tyler-Kabara EC, Henderson MJ, Bell MJ, Fink EL (2012). Dysautonomia after pediatric brain injury. Dev Med Child Neurol 54(8): 759–764.

Laatsch L, Harrington D, Hotz G, Marcantuono J, Mozzoni MP, Walsh V, Hersey KP (2007). An evidence-base review of cognitive and behavioral rehabilitation treatment studies in children with acquired brain injury. J Head Trauma Rehabil 22(4): 248–256.

Patrick PD, Blackman JA, Mabry JL, Buck ML, Gurka MJ, Conaway MR (2006). Dopamine agonist therapy in low-response children following traumatic brain injury. J Child Neurol 21(10): 879–885.

Pickenbrock H, Ludwig VU, Zapf A, Dressler D (2015). Conventional versus neutral positioning in central neurological disease: a multicenter randomized controlled trial. Dtsch Arztebl Int 112: 35–42.

Prosiegel M; Deutsche Gesellschaft für Neurotraumatologie und Klinische Neuropsychologie e.V. (DGNKN) (2003). Qualitätskriterien und Standards für die Diagnostik und Therapie von Patienten mit neurologischen Schluckstörungen. Neurogene Dysphagien – Leitlinien 2003 der DGNKN. Neurol & Rehabil 9: 157–181.

Zsoter A, Berweck S, Kluger G, Staudt M (2011). Neurologische Frührehabilitation bei Kindern und Jugendlichen. Monatsschr Kinderheilkd 159(7): 634–641.

E Anhang

Bernd Roth

Tabellen

Normalwerte des roten Blutbildes in verschiedenen Lebensaltern nach Wintrobe

Alter	**Erythrozyten [Mio./µl]**	**Hämoglobin [g/100 ml; (mmol/l)]**	**Hämatokrit [Vol.- %]**	**MCH = HBE [pg]**
1. Tag	5,1 ± 1,0	19,5 (12,1)	54,0 ± 10,0	38
2.–3. Tag	5,1	19,0 (11,7)	53,5	37
4.–8. Tag	5,1	18,3 (11,3)	52,5	36
9.–13. Tag	5,0	16,5 (10,2)	49,0	33
14.–60. Tag	4,7 ± 0,9	14,0 (8,7)	42,0 ± 7,0	30
3.–5. Monat	4,5 ± 0,7	12,2 (7,5)	36,0	27
6.–11. Monat	4,6	11,8 (7,3)	35,5 ± 5,0	26
1 Jahr	4,5	11,2 (6,9)	35,5	25
2 Jahre	4,6	11,5 (7,1)	35,5	25
3 Jahre	4,5	12,5 (7,7)	36,0	27
4 Jahre	4,6 ± 0,6	12,6 (7,8)	37,0	27
5 Jahre	4,6	12,6 (7,8)	37,0	27
6–10 Jahre	4,7	12,9 (8,0)	37,5	27
11–15 Jahre	4,8	13,4 (8,3)	39,0	28
Erwachsene				
• weiblich	4,8 ± 0,6	14,8 (8,7)	42,0 ± 5,0	29 ± 2
• männlich	5,4 ± 0,8	16,0 (9,9)	47,0 ± 7,0	29 ± 2

MCH = mittlerer korpuskulärer Hämoglobingehalt der Erythrozyten in Picogramm [pg], auch als HBE („mean corpuscular hemoglobin concentration") bezeichnet

Rotes Blutbild

Retikulozyten in ‰ der Erythrozyten	
Neugeborene	< 60
7. Tag	< 13
5.–6. Woche	< 24
Erwachsene	
• weiblich	8–41
• männlich	8–25
Thrombozyten	
Direkte Methode:	Kammerzählung (Feissly-Lüdin)
Neugeborene	150.000–300.000/µl
Blutkörperchensenkungsgeschwindigkeit (BSG)	
Erwachsene < 50 Jahre	
• weiblich	< 20 mm/1 h
• männlich	< 15 mm/1 h

Leukozytenzahl und Differenzialblutbild: Mittelwerte und Standardabweichung (in Klammern)*

Alter	Leukozyten/µl	Basophile [%]	Eosinophile [%]	Metamorphe [%]	Stabkernige [%]	Segmentkernige [%]	Lymphozyten [%]	Monozyten [%]	Lymphoide [%]
1.–2. Tag	14.600	0,7	1,9	0,7	7,5	54,3	27,7	3,9	3,2
	(5.100)		(1,8)		(4,9)	(11,4)	(10,1)	(2,1)	(1,2)
3.–5. Tag	9.800	0,4	5,4	0,5	4,7	35,1	43,6	5,4	4,8
	(2.100)		(2,6)		(4,3)	(10,2)	(11,5)	(3,3)	(2,2)
6.–10. Tag	12.000	0,2	2,8	0,2	3,3	33,4	48,8	5,5	6,0
	(3.200)		(2,7)		(2,9)	(9,8)	(13,3)	(4,7)	(3,6)
11.–20. Tag	11.600	0,5	4,5	0,1	2,6	27,8	52,2	4,6	8,1
	(2.500)		(2,3)		(2,6)	(8,0)	(11,6)	(3,1)	(3,5)
21.–30. Tag	11.200	0,1	4,5	–	2,8	23,6	58,4	3,4	7,0
	(2.000)		(3,1)		(2,4)	(7,7)	(7,9)	(1,9)	(1,8)
2. Monat	9.800	0,1	3,3	–	2,1	19,1	67,0	3,4	5,0
	(2.600)		(2,2)		(1,7)	(7,5)	(8,3)	(1,7)	(2,4)
3. Monat	8.400	–	3,4	–	2,0	16,8	72,2	2,7	3,0
	(1.900)		(2,2)		(1,3)	(6,1)	(8,2)	(1,6)	(1,3)
4.–6. Monat	10.100	0,1	4,0	–	1,3	16,9	71,1	3,3	3,7
	(2.000)		(3,1)		(0,9)	(4,9)	(7,6)	(2,0)	(2,1)
7. Monat bis 3. Jahr	9.500 (7.500–14.000)	0–0,5	0,5–5	–	0–1	40–50	50–60	0,5–5	6–12
3.–5. Jahr	8.500 (6.000–12.500)	0–0,5	1–5	–	0–1	50–60	40–50	0,5–5	6–14
6.–15. Jahr	8.000 (5.500–10.800)	0–0,5	1–5	–	0–0,5	55–65	30–40	0,5–6	6–16
Erwachsene	7.000	0,5	1,5	–	0,5	66	26	3	4

* Zusammengestellt nach Werten von Jokisch, Geigy-Tabellen, Fichtelius und Vahlquist sowie Jorke (zit. Handbuch der Kinderheilkunde, Bd. II)

Blutgase (Einheiten konventionell, in Klammern SI)*

Blut	pH	pCO_2 [mmHg (kPa)]	Standardbikarbonat [mmol/l]	pO_2 [mmHg (kPa)]
A. umbilicalis	7,09–7,40**	35–80 (4,7–10,7)		< 22 (< 2,9)
V. umbilicalis	7,15–7,45	30–57 (4,0–7,6)	11,8–21,4	16–35 (2,2–4,7)
1. Tag, arteriell	7,20–7,41	29,4–60,6 (4,0–8,0)	18,6–22,6	
10.–90. Tag, arteriell	7,34–7,45	26,5–42,5 (3,5–5,7)	18,5–24,5	70–85 (9,3–11,4)
4.–12. Monat, arteriell	7,38–7,45	27,0–39,8 (3,6–5,3)	19,8–24,2	
Erwachsene, arteriell	7,37–7,45	32–46 (4,3–6,1)	21–26	71–104 (9,5–13,9)
O_2-Sättigung				
94–98 %	Blut, arteriell			
65–80 %	Blut, gemischt-venös			
Basenabweichung				
–2 bis +3 mmol/l	Blut, arteriell sowie gemischt-venös			

* Nach Müller-Plathe O. Labor und Diagnose. Medizinische Verlagsgesellschaft.
** Ein pH-Wert < 7,20 im Blut der A. umbilicalis ist als auffällig zu werten.

Gerinnung

Prothrombinzeit [s]		
nach Quick	18–20	
Partielle Thromboplastinzeit (PTT, aPTT) [s]		
< 1 Woche	35–50	
1 Woche – 1 Monat	30–45	
1–3 Monate	25–40	
> 3 Monate	20–35	
Thromboplastinzeit nach Quick [%]		**Prothrombin-Ratio (PR)**
Neugeborene		0,85–1,15
Bis 1. Tag Bis 10. Tag Bis 2. – 3. Woche	5–55 15–85 75–100	INR = PR^{ISI}
Frühgeborene		
Bis 1. Tag Bis 10. Tag Bis 3. – 4. Woche	2–65 25–100 75–100	(ISI = International Sensitivity Index ≙ Abweichung von der WHO-Referenzpräparation)
Kinder und Erwachsene	75–100	
Gerinnungszeit [min]		
nach Bürker (Kapillarblut) nach Lee / White (Venenblut) nach Lee / White (silikonisiertes System)	2–4 3–6 18–25	
Blutungszeit [s]		
< 6 Jahre	150–600	modifizierte Methode nach Mielke unter standardisierten Bedingungen (automatischer Inzisionsschnäpper, RR-Manschettendruck = 40 mmHg)
6–10 Jahre	150–780	
> 10 Jahre	120–450	
Antithrombin III **Fibrinogen** **Protein S** **Protein C**	80–120 % konventionell (SI) 200–400 mg / dl (2,0–4,0 g / l) konventionell (SI) 70–140 % konventionell (SI) 60–140 %	

Blutdruck im Kindesalter (nach Nadas 1993 und Steward 1995*)

Alter	systolisch [mmHg] (Mittelwert ± 2 s)	diastolisch [mmHg] (Mittelwert ± 2 s)
Neugeborene*	60	35 mmHg
1 Monat	80 ± 16	46 ± 16
6 Monate	89 ± 29	60 ± 10
1 Jahr	96 ± 30	66 ± 25
2 Jahre	99 ± 25	64 ± 25
4 Jahre	99 ± 20	65 ± 20
6 Jahre	100 ± 15	56 ± 08
8 Jahre	105 ± 16	57 ± 09
10 Jahre	111 ± 17	58 ± 10
12 Jahre	115 ± 19	59 ± 10
16 Jahre*	120	65

Nadas A (1993). Pediatric Cardiology. 2nd ed. Philadelphia: Saunders.
Steward DJ (1995). Manual of Pediatric Anesthesia. 4th ed. New York: Churchill Livingstone.

Enzyme

Alkalische Phosphatase (gesamt) [U/l]	
Neugeborene	< 420
Kinder	< 480
Erwachsene	
• weiblich • männlich	< 145 < 155
α-Amylase [U/l]	
< 1 Jahr	10–60
1–12 Jahre	20–110
> 12 Jahre	20–130
Lipase [U/l]	
5. Tag bis 18. Jahr	< 130
Erwachsene	< 190
GOT [U/l] (DGKC-Methode)	
1 Monat bis 1 Jahr	7–27
1–16 Jahre	5–22
GPT [U/l] (DGKC-Methode)	
1 Monat bis 1 Jahr	6–36
1–16 Jahre	5–21
GGT [U/l] (DGKC-Methode)	
1 Woche bis 3 Monate	9–90
3–12 Monate	5–50
1–6 Jahre	5–10
6–19 Jahre	
• männlich	5–21
• weiblich	5–18
CK [U/l]	
1–5 Tage	60–465
5 Tage bis 1 Jahr	15–135
1–16 Jahre	15–90
CK-MB [U/l]	
Kinder	< 24
Erwachsene	< 10

Elektrolyte/klinische Chemie

	Konventionelle Einheiten	**SI-Einheiten**
Natrium		
Neugeborene	132–147 mval/l	132–147 mmol/l
Erwachsene	135–145 mval/l	135–147 mmol/l
Kalium		
< 1 Monat	3,7–5,9 mval/l	3,7–5,9 mmol/l
1 Monat–1 Jahr	4,1–5,3 mval/l	4,1–5,3 mmol/l
1–12 Jahre	3,5–5,0 mval/l	3,5–5,0 mmol/l
Kalzium (gesamt)		
Neugeborene	7,2–11,2 mg/dl	1,8–2,8 mmol/l
Erwachsene	8,6–10,2 mg/dl	2,15–2,55 mmol/l

	Konventionelle Einheiten	**SI-Einheiten**
Magnesium		
Neugeborene	1,7–2,5 mg/dl	0,7–1,03 mmol/l
Erwachsene	1,70–2,55 mg/dl	0,70–1,05 mmol/l
Chlorid		
Neugeborene	95–116 mval/l	95–116 mmol/l
Erwachsene	98–106 mval/l	98–106 mmol/l
Kupfer		
Erwachsene		
• weiblich	76–152 µg/dl	12–24 µmol/l
• männlich	70–140 µg/dl	11–22 µmol/l
Eisen		
6 Wochen bis 1 Jahr	40–100 µg/dl	
1–12 Jahre	50–120 µg/dl	
Erwachsene		
• weiblich	37–145 µg/dl	6,6–26 µmol/l
• männlich	59–158 µg/dl	(10,6–28,3 µmol/l)
Eisenbindungskapazität EBK (total)		
Neugeborene	134–184 µg/dl	24–57 µmol/l
Erwachsene		
• weiblich	274–497 µg/dl	49–89 µmol/l
• männlich	291–430 µg/dl	52–77 µmol/l
Phosphor (anorganisch)		
Neugeborene	5,0–9,6 mg/dl	1,6–3,1 mmol/l
Erwachsene	2,7–4,5 mg/dl	0,87–1,45 mmol/l
Bilirubin (gesamt)		
1. Tag	< 5,0 mg/dl	< 85,5 µmol/l
2. Tag	< 9,0 mg/dl	< 154 µmol/l
3.–5. Tag	< 12,0 mg/dl	< 205 µmol/l
Kinder	< 1,5 mg/dl	< 25,7 µmol/l
Erwachsene	< 1,1 mg/dl	< 18,8 µmol/l
Bilirubin (konjugiert)		
Neugeborene		< 40 µmol/l
Erwachsene	< 0,3 mg/dl	< 5,1 µmol/l
Harnstoff		
< 12 Jahre	5–23 mg/dl	
Erwachsene	< 50 mg/dl	< 8,3 mmol/l
Harnsäure		
Neugeborene	< 5,2 mg/dl	< 311 µmol/l
Erwachsene		
• weiblich	< 5,7 mg/dl	340 µmol/l
• männlich	< 7,0 mg/dl	420 µmol/l
Kreatinin		
1 Woche bis 3 Jahre	0,1–0,6 mg/dl	
3–6 Jahre	0,2–0,7 mg/dl	
6–12 Jahre	0,3–0,7 mg/dl	
Erwachsene		
• weiblich	< 1,1 mg/dl	< 97 µmol/l
• männlich	< 1,3 mg/dl	< 115 µmol/l
Ammoniak		
10 Tage bis 4 Wochen		46–92 µmol/l
1 Monat bis 2 Jahre		24–48 µmol/l
Erwachsene		
• weiblich	< 82 µg/dl)	< 48 µmol/l
• männlich	< 94 µg/dl	< 55 µmol/l
Blutzucker (enzymatisch)		
	50–90 mg-%	2,78–5,0 mmol/l
Jenseits von 48 Lebensstunden > 45 mg/dl		

Proteine / Immunglobuline

	Konventionelle Einheiten	SI-Einheiten
Gesamteiweiß		
1. Tag bis 4. Woche	4,8–6,8 g / dl	46–68 g / l
Erwachsene	6,6–8,7 g / dl	66–87 g / l
Elektrophorese [relat. %]		
Albumin	55–69	
α_1-Globulin	1,6–5,8	
α_2-Globulin	5,9–11	
β-Globulin	7,9–14	
γ-Globulin	11–18	
CRP		
	< 0,5 mg / dl	< 5 mg / l

Immunglobuline	**IgA**	**IgE**	**IgG**	**IgM**
Konventionelle Einheit (SI-Einheit)	mg / dl (IU / ml)	µg / dl (IU / ml)	mg / dl (IU / ml)	mg / dl (IU / ml)
Neugeborene	nicht nachweisbar	< 0,36 (< 1,5)	750–1.500 (86–173)	11–35 (13–40)
1–3 Monate	6–58 (3,6–35)	< 3,6 (< 15)	270–780 (31–90)	12–87 (14–100)
4–6 Monate	10–96 (6,0–57)	< 3,6 (<15)	190–860 (22–99)	25–120 (29–138)
7–12 Monate	36–165 (21–98)	< 3,6 (< 15)	350–1.180 (40–136)	36–104 (41–119)
6 Jahre	83–217 (49–129)	< 21,6 (< 90)	650–1.410 (75–162)	55–210 (63–241)
11 Jahre	91–255 (54–152)	< 48 (< 200)	850–1.300 (98–150)	66–155 (76–178)
Erwachsene	85–490 (57–292)	< 24 (< 100)	800–1.700 (92–196)	50–370 (58–425)

Hormone [konventionelle (SI-) Einheiten]

Alter	**TSH** µU / ml (mU / l)	T_3 ng / ml (nmol / l)	T_4 µg / dl (nmol / l)
< 3 Tage	0,7–29 (0,7–29)	0,8–3,2 (1,2–5,0)	8,6–21,8 (110–280)
4–30 Tage	0,5–11 (0,5–11)	0,8–3,3 (1,2–5,1)	6,2–18,7 (80–240)
2–12 Monate	0,4–6,1 (0,4–6,1)	0,9–3,2 (1,3–5,0)	4,3–16,4 (55–210)
1–6 Jahre	0,3–4,5 (0,3–4,5)	0,9–3,9 (1,3–6,0)	5,9–17,2 (75–220)
7–12 Jahre	0,5 4,6 (0,5–4,6)	0,8–2,6 (1,2–4,0)	5,1–12,5 (65–160)
13–16 Jahre	0,4–9,4 (0,4–9,4)	1,1–2,6 (1,7–4,0)	5,5–11,7 (70–151)
Erwachsene	0,23–3,8 (0,23–3,8)	0,8–1,8 (1,2–2,7)	4,5–11,7 (58–151)

Harn

Alter	**Harnmenge [ml / 24 h]**	**Spezifisches Gewicht**	**Osmolarität [mosm / l]**
Neugeborene			
1–2 Tage	30–60 ml	um 1,012	450–600
3–10 Tage	100–300 ml		
Säuglinge			
11–60 Tage	250–450 ml	1,002–1,016	800–1.000
2 Monate bis 1 Jahr	400–500 ml		
Kleinkinder			
1–5 Jahre	500–700 ml	1,002–1,026	1.000–1.300
Schulkinder			
6–8 Jahre 9–14 Jahre	650–1.000 ml 800–1.400 ml	1,001–1,028	700–900
> 14 Jahre	1.000–1.600 ml		
pH-Wert	4,8–7,5		
Gesamt-Eiweiß	< 70 mg / l		
Glukose	< 15 mg / dl (0,84 mmol / l)		
Erythrozyten	< 5 / µl (< 5 Mpt / l)		
Leukozyten	< 20 / µl (< 20 Mpt / l)		

Liquor

	Konventionelle Einheiten	SI-Einheiten
Eiweiß (gesamt)		
1. Tag bis 1. Monat	25–72 mg/dl	0,25–0,72 g/l
2.–3. Monat	20–72 mg/dl	0,20–0,72 g/l
4.–6. Monat	15–50 mg/dl	0,15–0,50 g/l
7.–12. Monat	10–45 mg/dl	0,10–0,45 g/l
2. Jahr	10–40 mg/dl	0,10–0,40 g/l
3.–4. Jahr	10–38 mg/dl	0,10–0,38 g/l
5.–8. Jahr	10–43 mg/dl	0,10–0,43 g/l
Erwachsene	< 45 mg/dl	0,45 g/l
Glukose		
Kinder	32–82 mg/dl 40–80 % der Glukosekonzentration im Blut	1,8–4,6 mmol/l
Erwachsene	ca. 60 % der Glukosekonzentration im Blut	
Laktat		
Kinder	10–16 mg/dl	1,1–1,8 mmol/l
Erwachsene	11–19 mg/dl	1,2–2,1 mmol/l
Zellen		
Neugeborene	< 22 Leukozyten/µl	
Kinder	< 5 Leukozyten/µl	
Erwachsene	< 3 Leukozyten/µl	

Zusammensetzung von Infusionslösungen (nach Hilt und Gramm)

Fertigarzneimittel	Inhalt [g/l oder mmol/l]	Kalorien [kcal/l]	Na/K [mmol/l]	Sonstiges	Osmolarität [mosm/l]
Elektrolytlösungen					
Sterofundin® 500 ml	Elektrolyte: Na, K Cl: 106 mmol Ca: 2,5 mmol Mg: 1,0 mmol	–	140/4	Laktat: 45 mmol	
Sterofundin® HG-5 500 ml	Elektrolyte: Na, K Cl: 53 mmol Ca: 1,25 mmol Mg: 0,5 mmol	200	70/2	Laktat: 22,5 mmol Glukose: 50 g Cl: 154 mmol	ca. 490
NaCl 0,9 % 500 ml	NaCl 9 g	–	Na: 154		308
Kohlenhydratlösungen					
Glukose 5 % • 250–500 ml 10 % • 250–500 ml 20 %	50 g Glukose 100 g Glukose 200 g Glukose	200 400 800	– – –	– – –	276 553 1.106
Aminosäurelösungen					
Aminovenös® päd. 10 %/199 ml	100 g Aminosäuren Ges. N: 14,9 g/l	–	–	Malat: 19,54 mmol/l	885
Fettlösungen					
Intralipid® 10 % (Vitrum) 100 ml, 500 ml	Sojaöl 100 g Eiphosphatide 12 g Glycerol 22,5 g	1.000	–	Phosphat: 15 mmol/l	280
Intralipid® 20 % (Vitrum) 100 ml, 500 ml	Sojaöl 200 g Eiphosphatide 12 g Glycerol 22,5 g	2.000	–	Phosphat: 15 mmol/l	330

Fertigarzneimittel	Inhalt [g/l oder mmol/l]	Kalorien [kcal/l]	Na/K [mmol/l]	Sonstiges	Osmolarität [mosm/l]
Plasmaersatzmittel					
HAES-steril® 10 % 500 ml	Hydroxyethylstärke 100 g	–	154/–	Cl: 154 mmol	309
Plasmaderivate					
Humanalbumin HA 20 % 250 ml	200 g Serumproteine mind. 190 g Albumin	–	max. 130/3	–	
Serumeiweißlösung 250 ml, 500 ml	12,5 g Serumproteine Albumin: 8,2 g Globulin: 4,3 g	–		ca. 90/–	Ca: 1 mmol Mg: 1,6 mmol Cl: 70 mmol
Gefrorenes Frischplasma 200–250 ml	5 %-Serumeiweiß- lösung				isoton
Osmodiuretika					
Osmofundin 20 % 250 ml	Mannit 175 g Sorbit 25 g		–/–	–	110
Diverses					
Natriumhydrogenkarbonat 8,4 % 250 ml	84 g $NaHCO_3$	–	1.000/–	HCO_3: 1.000 mmol	2.000

Dosierungsempfehlungen für Kinder

Medikament	Applikationsform	Dosierung	Indikation
Narkotika/Sedativa/Antikonvulsiva			
Thiopental (Trapanal®)	i. v.	3–5 mg/kg KG	Narkoseeinleitung
Methohexital (Brevimytal®)	i. v.	1–2 mg/kg KG	Narkoseeinleitung
	rektal	20–30 mg/kg KG	Narkoseeinleitung
Etomidat (Hypnomidate®)	i. v.	0,2–0,3 mg/kg KG	Narkoseeinleitung
Propofol (Disoprivan®)	i. v.	2,5–3,5 mg/kg KG	Narkoseeinleitung
Ketamin als Racemat (Ketanest®)	i. v.	0,5–1 mg/kg KG	Analgesie
	i. v.	2–5 mg/kg KG	Narkoseeinleitung
	i. m.	5–8 mg/kg KG	Narkoseeinleitung
	rektal	7–10 mg/kg KG	Narkoseeinleitung
Midazolam (Dormicum®)	i. v.	0,1 mg/kg KG	Narkoseeinleitung
	i. m.	0,15 mg/kg KG	Prämedikation
	rektal	0,5–1,0 mg/kg KG	Prämedikation
	oral	0,3–0,5 mg/kg KG	Prämedikation
Diazepam (Diazepam Desitin®)	i. v. rektal	0,2–0,3 mg/kg KG 5–10 mg	Sedierung antikonvulsive Therapie
Chloralhydrat	oral/rektal	30–80 mg/kg KG	Sedierung
Opioide			
Morphin	i. v.	0,05–0,1 mg/kg KG	postoperative Analgesie
Fentanyl	i. v.	10–50 µg/kg KG	Anästhesie
Alfentanil (Rapifen®)	i. v.	10–30 µg/kg KG	Anästhesie
Sufentanil (Sufenta®)	i. v.	0,2–0,5 µg/kg KG	Anästhesie
Remifentanil (Ultiva®)	i. v.	0,2–0,5 µg/ kg KG	Anästhesie
Piritramid (Dipidolor®)	i. v.	0,05–0,1 mg/kg KG	postoperative Analgesie
Pentazosin (Fortral®)	i. v.	0,5–1 mg/kg KG	postoperative Analgesie
Pethidin (Dolantin®)	i. v.	0,5–1 mg/kg KG	postoperative Analgesie

Medikament	Applikationsform	Dosierung	Indikation
Analgetika			
Clonidin	i.v.	0,5–4 μg / kg KG	Analgesie
	peridural	2 μg / kg KG	Analgesie
Acetylsalicylsäure	i.v. / oral	10–15 mg / kg KG	Analgesie
Metamizol	i.v. / oral / rektal	10 mg / kg KG	Analgesie
	oral	5–15 mg / kg KG	Analgesie
Diclofenac	oral, rectal	1–1,5 mg / KG	Analgesie
Ibuprofen	oral	4–10 mg / kg KG 6-stdl.	Analgesie
Paracetamol	oral	10–15 mg / kg KG 6-stdl.*	Analgesie
	rektal	10–15 mg / kg KG 6-stdl.*	Analgesie
Muskelrelaxanzien			
Succinylbischolin	i.v.	1–2 mg / kg KG	Muskelrelaxation
Vecuronium (Norcuron®)	i.v.	0,1 mg / kg KG	Muskelrelaxation
Atracurium (Tracrium®)	i.v.	0,5 mg / kg KG	Muskelrelaxation
Rocuronium (Esmoron®)	i.v.	0,6 mg / kg KG	Muskelrelaxation
Pancuronium	i.v.	0,1 mg / kg KG	Muskelrelaxation
Antagonisten			
Pyridostigminbromid (Neostigmin®)	i.v. / i.m.	0,05–0,2 mg / kg KG	Antagonisierung von Muskelrelaxation
Naloxon (Narcanti®)	i.v.	1–3 μg / kg KG	Antagonisierung von Opioiden
Flumazenil (Anexate®)	i.v.	0,1–0,2 mg / kg KG	Antagonisierung von Benzodiazepinen
Katecholamine			
Adrenalin (Suprarenin®)	i.v.	10 μg / kg KG	Reanimation
	i.v.	0,01–1 μg / kg KG / min	Kontraktilität ↑, HF ↑
Noradrenalin (Arterenol®)	i.v.	0,01–1 μg / kg KG / min	Kontraktilität und periphere Vasokonstriktion ↑
Dopamin	i.v.	2,5–15 μg / kg KG / min	Urinproduktion ↑, HF ↑, Kontraktilität ↑
Dobutamin	i.v.	1–20 μg / kg KG / min	Kontraktilität ↑, HF ↑

* Paracetamol 60 mg / kg KG als Tagesdosis

Glasgow Coma Scale (GCS) für Kinder

Punkte	Augen öffnen	Beste verbale Kommunikation	Beste motorische Reaktion
6 Punkte	–	–	spontane Bewegungen
5 Punkte	–	Plappern, Brabbeln	auf Schmerzreiz, gezielt
4 Punkte	spontan	Schreien, aber tröstbar	auf Schmerzreiz, normale Beugeabwehr
3 Punkte	auf Schreien	Schreien, untröstbar	auf Schmerzreiz, abnorme Abwehr
2 Punkte	auf Schmerzreiz	Stöhnen oder unverständliche Laute	auf Schmerzreiz, Strecksynergismen
1 Punkt	keine Reaktion	keine verbale Reaktion	keine Reaktion auf Schmerzreiz

Register

F